J.-F. Gigot

Chirurgie der Gallenwege

Jean-François Gigot

Chirurgie der Gallenwege

Übersetzt von Denis Tegtmeier

Mit einem Vorwort von Henri Bismuth

ELSEVIER
URBAN & FISCHER

URBAN & FISCHER
München • Jena

Zuschriften und Kritik an:
Elsevier GmbH, Urban & Fischer Verlag, Lektorat Medizin, Karlstraße 45, 80333 München
E-Mail: medizin@elsevier.com

Titel der Originalausgabe:
Jean-François Gigot: Chirurgie des voies biliaires
ISBN 2-294-02090-1

Herausgeber:
Jean-François Gigot, Universitätsprofessor, Abteilung für Leber-, Gallen- und Pankreaschirurgie, Klinik für Chirurgie und Transplantationschirurgie, Universitätskliniken Saint-Luc, Brüssel, Belgien

Übersetzer:
Denis Tegtmeier
Zeusstr.11
33719 Bielefeld

Wichtiger Hinweis für den Benutzer
Die Erkenntnisse in der Medizin unterliegen laufendem Wandel durch Forschung und klinische Erfahrungen. Herausgeber und Autoren dieses Werkes haben große Sorgfalt darauf verwendet, dass die in diesem Werk gemachten therapeutischen Angaben (insbesondere hinsichtlich Indikation, Dosierung und unerwünschter Wirkungen) dem derzeitigen Wissensstand entsprechen. Das entbindet den Nutzer dieses Werkes aber nicht von der Verpflichtung, anhand der Beipackzettel zu verschreibender Präparate zu überprüfen, ob die dort gemachten Angaben von denen in diesem Buch abweichen und seine Verordnung in eigener Verantwortung zu treffen.

Wie allgemein üblich wurden Warenzeichen bzw. Namen (z. B. bei Pharmapräparaten) nicht besonders gekennzeichnet.

Bibliografische Information der Deutschen Nationalbibliothek
Die Deutsche Nationalbibliothek verzeichnet diese Publikation in der Deutschen Nationalbibliografie; detaillierte bibliografische Daten sind im Internet über http://dnb.d-nb.de abrufbar.

07 08 09 10 5 4 3 2 1

Um den Textfluss nicht zu stören, wurde bei Patienten und Berufsbezeichnungen die grammatikalisch maskuline Form gewählt. Selbstverständlich sind in diesen Fällen immer Frauen und Männer gemeint.

Planung: Dr. Till Meinert, München
Lektorat: Dr. Yvonne Klisch, München
Redaktion: Dr. Eva Lagrèze-Delvos, München
Herstellung: Petra Laurer, München
Covergestaltung: Spieszdesign Büro für Gestaltung, Neu-Um
Satz: Kösel, Krugzell
Druck und Bindung: Printer Trento, Trento, Italien

ISBN-13: 978-3-437-24300-4

Aktuelle Informationen finden Sie im Internet unter der Adresse: **www.elsevier.de** und **www.elsevier.com**

Vorwort

Betrachtet man nur den chirurgisch signifikantesten Teil der Gallengänge, also deren extrahepatischen Anteil, repräsentieren die Gallengänge einen sehr begrenzten Teil des Verdauungsapparats: ein feiner Kanal von etwa 10 cm Länge mit einer Aussackung, die die Galleblase ist. Die Pathologie ist limitiert: Konkremente und Krebs (wenn man die seltene zystische Degeneration des Choledochus außer Acht lässt). Und doch sind über einen so kleinen Bereich von 10 cm^2 und für zwei Erkrankungen seit einem Jahrhundert schon so viele Interventionen beschrieben, so viele Techniken kontrovers diskutiert worden. Was hat es nicht für revolutionäre Neuerungen gegeben: in der Pathologie ist die berüchtigte Odditis, die die chirurgische Therapie der biliären Lithiasis in den 50er- bis 70er-Jahren dominiert hat, verschwunden. In der Technik war das laparoskopische Vorgehen eine echte Revolution, die alles Bisherige völlig verändert hat: bekannt als „the second french revolution", als sie in den Vereinigten Staaten von Amerika bekannt wurde.
Inzwischen ist wieder Ruhe eingekehrt. Das ist der richtige Moment, den Jean-François Gigot gewählt hat, um die aktuellen Techniken der biliären Chirurgie von der Cholezystektomie bis zur Chirurgie der Gallentumoren zu Papier zu bringen. Jean-François Gigot hat genügend Expertise in der konventionellen Chirurgie, um auch die laparoskopische Chirurgie gut zu beherrschen. Er ist kein laparoskopischer Chirurg, der diese Technik in der Chirurgie der Gallengänge anwendet. Er ist vielmehr ein hepatobiliärer Chirurg, von Anfang an für diese spezielle Technik (die es wirklich ist) ausgebildet, der die laparoskopische Chirurgie wie auch die konventionelle Chirurgie zum Wohle der Patienten nutzt. Für einige Kapitel hat er die Mitarbeit von Chirurgen, die ebenso erfahren sind wie er, gewonnen.
Diese Techniken werden in sehr detaillierter Form beschrieben und durch Schemata oder intraoperative Bildgebungen illustriert, damit alles verständlich und reproduzierbar ist. Denn dieses Buch ist didaktisch.
Jean-François Gigot verleiht diesem Werk durch seinen universitären Geist eine zusätzliche Dimension durch die Kenntnis dessen, was die anderen machen und was man woanders macht.

Man wird dieses Buch gerne lesen, oder besser noch, man hätte es gerne selber geschrieben.

Prof. Henri Bismuth
Direktor des Institut hepato-biliaire, Frankreich

Autorenverzeichnis

Frédéric Borie
Praticien hospitalier universitaire
Service de chirurgie digestive
Hôpital Saint-Éloi
Montpellier

Denis Castaing
Professeur des universités
Centre hépato-biliaire
Hôpital Paul-Brousse
Villejuif

Jean de Ville de Goyet
Professeur de l'université
(université catholique de Louvain)
Service de chirurgie et
de transplantation abdominale
Cliniques universitaires Saint-Luc
Bruxelles

Jean-Françoise Gigot
Professeur de l'université
(université catholique de Louvain)
Unité de chirurgie hépato-bilio-pancréatique
Service de chirurgie et de transplantation abdominales
Cliniques universitaires Saint-Luc
Bruxelles

Françoise Guillon
Praticien hospitalier
Service de chirurgie digestive
Hôpital Saint-Éloi
Montpellier

Philippe Hauters
Chirurgien
Service de chirurgie générale et digestive
Clinique Notre-Dame
Tournai

Paul-Jacques Kestens
Professeur de l'université
(université catholique de Louvain)
Longueville

Benoît Lengele
Professeur de l'université
(université catholique de Louvain)
Laboratoire d'anatomie et service de chirurgie plastique
Cliniques universitaires Saint-Luc
Bruxelles

Bertrand Millat
Professeur des universités
Servie de chirurgie digestive
Hôpital Saint-Éloi
Montpellier

Benoît Navez
Chirurgien
Service de chirurgie digestive
Hôpital Saint-Joseph
Gilly

Claude Smadja
Professeur des universités
Service de chirurgie digestive
Hôpital Antoine-Beclère
Paris

Inhaltsverzeichnis

1 Cholezystektomie

B. Navez, J.-F. Gigot

2 Primäre biliäre Reparation nach operativem Trauma

J.-F. Gigot, B. Navez

3 Chirurgie der Choledocholithiasis: der transzystische Zugang

B. Millat, F. Borie, F. Guillon, Ph. Hauters

4 Chirurgie der Choledocholithiasis: die Choledochotomie

B. Millat, F. Borie, F. Guillon, Ph. Hauters

5 Behandlung der intrahepatischen Lithiasis

D. Castaing

6 Die chirurgische bilio-digestive Umleitung

F. Borie

7 Die chirurgische transduodenale Sphinkterotomie

J.-F. Gigot, P.-J. Kestens

10 Die kongenitale zystische Dilatation der Gallengänge

J. de Ville de Goyet, J.-F. Gigot

Abkürzungsverzeichnis

A	Arteria
AC	Arteria cystica
ABPA	Anomalie der bilio-pankreatischen Achse
BDA	bilio-digestive Anastomose
BK	biliäre Konfluenz
CCD	Cholezysto-Duodenostomie
CCH	Cholangiokarzinom
CCJ	Cholezysto-Jejunostomie
CD	Calot'sches Dreieck
CDD	Choledocho-Duodenostomie
CDL	Choledocholithiasis
CDJ	Choledocho-Jejunostomie
DC	Ductus cysticus
DHD	Ductus hepaticus dexter
EHG	extrahepatische Gallengänge
ERC	endoskopische retrograde Cholangiografie
GB	Gallenblase
HG	Hauptgallengang (Ductus hepatocholedochus)
HJA	hepatiko-jejunale Ananstomose
HPB	hepato-bilio-pankreatische Pathologie
ICO	intraoperative Cholangiografie
IHG	intrahepatische Gallengänge
KM	Kontrastmittel
KZGD	kongenitale zystische Dilatation der Gallengänge
LHG	Lithiasis des Hauptgallengangs
MRC	Magnetresonanz-Cholangiografie
MRT	Magnetresonanztomografie
SC	Sphinkterotomie (chirurgisch)
SE	Sphinkterotomie (endoskopisch)
VCI	Vena cava inferior

1 Cholezystektomie

B. NAVEZ, J.-F. GIGOT

Die erste Entfernung der Gallenblase wurde durch Laparotomie 1882 von dem deutschen Chirurgen Carl Langenbuch verwirklicht. Im Jahre 1987 praktizierte Philippe Mouret in Frankreich mit der ersten laparoskopischen Cholezystektomie eine Methode, die momentan als der Referenzzugang für diese Intervention [1] angesehen wird. Mehrere komparative Studien haben die Vorteile der minimal-invasiven Methode aufgezeigt und bestätigt: geringere Immunsuppression, bessere Lungenfunktion, weniger postoperative Schmerzen, kürzere Verweildauer im Krankenhaus, schnellere Rückkehr zu einer normalen Aktivität sowie der kosmetische Vorteil [2–4]. Das Risiko von Verletzungen des Ductus hepatocholedochus, des Hauptgallenganges (HG), ist jedoch in der laparoskopischen höher (0,5%) [5] als bei der offenen Cholezystektomie (0,15%) [6]. Obwohl kein Chirurg gegen eine intraoperative Verletzung des HG gefeit ist, kann mit einer präzisen chirurgischen Präparation, einer strengen anatomischen Identifikation und sorgfältigen Blutstillung das Risiko vermindert werden.

1.1 Operationsindikation

Eine symptomatische Cholezystolithiasis, egal ob einfach oder kompliziert (akute Cholezystitis, sklero-atrophische Cholezystitis, Choledocholithiasis), ist eine Indikation zur operativen Cholezystektomie. Nur wenn allgemeine Risikofaktoren bestehen (kardio-respiratorische oder Gerinnungsstörungen), muss über einen Aufschub der Operation nachgedacht werden. Mehrere internationale Konsenskonferenzen haben die laparoskopische Cholezystektomie als Goldstandard bei symptomatischer Cholezystolithiasis definiert [1]. Die formellen Gegenanzeigen für einen laparoskopischen Zugang sind, *was den Patienten betrifft*, die Möglichkeit einer Malignität der Gallenblase und, *was den Chirurgen betrifft*, die mangelnde operative Erfahrung oder das Fehlen einer adäquaten Instrumentationshilfe.

Formelle Kontraindikationen für eine laparoskopische Cholezystektomie

- eine mögliche maligne Entartung der Gallenblase
- ein Chirurg mit wenig Erfahrung in der minimal-invasiven Chirurgie.

Voroperierte Patienten mit Verdacht auf intra-abdominelle Adhäsionen, akute (Gallenblasenempyem, gangränöse Cholezystitis usw.) oder chronische Entzündungszeichen, bilio-digestive Fisteln oder eine Zirrhose mit konsekutiver portaler Hypertension können das Verfahren erschweren.

Momentan exploriert die Mehrzahl der Chirurgen, die über ein erhebliches Erfahrungspotenzial in der laparoskopischen Chirurgie verfügen, alle Patienten auf diesem Weg, mit der Option des Konvertierens. Es ist notwendig, präoperativ eine explizite Aufklärung über die Vorteile und Risiken eines laparoskopischen Vorgehens zu betreiben sowie die Umstände, die zur Konversion mit Laparotomie führen können. Eine Konversion muss vom Chirurgen und auch vom aufgeklärten Patienten als Vorsichtsmaßnahme und nicht als personeller oder technischer Misserfolg angesehen werden.

Zu Beginn der Lernphase wird sehr geraten, solche Patienten auszuwählen, die eine einfache Pathologie der Gallenblase ohne Komplikationen aufweisen.

Bei komplexen Gallenpathologien (Pericholezystitis, Verdauungsfistel usw.) oder bei multiplen Adhäsionen ist es vorzuziehen, entweder durch einen erfahrenen Chirurgen unterstützt zu werden oder nach Konversion eine offene Cholezystektomie durchzuführen.

Schwierige Situationen bei der Laparoskopie

- voroperierte Abdomina mit multiplen Adhäsionen
- inflammatorische Umbauten (Gallenblasenempyem usw.)
- Zirrhose mit konsekutiver portaler Hypertension.

1.2 Wiederholung der Anatomie

Die Gallenblase (GB) ist an der Unterseite der Leber zwischen Segment IV und V im Gallenblasenbett aufgehängt. An der Vorderseite der GB liegt der mit Peritoneum überzogene *Gallenblasengrund* (Fundus vesicae biliaris), in der Mitte der *Corpus* und am distalen Ende liegt das *Infundibulum*, welches durch den Ductus cysticus (DC) verlängert wird. Der DC hat eine variable Länge (1 bis 5 cm), sein Durchmesser variiert zwischen 2 und 4 mm. Sein Lumen wird zum Teil durch eine spiralförmige Schleimhautfalte, die Heister-Klappe (Plica spiralis), ausgekleidet. Die Muskulatur des DC bildet in dieser Höhe einen Sphinkter, den Sphinkter Lutkens.

Zahlreiche anatomische Varianten bestehen bei der Vereinigung von DC mit dem Hauptgallengang [7] (▶ Abb. 1-1). Die Vereinigung vom DC mit den ableitenden Gallenwegen, dem Ductus hepaticus dexter (DHD) oder mit einem akzessorischen rechten Gallengang (stufig angelegte Vereinigung der Gallengänge) stellt Risikosituationen auf chirurgischer Ebene dar, insbesondere, wenn der DC nur sehr kurz oder gar nicht angelegt ist.

Die Mündung des DC oder des Infundibulums in den DHD oder einen akzessorischen, postero-lateral verlaufenden Gallengang ist äußerst selten (< 0,01 – 0,1%). Manchmal entspringt ein Gallenkanälchen mit der Bezeichnung Luschka-Gang aus der Leber, zieht über das Gallenblasenbett und mündet direkt in die GB. Gallengangsanomalien in Verbindung mit akuten Cholezystitiden oder sklero-atrophischen Gallenblasen erhöhen die Wahrscheinlichkeit für eine iatrogene Verletzung der GB. Zur Sicherheit sollte in diesen Fällen eine MRT-Cholangiografie zur Darstellung von Gallengangsanomalien und möglichen engen Lagebeziehungen der GB mit dem DC oder dem HG (▶ Abb. 1-2) durchgeführt werden.

Die arterielle Versorgung der GB erfolgt durch die Arteria cystica (AC), die einfach oder doppelt angelegt sein kann. Es existieren zahlreiche anatomische Varianten im Ursprung und Verlauf der AC (▶ Abb. 1-3). Ein potenzielles Risiko einer intraoperativen

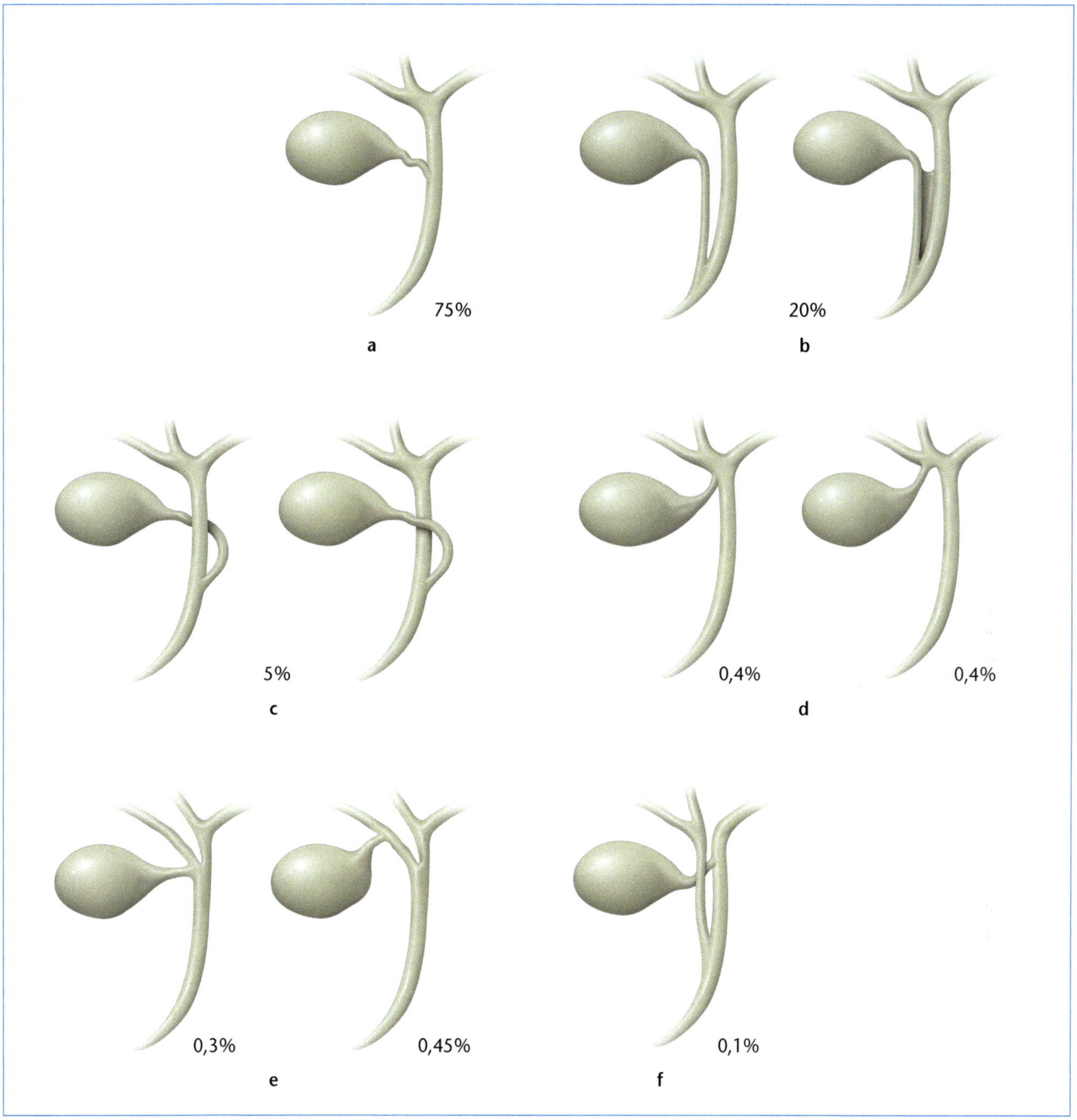

Abb. 1-1 Anatomische Varianten des Ductus cysticus mit der jeweiligen Häufigkeit.
a, b, c die gängigsten Variationen der Einmündung des Ductus cysticus.
d, e, f seltene Variationen.

arteriellen Verletzung besteht, wenn die AC aus dem Ramus dexter der Leberarterie oder aus der Arteria hepatica propria entspringt. Das Calot-Dreieck (CD) wird in der Regel durch den DC nach kaudal, den HG nach medial und der Unterseite der Leber nach kranial abgegrenzt (▶ Abb. 1-4).

1.3 Lagerung des Patienten und Zugangswege

Eine Cholezystektomie kann ohne weiteres via Laparotomie oder auf laparoskopischem Weg verwirklicht werden, jedoch kann bei jeder Laparoskopie eine Konversion mit Laparotomie und offener Cholezystektomie notwendig werden.

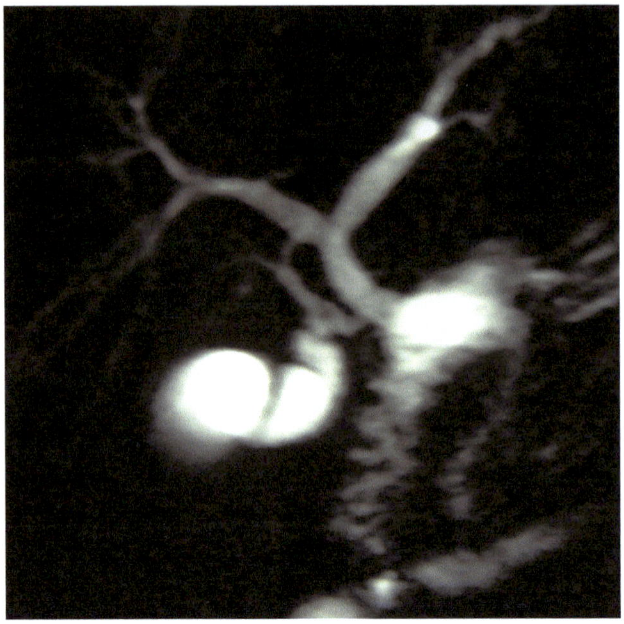

Abb. 1-2 Eine präoperative Magnetresonanz-Cholangiografie, die einen akzessorischen Ductus hepaticus dexter und seine stufenförmig tiefer angelegte Einmündung in den kurzen Ductus cysticus zeigt.

1.3.1 Die offene Laparotomie

Der Patient wird in Rückenlage auf einem röntgendurchlässigen OP-Tisch gelagert, so dass eine radiologische intraoperative Darstellung des HG möglich ist.
Eine Stange wird zur späteren Befestigung eines Leberhakens in Höhe der rechten Schulter des Patienten am Tisch montiert. Zugangswege sind der Rippenbogenrandschnitt oder eine quere rechtsseitige Laparotomie; beide Wege bieten in der Regel eine gute intraoperative Übersicht.

1.3.2 Die laparoskopische Cholezystektomie

Vor einem laparoskopischen Zugang wird der Patient in Steinschnittlage und Anti-Trendelenburg-Position auf dem OP-Tisch gelagert. Der Operateur steht zwischen den Beinen des Patienten („so genannte französische Position"), der erste Assistent steht links vom Patienten. Eine zweite Assistenz steht rechts vom Patienten. Der Videoturm wird an der rechten Kopfseite des Patienten aufgestellt. Die Anästhesie ist unentbehrlich; zudem sollte bei dem Eingriff durch eine liegende Magensonde sichergestellt werden, dass der Magen nicht die intraoperative Sicht versperrt oder bei einer Punktion mit einer Verresnadel verletzt wird.

Anlage des Pneumoperitoneums und Platzieren des ersten Trokars

Es sind zwei Techniken möglich [8], sowohl blind mit einer Veressnadel als auch mit halboffener „Technik nach Hasson". Die letztgenannte Technik wird zu Beginn der chirurgischen Ausbildung und bei Verdacht auf Darmadhäsionen gerne angewendet, ist aber mühseliger bei adipösen Patienten mit dickem Peritoneum durchzuführen.

Anlage des Pneumoperitoneums mit der Veressnadel

Nach einem kurzen Hautschnitt und Anheben der Bauchdecke wird eine Hohlnadel mit weichem, retrahierbarem Mandrin in den peritonealen Hohlraum eingeführt. Bevorzugter Zugang ist das linke Hypogastrium 2 cm subkostal in der Medioklavikularlinie. Alternativ kann der Zugang auch periumbilikal erfolgen. Das Absaugen des Magens über die liegende Sonde verhindert eine unerwünschte Punktion desselben. Man nimmt sehr gut beim Penetrieren die verschiedenen Widerstände der einzelnen Schichten der Bauchdecke wahr.
Nach Platzieren der Nadel werden zwei Tests zur Überprüfung der korrekten Lage durchgeführt: man prüft durch Aspiration an einer aufgesetzten Spritze, dass weder Blut noch Verdauungssäfte durch die Veressnadel zurück kommen. Hiernach insuffliert man 10 ml Luft über die Nadel, die sich im Abdomen bei korrekter Lage so verteilt, dass keine Luft aspiriert werden kann (Aspirationstest). Kann Luft aspiriert werden, liegt die Nadel nicht im Peritoneum, sondern hat sich im Omentum majus verfangen. Die Nadel muss dann erst retrahiert werden, um danach wieder vorsichtig vorgeschoben zu werden, bis der Lufttest negativ ausfällt.
Die Insufflation von CO_2 kann nun schrittweise gesteigert werden, bis der intraperitoneale Druck 12–14 mm Hg beträgt. Nun prüft man durch Perkussion die adäquate Gleichmäßigkeit des Pneumoperitoneums (der dumpfe Klopfschall über der Leber verschwindet). Der erste Trokar (sterilisierbar oder als Einmalartikel aus Kunststoff mit einem einziehbaren Mandrin von 10–11 mm Durchmesser am Ende) wird nur nach vollständig tolerierter Anlage des Pneumoperitoneums blind über einen umbilikalen Zugang eingeführt (▶ Abb. 1-5: Trokar Nr. 1). Das Vorschieben des Trokars sollte nach Penetration des Peritoneums im spitzen Winkel zur Bauchdecke in rechts-lateraler Richtung erfolgen. Alternativ kann der Zugang auch über eine Hautinzision von 15 mm Länge im lateralen linken Mittelbauch erfolgen. Bei der Verwendung eines Einmaltrokars muss die Hautinzision länger sein als der Durchmesser desselben. *Cave:* nicht beim Vorschieben der Trokare die aortokavalen Achsen anvisieren. Insbesondere bei leptosomen Patienten oder solchen mit einer ausgeprägten Hyperlordose ist Vorsicht geboten. Bei adipösen Patienten jedoch sollte der erste Trokar weiter kranial positioniert werden, entweder direkt auf der vorderen Medianlinie oder weiter rechts-lateral über eine transrektale Perforation des Musculus rectus abdominis.
Iatrogene Komplikationsraten in der minimal-invasiven Chirurgie, wie intraoperative Gefäß-(0,05%) oder Organverletzungen (0,06%), sind durch die Etablierung neuer Op-Verfahren, wie z. B. der abdominellen Blindpunktionen mit Trokar oder einer Verresnadel angestiegen [9].

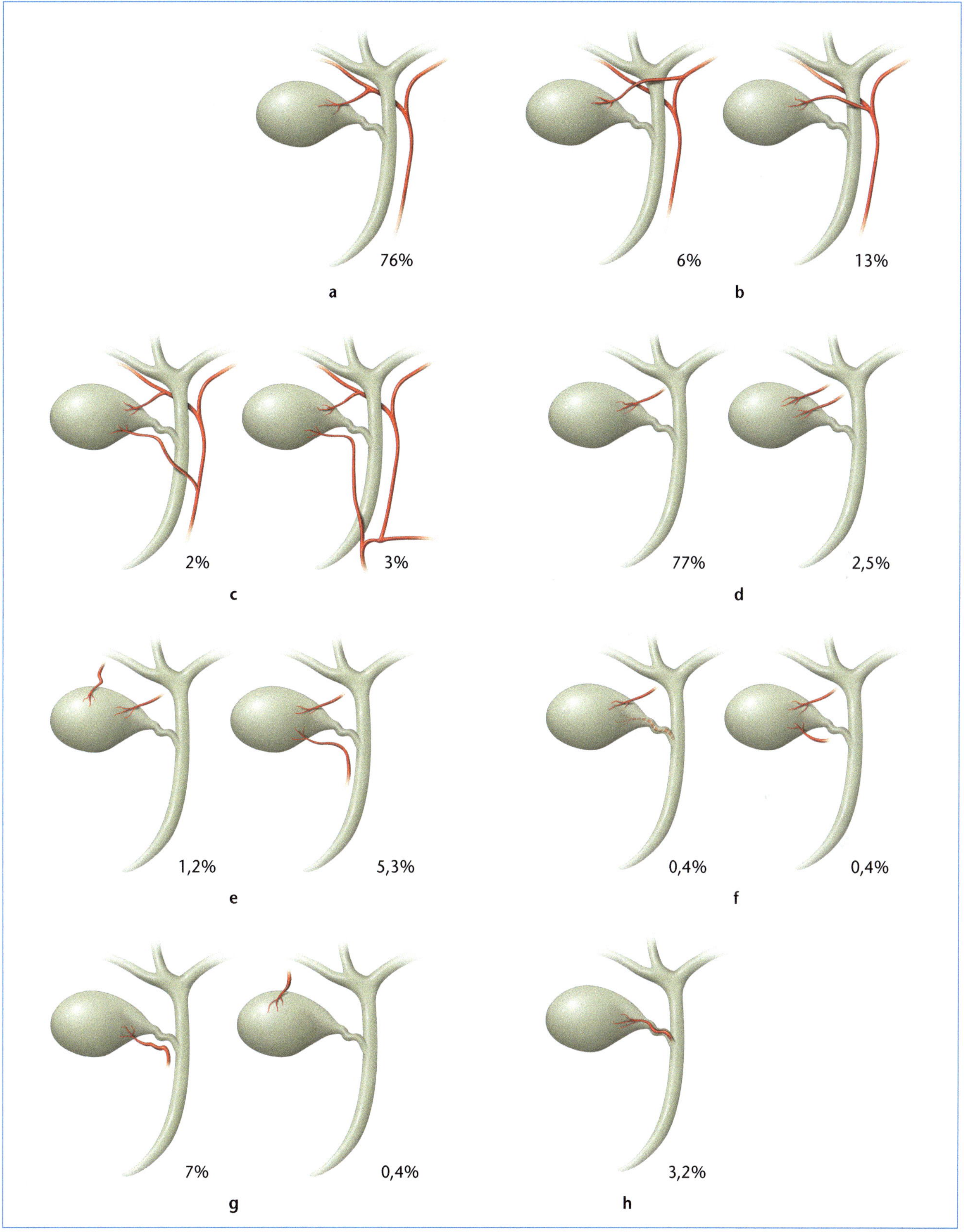

Abb. 1-3 Spezielle Anatomien der A. cystica (AC).

a, b, c Typischer Verlauf der Arteria cystica

d, e, f, g, h Mündungsvariationen der AC: einfach oder doppelt angelegte AC im Calot-Dreieck (d); ein Ast der AC mündet im Calot-Dreieck, ein weiterer Ast variiert bezüglich der Mündungsstelle (e, f).; möglicher Verlauf der AC außerhalb des Calot-Dreiecks (g, h).

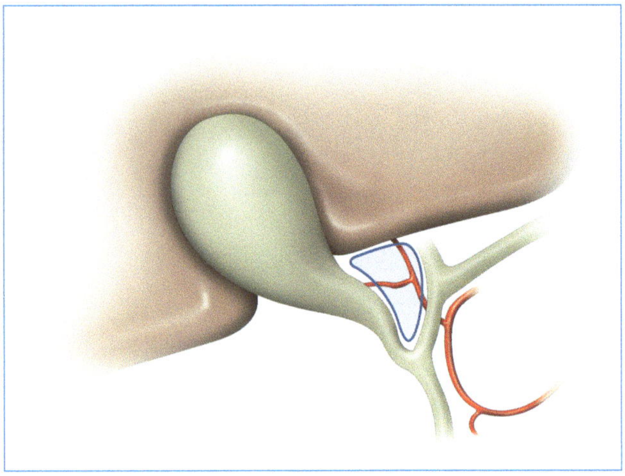

Abb. 1-4 Das schematisch abgebildete Calot-Dreieck wird begrenzt nach oben vom kaudalen Leberrand, nach medial vom Hauptgallengang und nach lateral vom Ductus cysticus.

Offene Laparoskopie

Nach einer queren Inzision im Nabel von 1,5–2 cm Länge wird unter schichtweisem Durchtrennen der Bauchdecke das Peritoneum dargestellt. Das Peritoneum wird auf einer Länge von ca. 1 cm eröffnet und der stumpfe Hasson-Trokar nachfolgend unter Sicht in das Abdomen eingeführt (▶ Abb. 1-6). Nun kann die Anlage des Pneumoperitoneums bis zu einem intraabdominellen Druck zwischen 12–14 mmHg beginnen. Durch eine zusätzliche Fixierungsnaht zwischen Aponeurose und dem Hasson-Trokar kann ein ungewolltes Entweichen von CO_2 neben dem Trokar verhindert werden. Die Benutzung eines Einmaltrokars mit einem Miniballon an der Spitze erweist sich eine als hervorragende Alternative. Ist die vordere Medianlinie nicht sicher festzulegen, wird der intraabdominelle Zugang mittels einer periumbilikalen Mini-Laparotomie geschaffen. Bei im Abdomen voroperierten Patienten sollte jedoch der Zugang in einer narbenfreien Zone erfolgen, da das Risiko, wegen der Verwachsungen kein Pneumoperitoneum angelegen zu können, sonst maximal ist. Diese Technik ermöglicht ohne Kontraindikationen ein Einführen des ersten Trokars unter Sicht, kann jedoch nicht gänzlich eine iatrogene Verletzung der intraabdominellen Organe verhindern.

Exploration und Platzieren der anderen Trokare

Nach Eingehen mit der Optik wird die Peritonealhöhle exploriert, etwaige intraabdominelle Verwachsungen mit Adhäsionen am Peritoneum oder andere pathologische Befunde werden dokumentiert. Die drei anderen Trokare werden danach unter Sicht gemäß der Anatomie und Konstitution des Patienten ebenfalls in das Abdomen eingeführt (siehe Abb. 1-5).

Ein 5-mm-Trokar (siehe Abb. 1-5: Trokar Nr. 2) wird mit ausreichender Distanz zur GB in der rechten vorderen Axillarlinie platziert. Dann wird hier eine atraumatische Organfasszange eingeführt. Ein dritter Trokar mit 5 mm Durchmesser (siehe Abb. 1-5: Trokar Nr. 3) wird kaudal des Processus xiphoideus rechts paramedian eingeführt. Er kann links oder rechts vom Ligamentum

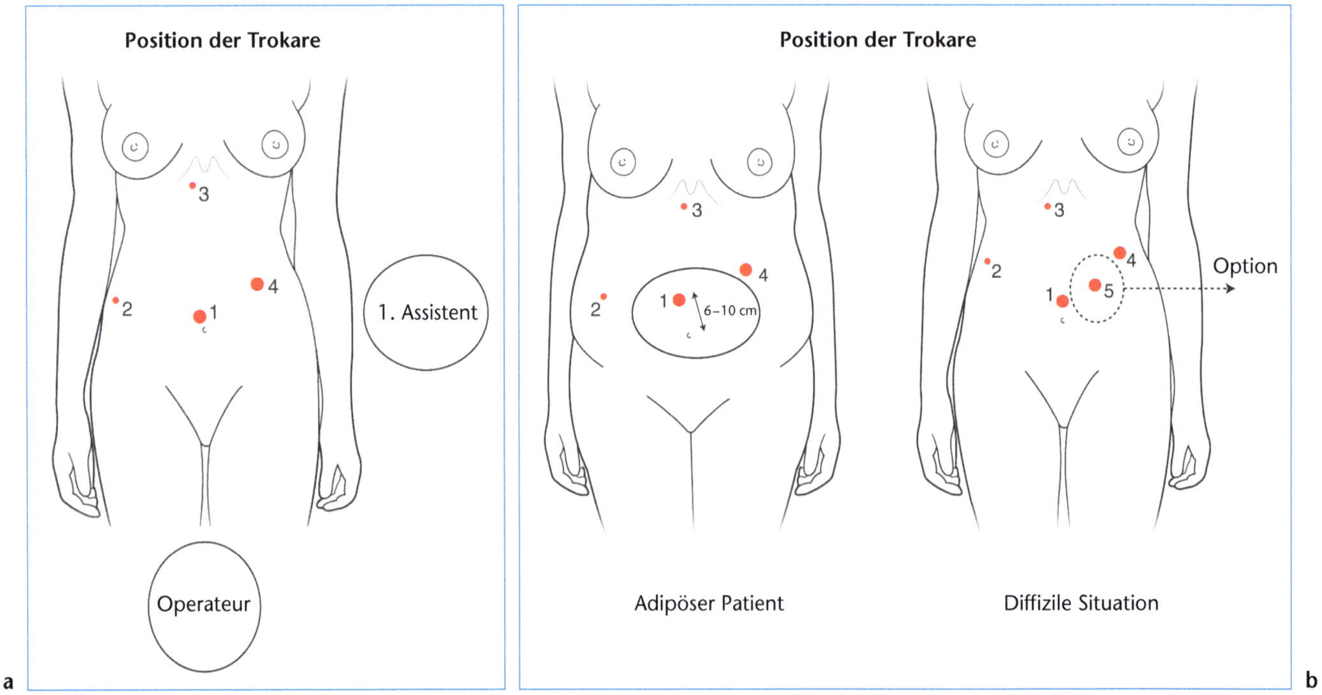

Abb. 1-5 Schematische Darstellung der Trokarpositionen bei einer laparoskopischen Cholezystektomie unter normalen Bedingungen **(a)**, bei adipösen Patienten und bei diffiziler Cholezystitis **(b)**.

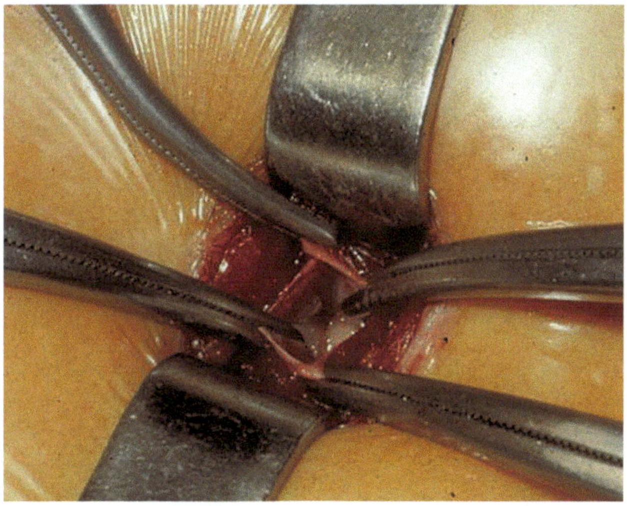

Abb. 1-6 Intraoperative Sicht auf eine Trokarstelle bei der offenen Laparoskopie.

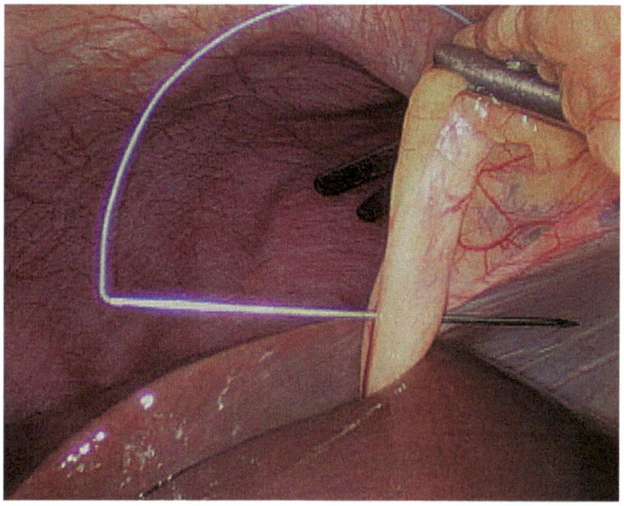

Abb. 1-7 Intraoperativer Situs: Elevation der Leberunterseite mittels Fixierung des Ligamentum teres hepatis.

teres hepatis platziert werden. Über ihn können entweder ein Elevatorium, mit dem der linke Leberlappen angehoben werden kann, oder ein Spül-Sauger eingebracht werden.

Der „Trokar des Operateurs" mit einem Durchmesser von 10–11 mm (siehe Abb. 1-5: Trokar Nr. 4) wird links subkostal in der Medioklavikularlinie „en niveau" mit dem Gallenblasenbett unter Sicht eingeführt. Dieser Arbeitstrokar (Wechseltrokar) dient der späteren Aufnahme von diversen Präparierinstrumenten (Schere, koagulierender Haken, Overholt, atraumatischer Taststab usw.) und der armierten Clip-Zange. Er wird von der rechten Hand des Operateurs geführt. Die Platzierung der Trokare Nummer 2 und 4 muss so erfolgen, dass sie über dem CD einen Winkel von 90° bilden (so genannter Grundsatz der „trigonometrischen Vermessung"). Sind alle Trokare in Position, sollte noch einmal die erste Trokarstelle unter Sicht nach etwaigen Verletzungen untersucht werden (Blutung, transfixierte Strukturen usw.).

Bei unklarer Anatomie oder bei einem großen linken Leberlappen, der durch Ausdehnung nach lateral wenig Raum lässt, kann man sich durch eine Elevation des Leberunterrandes mehr Übersicht verschaffen. Durch eine Endonaht (Nylon 2/0 mit einer geraden Nadel) wird das Ligamentum teres hepatis transkutan fixiert. Die Fadenenden werden extrakorporal geknüpft (▶ Abb. 1-7). So wird die Leber aufgerichtet und ein 5. Arbeitstrokar ist nicht vonnöten. Sollte ein 5. Trokar doch erforderlich sein, wird er mittig zwischen dem ersten und vierten Trokar platziert (siehe Abb. 1-5).

1.4 Operative Techniken

Die Operationstechniken der offenen und laparoskopischen Cholezystektomie sind im Allgemeinen nicht verschieden; spezifisch sind nur die Lagerung der Patienten, der Beginn der Operation und die Instrumentation.

Goldene Regeln der Cholezystektomie

- Beginn der Präparation in Höhe der Einmündung des Ductus cysticus ins Infundibulum
- dabei permanenter Kontakt zur Gallenblasenwand
- sparsames Benutzen der monopolaren Koagulation
- schrittweises Skelettieren der Arteria cystica sowie des Ductus cysticus
- retrograde Dissektion bis zur Gallenblase vor dem Clipping der Strukturen
- systematischer Einsatz der intraoperativen Cholangiografie.

1.4.1 Darstellen des Leberhilus und Präparation der perivesikulären Adhäsionen

Eine gute Darstellung der Anatomie der Gefäße am Leberhilus ist vor Beginn der Präparation von vorrangiger Bedeutung. Das exponierte Ligamentum hepatoduodenale zeigt eine Aufteilung von superior nach inferior, d.h. von der inferioren Seite des 4. Lebersegmentes bis zum duodeno-pankreatischen Bezirk.

Bei der offenen Cholezystektomie wird man sich eines formbaren Hakens bedienen, um die Leber aufzurichten, während der erste Assistent das Duodenum fernhält (▶ Abb. 1-8). Bei der laparoskopischen Cholezystektomie benutzt man zum Aufstellen der Leber einen über den Trokar am Epigastrium eingeführten Leberwundhaken (Trokar Nr. 3) und bringt den Patienten in Anti-Trendelenburg-Lage (▶ Abb. 1-9). Es ist wichtig, gute vertikale Sicht auf den Leberhilus zu haben. Bei adipösen Patienten empfiehlt es sich, entweder eine 30°-Optik zu benutzen oder den Trokar mit der Optik weiter kranial zu platzieren. Häufig existieren zwischen der GB einerseits und dem Omentum majus andererseits Adhäsionen mit dem Ligamentum hepatoduodenale;

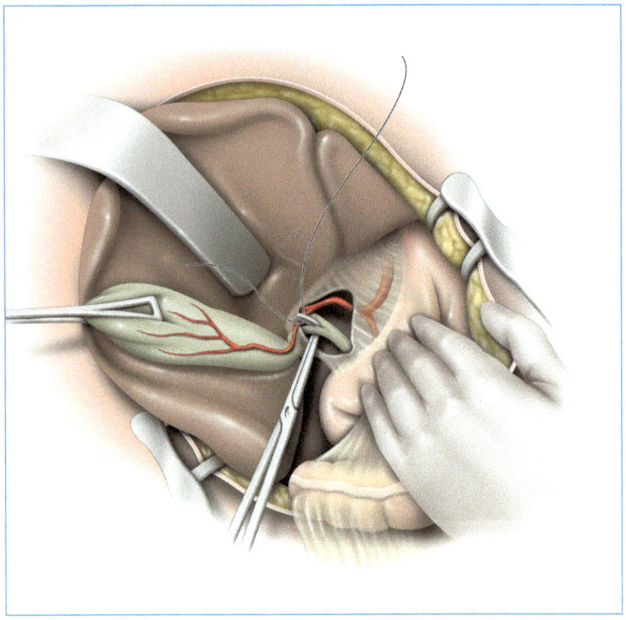

Abb. 1-8 Schematische Darstellung des exponierten Ligamentums hepatoduodenale bei der offenen Cholezystektomie.

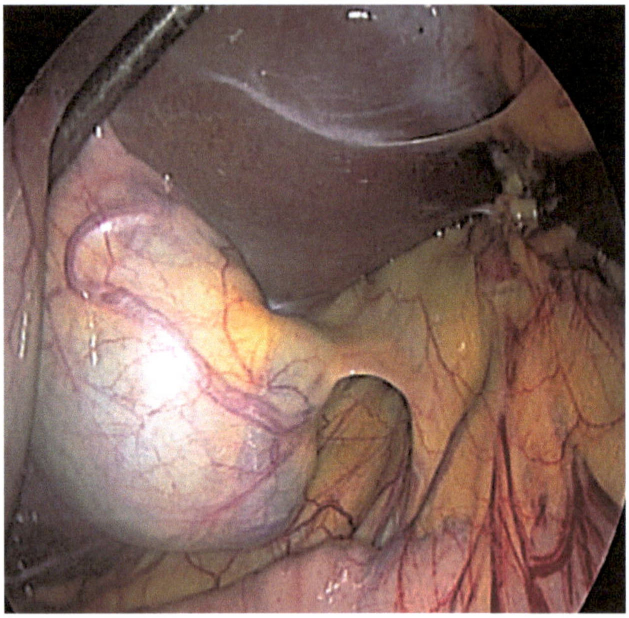

Abb. 1-9 Intraoperativer Situs des exponierten Leberhilus bei der laparoskopischen Cholezystektomie.

seltener bestehen Adhäsionen mit dem Querkolon oder dem Duodenum. Die Adhäsionen werden gallenblasennah abpräpariert.

1.4.2 Darstellen des Calot-Dreiecks

Zu Beginn wird die Darstellung der ventralen Seite des Calot-Dreiecks durch seitlichen Zug nach kaudal am Infundibulum mit einer Fasszange, die über den Trokar Nr. 2 eingeführt wurde, angestrebt (▶ Abb. 1-10). Ziel hierbei ist die rechtwinklige Darstellung des DC zum HG. Um die dorsale Seite des Dreiecks darzustellen, wird das Infundibulum nach ventral oben mit einer atraumatischen Klemme umgeschlagen, so dass der Leberhilus sichtbar wird (▶ Abb. 1-11).

Cave: zu starker Zug an der Klemme kann entweder zu einem Abreißen des DC oder zu einer gefährlichen Scherkraft am HG führen. Ist die GB prall mit Flüssigkeit gefüllt, empfiehlt sich eine Punktion mit einer Veressnadel, um so ein sicheres Fassen der GB zu ermöglichen. Das Punktat wird standardmäßig als Kultur zur mikrobiologischen Untersuchung eingesandt.

1.4.3 Präparation des Calot-Dreiecks

Sie beginnt mit dem vorsichtigen, gallenblasennahen Präparieren zuerst des vorderen Peritonealüberzugs, dann posterior in Höhe des vermuteten Übergangs des Ductus cysticus ins Infundibulum. Wichtig ist, bei der Präparation immer nahe an der Gallenblasenwand zu inzidieren. Der zystiko-infundibuläre Übergang muss gut und sicher freipräpariert werden. Indem man die Distanz zur Einmündungsstelle des DC in den HG wahrt, kann man eine Verletzung des HG verhindern (▶ Abb. 1-12 und ▶ 1-13).

Der monopolare Haken ist das Instrument der Wahl, jedoch kann der Chirurg nach eigenem Ermessen oder nach Indikation auch eine Schere, einen Overholt oder einen Taststab mit Watte an der Spitze verwenden. Der Vorteil des Hakens besteht darin, jede noch so kleine Struktur anspannen zu können und nach sicherer Identifikation elektrisch zu durchtrennen. Das monopolare Koagulieren muss jedoch sparsam und mit größter Vorsicht (schwache Dosis und kurze Koagulationszeiträume) angewendet werden, um eine thermische Verletzung der Strukturen im Bereich des Leberhilus zu vermeiden. Die Präparation der Gallenblasenpforte wird behutsam posterior der GB fortgesetzt, um AC und

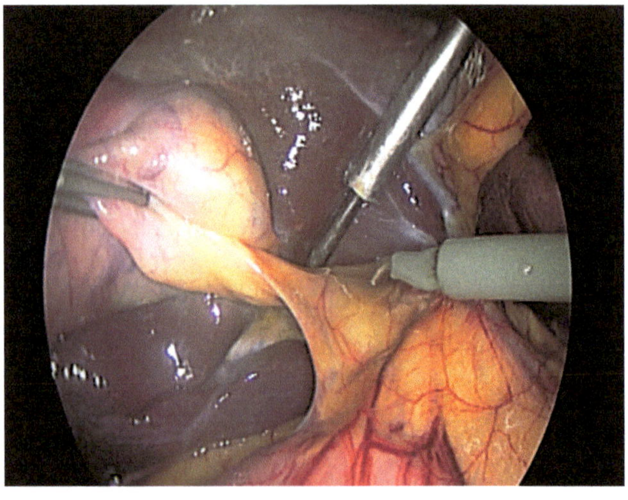

Abb. 1-10 Darstellung des Ligamentums hepatoduodenale während einer laparoskopischen Cholezystektomie durch vorsichtigen Zug an der Gallenblase nach latero-kaudal mit einer Fasszange.

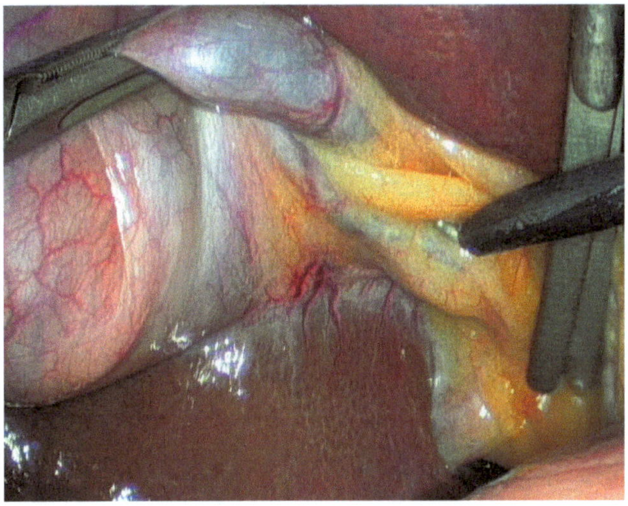

Abb. 1-11 Darstellen des posterioren Infundibulums durch kranialen Zug an der Gallenblase und des Ligamentums hepatoduodenale nach linksventral.

DC darzustellen, ohne sie dabei zu verletzen (▶ Abb. 1-14). Dann wird der DC direkt vor Beginn des Infundibulums auf einer Länge von ca. 10 mm freigelegt. Nur im Falle einer Lithiasis im DC ist eine Präparation von der Gallenblase weg in Richtung des HG erforderlich. Nach einer Seitenöffnung des DC können alle endozystischen Konkremente geborgen werden.

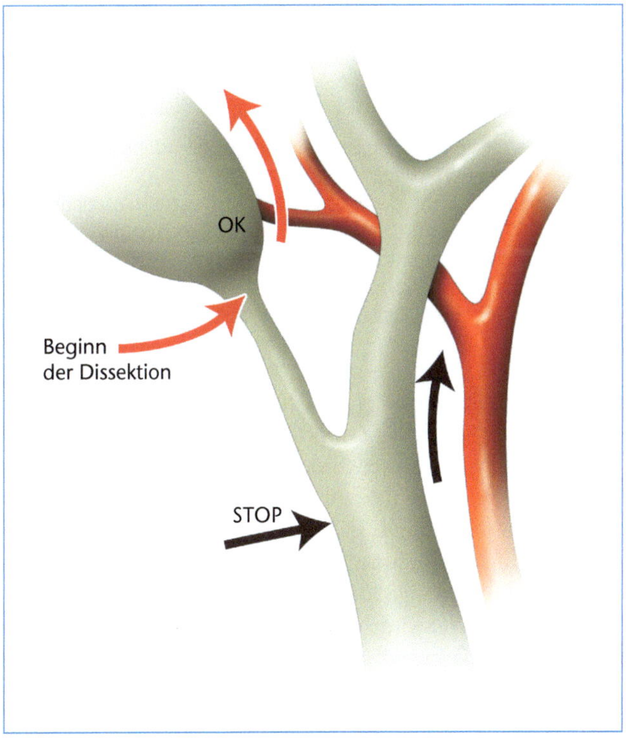

Abb. 1-12 Schematische Abbildung der chirurgischen Präparation im Calot-Dreieck mit Distanz zur Gabelung von Hauptgallengang und Ductus cysticus.

Die Präparation des Infundibulums erfolgt retrograd an der Vorder- und Rückseite (▶ Abb. 1-15). Zwischen Infundibulum und der Leberunterseite muss auf mögliche anatomische Varianten, wie z.B. auf eine anormale Mündung des DC in den rechten Ductus hepaticus geachtet werden (▶ Abb. 1-16).
Die Präparation erfolgt stets nahe der GB auf atraumatische Weise. Im jetzigen Stadium ist das Calot-Dreieck vollständig freipräpariert, so dass die Vorder- und Rückseite der GB nur noch mit dem Gallenblasenbett verbunden sind. Diese Methode beschrieb Jean Mouiel als „Fahnentechnik“ [10] (▶ Abb. 1-17). Danach werden AC und DC mit Titanclips ligiert (bei schwieriger Abgrenzbarkeit von DC und HG sollte ein resorbierbarer Clip benutzt werden) (▶ Abb. 1-18). Bevor die Strukturen im CD durchtrennt werden, sollte zur Kontrolle der Durchgängigkeit der extrahepatischen Gallenwege eine intraoperative Cholangiografie durchgeführt werden.

1.4.4 Die intraoperative Cholangiografie

Die intraoperative Cholangiografie (ICO) wird nach vollständiger Freipräparation des CD und des Infundibulums durchgeführt (▶ Abb. 1-19). Mit Hilfe der ICO kann eine etwaige Verletzung des HG in mehr als 90% der Fälle diagnostiziert werden, was zu einer sicheren intraoperativen Übernähung des HG beiträgt (siehe Kap. 2).
Mehrere Argumente sprechen für eine ICO:

- geringere Inzidenz einer iatrogenen Verletzung des HG
- exakte Darstellung der intra- und extrahepatischen Gallengänge zur Abgrenzung des HG vom DC (durch deren Verwechslung resultieren ungefähr 40% der intraoperativen Traumata)
- Dokumentation von Gallengangsanomalien oder -varianten (variable Zuflüsse der Gallenwege, Vorliegen eines Luschka-Ganges usw.) oder einer Choledocholithiasis [11].

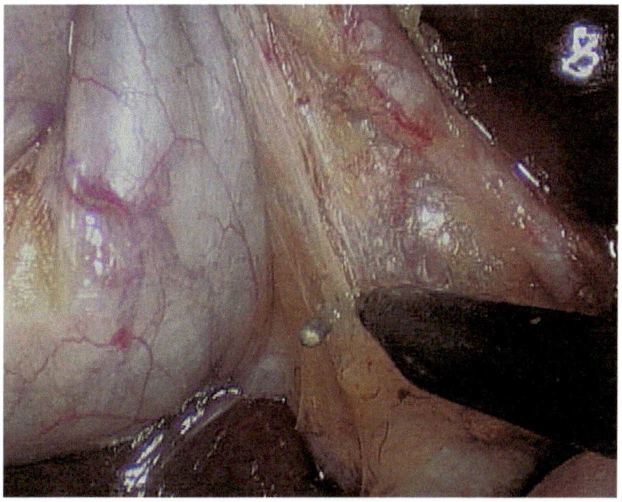

Abb. 1-13 Operativer Situs der Präparation an der Hinterwand der Gallenblase mit einem monopolaren elektrischen Haken.

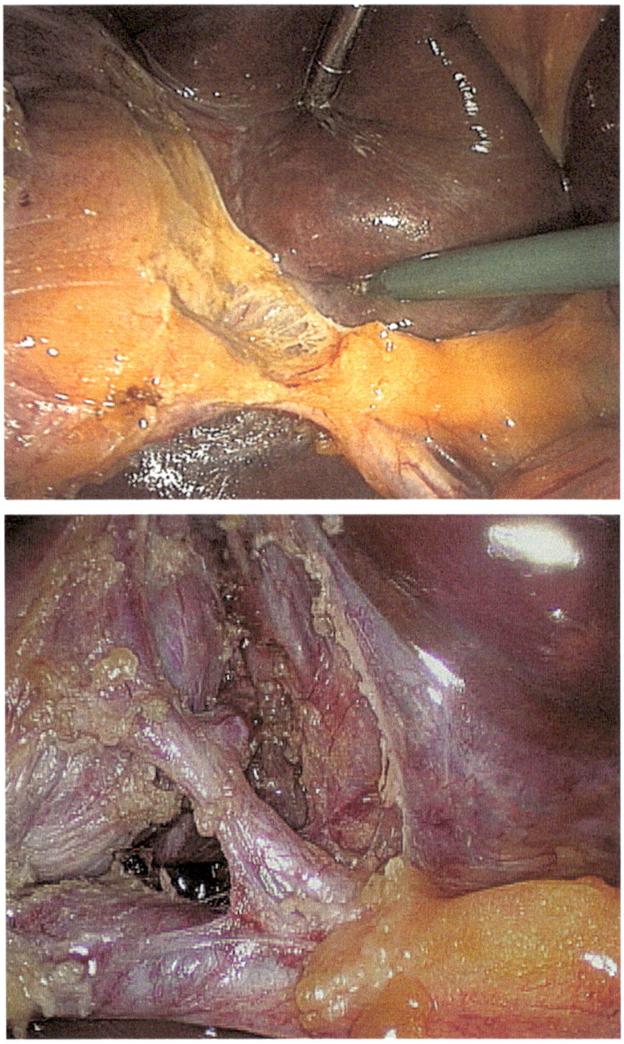

a

b

Abb. 1-14 Präparation des Gallenblasenstiels mit dem monopolaren Haken **(a)** zu Beginn und **(b)** am Ende der Präparation.

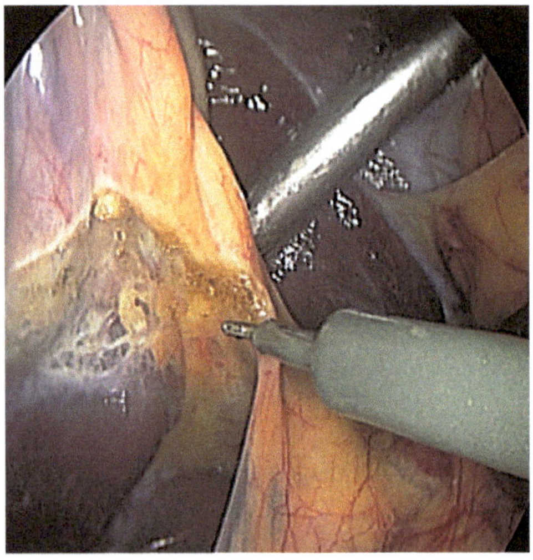

Abb. 1-15 Nun folgt die Dissektion oberhalb des Infundibulums von der Gallenblase weg (Ansicht von posterior).

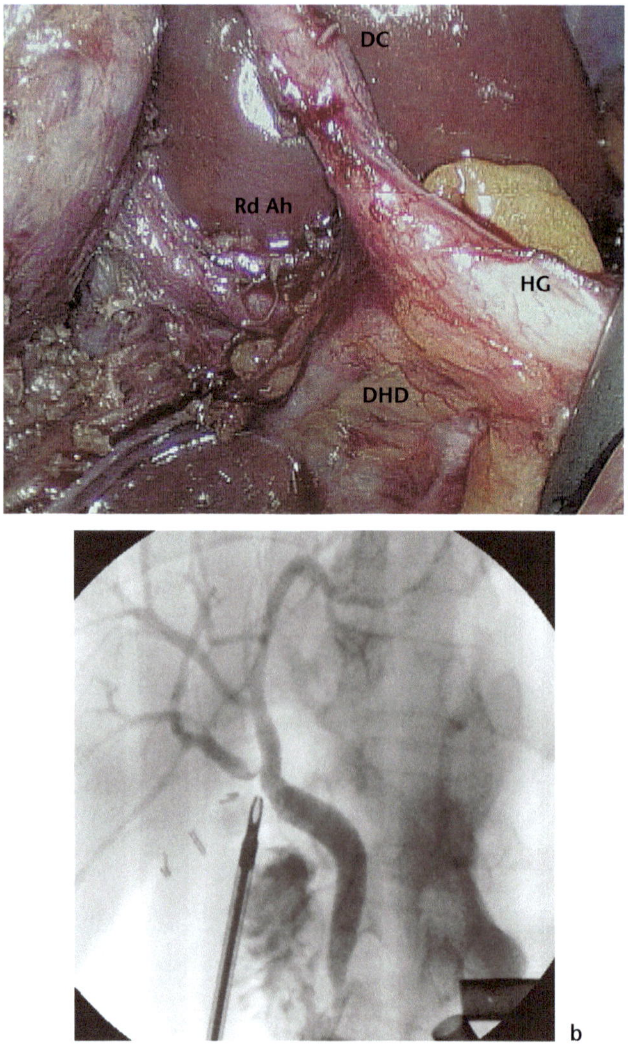

a

b

Abb. 1-16 Versetzte biliäre Einmündung während einer laparoskopischen Cholezystektomie.

a Intraoperative Sicht des akzessorischen Ductus hepaticus dexter (DHD), Ductus cysticus (DC), Hauptgallengang (HG) und des R. dexter der A. hepatica (Rd Ah).

b Die intraoperative Cholangiografie dokumentiert die Integrität des akzessorischen Ductus hepaticus dexter.

Der erste Arbeitsschritt der ICO, nachdem man den DC gallenblasennah mit einem Titanclip unterbunden hat, ist die quere Inzision des DC auf seiner Vorderseite. Nun kann der DC retrograd ausgestrichen werden, um kleine Steine zu entfernen (Vorzeichen für Steine im DC ist ein schlechter Gallereflux aus dem HG). Anschließend führt man den Cholangiografie-Katheter in den DC auf einer Länge von mehreren Millimetern ein (▶ Abb. 1-20). Der Katheter wird zuvor mit isotonischer Kochsalzlösung angespült, um Lufteinschlüsse zu verhindern. Fixiert wird der Katheter im DC entweder mit einem vorsichtig platzierten Titanclip oder mit einer Präparierfasszange (▶ Abb. 1-21).

Unter dynamischer Durchleuchtung mittels Kontrastmittel (KM) mit geringem Applikationsdruck erfolgt die ICO zuerst des distalen HG bis zum duodenalen Übergang. Am Ende der KM-Injek-

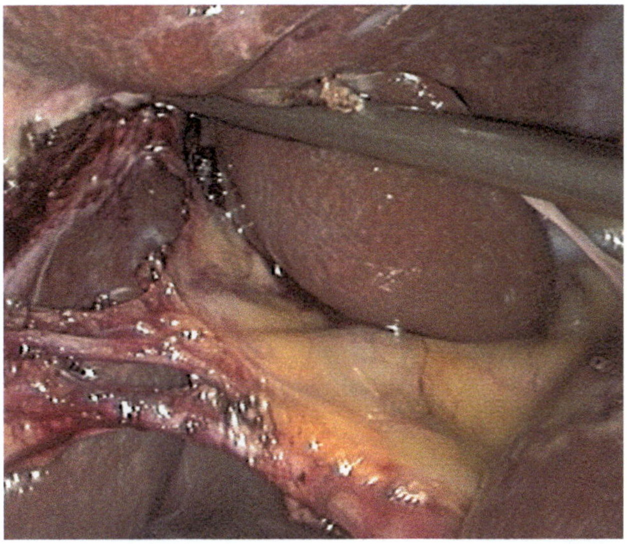

Abb. 1-17 Intraoperativer Situs des freipräparierten Calot-Dreiecks während einer laparoskopischen Cholezystektomie.

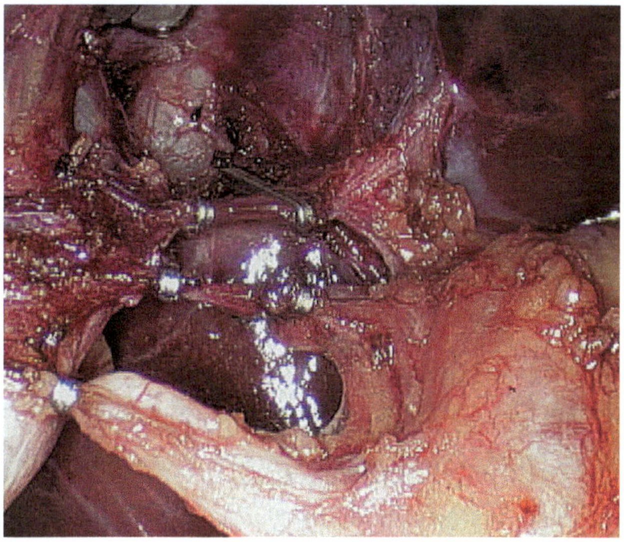

Abb. 1-18 Das vollständig freipräparierte Calot-Dreieck mit Clipping der A. cystica bei einer laparoskopischen Cholezystektomie, bevor eine intraoperative Cholangiografie durchgeführt wird.

tion werden die intra- und extrahepatischen Gallenwege untersucht. Besonderes Augenmerk gilt der rechten biliären Abzweigung. Nach der ICO wird der Katheter zurückgezogen und der DC mit 1 oder 2 Titanclips verschlossen (▶ Abb. 1-22). Es gilt, eine unbeabsichtigte Ligatur des HG zu vermeiden, indem man nochmals die Lage der beiden Clips kontrolliert. Die AC wird vorzugsweise vor dem Clipping des DC ligiert, um eine zufällige Verletzung während des o. g. Manövers zu verhindern.

1.4.5 Retrograd gerichtete Dissektion des Gallenblasenbettes

Nach Inzision des Peritonealüberzugs zwischen GB und der Glisson-Kapsel (Tunica fibrosa) präpariert man mit dem Overholt oder der bipolaren Schere von posterior nach anterior (▶ Abb. 1-23). Ist das pericholezystische Gewebe nicht entzündlich verändert, kann man das Gebiet zwischen GB und Leber gut identifizieren und somit sicher präparieren. Trifft man auf einen Luschka-Gang, kann dieser ligiert werden.
Nachdem die GB komplett aus ihrem Leberbett herausgelöst wurde, wird sie auf der Leber abgelegt, um eine suffiziente Blutstillung dort durchführen zu können (▶ Abb. 1-24).

1.4.6 Extraktion der Gallenblase

Die GB wird entweder über den umbilikalen Trokar oder den an der linken Flanke entfernt. Nun wird das Infundibulum mit einer kräftigen 10-mm-Präparierzange gefasst.
Nach Entfernen des Trokars wird die GB vorsichtig geborgen (▶ Abb. 1-25). Mit Hilfe einer Kocher-Klemme wird das extraabdominal sichtbare Infundibulum gefasst. Hiernach wird die GB entweder eröffnet, um die Galle ablaufen zu lassen, oder man aspiriert den Gallensaft mit einer Spritze. Wird das Infundibulum durch Konkremente blockiert, müssen diese alle einzeln herausgelöst oder instrumentell zerkleinert werden. Ist die GB fragil, voll mit Konkrementen oder entzündlich verändert, sollte für die Extraktion ein Bergebeutel benutzt werden, um eine Dissemination von Steinen ins Abdomen oder eine Kontamination des parietalen Peritoneums zu vermeiden (▶ Abb. 1-26). Oftmals ist eine Vergrößerung der Trokarstelle zur Extraktion notwendig; danach muss die Faszie exakt verschlossen werden, um einer Trokarhernie vorzubeugen (▶ Abb. 1-27).

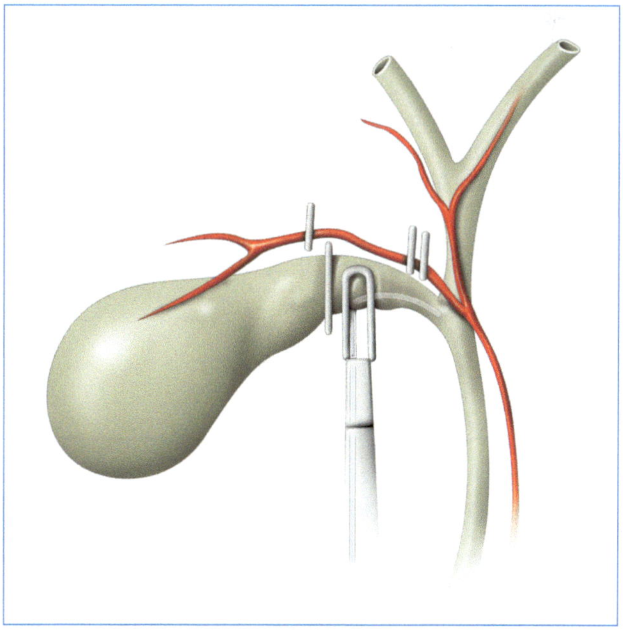

Abb. 1-19 Nach vollständiger Präparation des Calot-Dreiecks kann die intraoperative Cholangiografie erfolgen.

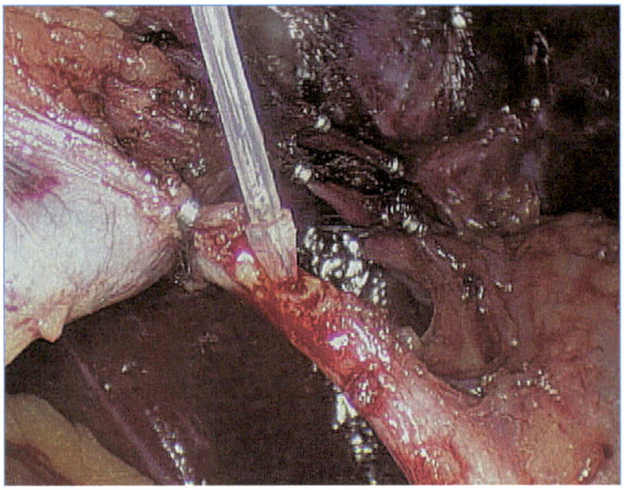

Abb. 1-20 Intraoperativer Situs mit Blick auf den transzystisch eingeführten Cholangiografie-Katheter.

1.4.7 Abschließende Beurteilung und Bauchdeckenverschluss

Am Ende des Eingriffs wird kontrolliert, ob im OP-Feld oder an den Trokarstellen noch eine Blutung vorliegt oder ob Galle irgendwo entweicht. Mit Einbringen einer Silikondrainage ins Gallenblasenbett werden Sekrete drainiert (▶ Abb. 1-28). Die Drainagen sollten einen Durchmesser von 12–15 Fr haben und werden am besten über den Trokar an der rechten Flanke eingebracht.

Obligat ist die Drainage bei jeder diffizilen Cholezystektomie oder bei einer Cholezystitis. So kann subhepatische Flüssigkeit, vor allem Galle nach Austritt entweder über einen Luschka-Gang oder aus dem Zystikusstumpf, suffizient nach draußen sezernieren. Die Trokare werden unter Sicht entfernt, um etwaige Blutungen bei der Ablation vom Peritoneum zu verifizieren. Das Pneumoperitoneum wird aufgehoben, der Optiktrokar entfernt und die Trokarstellen werden mittels Hautnähten verschlossen. Um das Auftreten von Trokarhernien postoperativ zu vermeiden, sollte die Faszie bei allen Trokarstellen mit einem Durchmesser von mehr als 10 mm sicher adaptiert werden. Zum Schluss wird das Präparat makroskopisch auf neoplastische Veränderungen untersucht.

1.5 Diffizile intraoperative Situationen

1.5.1 Schwere akute und sklero-atrophische Cholezystitiden

Bei einer schweren akuten oder sklero-atrophischen Cholezystitis bringen die inflammatorisch-fibrotischen Veränderungen im OP-Gebiet zusätzliche Probleme mit sich. Deswegen sind Vorsichtsmaßnahmen während jeder Phase der Operation notwendig.

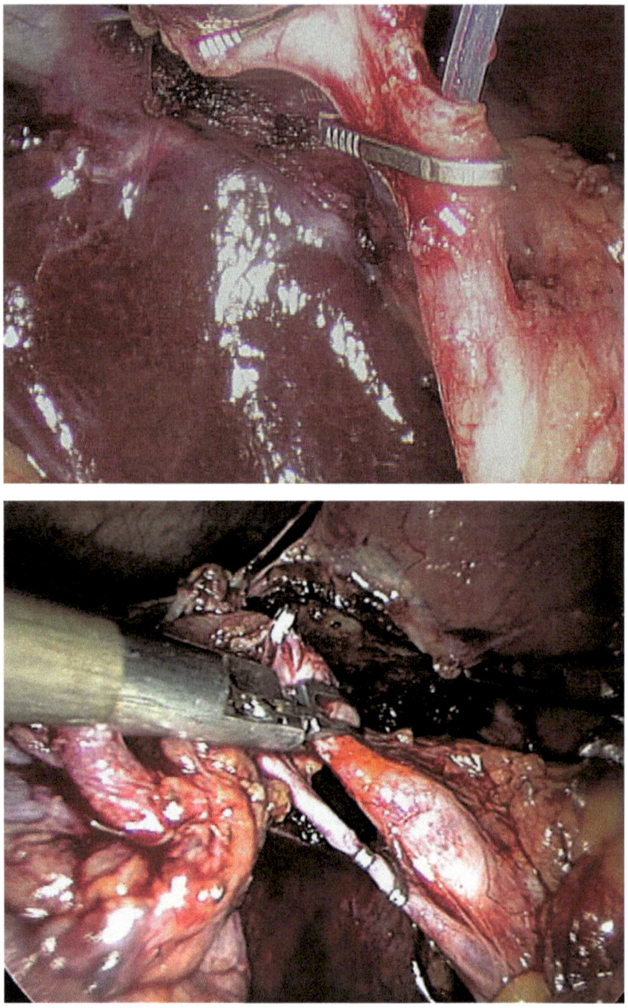

a

b

Abb. 1-21 Intraoperative Sicht auf den transzystisch eingeführten Cholangiografie-Katheter.
a fixiert mit einem Titanclip.
b mit einer Klemme nach Olsen-Reddick.

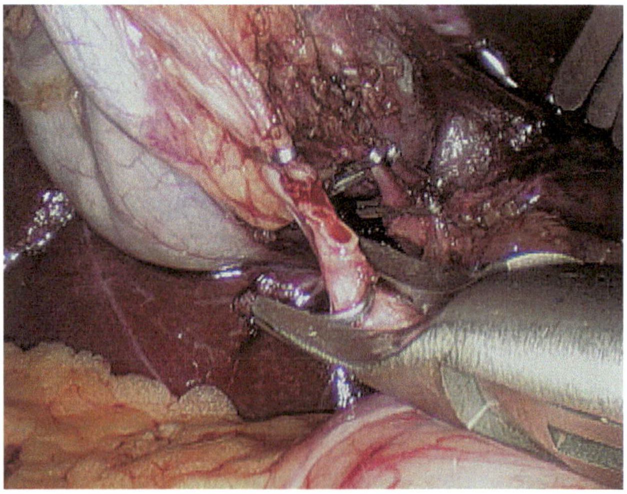

Abb. 1-22 Clipping des Ductus cysticus am Ende der laparoskopischen Cholezystektomie.

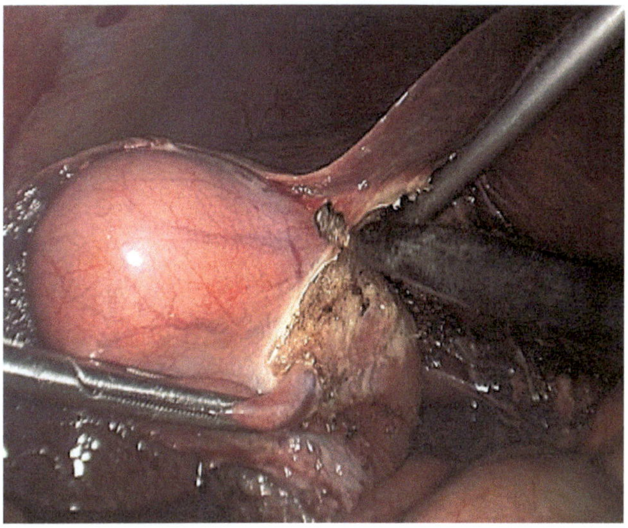

Abb. 1-23 Intraoperative Sicht der retrograd gerichteten Dissektion des Gallenblasenbettes.

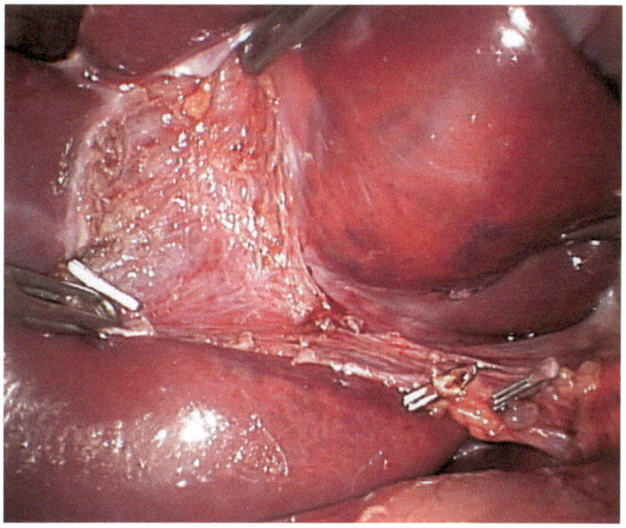

Abb. 1-24 Intraoperative Sicht auf das Gallenblasenbett am Ende einer laparoskopischen Cholezystektomie.

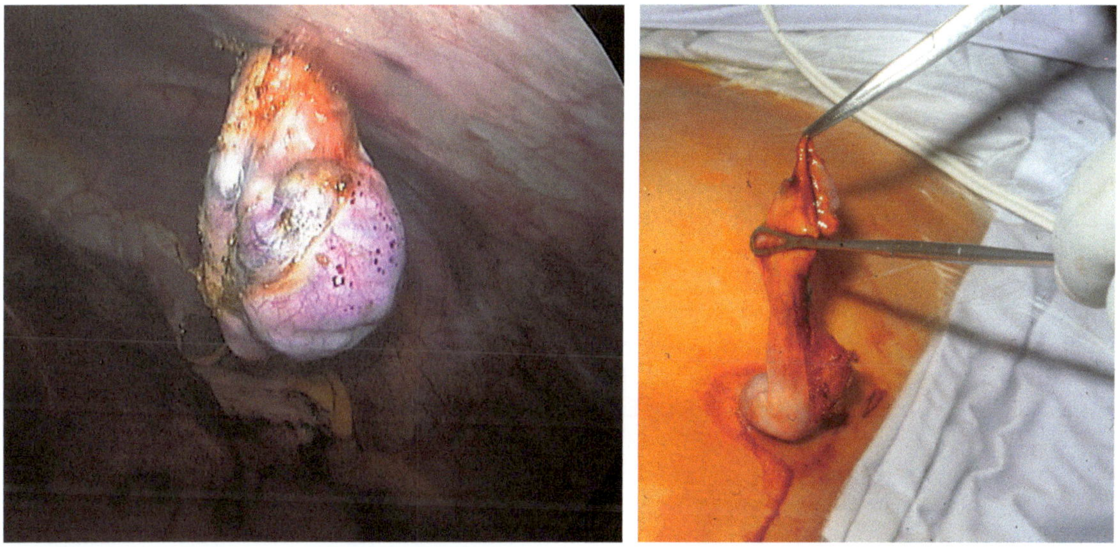

a b

Abb. 1-25 Intraoperative Sicht der Gallenblasenextraktion durch eine Trokarmündung von 10 mm.
a Intraperitoneale Sicht nach Aspiration von Gallensaft.
b Außenansicht der Bergung der Gallenblase.

Wichtige Schritte bei akuter Cholezystitis

- Cholezystektomie innerhalb von 4 Tagen nach Beginn der Beschwerdesymptomatik
- Punktion mit der Verresnadel bei Gallenblasenhydrops
- Elevation des Ligamentum teres und/oder Einführen eines 5. Trokars
- *bei unklarer Anatomie im Calot-Dreieck:* offen oder laparoskopisch nur subtotale Resektion der Gallenblase
- systematische Extraktion der Gallenblase mit einem Bergebeutel (unter Vergrößerung der Trokarstelle).

Verschieben der Operation bei Cholezystitis

Verschiedene randomisierte und retrospektive Studien [12–14] haben gezeigt, dass eine frühe elektive laparoskopische Intervention (innerhalb der ersten vier Tage nach dem akuten Beginn der Beschwerdesymptomatik) sowohl die Anzahl der Konversionen zur offenen Cholezystektomie als auch die postoperativen Komplikationsraten im Vergleich zur Operation nach primär konservativer, antibiotischer Therapie senkt. Je früher im Akutstadium operiert wird, desto einfacher ist die Präparation, da noch keine entzündlichen Ödeme existieren. Nicht nur bei unerfahrenen

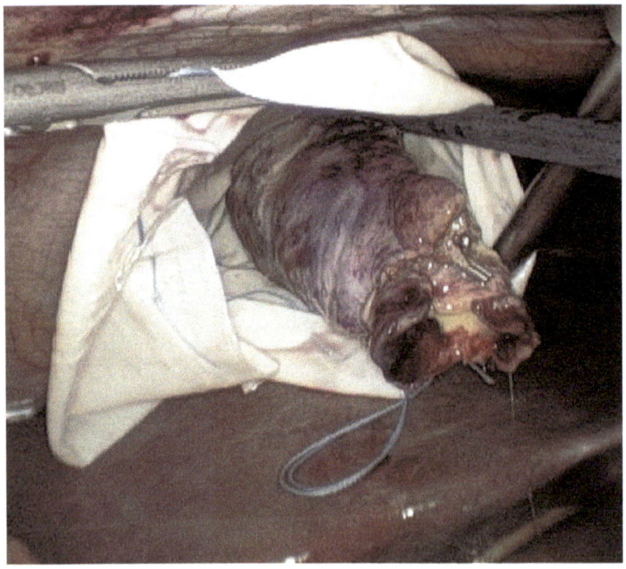

Abb. 1-26 Intraoperativer Blick auf die Gallenblase im Bergebeutel (Endocatch, Endobag).

Chirurgen am Anfang ihrer Ausbildung ist die intraoperative Konversion zur Laparotomie und offenen Cholezystektomie verbreitet, sondern gerade im Falle einer gangränösen Cholezystitis würden auch erfahrene Chirurgen umsteigen. Unabhängig von der Zeit können chronisch-entzündliche, pericholezystische Verwachsungen die Operation erschweren.

Darstellen der Gallenblase

Die GB ist häufig von entzündlich verändertem Gewebe umschlossen, so dass man am besten mit dem monopolaren Haken, mit einem Stieltupfer oder stumpf mit der Spül-Saug-Einheit präpariert. Dabei muss man auf die rechte Flexur des Kolons und auf das Duodenum im Bereich des Infundibulums aufpassen. Die Wandverdickung der GB bei akuter Cholezystitis erschwert diesen Vorgang. Es ist daher ratsam, die GB vorher mit einer Veresnadel zu punktieren. Häufig ist die aspirierte Flüssigkeit trüb und eitrig tingiert. Daher empfiehlt sich oft das Einführen eines zusätzlichen Arbeitstrokars.

Präparation des Calot-Dreiecks

Die Präparation ist besonders riskant bei fortgeschrittener akuter oder sklero-atrophischer Cholezystitis mit konsekutiver, bis auf die Größe der Konkremente erfolgten Schrumpfung oder bei einer Wandverdickung der GB, und fibrotischen Umbauten im CD.

Hier präpariert man am besten sehr vorsichtig, entweder mit einer atraumatischen Pinzette und eingespanntem Tupfer (▶ Abb. 1-29) oder mit dem monopolaren Haken. Diffuse kleinste Blutungen behindern die Sicht auf den Situs und erfordern so ein ständiges Spülen und Absaugen. Besonders wichtig ist an diesem Punkt die wandnahe Präparation der GB.

In bestimmten diffizilen Situationen kann sich eine *partiell anterograde*, vom Fundus zum CD gerichtete Präparation (▶ Abb. 1-30) als hilfreich erweisen, vorausgesetzt, man bleibt an der Oberseite der GB und präpariert nicht in Richtung auf das Ligamentum hepatoduodenale, sobald Fundus und Corpus freigelegt sind. Im Falle eines großen Konkrementes im Infundibulum, das den Zugang zum CD verhindert, kann es nötig sein, das Infundibulum zu eröffnen (dabei muss man auf die Hämostase der Wand achten, falls die AC nicht zuvor ligiert wurde) und den Stein mit einer Fasszange zu bergen (▶ Abb. 1-31). Dieser wird dann in einem Bergebeutel auf der Leberoberseite rechts abgelegt. Diese Methode der Inzision des Infundibulums ist auch nützlich, falls sich die Präparation am CD als gefährlich heraus-

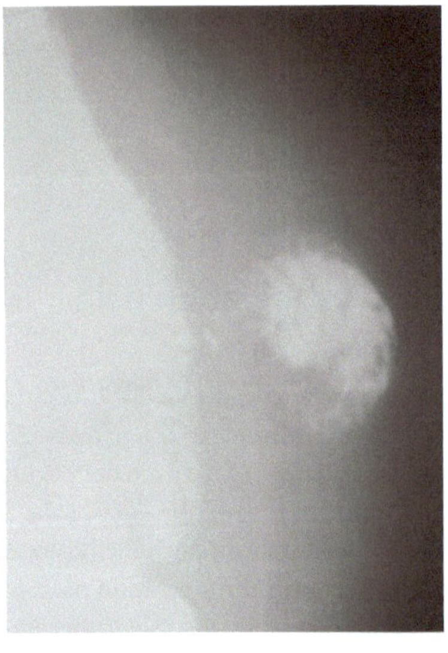

Abb. 1-27 Seitenansicht einer Trokarhernie bei radiologischer Untersuchung mit Applikation von Bariumhydroxyd.

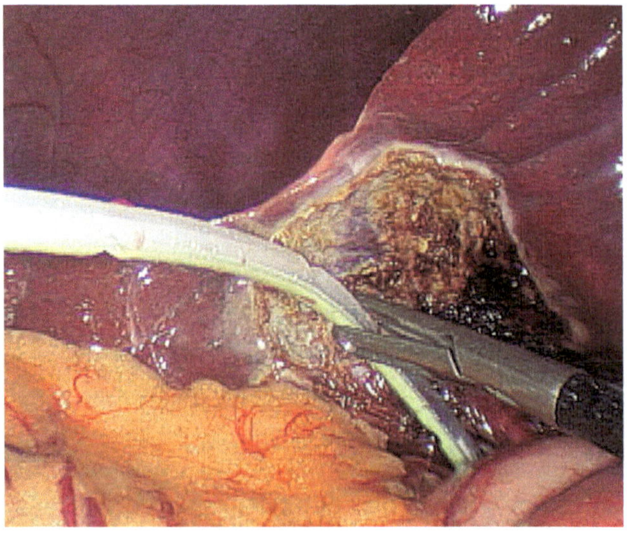

Abb. 1-28 Platzieren eines Silastic Drains im Foramen Winslowi am Schluss der laparoskopischen Cholezystektomie.

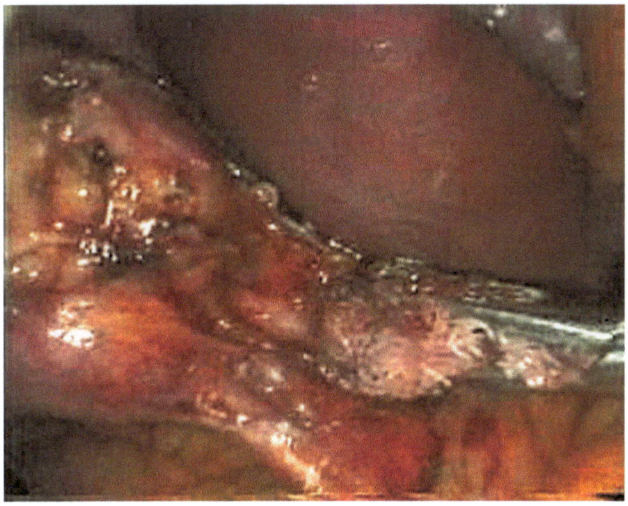

Abb. 1-29 Intraoperativer Situs der Präparation nahe des Leberhilus mit einem Präpariertupfer (Peanuts) während einer laparoskopischen Cholezystektomie bei akuter Cholezystitis.

stellt. Dieser *endovesikuläre* Zugang erlaubt die kontrollierte Präparation der Gallenblasenwand von außen und innen (▶ Abb. 1-32) und verdeutlicht die Strukturen und deren Begrenzung in einem entzündlich veränderten CD.

So ist es oft auch möglich, das Lumen des DC zu verifizieren und mit einem Cholangiografie-Katheter zu intubieren. Wenn ausgedehnte entzündliche oder sklero-atrophische Veränderungen die Präparation des CD durch eine Kompression des HG durch das Infundibulum oder eines stufenförmig einmündenden, akzessorischen Ductus hepaticus dexter erschweren (verifiziert durch ein präoperatives Cholangiogramm) (▶ Abb. 1-33), kann sich eine subtotale Cholezystektomie als nützlich erweisen. Ein Rest des Infundibulums wird belassen, um die extrahepatischen Gallenwege zu schützen (Ductus hepaticus communis mit Einmündung eines akzessorischen Ductus hepaticus dexter in den DC) (▶ Abb. 1-34). In diesem Fall beurteilt man die Gallengänge auf ihre akalkulöse Integrität mittels einer ICO (▶ Abb. 1-35), um dann den DC elektiv mit einer intrakorporalen Naht endovaskulär zu ligieren (▶ Abb. 1-36). Die Mukosa des Infundibulumrestes wird mit entweder mit dem Argon-Beamer oder vorsichtig elektrisch koaguliert (▶ Abb. 1-37); danach wird eine Drainage im Foramen Winslowi platziert.

Diese Methode gibt Sicherheit in diffizilen Situationen. Es ist jedoch wichtig, eine Aussaat von Konkrementen in das Abdomen zu verhindern, da viele Steine zu Beschwerden führen können. Eine etwaige versteckte Neoplasie muss ausgeschlossen werden. Bei einigen Fällen mit nekrotisierenden Cholezystitiden ist das Gallenblasenbett nicht abgrenzbar. Es kommt vor, dass man einen Teil Gallenblasenwand im Bett belässt, um eine Verletzung des Leberparenchyms mit konsekutiver Blutung zu vermeiden.

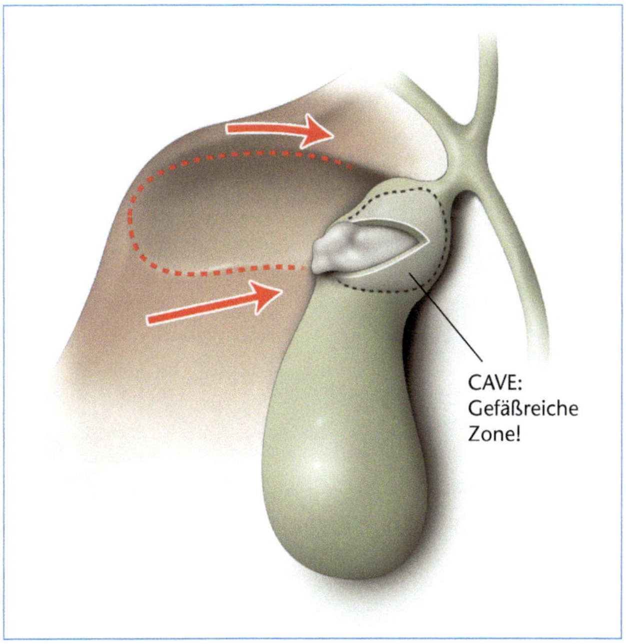

Abb. 1-30 Schematische Abbildung einer diffizilen Cholezystektomie bei schweren inflammatorischen Situationen: der anterograden Dissektion von Fundus und Korpus bis zur Höhe des Infundibulums der Gallenblase folgt die Eröffnung des Gallenblasenhalses, um ein großes eingeschlossenes Konkrement extrahieren zu können.

Extraktion der Gallenblase und Beendigung des Eingriffs

Die Extraktion der GB erfolgt immer in einem luftdichten Plastik- oder Gummisack (aus einem sterilen chirurgischen Handschuh hergestellt), um eine Superinfektion des extrahierenden

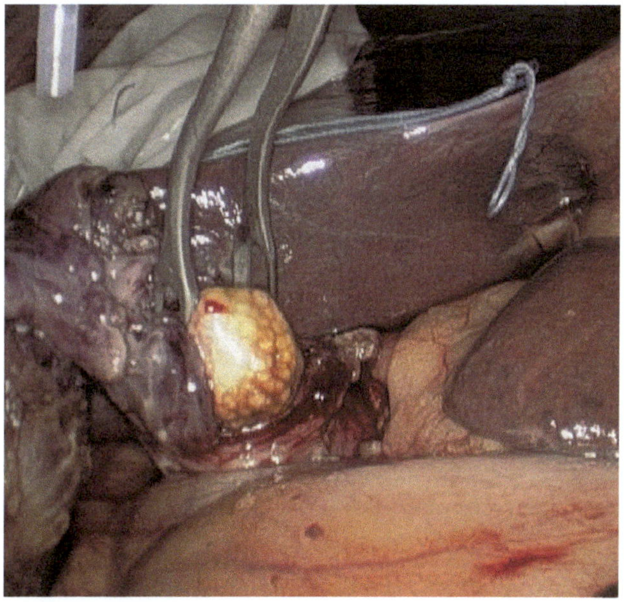

Abb. 1-31 Operativer Situs mit Sicht auf den eröffneten Gallenblasenhals und Extraktion eines dort eingeschlossenen großen Konkrementes.

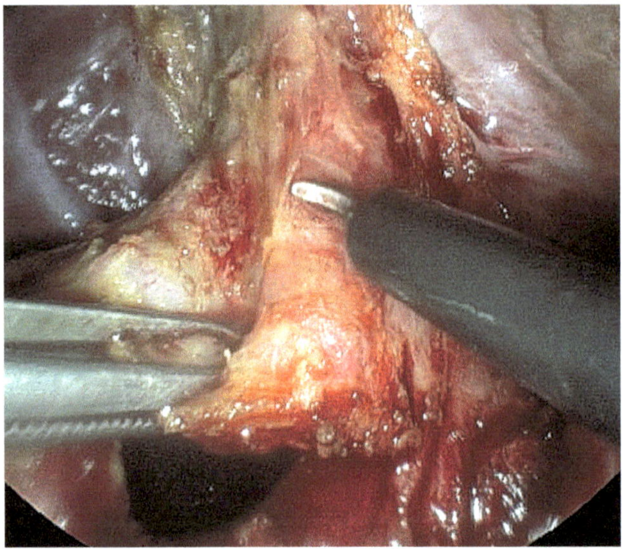

Abb. 1-32 Intraoperative Ansicht der kontrollierten Dissektion der Gallenblase von außen und innen nach fakultativer Eröffnung des Infundibulums.

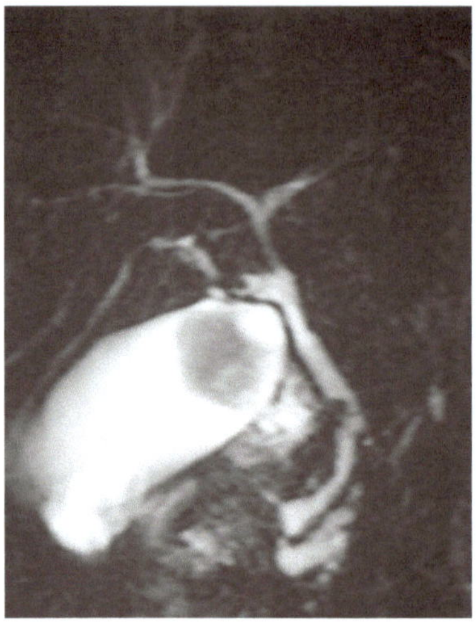

Abb. 1-33 Das präoperative MR-Cholangiogramm eines Patienten, der später im entzündungsfreien Intervall nach akuter Cholezystitis operiert wurde, zeigt mehrere Risikofaktoren: ein großes Konkrement im Infundibulum und einen akzessorischen Ductus hepaticus dexter, der in einen kurz angelegten Ductus cysticus einmündet.

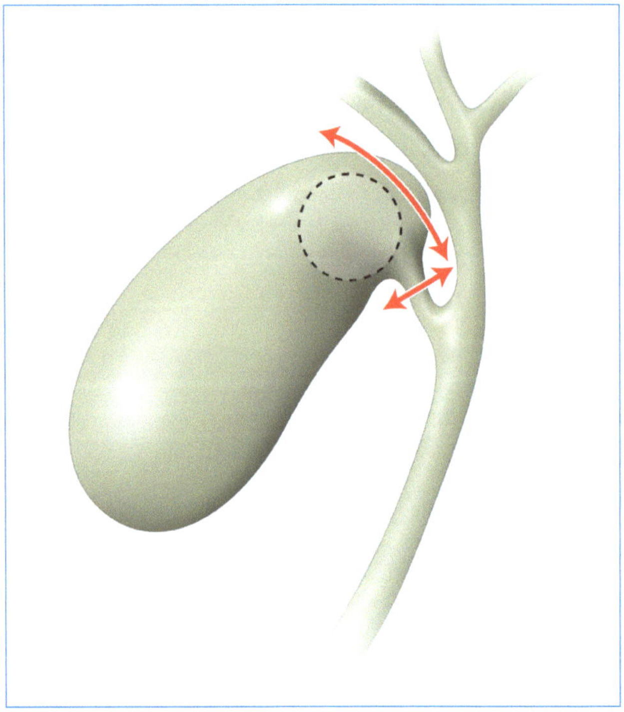

a

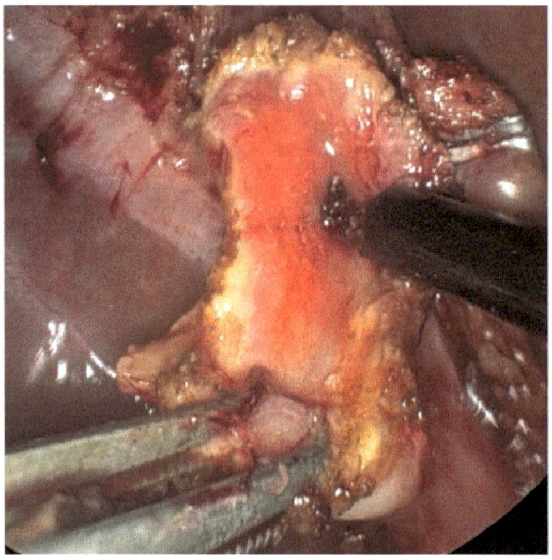

b

Abb. 1-34 Eine subtotale Cholezystektomie mit Belassen eines Infundibulumrestes wird durchgeführt sowohl bei schweren inflammatorischen Bedingungen als auch bei riskanten Situationen (biliäre Kompression, Mirizzi-Syndrom, Konvergenz mit einem akzessorischen Ductus hepaticus dexter usw.).
a schematische Darstellung.
b intraoperative Sicht.

Trokars zu verhindern. Das OP-Gebiet ebenso wie die sub- und retrohepatische Region werden ausgiebig mit physiologischer Flüssigkeit gespült, insbesondere bei Verletzung der GB mit Sekretion eitriger Gallenflüssigkeit. Standard in Deutschland ist das Einlegen einer Drainage subhepatisch (Silikondrainage mit 12 oder 15 Fr), die 48 Stunden postoperativ entfernt wird.

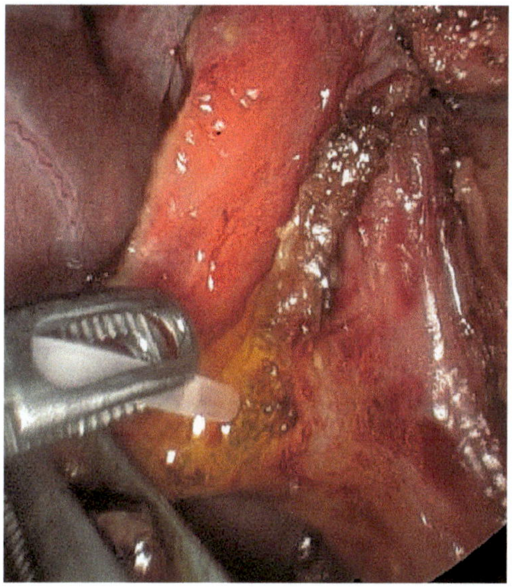

Abb. 1-35 Subtotale Cholezystektomie: intraoperative endovesikuläre Cholangiografie.

1.5.2 Cholezysto-duodenale oder cholezysto-kolische Fistel

Fällt in den präoperativen Bildgebungen eine Aerobilie auf, ist an eine cholezysto-digestive Fistel zu denken, die meistens zu den oralen zwei Dritteln des Duodenums, seltener zum Kolon verlaufen. Intraoperativ wird die Fistel disseziiert und mit einem linearen Stapler abgetrennt. Die Klammernahtreihe auf der Seite des Duodenums bzw. Kolons wird dann mit einem langsam resorbierenden Faden überwendlich genäht. Kommt es zu einer versehentlichen Öffnung der Fistel, werden die duodenalen Wundränder vorsichtig angefrischt und dann zweischichtig verschlossen (eine seromuskuläre Naht umgeben von einer seroserösen Naht). Zur Dichtigkeitsprobe kann Methylenblau über die liegende Magensonde appliziert werden. Die Cholezystektomie ist meistens schwierig, da die GB oft entzündlich verändert ist und eine Choledocholithiasis vorliegen kann.

1.5.3 Konversion zur Laparotomie bei schwierigen Fällen

Eine intraoperative Konversion zur offenen Cholezystektomie kommt in 1–3% der unkomplizierten Steinleiden vor, bei komplizierten Fällen sind es 10–30% [15].
Dies sind die Hauptindikationen:

- alle schwierigen Situationen chirurgischer Präparation, wenn ein unerfahrener Chirurg die Operation vornimmt (akute Cholezystitis, sklero-atrophische Cholezystitis, bilio-digestive Fisteln, Mirizzi-Syndrom usw.)
- alle Situationen mit lokal-entzündlichen Veränderungen, die keine sichere Präparation an der Leberpforte ermöglichen, insbesondere, wenn die anatomischen Strukturen nicht abgrenzbar sind
- bei intraoperativen Komplikationen: Blutung, diffuse gallige Sekretion ohne Perforation der GB, deutlich identifiziertes Galleleck, Gefäß- oder Organverletzung
- inkomplette Bergung von freien Steinen in der Peritonealhöhle
- bei nicht eindeutiger Integrität der Gallengänge während der ICO (fehlende Verschattung der oberen Gallenwege, unvollständige Kontrastierung des rechten Gallengangs, Kontrastmittel-Extravasat).

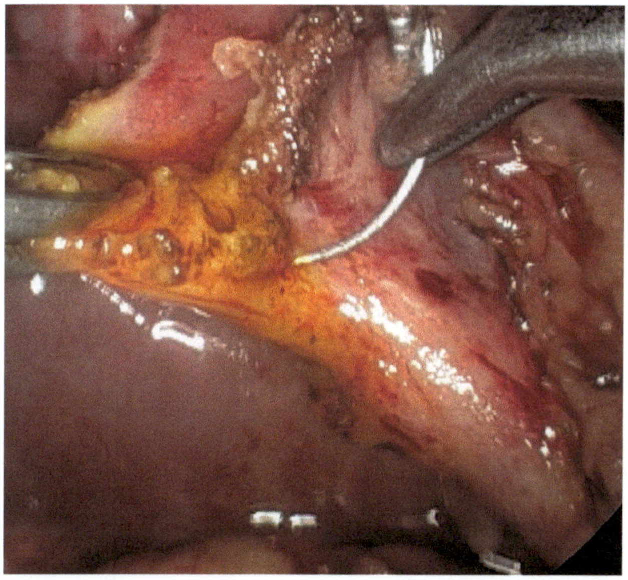

Abb. 1-36 Subtotale Cholezystektomie: endovesikuläre Übernähung des Ductus cysticus.

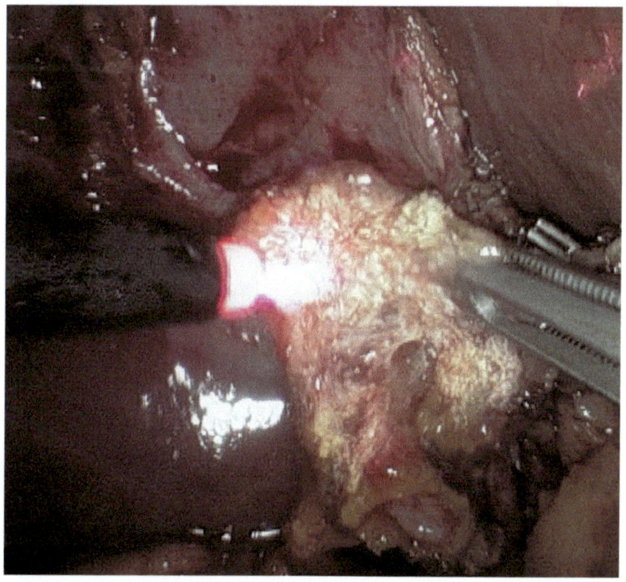

Abb. 1-37 Subtotale Cholezystektomie: Koagulation der Mukosa des Infundibulumrestes mittels Argon-Beamer.

Die Konversion ist ein operativer sicherheitgebender Nachweis und muss als solcher vom Chirurgen aufgefasst werden. Besser ist eine „erfolgreich" konvertierte, offene Resektion als eine laparoskopische Cholezystektomie mit hämorrhagischen Komplikationen.

Wann konvertieren?

- schwierige Präparation (bei Cholezystitiden usw.) durch einen unerfahrenen Chirurgen
- Fehlen einer klaren Anatomie
- intraoperative Komplikation: Blutung, diffuses, nicht lokalisierbares Galleleck, Gefäß- oder Organverletzung
- zweifelhafte Integrität des Gallengangsystems (ICO!).

1.6 Intraoperative Komplikationen

1.6.1 Operatives Trauma des HG

Hierbei handelt es sich um den schwerwiegendsten Zwischenfall bei einer laparoskopischen Cholezystektomie, da einerseits für den Patienten schwere Komplikationen induziert werden und andererseits der Chirurg forensische Probleme fürchten muss, welches Thema wird in Kapitel 2 behandelt.

1.6.2 Blutungen

Blutungen können verschiedene Ursachen haben.

Diffuse Blutungen bei akuter Cholezystitis

Im Allgemeinen, abgesehen von Problemen bei der Koagulation, sorgt die Kombination von Blutdruck und dem Druck des Pneumoperitoneums für eine temporäre Kontrolle einer diffusen, breitflächigen Blutung. Eine Blutung behindert die klare Sicht auf das OP-Gebiet: Auf der einen Seite ist es wichtig, eine funktionierende Optik zu haben, auf der anderen Seite sollte der Situs intermittierend mit isotonischer Kochsalzlösung gespült werden. Man sollte den exzessiven Gebrauch der elektrischen Koagulation vermeiden.

Wie geht man bei einer akuten Blutung vor?

- Abklemmen oder Kompression der Blutung
- zusätzlicher Trokar und Assistenz
- Spülen und Saugen
- Identifikation und Ligatur des verletzten Gefäßes
- Blutstillung wahlweise mit Clip oder bipolarer Pinzette
- Konversion und offene Reparatur der A. hepatica propria oder ihres R. dexter mit dünnem Nahtmaterial.

Akute Hämorrhagie

Akute Blutungen können ausgehen von der A. cystica, dem R. dexter der A. hepatica propria oder seltener von der Vena porta. Die Blutungen imponieren oft spektakulär und es empfiehlt sich, einerseits nicht in Panik zu geraten und anderseits die Optik zurückzuziehen, um sie nicht zu beschmutzen und so den Blick auf den Operationssitus zu verlieren. Eine gute Optik ist immens wichtig in dieser Notlage.
Die Hämostase umfasst folgende Schritte:

- zuerst temporäre Blutstillung mit der Intention, das verletzte Gefäß en bloc mit einer atraumatischen Fasszange abzuklemmen oder mit der Spül-Saug-Einheit zu komprimieren
- auf keinen Fall blind koagulieren oder clippen
- wenn notwendig (z.B. bei adipösen Patienten), Einführen eines zusätzlichen Trokars und/oder Bitte um erfahrene Assistenz
- kein permanentes Absaugen, da ansonsten durch Verlust des Pneumoperitoneums der Operationssitus verdeckt wird
- direkte Spülung der Blutung und Absaugen unter Kontakt
- unbedingt versuchen, die afferente Arterie zu ligieren
- dann die definitive Blutstillung der Quelle mit einem platzierten Titanclip oder durch bipolare Koagulation anstreben
- falls der R. dexter der Leberarterie verletzt ist (besonders exponiertes Gefäß bei kurz angelegter AC), sollte das Gefäß nicht geclippt, sondern zur Laparotomie konvertiert werden. So kann die Arteriotomie mit einem monofilen Faden der Stärke 5×0 oder 6×0 verschlossen werden. Während der Vorbereitungen zur Konversion wird die Blutung mittels einer Fasszange temporär und punktuell gestoppt.

Hepatische Verletzung während der Präparation des Gallenblasenbettes

Sie entsteht, wenn man den cholezysto-hepatischen Zwischenraum falsch interpretiert, was bei Cholezystitiden vereinzelt vorkommen kann. Eine eindeutige Anatomie ist manchmal nicht klar abgrenzbar oder gar nicht vorhanden. Wenn man in diesem Fall die totale Cholezystektomie anstrebt, präpariert man unweigerlich ins Leberparenchym. Dadurch steigt das Risiko einer Blutung und/oder einer Gallefistel. Bei einer signifikanten Blutung ist es ratsam, einen Serosateil im Bett der GB zu belassen.
Im Allgemeinen kann eine Blutung einfach durch eine der folgenden Methoden kontrolliert werden: mono- oder bipolare Elektrokoagulation, Verödung mit dem Argon-Beamer oder Auflegen von resorbierenden, hämostatisch wirksamen Netzen, Kompression mit einem atraumatischen Instrument oder temporär mit einer – mittels X-Naht fixierten – Kompresse.

Blutung aus der Trokarstelle

Alle Trokare müssen der Reihe nach unter Sicht gezogen werden. Eine nicht identifizierte arterielle Blutung aus der Trokarstelle erhöht das Risiko eines postoperativen Hämatoms.

Eine moderate Blutung kann auf verschiedene Arten kontrolliert werden: lokale Kompression mit Hilfe des Trokars selbst oder durch ein Instrument, Koagulation von intraabdominal sowie mit einer Foley-Sonde, die über diese Stelle eingeführt wird (sie wird dann mit geblocktem Ballon zurückgezogen, fixiert für 5 Minuten im Hautniveau durch eine Kocher-Klemme). Bei einer signifikanten Blutung oder in jedem Fall bei einer arteriellen Blutung (A. epigastrica) ist es nötig, die beide Enden darzustellen, ggf. unter Verbreiterung des Hautschnittes gezielt zu ligieren.

1.6.3 Intestinale Verletzungen

Intestinale Verletzungen (gastral, duodenal, kolisch usw.) während einer laparoskopischen Cholezystektomie sind selten und entstehen entweder beim blinden Einführen der Verresnadel, des ersten Trokars oder während der Präparationen der entzündlichen, pericholezystischen Verwachsungen. Mehr noch als eine Prävention durch eine adäquate Technik (z.B. Verhinderung einer gastrischen Verletzung durch Absaugen des Magens über die liegende Sonde vor Einführen der Verresnadel) ist die intraoperative Identifikation des Traumas, um eine postoperative Peritonitis nicht falsch einzuschätzen.
Aufpassen muss man bei perforierenden Organverletzungen, die dorsal liegen und so übersehen werden können. Die Reparatur kann durch eine Naht intrakorporal erfolgen, falls die Darstellung der Läsion komplett ist und wenn der Chirurg darin versiert ist.

1.6.4 Intraabdominale Dissemination von Gallensteinen nach unvorhergesehener Verletzung der Gallenblase

Diese häufige Komplikation, induziert durch die diffizile Präparation bei Cholezystitis, ist nicht zu unterschätzen, da sie verantwortlich ist für Spätabszesse und für rezidivierende intraperitoneale Abszesse aufgrund der Lithiasis. In dieser klinischen Situation kann eine native Röntgen- oder CT-Untersuchung des Abdomens ihre Lokalisierung ermöglichen, was eine spätere Reintervention erforderlich machen kann. In der Praxis sollten Konkremente nach Perforation der GB entweder einer nach dem anderen mit einer Pinzette extrahiert werden oder in einem auf der Leberoberseite platzierten Bergebeutel gesammelt werden.
Manchmal ist es möglich, die Perforation wieder zu verschließen (Naht, Endoloop usw.). Außerdem sollte nach Perforation die GB zusammen mit den Konkrementen mit einem Bergebeutel extrahiert werden.

1.7 Postoperative Pflege

Der postoperative Verlauf nach laparoskopischer Cholezystektomie selbst bei akuter Cholezystitis ist gewöhnlich extrem simpel. Die Magen-Darm-Passage und die funktionelle Mobilisation der Patienten geschehen rasch, so dass die Mehrheit der Patienten das Krankenhaus zwischen dem ersten und dritten postoperativen Tag verlassen kann.
Persistierende Bauchschmerzen zwei bis drei Tage nach der Operation sowie die Sekretion von Galle oder Blut in die subhepatische Drainage können Indizien für eine Komplikation sein. Postoperativ können die Leberenzyme passager erhöht sein. Bei einer Erhöhung der Cholestaseparameter muss jedoch eine biliäre Komplikation ausgeschlossen werden. So verhält es sich auch bei der Sonografie des Abdomens; ein kleines postoperatives subhepatisches Serom ist normal, es sei denn, die Menge ist progredient oder es bildet sich ein diffuser Aszites.

Literatur

1. Neugebauer E, Sauerland S, Troidl H. Recommendations for evidence-based endoscopic surgey. The update EAES Consensus Development Conferences. Springer-Verlag, 2000.
2. Barkun JS, Barkun AN, Sampalis JS et al. Randomised controlled trial of laparoscopic versus mini cholecystectomy. Lancet 1993, 341: 1214–1215.
3. Mcmahon AJ, Russel IT, Baxter JN et al. Laparoscopy versus minilaparotomy cholecystectomy: a randomised trial. Lancet 1994, 343: 135–138.
4. Majeed AW, Troy G, Nicholl JP et al. Randomised, prospective, single-blind comparison of laparoscopic versus small-incision cholecystectomy. Lancet 1996, 347: 989–994.
5. Gigot JF, Etienne J, Aerts R et al. The dramatic reality of biliary tract injury during laparoscopic cholecystectomy. An anonymous multicentric Belgian survey of 65 patients. Surg Endosc 1997, 11. 1171–1178.
6. Bismuth H, Lazorthes F. Les traumatismes opèratoires de la voie biliaire principale. Monographies de l`Association francaise de chirurgie. Masson, Paris, 1981, vol 1.
7. Yoshida J, Chijiiwa K, Yamaguchi K et al. Practical classification of the branching types of the biliary tree: an analysis of 1,094 consecutive direct cholangiograms. J Am Coll Surg 1996, 182: 37–40.
8. Neudecker J, Sauerland S, Neugebauer E et al. The E.A.E.S. clinical guidelines on the pneumoperitoneum for laparoscopic surgery. Surg Endoc 2002, 16: 1121–1143.
9. Champault G, Cazacu F, Taffinder N. Serious trocar accidents in laparoscopic surgey: a French survey of 103852 operations. Surg Laparosc Endosc 1996, 6: 367–370.
10. Mouiel J, Katkhouda N. La cholécystectomie par laser en coeliochirurgie. Testas P., Delaitre B. Chirurgie digestive par voie coelioscopique. Maloine, Paris, 1991: 113–119.
11. Flum D, Dellinger E, Cheadle A et al. Intraoperative cholangiography and risks of common bile duct injury during cholecystectomy. JAMA 2003, 289: 1639–1644.
12. Navey B, Mutter D, Russier Y et al. Safety of laparoscopic approach for acute cholecystitis. Retrospective study of 609 cases. World J Surg 2001, 25: 1352–1356.
13. Garber SM, Korman J, Cosgrove JM, Cohen JR.Early laparoscopic cholecystectomy for acute cholecystitis. Surg Endosc 1997, 11: 347–350.

14. Kiviluoto T, Siren J, Luukkonen P, Kivilaakso E. Randomised trial of laparoscopic versus open cholecystectomy for acute and gangrenous cholecystitis. Lancet 1998, 351: 321–325.

15. Bingener- Casey J, Richards ML, Strodel WE et al. Reasons for conversion from laparoscopic to open cholecystectomy: a 10-years review. J Gastrointest Surg 2002, 6: 800–805.

2
Primäre biliäre Reparation nach operativem Trauma

J.-F. Gigot, B. Navez

Verglichen mit den offenen – via Laparotomie durchgeführten – Cholezystektomien der neunziger Jahre wurde die Verbreitung der laparoskopischen Cholezystektomie mit einem Wiederauftreten der intraoperativen Traumata des Hauptgallengangs (HG) begleitet. Tatsächlich zeigte eine staatliche französische Studie aus dem Jahre 1980, dass die Prävalenz der biliären Traumata bei offenen Cholezystektomien 0,15% [1] betrug, wobei die verschiedensten europäischen Multicenter-Studien diverser Kliniken bei laparoskopischen Cholezystektomien mit ca. 0,50% eine 3- bis 4-mal so hohe Inzidenz aufzeigten [2, 3]. Außerdem werden bei der laparoskopischen Cholezystektomie Verletzungen der Gallengänge seltener erkannt, im Durchschnitt nur bei 40–50% der Patienten, was über kurz oder lang mit einer erhöhten Mortalitäts- und Morbiditätsrate einhergeht [2, 4, 5], ganz zu schweigen von den forensischen Folgen einer nicht oder zu spät erkannten Diagnose [4].

2.1 Mechanismen intraoperativer Traumatisierung des Hauptgallenganges

Wie in der offenen Chirurgie ist die häufigste Komplikation das Trauma der HG – begünstigt durch eine übermäßige Traktion am Infundibulum – ein Verwechseln der EHG mit dem DC, was in ungefähr 40% der Fälle [2, 6] vorkommt (▶ Abb. 2-1). Ein weiterer klassischer Mechanismus ist die Verletzung des Ductus hepaticus dexter (mit normaler Konfluenz oder mit einem stufenförmig weiter distal einmündenden, akzessorischen rechten Ductus hepaticus) bei der Präparation eines an der rechten Leber adhärenten Infundibulums, insbesondere im Rahmen einer akuten, subakuten oder sklero-atrophischen Cholezystitis.
Die folgenden Mechanismen treten seltener auf: traumatische Dissektion des DC vom HG, partielle oder komplette Okklusion durch einen Clip oder fehlerhafte Hämostase. Jedoch gibt es einen für die laparoskopische Methode spezifischen Mechanismus durch eine Kombination aus instrumenteller und thermischer Einwirkung (Schaft des monopolaren Hakens). Ein Drittel der Traumata entstehen auf diese Weise [2]. Dieses Phänomen kann verantwortlich sein für manchmal ausgedehnte thermische Läsionen der extrahepatischen Gallenwege sowie für eine unmittelbare intraoperative Perforation, eine frühzeitige biliäre Nekrose oder eine späte Gallengangsstenose. Hauptgrund für diese Komplikationen ist die monopolare Koagulation; daher sollte bei der Präparation des CD sehr vorsichtig und sparsam damit vorgegangen werden oder man nimmt zum Koagulieren am besten ein bipolares Instrument.
Dieser spezifische Mechanismus des intraoperativen Traumas des HG ist ebenfalls verantwortlich für den frustranen Versuch einer primären Wiederherstellung der Gallenwege, da der Chirurg diese dann mit thermisch geschädigtem Gewebe verwirklichen muss, was zu einer Fistelbildung mit/oder ohne Auflösung der Anastomose führen kann. Die Folge wäre eine sekundäre gallige Peritonitis. Es ist von größter Wichtigkeit bei der primären Versorgung der Gallengänge, auf die qualitativen Unterschiede zwischen physiologischen und nekrotischen Gallengangsanteilen zu achten (▶ Abb. 2-2).

2.2 Intraoperative Identifikation eines biliären Traumas

Die noch während des Eingriffs festgestellte Verletzung des HG ist eine wesentliche Bedingung für eine unmittelbare primäre Reparation, für das Vermeiden einer Fistelbildung oder einer postoperativen galligen Peritonitis. Man kann unter den folgenden Konditionen ein Trauma feststellen:

- bei der chirurgischen Präparation sichtbare Gefäßlumina oder die Existenz einer abnorm hohen Anzahl aufgeteilter oder geclippter Gallenkanäle
- Leckage von Galleflüssigkeit bei intakter GB
- wenn aufgrund hämostatischer Probleme laparotomiert wird
- vorausgesetzt, dass die Befunde einer ICO richtig interpretiert werden (was nicht der Fall ist in 20–30% der Fälle) [2, 4, 7], sind die Anwesenheit eines Extravasats aus Kontrastmittel (KM) oder eine mangelnde Kontrastierung der oberen Gallengänge (Abb. 2-3) sowie (vor allem im Bereich der rechten Leber) (Abb. 2-4) das Fehlen eines vollständigen Hepatogramms während der ICO Indikatoren, die an ein biliäres Trauma denken lassen müssen.

Die ICO ermöglicht die Verifikation eines solchen Traumas in der Anfangsintervention (90–95% der Fälle). Jedoch kann sich die ICO bei einem thermischen Trauma oder wenn das chirurgische Trauma nach der ICO erfolgt als normal erweisen, so dass der Patient nicht vor postoperativen Früh- oder Spätkomplikationen geschützt ist.

2.3 Anatomische Klassifikationen der intraoperativen Läsionen des Hauptgallenganges

Ist die Diagnose eines Traumas gestellt, muss nach Konversion und Laparotomie bewertet werden, wie der Mechanismus des Traumas war und wie schwer die Verletzung ist. Die ICO (mit einer oder mehreren Ballonsonden) spielt eine große Rolle bei der Verifikation, wie viele Segmente betroffen sind und insbesondere, ob die Läsion einen angelegten akzessorischen DHD oder die Konfluenz betrifft (▶ Abb. 2-5.) Es gibt verschiedene organspezifische Klassifikationen eines Traumas, die sich zusammensetzen aus der Lokalisation und der Schwere der biliären Verletzung [5, 8–10].
Am Organ zu identifizierende *Wunden:* instrumentell von einer Schere, thermisch von dem monopolaren Haken, sub- oder totales Clipping, Dehiszenz der Gabelung von HG und DC. Die *Lokalisation* der biliären Läsion wird klassifiziert nach Bismuth

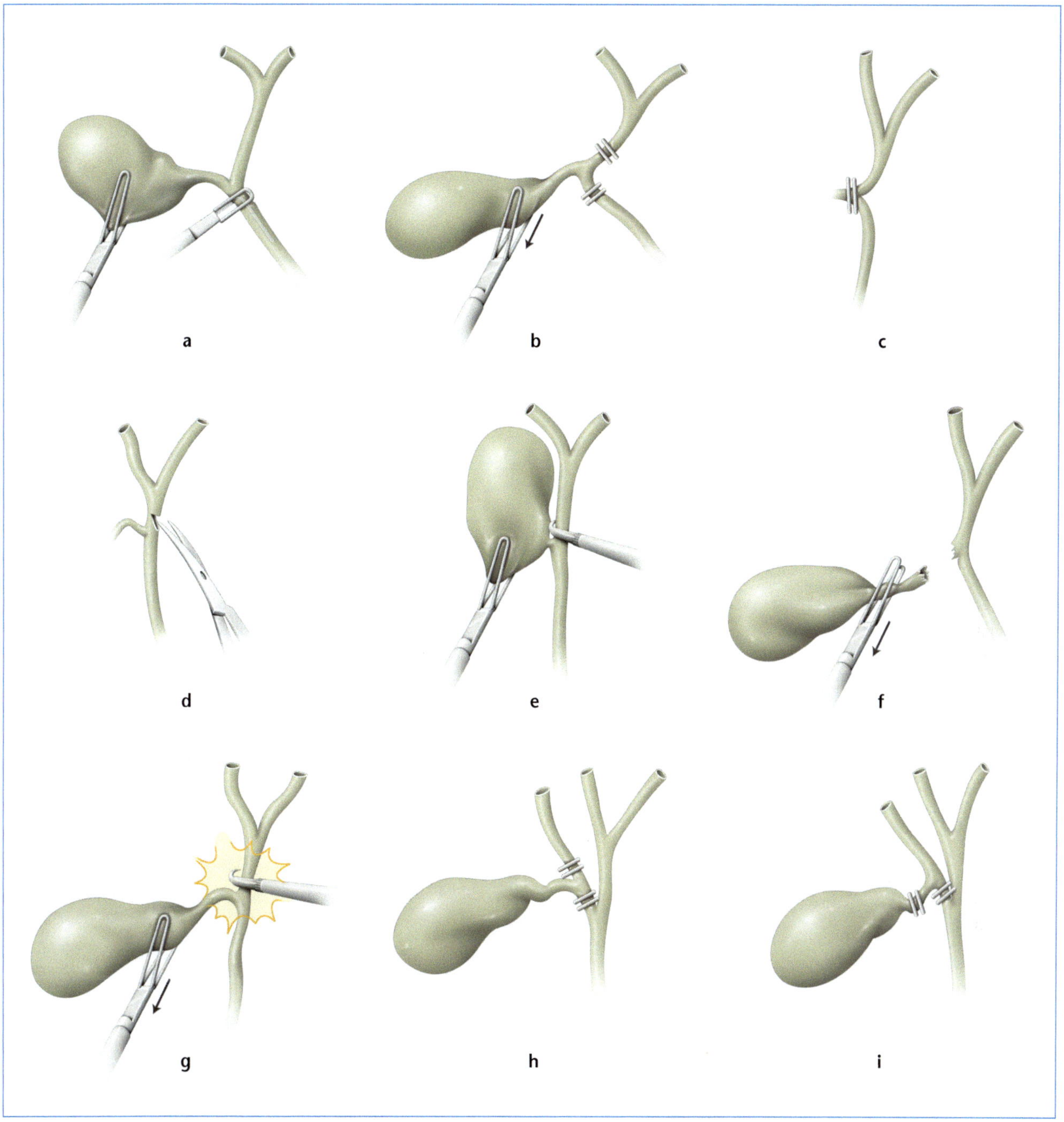

Abb. 2-1 Intraoperative Mechanismen eines Traumas des Hauptgallenganges.
a Verwechslung des Ductus cysticus und des Ductus choledochus.
b Läsion des Hauptgallenganges durch exzessiven Zug am Infundibulum.
c Partielles laterales Clipping des Choledochus.
d Partielle Läsion des Hauptgallenganges mit der Schere unter Präparation des Ligamentum hepatoduodenale.
e Läsion des Leberhilus bei Präparation des Infundibulums.
f Exzessive Traktion am Ligamentum hepatoduodenale mit Abreißen des Ductus cysticus vom Hauptgallengang.
g Thermische Verletzung des Hauptgallenganges durch den monopolaren Haken.
h Verwechslung des Ductus cysticus mit einem akzessorischen Ductus hepaticus dexter mit Clipping beider Strukturen.
i Verwechslung des Ductus cysticus mit einem akzessorischen Ductus hepaticus dexter mit einer Gallefistel aus dem proximalen biliären Segment.

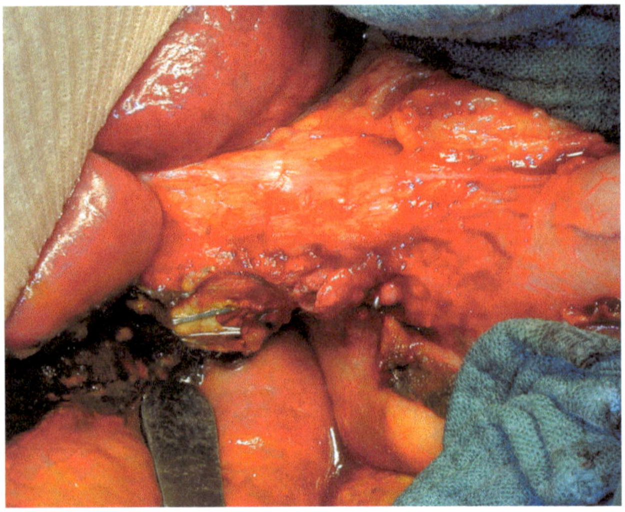

Abb. 2-2 Teilresektion des Hauptgallenganges mit Ligatur des distalen Choledochus und Clipping des proximalen Stumpfes des Ductus cysticus mit sichtbaren thermischen Läsionen (gelb-weißer Punkt).

(eigentlich eine Klassifikation zur postoperativen Einteilung von Gallengangsstenosen) (▶ Abb. 2-6) [1,11]. So kann man die verschiedenen Stenosierungen typisieren: tiefsitzende Läsionen distal der oberen Konfluenz (Typ I, II und III je nach Distanz zur Konfluenz aus den beiden Hauptgallengängen), Läsionen, die weiter proximal die Konfluenz erreichen (Typ IV) oder in Höhe eines stufenförmig einmündenden, akzessorischen Ductus hepaticus dexter (Typ V).

Schließlich werden die organbezogenen *Schweregrade* des biliären Traumas evaluiert: punktuelle Wunden, partielle oder komplette Läsionen, in komplette Läsionen mit oder ohne Verletzung der extrahepatischen Gallengänge, mehr oder weniger ausgedehnte thermische Schädigungen. Erst nach vollständiger Beurteilung eines Organs (Interpretation der ICO-Ergebnisse) kann die primäre Versorgung der Gallenwege erfolgen. Somit sollte auch bei einer frühzeitigen Reparation (einige Tage postoperativ) zur Evaluation der anatomischen Verhältnisse eine retrograde Cholangiografie erfolgen. Dies ist die Untersuchung der Wahl zur Dokumentation von Läsionen oder partiellen Obstruktionen der EHG (▶ Abb. 2-7).

Es empfiehlt sich ebenfalls, die Integrität der arteriellen und portalen Strukturen im Leberhilus zu prüfen, denn ein Trauma der GB ist oft mit einer arteriellen Gefäßverletzung verbunden.

2.4 Zeitpunkt der primären biliären Reparation

Der optimale Zeitpunkt, um ein Operationstrauma des HG zu beheben, ist außer Frage derjenige beim initialen Eingriff. Zum Moment dieser *unmittelbaren primären Wiederherstellung* ist keine generelle oder lokale Entzündung des Gewebes zu vermuten (außer, es liegt eine akute Cholezystitis vor). Zudem sind die Gallenwege noch zart und nicht dilatiert und es bedarf einer sehr vorsichtigen Vorgehensweise, die jedoch auch von einem Chirurgen mit wenig mikrochirurgischen Kenntnissen vorgenommen werden kann. Zu bedenken ist allerdings die negative psychologische Belastung einer solchen Komplikation an sich. In einem

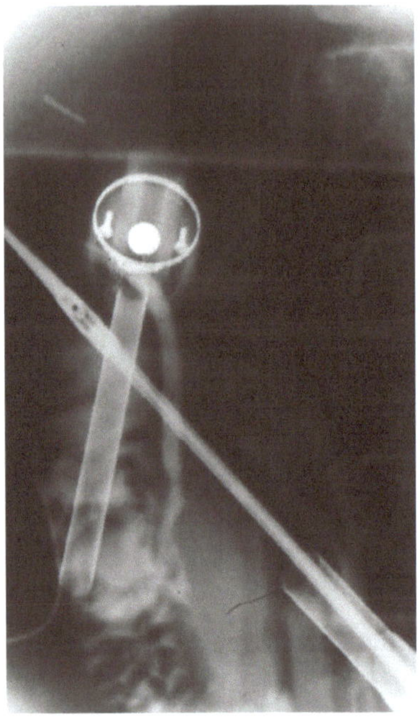

Abb. 2-3 Fehlende Kontrastierung der oberen Gallengänge intraoperativ, was an ein Trauma des Hauptgallenganges denken lassen muss.

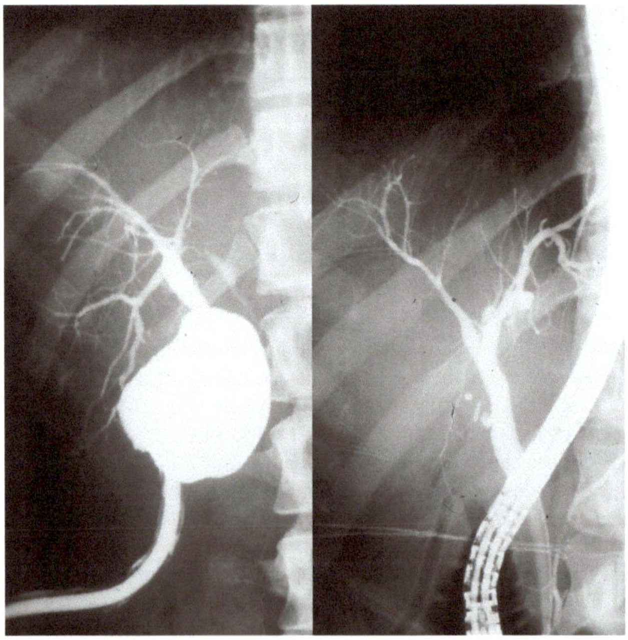

Abb. 2-4 Retrogrades Cholangiogramm, das einen inkompletten biliären rechten Leberast zeigt, mit einer Fistel des Ductus hepaticus dexter.

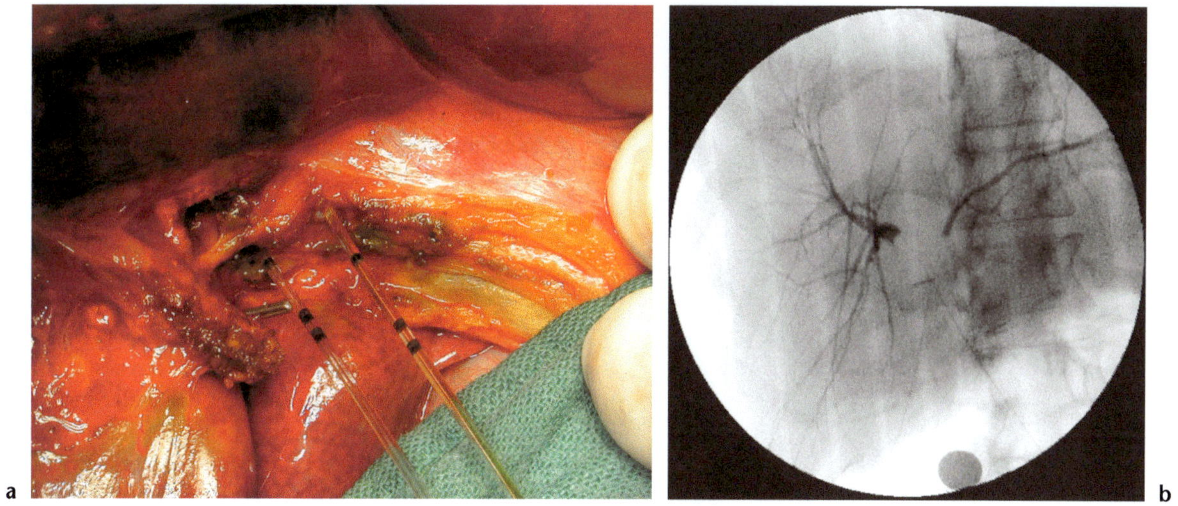

Abb. 2-5 Selektive intraoperative Cholangiografie mittels Ballonsonden **(a)** bei einem Patienten nach Dissektion der oberen Gallengänge und der Konfluenz: Der Ductus hepaticus dexter und der Ductus hepaticus sinister sind nicht erweitert und reichern Kontrastmittel an **(b)**.

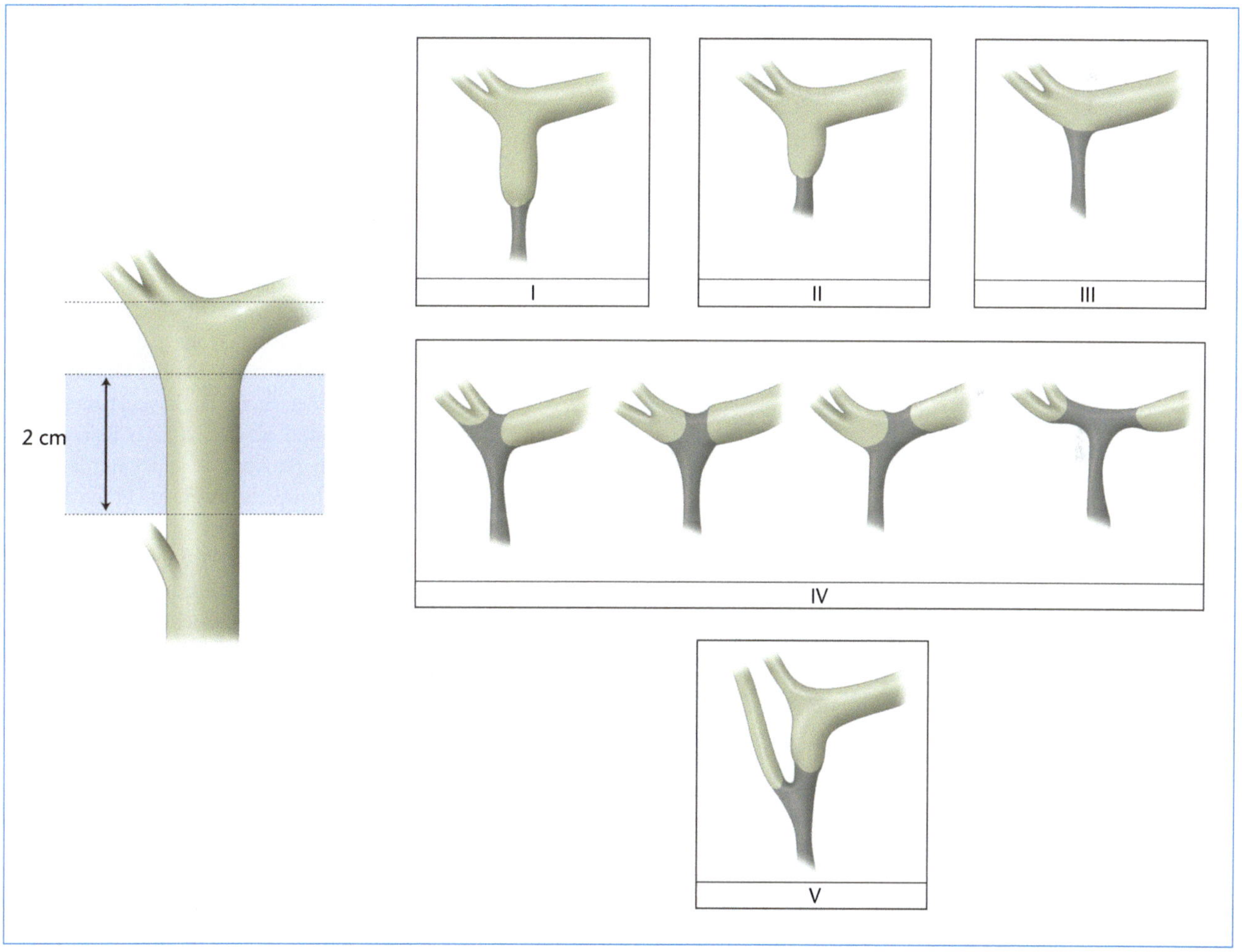

Abb. 2-6 Klassifikation der iatrogenen postoperativen Stenosen des Hauptgallenganges [1]. Typ I: Tiefsitzende Stenose am distalen Ligamentum hepatoduodenale (mehr als 2 cm zur Konfluenz). Typ II: Stenose am medialen Ligamentum hepatoduodenale (weniger als 2 cm zur Konfluenz). Typ III: Stenose am Ligamentum hepatoduodenale (direkt die Konfluenz betreffend). Typ IV: Stenose der Konfluenz und aller einmündenden Gänge. Typ V: Stenosierung des Hauptgallenganges und die Mündung eines akzessorischen Ductus hepaticus dexter.

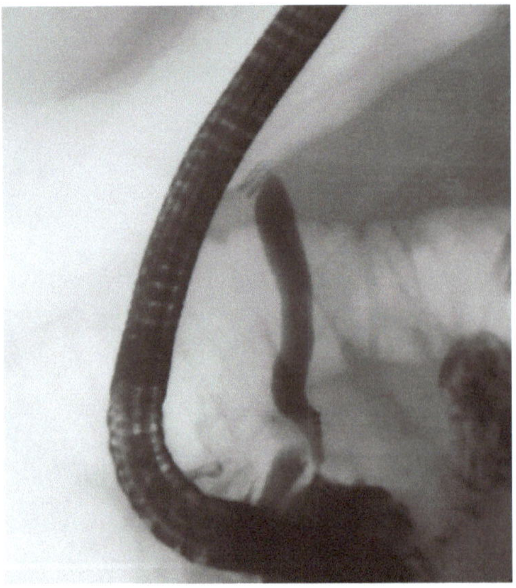

Abb. 2-7 Die retrograde Cholangiografie zeigt eine komplette Unterbindung des Choledochus mit zwei Metallclips. Durch das Kontrastmittel stellt sich der Hauptgallengang distal dar; die oberen Gallengänge zeigen jedoch keine Kontrastierung.

Wichtige Punkte bei einer sofortigen biliären Reparation

- Das Mittel der Wahl zur Evaluation eines biliären Traumas ist die ICO.
- Abhängig von der Diagnose wird zur Konversion geraten, um eine bessere operative Versorgung sicherzustellen.
- Essenziell wichtig ist es, den Mechanismus des Gallengangstraumas zu erfassen.
- Eine dezidierte Dokumentation mit Ausdehnung und Schwere der Läsion ist anzufertigen.
- Eine Cholangiografie ist über alle Öffnungen der Gallengangswege vorzunehmen.
- Fehlende Gallenwege sind auf dem Hepatogramm zu verifizieren.
- Es ist an eine konsekutive arterielle Verletzung zu denken.
- den HG nicht langstreckig devaskularisieren
- soviel wie möglich vom Stumpf des Gallengangs belassen
- den strikten Abläufen einer termino-terminalen Anastomose folgen
- immer eine perfekte Übernähung/Anastomose mit muko-muköser Apposition von gesundem Gewebe anstreben
- eine Dichtigkeitskontrolle der Anastomose durchführen
- im Falle einer sehr feinen Anastomose in der Nähe eine Drainage einbringen
- sich durch einen Kollegen bei schwieriger Reparation unterstützen lassen
- bei auftretenden Schwierigkeiten das Operationsfeld drainieren, verschließen und den Patienten in ein spezialisiertes Zentrum verlegen.

solchen Fall ist es ratsam, einen erfahrenen Chirurgen zu Rate zu ziehen, dessen Urteil im Bezug auf die Läsion objektiver ist und dessen Strategie zu folgen sich oft lohnt.

Im Falle der Läsion eines filiformen Choledochus mit physiologischer Umgebung, der initial diffizil zu versorgen ist, wurde folgende Methode beschrieben: den HG proximal durch einen Clip oder weiter distal mit einer temporär gelegten Schlinge passager zu okkludieren, einige Tage den retrograd-obstruktiven Galleaufstau mit Dilatation abzuwarten, um dann bei einer Re-Intervention die primäre biliäre Versorgung anzustreben. Die intraoperative Verkennung einer Gallenwegsläsion wird postoperative Komplikationen induzieren (obstruktiver Ikterus, externe Gallefistel, biliäres Syndrom mit Peritonismus, lokale Sepsis usw.) und somit keine guten Bedingungen für eine *frühzeitige biliäre Versorgung* bieten (in den ersten zwei Monaten nach der Läsion). Zu diesem Zeitpunkt ist thermisch geschädigtes Gallengangsgewebe ungeeignet für eine sofortige primäre Reparation und es muss möglicherweise eine externe Galleableitung geschaffen werden, um eine spätere Behebung der Verletzung (im Allgemeinen 2–3 Monate später) unter besseren Voraussetzungen möglich zu machen (Umbau des geschädigten Gewebes und eine sekundäre Dilatation der Gallenwege aufgrund einer geschaffenen Stenose).

2.5 Techniken der primären Gallengangsreparation

2.5.1 Generelle Prinzipien

Welche Methode der biliären Wiederherstellung angewendet wird, kann erst nach vollständiger Verifikation der Genese des Traumas und des Ausmaßes der Läsion erfolgen, da die Methode diesen Variablen angepasst werden muss. Bei der chirurgischen Dissektion muss vor allem auf den Erhalt der Vaskularisation der extrahepatischen Gallenwege und ein großzügiges Belassen des Zystikusstumpfes zur späteren Deckung geachtet werden [12]. Um weiteren Komplikationen beispielsweise hinsichtlich der Differenzierung bei der Hämo- und Biliostase vorzubeugen, gilt es, Stress und Überstürzung zu vermeiden. Wird der Operateur mit einer sehr komplexen biliären Läsion konfrontiert, ohne optimale persönliche oder lokale Erfahrungen zu besitzen, sollte eher ein erfahrener Chirurg hinzugerufen oder der Patient, nachdem das OP-Gebiet drainiert und verschlossen wurde, in eine Spezialklinik verlegt werden, bevor man die Morbidität, Mortalität oder die forensischen Risiken erhöht.

2.5.2 Naht einer lateralen biliären Wunde

Im Falle einer *punktförmigen Läsion* der GB in Höhe der EHG ist die primäre Versorgung mit einem langsam resorbierenden, monofilen Faden der Stärke 5 × 0 bis 6 × 0 möglich. Die Naht muss mit vitalen, angefrischten Gallenwänden und nach Nekrosektomie der koagulierten Abschnitte erfolgen. Risiko ist die spätere Fistelbildung und eine Anastomoseninsuffizienz. Hat der HG einen großen Durchmesser, ist eine vertikale Naht möglich. Liegt ein dünner HG vor, kann eine *vertikale Wunde* mit einer transversalen Naht plastisch verschlossen und damit eine postoperative Stenosierung verhindert werden (▶ Abb. 2-8). Erstreckt sich die Läsion bis zur Konvergenz eines kleinkalibrigen, akzessorischen Ductus hepaticus dexter mit dem HG, sollte eine exakte transversale Naht mit einem resorbierbaren, monofilen Faden der Stärke 5 × 0 oder 6 × 0 erfolgen. Zuvor wird nach Choledochotomie eine T-Drainage (Kehr-Drain) zur Sicherung eingeführt (▶ Abb. 2-9). Bei einer kleinen Läsion kann das Einführen eines Drains unterlassen werden. Empfohlen werden eine lokale Drainage und eine Netzplastik im Bereich der Verbindung.

2.5.3 Termino-terminale Choledocho-Choledochostomie

Die End-zu-End-Anastomose bei kompletter Durchtrennung eines EHG ist nur unter den folgenden Bedingungen denkbar: bei biliärer Läsion ohne essenziellen Substanzverlust, bei Läsion am proximalen Choledochusstiel, bei Kongruenz des proximalen und distalen Durchmessers des HG, bei gut vaskularisierte Gallenblasenwände und eine spannungsfreie Naht.
Um die letztgenannte Komplikation zu vermeiden, wird durch eine breitbasige duodeno-pankreatische Mobilisation eine spannungsfreie Adaption des distalen Stumpfes möglich. Nach dem Anfrischen der beiden Wundränder wird die Adaption an zwei verschiedenen Punkten mit einem langsam resorbierbaren, monofilen Faden der Stärke 5 × 0 oder 6 × 0 mikrochirurgisch vorgenommen. Ziel ist eine exakte muko-muköse Adaption. Ein

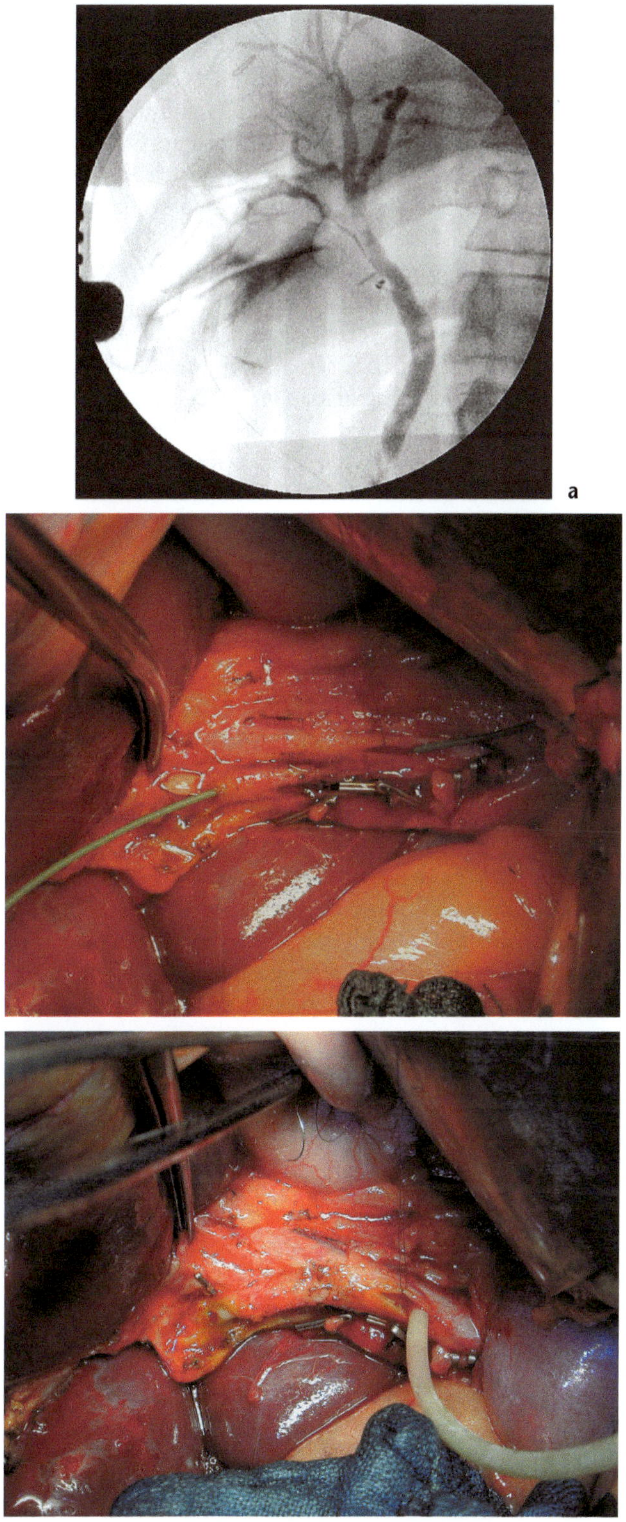

a

b

c

Abb. 2-9 Patient mit einer durch intraoperative Cholangiografie diagnostizierten Verletzung eines postero-lateral verlaufenden, akzessorischen Ductus hepaticus dexter nach laparoskopischer Cholezystektomie im entzündungsfreien Intervall einer sklero-atrophischen Cholezystitis **(a)**. Versorgung der Verletzung mit einer direkten transversalen Naht, nachdem ein Kehr-Drain – mit Hilfe eines metallischen Mandrins in den akzessorischen Gang dirigiert **(b)** – zur Sicherung über eine Choledochotomie **(c)** eingeführt wurde.

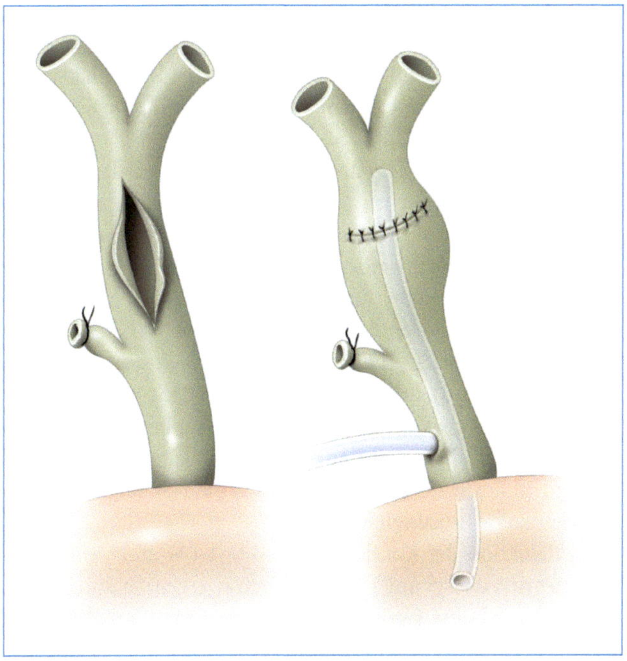

Abb. 2-8 Schematische Abbildung einer Erweiterungsplastik mit vertikaler Naht einer longitudinalen Läsion des Choledochus.

schlechtes Outcome resultiert aus einem Nichtbeachten der genannten Schritte.
Es ist ratsam, zur Nahtentlastung eine T-Drainage aus der Distanz bis zur Anastomose einzuführen. Bei günstiger Anatomie kann die T-Drainage auch über die Öffnung des DC eingeführt werden (▶ Abb. 2-10). Eine Alternative zum Schienen der Anastomose ist das transpapilläre Einführen eines Plastik-Drains von extern, der als interne Gallendrainage dient (▶ Abb. 2-11). Dieser Handgriff wird in hohem Maße erleichtert durch eine präoperativ durchgeführte, endoskopische Sphinkterotomie bei Choledocholithiasis. In jedem Fall wird die Endoprothese mit Hilfe eines flexiblen metallischen Mandrins transpapillär eingeführt und die korrekte Lage mittels ICO über den DC verifiziert. Kontrovers diskutiert wird die Liegedauer einer externen oder internen Drainage; aber im Allgemeinen wird ein Zeitraum von 3–6 Monaten angeraten, auch, um eine biliäre Stenose frühzeitig entdecken zu können (▶ Abb. 2-12). Der Drain wird erst dann definitiv entfernt, wenn die primäre biliäre Reparation durchgängig ist. Einer der Vorteile der termino-terminalen Choledocho-Choledochostomie ist, dass eine endoskopische Behandlung bei erhaltener Kontinuität der EHG im Notfall immer möglich ist.

2.5.4 Die bilio-digestive Anastomose

Bei einem biliären Trauma mit signifikantem Substanzverlust ist eine bilio-digestive Anastomose mit Wiederherstellung der Kontinuität nach Y-Roux essenziell. Als Y-Schlinge fungiert das proximale Jejunum – nach Kontrolle der Integrität des mesenterialen Blutflusses durch Diaphanoskopie – mit einer Länge von mindestens 60–70 cm. So wird ein postoperativer Reflux der Nahrung in die Gallenwege verhindert. Nach Anfrischen der Ränder des proximalen Choledochusstumpfes bis zur gesunden Schleimhaut entsteht eine exakte termino-laterale Hepatiko-Jejunostomie. Zuvor wird das aborale Ende der Schlinge durch einen linearen Stapler verschlossen und dann fakultativ vervollständigt durch eine überwendliche sero-seröse Naht mit einem resorbierbaren, monofilen Faden der Stärke 3 × 0 oder 4 × 0.
Das Herstellen der Anastomose ist diffizil, da der Gallengang gewöhnlich sehr filigran ist. Mittels einer Strikturoplastik durch quere Inzision und vertikaler Naht an der Vorderwand kann die Anastomose erweitert werden (▶ Abb. 2-13).
Diese mikrochirurgische Anastomose wird mit einem resorbierbaren, monofilen Faden der Stärke 5 × 0 oder 6 × 0 an verschiedenen Punkten angelegt, um eine perfekte muko-muköse Adaption zu erlangen. Ist der Durchmesser des Gallenstumpfes kleiner als 5 mm, wird gewöhnlich empfohlen, die bilio-digestive Anastomose durch einen trans-anastomotisch platzierten Drain-Silastic zu schützen, der nach Volker durch die Y-Schlinge oberhalb des Mesokolons ausgeleitet wird.
Nach Resektion der Konfluenz (▶ Abb. 2-14) und Verifikation der Integrität der sekundären biliären Konvergenzen durch selektive ICO wird eine zweite bilio-digestive Anastomose mit dem Ductus hepaticus sinister angelegt (siehe Kap. 8) (▶ Abb. 2-15). Die Intervention wird mit dem Platzieren einer subhepatischen Drainage abgeschlossen.

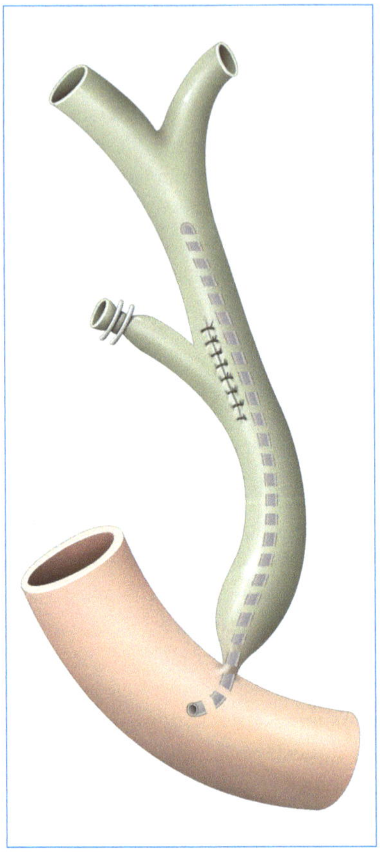

Abb. 2-11 Endoprothetische Schienung einer biliären Übernähung durch eine interne Drainage.

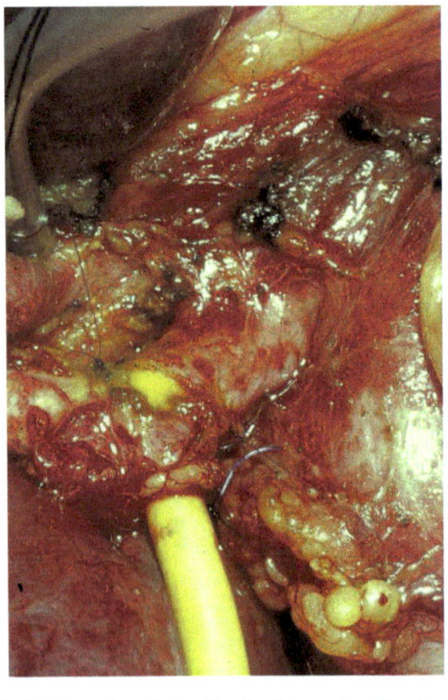

Abb. 2-10 Nachdem der Kehr-Drain über den Ductus cysticus eingeführt wurde, zeigt die operative Ansicht die transversale Naht des Hauptgallenganges.

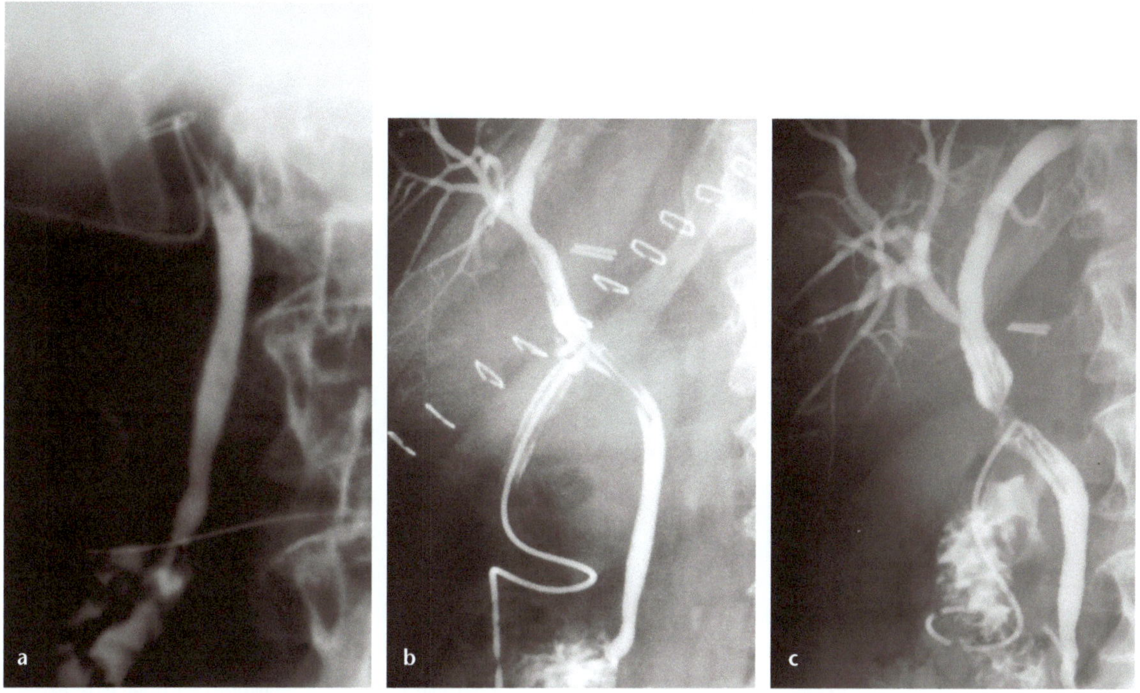

Abb. 2-12 Progressive Frühstenose innerhalb der ersten 3 Monate nach biliärer Reparation durch Choledocho-Choledochostomie, gut hervorgehoben auf den wiederholten Kontrollcholangiografien.

a Die intraoperative Cholangiografie bei der initialen Cholezystektomie zeigt einen Abschnitt des Hauptgallenganges.

b Cholangiographiekontrolle sechs Wochen nach der termino-terminalen Choledochusnaht, welche die Durchgängigkeit der Anastomose und ein komplettes Hepatogramm zeigt mit einem retrograden Kontrastmittelreflux entlang des Kehr-Drains (diesmal im Niveau der termino-terminalen Anastomose).

c Auf der Kontrollcholangiografie nach drei Monaten ist eine deutliche Stenose des mittleren Hauptgallenganges in Höhe der Choledocho-Choledochostomie mit konsekutiver Dilatation der suprastenotischen Gallengänge zu sehen.

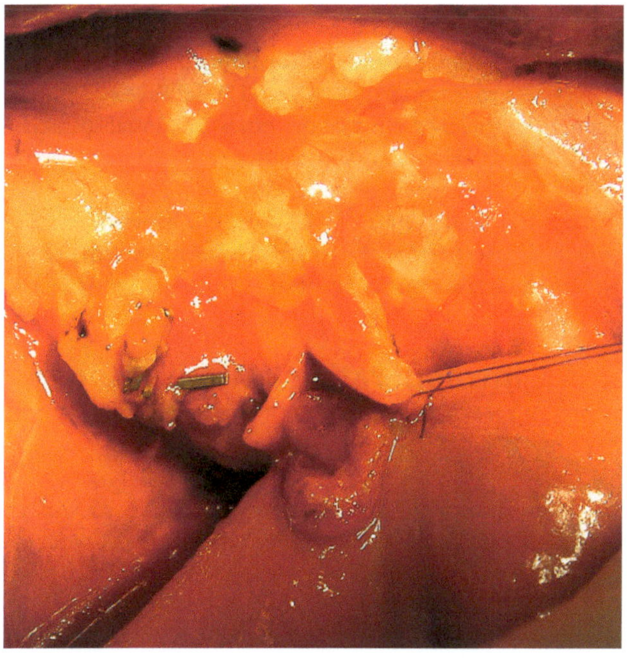

Abb. 2-13 Erweiterungsplastik des Ductus hepaticus communis durch eine größere Inzision anterior, um so eine breitere Hepatiko-Jejunostomie zu ermöglichen.

2.6 Techniken der externen Galleableitung

Es gibt Situationen, wo eine primäre biliäre Reparation unmöglich ist: ausgedehnte Koagulationen der extrahepatischen Gallenwege (so dass es schwierig ist, die Organgrenzen zu identifizieren), millimeterkleine Gallengänge oder ausgedehnte lokale Entzündungszeichen erlauben rein technisch keine sichere biliäre Wiederherstellung. Allein unter diesen Bedingungen ist es nach Beratung mit einem erfahreneren Chirurgen erlaubt, eine therapeutische Lösung zu wählen, die keine primäre Gallenreparatur umfasst, mit dem Ziel, eine stenosebedingte Dilatation der oberen intrahepatischen Gallenwege zu erreichen, für eine günstigere differenziertere biliäre Rekonstruktion. Im Falle eines akzessorischen Ductus hepaticus dexter ist dessen endgültige Okklusion durch Clip oder Ligatur möglich, wenn die selektive ICO ein begrenztes zugehöriges Leberareal aufzeigt. Im entgegengesetzten Fall wird durch das Einführen eines Katheters aus Silastic über das distale Ende eine externe Galleableitung etabliert, indem man möglichst viel des Gallenstumpfes erhält. Diese Technik kann ebenfalls angewendet werden bei nur millimetergroßem Stumpf des proximalen HG oder bei einer Läsion der Konfluenz.

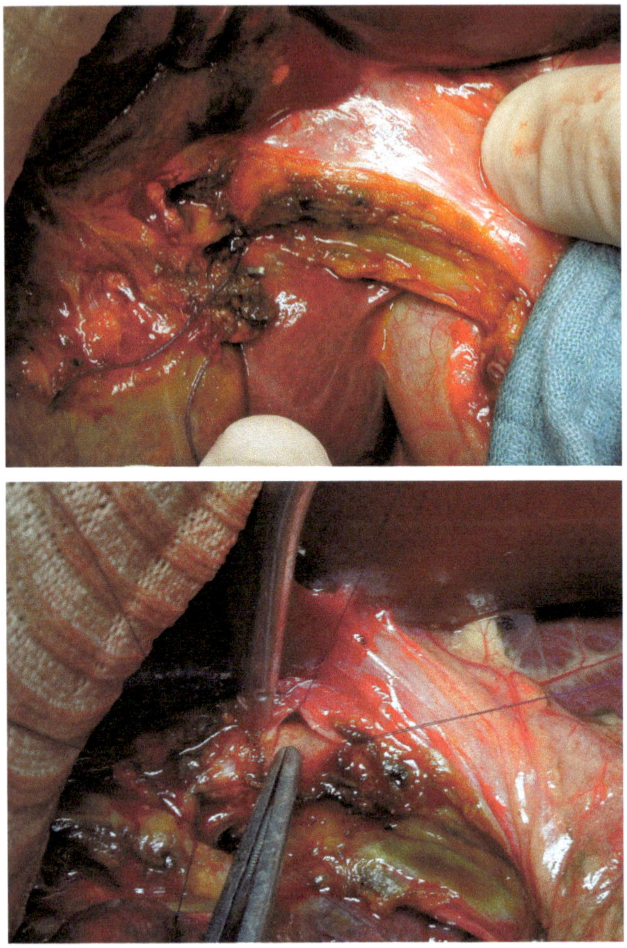

Abb. 2-14 Intraoperative Ansicht mit kompletter Resektion der extrahepatischen Gallengänge **(a)** und der Konfluenz **(b)**: Mündung des linken Ductus hepaticus (Pinzette) und des Ductus hepaticus dexter. Beide sind mit einem Faden markiert und gut identifizierbar (Patientin wie in Abb. 2-5).

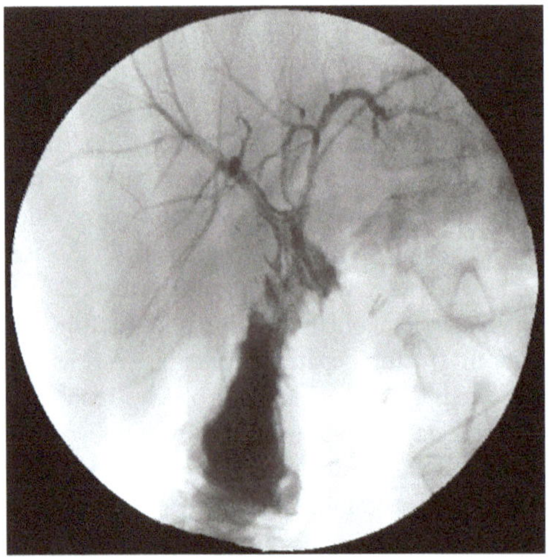

Abb. 2-15 Die intraoperative Cholangiografie bei der vorigen Patientin über einen Drain in der Anastomose zeigt: die zwei hepatiko-jejunalen Anastomosen sind suffizient.

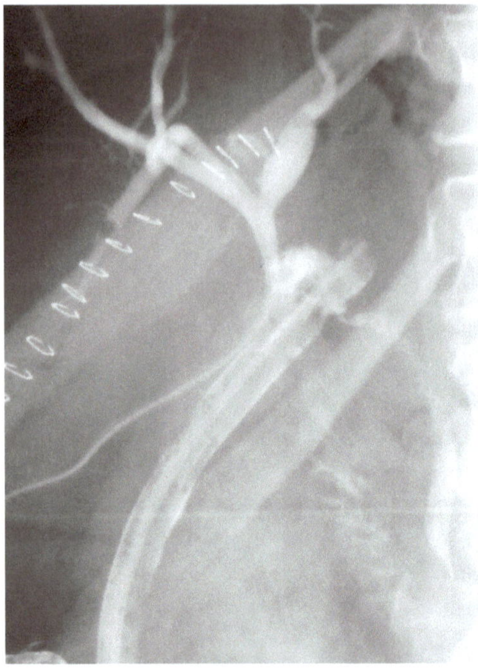

Abb. 2-16 Die Cholangiografiekontrolle über eine externe biliäre Drainage zeigt eine Läsion Typ II nach Bismuth während einer frühzeitigen chirurgischen Exploration bei galliger Peritonitis.

Nach der externen transkutanen Ausleitung des oder der Katheter wird eine große Netzplastik in Höhe des rechten Unterbauches nach vollständiger Lösung vom Mesokolon platziert, um das OP-Gebiet nach intraabdominal abzugrenzen. Eine oder mehrere Drainagen werden subhepatisch eingebracht (▶ Abb. 2-16). Besonders sorgfältig achten sollte man darauf, dass die Drainagen keinen Kontakt haben zu den Gefäßen an der Leberpforte, um eine postoperative Gefäßerosion oder die Induktion eines Pseudoaneurysmas zu vermeiden (▶ Abb. 2-17). Im Falle einer ausgedehnten thermischen Nekrose der extra- und intrahepatischen Gallenwege in Verbindung mit hepatischen Ischämien, hervorgerufen durch Arterienverletzung (▶ Abb. 2-18), ist jeder primäre oder sekundäre biliäre Versuch der Wiederherstellung illusorisch, so dass nur eine Lebertransplantation in Betracht gezogen werden kann, falls kein SIRS vorliegt.

2.7 Intraoperative Komplikationen

Die häufigsten intraoperativen Komplikationen sind:

- keine suffiziente biliäre Reparation etablieren zu können. Welche Technik der Reparation auch angewandt wird, abschließend muss eine Anastomosenkontrolle mittels Applikation von Methylenblau über den Zystikus durchgeführt werden.
- eine persistierende, unentdeckte Läsion eines biliären Abschnittes, der bei einer primären Reparation ausgespart wurde und der für eine postoperative externe chronische Fistel

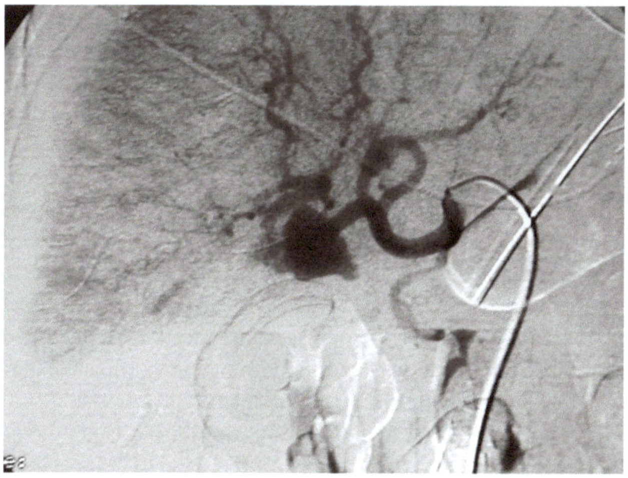

Abb. 2-17 Ein Pseudoaneurysma der rechten Leberarterie bei einer Patientin mit externer Galleableitung und akuter hämorrhagischer Sekretion über die subhepatische Drainage, dargestellt während der selektiven Embolisation.

verantwortlich ist, besonders im Falle einer Läsion des Hilus (Typ IV nach Bismuth) oder einer biliären Anomalie (Typ V nach Bismuth). Während der Intervention ist es daher ratsam, das OP-Gebiet sehr sorgfältig auf der Suche nach einem etwaigen anderen verletzten Ductus zu beobachten, um diesen zu katheterisieren und eine selektive ICO vorzunehmen. Am Ende der Intervention sollte man auch das OP-Gebiet mit einer Kompresse tamponieren, um ein persistierendes Galleleck zu identifizieren. Wenn der aberrante Ductus einen begrenzten Leberabschnitt drainiert, kann er ligiert oder auch geclippt werden.

- Gefäß- oder Organverletzungen, häufig in Verbindung mit dem initialen Trauma oder auch manchmal mit einer ausgedehnten Dissektion der Strukturen im Ligamentum hepatoduodenale, die durch breitflächige inflammatorische Auflagerungen verdeckt sein können, was besonders bei frühelektiver, primärer biliärer Reparation auftreten kann.

Vermeidbare Fehler

- zu späte postoperative Diagnostik bei Verdacht auf Galleleck mit Gefahr einer galligen Peritonitis
- Re-Intervention ohne Kartografie der Gallengänge
- keine Nekrosektomie der thermisch verletzten Gebiete bei der biliären Reparatur
- einen Sektor der Gallengänge nicht mit einbeziehen
- Nähte/Anastomosen unter Spannung anlegen
- Insuffizienz der Nähte/Anastomosen mit Gefahr der Fistelbildung und sekundärer Stenosierung im späteren Verlauf
- darauf drängen, allein und ohne viel Erfahrung ein ernstes Trauma der Gallengänge zu behandeln
- Verheimlichen oder Bagatellisieren der Umstände gegenüber dem Patienten, was der Grund für medizinisch-forensische Beschwerden werden kann.

2.8 Folgen der Operation

Aufgrund der Mortalitätsrate von 5–10% und der postoperativen Morbiditätsrate von 20–50% bedeuten intraoperative Gallengangsverletzungen eine große Belastung für die Patienten mit

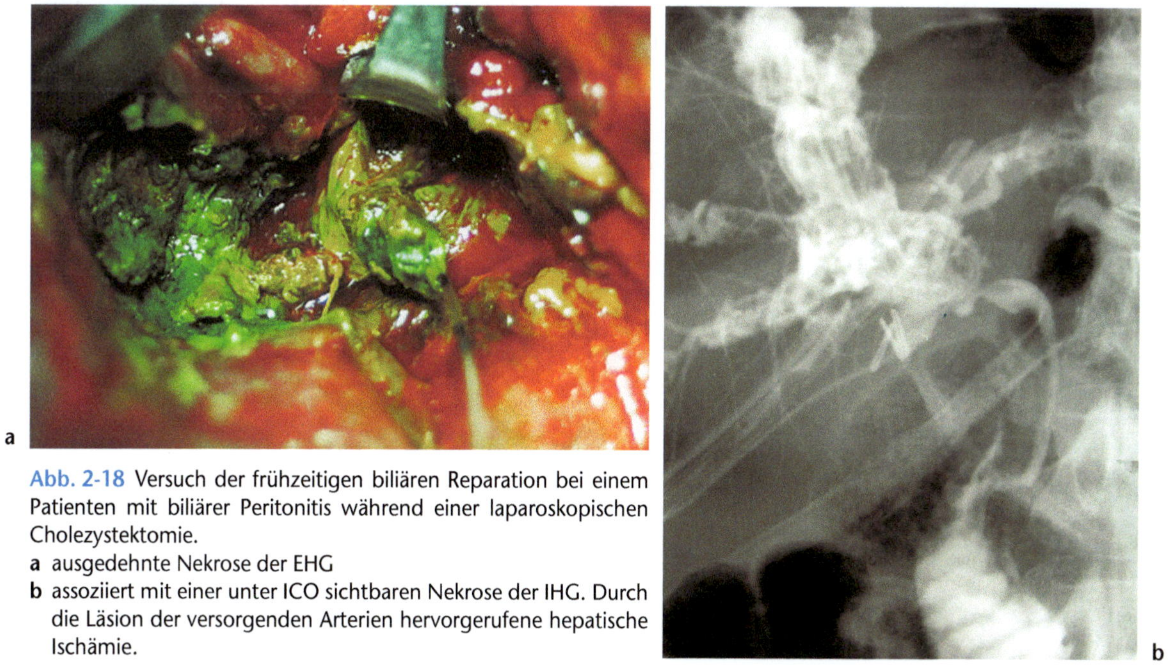

Abb. 2-18 Versuch der frühzeitigen biliären Reparation bei einem Patienten mit biliärer Peritonitis während einer laparoskopischen Cholezystektomie.
a ausgedehnte Nekrose der EHG
b assoziiert mit einer unter ICO sichtbaren Nekrose der IHG. Durch die Läsion der versorgenden Arterien hervorgerufene hepatische Ischämie.

einer starken Auswirkung auf die langfristige physische und psychologische Lebensqualität [13]. Zudem liegt das Risiko einer Re-Stenosierung der Gallengänge auf lange Sicht bei geschätzten 20–40%, was eine spätere klinische und radiologische Überwachung rechtfertigt [1, 2, 4, 5, 13–15]. Standard ist die perioperative antibiotische Abdeckung genauso wie die aufmerksame Überwachung der Sekretion aus den subhepatischen Drainagen. Die häufigsten postoperativen Komplikationen sind:

- übersehene traumatische intraoperative Organverletzungen (arterielle Ligatur oder Clipping, intestinale Verletzungen des Duodenums oder der rechten Kolonflexur usw.)
- eine inadäquate primäre biliäre Reparatur in Kombination mit einem Galleleck durch biliäre Komplikationen (Gallefistel, gallige Peritonitis usw.)
- Komplikationen infektiöser Genese (biliäre Sepsis, subphrenischer oder subhepatischer Abszess, Niereninsuffizienz, Multiorganversagen usw.).

Das Auftreten einer biliären Fistel an der Anastomose ist auf lange Sicht verantwortlich für eine Re-Stenosierung, die oft eine ständige endoskopische oder noch häufiger chirurgische Intervention erfordert, die sehr komplex ist und mit einer erhöhten Morbidität einhergeht.

Literatur

1. Bismuth H, Lazorthes F. Les traumatismes opératoires de la voie biliaire principale. Monographies de l'Association Francaise de Chirurgie. Masson, Paris, 1981, vol 1.
2. Gigot JF, Etienne J, Aerts R et al. The dramatic reality of biliary trat injury during laparoscopic cholecystectomy: an anonymous multicentric Belgian survey of 65 patients. Surg Endosc 1997, 11: 1171–1178.
3. Delaitre Bj, Testas P, Dubois F et al. Complications des cholécystectomies par voie coelioscopique: á propos de 5 512 observations. Chirurgie 1992, 118: 92–102.
4. Carro BJ, Birth M, Phillips EH. Common bile duct injuries during laparoscopic cholecystectomy that result in ligitation. Surg Edosc 1998, 12: 310–314.
5. Schol FPG, Go PMNY, Gouma DJ. Risk factors for bile duct injury in laparoscopic cholecystectomy: analysis of 49 cases. Br J Surg 1994, 81: 1786–1788.
6. Davidoff AM, Pappas TN, Murray EA et al. Mechanisms of major biliary injury during laparoscopic cholecystectomy. Ann Surg 1992, 215: 196–202.
7. Woods MS, Traverso LW, Kozareck RA et al. Biliary tract complications of laparoscopic cholecystectomy are detected more frequently witz routine intraoperative cholangiography. Surg Endosc 1995, 9: 1076–1080.
8. Stewart L, Way LW. Bile duct ijuries during laparoscopic cholecystectomy. Arch Surg 1995, 130: 1123–1129.
9. Olsen D. Bile duct injuries during laparoscpic cholecystectomy. Sirg Endosc 1997, 11: 133–138.
10. Strasberg SM, Hertl M, Soper NJ. An analysis of the problem of biliary injury during laparoscopic cholecystectomy. J Am Coll Surg 1995, 180: 101–125.
11. Bismuth H. Postoperative strictures of the bile duct. In: Blumgart LH. The Biliary tract, Clinical Surgery International, vol 5. Churchill Livingstone, Edinburgh, 1982.
12. Northover JMA, Terblanche J. A new look at the arterial supply of the bile duct in man and its surgical implications. Br J Surg 1979, 66: 379–384.
13. Boerma D, Rauws EA, Keulemas YCA et al. Imaired quality of life 5 years after bile duct injury during laparoscopic cholecystectomy. A prospective analysis. Ann Surg 2001, 234: 750–757.
14. Raute M, Podlech P, Jaschke W et al. Management of bile duct injuries and strictures following cholecystectomy. World J Surg 1993, 17: 553–562.
15. Savader Sj, Lillemoe KD, Prescott CA et al. Laparoscopic cholecystectomy-related bile duct injuries. A health and financial disaster. Ann Surg 1997, 225: 258–273.

3
Chirurgie der Choledocholithiasis: der transzystische Zugang

B. Millat, F. Borie, F. Guillon, Ph. Hauters

Der Hauptvorteil der Chirurgie besteht darin, in einer Sitzung und in einer Vollnarkose die Behandlung sowohl einer symptomatischen Cholezystolithiasis als auch die Diagnostik und Therapie einer Choledocholithiasis (CDL) zu erlauben.
Sieben randomisierte Studien haben die offene chirurgische Sanierung verglichen mit der endoskopischen retrograden Cholangiografie (ERC) und der präoperativen endoskopischen Sphinkterotomie (SE) [1–3], ferner die offene Chirurgie der CDL mit der SE unter Belassen der GB [4–6] und die laparoskopische Sanierung der CDL mit der präoperativen SE [7].
Keine dieser Studien stellte eine Überlegenheit der endoskopischen Methode mit oder ohne chirurgische Intervention fest, verglichen mit der alleinigen chirurgischen Sanierung. Die Ergebnisse der endoskopischen Behandlung der CDL sind der postoperativen SE überlegen [8]. Es gibt keine Studie, die laparoskopische und offene Sanierung der CDL miteinander vergleicht. Im speziellen Kontext, also bei einer schweren Cholangitis [9] oder zur postoperativen Konkrementextraktion nach Cholezystektomie, ist die SE der chirurgischen Sanierung vorzuziehen. Abgesehen von diesen Indikationen kann jeder erfahrene Chirurg, der in der Lage ist, alle technischen Facetten der chirurgischen Behandlung der CDL zu beherrschen, an einer interdisziplinären Diskussion teilnehmen, die alle lokalen Gegebenheiten berücksichtigt.

3.1 Diagnostik der Choledocholithiasis

Bei Cholezystektomien aufgrund einer symptomatischen Cholezystolithiasis beträgt die Prävalenz für eine CDL 12% (Maximalwerte 7–20%). Sie steigt an mit dem Alter des Patienten, der Dauer der Beschwerdesymptomatik sowie bei biliären Komplikationen (Cholangitis, Cholezystitis). Die Sonografie des Abdomens ist die Referenzuntersuchung zur Kalibermessung des Hauptgallenganges. Die Wahrscheinlichkeit einer CDL wird präoperativ durch die Benutzung von prädiktiven klinischen Scores oder der Auswertung der Bildgebung bestimmt.

3.1.1 Präoperative Evaluation des Risikos einer CDL

Die biologischen Kriterien (Bilirubin, alkalische Phosphatase) oder die Bildgebung (Kaliber des HG) sind weder sensibel (< 0,7) noch spezifisch (< 0,5) für die Diagnostik der CDL. Nur die akute Cholangitis und der präoperative Ikterus haben einen Vorhersagewert größer als 0,5. Durch eine Sonografie des Abdomens werden 45–81% der Konkremente im HG erkannt. Die Sensibilität der endoskopischen retrograden Cholangiografie (ERC) liegt bei 0,87 [10]. Die Sensibilität und die Spezifität der Diagnostik der CDL mittels sonografisch gestützter Endoskopie liegen bei 0,92 respektive 1,0 [10]. Verglichen mit der ERC und der präoperativen Endoskopie hat die MRC (Magnetresonanz-Cholangiografie) 15% falsch positive und 9% falsch negative Ergebnisse (▶ Abb. 3-1).

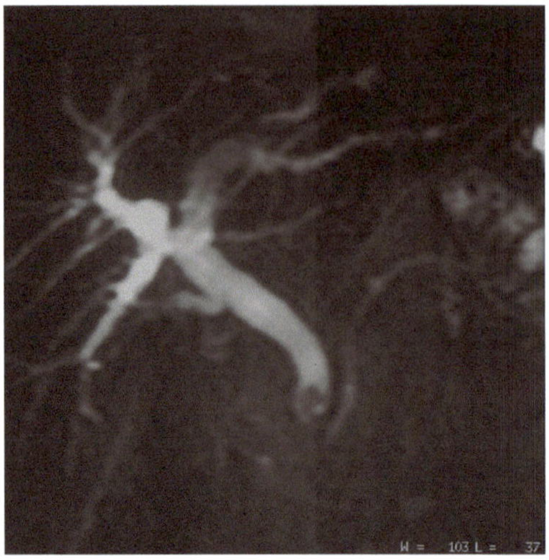

Abb. 3-1 In der Magnetresonanz-Cholangiografie diagnostiziertes, obstruierendes Konkrement im distalen Choledochus.

3.1.2 Intraoperative Cholangiografie

Die Sensitivität der ICO für die Diagnostik der CDL beträgt 0,95. Im Rahmen der Behandlung der CDL sind die Ziele der ICO die Diagnose einer Lithiasis, die Bestimmung der Anzahl und Größe der Konkremente (dies beeinflusst die intraoperative Strategie) und die Kartografie der Gallengänge (▶ Abb. 3-2). Die Durchführbarkeitsrate der ICO ist höher als 90%. Die Erfolgsrate zeugt sowohl vom Willen des Operateurs als auch von der diffizilen technischen Durchführung. Die erste Ursache eines Misserfolges ist ein zu kleiner DC. Der DC wird auf der Hälfte seiner Zirkumferenz geöffnet. Wenn sein Kaliber zu klein ist oder Klappen seine Intubation mit dem Katheter verhindern, kann er zudem noch dilatiert werden. Man muss eine Lithiasis im DC ausschließen, da die Konkremente sonst beim Einführen des Katheters in den HG gedrückt werden könnten. Die ICO dauert im Durchschnitt 10–15 Minuten (Referenzbereich 5–25 min). Eine CDL imponiert unter der ICO als eine bewegliche Aussparung im HG, die sich während des Wechsels zur Anti-Trendelenburg-Position mobilisiert oder manchmal als eine becherförmige KM-Aussparung im distalen HG, die den Übergang des KM ins Duodenum blockiert. Fehler bei der Intubation des DC mit dem Katheter und eine inadäquate Applikation des KM können zu Lufteinschlüssen im DC führen und so falsch positive, lückenhafte Bilder evozieren, die von den Luftblasen erzeugt werden. Im Gegensatz zu Konkrementen neigen diese dazu, in die oberen Gallengänge aufzusteigen. Das Risiko der ICO ist also die Rate falsch positiver Diagnosen einer CDL (ungefähr 2–3%), was dann zu einer unnötigen Exploration des HG führt.
Die für die ICO erforderlichen Materialien sind je nach Team, Kaliber des DC und Budget immer unterschiedlich. Bei der offenen Cholezystektomie war das metallische Ansatzstück von Caroli lange Zeit das am meisten benutzte Material. Das Lumen des DC akzeptiert Katheter der Stärke 5 Fr. Ist der DC sehr fein, können auch intravenöse Katheter oder feine urethrale Sonden der

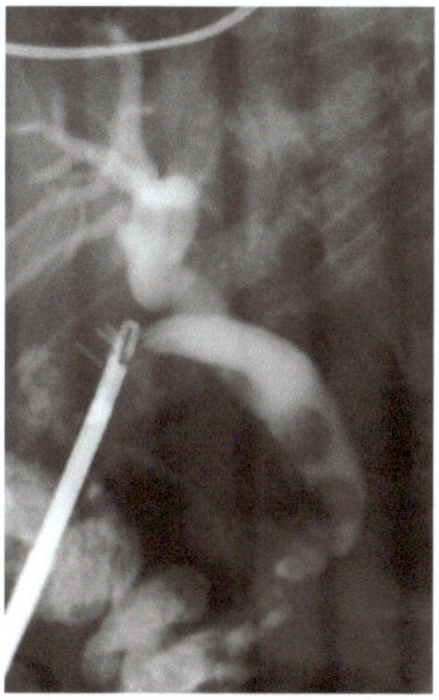

Abb. 3-2 Die intraoperative Cholangiografie über den transzystischen Zugang zeigt zwei Konkremente in einem dilatierten Choledochus. Die Ausdehnung des Ductus cysticus und die sichtbare Gabelung von Ductus cysticus und Hauptgallengang sind gut zu identifizieren. So wird der transzystische Zugang verdeutlicht.

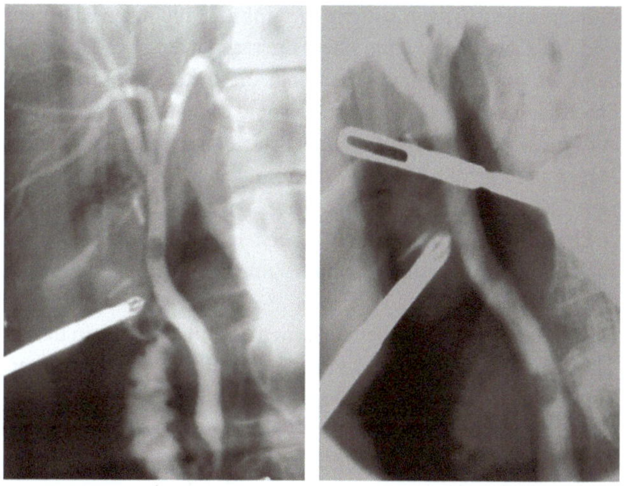

Abb. 3-3 Auf der intraoperativen Cholangiografie erkennt man eine Aufhellung bzw. Kontrastmittelaussparung im Ductus hepaticus communis. Durch instrumentelle Palpation und eine Umlagerung von OP-Tisch und Patient gemäß Anti-Trendelenburg kann man Stein von Luftblase unterscheiden.

Stärke 3 oder 4 Fr benutzt werden. Bei der Laparoskopie wird der Katheter transkutan subkostal rechts im Lot zum Ligamentum hepatoduodenale eingeführt. Dann wird seine feste Verbindung und Abdichtung im DC durch einen metallischen Clip sichergestellt. Die so genannte Cholangiografie-Pinzette von Olsen wird durch einen 5-mm-Trokar eingeführt und erlaubt somit, Katheter mit 5 Fr zu benutzen. Die Branchen der Pinzette umschließen den DC und sorgen so gleichzeitig für Fixierung und Abdichtung.

Unter Durchleuchtung können nach Applikation von KM in den DC in Echtzeit schnell Konkremente von Luftblasen unterschieden und somit die Rate der falsch positiven Diagnosen gesenkt werden (weniger als 1 %).

Bei leichter Kompression des HG mit einer atraumatischen Fasszange kann unter direkter Kontrolle mittels Durchleuchtung (▶ Abb. 3-3) sowohl zwischen einer KM-Aussparung durch Konkremente oder Luftblasen unterschieden als auch nach adäquater KM-Injektion das gesamte Gallengangsystem dargestellt werden, ohne auf medikamentöse Hilfen (schwefelsaures Salz, Morphin, Glukagon) zurückgreifen zu müssen. Die Suche nach Konkrementen erfordert eine vorsichtige stereotype Applikation oder ein verdünntes Kontrastmittel, während andererseits die Evaluation der intrahepatischen Gallengänge eine hohe Kontrastierung erfordert. Die ICO determiniert die Wahl der adäquaten Strategie bei einer Obstruktion des Choledochus (entweder auf transzystischem Weg oder durch Choledochotomie): man kann spezifisch die Anatomie der Gallengänge jedes Patienten dokumentieren (Durchmesser des DC, Anatomie und Winkel des DC bei Mündung in den HG). So kann man die Lithiasis im HG näher beschreiben (Zahl, Größe, Lokalisation bezogen auf die Mündung des DC in den HG). Die Rolle der ICO bei Evaluation von Varianten des Gallensystems und bei der Prävention und Behandlung intraoperativer Traumata der Gallengänge wird nicht in diesem Kapitel erörtert.

3.1.3 Intraoperative Sonografie

Multifrequente Ultraschallgeräte (5, 6,5 und 7,5 MHz) können selbst Strukturen kleiner als 1 mm visualisieren. Bei der Laparoskopie wird die Sonde über den umbilikalen Trokar eingeführt. Das Ende der Sonde wird dann auf die Leberkapsel aufgesetzt. Transsegmental, durch das Segment VI der Leber, kann man die Konfluenz schallen.

Die Exploration des Ligamentum hepatoduodenale findet vor jeder Präparation statt. Die auf der Vorderseite der Leberkapsel positionierte Ultraschallsonde ermöglicht es, den HG und die Strukturen im Ligament zu identifizieren. Die Identifikation der vaskulären Strukturen kann mit Color-M-Mode-Doppler farblich vereinfacht werden. Wenn der HG identifiziert worden ist, wird er im Verlauf nach distal lateral vom Ligament untersucht. Das Endstück wird am besten transduodenal geschallt. Die Interpretationskriterien sind der Durchmesser des HG und etwaige echoreiche Strukturen mit dorsalem Schallschatten, was charakteristisch für Konkremente ist. Intraoperativ ist der Ultraschall bei einer Laparoskopie erfolgreicher als die ICO hinsichtlich der kürzeren Dauer sowie der größeren Spezifität zur Dokumentation einer DCL. Jedoch kann sonografisch nicht die gesamte Anatomie des biliären Gangsystems auf einmal veranschaulicht werden.

3.2 Anästhesie und intraoperative Pflege

Die notwendigen Untersuchungen zur Abschätzung des Operationsrisikos werden selektiv während des Prämedikationsgespräches und der klinischen Untersuchung angeordnet. Kontrolle der Nierenfunktion (Harnstoff, Kreatinin) und der

Blutgerinnung (Thrombozyten, Vitamin-K-abhängige Faktoren) sind bei Cholangitis oder Ikterus gerechtfertigt. Die Chirurgie der CDL erfordert eine allgemeine Anästhesie mit Intubation. Eine Magensonde wird entweder standardmäßig platziert oder auf Wunsch des Operateurs fakultativ, wenn er feststellt, dass der Magen prall gefüllt ist. Sie wird am Ende der Intervention gezogen. Das Legen eines Blasenkatheters wird angeraten, wenn die geschätzte Op-Dauer 120 min übersteigt. In diesem Fall muss auch auf eine konstante Normothermie beim Patienten geachtet werden.

Die Inzidenz von thrombembolischen Komplikationen in der biliären endoskopischen oder offenen Chirurgie ist noch nicht ermittelt. Jedoch senkt die adäquate Prophylaxe der tiefen Beinvenenthrombose mit niedermolekularem Heparin und mit Kompressionsstrümpfen die Häufigkeit einer venösen Blutstase. Während eine Metaanalyse bei Laparotomie die antibiotische Abdeckung empfahl [11], ist diese systematische Indikation durch zwei neue randomisierte Studien für die laparoskopische Methode widerlegt worden [12, 13]. Die Patienten, die aufgrund einer akuten Komplikation operiert werden, erhalten eine Therapie und keine Prophylaxe mit Antibiotika.

Bei einer Laparoskopie wird mit Anlage des Pneumoperitoneums die intraoperative Überwachung des exspirierten Kohlendioxidgehalts mittels eines Kapnografen sichergestellt. Das Aufheben des Pneumoperitoneums am Schluss des Eingriffs durch Aspiration des Gases, die intraperitoneale Installation bzw. Infiltration der Trokarstellen mit einem Lokalanästhetikum vermindern die postoperativen Schmerzen.

3.3 Material und Instrumentation

Ungeachtet des chirurgischen Vorgehens erfordert die Behandlung der CDL eine angemessene Instrumentation: C-Bogen für die ICO, Sonden zur Steinextraktion (Sonde mit Dormia-Körbchen), ein starres Choledochoskop für die laparoskopische und ein flexibles für die offene Chirurgie (▶ Abb. 3-4). Für die Choledochoskopie braucht man einen zweiten Videoturm (Lichtquelle, Kamera und Kabel, Kamera- und Monitorüberzug). Dieser soll eine effiziente Teamarbeit bei der Extraktion ermöglichen, der systematischen Spülung und – bei der Laparoskopie – dem Einsatz eines zusätzlichen 10-mm-Trokars für das Einführen des flexiblen Choledochoskops mit atraumatischem Reduktionsaufsatz. Mit einer atraumatischen Fasszange kann das Choledochoskop wenn nötig gehalten und geführt werden (▶ Abb. 3-5). Das oder die Choledochoskop(-e) haben ein variables Kaliber: 3,5, 4,5 oder 5 mm, je nachdem, ob sie transzystisch oder via Choledochotomie benutzt werden.

Die Wahl des Sondentyps hängt vom Operateur ab. Die Dormia-Sonden, die eine Applikation von KM erlauben, sind zu empfehlen, denn es ist oft notwendig, bei der Extraktion KM nachzuspritzen, um unter Sicht die Konkremente sichtbar zu machen. Die Wahl des Korbes hängt ab von der Größe der Steine: ein Korb mit vier Branchen für die großen, mit sechs Branchen für die kleinen. Der Nadelhalter muss an die Größe der Nadel und des Fadens angepasst werden (monofil, geflochten, resorbierbar mit Stärke 4 × 0 oder 5 × 0).

Im OP-Saal wird bei Laparoskopie das Instrumentarium für eine etwaige Konversion zur Laparotomie standardmäßig bereitgelegt. Der Gebrauch des monopolaren Stroms in der Nähe der GB erfordert äußerste Vorsicht, um das Risiko eines Schlages durch einen elektrischen Bogen oder eine Konduktion über die metallischen Clips zu vermeiden, was zu einer sekundären Stenose des HG führen kann.

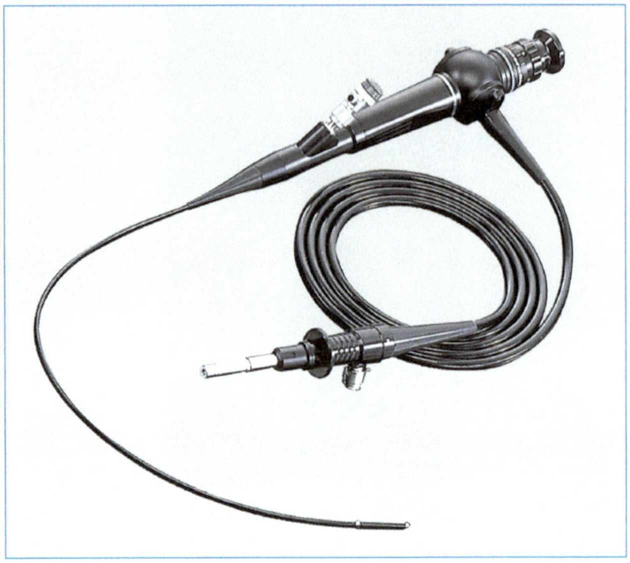

Abb. 3-4 Feines, flexibles Choledochoskop für einen transzystischen Zugang.

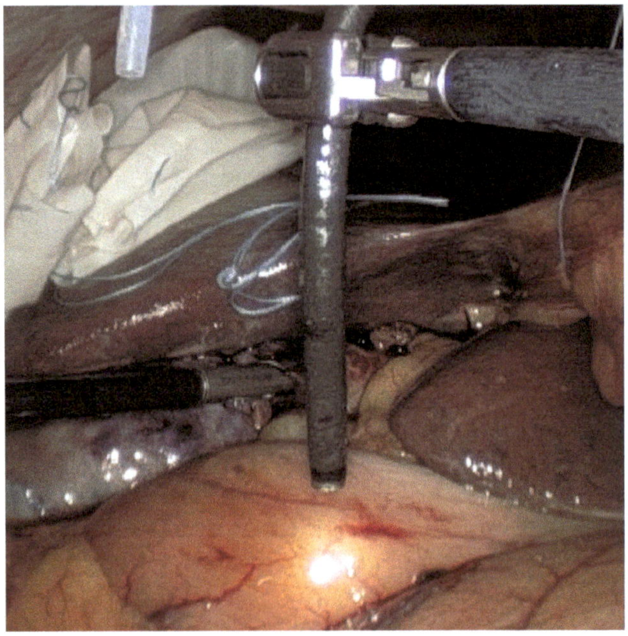

Abb. 3-5 Intraoperative Sicht auf die Handhabung des Choledochoskops mit Hilfe einer atraumatischen Pinzette.

3.4 Die Lagerung des Patienten

Der Patient wird mit dem Rücken auf einem strahlendurchlässigen OP-Tisch gelagert, so dass einer intraoperativen radiologischen Durchleuchtung nichts im Wege steht. Vor OP-Beginn sollte standardmäßig geprüft werden, ob der C-Bogen an den OP-Tisch mobilisierbar ist. Ein Arm des Patienten wird gepolstert ausgelagert, jedoch ohne ihn mehr als 90° im Schultergelenk zu abduzieren, während der andere angelagert und fixiert wird, um Platz für den C-Bogen zu haben.

Für die *Laparotomie* wird eine Stange als Halterung für einen Haken in Höhe der rechten Schulter des Patienten am OP-Tisch angebracht. Indem er rechts vom Operierten steht, hat der Operateur seine beiden Hände frei für die Exploration des HG, wird jedoch Assistenz benötigen, um die Qualität der Darstellung zu verbessern. Man darf nicht zögern, die Seiten zu wechseln, falls die Umstände oder die Technik dies erfordern sollten. Bei der *minimal-invasiven Chirurgie* sind die unteren Extremitäten abduziert (französische Position). Die Beine werden auf Goepel-Beinschalen mit 5°-Beugung im Kniegelenk gelagert. Ein Keil wird vor dem Schambein platziert, um ein Herunterrutschen des Operierten vom OP-Tisch sowohl beim Neigen desselben von 10–20° als auch bei Linkslagerung zu verhindern. Der Videoturm wird in Höhe der rechten Schulter des Patienten positioniert.

Der Operateur steht zwischen den gespreizten Beinen des Operierten, der erste Assistent steht an der linken Seite des Patienten und der Instrumentierende steht auf der gleichen Seite neben der 1. Hand. Eine möglicherweise notwendige zweite Assistenz steht rechts vom Patienten. Die OP-Abdeckung muss das gesamte Abdomen umranden mit genügend Möglichkeiten, zusätzliche Trokare oder Drainagen einzuführen und eine etwaig indizierte Konversion zur Laparotomie umsetzen zu können.

3.5 Der erste Zugang

Bei der Laparotomie wird initial ein subkostaler oder ein Transversalschnitt rechts durchgeführt. So lässt sich das Ligamentum hepatoduodenale gut explorieren. In diversen komparativen Studien wurde der Vorteil gegenüber dem epiumbilikalen Zugang beschrieben.

In der *laparoskopischen Chirurgie* wird die so genannte „offene" Methode zur sicheren Anlage des Pneumoperitoneums empfohlen. Die Inzision der *ersten Trokarstelle* für die Optik wird entweder umbilikal oder periumbilikal angelegt. Über sie wird ein Hasson-Trokar oder eine flexible Trokarhülle mit einem Durchmesser von 10 mm ohne Mandrin eingeführt. Nach dem Einführen der Optik über die Hülle wird die korrekte intraperitoneale Lage verifiziert.

Die Wahl der Optik, ob 30° oder 0°, trifft der Operateur. Bei adipösen Patienten ist die 30°-Optik vor allem nach umbilikalem Zugang für die Exploration der subhepatischen Region vorteilhaft. Wenn man nur über eine gerade Optik verfügt, kann alternativ der erste Trokar weiter nach kranial ins rechte Hypochondrium umgesetzt werden. Alle anderen Trokare werden unter Sicht eingeführt. Der *zweite Trokar* – mit einem Durchmesser von 5 mm – wird im Epigastrium links neben dem Ligamentum teres hepatis platziert. Er dient der Aufnahme einer gefensterten Greifpinzette, welche die Assistenz mit der rechten Hand führt. Wenn der OP-Verlauf es erlaubt, kann über diesen Trokar auch die Spül-Saug-Einheit eingeführt werden. So kann gleichzeitig die Leber angehoben und das OP-Gebiet gespült und drainiert werden.

Der *dritte Trokar* – Durchmesser ebenfalls 5 mm – wird vor der rechten Axillarlinie mit Distanz zur subhepatischen Region eingeführt, so dass der intraabdominelle Anteil des Trokars nicht den Operateur behindert. Er dient der Einführung einer Fasszange, mit der der Operateur mit seiner linken Hand die GB fassen oder die Spitze des Endoskops bei einer ICO führen kann.

Der *vierte Trokar* bietet dank des breiteren 10-mm-Durchmessers mehr Flexibilität bei der Wahl der einzuführenden Instrumente. Er wird links der vorderen Medianlinie eingeführt, so dass der Winkel zwischen ihm und dem Trokar des Operateurs mindestens 90° beträgt. Liegen die Trokarstellen zu nahe beieinander oder stehen die Instrumente im spitzen Winkel zueinander, wird die OP nicht leichter und die Unsicherheiten steigen. Das CO_2 wird über den Trokar des Operateurs insuffliert, um ein Beschlagen der Optik zu vermeiden. Sollte sich intraoperativ eine Desobstruktion bei CDL als notwendig erweisen, wird ein zusätzlicher Zugang rechts subkostal empfohlen, da über den liegenden, rechts-lateralen Trokar eingeführte Instrumente (▶ Abb. 3-6) nicht optimal auf die GB ausgerichtet sind.

Zusätzlich können eine Punktionsnadel zur Führungshilfe bei Intubation des Trokars mit dem ICO-Katheter und ein weiterer Trokar zur Retraktion eines großen linken Leberlappens erforderlich sein. Empfohlen wird ein 10-mm-Trokar, da über ihn auch eine kontrollierte Steinextraktion und Choledochoskopie mit Beurteilung der gesamten Achse des HG erfolgen kann. Die

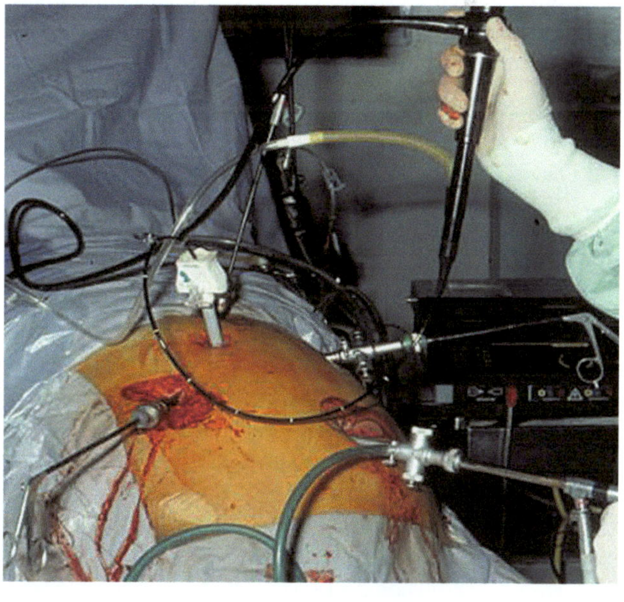

Abb. 3-6 Position der Trokare bei laparoskopischer Exploration des Choledochus: das Choledochoskop wird über einen atraumatischen Einmaltrokar (ohne metallisches Ventil) eingeführt.

Hülle des Choledochoskops muss vor jedem Fremdkontakt, z. B. durch das Ventil des Trokars oder andere metallische Instrumente, geschützt werden.

3.6 Operative Darstellung

Die operative Darstellung bei diesem Vorgehen ist dieselbe wie bei der Cholezystektomie. Das Grundprinzip ist, das Ligamentum hepatoduodenale aufzuspannen, indem man die Leberunterseite anhebt und den duodeno-pankreatischen Block absenkt. In der *offenen Chirurgie* retrahiert man den Leberrand mit einem flexibeln Haken nach oben, während der Assistent die Pars superior des Duodenums absenkt. Eine Separation von Duodenum und Pankreas kann zur Darstellung des distalen Choledochus hilfreich sein und die Palpation des gesamten Choledochus im gesamten Verlauf sowie ein einfacheres Manövrieren bei der Choledochoskopie ermöglichen. Bei der *laparoskopischen Chirurgie* wird das Anheben der Leberunterseite mit einer über den epigastrischen Trokar eingeführten, gefensterten Fasszange durchgeführt, mit deren Hilfe auch der Fundus der GB gefasst und diese so nach oben und außen bewegt werden kann. Im Falle eines voluminösen linken Leberlappens, der die Darstellung des Ligamentum hepatoduodenale verhindert, sollte ein zusätzlicher Trokar subkostal rechts eingeführt werden. Über ihn können später Sonden und Präparierinstrumente eingeführt werden. Das Absenken des duodeno-pankreatischen Blocks wird durch einen Lagewechsel des OP-Tisches in die Anti-Trendelenburg-Position erreicht. Mittels einer gefensterten Fasszange (eingeführt über den rechts-lateralen Trokar bei der Laparoskopie), die der Operateur mit der linken Hand hält, kann er das Infundibulum nach außen und unten mobilisieren und so das Calot-Dreieck öffnen und darstellen. Danach wird das CD mit den drei wichtigen Strukturen ähnlich wie bei der offenen Cholezystektomie präpariert und identifiziert.

Transzystische Extraktion

- Keine der randomisierten Studien, die die chirurgische Therapie einer CDL durch Laparoskopie oder Laparotomie mit der prä- oder intraoperativen endoskopischen retrograden Cholangiografie mit Sphinkterotomie verglichen haben, bevorzugten die endoskopische Sphinkterotomie.
- Die ICO unter Durchleuchtung ist der Standard bei Entnahme der Konkremente aus dem HG.
- Der transzystische Zugang sollte gewählt werden, wenn die Größe der Konkremente, der Kaliber und die Mündung des DC sowie die Anzahl und die Lokalisation der Steine eine Extraktion auf diesem Weg erlauben
- Komplikationen des transzystischen Zugangs sind sowohl die Dissektion des DC vom HG durch eine fehlgeleitete Dormia-Sonde als auch eine Obstruktion des Zystikusabganges aus dem HG durch einen zu großen Stein.

Die Therapie einer CDL folgt immer der ICO, mit deren Hilfe die Lithiasis und die Indikation gestellt werden konnte, um die Obstruktion des Choledochus zu beheben. Für den transzystischen Zugang muss der DC bis zu 1 cm vor seinem Ende präpariert werden. Diese Dissektion kann mit der Schere, dem Peanuts oder dem monopolaren Haken erfolgen. Eine monopolare Koagulation sollte nur sehr vorsichtig und sparsam eingesetzt werden. Die Cholezystektomie erfordert eine ähnliche atraumatische Dissektion und Markierung des HG im Ligamentum hepatoduodenale, darunter die Leberarterie, die durch ihre Palpationen als Bezugspunkt für den rechts davon verlaufenden HG dient.

3.7 Extraktion mit transzystischem Zugang

3.7.1 Indikationen

Wenn möglich, wird der transzystische Zugang präferiert. Einige Voraussetzungen gilt es jedoch zu erfüllen (▶ Tab. 3-1). Die Größe der Steine im HG muss kompatibel sein mit der des DC, den sie passieren müssen. Der DC kann entweder mit Bougies oder einem Ballonkatheter aus der Angiografie dilatiert werden. Die Anzahl der Konkremente limitiert die Extraktion über den transzystischen Zugang: bei CDL proximal des Abganges des DC vom HG ist die Choledochotomie die effizientere Alternative. Bei Anwesenheit von Steinen oberhalb des Abgangs vom Zystikus muss eine Choledochotomie durchgeführt werden: das Hinaufschieben der Sonde bei transzystischem Zugang in die oberen Gallengänge ist diffizil. Bei mobiler, proximaler Lithiasis in Höhe des oberen Anteils des Ligamentum hepatoduodenale kann man durch externe Massagen des Ligaments versuchen, die Steine in den distalen Choledochus zu mobilisieren. Vereinfacht werden Extraktionen durch einen kurzen, rechtwinklig aus dem HG entspringenden DC. Im Gegensatz dazu ist ein langer DC, der linksseitig des HG bei seinem intrapankreatischen Verlauf entspringt, eine Kontraindikation für einen transzystischen Zugang (▶ Abb. 3-7).

3.7.2 Generelle Prinzipien

Die transzystische Desobstruktion bei CDL wird vorzugsweise mit Hilfe einer Dormia-Sonde, entweder blind (▶ Abb. 3-8) unter Durchleuchtung oder unter endoskopischer Kontrolle, durchgeführt.

Fogarty-Katheter werden nicht zur transzystischen Extraktion der CDL benutzt, da das Risiko besteht, Konkremente so in die oberen Gallengänge zu drängen, dass es unmöglich wäre, die Steine auf diesem Wege zu extrahieren (▶ Abb. 3-9). Nach der Desobstruktion erfolgt die Kontrolle des Hohlraumes im HG, häufiger durch Cholangiografie als durch Choledochoskopie. Der Eingriff wird durch eine einfache Naht des Zystikusstumpfes oder durch Einlage einer externen biliären Drainage beendet.

Diese Methode ermöglicht eine erfolgreiche Therapie der CDL mit einer postoperativen Restitutio ad integrum, ähnlich wie bei

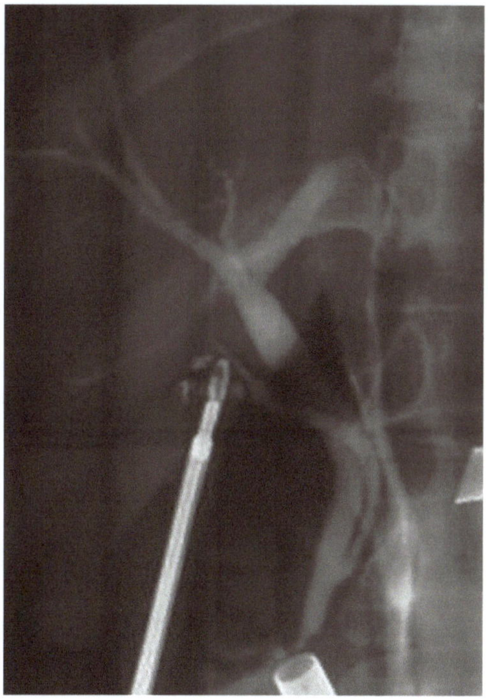

Abb. 3-7 Diese intraoperative Cholangiografie zeigt eine anatomische Variante, die nicht für einen transzystischen Zugang geeignet ist: ein langer Zystikus inseriert linksseitig in den intrapankreatischen Teil des Choledochus.

einer alleinigen Cholezystektomie unter der Bedingung, dass keine externe biliäre Drainage eingelegt wurde.

3.7.3 Transzystische Steinextraktion unter Durchleuchtung

Wird der C-Bogen an der rechten Seite des Patienten platziert, ist es möglich, unter endoskopischer Kontrolle zu arbeiten. Man kann ständig visuell die intraabdominalen Arbeitsschritte überwachen, vor allem bei der Extraktion der Steine.

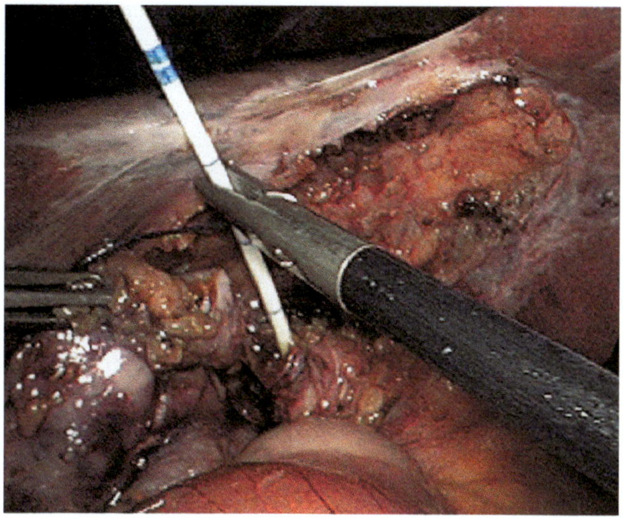

Abb. 3-8 Intraoperative Sicht: blind auf transzystischem Wege in den Hauptgallengang eingeführte Dormia-Sonde.

Das intraperitoneale Einführen der Körbchensonde erfolgt entweder über eine Nadel oder über einen Trokar im Lot des Ligamentum hepatoduodenale. Mit Hilfe der atraumatischen Pinzette, die über den lateralen rechten Trokar eingeführt wird, kann der zweite Assistent die Körbchensonde ausrichten und in den DC einführen. Nachdem die Dormia-Sonde ohne Kraft und unter radiologischer und endoskopischer Kontrolle über die Zystikotomie entlang des DC eingeführt wurde, wird sie vorsichtig in den HG vorgeschoben (▶ Abb. 3-10).
Unter endoskopischer Kontrolle können nun visualisiert werden: das Vorschieben der Sonde im HG, das Öffnen des Körbchens, das Erfassen der Konkremente sowie deren Platzierung im geschlossenen Körbchen (▶ Abb. 3-11). So wird eine gefährliche und unnötige Passage (*cave*: Pankreatitis) durch die Papille vermieden, auch wenn das Körbchen geöffnet wird. Wegen dieser unterschiedlichen Gründe sollte die endoskopische kontrollierte Extraktion einem „blinden" Vorgehen vorgezogen werden.
Die Sonde wird nun unter Drehen um die eigene Achse progres-

Tab. 3-1 Übersicht der intraoperativen Strategien der Choledocholithiasis: Gegebenheiten, die einen transzystischen oder einen Zugang via Choledochotomie favorisieren lassen.

Transzystischer Zugang	Choledochotomie
■ durchgängiges Ductus cysticus ■ limitierte Anzahl von Steinen ■ kleiner Durchmesser der Steine (weniger als der Durchmesser des DC) ■ distal der Gabelung von Zystikus und Choledochus gelegene Steine ■ Anatomie/Winkel vom Choledochus abzweigender DC (ideal ist eine rechtwinklige Abzweigung)	■ zugängliches Ligamentum hepatoduodenale (ohne perakute Cholezystitis) ■ dilatierter Choledochus mit 7–8 mm ■ keine Beeinflussung durch multiple Steine oder deren Durchmesser und Lokalisation

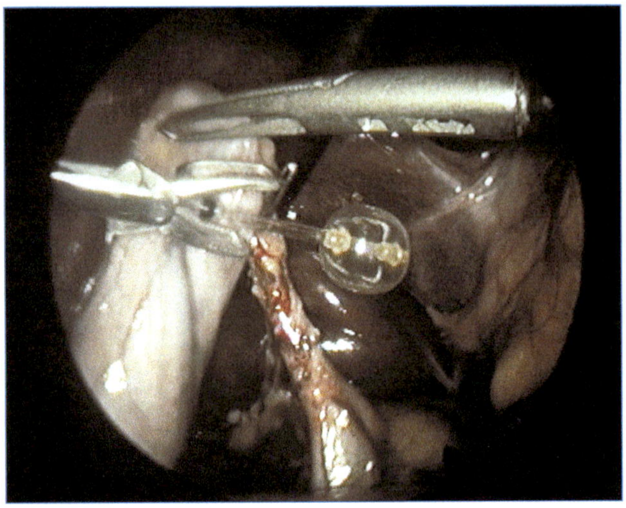

Abb. 3-9 Intraoperative Sicht auf die Handhabung einer Ballonsonde vom Typ Fogarty beim transzystischen Vorgehen.

siv gezogen, um so den oder die Steine bei ihrer Passage ergreifen zu können. Die Bewegungen werden von der rechten Hand des Operateurs durchgeführt, der die Hülle der Sonde nahe vor der Passage durch den Trokar festhält. Sie sind nur dann effektiv, wenn man in direkter Achse und geradlinig vorgeht, ohne dass sich die Sonde intraperitoneal aufwickelt. Die Extraktion der Steine muss gleichfalls unter endoskopischer Kontrolle stattfinden (▶ Abb. 3-12). Ist der Durchmesser der Steine größer als der des DC, kann eine kleine Choledochotomie in der Achse des Kanals helfen, die Steine zu extrahieren.

Um eine Dissemination von fragmentierten Steinen bei exzessiver Traktion in die unteren Gallengänge oder eine Desinsertion des Zystikus vom Choledochus zu vermeiden, sollte erst die Öffnung des DC erweitert werden. Alle geborgenen Konkremente werden in einem Bergebeutel intraperitoneal gesammelt und die Prozedur wird, falls erforderlich, wiederholt (▶ Abb. 3-13).

3.7.4 Extraktion unter choledochoskopischer Kontrolle

Die Extraktion unter choledochoskopischer Kontrolle (▶ Abb. 3-14) ist nicht die Methode der Wahl für einen transzystischen Zugang. Obwohl es auf dem Markt Choledochoskope kleinen Kalibers gibt, die in einen Zystikus mit weniger als 4 mm im Durchmesser eingeführt werden können, sind diese fragil und teuer. Es sind rein diagnostische Instrumente, die es erlauben, Abschnitte des HG zu explorieren, wenn die radiologische Diagnostik ausgereizt ist. Egal wie ihr Kaliber und Arbeitshebel ist, kann man mit diesen Choledochoskopen 80% der oberen Gallengänge kranial der Konvergenz aus Zystikus und HG nicht explorieren.

Eine konstante Spülung ist wichtig für eine gute Sicht auf den Situs. Die Feinheit des Spülkanals von diesen Choledochoskopen ist so ausgelegt, dass der Bewässerungsdruck unmöglich aufrechterhalten werden kann, sobald man eine Dormia-Sonde mit in den Arbeitskanal einführt. Als Alternative kann man die Sonde nicht durch den Kanal, sondern an der Seite des Choledochoskops entlangführen, was jedoch bei einem wenig oder nicht dilaszierten Zystikus unmöglich ist. Kann man diese Probleme

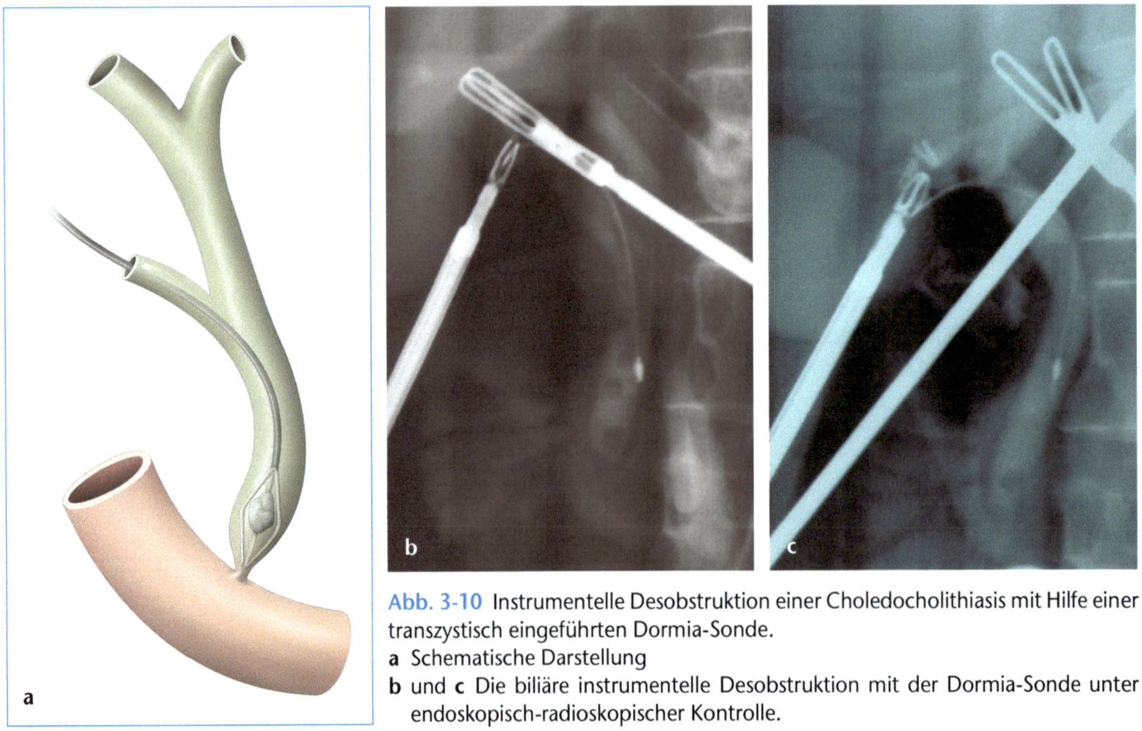

Abb. 3-10 Instrumentelle Desobstruktion einer Choledocholithiasis mit Hilfe einer transzystisch eingeführten Dormia-Sonde.
a Schematische Darstellung
b und **c** Die biliäre instrumentelle Desobstruktion mit der Dormia-Sonde unter endoskopisch-radioskopischer Kontrolle.

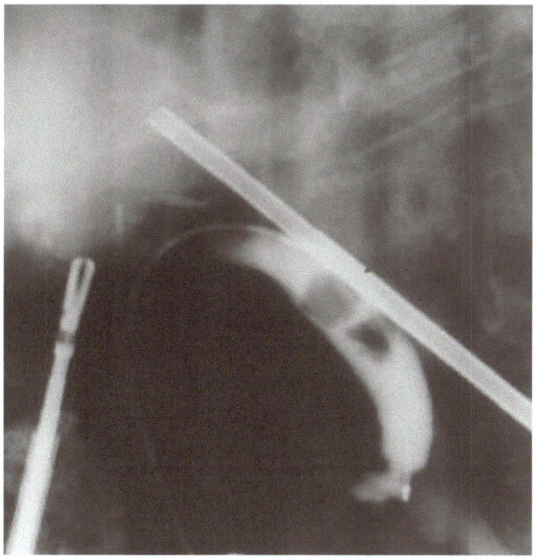

Abb. 3-11 Ergreifen der Konkremente unter radiologischer Kontrolle während einer transzystischen Extraktion von Steinen im Choledochus.

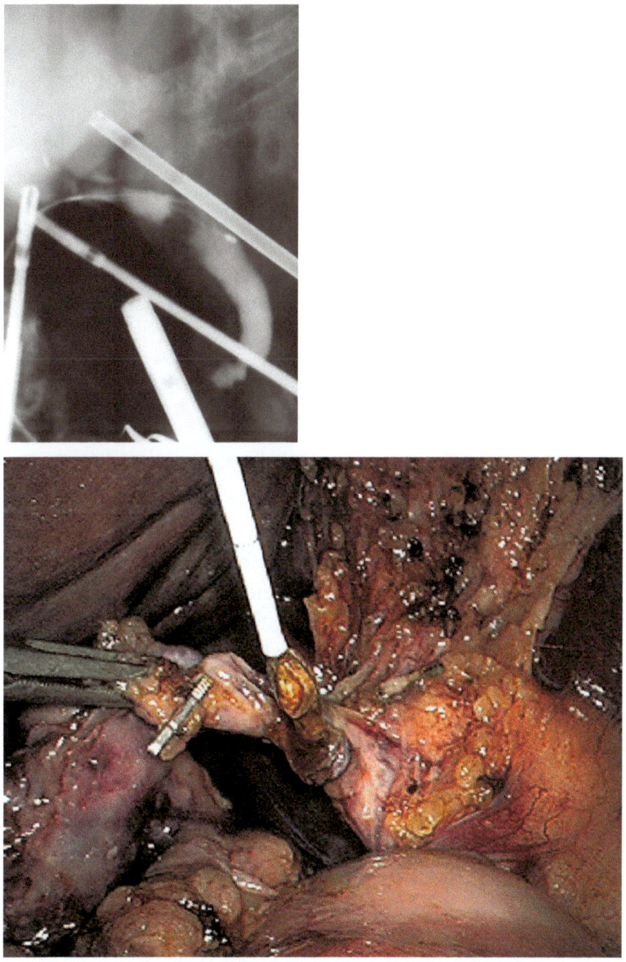

a

b

Abb. 3-12 Transzystische Extraktion von Steinen im Choledochus während einer laparoskopischen Cholezystektomie.

a Steinextraktion unter radiologischer Kontrolle.

b operativer Situs.

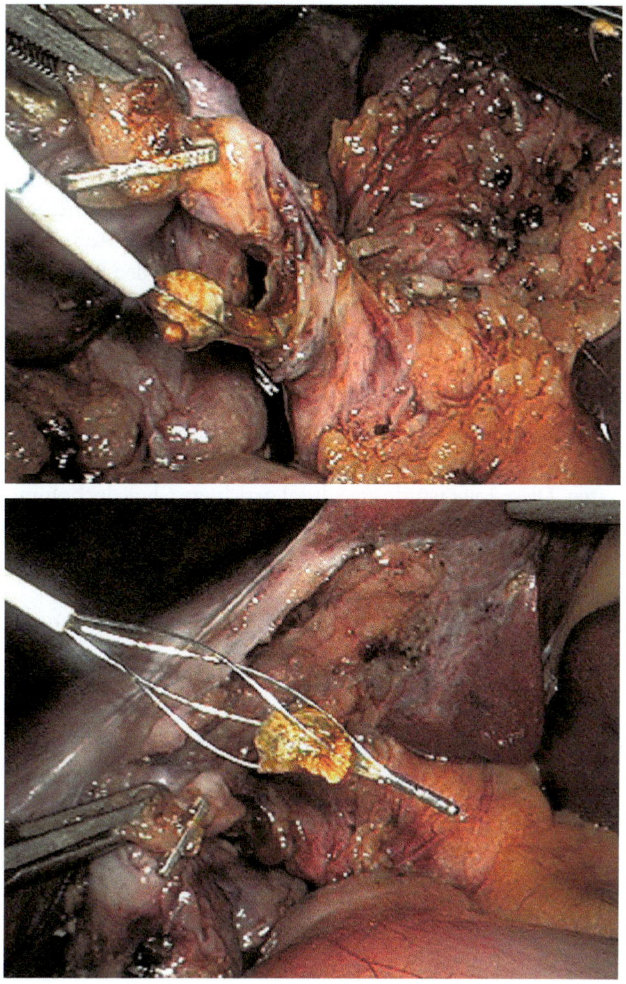

a

b

Abb. 3-13 Intraoperative Sicht auf eine transzystische Extraktion (breiter Ductus cysticus) bei Choledocholithiasis.

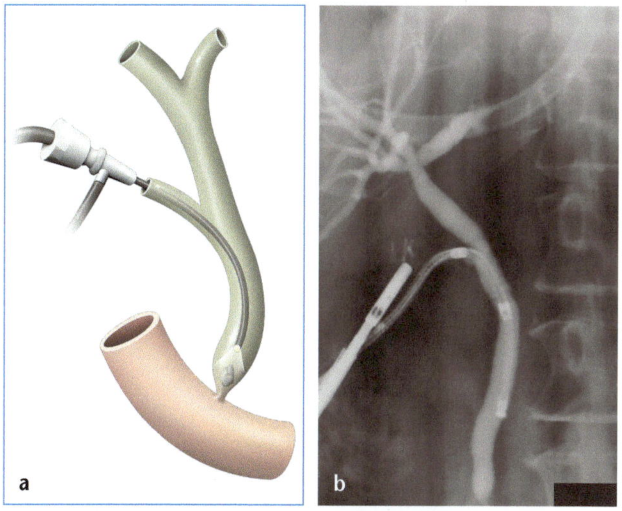

a

b

Abb. 3-14 Transzystische Extraktion bei Choledocholithiasis unter laparoskopischer Kontrolle.

a schematische Darstellung.

b unter radiologischer Kontrolle.

beherrschen, ist eine Extraktion unter choledochoskopischer Kontrolle möglich (▶ Abb. 3-15). Die Dormia-Sonde, die entweder durch den Arbeitskanal oder seitlich des Choledochoskops eingeführt wurde, wird mit Blick auf die zu extrahierenden Konkremente unter Sicht geöffnet.
Sowohl für das Erfassen als auch für die Extraktion der Konkremente ist es oft notwendig, das Choledochoskop und die Dormia-Sonde zusammen „en bloc" zu handhaben (▶ Abb. 3-16). Während der Arbeitshebel und die Manöver über den Bildschirm vom Operateur kontrolliert werden, kann das Öffnen und Schließen des Dormia-Körbchens der Assistent durchführen. Man darf nie versuchen, die Steine „mit Kraft" zu extrahieren, wenn deren Kaliber unvereinbar mit dem des DC ist, wegen der Gefahr, in die unangenehme Lage eines Blockierens des Choledochoskop-Dormia-Stein-Ensembles in der Abzweigung des DC von HG zu geraten. Diese Lage würde eine distal gerichtete Choledochotomie rechtfertigen, um die Konkremente und den Korb zu lösen. Nach der Extraktion eines ersten Steines wird das Manöver, wenn nötig, wiederholt.

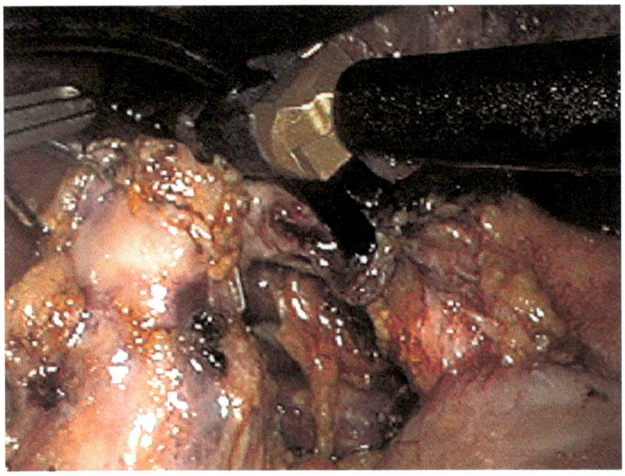

a

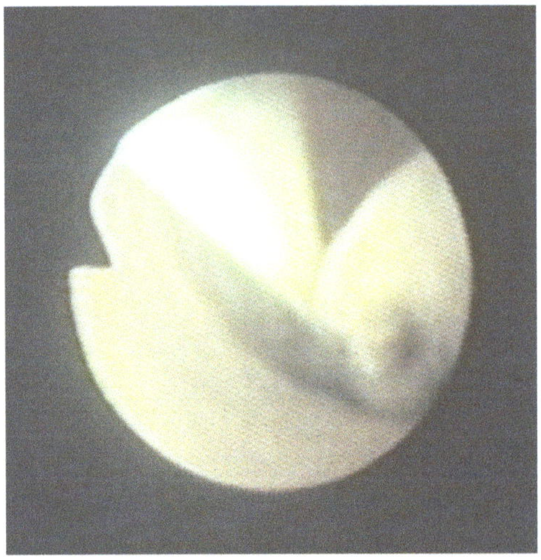

b

Abb. 3-15 Intraoperative Sicht auf die Intubation des Ductus cysticus mit einem Choledochoskop **(a)** und transzystische Extraktion bei Choledocholithiasis **(b)**.

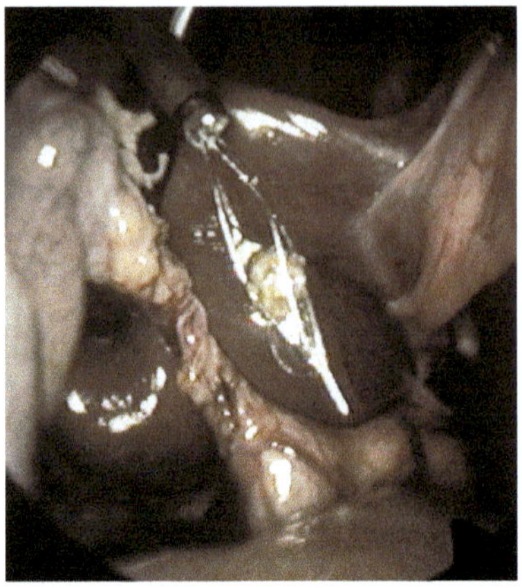

Abb. 3-16 Extraktion des Ensembles aus Dormia-Körbchen und Stein en-bloc während einer transzystischen Extraktion unter choledochoskopischer Kontrolle.

3.7.5 Andere Methoden der Konkrementextraktion

Mehrere Autoren, insbesondere angelsächsische, haben eine Methode der Therapie von kleinen Konkrementen bei CDL als *flushing* beschrieben, was ein Auswaschen des HG mit physiologischer Spülflüssigkeit unter Druck bezeichnet, nachdem pharmakologisch mit Glukagon die Relaxationsfähigkeit der Papille getestet wurde. Diese Methode sollte eine transpapilläre Passage sowohl von kleinen Konkrementen als auch von vermischten Luftblasen erlauben, die sonst auch spontan abgehen können. Sowohl ein zu hoher Spüldruck als auch eine forcierte transpapilläre Passage der Steine können eine akute Pankreatitis induzieren.

3.7.6 Die intraoperative Kontrolle des Hauptgallenganges

Die Kontroll-ICO wird unter den gleichen technischen Bedingungen durchgeführt, die vorher beschrieben wurden. Die „Massage" des HG durch ein atraumatisches Instrument ist besonders hilfreich, um „falsch positive" Befunde nach Extraktion zu vermeiden. Die Choledochoskopie scheint nicht zur Kontrolle der Leere des HG geeignet zu sein, da oftmals eine Exploration des distalen HG nicht möglich ist (▶ Abb. 3-17). Nach Verifikation der vollen Durchgängigkeit der Gallengänge ohne Lithiasis wird der DC wie bei einer einfachen Cholezystektomie mit zwei resorbierbaren Clips verschlossen. Wurde der Zystikus dilatiert oder bei der Extraktion verletzt, wird die Unterbindung mittels zusätzlicher Naht mit einem resorbierbaren Faden der Stärke 0×0 durchgeführt. Die Ligatur kann intra- oder extrakorporal geknüpft werden.

3.7.7 Externe biliäre transzystische Drainage

Es wird nach transzystischer Extraktion die Einlage einer externen biliären Drainage empfohlen, weil so eine biliäre Retention

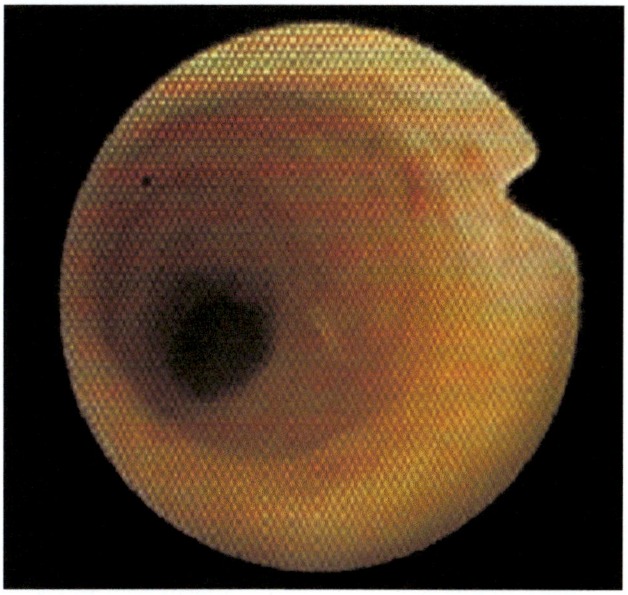

Abb. 3-17 Choledochoskopische Kontrolle nach einer Desobstruktion bei Lithiasis: man blickt in einen normalen distalen Choledochus.

postoperativ vermieden werden kann. Ferner wird ein Zugang für eine Kontrollcholangiografie möglicherweise übrig gebliebener Steine sowie zur Vereinfachung einer postoperativen SE mit Möglichkeit der besseren Identifikation der Papille geschaffen. Diese Indikationen müssen jedoch davon abgegrenzt werden: Choledocholithiasis, die man weder durch Choledochotomie unter Endoskopie noch durch Konversion zur Laparotomie mit postoperativer Stand-By-SE therapieren kann sowie ein Trauma der Papille bei der Extraktion.
Verschiedene Drainage-Typen sind vorgeschlagen worden: Drain nach Pédinelli oder Drain nach d' Escat.

Die Drainage wird im Stumpf des Zystikus mittels resorbierbarem, monofilem Faden der Stärke 4 × 0 (▶ Abb. 3-18) fixiert, so dass sie nach 21 Tagen ohne Probleme gezogen werden kann. Wird die Drainage zu früh gezogen, kann eine biliäre Sekretion ins Abdomen die Folge sein. Das Einbringen einer externen Gallendrainage erschwert die postoperative Pflege und verlängert die Liegedauer im Krankenhaus. Die transzystische Drainage hat spezifische Komplikationen: frühzeitige oder zufällige Diskonnektion, Schwierigkeiten beim regelrechten Ziehen der Drainage aufgrund zu fester Fixierung usw. Eine über den rechts-lateralen Trokar eingeführte Saug-Drainage kann dorsal des Ligamentum hepatoduodenale platziert werden. Diese ermöglicht den zeitgerechten postoperativen Ausschluss eines Gallelecks und wird nach 48 Stunden gezogen.

3.8 Intraoperative Komplikationen beim transzystischen Zugang

Der transzystische Zugang ist nicht frei von intraoperativen Komplikationen.
Die wichtigsten sind:

- der Bruch eines inflammatorisch angegriffenen, fragilen Zystikusstumpfes, der durch die Extraktionen induziert wird. Das kann zu übermäßigen Zystikotomien oder zu forcierten Dilatationen führen. In aller Regel ist dann das Auffinden des Stumpfes seitlich im Ligamentum hepatoduodenale einfach. So kann man ihn erneut dissezieren und mit Hilfe eines Clips ligieren.
- Ausriss des Zystikusstumpfes vom HG. Dies ist eine gravierende Verletzung des Stumpfes, wobei aufgrund des Risikos einer sekundären Stenose in diesem Fall keine direkte Naht oder ein Clipping durchführbar sind. Sie muss als ein Äqui-

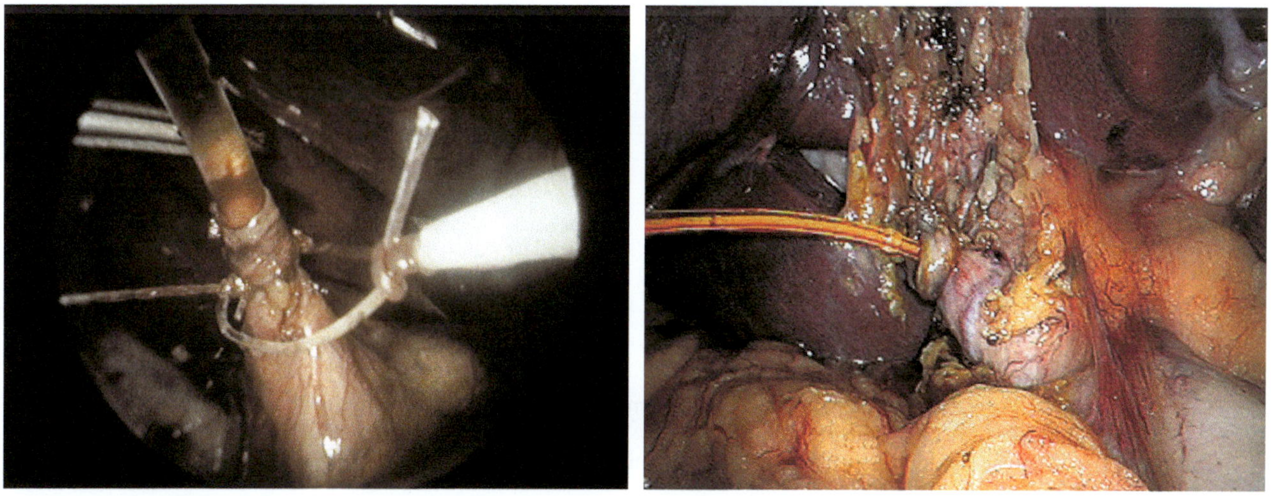

a b

Abb. 3-18 Transzystische, externe Drainage nach Desobstruktion bei biliärer Lithiasis.
a intrakorporale Naht der transzystischen Drainage.
b positive Dichtigkeitsprüfung der transzystischen Drainage mit Methylenblau.

valent zur Choledochotomie aufgefasst und als solche behandelt werden (siehe Kap. 4).

- ein falsches Vorschieben der Dormia-Sonde mit Perforation der Gallengänge, welche sich als Extravasat des installierten Kontrastmittels unter ICO manifestiert. Es zeigt sich eine schlecht abgrenzbare, lakunäre Struktur, die sich weder durch Aspiration des KM noch durch Spülen beheben lässt (▶ Abb. 3-19). Diese Komplikation macht die weitere Exploration des HG unmöglich und erfordert seine Dissektion. Dann wird mittels Methylenblau das Galleleck lokalisiert und behandelt. Wenn der HG dilatiert ist, ermöglicht dies eine Choledochotomie mit Choledochoskopie; sonst wird eine Konversion mit Laparotomie angeraten. Die Komplikation erlaubt sowohl eine Primärnaht mit einem resorbierbaren, monofilen Faden der Stärke 5 × 0 als auch das Einbringen einer externen Galledrainage. Dieser Unfall kann eine sekundäre Stenose des HG induzieren. Im OP-Bericht muss er dokumentiert werden.
- Hämobilie oder Trauma der Papille durch unkontrolliertes Öffnen und Schließen des Dormia-Körbchens mit Gefahr einer postoperativen, akuten Pankreatitis. Neben der externen Gallendrainage ist postoperativ eine Kontrolle von Amylase und Lipase im Serum angeraten.
- Blockierung der Dormia-Sonde mit einem zu großen, geborgenen Konkrement an der Gabelung von DC und HG. Hier muss dann der HG eröffnet werden, um die Sonde und den Stein bergen zu können.

Literatur

1. Neoptolemos JP, Carr-Locke DL, Fossard DP. Prospective randomised study preoperative endoscopic sphincterotomy versus surgery alone for common bile duct stones. Br Med J 1987: 470–474.
2. Stain SC, Chohen H, Tsuishoyasha M et al. Choledocholithiasis endoscopic sphincterotomy or common bile duct exploration. Ann Surg 1991: 627–634.
3. Stiegman GV, Goff JS, Mansour A et al. Precholecystectomy endoscopic cholangiography and stone removal is not superior to cholecystectomy, cholangiography and common duct exploration. Am J Surg 1992: 227–230.
4. Hammerström LE, Holmin T, Stridbeck H et al. Long-term follow-up of a prospective randomized study of denoscopic versus surgical treatment of bile duct calculi in patients with gallbladder in situ. Br J Surg 1995: 1516–1521.
5. Suc B, Escat J, Cheroui D et al. Surgery vs endoscopy as primary treatment in symptomatic patients with suspected common bile duct stones. A multicenter randomized trial. Arch Surg 1998: 702–708.
6. Targarona EM, Ayuso RMP, Bordas JM et al. Randomised trial of endoscopic sphincterotomy with gallbladder left in situ versus open surgery for common bileduct calculi in high-risk patients. Lancet 1996: 926–929.
7. EAES ductal stone cooperative group: Cuschieri A, Croce E, Faggioni A et al. EAES ductal stone: preliminary findings of

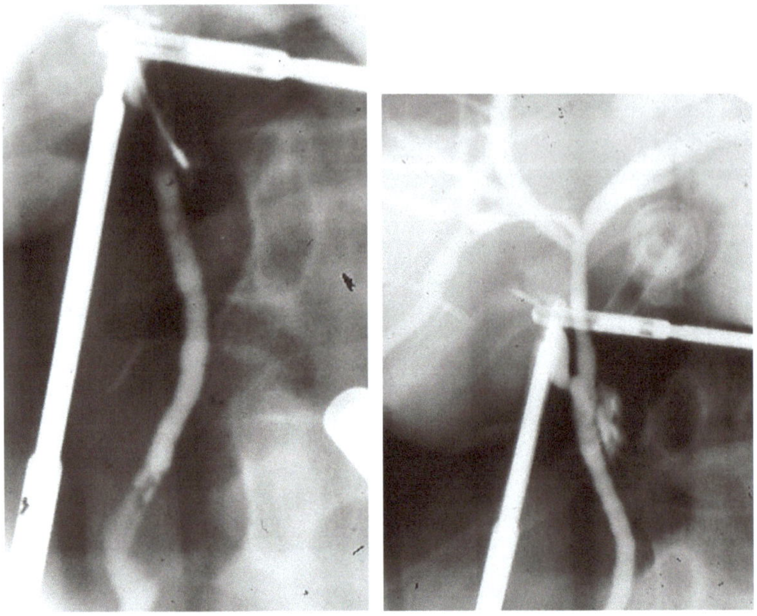
a b

Abb. 3-19 Instrumentelle Perforation des Choledochus mit der Dormia-Sonde während einer transzystischen Desobstruktion bei biliärer Choledocholithiasis (intraoperative Cholangiografie).

a Visualisierung der Steine im distalen Choledochus und der Dormia-Sonde aus einer anderen Position als zur Achse des Hauptgallenganges.

b Kontrastmittel-Extravasat im Ligamentum hepatoduodenale links des Hauptgallenganges am Ende der Desobstruktion unter choledochoskopischer Kontrolle. Nach der Dissektion des Hauptgallenganges im Ligamentum hepatoduodenale erfolgt die laparoskopische Einzelknopfnaht der punktförmigen Perforation.

multi-center prospective randomized trial comparing twostage vs single-stage management. Surg Endosc 1996: 1130–1135.

8. Rhodes M, Sussman L, Cohen L, Lewis MP. Randomised trial of laparoscopic exploration of common bile duct versus postoperative endoscopic retrograde cholangiography for common bile duct stones. Lancet 1998, 351: 159–161.
9. Lai ECS, Mok FPT, Tan ESY et al. Endoscopic biliary drainage for severe acute cholabitis. N Engl J Med 1992: 1582–1586.
10. Prat F, Amouyal P et al. Prospective controlled study of endoscopic ultrasonographie and endoscopic retrograde cholangiography in patients with suspected common bile duct lithiasis. Lancet 1996: 75–78.
11. Meijer WS, Schmitz PIM, Jeekel J. Meta-analysis of randomized, cotrolled clinical trials of antibioprophylaxis in biliary tract surgery. Br J Surg 1990: 283–290.
12. Illig KA, Schmidt E, Cavanaugh J et al. Are prophylactic antibiotics required for elective laparoscopic cholecystectomy. J Am Coll Surg 1997: 353–356.
13. Higgins A, London J, Charland S et al. Prophylactic antibiotics for elective laparoscopic cholecystectomy: are they necessary? Arch Surg 1999: 611–613.

4

Chirurgie der Choledocholithiasis: die Choledochotomie

B. Millat, F. Borie, F. Guillon, Ph. Hauters

Die Choledochotomie ist der zweite initiale Zugang zur Steinextraktion bei Choledocholithiasis (CDL). Das Material, die Instrumentation, die Lagerung des Patienten auf dem OP-Tisch, der Zugangsweg und die Organisation der Operation gleichen derjenigen der Cholezystektomie und der des transzystischen Zugangs. Dieses Kapitel ist also die Fortsetzung des vorherigen, das dem transzystischen Zugang gewidmet ist.

4.1 Indikationen

Die Choledochotomie war lange Zeit die Methode der Wahl für die offene Desobstruktion einer CDL via Laparotomie. Indiziert ist sie in der laparoskopischen Chirurgie bei Vorliegen von Kontraindikationen eines transzystischen Vorgehens (siehe Tab. 3-1) oder im Falle eines frustranen transzystischen Zugangs [1, 2]. Zwei Voraussetzungen zur Durchführung sind jedoch notwendig: ein im Ligamentum hepatoduodenale zugänglicher Choledochus ohne inflammatorische lokale Veränderungen und ein auf mindestens 7 – 8 mm dilatierter Choledochus. Die Identifikation und die Präparation der Vorderseite des HG sind in der Tat mehr oder weniger einfach, außer bei Infiltration und Entzündungen beim Ligamentum hepatoduodenale oder im Falle einer akuten Cholezystitis. Schließlich muss der Chirurg bei der endoskopischen Exploration auf den Durchmesser des HG achten.

4.2 Darstellung des Hauptgallenganges im Ligamentum hepatoduodenale

Um eine supraduodenale Choledochotomie durchführen zu können, ist eine gute Darstellung des HG im Ligamentum hepatoduodenale notwendig. Die Bedingungen für die Darstellung sind dieselben wie für die Cholezystektomie und den transzystischen Zugang zum HG. Das Prinzip ist das Ausbreiten des Ligamentum hepatoduodenale, indem man die Leberunterseite aufrichtet und den Block aus Duodenum und Pankreas absenkt. In der *offenen Chirurgie* zieht man mit einem flexiblen Haken den Unterrand der Leber nach kranial, während der Assistent die Pars superior des Duodenums herabsenkt (▶ Abb. 4-1). Durch Separation des Duodenums und Pankreas kann man sowohl die Darstellung des vorderen supraduodenalen Abschnitts des HG als auch die Palpation seines gesamten Verlaufes und die Durchführung einer Choledochoskopie vereinfachen.
In der *laparoskopischen Chirurgie* wird das Duodenum durch ein Instrument, das über den Trokar im Epigastrium eingeführt wurde, abgesenkt. So erreicht man einen Gegenzug zur Elevation der Leberunterseite und damit eine exzellente Darstellung. Um eine Elevation der Leber zu erreichen, ohne einen Trokar zu immobilisieren, ist vorgeschlagen worden, das der Leber anhängende Ligamentum teres hepatis transkutan zu fixieren. Die Elevation wird dann durch eine Endonaht mit gerader Nadel erreicht, die so nah wie möglich unterhalb des Xiphoids perkutan

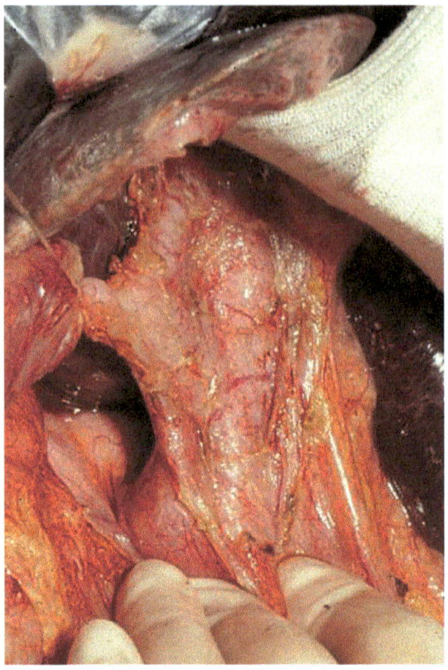

Abb. 4-1 Darstellung und Dissektion des Hauptgallenganges im Ligamentum hepatoduodenale während einer Laparotomie. Ein flexibler Haken hebt die Leberunterseite an, während die Hand des Assistenten den duodeno-pankreatischen Block absenkt, so dass das Ligamentum hepatoduodenale aufgespreizt wird.

ausgeleitet und dann fixiert wird. Der Faden wird auf einer Unterlage extrakorporal geknüpft. Die Dissektion der Vorderseite des HG muss auf einer Länge von ungefähr 2 cm durchgeführt werden, um eine Irritation durch das Peritoneum beim Verschließen zu vermeiden (▶ Abb. 4-2). Die Dissektion erfolgt entweder mit der Schere oder vorsichtig mit dem monopolaren Haken.
Selbst wenn die Elektrokoagulation nahe der GB vorsichtig erfolgt, ist eine eindeutige, nicht blutende Sicht auf die Wand des Choledochus bzw. den Ductus hepatis communis unentbehrlich.

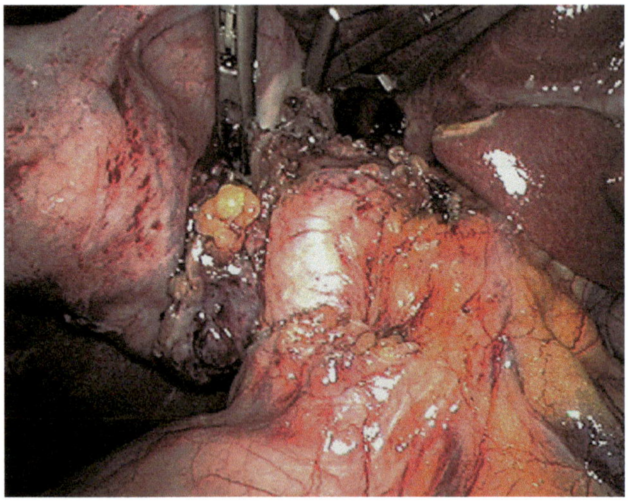

Abb. 4-2 Darstellung und Freilegung des Hauptgallenganges im Ligamentum hepatoduodenale während einer Laparoskopie. Ein Leberhaken hebt die Leberunterseite in Höhe des IV. Segmentes an.

4.3 Technik der Choledochotomie

Ratschläge für die Choledochotomie

- Vermeidung jedweder Verletzung der Hinterwand der GB während der Eröffnung des Choledochus
- Jede Choledochotomie muss kleiner sein als die Hälfte des Gesamtumfangs des HG.
- Vorsicht vor einer sekundären Ischämie der Gallenblasenwand
- keine kraftvolle Extraktion von großen Konkrementen
- Unverzichtbar, sowohl therapeutisch als auch diagnostisch, für den Zugang via Choledochotomie ist die Choledochoskopie.
- Die Indikation für eine externe biliäre Drainage kann enger gefasst werden. Nach Einlage einer externen Drainage ist eine spezifische postoperative Überwachung gerechtfertigt.
- Die schwerste Komplikation ist eine frühzeitige Dislokation der Drainage (Re-Operation).

4.3.1 Eröffnung des Choledochus

Das Eröffnen des HG kann entweder mit einer Schere oder einem Skalpell mit auswechselbarer Klinge durchgeführt werden. Das Eröffnen des HG nennt man entweder Choledochotomie, wenn es supraduodenal durchgeführt wird, oder Hepatikotomie, wenn sie weiter proximal im Ligamentum hepatoduodenale in Höhe oder oberhalb des Abgangs des DC vom HG durchgeführt wird (▶ Abb. 4-3). Kontrovers diskutiert wird die Wahl der Inzision, vertikal oder transversal, im Bezug auf die Achse des HG. Die transversale Choledochotomie schont mehr die verzweigten Vaskularisierungen der Wand. Die Choledochotomie darf nicht größer sein als die Hälfte des Durchmessers der gesamten Zirkumferenz, was Schwierigkeiten bei der Extraktion von großen Steinen implizieren kann. Die vertikale Choledochotomie erhöht die Wahrscheinlichkeit einer postoperativen Stenose durch Interruption der vaskulären Versorgung der Wand bei filigranem Choledochus, jedoch kann sie bei Bedarf vergrößert werden. In der Praxis ist die Richtung der Inzision bei dilatiertem Choledochus, was bei indizierten Choledochotomien am häufigsten vorkommt, nicht sehr relevant.

Folgende Grundsätze garantieren sowohl das qualitative Wiederverschließen als auch die Prävention einer sekundären Stenose:

- Vermeiden einer Verletzung der Gallengangshinterwand, vor allem, wenn man ein Skalpell mit auswechselbarer Klinge benutzt
- bei transversalem Schnitt nicht mehr als die Hälfte der gesamten Zirkumferenz des HG inzidieren
- möglichst keine exzessive Dissektion der Wand des HG, um eine sekundäre Ischämie nach vertikaler Inzision zu vermeiden

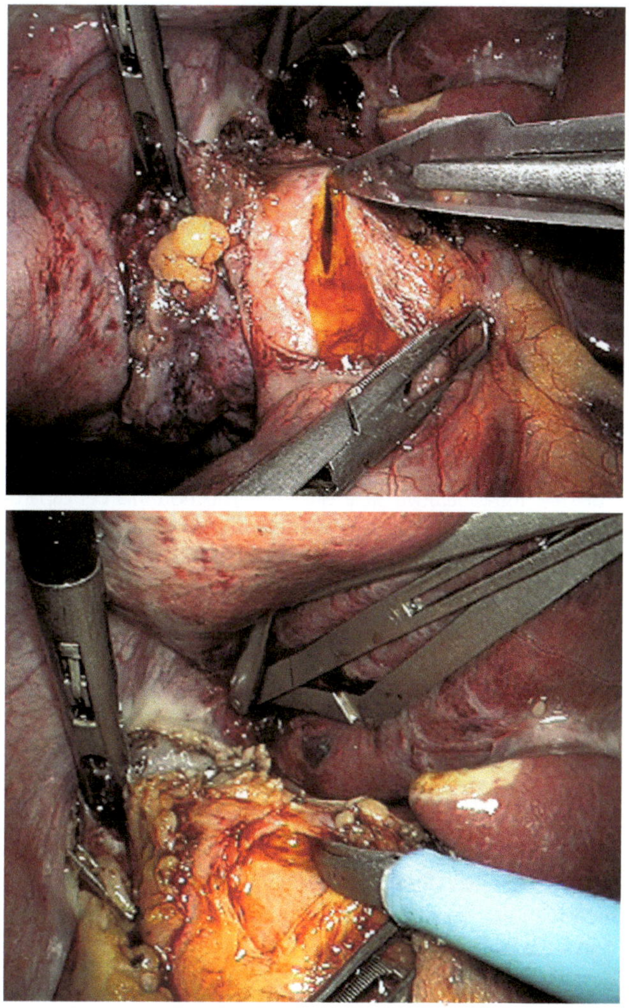

a

b

Abb. 4-3 Intraoperative Sicht auf eine laparoskopische Choledochotomie.
a Inzision mit Hilfe eines Skalpells mit auswechselbarer Klinge.
b Erweiterung der Inzision mit einer Schere.

- keine vertikale Choledochotomie vornehmen, wenn der Kaliber des HG im physiologischen Bereich liegt
- chirurgische Erweiterung der Choledochotomie gemäß den Steinkalibern, um einen Riss der Inzision bei „forcierter" Extraktion eines großen Steins zu vermeiden.

4.3.2 Extraktion der Steine

Ungeachtet des chirurgischen Zugangs (Laparotomie, Laparoskopie) sind die Möglichkeiten der Steinextraktion sehr variabel. Der spontane Steinabgang ist bei Öffnung des HG unter Druck nach Injektion eines KM möglich (▶ Abb. 4-4), was bedeutet, dass man – besonders bei der laparoskopischen Exploration – von Anfang an sehr achtsam sein muss, um eine Dissemination der Steine ins Abdomen zu vermeiden. Die Steine können durch Druck mit Hilfe eines weichen Instruments von unten nach oben auf der vorderen Wand der GB extrahiert werden.

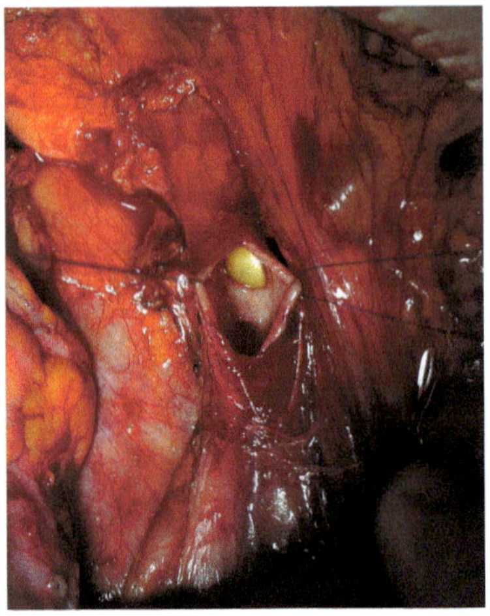

Abb. 4-4 Intraoperative Sicht einer Choledochotomie bei Laparotomie: spontaner Steinabgang aus dem Choledochus.

Diese Methode ist ratsam, wenn der oder die Steine bei der Cholangiografie mobil sind. Bei der Laparotomie liegt die linke Hand des Operateurs dorsal des Pankreas und senkt so Duodenum und Pankreas, was oft eine digitale Extraktion des oder der Steine ermöglicht. Die instrumentelle Desobstruktion wird bei Laparotomie mit der Mirizzi-Klemme (▶ Abb. 4-5) oder entsprechend bei Laparoskopie mit einer atraumatischen Fasszange, die über den epigastrischen Trokar eingeführt wurde, durchgeführt. Man kann sogar, falls erforderlich, die Mirizzi-Klemme benutzen, indem man den epigastrischen 5-mm-Trokar retrahiert, sie dann durch die Wand einführt, während man das Pneumoperitoneum durch passageren Fingerdruck aufrechterhält. Die Mirizzi-Klemmen müssen sehr vorsichtig mit offenen Branchen eingeführt werden, um ein Zurückdrängen der Steine in den distalen Choledochus zu vermeiden. Durch eine biliäre Spülung mittels einer Sonde gelingt es oft, die Steine zu mobilisieren und herauszuspülen, unter der Bedingung, dass die Größe der Choledochotomie den freien Reflux der Flüssigkeit erlaubt.

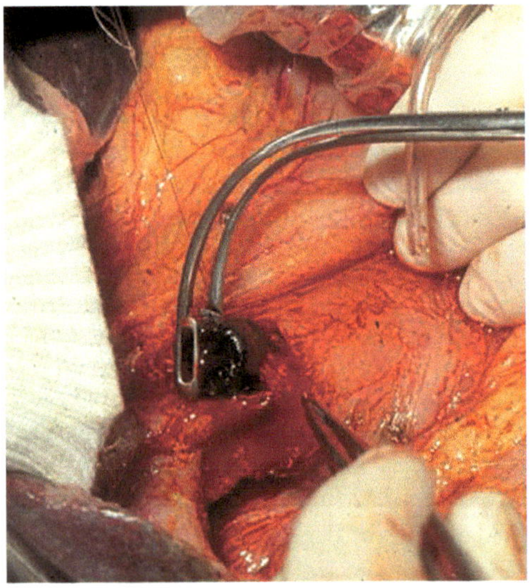

Abb. 4-5 Intraoperative Sicht einer Choledochotomie bei Laparotomie: Steinextraktion aus dem Choledochus mit Hilfe einer Extraktionspinzette.

Die Dormia-Sonde ist ebenfalls ein Instrument der Wahl und kann entweder blind in die Choledochotomie (▶ Abb. 4-6, ▶ 4-7) oder durch den Arbeitskanal des Choledochoskops eingeführt werden (▶ Abb. 4-8). Die Vorsichtsmaßnahmen bei der Handhabung sind dieselben wie beim transzystischen Zugang. Die Extraktion der Konkremente unter Choledochoskopie erfordert eine zweite Kamera und einen zweiten Monitor. Das Choledochoskop wird über den 10-mm-Trokar eingeführt, der subkostal rechts platziert ist. Die Spitze des Trokars wird nahe der Choledochotomie positioniert, was ein direktes Einführen des Choledochoskops in den HG erlaubt (▶ Abb. 4-9). Wegen der fragilen Hülle ist ausdrücklich davon abzuraten, für die Handhabung des Choledochoskops eine metallische Fasszange zu benutzen. Der Spüldruck im Lumen des Choledochus provoziert die Mobilisierung selbst kleinster Steine. Es passiert nicht selten, dass durch eine einmalige Lavage entweder neben dem Choledochoskop oder beim Ziehen desselben Konkremente herausgespült werden. Wenn die Konkremente nicht herausgespült werden, muss man eine Dormia-Sonde benutzen, die durch den Spülkanal eingeführt wird. Es gibt auf dem Markt Endoskope mit einem Arbeitskanal von 2 mm, was ohne Probleme die Passage einer Dormia-Sonde unter Erhalt des korrekten Wasserdrucks ermöglicht.

Mit Hilfe von Rotationsbewegungen des Choledochoskops um die eigene Achse und das Drehen des Dormia-Körbchens gelingt es dem Operateur, das zu fassende Konkrement gut zu visualisieren (▶ Abb. 4-10). Die Dormia-Sonde wird mit geschlossenem Körbchen vom zweiten Assistenten unter Sicht über den Arbeitskanal eingeführt und unter den Stein geschoben. Zwei Methoden sind möglich, um den Stein zu fassen: die Sonde unter kleinen Torsionsbewegungen zurückziehen oder die Sonde und das Choledochoskop en bloc gemeinsam ziehen.

Das Schließen des gefüllten Körbchens wird unter Sicht vorgenommen und das gesamte Choledochoskop wird unter endoskopischer Kontrolle retrahiert, bis die Spitze der Sonde, die den

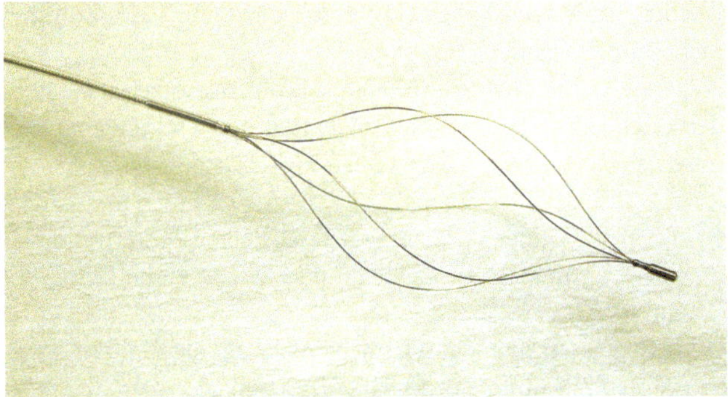

Abb. 4-6 Dormia-Sonde mit 5 Strängen.

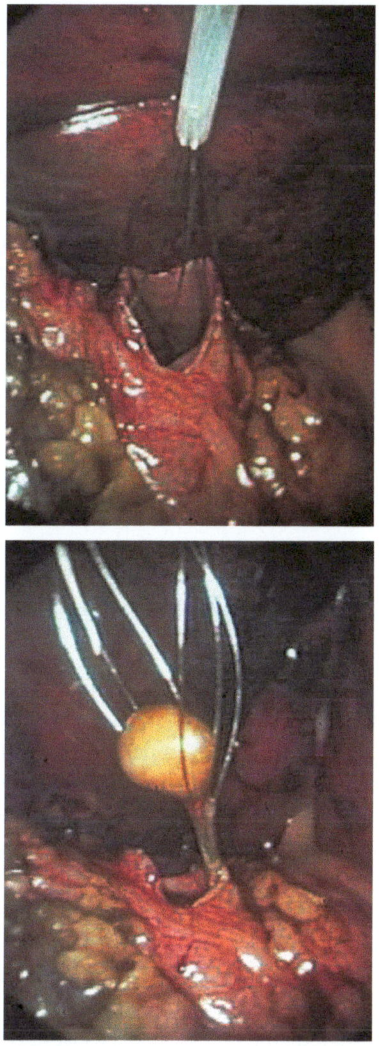
a
b

Abb. 4-7 Instrumentelle Desobliteration mit einer Dormia-Sonde während einer laparoskopischen Choledochotomie.
a Blindes Einführen der Dormia-Sonde durch die Choledochotomie.
b Steinextraktion.

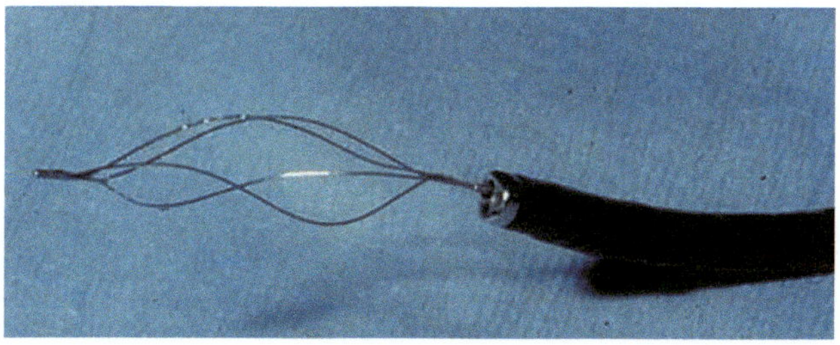

Abb. 4-8 Diese Dormia-Sonde ist sehr fein, hat 4 Stränge und passt durch den Arbeitskanal eines Choledochoskops.

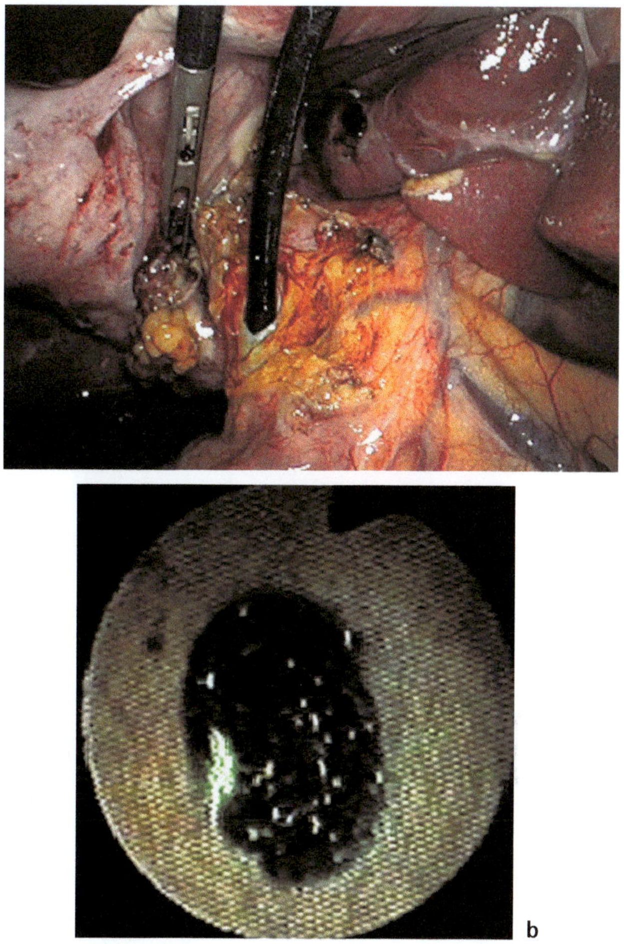
a
b

Abb. 4-9 Intraoperative Choledochoskopie bei einer laparoskopischen Choledochotomie.
a Exploration des distalen Choledochus.
b Endoskopische Sicht auf eine suprapapilläre Choledocholithiasis.

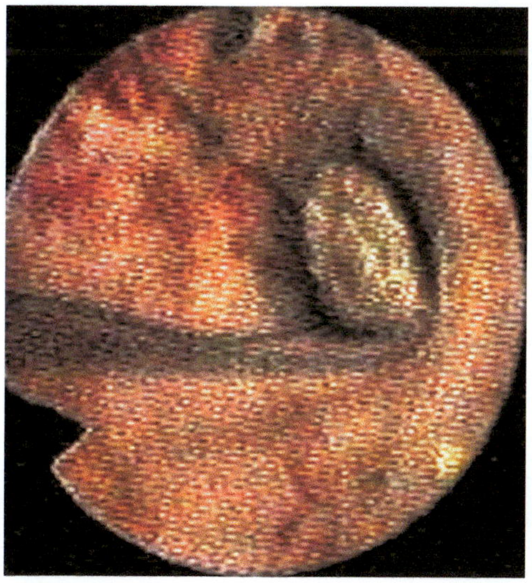

Abb. 4-10 Fang eines Choledochussteins mit der Dormia-Sonde unter choledochoskopischer Kontrolle durch eine laparoskopische Choledochotomie.

Stein enthält, zu sehen ist. Dieses Manöver wird so oft wie nötig wiederholt.

Die Desobstruktion kann ebenfalls mit einem blind eingeführten Fogarty-Katheter erfolgen, der offen (▶ Abb. 4-11) oder durch Laparoskopie (▶ Abb. 4-12) eingeführt wird. Es empfiehlt sich jedoch darauf zu achten, die Migration der Steine in die oberen Gallengänge durch eine passagere Obstruktion, welcher Art auch immer, zu verhindern (▶ Abb. 4-13). Bei der Extraktion muss man eine Fragmentierung der Steine vermeiden, was bei fragilen Steinen schwierig sein und zur Migration in den distalen Choledochus oder den Recessus der Papille führen kann. Man darf niemals die Instrumente blind in den HG einführen, ohne sich vorher vergewissert zu haben, dass der Stein nicht den distalen Choledochus blockiert. Bei einem eingeschlossenen Stein besteht eine elegante, aber nicht immer anwendbare Methode darin, den Stein unter endoskopischer Kontrolle mittels endoluminaler Lithotripsie, elektrohydraulisch oder mit einem gepulsten Laser zu fragmentieren [3].

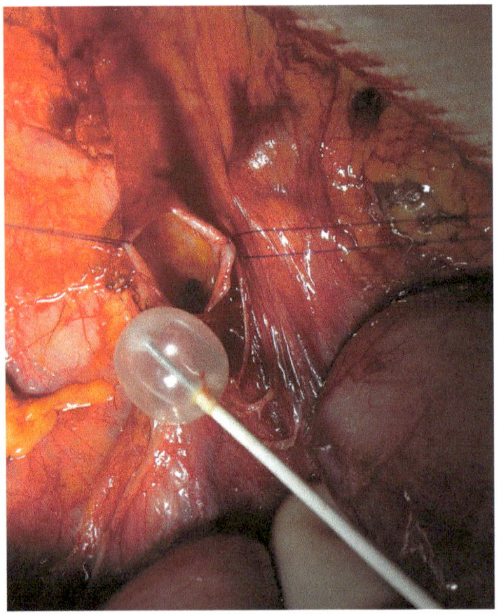

Abb. 4-11 Desobstruktion einer Lithiasis über eine offene Choledochotomie mit Hilfe einer Ballonsonde.

Die Lithotripsie-Sonde wird aus folgenden Gründen kontaktnah zum Stein und fern der Wand des Choledochus positioniert: man vermeidet sowohl eine Hämobilie als auch eine Perforation der Wand. Außer der Lithotripsie gibt es noch folgende Methoden: entweder Konversion zur Laparotomie mit transduodenalem Zugang durch die Papille oder eine endoskopische Sphinkterotomie postoperativ. Das Risiko eines Misserfolges oder einer notwendigen Re-Intervention sind Schwierigkeiten, auf die sowohl der Chirurg als auch der Endoskopiker stoßen können.

4.3.3 Intraoperative Kontrolle der Durchgängigkeit der Gallengänge

Genauso wie beim transzystischen Zugang erfolgt die Kontrolle bevorzugt mit der Endoskopie erfolgt, so bevorzugt man bei der Choledochotomie die choledochoskopische Kontrolle der Desobstruktion bei Lithiasis [4, 5]. In der Tat ist die ICO über den transzystischen Zugang mit einem Risiko von falsch positiven Aussagen aufgrund der Lufteinschlüsse nach Choledochotomie verbunden. Der Durchmesser des Choledochus erlaubt stets die Benutzung eines Choledochoskops mit einem Durchmesser von 5 mm. Diese sind nicht nur robuster als die filigranen Choledochoskope, sondern besitzen auch einen Arbeitskanal, der sowohl eine suffiziente Spülung des Choledochus erlaubt als auch eine Extraktion mit dem Körbchen unter Sicht gestattet. Die Visualisierung der Konkremente im Choledochus ist noch besser, wenn man eine Fasszange benutzt, um eine relative Abdichtung der

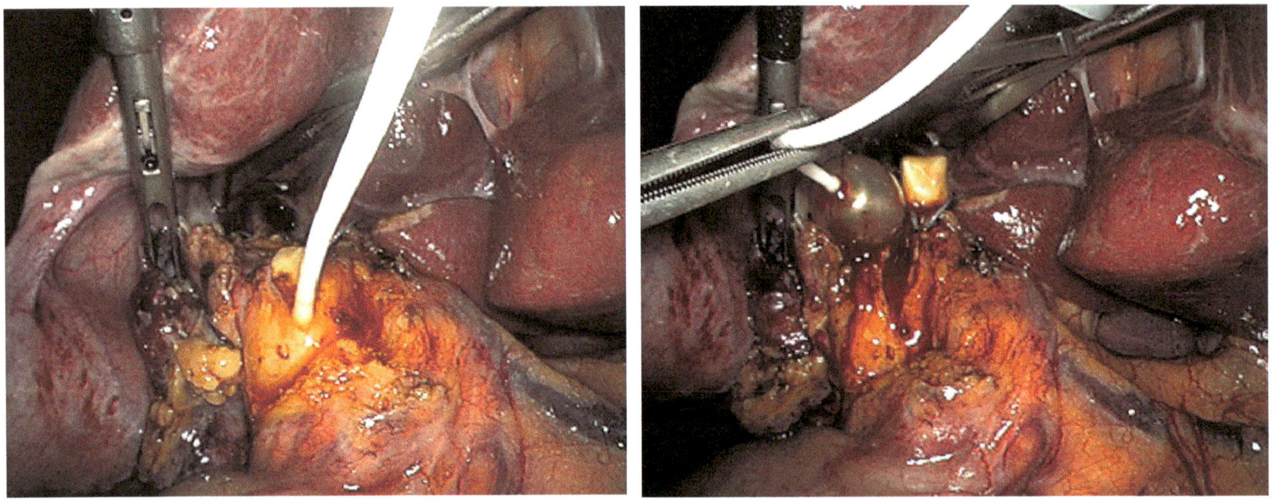

a b

Abb. 4-12 Desobstruktion einer Lithiasis mit einer Ballonsonde über eine laparoskopische Choledochotomie.
a Das Herausziehen der Ballonsonde garantiert eine Extraktion der Choledochussteine durch die Öffnung der Choledochotomie.
b Ende der Extraktion mit der Ballonsonde.

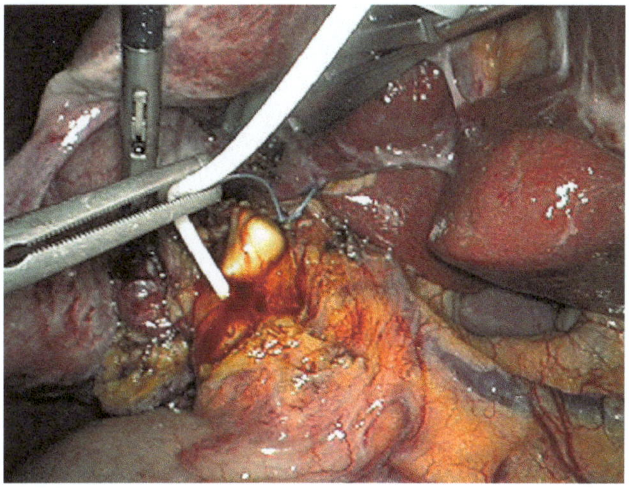

Abb. 4-13 Während einer laparoskopischen Desobstruktion nach laparoskopischer Choledochotomie wird ein großes Stoffbällchen (mit einem blauen Faden markiert) eingeführt, um eine Migration der Konkremente in die oberen intrahepatischen Gallengänge während der Desobliteration mit der Ballonsonde zu verhindern.

Choledochotomie um das Choledochoskop herum zu garantieren.

Entgegen dem transzystischen Zugang ist die Exploration via Choledochotomie einfach und kann die gesamten Gallengänge erfassen. Die Kontrolle der oberen intrahepatischen Gallengänge wird empfohlen, da bei der Exploration Steinfragmente nach proximal mobilisiert werden können. Um Schwierigkeiten mit dem Arbeitshebel des Choledochoskops (Albarran-Hebel) oder das Risiko eines Traumas durch das Choledochoskop zu vermeiden, raten wir, für die laparoskopische Exploration der oberen Gallengänge das Choledochoskop über den umbilikalen Optiktrokar einzuführen.

Das Einführen des Choledochoskops über diesen Trokar ermöglicht sowohl eine problemlose als auch eine systematische und komplette Exploration der oberen Gallengänge (▶ Abb. 4-14). Findet man so einen intrahepatischen Stein, kann dieser mit Hilfe einer Dormia-Sonde unter visueller Kontrolle extrahiert werden; die Sonde wird dabei entweder durch den Arbeitskanal des Choledochoskops oder nebenher eingeführt. Die Kontrolle der unteren Gallengänge erfolgt nach Identifikation der Papille von unten nach oben, ohne die Papille zu penetrieren (▶ Abb. 4-15). Dringend angeraten wird ein zusätzlicher Videoturm, da so eine bessere chirurgische Assoziation von Exploration und Extraktion erfolgen kann.

4.3.4 Schließen der Choledochotomie

Es bestehen vier Möglichkeiten zum Schließen der Choledochotomie: über eine externe T-Drainage sowie ein primärer Verschluss unter Schienung mit entweder einer externen transzystischen, einer internen endoprothetischen Drainage oder ganz ohne eine Drainage [6].

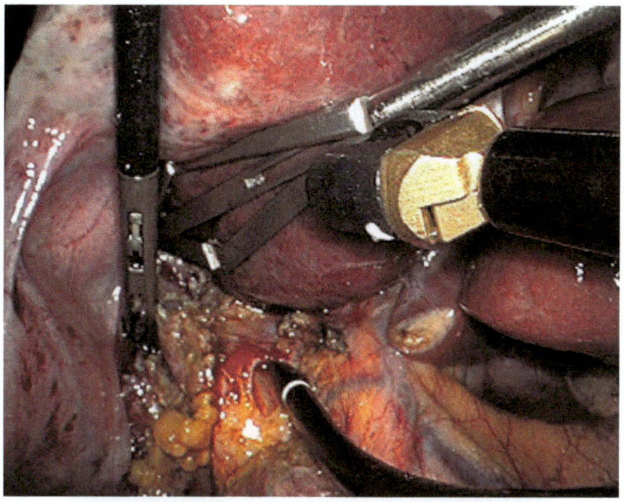

a

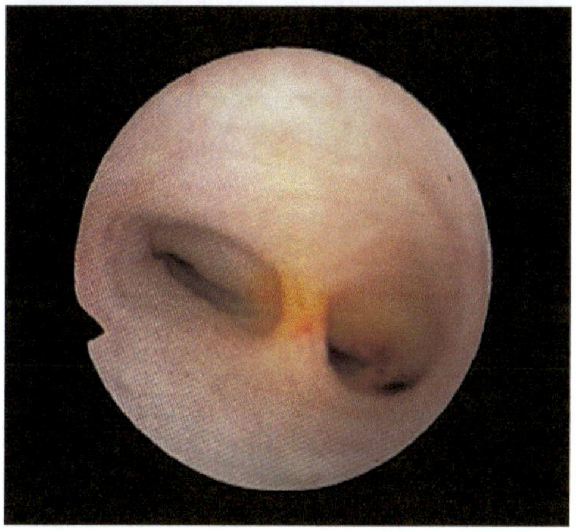

b

Abb. 4-14 Choledochoskopische Kontrolle am Ende einer Desobstruktion bei Lithiasis während einer laparoskopischen Choledochotomie.

a Exploration der oberen Gallengänge.

b Endoskopischer Blick auf die obere rechte biliäre Konvergenz.

Die externe Galledrainage ist die Methode, die zumindest in der Vergangenheit am häufigsten empfohlen worden ist. Zudem soll sie die Sicherheit nach der Operation verbessern, indem sie die risikoreichen Auswirkungen eines unbemerkten, intraperitonealen Gallelecks mindert und eine Kontrollcholangiografie ermöglicht. Jedoch erhöht sich so auch die Wahrscheinlichkeit einer bakteriellen Kontamination des HG, eines elektrolytischen Flüssigkeitsverlustes, des Risikos eines verfrühten Ziehens, der größeren postoperativen Verantwortung und einer prolongierten Liegezeit im Krankenhaus.

Komplikationen durch die externe Drainage treten in 5% der Fälle auf. Zwei Methoden sind dann möglich: Schließen der Choledochotomie über einer T-Drainage oder einer transzystischen Drainage, die vor dem Schließen der Choledochotomie in die oberen Gallengänge geschoben wurde. Die externe T-Drainage (so genannte Kehr-Drainage) wird nach Extraktion sowohl bei Cholangitis mit entzündlichen Veränderungen der Choledochuswand, die für die Papille traumatisierend sind, als auch bei multi-

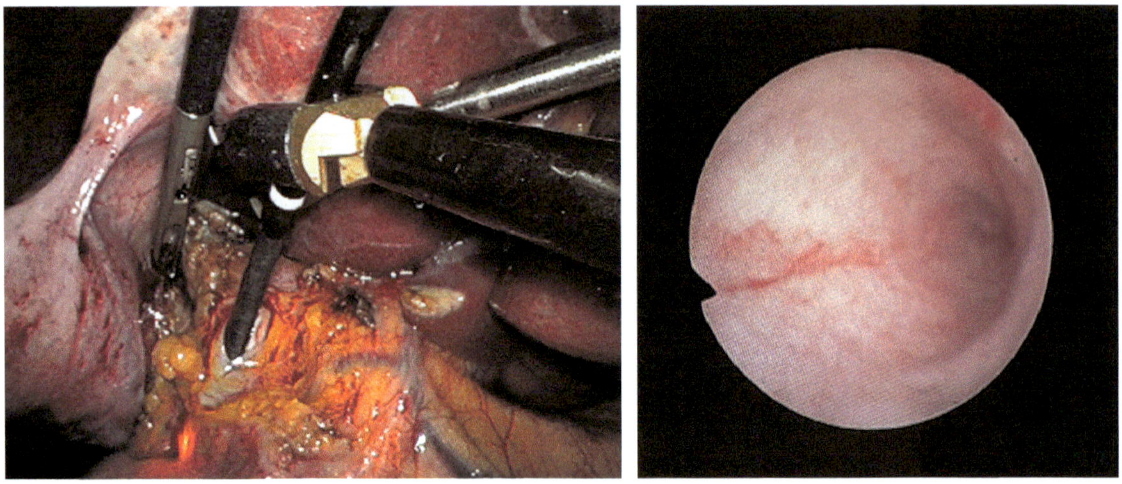

Abb. 4-15 Choledochoskopische Kontrolle einer Desobstruktion bei biliärer Lithiasis während einer laparoskopischen Choledochotomie.
a Exploration des distalen Choledochus.
b Intraoperative endoskopische Sicht auf die Papille.

plen fragmentierten Konkrementen eingelegt, da sie ein Risiko für Reststeine darstellen.

Verschluss auf einer externen T-Drainage

Die T-Drainage muss aus Latex sein, um das Verkleben mit dem Peritoneum zu begünstigen, so dass beim Entfernen der Drainage keine Galle ins Abdomen fließen kann. Liegt keine biliäre Infektion vor, ist eine Drainage mit Kaliber Nr. 10–12 ausreichend. Die aufgezweigten Enden der T-Drainage werden zuerst zu einer Rinne eingeschnitten, was sie für die spätere Entfernung des Abzugskanals flexibler macht. Eine Länge von 1 cm für jeden der beiden horizontalen Äste ist suffizient. In der Laparoskopie kann man nur das ausreichend lange Ende der T-Drainage in die Peritonealhöhle legen und über einen zusätzlich platzierten Trokar, der oberhalb des HG platziert wird, ausleiten. Das extrakorporal ausgeleitete Ende der Drainage wird mit einem Klemmchen gefasst, um ein Ablassen des Pneumoperitoneums zu verhindern. Die beiden Branchen des T-Stücks müssen jeweils eine Seite von der Choledochotomie besetzen.

Verschiedene Techniken zum Einführen der T-Drainage in den HG bei Laparoskopie sind beschrieben worden. Es reicht in der Regel aus, einen Ast des T-Stücks zu fassen und es in den proximalen HG zu drücken, bis der gesamte horizontale Anteil des T-Stückes im biliären Lumen auftaucht (▶ Abb. 4-16). Nun zieht man vorsichtig mit der Pinzette am vertikalen Ast der Drainage, um die beiden horizontalen Äste jeweils seitlich von der Choledochotomie zu platzieren. Die Drainage wird entweder an den lateralen Pol (horizontale Öffnung) oder an den kranialen Pol der Choledochotomie (vertikale Öffnung) platziert, mit oder ohne eine punktuelle Sicherungsnaht im Niveau der gewünschten Position (▶ Abb. 4-17). Die Choledochotomie wird durch Einzelknopfnähte oder eine überwendliche Naht mit einem geflochtenen Faden der Stärke 4 × 0 oder 5 × 0 verschlossen (▶ Abb. 4-18). Der geflochtene Faden hat den Nachteil, nicht so gut zu gleiten wie ein monofiler Faden, jedoch kann man ihn besser handhaben und knüpfen.

Um die Dichtigkeit der Naht zu kontrollieren, kann man physiologische Spüllösung unter laparoskopischer Kontrolle durch die T-Drainage applizieren (▶ Abb. 4-19). Eine einfache Methode besteht darin, die Drainage aus Kautschuk direkt nach dem Abgang aus dem HG mit einer feinen Klemme kurz zusammenzudrücken, um so einen zusätzlichen Stich der Wände der Choledochotomie machen zu können. Wenn man den Druck löst, garantiert die Elastizität der Drainage das Abdichten der Naht. Die Drainage wird bei offenem Vorgehen über eine Inzision nach extraabdominal und bei Laparoskopie über die Trokarstelle ober-

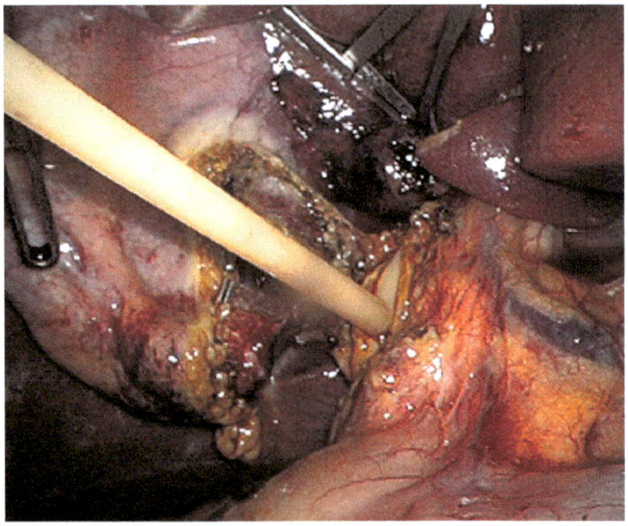

Abb. 4-16 Platzieren einer T-Drainage bei laparoskopischer Choledochotomie.

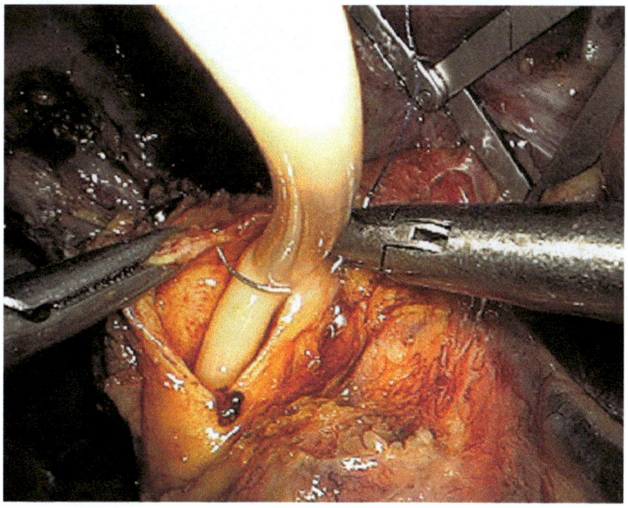

Abb. 4-17 Laparoskopische Naht der Choledochotomie nach Einlegen einer Kehr-Drainage in den Hauptgallengang. Man sieht, wie die Drainage am oberen Pol der Choledochotomie zum Liegen kommt, während die Inzision von proximal nach distal erfolgt.

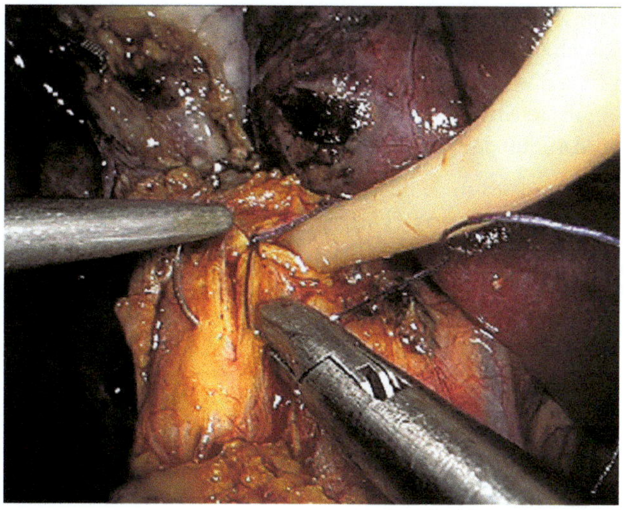

Abb. 4-18 Verschluss der laparoskopischen Choledochotomie nach Einlage einer T-Drainage mit resorbierbaren Einzelknopfnähten.

halb der Gallengänge ausgeleitet. Die Ausleitung erfolgt direkt mit einer kleinen Sicherheitsschlaufe intraperitoneal, um ein ungewolltes Ziehen der Drainage zu verhindern. Die Fixierung an der Wand muss zwar fest sein, sollte das Lumen der Drainage dennoch nicht komprimieren. Dann wird die Drainage ohne Sog an einen herabhängenden Beutel angeschlossen und am Schluss der Intervention wird die Effizienz der Drainage überprüft.

Primärnaht der Choledochotomie mit transzystischer Drainage

Die primäre Naht des HG in distaler Richtung über einer transzystischen Drainage beruht auf der Hypothese, dass die Handhabung und ihre Risiken geringer sind als bei der Kehr-Drainage. Das wurde bisher nicht formell bestätigt. Diese Methode erlaubt eine sichere Naht des HG. Die Technik der transzystischen Intubation mit der Drainage wird in Kapitel 3 beschrieben. Ein Test mit Methylenblau erfolgt auch hier, um die Dichtigkeit der Naht zu verifizieren. Die Drainage wird im Zystikusstumpf mit einem dünnen, schnell resorbierenden Faden fest und eng fixiert. Eine zu feste Fixierung jedoch kann ein Ziehen der Drainage erschweren oder hinauszögern. Die Pflege und die Überwachung sind bei der transzystischen und der T-Drainage gleich. Diese Methode kombiniert in der Tat die Risiken einer Naht des Choledochus und die Nachteile von externen Galleableitungen.

Primärnaht des Gallenganges ohne Drainage [7]

Die Primärnaht der Choledochotomie wird empfohlen, wenn die Wand des Choledochus blande und von guter Qualität ist und man eine vollständige Durchgängigkeit des HG erreicht hat, ohne die Papille zu traumatisieren. Die Naht an sich hat keine technischen Besonderheiten. Sie kann entweder durch Einzelknopftechnik, durch eine überwendliche Naht mit einem monofilen Faden oder mit einem resorbierbaren, geflochtenen Faden 5 × 0 erfolgen. Bei der Laparoskopie werden die Enden der überwendlichen Naht intrakorporal geknüpft oder durch kleine resorbierbare Clips fixiert. Mittels Applikation von KM und Methylenblau über den Zystikusstumpf wie bei der klassischen Cholangiografie kann man sowohl die Dichtigkeit der Naht als auch das freie Lumen des HG kontrollieren. Sind die Voraussetzungen für einen primären Verschluss ohne Drainage günstig und die Naht ist wasserdicht, kann man den Zystikusstumpf mit zwei Clips ligieren.

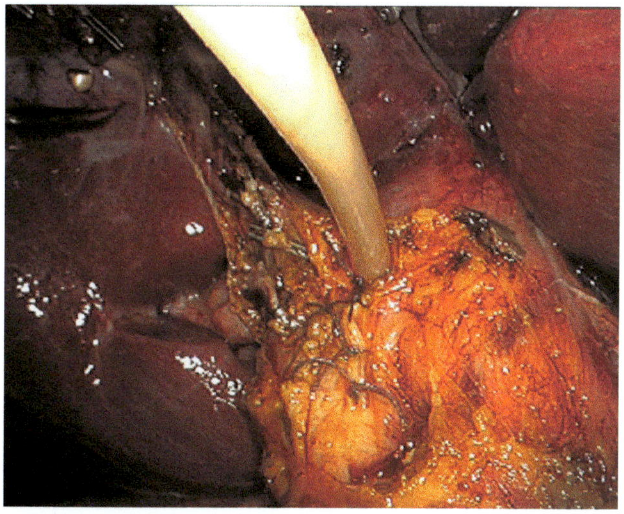

Abb. 4-19 Intraoperative Sicht auf eine laparoskopisch mit Einzelknopfnähten über einer T-Drainage verschlossenen Choledochotomie. Mit Methylenblau kann man die Dichtigkeit der Nähte verifizieren.

Eine rechts-lateral über die Trokarstelle eingeführte dünne Saugdrainage kann hinter dem Ligamentum hepatoduodenale platziert werden.
Somit ist ein Galleleck frühzeitig identifizierbar. Die Drainage wird 48 Stunden postoperativ gezogen.

Primärnaht des Hauptgallenganges über einer internen Endoprothese als biliäre Drainage [8]

Eine Alternative zur externen Gallendrainage ist das intraoperative Einlegen einer transpapillären Endoprothese, weil ein postoperativer Galleverlust durch eine sichere Naht und eine effiziente biliäre Dekompression vermieden wird (▶ Abb. 4-20). Der Chirurg muss von der Qualität seiner Desobstruktion der Lithiasis überzeugt sein.
Diese Technik ist weder geeignet bei akuter biliärer Pankreatitis noch nach Trauma der Papille bei instrumenteller Desobstruktion. Man benutzt eine flexible kleine, endoskopische Prothese aus Plastik (im Allgemeinen mit Kaliber 7 Fr) (▶ Abb. 4-21). Diese lässt man vorsichtig über einen metallischen Mandrin erst durch die Choledochotomie, dann durch die Papille rutschen, um ein Trauma zu vermeiden. Die gute transpapilläre Lokalisation der Prothese wird am Ende der Intervention mittels Kontrollcholangiografie verifiziert. Diese Technik ermöglicht jedoch keine postoperative Suche nach verbliebenen Steinen durch Cholangiografie. Die Prothese muss sekundär via Endoskopie nach 15 bis 21 Tagen zurückgezogen werden (▶ Abb. 4-22).

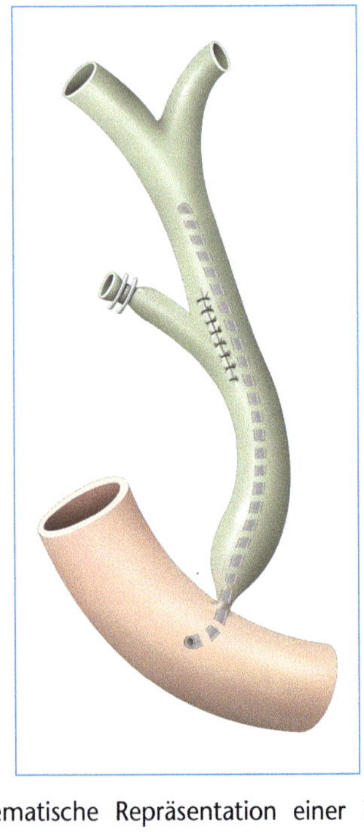

Abb. 4-20 Schematische Repräsentation einer internen biliären Drainage, die über eine laparoskopische Choledochotomie eingeführt wurde. Nach dem Einbringen der Endoprothese wird die Choledochotomie primär mittels Naht verschlossen.

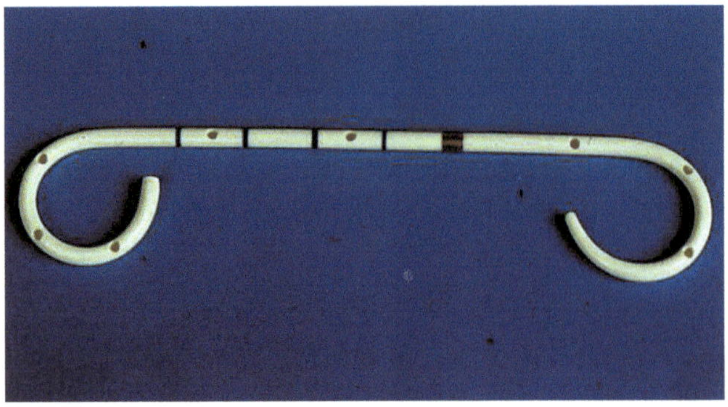

Abb. 4-21 Diese flexible Endoprothese ist sowohl mit multiplen Perforationen versehen als auch mit einem metallischen Ring zur Lagekontrolle bei intraoperativer Cholangiografie.

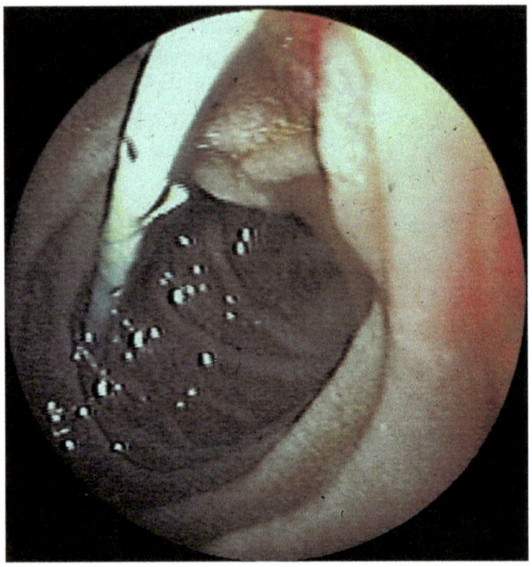

Abb. 4-22 Diese postoperative Duodenoskopie zeigt die transpapilläre Protrusion einer Endoprothese in das duodenale Lumen.

4.4 Intraoperative Komplikationen bei der Choledochotomie

Die Hauptschwierigkeit, die während der Choledochotomie auftreten kann, betrifft die Extraktion der Konkremente. Eine Komplikation dieser Extraktion ist die Fragmentierung eines großen Steines in multiple Teile, die man trotzdem einfangen muss. Die häufigste Komplikation (etwa 3–5%) wird induziert durch eine *bleibende Lithiasis*, die für eine Cholestase, Cholangitis oder eine Gallefistel an der Nahtstelle des Choledochus verantwortlich ist. Abhängig vom Alter, dem Operationsrisiko des Patienten und den lokalen Bedingungen wird die therapeutische Wahl am häufigsten auf die postoperative SE fallen.
Eine zweite Komplikationsquelle ist mit der *Inzision der Choledochotomie* an sich verbunden. Sie muss immer kürzer sein als die Hälfte des Durchmessers des HG im Falle einer transversalen Inzision. Der Verschluss muss dann im ersten Anlauf wasserdicht sein. Eine zu große Eröffnung und eine postoperative Gallefistel

sind die möglichen Ursachen einer sekundären Stenose. Die Entzündung der Choledochuswand verursacht eine hämorrhagische Choledochotomie aufgrund einer leichten persistierenden Blutung aus einer kleinen Arterie im Wundrand. Eine sorgfältige Hämostase muss diese Randblutung stoppen, um eine Naht unter guten technischen Bedingungen zu erlauben. Beim geringsten Kontakt mit Instrumenten wie Pinzette, Choledochoskop und Dormia-Sonde, wird eine Blutung aus der Mukosa im Lumen induziert. Diese Blutung im Lumen macht die Exploration bei Choledochoskopie schwieriger und die Verifikation eines akalkulösen Lumens unsicherer. Eine größere Blutung kann die Ursache für eine postoperative *Hämobilie* mit relativer Obstruktion des HG oder der externen Galleableitung durch Thromben sein. Eine Hämobilie kann eine postoperative Cholangitis zur Folge haben, die einen schweren Verlauf nehmen kann. Um diese Komplikation zu vermeiden, wird empfohlen, mit viel Vorsicht und Zartheit bei hilärer Entzündung vorzugehen. Die Blutung, deren Ursprung die Entzündung der Schleimhaut des HG ist, ist eine Indikation für die Wahl einer externen biliären Drainage mittels einer großkalibrigen T-Drainage, die größer ist als die sonst übliche Nummer 10 oder 12.

Das Risiko einer Primärnaht des Choledochus ohne Drainage ist die *Gallefistel*. Die Wahrscheinlichkeit hierfür liegt bei 1–2%. Wenn neben der Fistel keine lokalen oder generalisierten Symptome auftreten, wird die Fistel mit der am Ende des Eingriffes in die Peritonealhöhle eingelegten Drainage versorgt, die später zur alleinigen klinischen Überwachung bis zur Austrocknung der Fistel dient. Eine transkutane Ultraschall-Untersuchung muss eine intraperitoneale Galleansammlung verifizieren und die Qualität der eingebrachten Drainage bestätigen. Ohne Drainage kann durch ein Galleleck entweder ein subhepatisches Biliom oder eine sekundäre biliäre Peritonitis induziert werden. Die *subhepatische Galleansammlung* ist mittels sonografisch gesteuerter perkutaner Punktion therapierbar. Die *generalisierte biliäre Peritonitis* erfordert eine Re-Intervention, die in der Regel mit dem Einbringen einer externen Galleableitung beendet wird. Gemäß dem Allgemeinzustand des Patienten und den lokalen Bedingungen kann diese Re-Intervention laparoskopisch durchgeführt werden, wenn der Patient auch zuvor auf diese Weise operiert wurde. Bei frühzeitigem unkontrolliertem Herausreißen der Drainage kann diese Methode ebenfalls angewendet werden. Das Einbringen einer endoskopisch eingebrachten Endoprothese wurde vorgeschlagen, um diese Komplikationen eines Gallelecks zu mindern. Es therapiert jedoch nicht die biliäre intraperitoneale Sekretion. Es ist also notwendig, wenigstens eine Drainage sonografisch gesteuert ins Abdomen einzulegen. Eine frühzeitige Re-Intervention kann als die einfachste und am schnellsten wirksame Lösung angesehen werden.

4.5 Postoperative Folgen

Die postoperative Kontrolle von Amylase und Lipase im Serum ist nur bei akuter Schmerzsymptomatik und dem Verdacht auf eine Pankreatitis indiziert. Die allgemeine und spezifische postoperative Überwachung richtet sich nach der OP-Technik. Im Fall eines transzystischen Zugangs oder einer Primärnaht wurde intraoperativ ein akalkulöser HG verifiziert. A priori ist keine biliäre Exploration zu rechtfertigen. Die Überwachung der subhepatischen Vakuum-Drainage ermöglicht die Identifikation eines Gallelecks.

Eine externe biliäre Galleableitung rechtfertigt eine spezifische postoperative Überwachung. Die Drainage der Galle erfolgt über die Schwerkraft in einen Auffangbeutel. Wichtig ist die Menge der Sekretion über die Drainage:

- Wenn die Sekretion gering ist, muss man überprüfen, ob entweder die Drainage abgeknickt bzw. die Fixierung im Hautniveau zu fest ist oder ob eine biliäre Sekretion über die subhepatische Drainage, die am Ende der Operation hinter dem Ligamentum hepatoduodenale platziert wurde, erfolgt. Beim geringsten Zweifel und insbesondere, wenn klinische oder laborchemische Anzeichen wie Schmerzen, Fieber, Verschiebung der Cholestaseparameter (Bilirubin, alkalische Phosphatase) dazu auftreten, sollte zügig eine Kontrolle mittels Cholangiografie erfolgen, um die korrekte Lage der Drainage im HG zu überprüfen. Eine verfrühte Extraktion der Drainage ist fast immer eine Indikation für eine Re-Operation.
- Liegt die Sekretion signifikant höher als 600 oder 700 ml pro 24 Stunden, muss man initial an einen im Abdomen verbliebenen Stein in Flussrichtung der Galleflüssigkeit denken. Die Diagnostik bei diesem Kasus wird durch eine Cholangiografie gemacht. Ein signifikantes Galleleck kann schnell metabolische Folgen haben (Dehydration, Natrium- und Bikarbonatverlust), die um so schlechter vertragen werden, je älter der Patient ist. Die Verluste werden vorbeugend durch Infusionen oder enteral ausgeglichen.

Die Kontrollcholangiografie über die externe biliäre Drainage ist Standard. Bei unkompliziertem Verlauf sollte die Untersuchung am 3. bis 4. postoperativen Tag durchgeführt werden. Nach einer problemlosen Kontrollcholangiografie kann man die Drainage 24 Stunden nach der Darstellung abklemmen und den Patienten auch so entlassen. Wichtig ist, dass die Drainage innerhalb der ersten 24 Stunden immer offen ist. Ansonsten riskiert man eine biliäre Infektion mit teilweise resistenten Keimen [7]. Eine zu früh nach der Cholangiografie abgeklemmte Drainage kann die Ursache für eine schwere Cholangitis sein. Es gibt keine standardisierte Empfehlung für eine Antibioseprophylaxe bei Cholangiografie. Nach Abklemmen der Drainage wird angeraten, den Patienten noch 12 bis 24 Stunden zu überwachen, um die folgenden Zeichen feststellen zu können: Schmerzfreiheit bezogen auf die typische biliäre Symptomatik und Normothermie.

Externe, transzystische und T-Drainagen werden ambulant entfernt. Um ohne Komplikationen gezogen werden zu können, muss durch die gebildete peritoneale Adhäsionen eine Leckage der Galleflüssigkeit ins Abdomen verhindert werden. Damit sich diese Adhäsionen bilden können, sollte Folgendes berücksichtigt werden: eine Drainage aus Latex und nicht aus Silikon benutzen sowie die chirurgische Technik und eine ausreichende postoperative Phase einhalten [10]. Bei der minimal-invasiven Chirurgie werden weniger Adhäsionen gebildet. Eine Frist von drei Wochen wird für die Entfernung einer externen Galleableitung nach offener Intervention angeraten.

Literatur

1. Dion YM, Ratelle R, Morn J, Gravel D. Common bile duct exploration: the place of laparoscopic choledochotomy. Surg Laparosc Endosc 1994, 4: 419–424.
2. Gigot JF, navez B, Etienne J et al. A stratified intraoperative surgical strategy is mandatory during laparoscopic common bile duct exploration for common bile duct stones: lessons and limits from an initial experience of 92 patients. Surg Endosc 1997, 11: 722–728.
3. Carrol B, Chandra M, Papaioannou T et al. Biliary lithotripsy as an adjunct to laparoscopic common bile duct stone extraction. Surg Endosc 1993, 7: 356–359.
4. Motson RW, Wetter LA. Operative choledochoscopy: common bile duct exploration is incomplete without it. Br J Surg 1990, 77: 975–982.
5. Phillips EH, Carroll BJ, Pearlstein AR et al. Laparoscopic choledochoscopy and extraction of common bile duct stones. World J Surg 1993, 17: 22–28.
6. Millat B, Fingerhut A, Deleuze A et al. Prospective evaluation in 121 consecutive unselected patients undergoing laparoscopic treatment of choledocholithiasis. Br J Surg 1995, 82: 1266–1269.
7. Decker G, Borie F, Millat B et al. One hundred laparoscopic choledochotomies with primary closure of the common bile duct. Surg Endosc 2003, 17: 12–18.
8. Kim EK, Lee SK. Laparoscopic treatment of choledocholithiasis using modified biliary stents. Surg Endosc 2004, 18: 303–306.
9. Patchen Dellinger E, Kirshenbaum G, Weinstein M, Steer M. Determinants of adverse reaction following postoperative T-tube cholangiogram. Ann Surg 1980, 191 : 397 403.
10. Corbett CRR, Fye NCM, Nicholls RJ, Jackson BT. Bile peritonitis after removal of T-tubes from the common bile duct. Br J Surg 1986, 73: 641–643.

5
Behandlung der intrahepatischen Lithiasis

D. Castaing

Die intrahepatische Lithiasis ist definiert als Steinleiden der intrahepatischen Gallengänge. Obwohl die Konfluenz und der linke Hauptgallengang nicht strikt intrahepatisch sind, sind dort diagnostizierte Steine eine seltene Konstellation, die bei ungefähr 1% der Steinleiden in den westlichen Ländern vorkommt.

5.1 Klassifikation

Klassifikation der intrahepatischen Cholelithiasis

- Lithiasis durch Migration assoziierter oder verbliebener Steine
- primäre Lithiasis:
  - ohne Anomalie der Gallengänge
  - mit Anomalien der Gallengänge (Dilatation oder Stenose).

5.1.1 Lithiasis durch Migration

Die Konkremente werden hauptsächlich außerhalb der intrahepatischen Gallengänge (meistens in der Gallenblase) gebildet und wandern sekundär in die Leber. Sie sind entweder mit einer Lithiasis der Gallenblase oder des Hauptgallengangs oder mit Restkonkrementen assoziiert (▶ Abb. 5-1).

5.1.2 Primäre Lithiasis

Cholesterinsteine ohne Anomalie der Gallengänge

Sie kommen vergleichsweise häufiger in westlichen als in asiatischen Staaten vor. Die Steine sind reich an Cholesterin. Sie bilden sich extrahepatisch und sind klein. In der Sonografie sind sie als kleine, hyperechogene Zonen zu sehen und sind manchmal schwer von einem Granulom zu unterscheiden, denn man sieht nicht das biliäre Lumen (▶ Abb. 5-2).

Die Galle ist wegen einer Hyperlipoproteinämie mit Cholesterin übersättigt. Das wird verifiziert durch das Vorkommen von mikroskopisch kleinen Cholesterinkristallen in der Galle. Die Gallenwege sind normal (außer im Falle eines mobilen, obstruierenden Steines) und es gibt keine Konkremente im HG. Diese Lithiasis ist häufig mit einer gemischterbigen Mutation des ATPB4-Gens assoziiert.

Lithiasis mit Anomalie der Gallengänge

Dilatation der Gallengänge

Es kann sich um verschiedene angeborene Anomalien wie das Caroli-Syndrom (mit segmentaler Dilatation der intrahepatischen Gallengänge) oder eine Dilatation der Gallengänge mit assoziierter Zyste des Choledochus handeln (▶ Abb. 5-3).

Gallengangsstenose

Entweder ist die Stenose erworben – zumeist iatrogen (Verletzung der Gallengänge, Anastomosenstenose einer biliodigestiven Anastomose) – oder sie ist angeboren; dann spricht man von einer Membran (▶ Abb. 5-4).

Steinbildung

Die Steine haben eine gemischte Zusammensetzung: eine Matrix aus Proteinen, Cholesterin, konjugierten Gallensalzen und kalzifiziertem Bilirubin. Wenn das kalzifizierte Bilirubin überwiegt, sind die Steine brüchig und den Gallengängen angepasst.

Die biliäre Stase verursacht eine bakterielle Infektion, begünstigt durch eine Dilatation, eine Stenose oder deren Kombination. Das Bilirubin, das normalerweise in der Galle als wasserlösliches, mit Glukuronat konjugiertes Bilirubin gebildet wird, kann durch eine β-Glukuronidase aufgelöst werden in Glukuronsäure und unkonjugiertes Bilirubin. Diese Glukuronidase findet sich auch in den Keimen, die man normalerweise bei einer Infektion vorfindet: z. B. *Clostridium*, *Bacteroides* und *Escherichia coli*. Das unkonjugierte Bilirubin ist nicht wasserlöslich und bildet mit den Kalziumionen, die in der Galle enthalten sind, Bilirubinat, wobei das Kalzium ausfällt. Es besteht sehr häufig eine Anomalie bei der Sekretion von Phospholipiden, die für eine Cholesterinübersättigung verantwortlich ist. Das Cholesterin fällt ebenfalls aus.

Die Häufigkeit dieser Lithiasis ist im ganzen Südosten Asiens wichtig, aber, obwohl die Bevölkerung genetisch zwischen Taiwan und Hongkong ähnlich ist, ist die Prävalenz einer intrahepatischen Lithiasis dort sehr verschieden (50% versus 3%). Die Chinesen aus Singapur haben ein hohes Vorkommen einer intrahepatischen Lithiasis, wenn sie in China geboren worden sind und eine geringe Häufigkeit, wenn sie in Singapur geboren wurden. Es gibt also keine genetische Disposition. Andere Faktoren werden durch eine Parasiteninfektion der Gallenwege induziert: Entzündung der Gallenwände werden unterhalten, solitäre oder multiple Stenosierungen bilden sich, Epithel demarkiert sich. Diese Abschilferung kann eine Konkrementbildung unterstützen. Wenn diese beginnt, lässt das die Steine nur anwachsen.

Man unterscheidet zwischen zwei Parasitentypen: *Clonorchis siniensis*, ein allgegenwärtiger Parasit in den ländlichen Gebieten des fernen Ostens, und *Ascaris lumbricoides*. Mit der Wirtschaftsentwicklung gehen diese Infektionen zurück, jedoch geht die Häufigkeit der intrahepatischen Lithiasis nicht zurück. Die armen Regime, häufig in den armen oder nicht urbanisierten Bevölkerungen Südostasiens, haben einen Mangel an Proteinen und Fetten. Das unterhält den Rückgang von Glukuronsäure in der Galle und somit auch von konjugierter Galle.

5.1.3 Klinische Manifestationen

Die Manifestationen der intrahepatischen Cholesterinsteine ohne Anomalie der Gallengänge beginnen generell, bevor man 40 Jahre alt ist. Häufig ist es ein Zufallsbefund bei der Diagnostik einer akuten Pankreatitis oder einer Gallensteinkolik. Die Wirksamkeit einer Gabe von Ursodeoxycholsäure (Ursochol®) bei einem Rezidiv bestätigt die Diagnose.

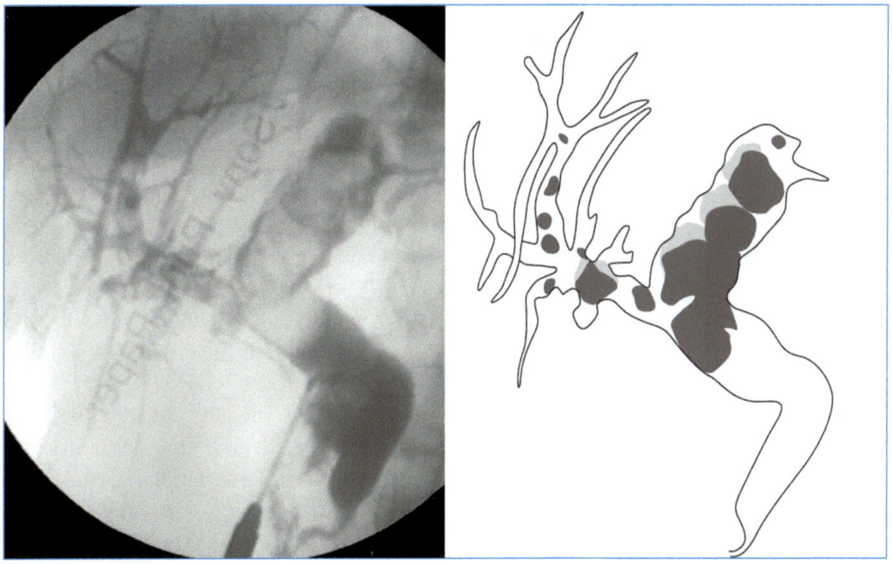

Abb. 5-1 Intrahepatische Lithiasis durch Migration oder durch Steinresiduen nach anteriorer Cholezystektomie.

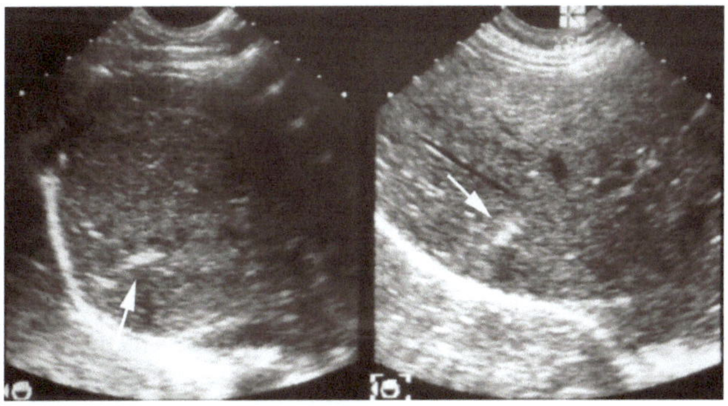

Abb. 5-2 Intrahepatische Lithiasis ohne Anomalien: der Pfeil markiert einen Cholesterinstein.

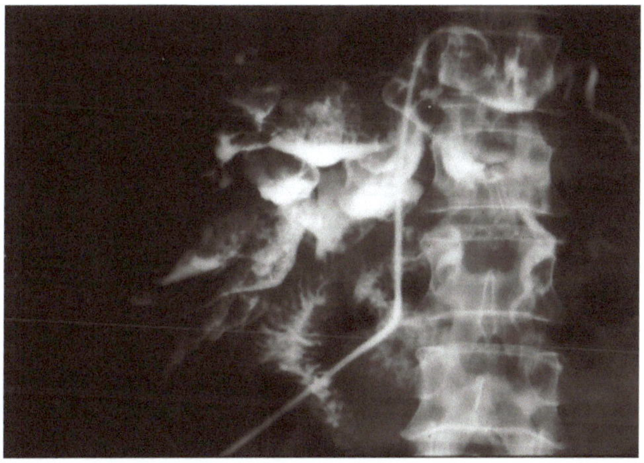

Abb. 5-3 Intrahepatische Lithiasis bei Caroli-Syndrom (segmentale, biliäre Dilatation der Gallengänge).

Bei der Lithiasis mit Anomalie der Gallengänge beginnen die klinischen Symptome später, wenn man auf das 50. Lebensjahr zugeht. Es handelt sich um Schmerzen oder besonders um rezidivierende Cholangitiden (bei angelsächsischen Autoren als „oriental recurrent pyogenic cholangitis" bezeichnet), deren Frequenz oder Schwere sehr variabel sind. Bei diesen Formen kann ein cholangiozelluläres Karzinom entstehen (zwischen 5 und 15% der Patienten).

Die histologischen Veränderungen durch eine intrahepatische Lithiasis werden eingeteilt in chronisch progrediente, purulente und granulomatöse Cholangitiden. Das Bindegewebe in der Gallenblasenwand zeigt eine extensive Proliferation verbunden mit einer mäßigen bis schweren Infiltration von inflammatorischen Mediatoren und einer Proliferation der schleimbildenden Drüsen bei einer proliferativen Cholangitis. Die eitrige Cholangitis wird charakterisiert durch Ulzerationen und inflammatorisch-purulente Veränderungen der Gallenblasenwand. Im nächsten Stadium zeigen sich Granulome, eine verstärkte Mukosabildung und eine Atrophie des Leberparenchyms. Diese Veränderungen induzieren selten eine Zirrhose (sekundäre biliäre Zirrhose genannt), außer bei einer Obstruktion des Hauptgallengangs und einer portalen Hypertension.

Klinische Manifestationen

- Eine durch Migration bedingte Cholangiolithiasis manifestiert sich in cholangitischen Schüben.
- Vor dem fünften Lebensjahrzehnt unterhält eine Cholelithiasis ohne eine Anomalie sowohl akute Pankreatiden als auch akute Gallenkoliken.
- Bei Lithiasis mit Gallengangsanomalien werden entweder Schmerzen oder später rezidivierende Cholangitiden induziert.

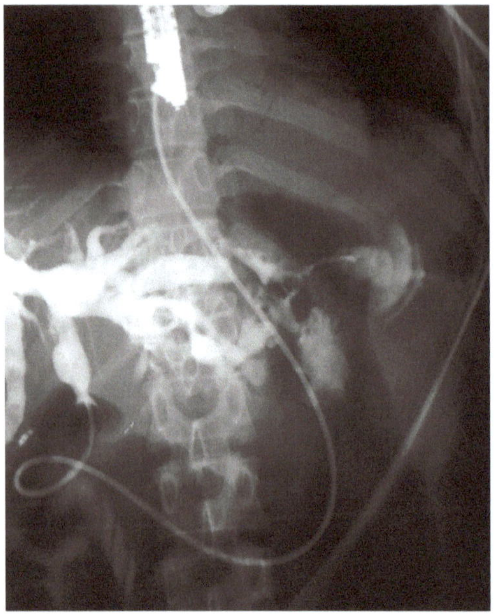

Abb. 5-4 Intrahepatische, primäre Stenosen des Ductus hepaticus sinister.

5.2 Diagnostik

5.2.1 Sonografie

Die Echografie ist eine nicht-invasive, leistungsstarke Methode zur Diagnostik einer intrahepatischen Lithiasis und der Komplikationen: man kann die Konkremente in den Gallengängen (hyperechogene Bezirke mit dorsaler Schallauslöschung), eine Erweiterung der Gallengänge und abszendierende Cholangitiden identifizieren. Die Diagnostik kann bei Aerobilie schwierig sein; man muss während der Untersuchung den Patienten bewegen, um zu sehen, ob es eine konsekutive Mobilisierung der hyperechogenen Zonen gibt. Wenn die Steine sichtbar sind, kann man sie auf diese Weise genau lokalisieren.

5.2.2 CT und MRT

Der Scanner bietet ähnliche Möglichkeiten zur Diagnostik einer intrahepatischen Lithiasis, jedoch eignet er sich weniger für die Verifikation einer assoziierten biliären Stenose. Die MRC hat eine vergleichbare Sensitivität und Spezifität wie die Sonografie. Die dreidimensionale Rekonstruktion erlaubt eine angepasste Therapie.

5.2.3 Cholangiografie

Tatsächlich ist die direkte retrograde oder perkutane Cholangiografie die leistungsstärkste Untersuchung.

Ultraschallgesteuerte perkutane Cholangiografie (Technik nach Okuda)

Die perkutane Cholangiografie wird der retrograden aus folgenden Gründen vorgezogen:

- Sie kann sonografisch gesteuert erfolgen und somit können alle obstruierten Gallengänge hyperdens dargestellt werden.
- Sie wird unter aseptischen, chirurgischen Konditionen durchgeführt, was das Risiko einer Cholangitis begrenzt.
- Zur mikrobiologischen Analyse kann die direkte Entnahme einer Probe aus der Galle erfolgen.

Zwei Stunden vor allen Interventionen an den Gallengängen müssen die Patienten eine antibiotische Abdeckung erhalten: z. B. Ceftriaxon (Rocephin®) und eine Prämedikation mit Hydroxyzin-2HCL (Atarax®). Die Cholangiografie wird in Lokalanästhesie oder unter Analgesie durchgeführt.

Der Patient muss aufgrund des bestehenden Aspirationsrisikos nüchtern sein. Er wird auf den Rücken gelagert mit rechtswinkelig abduziertem rechtem Arm. Die Haut wird desinfiziert und das OP-Feld wird abgedeckt. Freigelassen werden das Epigastrium, das kraniale rechte Hypochondrium und die kaudale rechte Thoraxseite. Ein Lokalanästhetikum wird entlang der Punktionsstrecke im Interkostalraum am oberen Rand der unteren Rippe injiziert. Sie muss bis zur Glisson-Kapsel reichen, da diese besonders sensibel innerviert ist.

Die Lage von Leber, Ligamentum hepatoduodenale und Gallengängen werden perkutan mittels einer Ultraschallsonde (3,5 MHz) bestimmt. Insbesondere der Leberhilus, wo der zu drainierende Gallenkanal lokalisiert ist, muss visualisiert werden. Die Sonde sollte entlang der Achse des Kanals ausgerichtet sein, um kleine Positionsfehler ausgleichen zu können. Man muss eine Verletzung anderer Gefäßstrukturen vermeiden (Venen ventral der Leber) und auf den rechten Pleurawinkel achten.

Die Punktion wird mittels einer Nadel nach Chiba mit 22er Durchmesser durchgeführt (▶ Abb. 5-5). Um das Ende der Nadel sonografisch gut entdecken zu können, wird sie auf 1 cm Länge mit einem Skalpell oder einer „alten" Portnadel mattiert. So kann das nunmehr hyperechogene Ende der Nadel in der Sonografie besser identifiziert werden.

Das KM wird unter radiologischer Kontrolle appliziert. Im Gallengang breitet es sich langsam fortschreitend aus und füllt die Konturen der Gallengänge aus. Dafür kann es erforderlich sein,

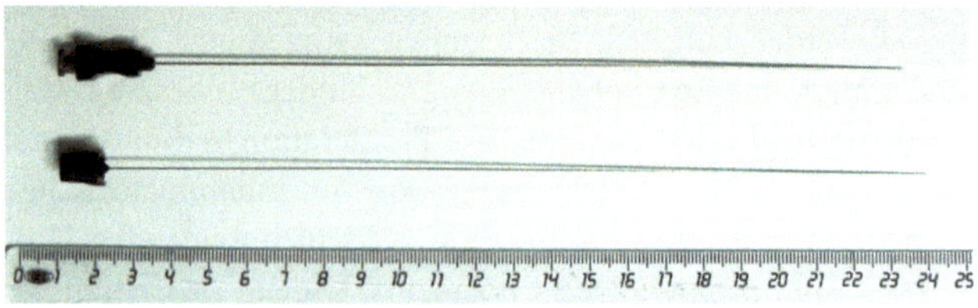

Abb. 5-5 Nadel der Universität zu Chiba mit einem 22er Durchmesser (genannt Okuda) für perkutane Cholangiografien. Der Mandrin ist separat abgebildet.

den Patienten auf die rechte und auf die linke Seite zu mobilisieren. In der Praxis ist eine beträchtliche Anzahl diagnostischer Fehler auf ein nicht suffizientes Ausfüllen der Gallengänge zurückzuführen. Am Ende der Intervention sollte man sich bemühen, die Gallenwege von KM zu reinigen und eine Probe der Gallenflüssigkeit für die Mikrobiologie zu entnehmen.

Empfehlungen für die perkutane Cholangiografie:

- sonografisch unterstützt
- Durchführung unter aseptischen chirurgischen Bedingungen
- unter antibiotischer Abdeckung (kalkuliert oder basierend auf einem vorliegenden Resistogramm)
- Entnahme einer Probe der Gallenflüssigkeit am Ende der Intervention.

Die retrograde Cholangiografie

Aufgrund der häufigeren diagnostischen Fehler bei Stenosen oder Obstruktionen durch Steine oder Schleimpfropfen in den intrahepatischen Gallengängen wird die retrograde Cholangiografie seltener genutzt.
Das häufige Auftreten von Cholangitiden bedingt ein Durchführen dieser Intervention unter antibiotischer Abdeckung.
Hinsichtlich der perkutanen Cholangiografie hat sie den Nachteil, sowohl keine aseptischen Vorsichtsmaßnahmen treffen zu können als auch den Gallekanal ohne Kontrastierung wählen zu müssen. Bei beiden Methoden erfolgt die Injektion des KM unter schwachem Druck, um einen Einbruch in Höhe der biliären Kapillaren zu vermeiden.

5.3 Behandlung der intrahepatischen Lithiasis

Behandlung der intrahepatischen Lithiasis:

- chirurgisch:
  - Choledochotomie mit Extraktion
  - Verifikation der Permeabilität des Lumens
  - Drainage des HG
    - Kehr-Drainage
    - hepatiko-jejunale Anastomose mit Wiederherstellung der Kontinuität mit einer Schlinge nach Y- Roux
  - Vorbeugung eines Rezidivs: die verschlossene Schlinge wird im Abdomen belassen oder sie wird geöffnet als terminales Stoma perkutan ausgeleitet.
- Hepatektomie oder Transplantation-Anforderungen bei der perkutanen Methode:
  - Zugang zu den Gallenwegen, der entweder schon angelegt ist (Fistel, eine Drainage oder ein Stoma mit der Y-Schlinge) oder der durch direkte Punktion der Gallenwege oder der Y-Schlinge geschaffen wird
  - Desobstruktion unter Sicht nach perkutaner Endoskopie
  - endoskopische Kontrolle zu einem anderen Zeitpunkt
- medizinisch: Ursodeoxycholsäure (Ursochol®).

Bei primärer Lithiasis, selbst wenn die Vorbehandlungen gut gemacht wurden, ist die Wahrscheinlichkeit für ein Rezidiv hoch und muss in die Therapieplanungen integriert werden.

5.3.1 Chirurgische Behandlung

Choledochotomie und Extraktion

Die Inzision des HG muss so weit proximal wie möglich unterhalb der Konfluenz erfolgen. Bei breitem Gallengang erfolgt die Inzision transversal. Manchmal ist es notwendig, eine kleine Dissektion der hilären Platte durchzuführen, um ein wenig mehr subhepatischen Raum für die Manöver zu schaffen (▶ Abb. 5-6). Sobald der Gallengang eröffnet ist, wird Galle für eine mikrobiologische Prüfung entnommen (▶ Abb. 5-7) und als Kultur angelegt. Danach wird mit der Antibiotikatherapie begonnen. Die Wundränder des HG werden durch Haltefäden mit einem nichtresorbierbaren monofilen Faden der Stärke 5 × 0 offen gehalten, so dass alle Schichten erfasst werden können. Danach werden die Fadenenden mit Klemmchen fixiert (▶ Abb. 5-8).
Die Steine werden mit einer Fasszange oder der Dormia-Sonde (▶ Abb. 5-9) und durch kräftiges Spülen der Gallenwege (▶ Abb. 5-10) extrahiert. Man muss dabei aufpassen, insbesondere in Höhe der Inzision nicht durch zu große Konkremente bei der Extraktion des Gallengangs zu verletzen.
Wenn es sich um eine Lithiasis bei Anomalie der Gallengänge handelt, werden die Steine in die intrahepatischen Gallengänge

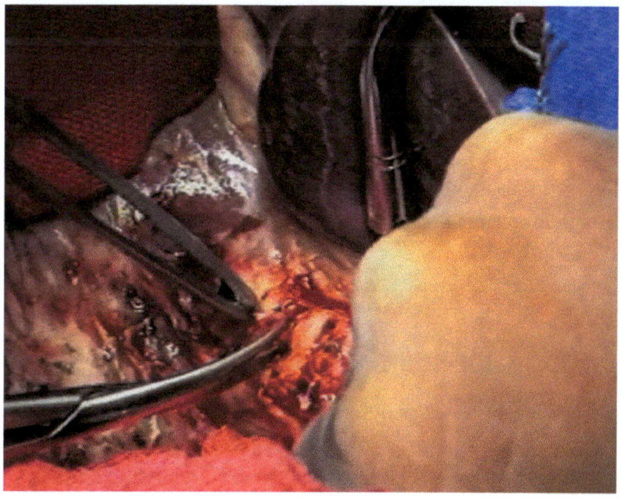

Abb. 5-6 Transversales Eröffnen des Ductus hepaticus mit einer Schere bei Lithiasis der intrahepatischen Gallengänge sowie des Hauptgallenganges. Die Eröffnung erfolgt hoch unterhalb der biliären Konvergenz.

5

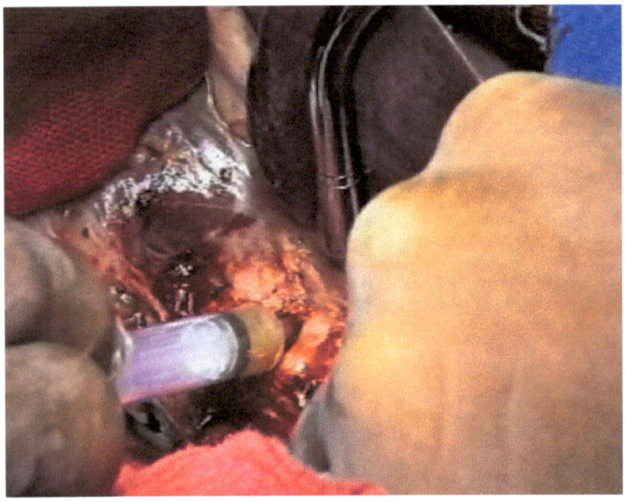

Abb. 5-7 Probenentnahme der Galle aus der Öffnung des Ductus hepaticus.

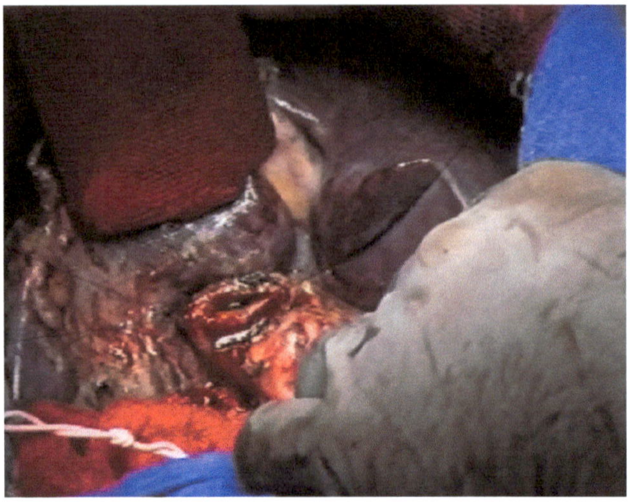

Abb. 5-8 Die biliären Wandstrukturen werden mit nicht-resorbierbarem monofilem Nahtmaterial markiert und fixiert.

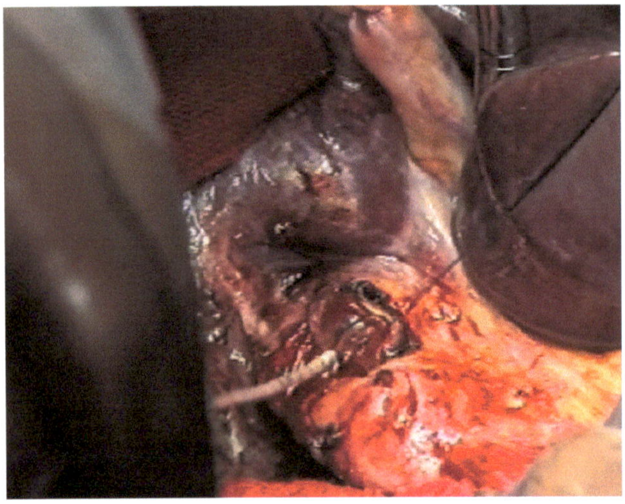

Abb. 5-9 Steinextraktion mit Hilfe einer Dormia-Sonde, die in den linken Leberkanal gleitet.

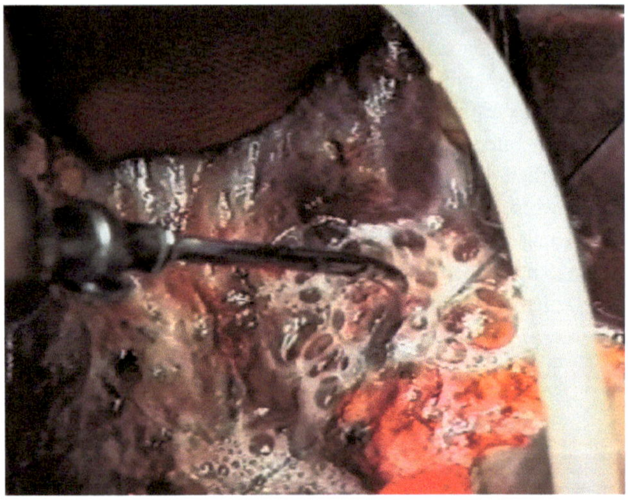

Abb. 5-10 Forcierte Lavage des Hauptgallenganges mit der Spritze nach Soupault und physiologischem Serum. Dieser Schritt mobilisiert die kleinen Steine.

gepresst und nehmen deren Form an (▶ Abb. 5-11). Oft sind alle Steine hinter einem großen Hindernis formiert. Die Extraktion dieses großen obstruierenden Konkrementes erleichtert dann das Bergen aller Konkremente.

Prüfung auf Steinfreiheit

Die Gallengänge werden durch eine Choledochoskopie kontrolliert. Sie muss in proximaler und distaler Richtung erfolgen (▶ Abb. 5-12), denn kleinere Steine oder Fragmente können in den distalen Teil des Gallengangs migrieren. Man kann zeitweilig mit Einbringen eines kleinen Mesh die distale Mündung verstopfen, um diese Migration zu vermeiden.
In der konventionellen Chirurgie benutzt man das leichter zu handhabende rigide Choledochoskop. Mit diesem Endoskop kann jedoch nicht proximal der Gallengangsaufzweigung exploriert werden. Die Exploration findet unter Spülen statt. Die aseptischen Bedingungen müssen besonders strikt eingehalten werden.
Man sollte Überreste von Steinen suchen, die durch Fragmentierung während der Extraktion entstanden sein könnten.

Drainage des Gallenganges

Wenn man von der vollständigen Desobstruktion der Gallenwege überzeugt ist, ist es möglich, die Hepatikotomie auf einer T-Drainage zu verschließen. Die Drainage muss so groß wie möglich und mit kurzen Branchen (entsprechend der Größe des HG) ge-

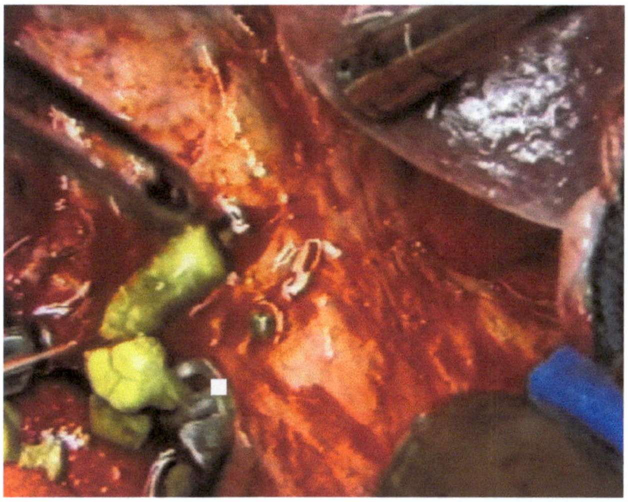

Abb. 5-11 Die Cholesterinsteine liegen eng gepresst in den intrahepatischen Gallengängen und haben eine charakteristische Form.

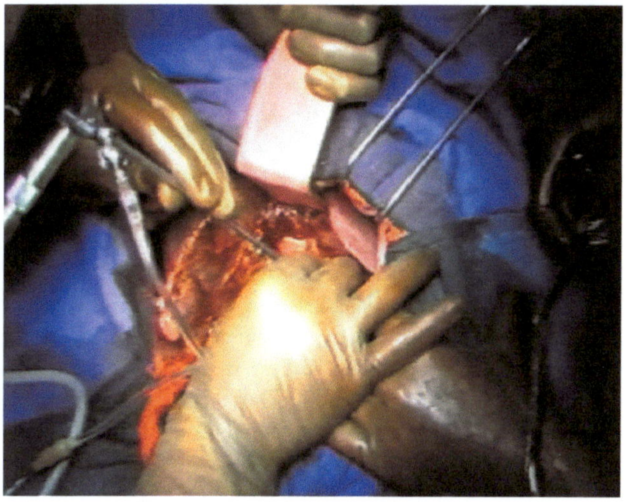

Abb. 5-12 Intraoperative Endoskopie der intrahepatischen Gallengänge mit Hilfe eines starren Choledochoskops.

wählt werden. Sie sollte auf direktem Weg ausgeleitet werden (▶ Abb. 5-13).

Praktisch wird die Drainage für eine Kontrollcholangiografie zwei Wochen postoperativ benutzt, um so die Durchgängigkeit der Gallengänge zu verifizieren. Ist dies nicht der Fall, können Restkonkremente nach 3–4 Wochen über diesen Weg extrahiert werden (siehe auch weiter unten unter „Zugangswege der Gallengänge"). Wenn man nicht sicher ist, dass die Desobstruktion vollständig ist, oder wenn man nicht weiter endoskopieren kann als präoperativ, muss man eine Hepatiko-Jejunostomie anlegen mit hochgezogener Y-Roux-Schlinge und das blinde Ende als endständiges Stoma perkutan ausleiten. So kann man postoperativ die Desobstruktion vollenden (▶ Abb. 5.14).

Besteht nach eigener Einschätzung ein Risiko für ein Rezidiv, sollte die Schlinge länger gewählt und nach Verschluss im Abdo-

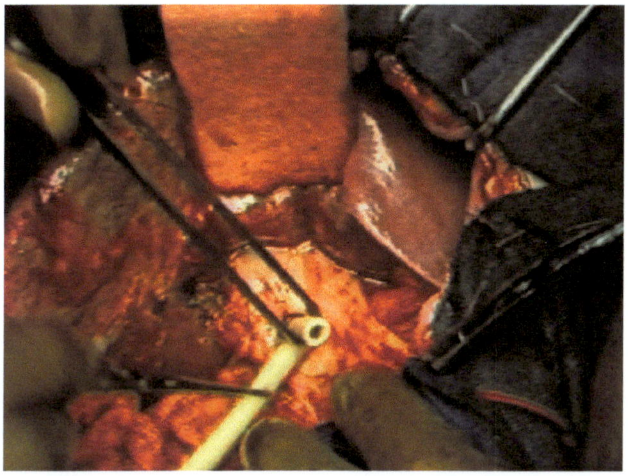

Abb. 5-13 Platzieren einer T-Drainage. Der Durchmesser entspricht der maximalen Größe des Hauptgallenganges. Die Branchen sind jeweils bis auf 2 cm gekürzt worden.

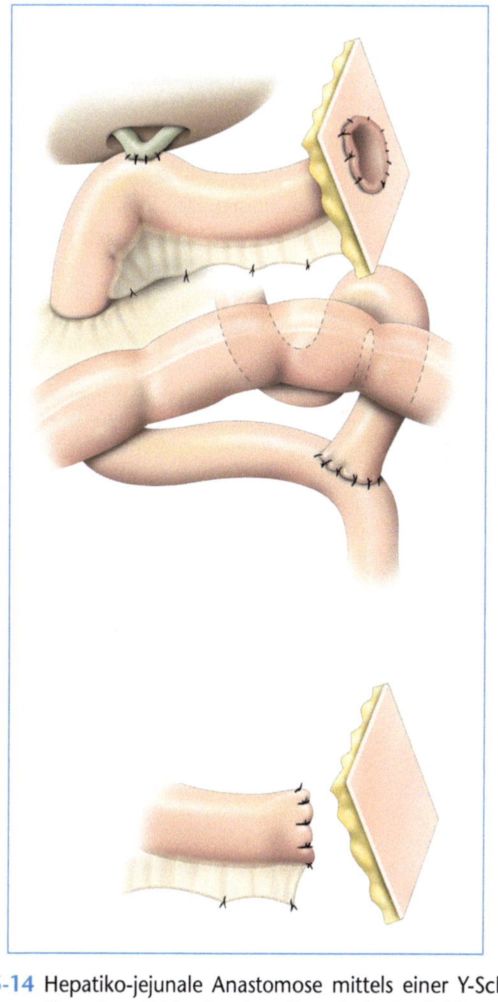

Abb. 5-14 Hepatiko-jejunale Anastomose mittels einer Y-Schlinge nach Roux. Das obere Bild zeigt das offene Ende der Schlinge, welches als Stoma ausgeleitet wird. Unten sieht man, wie das verschlossene blinde Ende der Schlinge unter der Bauchdecke belassen wird.

men belassen werden (siehe Abb. 5-14). Die zuführende Schlinge wird aus dem ersten Abschnitt des Jejunums gebildet, der gemäß der Gefäßbildung der Arkaden nach Y-Roux ausgeschaltet wird. Das distale Ende wird dann mittels TA 55 verschlossen.

Das proximale Jejunum wird mit dem distalen Jejunum bei ca. 70 cm aboral End-zu-Seit Roux-Y-förmig anastomosiert. Das distale Ende der Schlinge wird durch einen Mesoschlitz in der kranialen Hälfte des Mesokolons, retrokolisch rechts vom Duodenum, in den Oberbauch geleitet (▶ Abb. 5-15). Das blinde Ende wird mit ca. 10 cm lang belassen, um spannungsfrei unter der Bauchdecke fixiert werden zu können (▶ Abb. 5-16). So ist es für spätere Interventionen von extern im Falle einer rezidivierenden Lithiasis zugänglich. Ein endständiges Stoma wird bei inkompletter Desobstruktion angelegt. Gründe für die inkomplette Desobstruktion sind entweder zeitliche (die Desobstruktion und die Kontrollen sind oft langwierig) oder technische (multiple Konkremente in den intrahepatischen Gallengängen).

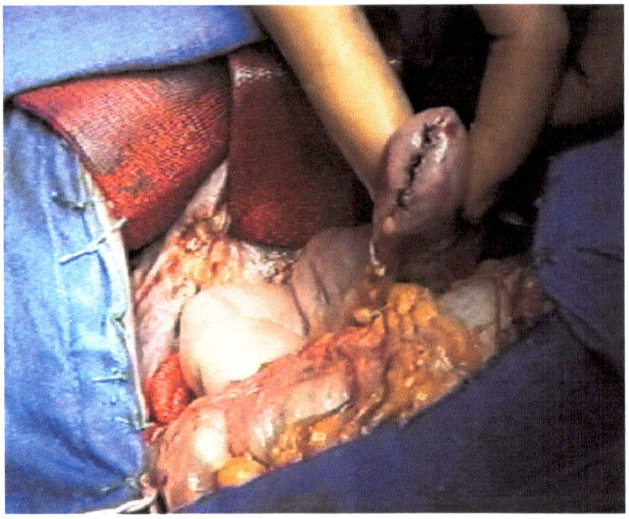

Abb. 5-16 Das blinde Ende der Schlinge wird absichtlich lang belassen (ca. 10 cm). Es wird einfach unter der Bauchdecke für etwaige externe Interventionen fixiert.

5.3.2 Perkutane Behandlungsmethoden

Die perkutanen Behandlungen oder externen Eingriffe umfassen drei aufeinanderfolgende Schritte: den Zugang zu den Gallenwegen, die eigentlichen Handgriffe und die Kontrolle ihrer Wirksamkeit.

Der Eingriff wird unter aseptischen Bedingungen im Operationssaal durchgeführt. Eine allgemeine Anästhesie oder eine Schmerzblockade sind notwendig. Der Operateur sitzt rechts vom Patienten. Er hat links von ihm vis-a-vis den Röntgenapparat und das Sonografiegerät. Wie bei der Cholangiografie wird eine adaptierte, antibiotische Abdeckung des Patienten empfohlen.

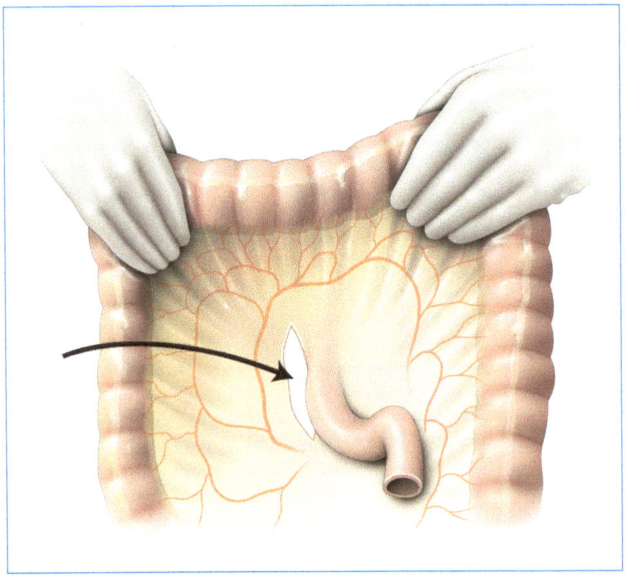

Abb. 5-15 Darstellung des Schlitzes durch das Mesokolon, durch den die Schlinge gezogen wird: dies erfolgt rechts der inferioren Mesowurzel in einer avaskulären Zone. Die Hämostase in diesem Bereich sollte sehr gründlich durchgeführt werden.

Zugang zu den Gallengängen

Eine fistelartige Verbindung zwischen der Haut und den Gallengängen sollte aus soliden Wänden bestehen, so dass keine falsche Route gewählt wird und ein Zugang für alle weiteren Interventionen entsteht.

Zwei verschiedene Situationen sind denkbar:

- Besteht bereits eine brauchbare Strecke bei Fistelungen eine solide Wand, einer biliären Drainage oder einer biliodigestiven Anastomose nach Y-Roux mit einer perkutan ausgeleiteten offenen Schlinge, so wird diese benutzt (▶ Abb. 5-17a).
- Besteht kein Zugang dieser Art, so muss er geschaffen werden (oder er besteht, ist aber zu verdreht, um benutzt werden zu können) (▶ Abb. 5-17b oder ▶ 5-17c).

Schaffung eines Zuganges durch direkte Punktion der Gallengänge

Unter sonografischer Kontrolle punktiert und drainiert man einen intrahepatischen Gallengang, um eine arterielle oder portale Fehlpunktion mit konsekutiver Hämobilie zu verhindern. Dies wird genügend distal durchgeführt, um eine gute Position oberhalb von arteriellen Gefäßen oder biliären Strukturen zu erlangen, d.h. ziemlich weit proximal, so dass die Instrumente gut koaxial in die Gallengänge gleiten können.

Bei der ersten Punktion wird wie bei der perkutanen Cholangiografie eine feine 22er-Nadel mit mattierter Spitze verwendet. Liegt die Nadel in den Gallengängen, wird ein metallischer Draht durch ihr Lumen eingeführt. Über diesen Führdraht wird eine umhüllte Dos-Santos-Nadel (für translumbale Aortografien) eingebracht (▶ Abb. 5-18). Um keine großen Strukturen zu verletzen, vermeidet man eine direkte Punktion mit dieser Nadel. Der metallische Führdraht wird zurückgezogen und durch einen

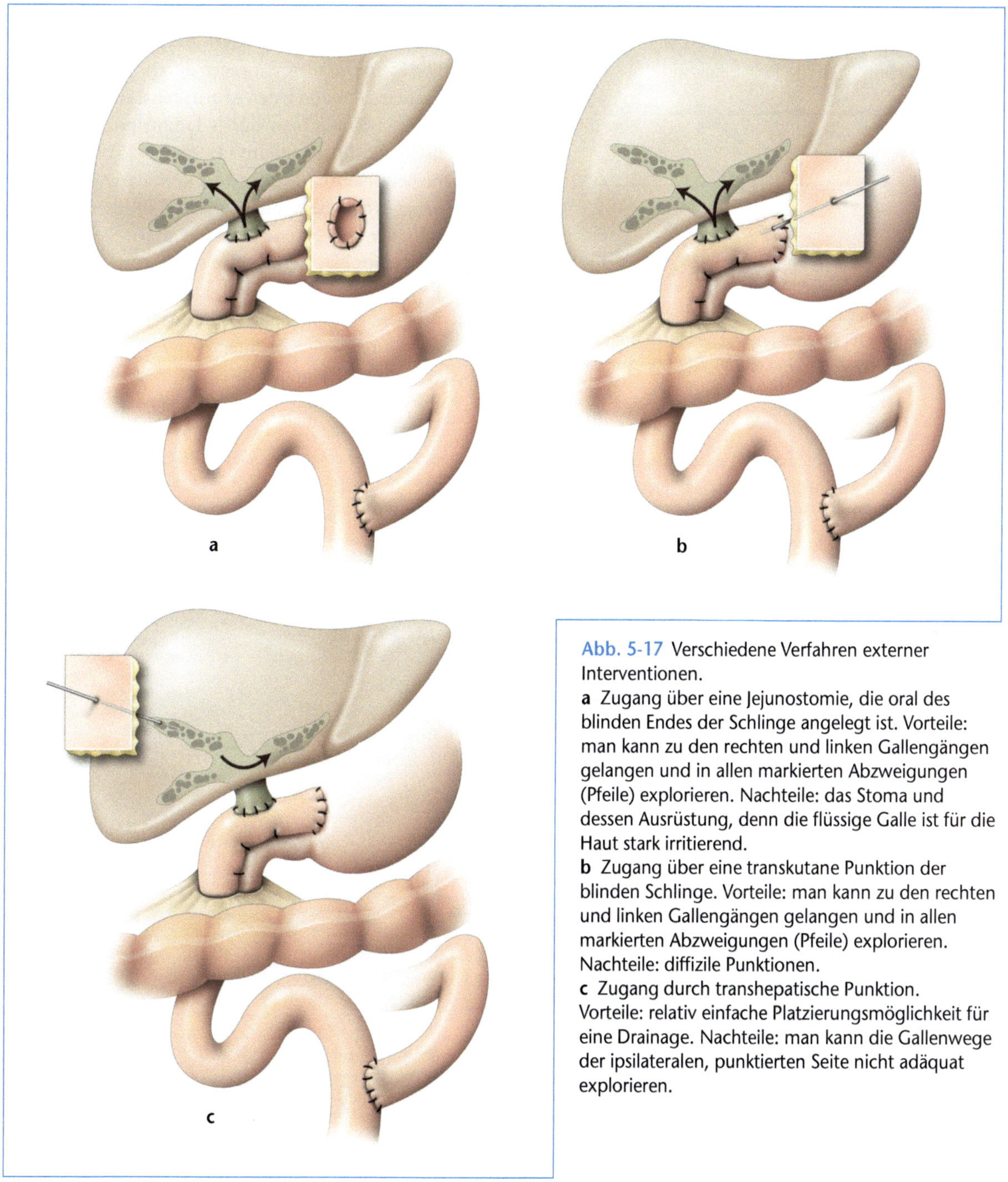

Abb. 5-17 Verschiedene Verfahren externer Interventionen.
a Zugang über eine Jejunostomie, die oral des blinden Endes der Schlinge angelegt ist. Vorteile: man kann zu den rechten und linken Gallengängen gelangen und in allen markierten Abzweigungen (Pfeile) explorieren. Nachteile: das Stoma und dessen Ausrüstung, denn die flüssige Galle ist für die Haut stark irritierend.
b Zugang über eine transkutane Punktion der blinden Schlinge. Vorteile: man kann zu den rechten und linken Gallengängen gelangen und in allen markierten Abzweigungen (Pfeile) explorieren. Nachteile: diffizile Punktionen.
c Zugang durch transhepatische Punktion. Vorteile: relativ einfache Platzierungsmöglichkeit für eine Drainage. Nachteile: man kann die Gallenwege der ipsilateralen, punktierten Seite nicht adäquat explorieren.

Draht mit 0,35 mm Durchmesser ersetzt. Die Strecke wird durch Bougies mit progredientem Durchmesser dilatiert, bis ein Mandrin mit 16 Fr Durchmesser für eine biliäre Endoskopie platziert werden kann (deren Durchmesser beträgt 5,4 mm).
Ein zweiter metallischer Führungsdraht wird über den Mandrin in die Gallengänge eingeführt. Danach wird die Hülle retrahiert und nur über den ersten metallischen Draht wieder über die gleiche Strecke vorgeschoben. Der zweite Draht außerhalb der Hülle dient im Falle eines falschen Vorschiebens als Sicherheit für einen erneuten sicheren Zugang.

Zugang via Punktion der Schlinge

Wurde eine hepatiko-jejunale Anastomose angelegt, kann man das blinde Ende der Schlinge entweder subkutan oder nach typischer perkutaner Ausleitung extraabdominal punktieren. Das blinde Ende der Schlinge identifiziert man in der Sonografie (▶ Abb. 5-19 und ▶ Abb. 5-20). Es ist im Allgemeinen subhepatisch gut sichtbar. Man verifiziert es durch sein Lumen und die peristaltischen Wellen. Die Punktion wird mittels einer 22er-Nadel mit mattierter Spitze durchgeführt.

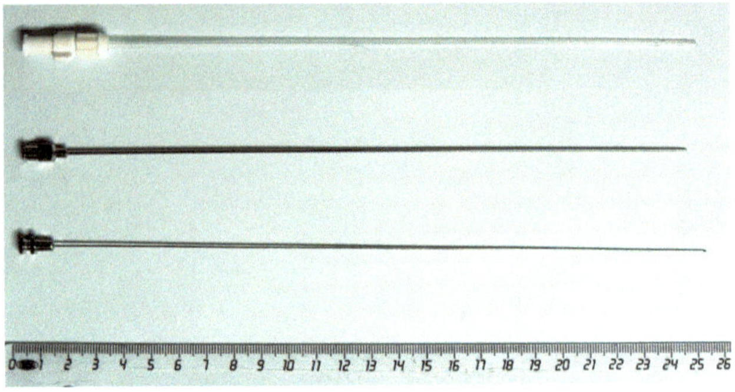

Abb. 5-18 Translumbale Aortografienadel nach Dos Santos. Hülle, Mandrin und Nadel sind separiert. Die Spitze der Hülle ist zur leichteren Applikation von KM lateral mit Öffnungen versehen.

Wenn die Spitze der Nadel in Position ist, spritzt man das KM ein. Das Darmlumen imponiert charakteristisch (▶ Abb. 5-21). Ein metallischer Führdraht wird über den Weg eingeführt und die Strecke bis auf 16 Fr mit Hilfe eines perkutanen Einführungssets (z.B. von einem Pacemaker) dilatiert (▶ Abb. 5-22 und ▶ Abb. 5-23), wie im vorherigen Abschnitt „Schaffung eines Zuganges durch direkte Punktion der Gallengänge" beschrieben.

Die richtige Technik

Die Eingriffe werden meistens unter radiologischer und endoskopischer Kontrolle durchgeführt. Man benutzt ein pädiatrisches Bronchoskop, das länger ist als die Choledochoskope (▶ Abb. 5-24). Es ist notwendig, permanent Serum durch den Arbeitskanal zu applizieren, um die Galle herauszuwaschen. Dieses darf man bei der ersten Sitzung nicht exzessiv betreiben; die Menge der Spüllösung ist sehr wichtig, die Eingeweide werden überdehnt und man riskiert so das Ausströmen von Flüssigkeit.

Die Steine werden entweder durch Spülen über einen flexiblen Katheter, der durch den Arbeitskanal eingeführt wurde, oder eine Dormia-Sonde bzw. durch Lithotripsie mittels elektrohydraulischem Schock entfernt (▶ Abb. 5-25). Wenn es Stenosen gibt, ob bei einer Anastomose oder an anderer Stelle in den Gallengängen, werden diese mit einem Ballonkatheter nach Grüntzig dilatiert, der über einen Führdraht an der Stenose positioniert wird. Man kann Biopsien aus den suspekten Arealen nehmen.

Es gibt verschiedene Gründe, eine biliäre Drainage dort einzubringen: eine vereinfachte Drainage der Galle, ein leichterer Zugang für etwaige Re-Interventionen und eine bessere Überwachung. Man benutzt meistens eine Foley-Sonde Nr. 14, deren Ende aufgeschnitten wird, um sowohl die Führung mit einem Draht als auch nach Installation von KM die richtige Platzierung des Ballons zu ermöglichen (▶ Abb. 5-26). Auf diese Weise muss die Drainage nicht im Hautniveau angenäht werden, was schmerzhaft sein kann.

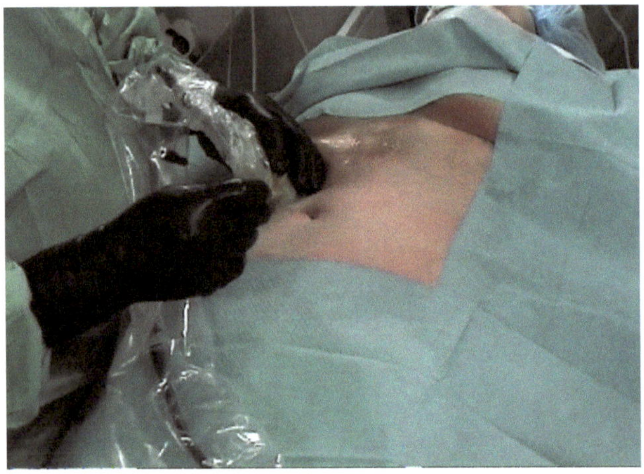

Abb. 5-19 Perkutane Punktion der blinden Y-Schlinge. Der Operateur führt mit seiner linken Hand den Schallkopf und mit seiner rechten Hand die Punktionsnadel. Die beiden Hände müssen solidarische Bewegungen machen. Während dieser oft langwierigen Intervention trägt man am besten Bleihandschuhe, um sich vor der Röntgenstrahlung zu schützen.

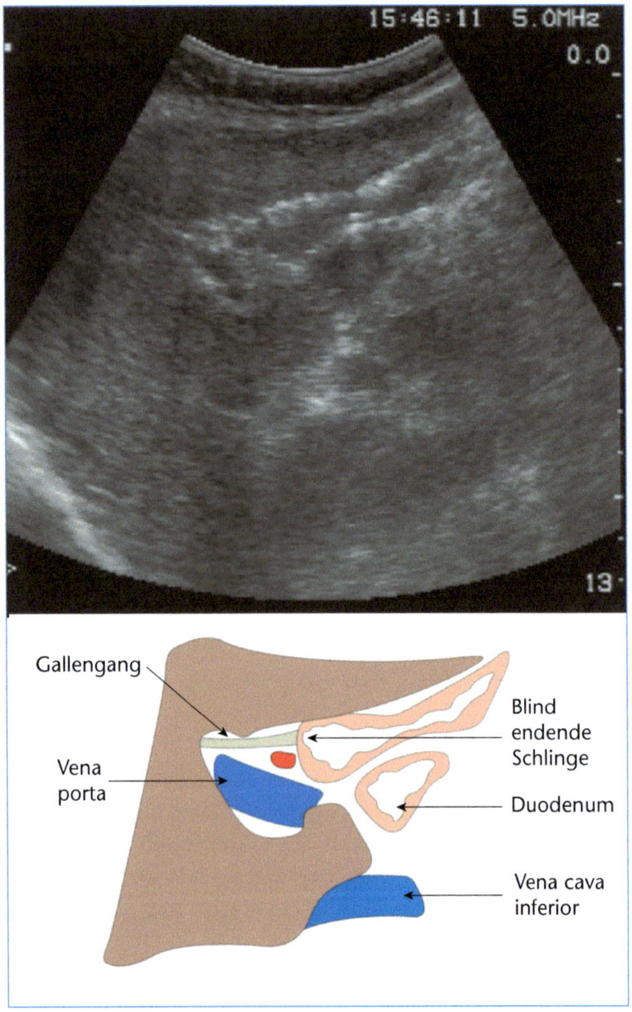

Abb. 5-20 Perkutane Punktion der blinden Y-Schlinge. Das Vorschieben der Nadel wird auf dem Sonografie-Bildschirm verfolgt.

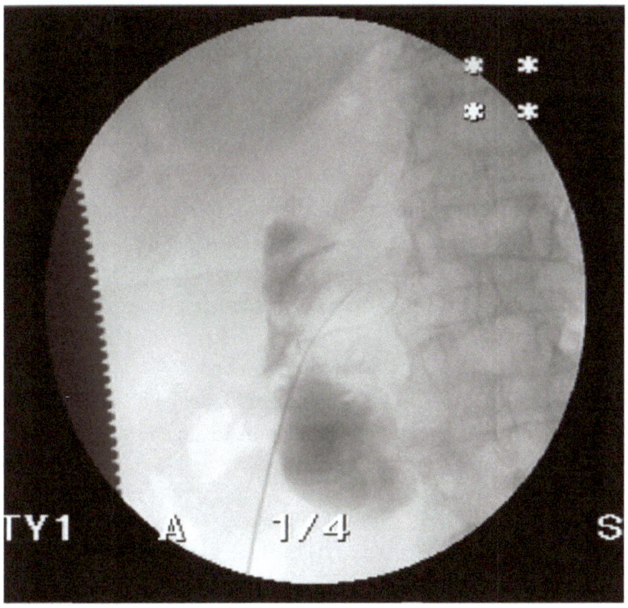

Abb. 5-21 KM wird in die Schlinge injiziert, um sowohl die korrekte Position der Nadel als auch das Dilatieren der Strecke durch einen metallischen Führdraht mit flexibler Spitze zu verifizieren. Der Draht verformt ein bisschen die intestinale Wand.

Kontrolle

Die Kontrollen erfolgen entweder radiologisch und/oder endoskopisch (▶ Abb. 5-27). Zu späteren Zeitpunkten kann es postinterventionell entweder zu einer Aerobilie oder zu einer minimalen Hämobilie kommen. Wenn die Behandlung abgeschlossen ist, wird die Drainage ohne Vorsichtsmaßnahmen oder Analgesie entfernt.
Der Zugang verschließt sich spontan nach einigen Tagen.

5.3.3 Leberteilresektion

Sie werden seltener durchgeführt. Dazu ist es notwendig, dass die Steinleiden ausschließlich oder vorherrschend die Leber befällt, oder dass es cholangitische Abszesse gibt, die sehr schwierig zu behandeln sind.
Verglichen mit Leberresektionen aus anderer Indikation haben diese keine Besonderheit außer der Tatsache, dass man eine biliodigestive Anastomose als Prophylaxe – sowohl vor postoperativer Migration kleiner Reststeine als auch vor einer rezidivierenden Lithiasis – durchführt. Während der Hepatektomie muss man die Leere des distalen Hauptgallenganges verifizieren. Wenn man die Desobstruktion sicher vollendet hat und es sich nicht um eine primäre Lithiasis handelt, kann man die Intervention durch eine Gallendrainage beenden (▶ Abb. 5-28).
Die Indikationen für eine Lebertransplantation sind außergewöhnlich und geknüpft an eine sekundäre, biliäre Leberzirrhose oder an eine totale biliäre Stase infolge disseminierter Konkremente, die alle Gallengänge obstruieren und zu Stenosen führen (sklerosierende Cholangitis, biliäre Abstoßung nach Transplanta-

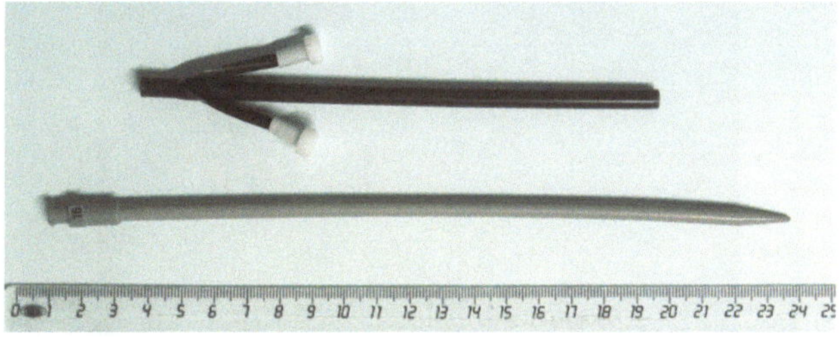

Abb. 5-22 Perkutanes Einführungsset für einen Pacemaker mit 16 Fr Durchmesser: das Set besteht aus einem rigiden Dilatator aus Plastik und einer feinen flexiblen, schwarzen Hülle.

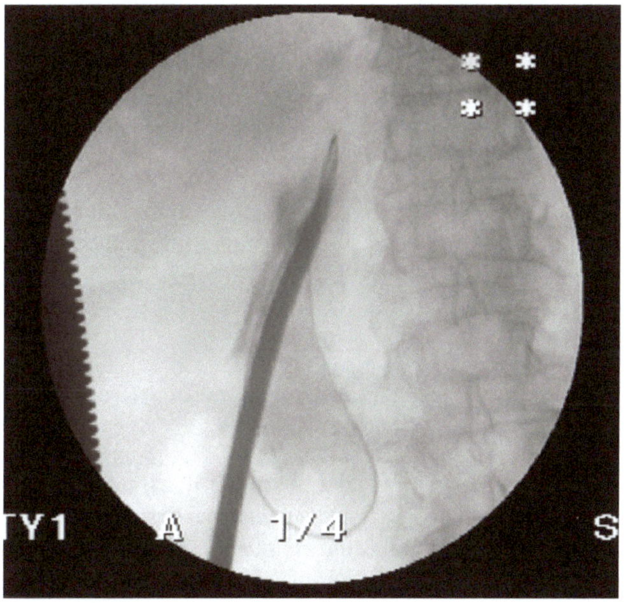

Abb. 5-23 Man verfolgt endoskopisch unter radiologischer Kontrolle die Progression des Mandrins, weil man riskiert, bei entsprechendem Druck eine falsche Route zu nehmen oder den Mandrin zu verdrehen.

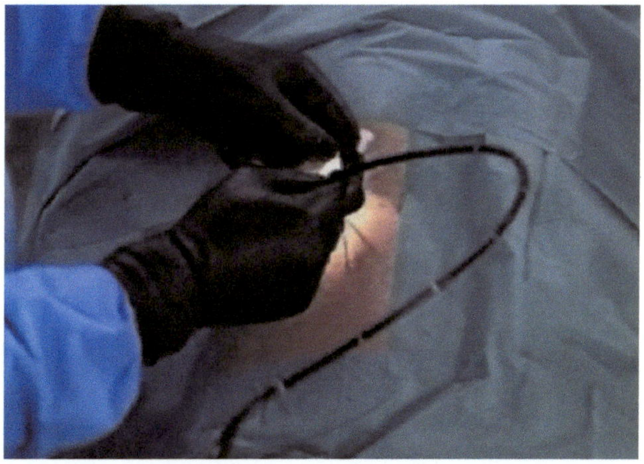

Abb. 5-24 Einführung eines pädiatrischen Bronchoskops (4,5 mm Durchmesser) über die Hülle. Der metallische Führungsdraht wurde außerhalb der Hülle, aber im Verlauf belassen.

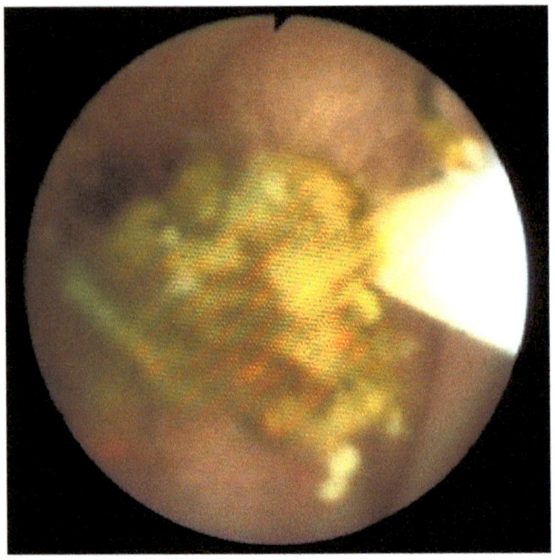

Abb. 5-25 Lithiotripsie einer intrahepatischen biliären Lithiasis. Die Sonde ist weiß und rechts im Bild sichtbar. Die Lithiotripsie wird unter endoskopischer Kontrolle durchgeführt.

tion). Jeder Versuch einer Desobstruktion wird zu Misserfolgen führen (▶ Abb. 5-29).

5.4 Indikationen

5.4.1 Cholangitiden

Induziert werden Cholangitiden entweder durch biliäre Retention (ungeachtet der Ursache) oder durch eine assoziierte biliäre Infektion. Sie wird authentifiziert durch Schmerz, Fieber und Ikterus. Auch im Rahmen segmentärer oder sektorieller intrahepatischer Obstruktionen mit anikterischer Cholestase kann eine Cholangitis vorliegen.
Die am häufigsten vorkommenden Keime sind Anaerobier *(Peptokokken, Enterokokken* und *Bacterioides)* oder Aerobier *(Escherichia coli, Klebsiella, Proteus* und *Pseudomonas)*. Eine intravenöse Antibiotikatherapie (möglichst Resistogramm-adaptiert, aus Galle oder Blutkulturen) ist im Notfall die Therapie der Wahl. Eine biliäre Drainage muss umgehend geöffnet und an einen Beutel angeschlossen werden. Eine Probenentnahme aus der Galle zur bakteriologischen Untersuchung ist bei jedem Handgriff an den Gallengängen erforderlich. Die Überwachung der Vitalfunktionen muss alle 2 Stunden durchgeführt werden. Es besteht immer die Gefahr eines septischen Schocks. Bei persistierender Cholangitis muss man eine Gallendekompression – entweder mit einer perkutanen, endoskopischen naso-biliären Drainage oder chirurgisch – in Erwägung ziehen.
Die optimale antibiotische Behandlungsdauer ist nicht genau definiert. Jedoch erscheint eine Dauer von 15 Tagen im fieberfreien Intervall sinnvoll.

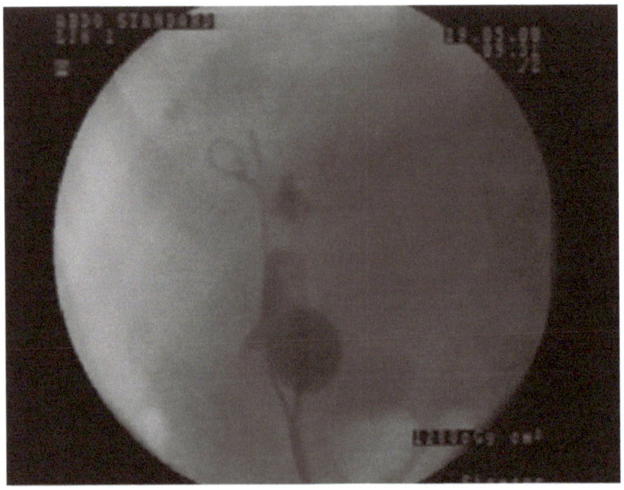

Abb. 5-26 Das über den geblockten Fogarty-Katheter applizierte Kontrastmittel ermöglicht die Kontrolle seiner korrekten Lage.

5.4.2 Cholesterininduzierte Lithiasis ohne Anomalie der Gallengänge

Hier sollte die Behandlung mit Ursodeoxycholsäure (Ursochol®) bei sehr kleinen Steinen erwähnt werden: sie ist effizient und hat keine schweren Nebenwirkungen (abgesehen von Diarrhö). Sie ist sogar über eine lange Behandlungsdauer einsetzbar.
Unabhängig von einer Lithiasis sollte jedoch eine Cholezystektomie geplant werden. Liegt zudem eine Choledocholithiasis vor, muss sie chirurgisch (eventuell laparoskopisch) oder endoskopisch therapiert werden.

5.4.3 Lithiasis mit Anomalie der Gallengänge

Erworbene Stenose

Eine Stenose, was auch immer ihre Ursache ist, sollte behandelt werden. Mehrere therapeutische Optionen können in Betracht kommen:

- eine biliodigestive Anastomose
- eine Dilatation oder
- die Implantation einer Prothese.

Das Etablieren einer biliodigestiven Anastomose unterscheidet sich nicht von dem, was wir eben gelernt haben. Das Problem ist, dass in diesem Fall die Anastomose oberhalb der Stenose angelegt werden muss. Liegt die Stenose im Ligamentum hepatoduodenale, ist dieses Verfahren durchführbar; intrahepatisch kann es unmöglich werden. Wenn es mehrere Stenosen gibt, sollte die Anastomose in den oberen Gallengängen angelegt werden. Wenn eine solche Ableitung nicht realisierbar ist und die Stenosen intrahepatisch liegen, kann eine Hemihepatektomie durchgeführt werden. Sie unterscheidet sich von anderen Techniken der Hepatektomien nur durch die Anlage einer hepatiko-jejunalen Anastomose.
Wenn sie nicht durchführbar ist, muss eine Lebertransplantation in Erwägung gezogen werden. Nur eine Dilatation allein reicht

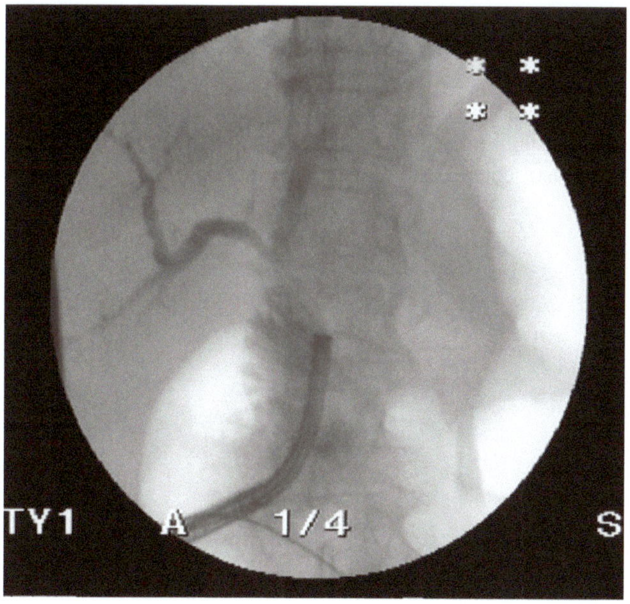

Abb. 5-27 Postinterventionelle, endoskopische Kontrolle der Durchgängigkeit der Gallengänge.

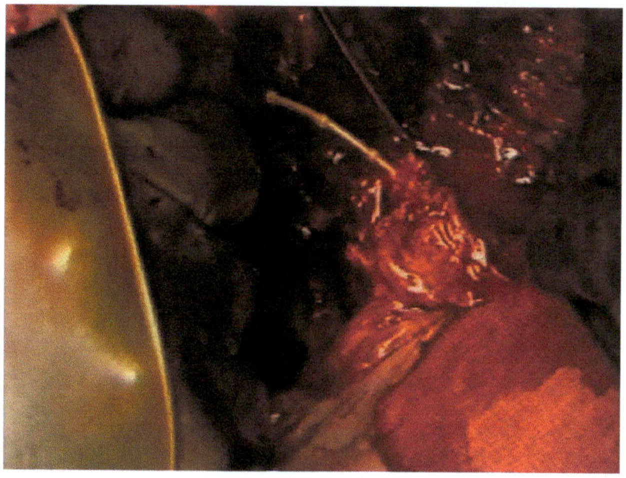

Abb. 5-28 Platzierung eines transzystischen Drains nach Hepatektomie.

nicht aus, denn das Risiko für eine erneute Stenosierung ist sehr hoch. Zur Schienung der dilatierten Engstelle sollte man entweder eine Prothese oder eine Drainage einbringen. Dies kann endoskopisch, perkutan und transhepatisch erfolgen. Die Schwierigkeit hier besteht darin, dass die Desobliteration der Gallensteine auch über diesen Weg durchgeführt werden muss. Die Prothese sollte aus Plastik sein, da diese leicht gewechselt oder gezogen werden kann. Es ist wichtig, keine metallischen Prothesen zu benutzen, weil sie nicht auswechselbar sind und weil sich auf den Drähten Steine bilden können.

Angeborene Dilatation

In diesem Fall ist das Hauptrisiko das der Entartung. Zu beachten ist dieses Risiko bei einer Zyste am Choledochus mit Anomalie an der Abzweigung des Pankreasganges in den Choledochus und bei Vorliegen eines Caroli-Syndroms mit intrahepatischer Lithiasis. Die Behandlung der Anomalie hat Vorrang gegenüber der Therapie der Steinbildung (Zystektomie oder Lebertransplantation im Rahmen des Caroli-Syndroms).

5.4.4 Re-Interventionen

Chirurgisch gesehen ist bei primärer Lithiasis unabhängig von der vorherigen Behandlung insbesondere das Risiko einer rezidivierenden intrahepatischen Lithiasis sehr hoch. Dieses Risiko muss in die Entscheidungen der ersten Behandlung integriert werden (Anlage eines endständigen Stomas).

Bei Re-Interventionen wird ein perkutanes Vorgehen angeraten. So kann man erstens therapieren und zweitens das Risiko einer erneuten Re-Intervention einschränken. Bei biliodigestiver Anastomose wird man eine Punktion der Schlinge präferieren, da so

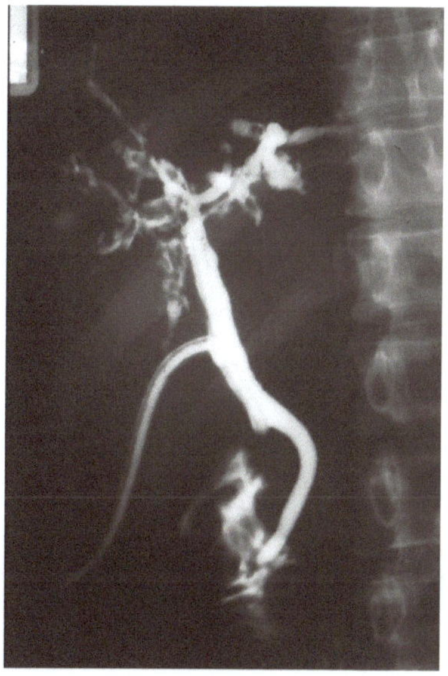

Abb. 5-29 Die dargestellte diffuse intrahepatische Lithiasis kann nur durch eine hepatische Transplantation kuriert werden.

die Gesamtheit der Gallengänge anterograd und retrograd sondierbar möglich wird.

Literatur

1. Pausawsdi A, Watanapa P. Hepatolithiasis: epidemiology and classification. Hepatogastroenterology 1997, 44: 314–316.
2. Matsumoto Y, Ushida K, Nakase A, Honjo I. Clinicopathologic classification of congenital cystic dilatation of the common bile duct. Am J Surg 1977, 134: 569–574.
3. Todani T, Watanabe Y, Fujii T, Uemura S. Anomalous arrangement of the pancreatico-biliary ductal system in patients with a choledochal cyst. Am J Surg 1984, 147: 672–676.

4. Rosdmorduc O, Hermelin B, Poupon R. MDR3 gene defender in adultes with symptomatic intra-atomique and gallbladder cholesterol cholelithiasis. Gastroenterology 2001, 120: 1459–1467.
5. Pitt HA, Venbrux AC, Coleman J et al. Intrahepatic stones. The transhepatic team approach. Ann Surg 1994, 219: 527–535.
6. Uchiyama K, Onishi H, Tani M. et al. Indication and procedure for treatment of hepatolithiasis. Arch Surg 2002, 137: 149–153.
7. Castaing D, Azoulay D, Bismuth H. Ponction percutanée de possibilité dans le traitment de lesions biliaires complexes. Gastroenterol Clin Biol 199, 23: 882–886.

6
Die chirurgische bilio-digestive Umleitung

F. Borie

Das Hauptsymptom Ikterus ist eine Folge einer Geschwulstkompression oder Stenosierung (benigne oder maligne) des HG und rechtfertigt die Indikation zur Anlage einer bilio-digestiven Anastomose (BDA). Dem Ikterus wird schnell der konsekutive Pruritus folgen und das erfordert ohne zu zögern die Beseitigung des Hindernisses. Alternativ kann die nicht-chirurgische Aufweitung sowohl endoskopisch als auch perkutan transhepatisch erfolgen. Die chirurgischen Methoden von bilio-digestiven Anastomosen sind zahlreich: auf der biliären Ebene nutzt man sowohl den HG als auch die GB; auf der intestinalen Ebene Duodenum oder Jejunum. In der Praxis gibt es verschiedene Variationen der Anastomosierung: Cholezysto-Duodenostomie, Cholezysto-Jejunostomie, Hepatiko- oder Choledocho-Duodenostomie.

6.1 Indikationen

Charakteristiken der bilio-digestiven Anastomosen

- mit der Gallenblase:
  - gleiche Morbidität und Mortalität wie bei anderen Methoden
  - sekundäres Rezidiv eines Ikterus (bei tumorösen Infiltration).
- mit dem Choledochus:
  - höhere Morbiditätsrate bei einer Umleitung mit dem Jejunum
  - Tumorbefall bei einer duodenalen Umleitung.

6.1.1 Allgemeine Anmerkungen

Die Indikationen zu einer bilio-digestiven Anastomose (BDA) richten sich nach der Obstruktion des HG. Diese Intervention erfolgt entweder beim zweiten Eingriff nach zugrunde liegender Pathologie (Stenose oder Tumor, benigne oder maligne, primär oder extraduktal) oder bei palliativer Intention bei Inoperabilität.

Die tumoröse Genese ist dabei am häufigsten (Pankreaskopftumor oder Neoplasie der Gallengänge). Aufgrund der lokalen oder generellen Ausdehnung des Pankreaskopftumors ist eine kurative Resektion nur bei einem von fünf Fällen zum Zeitpunkt der Diagnosestellung möglich. In den anderen Fällen hat die palliative Behandlung bei progredienten Komplikationen (Ikterus, duodenale Obstruktion und Schmerz) das Ziel, eine gewisse Überlebensqualität zu bewahren. Vier randomisierte Studien und eine Meta-Analyse haben die Behandlung mit Endoprothesen mit der palliativen chirurgischen Behandlung verglichen [1–5]. Keine dieser Studien hat metallische Endoprothesen untersucht. In globaler Analyse zeigen die beiden Methoden keine signifikanten Unterschiede bei der initialen Drainage der biliären Retention in Bezug auf Komplikationsraten, Mortalitätsraten und die Dauer der Hospitalisation. Die Verweildauer im Krankenhaus war bei der nicht-invasiven Methode am kürzesten. Die Drainage war jedoch Grund für eine erneute stationäre Einweisung bzw. Re-Intervention aufgrund eines ikterischen Rezidivs durch Obstruktion derselben und bei konsekutiver, sekundärer duodenaler Obstruktion, welche die Anlage einer Gastroenterostomie erforderte.

Eine weitere Indikation für eine BDA ist die Cholelithiasis bei einem älteren und/oder gebrechlichen Patienten. Therapeutische Zielsetzung muss eine vollständige, schnelle und endgültige Behandlung sein. Die chirurgische BDA erscheint als die ideale Indikation, die anderen nicht-operativen Methoden der biliären Desobstruktionen, d. h. langwierigen und traumatischen Desobliterationen, vorzuziehen ist. Die letzte zu erwähnende Indikation für die Anlage eine BDA ist die Existenz eines stenosierten oder traumatisierten Haupt- bzw. Nebengallengangs: dies ist Gegenstand eines anderen Kapitels.

6.1.2 Indikationen für die verschiedenen Varianten einer BDA

BDA mit Gallenblase: Cholezysto-Duodenostomie (CCD) und Cholezysto-Jejunostomie (CCJ)

Die BDA mit der Gallenblase ist wegen ihrer Einfachheit, der kurzen OP-Dauer und dem Fehlen einer chirurgischen Präparation (Ligamentum hepatoduodenale und Cholezystektomie) im Allgemeinen bei Risikopatienten vorgeschlagen worden. Die Existenz eines durchlässigen DC, was sowohl eine suffiziente Drainage der Galle vom Zystikus in den HG als auch ins Duodenum erlaubt, macht diese Art Anastomose zur Methode der Wahl. Sie erfordert als Vorbereitung eine ICO durch Punktion der Blase.

Bei Cholezystiden und einer Cholezystektomie in der Anamnese kann man diese Technik nicht anwenden. In der Praxis ist diese BDA bei einem von vier Patienten [6–9] nicht realisierbar. Letztendlich ist das Risiko dieses BDA-Typs die sekundäre Obstruktion des DC durch den Tumor. Die Umleitungen zur Gallenblase stellen ein Drittel der chirurgisch angelegten BDA unter den amerikanischen und angelsächsischen Erfahrungen [6–8], aber nur 12% in den Untersuchungen der französischen Gesellschaft für Chirurgie [9] dar. Die Ziffer der perioperativen Sterblichkeit und der Morbidität der BDA mit der Gallenblase betragen 25 bzw. 17% in der Literatur [9, 10]. Der Anteil der sekundären Obstruktionen liegt bei 4–20% [6, 9].

BDA mit den Gallengängen: Choledocho-Duodenostomie (CDD) und Choledocho-Jejunostomie (CDJ)

Die BDA mit dem *Duodenum* ist technisch gut realisierbar. Sie ergibt sowohl einen biliären Abfluss als auch einen duodeno-biliären Reflux. Eine breite Anastomose verhindert die Folgen einer gastrischen Stase. Ein ausgedehnter Tumor mit Ausbreitung in die biliäre Ampulle sowie ein Pankreaskopftumor sind aufgrund der schnellen tumorösen Infiltration Kontraindikationen für diese Variante der bilio-digestiven Umleitung. In der Untersuchung der französischen Gesellschaft für Chirurgie wurde die CDD in 58% der palliativen Galleumleitungen [9] verwirklicht.

Die BDA mit dem *Jejunum* wird als zeitintensiver und hämorrhagischer betrachtet als die Anastomosen mit dem Duodenum [7]. Sie leiten die Galle mit Distanz zum Duodenum und zum Magen um, so dass sie nicht ulzerierend wirken kann. Vorzugsweise wird eine Y-Schlinge nach Roux [11] benutzt, wohingegen eine Jejunumschlinge als Omega-Schlinge seltener gebraucht wird. Um einen retrograden Reflux in die Gallengänge zu vermeiden, sollte die Schlinge eine Länge von 70 cm nicht unterschreiten. Die Raten der perioperativen Sterblichkeit und Morbidität bei BDA mit den Gallengängen betragen 25–15% in der Literatur [6, 7, 9, 10, 12]. Die Rate der sekundären Stenosen wird mit ungefähr bei 10% angegeben [6, 7, 9, 10, 12].

Vergleich der Ergebnisse zwischen den verschiedenen Methoden der BDA

Nur eine randomisierte und einige wenige retrospektive Studien haben die BDA in Bezug auf die Anastomosierung mit der GB und des HG verglichen. Verglichen mit der CDJ und der CDD hat die CCJ eine signifikant höhere Morbidität sowie Rezidivrate von Gallengangsobstruktionen [7, 13]. Angesichts dieser Ergebnisse muss die BDA, die den HG benutzt, der Methode mit Einbeziehung der GB vorgezogen werden. Keine randomisierte Studie und sehr wenig retrospektive Studien haben die BDA verglichen mit denen, die das Duodenum oder das Jejunum benutzen. Auf der einen Seite zeigte eine retrospektive Studie, die zwei gepaarte Gruppen verglich, dass die CDD und die CDJ postoperativ die gleichen postoperativen Erfolgsraten, Morbiditäts- und Sterblichkeitsraten [9] bei einer Ikterusbehandlung haben. Auf der anderen Seite sind die Anastomosen mit Y-Schlinge langwieriger und mit einer ausgeprägteren Blutungsneigung verbunden, als bei den Anastomosen mit dem Duodenum [7].

6.2 Vorbereitung des Patienten auf die Intervention

Die Gallenobstruktion wird laborchemisch mit Bestimmung der Leber- und Gallemarker im Serum (direktes und indirektes Bilirubin, Gamma-GT, alkalische Phosphatase, Transaminasen) ermittelt. Ein prolongierter Ikterus kann beim Patienten Gerinnungsprobleme durch unzureichende Vitamin-K-Absorption induzieren. Diese Malabsorption muss präoperativ untersucht und durch intravenöse Vitamin-K-Gaben substituiert werden. Bei assoziierter Cholangitis-Symptomatik verhindert man eine infektiöse Kontamination durch eine adaptierte Antibiotikatherapie.

Schließlich muss die Ausdehnung der Obstruktion identifiziert werden, um die Möglichkeit der BDA-Anlage neu beurteilen zu können. Dafür ist das MRT momentan die minimal-invasive Referenzuntersuchung. Unabhängig von der klinischen Symptomatik wird eine perioperative Antibiotikatherapie mit einem Cephalosporin der ersten oder zweiten Generation empfohlen.

6.3 Lagerung des Patienten und erster Zugang

Der Patient wird auf dem Rücken mit anliegenden Armen gelagert; der Operateur befindet sich zu seiner Rechten. Das Operationsfeld reicht einerseits von den Mamillen zum Schambein und andererseits tief lateral beidseits. Der erste Zugang erfolgt subkostal rechts, entweder gerade oder transversal (▶ Abb. 6-1). Der vertikale Schnitt unter dem Xiphoid in Richtung Schambein ist hoch gewachsenen Patienten vorbehalten. Der transversale oder subkostale Zugang ist zu bevorzugen, da er mehrere Vorteile hat: das gesamte Areal um das Ligamentum hepatoduodenale ist darstellbar, bietet einen idealen Zugang zur Leber und die Möglichkeit, unter dem Meso zu präparieren. Dieser Zugang scheint respiratorisch besser toleriert zu werden und induziert seltener eine Herniation.

Um den rechten Rippenbogen anzuheben, werden sowohl der Haken nach Olivier als auch der Haken nach Rochard benutzt. Wundspreizer nach Ricard oder Palmaire werden an beiden Wundrändern eingesetzt und erlauben so eine gute Darstellung des Situs. Der gerade Winkel wird vermindert und eine Separation des duodeno-pankreatischen Blocks wird begonnen. Indem man große, breite Branchen beim unteren Anteil der Haken von Ricard oder Palmaire einsetzt, kann das Ligamentum hepatoduodenale besser eingestellt und der Bereich unterhalb des Mesokolons eingesehen werden. Ein flexibler Haken wird entweder am Rochard-Haken oder am Olivier-Haken eingesetzt. So kann der inferiore Lobus der Leber angehoben werden (▶ Abb. 6-2).

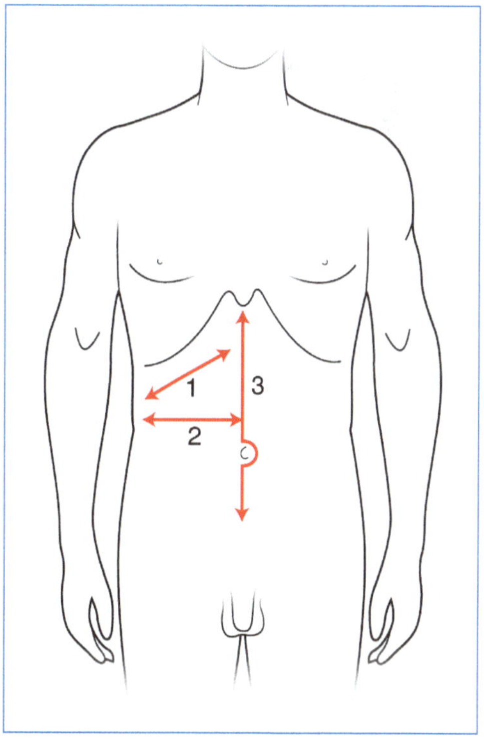

Abb. 6-1 Zugangswege.

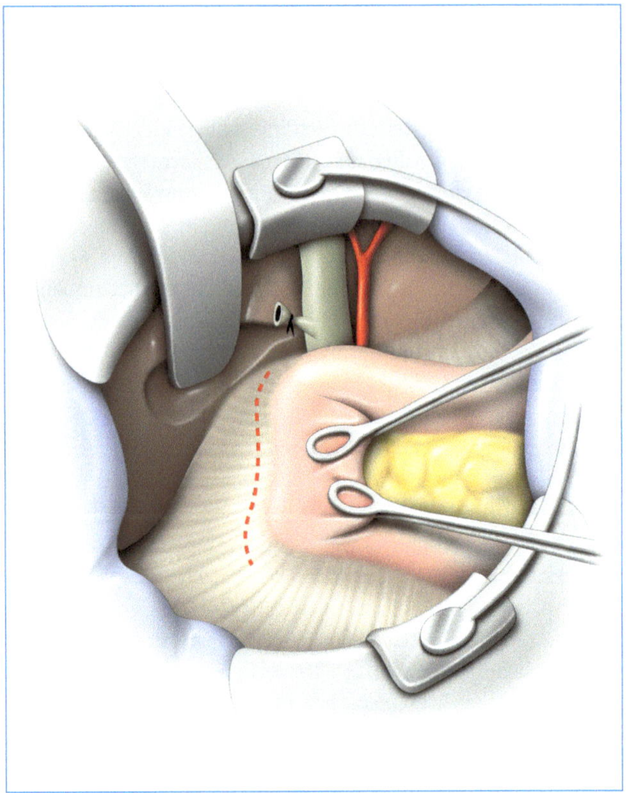

Abb. 6-2 Darstellen des Operationssitus.

6.4 Chirurgische Techniken bei Anlage einer BDA

6.4.1 Prinzipielle Techniken

Die Anlage der Anastomose muss auf einem gesunden intestinalen und biliären Gewebe und vorzugsweise auf einem breiten Gallengang erfolgen. Bei der Anastomosierung müssen beide Ränder spannungsfrei, muko-mukös adaptiert werden. Die Anastomose wird aus der gesamten Gallengangswand und der extramukösen Schicht des digestiven Anteils gebildet. Um eine Undichtigkeit der Anastomose zu vermeiden, muss eine dünne Nadel benutzt werden. Meistens wird ein resorbierbarer Vicryl- oder PDS-Faden der Stärke 4 × 0 oder 5 × 0 genommen. Die Anastomose kann entweder bei breiten Gallengängen mit zwei halben fortlaufenden Nähten oder bei filigranen Gallengängen mit Einzelknopfnähten etabliert werden. Wenn die Anastomose sehr tief gelegen ist, sollten zunächst alle Nähte der posterioren Schicht gelegt werden, bevor man knüpft. Die Anzahl der Nähte hängt hauptsächlich von der Breite des anastomosierten Gallenganges ab. Sie müssen ungefähr einen Abstand von 3 mm auf der Vorder- und Rückwand haben.

Jede in diesem Kapitel beschriebene Anastomose wird nach diesen Grundsätzen angelegt. Post-anastomotische Gallelecks sind nicht selten. Nur eine Drainage kann helfen, eine Galleansammlung oder eine gallige Peritonitis zu verhindern. Obwohl in der Literatur keine intraperitoneale Drainage nach Anlage einer BDA vorgeschrieben ist, wird sie doch von der französischen Gesellschaft für Viszeralchirurgie empfohlen.

Anlage einer bilio-digestiven Anastomose

Dies muss gegeben sein:

- gesundes digestives und biliäres Gewebe und möglichst mit dilatiertem Gallengang
- spannungsfreie („tension-free") Anastomose der beiden kommunizierenden Enden
- Nähte, welche die Gallengangswand allschichtig und den Darmanteil submukös umfassen
- Naht mit einer feinen Nadel und resorbierbarem Faden
- bei tief angelegter Anastomose zunächst die Fäden der Hinterwand vorlegen, erst anschließend knüpfen.

6.4.2 Typen der bilio-digestiven Anastomosen

BDA mit Duodenum

Cholezysto-duodenale Anastomose

Am Anfang der OP prüft man nach Punktion an der Stelle der geplanten Anastomose oberhalb der Obstruktion die Durchgängigkeit des DC, seines Abgangs vom HG und die Permeabilität proximal der Obstruktion mittels ICO. Nach Säuberung des Inhaltes (Galle und Konkremente) wird eine Inzision transversal zur Achse der GB auf einer Länge von 3 cm vorgenommen; danach erfolgt eine ebenso lange Inzision des Duodenums (▶ Abb. 6-3). Für eine exakte Kongruenz kann der Einschnitt vertikal oder transversal erfolgen. Die Anastomose wird danach durch Einzelknopfnähte oder durch zwei halbe fortlaufende Nähte angelegt.

Choledocho-duodenale Anastomose

Zu Beginn der OP wird cholezystektomiert, um einer späteren Cholezystitis vorzubeugen. Danach wird der HG freigelegt. *Vorsicht* bei der Präparation unter portaler Hypertension, die eine vermehrte Durchblutung entlang der Gallengänge und des Ligamentums hepatoduodenale induziert! Um eine spannungsfreie hepatiko- oder choledocho-duodenale Anastomose errichten zu können, sollte zuvor ein großzügiges Kocher-Manöver praktiziert werden (Ablösen des duodeno-pankreatischen Blocks). Die Anlage der choledocho-duodenalen Anastomose kann nach zwei Methoden angelegt werden.

Latero-laterale choledocho-duodenale Anastomose

Die Inzision des HG sollte transversal erfolgen. Dagegen erfolgt die Inzision des Duodenums longitudinal meistens antimesenterial (▶ Abb. 6-4).

Der Durchmesser dieser Inzision wird der Inzision des HG angepasst. Die Anastomose wird entweder durch Einzelknopfnähte oder mittels zwei halber fortlaufender, resorbierbarer Nähte angelegt (▶ Abb. 6-5). Das distale Ende der Choledochotomie wird mit der Hinterwand der Duodenotomie und das proximale Ende der Choledochotomie mit dem vorderen Blatt des Duodenums zur Vorderwand vernäht (▶ Abb. 6-6).

Termino-laterale choledocho-duodenale Anastomose

Nach der Dissektion wird der HG unterteilt. Der distale Teil wird entweder sorgsam ligiert oder durch eine fortlaufende, langsam resorbierende Naht verschlossen. So wird eine chronische Fistel des unteren Choledochusstumpfes – induziert durch einen pankreatischen Reflux bei einem Hindernis in der Ampulla Vateri – verhindert. Der proximale Teil des HG wird auf der posterioren Seite um maximal 5 mm freigelegt, ohne ihn zu devaskularisieren (▶ Abb. 6-7). Aus demselben Grund sollte die Durchtrennung nicht zu weit distal gewählt werden. Es wird danach eine termino-laterale Anastomose mittels Einzelknopfnähten oder zwei halber fortlaufender, resorbierbarer Nähte angelegt (▶ Abb. 6-8).

BDA mit dem Jejunum

Ausleiten der jejunalen Schlinge

Das Ausleiten einer Y-Schlinge nach Roux aus dem Jejunum wird ab der dritten oder vierten Schlinge aboral der duodeno-jejunalen Flexur begonnen (▶ Abb. 6-9). Die Gefäßarkade wird mittels Diaphanoskopie identifiziert (▶ Abb. 6-10). Die sekundäre Gefäßarkade wird isoliert und entsprechend des auszuleitenden Jejunumsegmentes ligiert (▶ Abb. 6-11).

Das Jejunum wird mit einem linearen Stapler durchtrennt (▶ Abb. 6-12). Eine überwendliche Naht der beiden Enden mit Vicryl 3 × 0 oder PDS 4 × 0 sorgt für die Hämostase. Bei 70 cm aboral wird eine jejuno-jejunale Anastomose entweder termino-lateral oder termino-terminal mit zwei halben fortlaufenden, langsam resorbierenden Nähten gefertigt (▶ Abb. 6-13). Sie kann auch mittels eines Staplers, der jeweils über eine Öffnung in beide Darmenden eingeführt wird, durchgeführt werden. Das Verschließen der beiden Öffnungen nach seiner Entfernung erfolgt dann mit einem linearen Stapler. Die jejunale Schlinge kann nun entsprechend den lokalen Bedingungen entweder durch das Mesokolon oder präkolisch geführt werden. Das Ende dieser Schlinge wird nun zum Aufbau der BDA verwendet.

Die Anastomose mittels Omega-Schlinge (▶ Abb. 6-14) wird

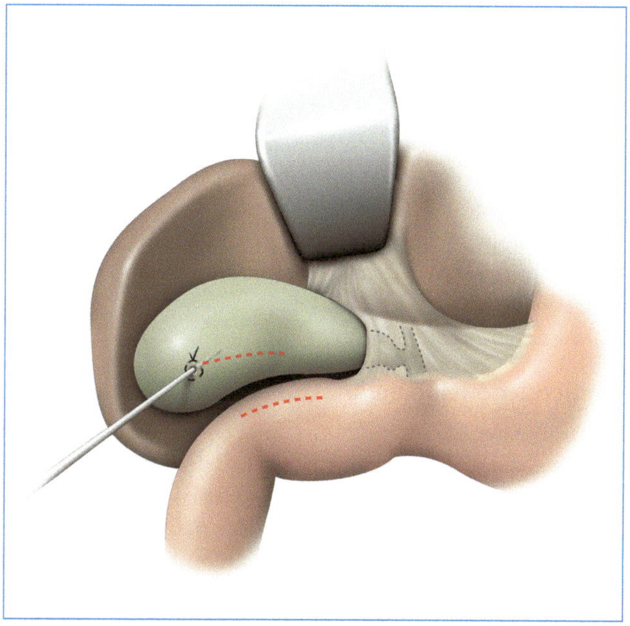

a

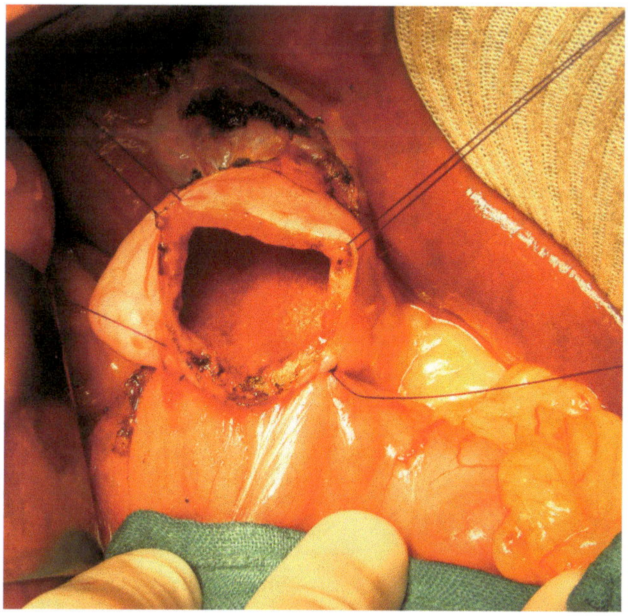

b

Abb. 6-3 Cholezysto-duodenale Anastomose.
a Schematische Darstellung der Anatomie.
b Intraoperativer Situs nach Eröffnen der Gallenblase.

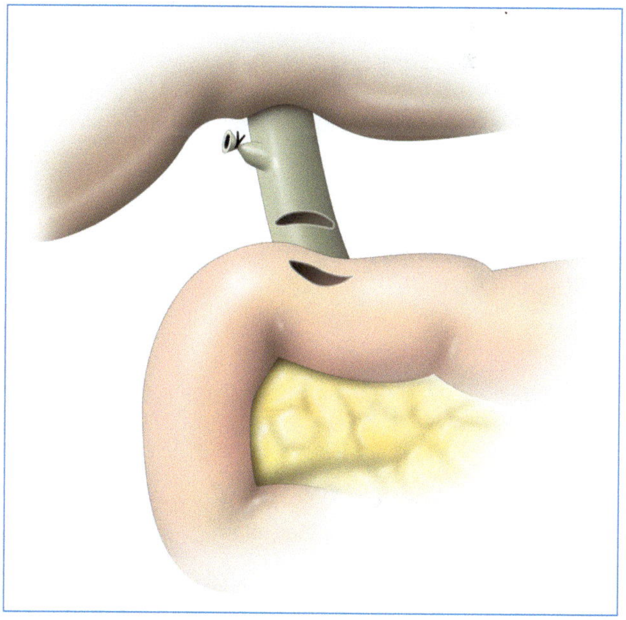

Abb. 6-4 Latero-laterale choledocho-duodenale Anastomose. Schematische anatomische Darstellung der Inzision der Gallenblase und des Duodenums.

nach Hochziehen einer ausreichend langen Schlinge entweder mit dem HG oder der GB etabliert. Der Dünndarm wird beginnend am Treitz-Band zu einer Schlinge geformt, die spannungsfrei entweder antekolisch oder trans-mesokolisch zum Ligamentum hepatoduodenale mobilisiert wird. Theoretisch ist eine gleiche Länge der jejunalen Abschnitte notwendig, damit der Darm noch lang genug ist. Bei einer kurz angelegten Arteria mesenterica z. B. ist das nicht immer realisierbar. An der Konvexität der Schlinge wird entweder eine latero-laterale oder eine termino-laterale BDA angelegt. Danach werden die Jejunalschlingen antekolisch hochgebracht und durch eine Fußpunktanastomose kurzgeschlossen. Diese Anastomose kann entweder mit manueller Naht oder besser mit einem linearen Stapler angelegt werden.

Cholezysto-jejunale Anastomose

Die Inzision erfolgt wenigstens 5 cm vom blinden Ende der jejunalen Schlinge. Sie erfolgt antimesenterial longitudinal. Um eine Inkongruenz zu vermeiden, sollte die jejunale Inzision etwas kleiner als die an der GB ausfallen.

Diese cholezysto-jejunale Anastomose wird an der GB meistens latero-lateral, seltener termino-terminal, und durch zwei halbe fortlaufende Nähte oder Einzelknopfnähte mit resorbierbarem Nahtmaterial angelegt (▶ Abb. 6-15).

Choledocho-jejunale Anastomose

Nach primärer Cholezystektomie und Präparation des HG wird die Choledocho-Jejunostomie entweder latero-lateral oder termino-lateral angelegt. Bei einer *latero-lateralen* Anastomosierung wird die Inzision auf der anterioren Seite des HG durchgeführt (▶ Abb. 6-16). Der Schnitt erfolgt bei dilatiertem HG transversal

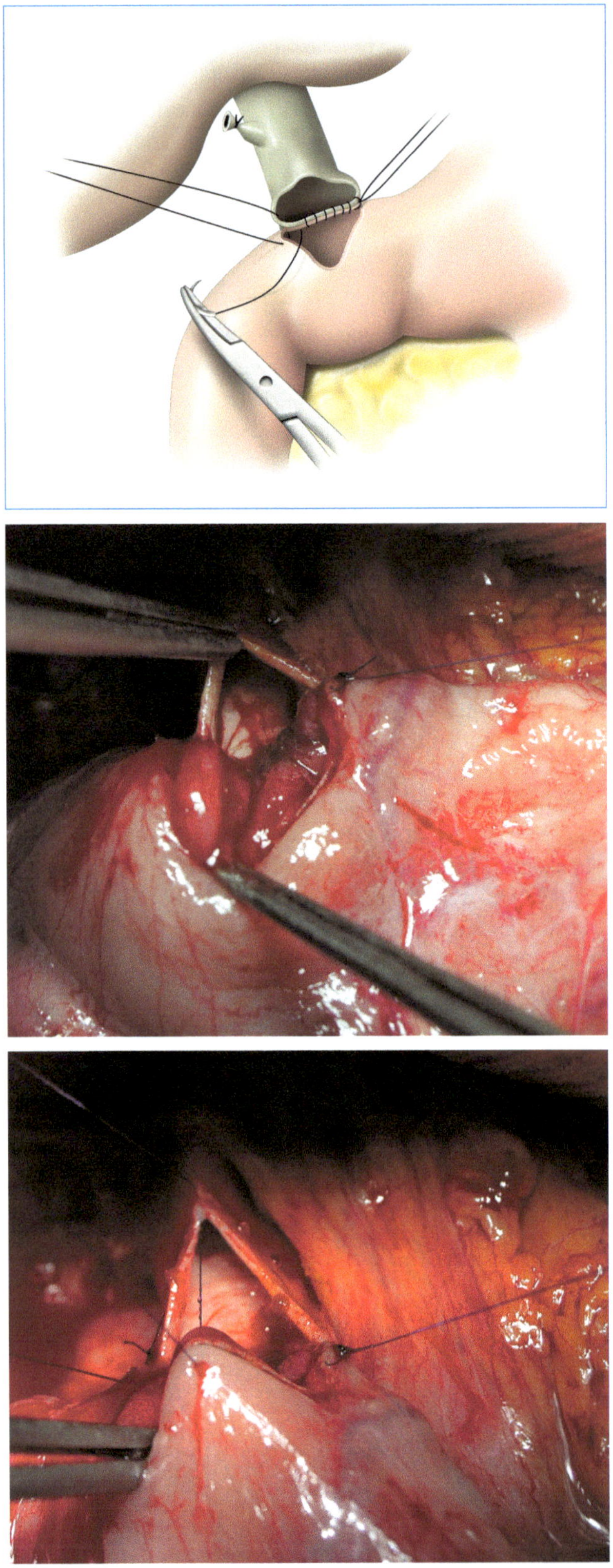

a

b

c

Abb. 6-5 Latero-laterale choledocho-duodenale Anastomose.

a Schematische Darstellung der Hinterwand der Anastomose.

b Intraoperativer Situs der Hinterwand.

c Intraoperative Sicht auf die Anlage der Vorderwand der Anastomose.

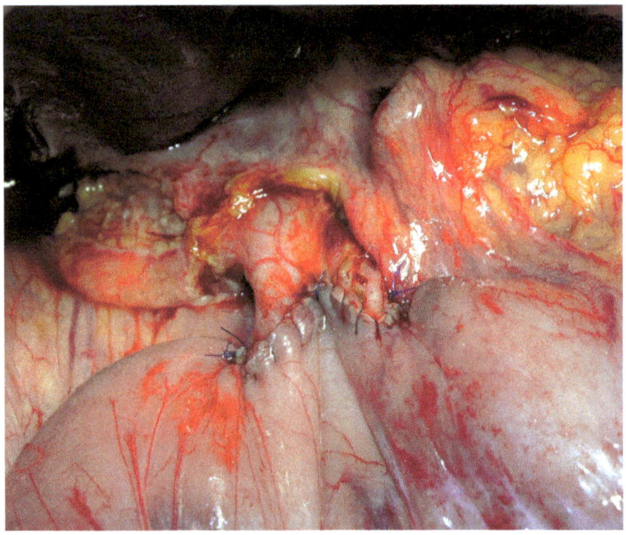

Abb. 6-6 Intraoperative Ansicht: fertig errichtete latero-laterale choledocho-duodenale Anastomose.

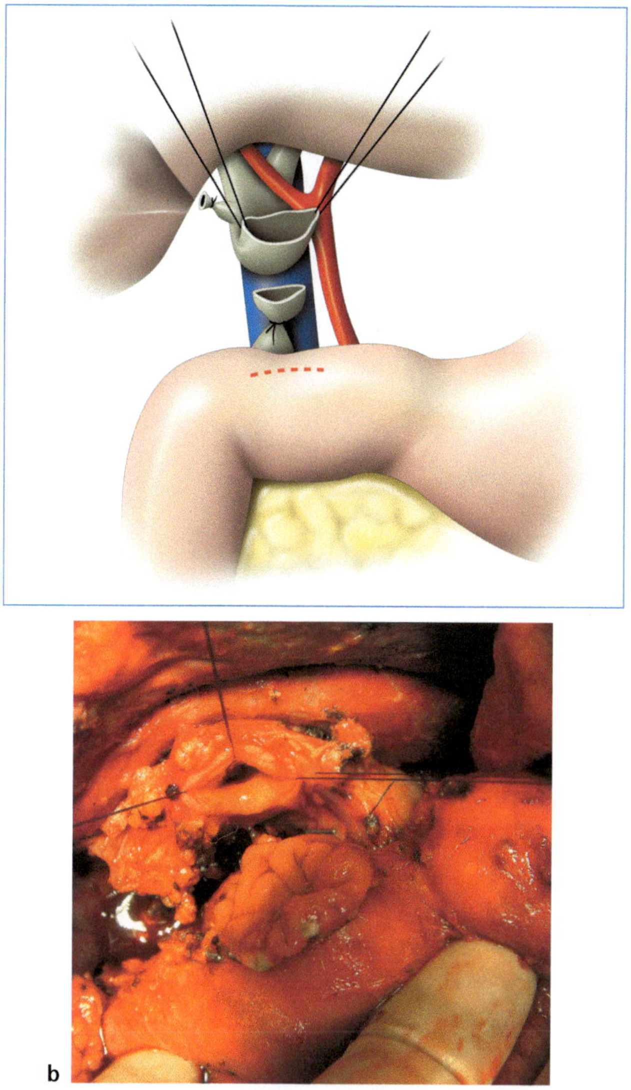

a

b

Abb. 6-7 Präparation der termino-lateralen choledocho-duodenalen Anastomose.

a Schematische Darstellung der Anatomie.

b Intraoperativer Situs.

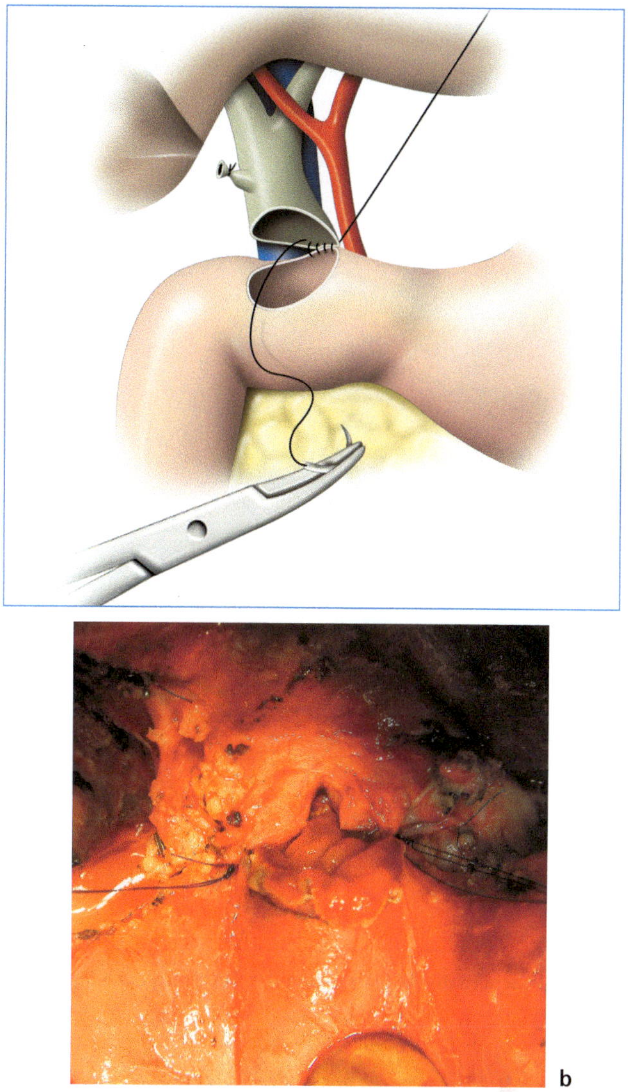

a

b

Abb. 6-8 Termino-laterale choledocho-duodenale Anastomose.

a Schematische Darstellung der Anatomie.

b Intraoperative Sicht auf eine longitudinale Erweiterungsplastik an der Vorderwand der Anastomose.

und bei filiformen HG longitudinal (nach Einlage einer Endoprothese). Dagegen erfolgt die jejunale Inzision am häufigsten longitudinal und antimesenterial. Diese Inzision ist abhängig von der Größe des HG. Der inferiore Teil der Choledochotomie wird mit dem posterioren Teil der Jejunotomie vernäht (▶ Abb. 6-17). Hiernach wird der superiore Anteil der Choledochotomie mit dem anterioren Teil der Jejunotomie verbunden. Die Anastomose wird entweder mit Einzelknopfnähten oder mit zwei halben fortlaufenden Nähten langsamer Resorption vorgenommen (▶ Abb. 6-18).

Im Fall einer *termino-lateralen* Anastomosierung wird der HG nach sorgfältiger Präparation disseziert, ohne ihn zu devaskularisieren (▶ Abb. 6-19). Der distale Teil wird entweder ligiert oder mittels einer überwendlichen Naht mit langsam resorbierenden Fäden verschlossen (▶ Abb. 6-20 und ▶ 6-21).

Wichtige Schritte während der Anlage einer BDA

- mit der Gallenblase: Überprüfung der Durchgängigkeit des Ductus cysticus und dessen Abgang vom Hauptgallengang
- mit dem Choledochus: prinzipiell Durchführung einer primären Cholezystektomie
- mit dem Jejunum: jejunale Inzision mindestens 5 cm ab oral des blinden Endes antimesenterial
- choledocho-duodenale Anastomose: Ablösen des Blocks aus Pankreas und Duodenum
- termino-laterale BDA: sorgfältiger Verschluss des distalen Teils des Hauptgallenganges
- maximal 5 mm der Hinterwand des Gallengangsanteils proximal freipräparieren.

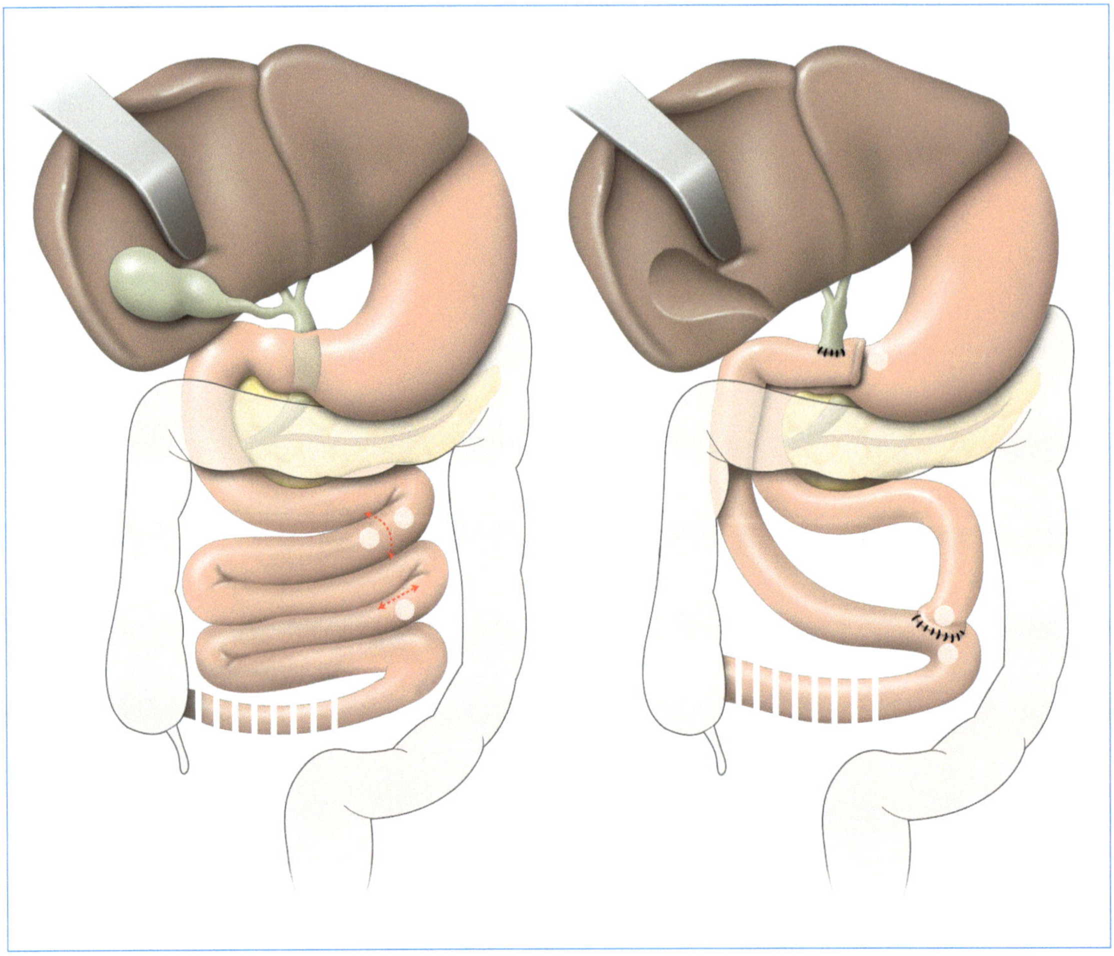

Abb. 6-9 Schematische Darstellung des Ausleitens einer jejunalen Schlinge nach Roux.

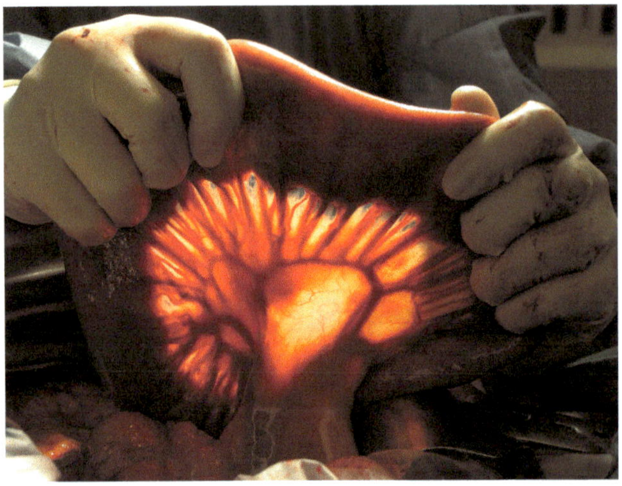

Abb. 6-10 Intraoperative Sicht auf die Vorbereitung der jejunalen Schlinge nach Roux. Diaphanoskopie des Mesenteriums und der dazugehörigen Schlinge des Jejunums.

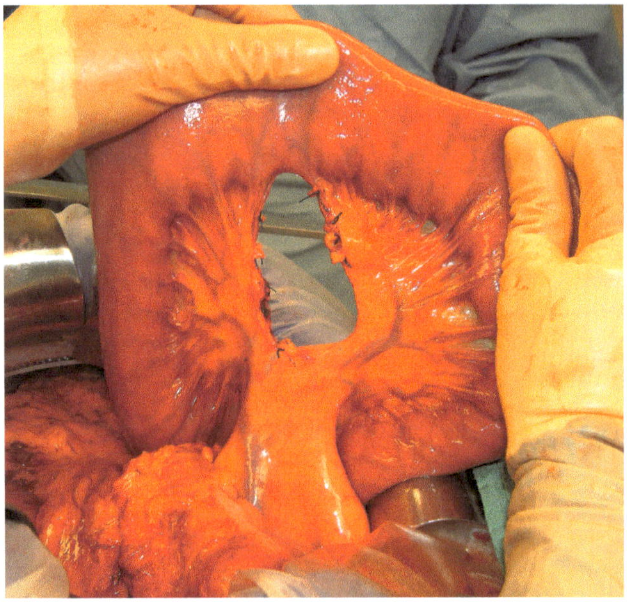

Abb. 6-11 Nach Versorgung der Gefäße mittels Ligaturen wird der Abschnitt des Jejunums freigelegt.

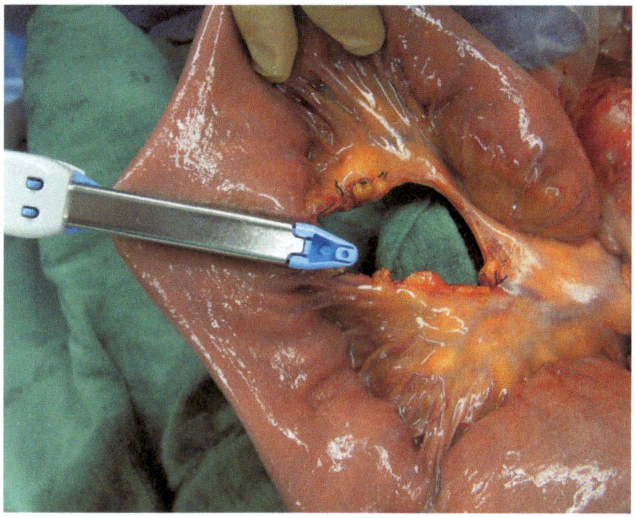
a

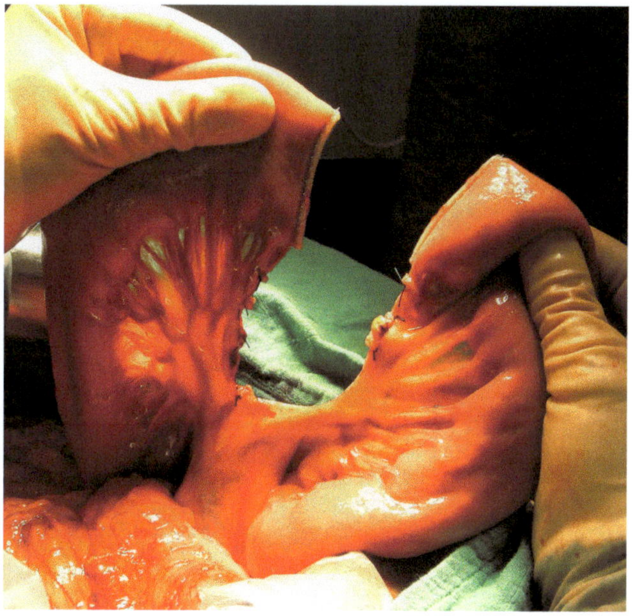
b

Abb. 6-12 Intraoperative Sicht auf die Sektion mit dem linearen Stapler (**a** und **b**).

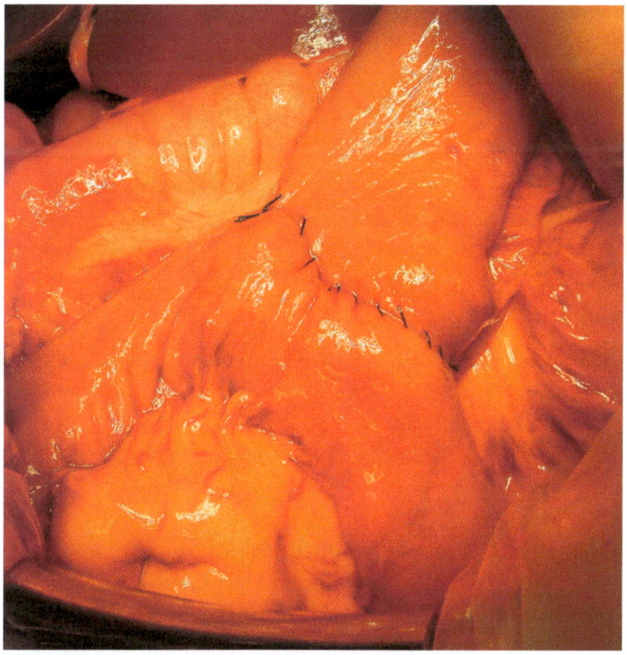

Abb. 6-13 Wiederherstellen der Kontinuität mit Errichten einer jejuno-jejunalen Anostomose am Ende der Schlinge.

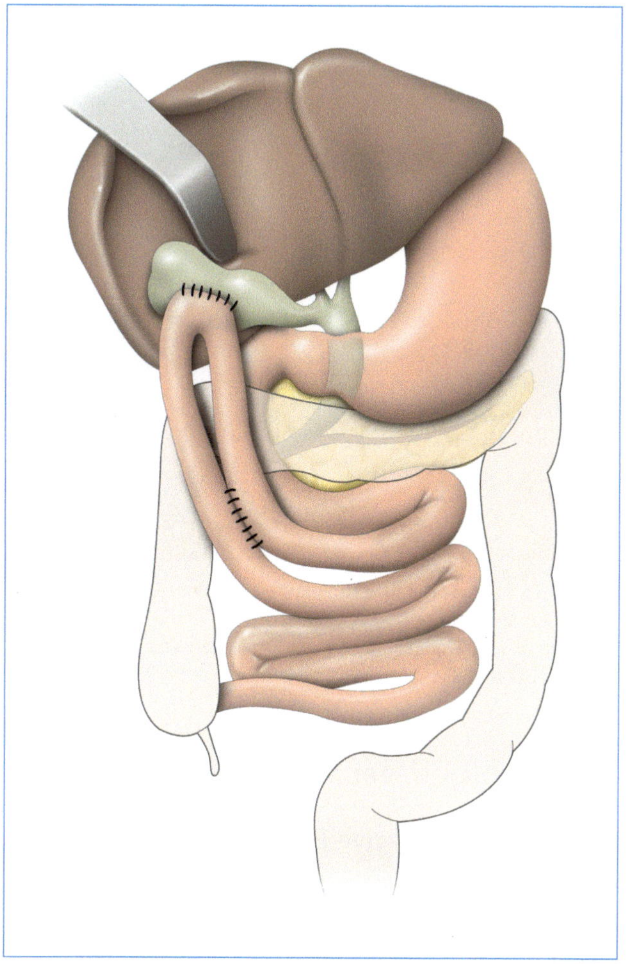

Abb. 6-14 Anlage einer cholezysto-jejunalen Anastomose mit einer Omega-Schlinge.

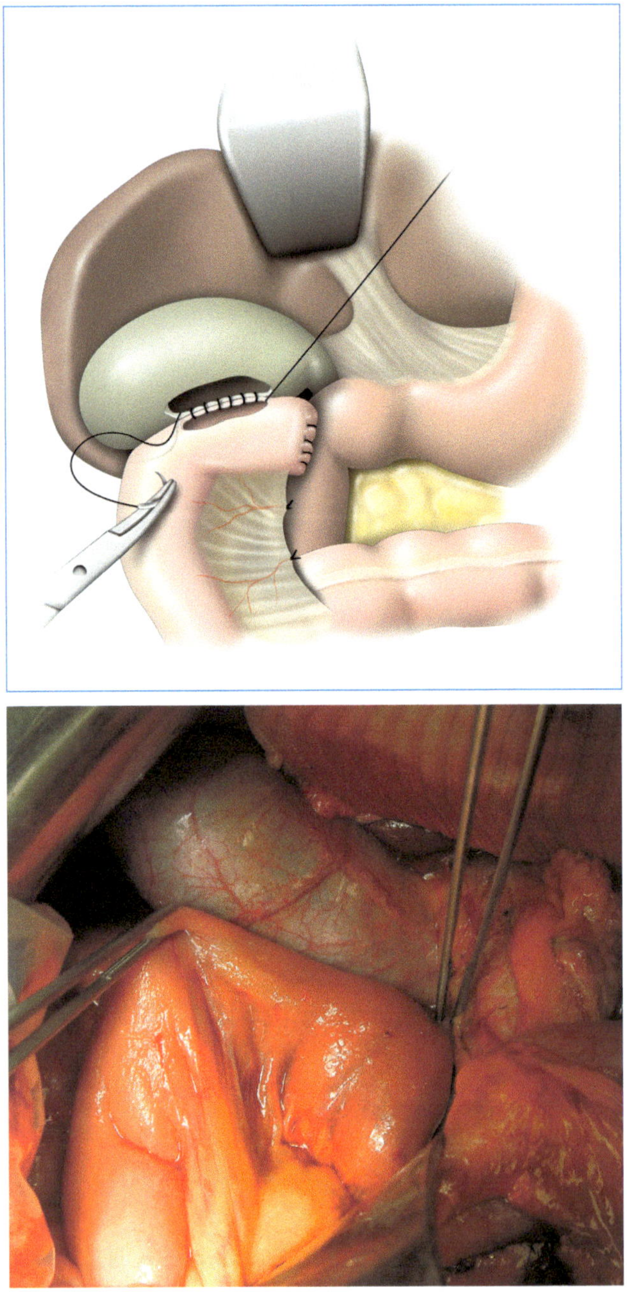

a

b

Abb. 6-15 Latero-laterale cholezysto-jejunale Anastomose mit einer Y-Roux-Schlinge.

a Schematische Darstellung der anatomischen Verhältnisse.

b Intraoperative Sicht.

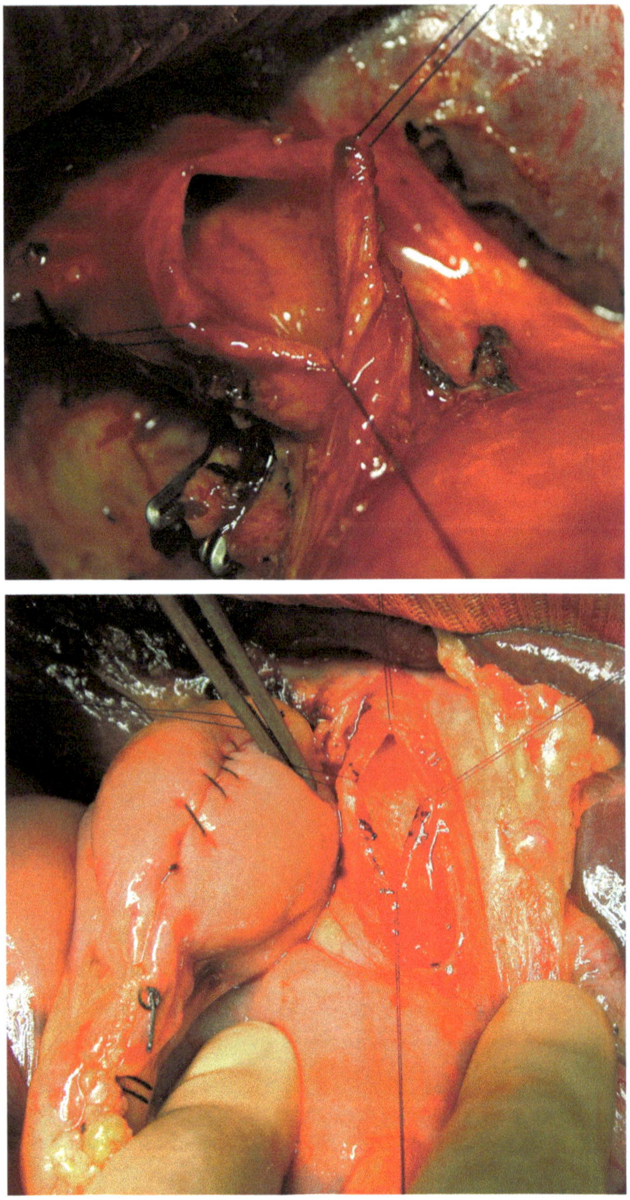

a

b

Abb. 6-16 Latero-laterale choledocho-jejunale Anastomose mit einer Y-Roux-Schlinge. Intraoperative Sicht auf das Eröffnen der Gallenblase **(a)** sowie auf die geplante Anastomosenregion **(b)**.

6.5 Folgen der Operation

6.5.1 Postoperative Frühkomplikationen

Die postoperativen Frühkomplikationen können entweder allgemeiner Genese oder direkt Folge der Intervention sein. Zu den allgemeinen Komplikationen zählen neben thrombembolischen und kardiorespiratorischen Schwierigkeiten auch die akute Pankreatitis und diverse Formen des Ikterus.

Die postoperativen, chirurgischen Komplikationen sind entweder unspezifisch, wie akute Eviszerationen und die Ansammlung freier intraabdomineller Flüssigkeit mit der Notwendigkeit einer frühzeitigen Re-Intervention, oder spezifisch und betreffen die biliäre Chirurgie:

- Frühzeitig *postoperativ auftretende Hämorrhagien* resultieren entweder aus einer Blutung im Operationssitus (OP-Situs) oder aus einer Hämobilie. Eine Blutung aus dem OP-Situs ins Abdomen, ob sie nun in der Drainage sichtbar ist oder nicht, rechtfertigt meistens eine frühzeitige Re-Intervention. Eine Hämobilie ist meistens die Folge einer intraoperativen Verlet-

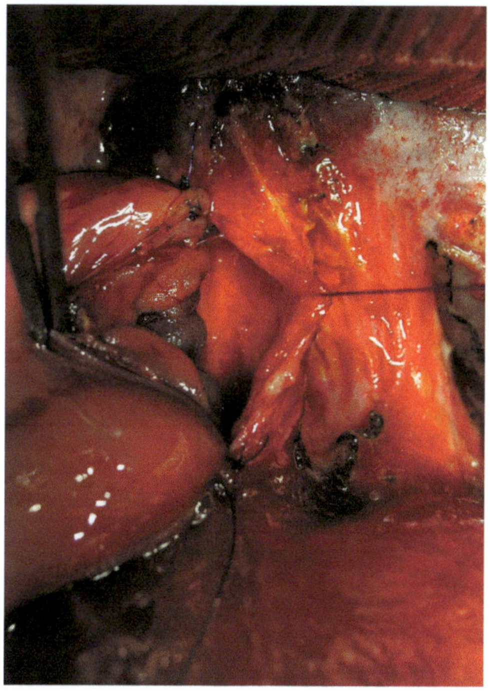

Abb. 6-17 Intraoperative Sicht auf die Hinterwand einer choledocho-jejunalen Anastomose mit latero-lateral abgeschlossener Y-Schlinge nach Roux.

zung der Leberarterie oder ihrer Kollateralen. Die Arterien können auch mit den Gallengängen über eine Zyste oder ein falsches Aneurysma kommunizieren. Eine CT-Angiografie mit KM kann eine exakte Diagnostik bieten. In allen Fällen ist die Behandlung chirurgisch.

- *Externe und intraperitoneale Gallelecks* zeugen von einer Insuffizienz der BDA, einer Leckage am Zystikusstumpf, eines aberranten Leberkanals, einer Wunde oder einer unbemerkten Verletzung des HG. Wenn dieses Galleleck richtig drainiert wird, muss man nicht re-intervenieren. Dagegen muss bei einem nicht drainierten Leck oder bei einer biliären Peritonitis frühzeitig operativ gehandelt werden, um sowohl eine intraabdominelle Lavage und richtig platzierte Drainage als auch eine chirurgische Reparation zu ermöglichen.
- *Postoperative akute Pankreatitiden* werden entweder durch das Ablösen des Pankreas und des Duodenums oder während der instrumentellen Exploration der Papille, z.B. während einer diffizilen Extraktion eines Steins, induziert.

Die Behandlung erfolgt eher symptomatisch als chirurgisch.

6.5.2 Postoperative Spätkomplikationen

Die späten Hauptkomplikationen implizieren eine Cholangitis und einen Ikterus in Folge einer Stenosierung. Eine *Cholangitis* hat verschiedene Ätiologien: biliäre Stase bei Gallengangs- oder Anastomosenstenose, Steinbildung, gastraler Reflux via der BDA bei zu kurzer Y-Schlinge. Ein *Ikterus* kann während einer Anastomosenstenose initial, nach Anlage bei feinen Gallengängen oder als Komplikation früherer bilio-digestiver Fisteln auftreten. Im klinischen Kontext wird der Ikterus entweder mit Neuanlage einer BDA oder mit perkutaner Einlage einer Endoprothese unter radiologischer Kontrolle therapiert. Ein Syndrom der blind endenden Schlinge kann nach lateraler BDA-Anlage mit den Gallengängen auftreten und hat durch die Stase eine Cholangitis oder Pankreatitis oder eine Migration von Fremdmaterial zur Folge.

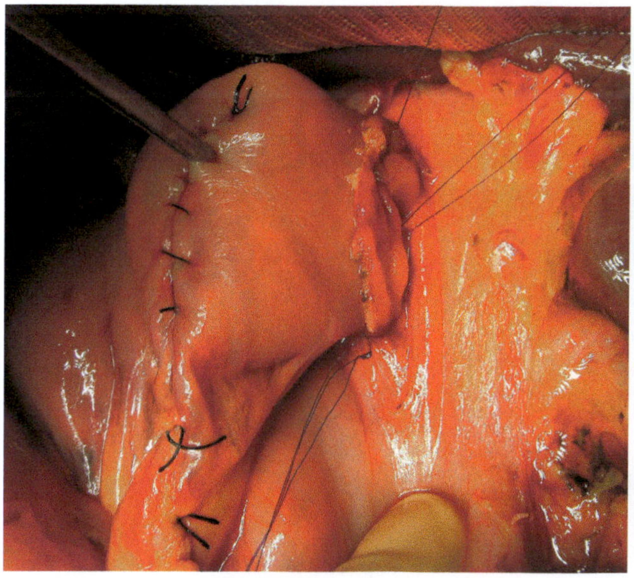

a

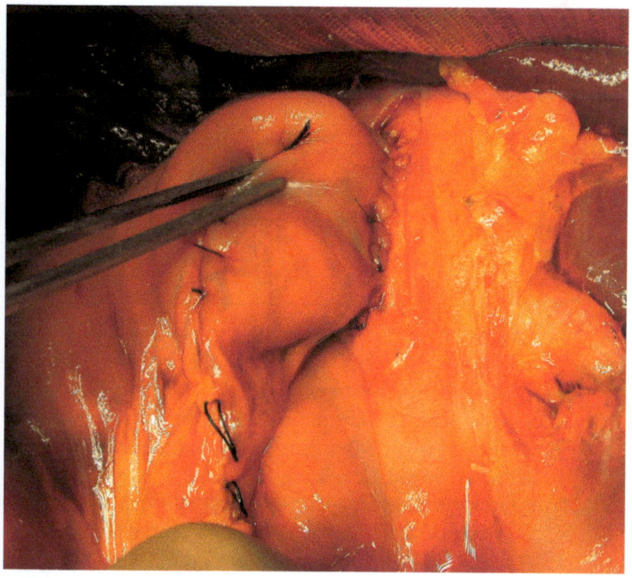

b

Abb. 6-18 Latero-laterale choledocho-jejunale Anastomose mit einer Y-Roux-Schlinge.
a Intraoperative Sicht des Errichtens der Vorderwand.
b Intraoperativer Situs mit komplettierter Anastomosierung.

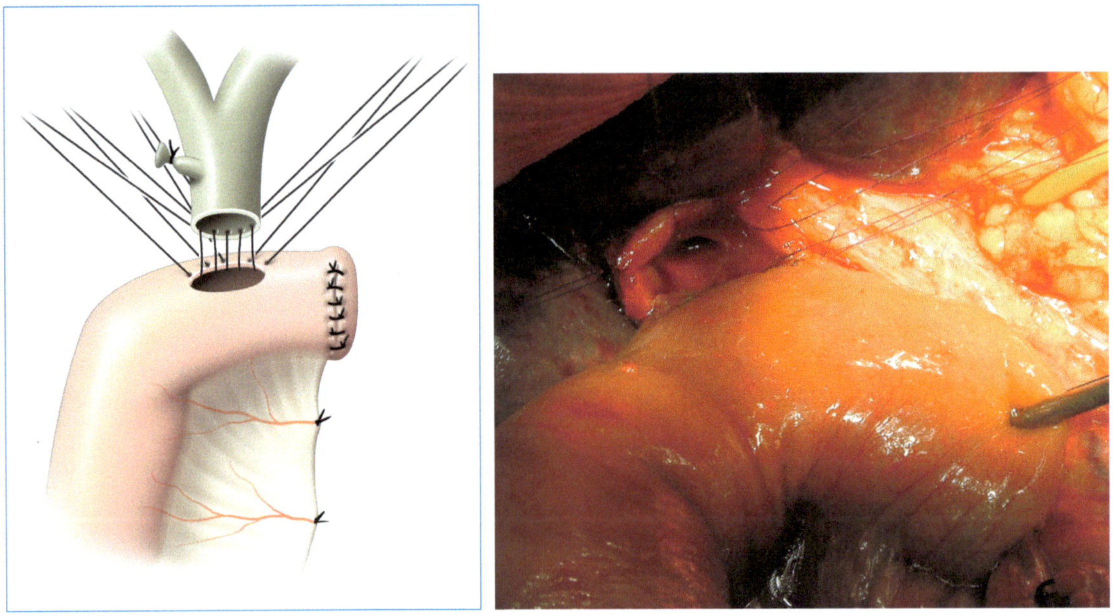

a b

Abb. 6-19 Termino-laterale choledocho-jejunale Anastomose mit einer Y-Roux-Schlinge.
a Schematische Darstellung der Anatomie.
b Intraoperative Sicht auf die Präparation der Anastomose.

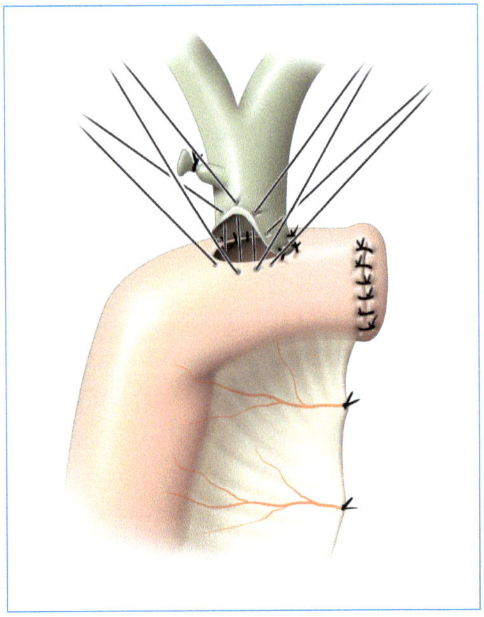

a

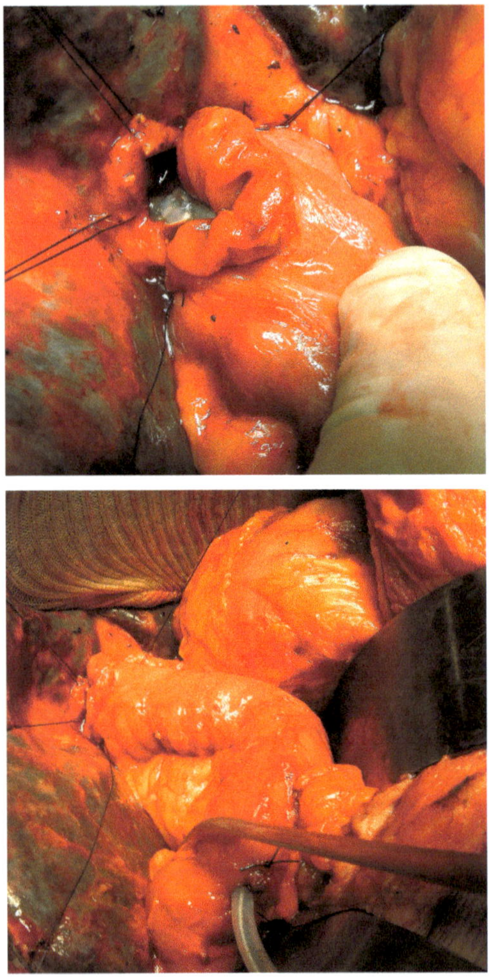

b c

Abb. 6-20 Termino-laterale choledocho-jejunale Anastomose mit einer Y-Roux-Schlinge.
a Schematische Anatomie.
b Intraoperative Sicht auf die fertig gestellter Hinterwand mit Einbringen eines transanastomotischen Silastic-Drains.
c Intraoperative Sicht auf den oberhalb des nach Y-Roux ausgeleiteten Mesokolons ausgeleiteten Silastic-Drain.

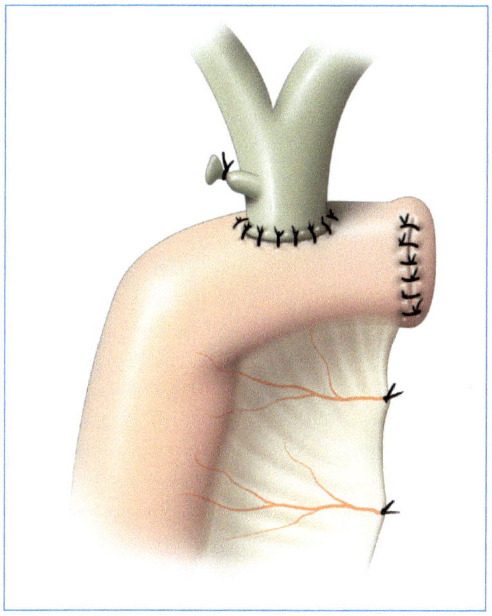

a

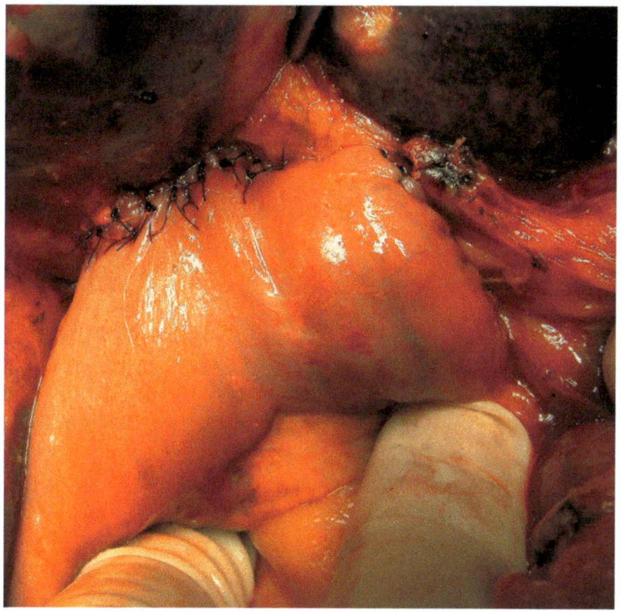

b

Abb. 6-21 Vollendete termino-laterale choledocho-jejunale Anastomosierung mit einer Y-Roux-Schlinge.
a Schematische Darstellung der Anatomie.
b Intraoperativer Situs.

Literatur

1. Bornman PC, Harries-Jones EP, Tobias R et al. Prospective controlled trial of transhepatic biliary endoprosthesis versus bypass surgery for incurable carcinoma of head of pancreas. Lancet 1986, 1: 69–71.
2. Shepherd HA, Royle G, Ross APR et al. Endoscopic biliary endoprosthesis in the palliation of malignant obstruction of the distal common bile duct: a randomized trial. Br J Surg 1988, 75: 1166–1168.
3. Andersen JR, Sorensen SM, Kruse A et al. Randomised trial of endoscopic endoprothesis versus operative bypass in malignant obstructive jaundice. Gut 1989, 30: 1132–1135.
4. Smith AC, Dowsett JF, Russell RCG et al. Randomised trial of endoscopic stenting versus surgical bypass in malignant low bile duct obstruction. Lancet 1994, 344: 1655–1660.
5. Schwartz A, Beger HG. Miliary and gastric bypass or stenting in non rectable periampullary cancer: analysis on the basis of controlled trials. Int J Pancreatol 2000, 27: 51–58.
6. Watanapa P, Williamson RCN. Surgical palliation for pancreatic cancer: developments during the past two decades. Br J Surg 1992, 79: 8–20.
7. Potts JR, Broughan TA, Hermann RE. Palliative operations for pancreatic carcinoma. Am J Surg 1990, 159: 72–78
8. Parks RW, Johnston GW, Rowlands BJ. Surgical biliary bypass for benign and malignant extrahepatic biliary tract diseases. Br J Surg1997, 84: 488–492.
9. Baumel H, Hugier M. Le cancer du pancréas exocrine: diagnostic et traitement; Monographies de l´Association francaise de chirurgie. Rapport du 93e Congrés Français de Chirurgie. Paris, septembre 1991. Springer-Verlag France.
10. Neuberger TJ, Wade TP, Swope TJ et al. Palliative operations for pancreatic cancer in the hospitals of the U.S. Department of Veterans Affairs from 1987 to 1991. Am J Surg 1993, 166: 632–637.
11. Kirk RM. Roux-en-Y. World J Surg 1985, 9: 938–944.
12. Singh SM, Longmire WP Jr, Reber HA. Surgical palliation for pancreatic cancer. The UCLA experience. Ann Surg 1990ß, 212: 132–139.
13. Sarfeh J, Rypins EB, Jakowath JG, Juler GLA. Prospective, tandomized clinical investigation of cholecystoenterostomy and choledochoenterostomy. Am J Surg 1988, 155: 411–4.

7 Die chirurgische transduodenale Sphinkterotomie

J.-F. Gigot, P.-J. Kestens

Die chirurgische Sphinkterotomie (SC), die Langenbruch wahrscheinlich 1884 beschrieb, hat höchste Anerkennung in den Jahren 1950–1970 erfahren, zu einer Zeit, als die Behandlung der Choledocholithiasis und der Zugang zur Papille noch rein chirurgischer Natur waren.
Der Beginn der endoskopischen Sphinkterotomie (SE) im Jahre 1973, aber auch die manchmal hohe Sterblichkeitsrate bei diesen schwierigen Eingriffen, hat diese Intervention praktisch in Vergessenheit geraten lassen. Nach langem Zögern erscheint die Einfügung dieses Kapitels gerechtfertigt durch das Fehlen einer endoskopischen Alternative bei bestimmten chirurgischen Methoden. Diese außergewöhnliche, aber diffizile Technik wird jedoch manchmal durch schwere oder sogar tödliche Komplikationen belastet und darf deshalb nur mit Um- und mit Vorsicht durchgeführt werden.

7.1 Aktuelle Indikationen

In einem multidisziplinären Umfeld der Behandlung der Choledocholithiasis (CDL) hat die SE vollständig die Indikationen der SC ersetzt: Die letztere ist beschränkt auf Steine, die im Niveau der Papille eingeschlossen sind und nicht durch eine supraduodenale Choledochotomie zu extrahieren sind. Der in der Ampulla Vateri eingeschlossene Stein penetriert in das duodenale Lumen, was den Zugang zu ihm erleichtert. Nur unter dieser speziellen und sehr begrenzten Indikation kann der transduodenale Zugang der Papille noch vertretbar sein, wenn der Chirurg in seinem Krankenhaus nicht über die erforderliche endoskopische Expertise verfügt. Einer der Gründe für den Einschluss eines Choledochussteins in der Papille, ist ein ungeschicktes Vorgehen bei der Desobstruktion, d.h. beim chirurgischen Eingriff. Die Lithotripsie unter endoskopischer Kontrolle (siehe Kap. 4) erlaubt es, die Möglichkeiten der Desobstruktion auszuweiten, und hat dazu geführt, dass wir in unserer 15-jährigen Erfahrung in der Gallenchirurgie niemals die SC benutzt haben. Die pathologische Stenosierung des Sphinkter Oddi („stenosierende Entzündungen des Sphinkter Oddi"), die die andere signifikante Indikation der SC darstellte, ist heutzutage gänzlich anatomisch-funktionell in Frage gestellt, so dass der Gebrauch dieser riskanten chirurgischen Technik nicht mehr zu rechtfertigen ist [1].
Andererseits ist die SC Teil des transduodenalen Zugangs zum Pankreaskanal bei der Intervention nach Kesten (Technik mit doppeltem Drainagekanal), einer Freilegung des Pankreaskanals auf transpapillärem Weg und durch den Wirsung-Gang (▶ Abb. 7-1), die bei chronischer Pankreatitis angewandt und mit einer Seit-zu-Seit-Anastomose in Form einer Pankreatiko-Jejunostomie beendet wird [2].
Die klinischen Umstände der SC sind jedoch in der letztgenannten Indikation ganz unterschiedlich, da die Risiken von Komplikationen wegen der chronischen Bauchspeicheldrüsenentzündung stark reduziert sind.

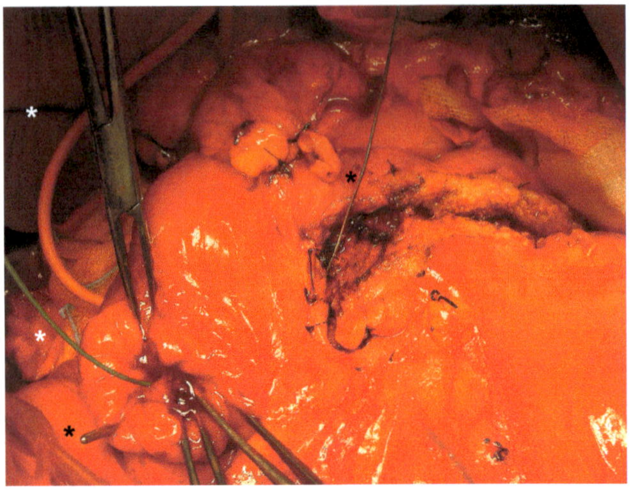

Abb. 7-1 Intraoperativer Situs einer doppellumigen pankreatischen Drainage nach Kesten. Man erkennt die Duodenotomie und die Pankreatikotomie im kaudalen Schwanzbereich. Durch diese erweiterte Öffnung wird ein feiner Dilatator nach Bakès (schwarze Sternchen) durch den oberen Wirsung-Kanal eingeführt und aus der Papillenöffnung ausgeleitet. Dann wird ein flexibler metallischer Mandrin transzystisch eingeführt und ebenfalls durch die Papille ausgeleitet (weiße Sternchen).

7.2 Chirurgische Anatomie der Papillenregion

Die Anatomie der Ampulla Vateri wird in ▶ Abbildung 7-2 dargestellt. Die Papille erscheint als kleine Ausstülpung medial im zweiten Duodenalsegment (D2), normalerweise am Übergang zum unteren Drittel des 2. Duodenalsegmentes. Die ICO erlaubt die Lokalisierung einer Papille in anomaler Lage – z.B. in der Höhe des dritten Duodenumabschnitts (D3) – und man kann so die Duodenotomie entsprechend ausrichten. Die Papille wird gebildet aus der Vereinigung von HG und Wirsung-Gang, von denen jeder von einem eigenen Sphinkter umgeben ist, in Höhe des Duodenums zu einem einzigen Kanal; Letzterer ist – bis auf 10% der Fälle mit zwei getrennten Mündungskanälen – auch von einem gemeinsamen Sphinkter umgeben.

7.3 Techniken der chirurgischen Sphinkterotomie

Grundregeln der chirurgischen Sphinkterotomie

- strenge Indikationsstellung für eine chirurgische Sphinkterotomie
- sanftes Durchführen dieser Technik mit Vorsicht und Präzision
- großzüges Ablösen des Duodenums und des Pankreas, um die Pars horizontalis duodenalis darstellen zu können

- Markierung der Papille durch Palpation oder noch besser durch eine präoperative Cholangiografie
- Besitz fundierter anatomischer Kenntnisse
- Einschnitt auf der rechtsseitigen Papille durchführen, klassischerweise zwischen 9 und 11 Uhr
- Markieren und Schonen der Öffnung des Wirsung-Kanals
- Einbringen einer protektiven biliären externen Gallendrainage
- sorgfältiges Verschließen der Duodenotomie
- Platzieren einer temporären, peritonealen Drainage in Kontakt zur duodenalen Naht.

7.3.1 Allgemeine Grundsätze

Die Freilegung des gemeinsamen Sphinkterkanals macht die eigentliche Sphinkterotomie aus. Sie kann mehr oder weniger auf Ebene der Öffnung und des Sphinkters erweitert werden. Der Zugang zur Papille wird gewöhnlich auf zwei kombinierte Arten realisiert: Duodenotomie mit direktem Zugang zur Papille verbunden mit einem Zugang zu den oberen Gallengängen, entweder durch eine supraduodenale Choledochotomie oder einem transzystischen Zugang. Diese chirurgische Technik erfordert mehrere Sicherheitsvorkehrungen.
Man muss:

- über genaue anatomische Kenntnisse verfügen
- eine vorsichtige Handhabung der Instrumente beherrschen
- eine blinde Sphinkterotomie ohne vorherige Markierung des DHC vermeiden
- am rechten Rand der Papille, klassischerweise zwischen 9 und 11 Uhr, eine Sektion des Sphinkters durchführen
- die Öffnung des Wirsung-Kanals darstellen und markieren; diese darf keinesfalls manipuliert, traumatisiert oder in die Sphinkterotomie und/oder Sphinkterplastik einbezogen werden.

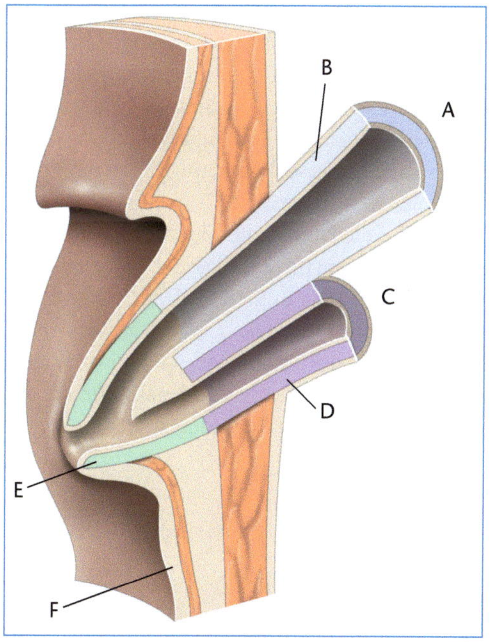

Abb. 7-2 Schematische anatomische Darstellung der Papillenregion. A: distaler Choledochus, B: muskulärer Sphinkter des Choledochus, C: Wirsung-Gang, D: muskulärer Sphinkter des Wirsung-Gangs, E: gemeinsamer muskulärer Sphinkter, F: duodenale Mukosa.

Man implantiert und belässt eine externe Gallendrainage für etwa 15 bis 21 Tage postoperativ, um einen ödematösen Druck auf die operierte Papille zu vermeiden.

7.3.2 Erster Zugang

Der Eingriff erfolgt durch einen Medianschnitt paraumbilikal, eine rechts paramediane Inzision, einen subkostalen oder auch einen transversalen Schnitt rechts.
Die Freipräparation des Duodenums und des Pankreas (nach Kocher) ermöglicht die Sicht auf diese Region. Wenn die Gallenblase noch vorhanden ist, befürworten wir eine taktische Cholezystektomie, um eine akute postoperative Cholezystitis durch Reflux zu vermeiden und vor allem eine transzystische Cholangiografie zu ermöglichen, damit man die Papille auf Höhe von D2 erkennen kann. Der Chirurg kann die Vorwölbung der Papille durch die Duodenumwand palpieren und so die Duodenotomie adäquat ausrichten. Im entgegengesetzten Fall ermöglicht ein transzystisch eingeführter und durch die Papille geschobener Katheter (Silastic Nr. 5) eine Palpation des duodenalen Lumens (▶ Abb. 7-3). Der transpapilläre Zugang erfolgt von extern durch eine longitudinale Inzision von ca. 2 cm in Höhe des zweiten duodenalen Abschnittes. Das hat den Vorteil, dass man die Inzision gegebenenfalls erweitern kann, wenn man die Papille

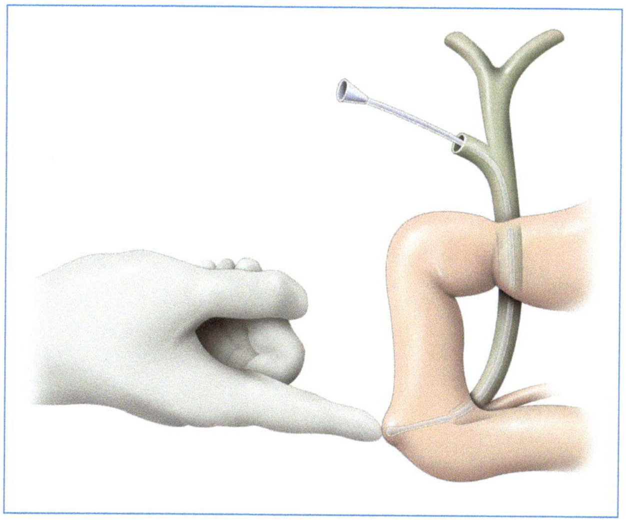

Abb. 7-3 Schematische Darstellung der intraoperativen Palpation des transzystischen Katheters, der eine Sondierung der Papillenregion ermöglicht.

schlecht identifizieren kann. Ist die Duodenotomie erst einmal angelegt, kann die sich ausstülpende Papille von innen palpiert werden (▶ Abb. 7-4). Auch das Einführen des Silastic-Katheters auf transzystischem Weg erleichtert diese Markierung. Dann werden zwei Haken nach Farabeuf in die Duodenotomie (einer oberhalb, der andere unterhalb) eingebracht. Dies ermöglicht eine gute Darstellung der Papille, um sie dann mittels dreier Klemmchen nach Chaput zu markieren (an jeder Seite und am oberen Pol der Papille). Diese ist dann perfekt dargestellt für die Sphinkterotomie.

7.3.3 Biliäre Sphinkterotomie

Das Hauptproblem ist die Markierung der Papille und der Verlauf des intrapankreatischen Teils des Choledochus. Es sind zwei Szenarien denkbar: die Papille ist entweder durchgängig oder nicht, d.h. dass ein eingeschlossener Stein in der Papille weder eine Passage anterograd noch retrograd erlaubt.

Im Falle einer durchgängigen Papille

Im Falle einer permeablen Papille gibt es zwei Möglichkeiten, die Sphinkterotomie durchzuführen: man kann zuerst mit einem Silastic-Katheter transzystisch die Papille intubieren und ihn so ins duodenale Lumen vorschieben. Mit einem feinen Klemmchen fasst man das Ende des Katheters. Durch Zug nach oben kann die Spitze des Klemmchens in den unteren Choledochus eindringen und man kann ihn so vorsichtig heraufziehen (▶ Abb. 7-5). Nach dezenter und vorsichtiger Spreizung der Papille mit den Brachen des Instrumentes zeigt sich eine kleine Öffnung, die dann mit dem elektrischen Messer eingeschnitten wird, wobei der Sphinkter auf adäquater Länge inzidiert wird. (▶ Abb. 7-6).
Die andere Technik besteht darin, durch die Papille einen Fogarty-Katheter einzuführen, der in den distalen Choledochus erst

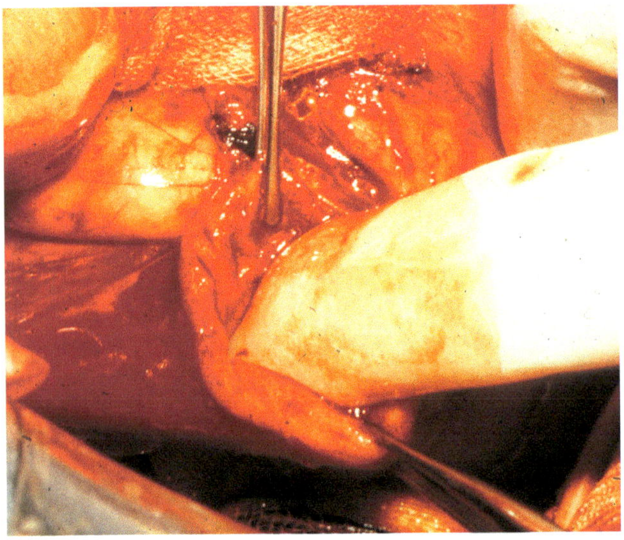

Abb. 7-4 Intraoperative Sicht auf eine digitale Palpation und Markierung der Papille über die Duodenotomie.

vorgeschoben, dann geblockt und nach unten gezogen wird bis zur Fixation auf Höhe der Papille. Die Sphinkterotomie wird mit dem elektrischen Messer in Höhe des Ballons des Fogarty-Katheters durchgeführt. Es ist äußerst wichtig, den Sphinkter rechts zwischen 9 und 11 Uhr einzuschneiden, um in sicherer Distanz vom Wirsung-Kanal zu bleiben, der im Allgemeinen links dahinter liegt. Die Sphinkterotomie beginnt mit der Inzision der Mukosa, dann werden die Fasern des Sphinkters nach und nach herauspräpariert. Am Ende der Sphinkterotomie imponiert eine weit geöffnete Papille, deren oberer Teil sich in den unteren Choledochus fortsetzt, wobei der Wirsung-Kanal zu sehen ist (▶ Abb. 7-7). Um jede Verletzung und das Risiko einer akuten postoperativen Pankreatitis zu vermeiden, raten wir von jeglicher Manipulation des Wirsung-Kanals ab (Katheterisierung durch einen Silastic-Katheter, Knopfsonde, Sphinkterotom usw.), was jedoch einige Autoren dennoch empfehlen (▶ Abb. 7-8).

Im Falle einer undurchlässige Papillenöffnung

Die Situation ist schwieriger, wenn die Papillenöffnung nicht durchlässig ist – im Allgemeinen, weil hier ein Stein eingeschlossen ist. In dieser Situation luxiert man den Papillenstein aus dem distalen Choledochus hervor und man kann anschließend den vermuteten Sphinkter dort inzidieren (▶ Abb. 7-9).
Sobald der Stein sichtbar wird, muss man sich bemühen, diesen entweder nach oben zu mobilisieren, um ihn in den distalen Choledochus zurückzuschieben, oder die Sphinkterotomie zu erweitern, um so die Extraktion des Steins zu ermöglichen (▶ Abb. 7-10). Wenn das Ziel der Sphinkterotomie erreicht ist, muss man jedoch sorgfältig überprüfen, ob sie am gemeinsamen und/oder getrennt angelegten Sphinkter korrekt durchgeführt wurde, indem man ein feines Klemmchen mit weicher Spitze oder transzystisch einen Silastic-Katheter einführt. Die Öffnung des Wirsung-Gangs wird wiederum sorgfältig markiert und erhalten. Der Eingriff wird durch eine kombinierte Spülung des Choledochus und der Papille abgeschlossen, um die letzten Konkremente bzw. Fragmente zu entfernen.
Zum Schluss wird die Duodenotomie sorgfältig auf zwei Ebenen transversal verschlossen, um das digestive Lumen nicht einzuengen (▶ Abb. 7-11). Eine äußere Gallendrainage muss immer platziert werden, entweder eine T-Drainage auf Höhe der supraduodenalen Choledochotomie oder eine transzystische Drainage durch die Papille in das duodenale Lumen. Eine Penrose-Lamelle wird für einige Tage lang an der duodenalen Naht belassen.

7.3.4 Biliäre Sphinkteroplastik

Wenn man eine sekundäre Papillenstenose bei der Narbenbildung vermeiden will, kann man eine Sphinkteroplastik, die den duodenalen mit dem biliären Anteil verbindet, mit einem resorbierbaren Faden der Stärke 4×0 oder 5×0 durchführen (▶ Abb. 7-12). Die Hämostase in Höhe der Inzisionsstelle der Sphinkterotomie muss perfekt sein, um eine postoperative Kompression durch ein Hämatom zu vermeiden. Bei der Einzelknopfnaht

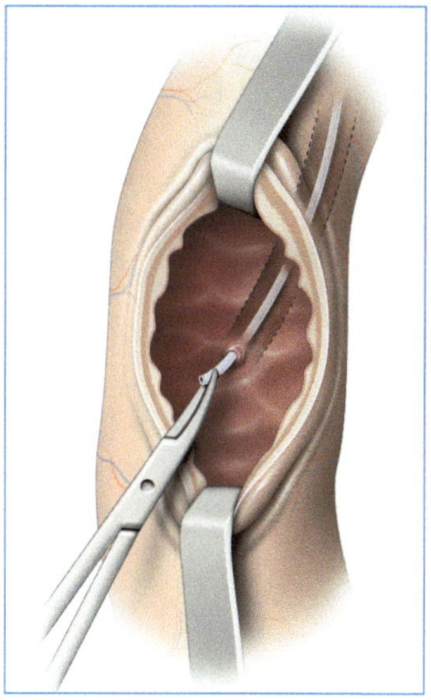
a

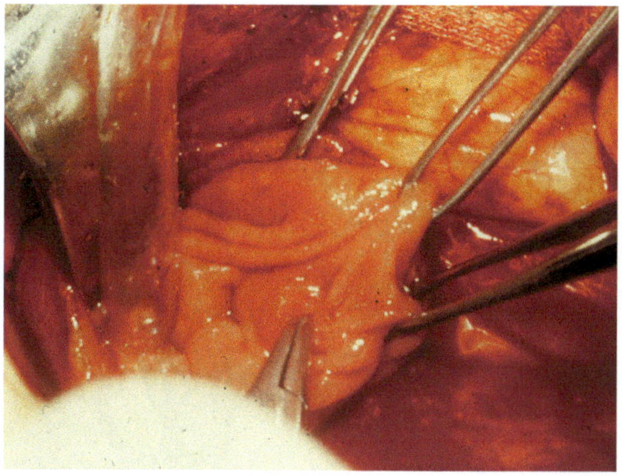
b

Abb. 7-5 Einführen eines feinen Klemmchens über die Papillenöffnung. Dieses wird über einem transzystischen Silastic-Katheter, der transzystisch eingeführt wurde, vorsichtig nach oben gezogen. **a** Schema. **b** Intraoperativer Situs.

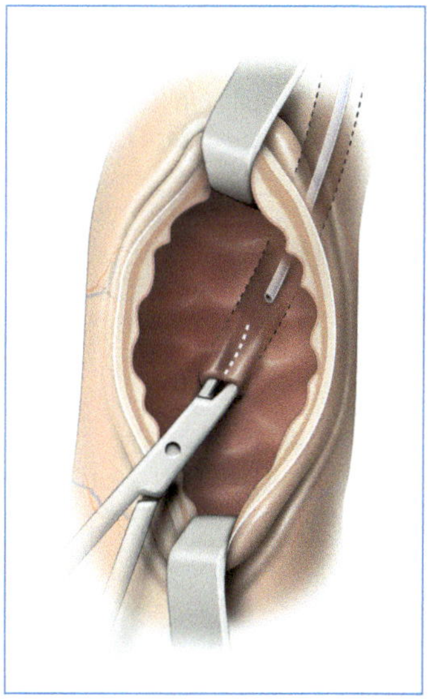
a

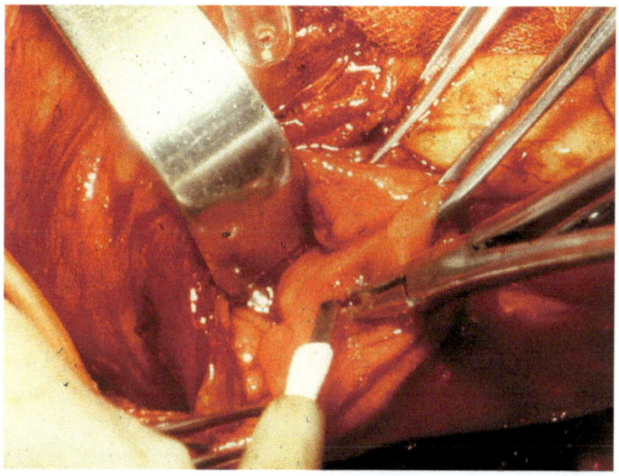
b

Abb. 7-6 Um eine biliäre Sphinkterotomie durchzuführen, wird zuerst mit einem feinen Klemmchen die Papillenöffnung vorsichtig geöffnet, danach der gemeinsame Sphinkter mit dem elektrischen Skalpell inzidiert. **a** Schema. **b** Intraoperativer Situs.

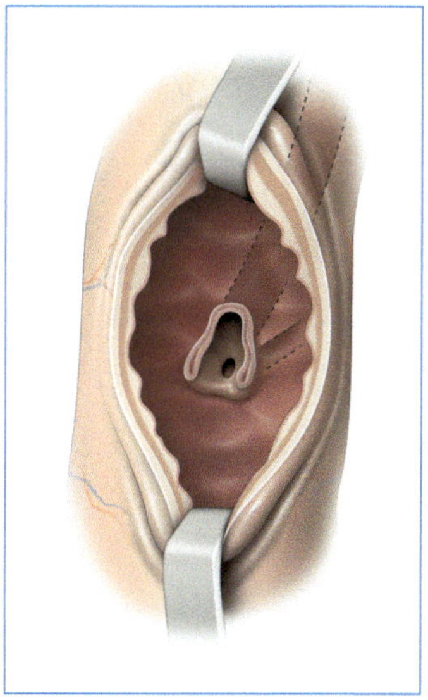

Abb. 7-7 Schematische Darstellung am Ende der Sphinkterotomie: man blickt auf den distalen Choledochus und den Grund der Sphinkterotomie; unten sieht man die Öffnung des Wirsung-Ganges.

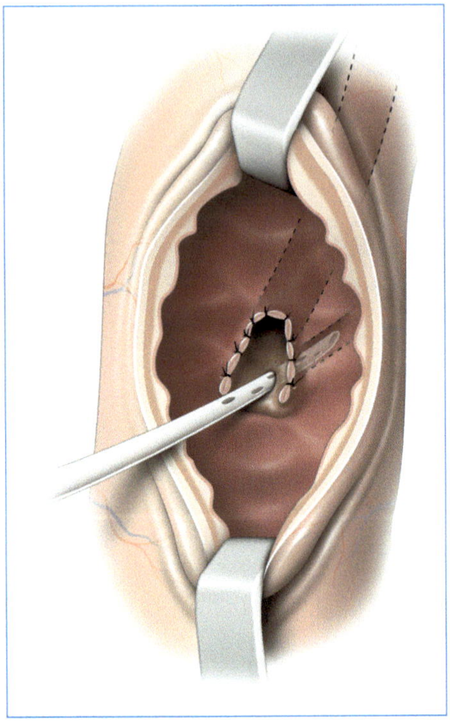

a

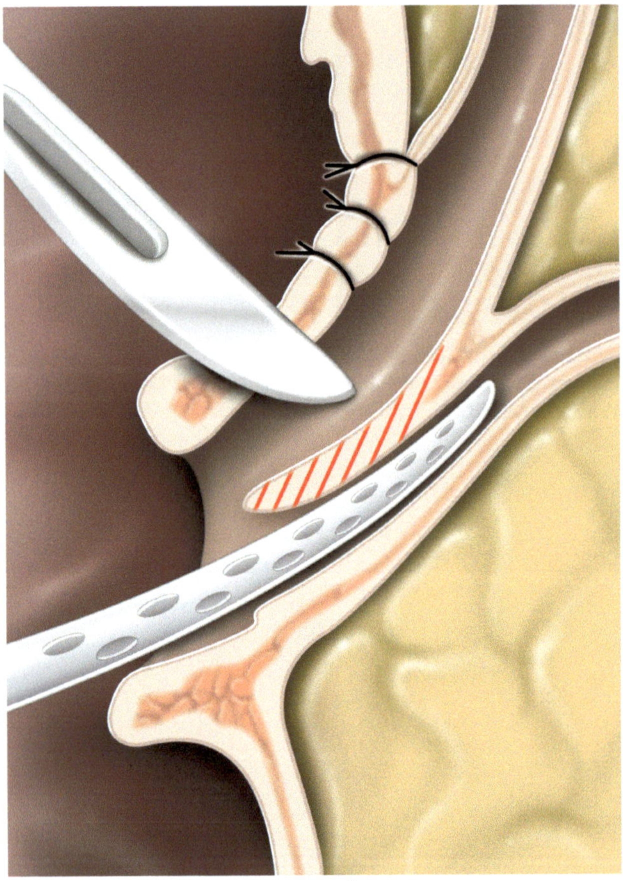

b

Abb. 7-8 Schematische Darstellung des „Schutzes" des Wirsungs-Kanals durch Markierung und Intubation mit einem flexiblen Katheter.

a Endoduodenale Sicht.

b Frontale Einstellung.

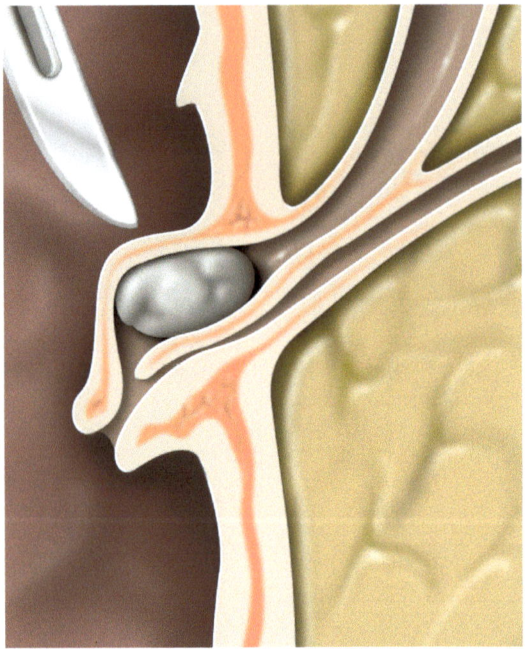

Abb. 7-9 Schematische Darstellung der papillären Inzision über einem basalen Choledochusstein, der das Lumen des Duodenums einengt.

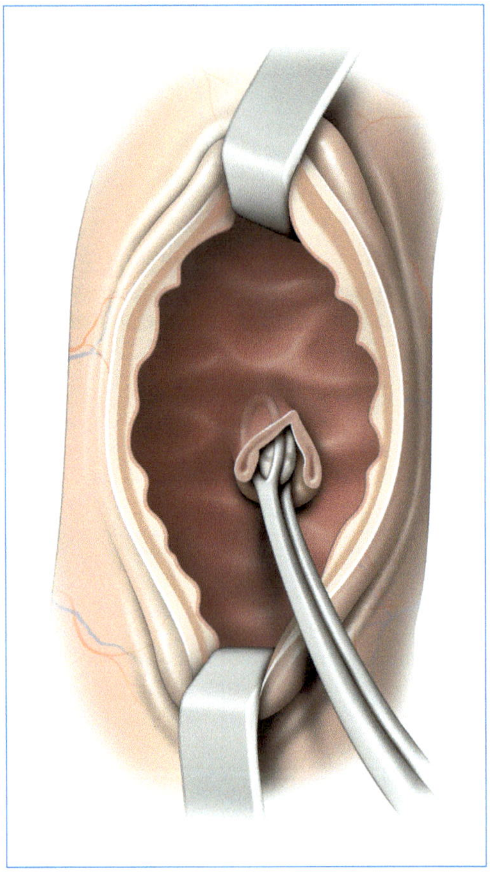

Abb. 7-10 Schematische Darstellung einer Steinextraktion mit der Steinfasszange nach einer Sphinkterotomie.

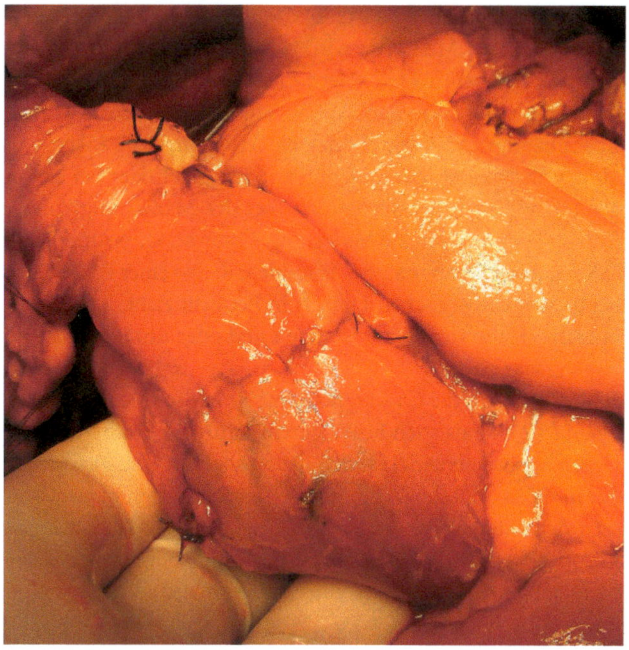

Abb. 7-11 Intraoperative Sicht auf den zweischichtigen Verschluss der Duodenotomie.

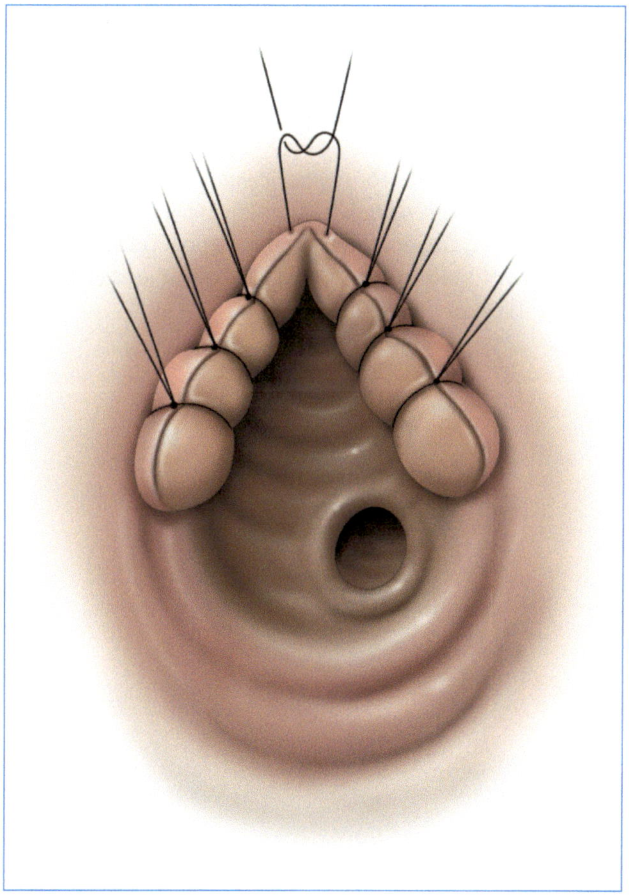

Abb. 7-12 Schematische Darstellung einer Sphinkteroplastik mit den biliären und duodenalen Abschnitten.

muss eine versehentliche Verletzung oder ein Verschluss des Wirsung-Kanals vermieden werden. Manche Autoren empfehlen übrigens, bei dieser besonderen Technik den Kanal vorher mit einem feinen Silastic-Katheter zu markieren.

Vermeiden sollte man:

- das Benutzen von rigiden und traumatisierenden Instrumenten
- eine blinde Sphinkterotomie, ohne zuvor den HG zu markieren
- eine posteriore linksseitige Sphinkterotomie, da man eine Läsion der Öffnung des Wirsung-Kanals riskieren würde
- eine Manipulation, Traumatisierung oder Einbeziehung der Öffnung des Wirsung-Kanals in die Sphinkterotomie und/oder die Sphinkteroplastik
- das Risiko eines lokalen Hämatoms im Bereich der Sphinkterotomie aufgrund einer insuffizienten Blutstillung
- eine zu ausgedehnte Sphinkterotomie.

7.4 Intraoperative Komplikationen

Die Fehler bei der transduodenalen Sphinkterotomie können entweder während der Markierung der Papille oder bei der eigentlichen Sphinkterotomie auftreten [3, 4].

7.4.1 Vor der Sphinkterotomie auftretende Fehler

Eine *Via falsa des Instrumentariums* kann für eine Perforation der Choledochuswand im distalen variablen intrapankreatischen Anteil verantwortlich sein. Dieser Anteil verläuft loco typico suprapapillär. Wenn die Perforation distal begrenzt ist, wird die SC bis zur Perforation erweitert, um die beiden Öffnungen mit einer sorgfältigen Sphinkteroplastik zu verbinden. Eine Perforation des Choledochus im Verlauf durch den Pankreaskopf kann nicht mit einer direkten Naht therapiert werden, sondern nur mit einer großkalibrigen T-Drainage bei gleichzeitiger Applikation von Somatostatin oder ähnlichen Derivaten. Eine *instrumentelle Blockade* ist eine außergewöhnliche Komplikation, wenn man an die Instrumente (Silastic-Drain usw.) denkt, die in diesem Kapitel beschrieben werden.

7.4.2 Typische Unfälle bei der Sphinkterotomie

Um eine intraoperative Blutung zu verhindern, muss besonders auf die Hämostase während der Freilegung des Sphinkters mit dem elektrischen Messer geachtet werden. Die Existenz einer kleinen Arterie, die oft am oberen Rand der Papille liegt, erfordert manchmal eine feine, exakte Naht. Eine zu großzügige Sphinkterotomie kann zu einer De-Insertion des Choledochus vom Duodenum führen, die dort eine Lücke bilden würde. Dieser außergewöhnliche Zwischenfall wird durch Vermeidung einer ausgedehnten Sphinkterotomie verhindert. Falls diese Komplikation dennoch eintreten sollte, muss man eine Sphinkteroplastik anlegen.

7.5 Postoperative Folgen

In einer wichtigen, schon älteren Sammlung [3] von Arbeiten, liegt die Prävalenz dieser frühzeitig auftretenden sekundären Komplikationen bei 4,5%. Sie bestehen aus duodenalen Komplikationen in Verbindung mit einer *frühzeitigen duodenalen Stenose* (0,25%) oder einer *duodenalen Fistel* (0,8%), die manchmal für eine Peritonitis oder einen lokalen Abszess verantwortlich ist. Diese Komplikationen werden vermieden durch eine minutiöse duodenale Naht, normalerweise transversal in zwei Schichten, und das Einbringen einer flexiblen Penrose-Lamelle. Die gastroduodenale Obstruktion durch vorzeitige inflammatorische Stenosierung der Nahtregion erfordert eine intravenöse, parenterale Ernährung und eine Magensonde, die manchmal lange belassen wird, aber immer therapeutisch wirksam ist.

Eine vorzeitige *postoperative Blutung* ist selten (1,5%), sei es durch Hämobilie durch die T-Drainage oder durch eine digestive Hämorrhagie vom melaenischen Typ in Verbindung mit der Exploration, Instrumentation oder der Sphinkterotomie. Man muss die Bedeutung einer perfekten Blutstillung am Ende des Eingriffs an allen Präparationsstellen hervorheben. Kleinere Blutungen sind meist vorübergehend und heilbar. Im Fall einer größeren Blutung könnte eine Re-Intervention oder eine intravaskuläre Behandlung indiziert sein.

Die *akute Pankreatitis* ist die schwerste Komplikation (1,6%) dieser Technik, da sie häufig tödlich endet. Es handelt sich in den meisten Fällen um eine schwere Form, die eine Intensivpflichtigkeit des Patienten erfordert. Eine regelmäßige laborchemische Kontrolle der Pankreasenzyme und der Leberwerte ist postoperativ unerlässlich, um eine frühe Diagnose zu ermöglichen. Eine Abweichung der Messwerte wird jedoch häufig nach der Operation passager beobachtet, sofern es sich nicht um eine wirklich schwere postoperative Pankreatitis handelt. Diese Komplikation ist am häufigsten mit einer direkten Verletzung der Pankreasöffnung während der Manipulation am Sphinkter oder bei Anlage der Sphinkteroplastik verbunden (bei der Markierung, falsche Instrumentation, direkte Verletzung, Obturation, postoperative Ödeme usw.) Wenn man das besondere Risiko einer Pankreatitis bei diesem chirurgischen Eingriff in Betracht zieht, ist die perioperative Gabe von Somatostatinen und oder Ähnlichem in Erwägung zu ziehen.

Schließlich wird die *Cholangitis durch Reflux* sowohl bei frühzeitigem (0,25%) als auch bei späterem Auftreten beschrieben. Im Gegensatz dazu entwickelt sich häufig spontan eine Verkürzung der initialen Sphinkterotomie. Eine sehr breite Sphinkterotomie setzt den Patienten besonders der Gefahr dieser späten Komplikation aus, die manchmal eine erneute Intervention mit Trennung der Papille und Anlage einer termino-lateralen Anastomose erfordert.

Literatur

1. Bismuth H. L'Oddite: mythe ou réalité. Acta Med Rom 1981, 19: 56–60.
2. Kestens PJ, Gigot JF, Foxius A et al. Traitment chirurgical de la pancréatite chronique avec atteinte céphalique prédominante par double derivation wirsungienne et reperméabilisation canalaire céphalique. Ann Chir 1996, 50: 853–860.
3. Hepp J, Bismuth H. Les accidents peropératoires de la sphincterotomie oddienne. Ann Chir 1966, 20: 331–332.
4. Bismuth H, Dupont JM, Pernod R, Hepp J. Les accidents secondaires précoces de la sphinctérotomie oddienne. Ann Chir 1966, 20: 335–340.

8
Sekundäre Reparatur einer iatrogen induzierten, postoperativen Gallengangsstenose

C. Smadja, J.-F. Gigot

Postoperative Gallengangsstenosen sind meistens sekundäre Folge eines Operationstraumas des HG nach einer Cholezystektomie. Seltener komplizieren sie den Verlauf nach großen Leberresektionen, Gastrektomien oder zephaler Duodeno-Pankreatektomie. Das Aufkommen der laparoskopischen Chirurgie in den neunziger Jahren induzierte eine Progredienz der operativen Traumata des HG und somit auch der sekundären Stenosen. Die Schwere dieser Gallengangsstenosen steht sowohl mit ihrer Ausdehnung bis zu den proximalen Gallengängen als auch mit assoziierten Risikofaktoren in Zusammenhang: Arterienverletzungen, Lithiasis (suprastenotisch oder diffus intrahepatisch), bilio-digestive Fistel, Spätmanifestation einer atrophischen oder hypertrophischen Leber, sekundäre biliäre Zirrhose und portale Hypertension [1–3]. Obwohl es momentan nicht-chirurgische therapeutische Alternativen gibt, bleibt die chirurgische Wiederherstellung in sachkundigen Händen die Methode der Wahl, um den Patienten eine optimale Lebensqualität ohne Persistenz der Beschwerden und ohne spätere Notwendigkeit von Re-Interventionen [4, 5] zu garantieren.

8.1 Physiologische Ätiologie der Gallengangsstenose

Nach einem Trauma des HG setzt nach einigen Wochen bis Monaten der Prozess der Vernarbung des Gewebes ein (im Allgemeinen zwei bis vier Monate). Dies induziert eine Fibrosierung der Gänge mit konsekutiver, aszendierender Sklerose bis auf Höhe der biliären Stenose bzw. zum Ort des Traumas. Dieses Phänomen wird durch rezidivierende Eingriffe nur noch verschlimmert. Eine zu frühe biliäre Wiederherstellung kann in einer Stenose der bilio-digestiven Anastomose (BDA) resultieren, da der Eingriff unter ungünstigen lokalen Bedingungen (initial akute Cholezystitis, biliäre Peritonitis, externe Gallefistel) bei inflammatorisch-verändertem biliären Gewebe ohne Dilatation der intrahepatischen Gallengänge durchgeführt wird.

Andererseits, wenn die Reparatur der Gallengänge mit zeitlichem Abstand zum traumatischen Ereignis erfolgt, hat das folgende Vorteile: die lokalen Entzündungszeichen sind postoperativ regredient, die thermischen Schäden haben sich konsolidiert und das Auftreten eines Ikterus, assoziiert mit einer Dilatation der IHG, indiziert eine Wiederherstellung unter optimalen Bedingungen. Jedoch sollte man nicht unnötig prolongiert abwarten in der Hoffnung, eine signifikante Dilatation der IHG zu erreichen, um die biliäre Wiederherstellung zu vereinfachen. In der Tat exponiert ein protrahiertes Warten den Patienten sowohl dem Risiko einer Läsion der fibrotisch umgebauten Leber als auch einer sekundären biliären Zirrhose. Abschließend sei erwähnt, dass eine Dilatation der IHG bei traumatischer Verletzung der Konfluenz manchmal nur von sekundärer Bedeutung ist. Bei einer persistierenden, externen Gallefistel treten häufig assoziierte Cholangitiden auf.

Eine Dilatation der IHG kann trotz eines einjährigen konservativen Zuwartens ausbleiben, eines Eingiffs am rechten Leberkanal oder einer isolierten Unterbrechung des rechten Leberkanals mit konsekutiver Gallefistel oder einer bilio-digestiven Umleitung. Diese Situation gestattet keine Planung einer chirurgischen Intervention. Die regelhafte Überwachung dieser Patienten erlaubt es manchmal, eine beginnende Atrophie der rechten Leber mit kompensatorischer progressiver Hypertrophie der linken Leber festzustellen (▶ Abb. 8-1). Hier empfiehlt sich eine konservative Therapie bis zur vollständigen Atrophie der betroffenen Lebersektionen, wenn kein ikterisches Syndrom vorliegt. Jedoch ist bei infektiösen Zwischenfällen, häufig aufgrund einer intrahepatischen Lithiasis mit konsekutiver sekundärer Stase der Galle, eine Hemihepatektomie rechts indiziert.

Schließlich muss auch unter folgenden Umständen an eine Lebertransplantation gedacht werden: bei austherapierter oder nicht-therapierbarer chronisch-biliärer Zirrhose mit rezidivierenden Cholangitiden, die zu einer sekundären biliären Zirrhose führt (mehr oder weniger kompliziert durch eine portale Hypertension). Hier ist die chirurgische Reparatur nicht die Therapie der Wahl.

8.2 Chirurgische Anatomie

Die Fusion der Glisson-Kapsel mit dem Stützgewebe, das die bilio-vesikulären Strukturen umgibt, bildet auf der Leberunterseite eine Art Systemplatte (▶ Abb. 8-2) [6]. Dieses System wird eingeteilt in einen vesikulären Teil mit dem Gallenblasenfett, einen umbilikalen Teil, der die Strukturen zur linken Leber umgibt und in einen hilären Teil, der die Strukturen im Leberhilus umschließt und eine gute Darstellung der Konfluenz offenbart. Im Jahre 1956 haben Hepp und Couinaud [7] eine Technik zum *Absenken der hilären Platte* beschrieben, durch die man sowohl eine sehr gute Darstellung der Konfluenz als auch des linken Leberkanals und dessen Länge (▶ Abb. 8-3) erhalten kann. In der Tat beträgt dessen extrahepatische Länge anatomisch betrachtet durchschnittlich 2 cm, wobei der rechte Leberkanal in vertikaler Richtung

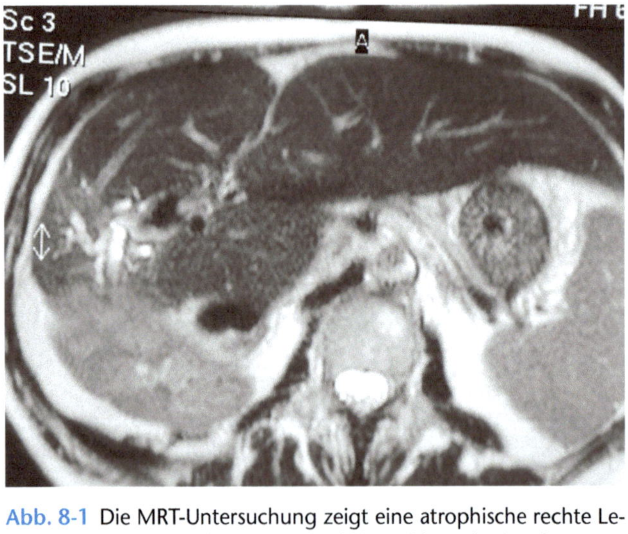

Abb. 8-1 Die MRT-Untersuchung zeigt eine atrophische rechte Leber mit dilatierten Gallengängen (Pfeil) und konsekutiver kompensatorischer linkshepatischer Hypertrophie.

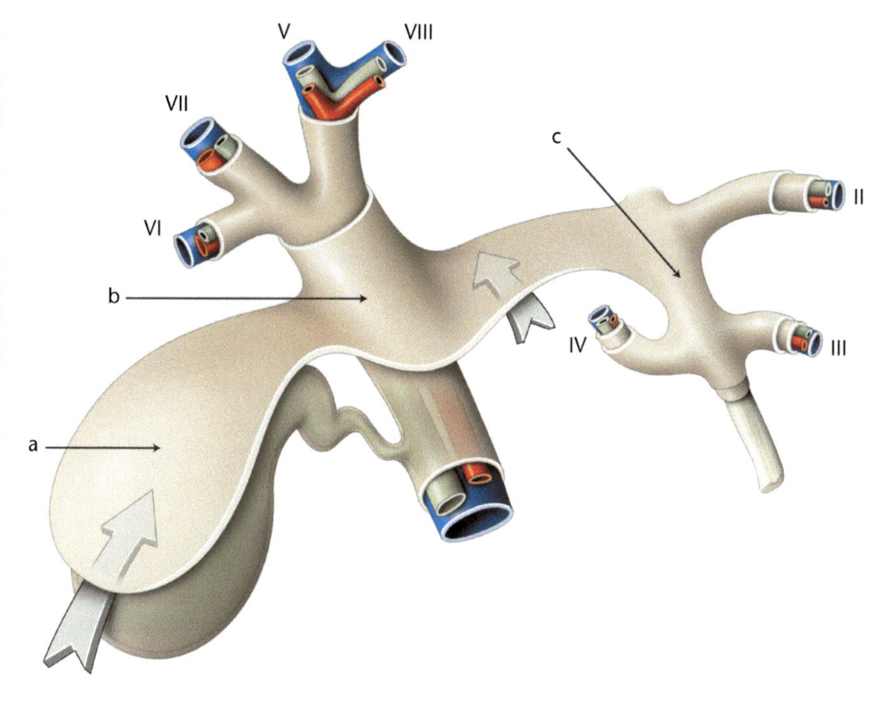

Abb. 8-2 Schematische Darstellung der Schichten: vesikuläre Schicht (a), hiläre Schicht (b) und umbilikale Schicht (c). Die Lebersegmente sind nach Couinaud beziffert (mit freundlicher Genehmigung des Elsevier-Verlages).

selten 1 cm erreicht (▶ Abb. 8-4). Diese anatomische Besonderheit ermöglicht eine bessere Darstellung des linken als des rechten extrahepatischen HG. Unter diesen Bedingungen, besonders bei intakter Konfluenz, ist durch eine ausreichende Exposition des linken HG eine Reparation durchführbar, die eine Drainage aller Gallengänge erlaubt.

8.3 Präoperative Schritte

8.3.1 Vorbereitung des Patienten

Besonders bei einem protrahierten Ikterus kann durch einen Vitamin K-Mangel eine sekundäre Gerinnungsstörung induziert werden. Vor einer Operation muss der Gerinnungsstatus systematisch kontrolliert und, wenn nötig, Vitamin K intravenös substituiert werden. Schließlich muss die bakteriologische Untersuchung der Galle eine Resistogramm-adaptierte, perioperative Antibiotikatherapie eingeleitet werden.

8.3.2 Anatomische Klassifikation der biliären Stenosen

Die gebräuchlichste Klassifizierung unter den hepato-biliären Chirurgen ist jene nach Bismuth [1] (▶ Abb. 8-5). Sie unterteilt die Stenosen nach ihrer Höhe im extrahepatischen Verlauf. Auf praktischer Ebene kann man die Gallengangsstenosen in zwei Gruppen unterscheiden: diejenigen, die die Konfluenz erreichen (Typ IV) (▶ Abb. 8-6) und diejenigen, die sie nicht erreichen (Typ I, II, III). Der Typ V nach Bismuth ist definiert als die Läsion der Konfluenz bei einer anatomischen Variante in Form eines akzessorischen Ductus hepaticus dexter, der abgesetzt weiter distal in den Zystikus mündet (▶ Abb. 8-7).

8.3.3 Organbeurteilung

Derzeit ist die Tomografie die effizienteste, nicht-invasive radiologische Untersuchung der Organbeschaffenheit. Initial wird durch eine *MR-Cholangiografie* der Sitz und die Ausdehnung von Gallengangsstenosen ermittelt. Dann wird die Koexistenz einer prästenotischen oder intrahepatischen Lithiasis dokumentiert (▶ Abb. 8-8). Die *MR-Angiografie* ersetzt aktuell die Arteriografie als Untersuchungsmethode der Wahl zur Diagnostik einer Läsion der Leberarterie (identifizierbar entweder als ein Kavernom oder eine Störung der Hämostase) (▶ Abb. 8-9). Ein arterielles Kavernom macht den Zugang zu den Gallengängen heikel und hämorrhagischer [8]. Phänomene einer atrophischen Hypertrophie des Leberparenchyms werden ebenfalls gut durch präoperative, morphologische Untersuchungen der Leber diagnostiziert. Eine Atrophie der rechten Leber bei hypertropher linker Leber induziert eine Luxation nach posterior mit konsekutiver Rotation des Leberhilus, was den Zugang zum Ligamentum hepatoduodenale besonders diffizil gestaltet [9].

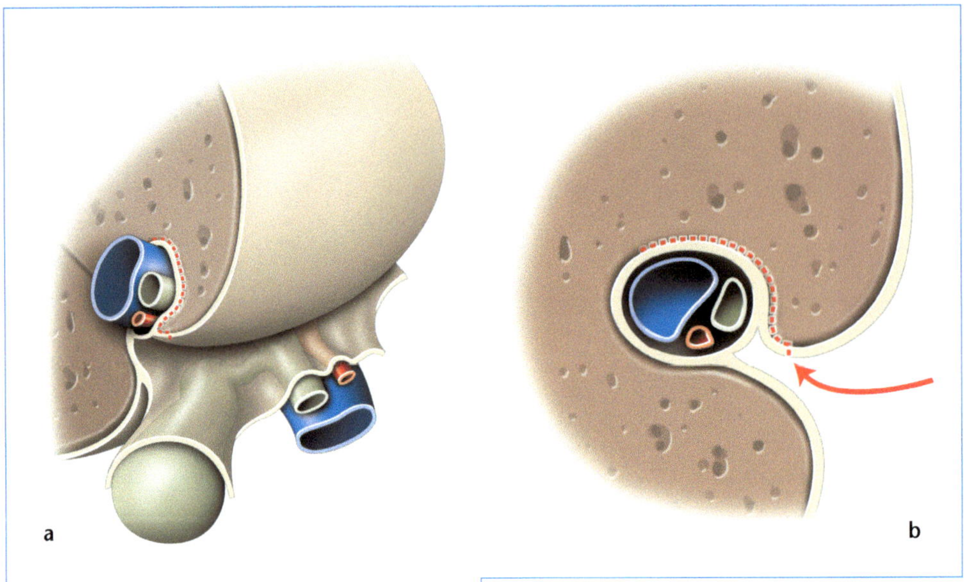

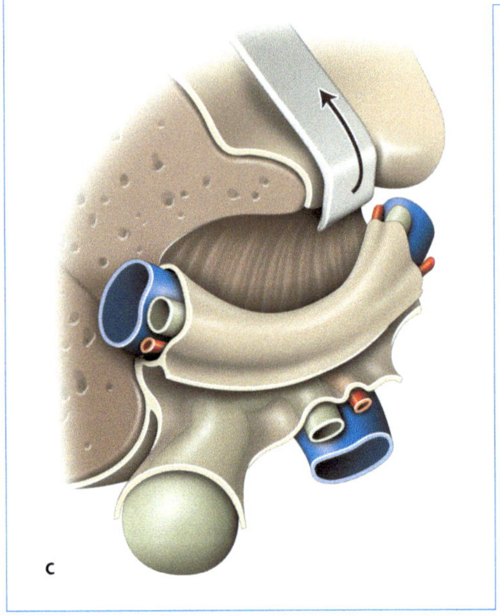

Abb. 8-3 Schematische Darstellung des Absenkens der hilären Platte nach Hepp-Couinaud.
a Der Pfeil zeigt die geplante Dissektions- und Inzisionsstelle (·········) in Höhe der inferioren Seite des Segmentes IV, um einen Zugang zum linken HG zu schaffen.
b Schematischer Sagittalschnitt des Absenkens der hilären Schicht: Anheben der Unterseite des Segmentes IV, um die anterior-superiore Seite des linken HG darzustellen.
c Nach Dissektion und Absenken der hilären Platte sind die vaskulo-biliären, linksseitigen Strukturen zugänglich.

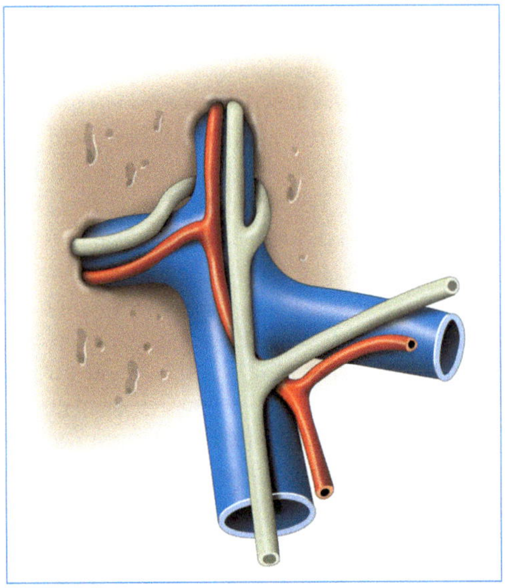

Abb. 8-4 Schematische Darstellung zur räumlichen Orientierung der beiden Hauptgallengänge und des akzessorischen sektoriellen Lebergangs rechts. Man bemerkt den langen, horizontalen Verlauf des extrahepatischen Teils des linken Leberkanals und den kurzen extrahepatischen Teil des linken Leberkanals.

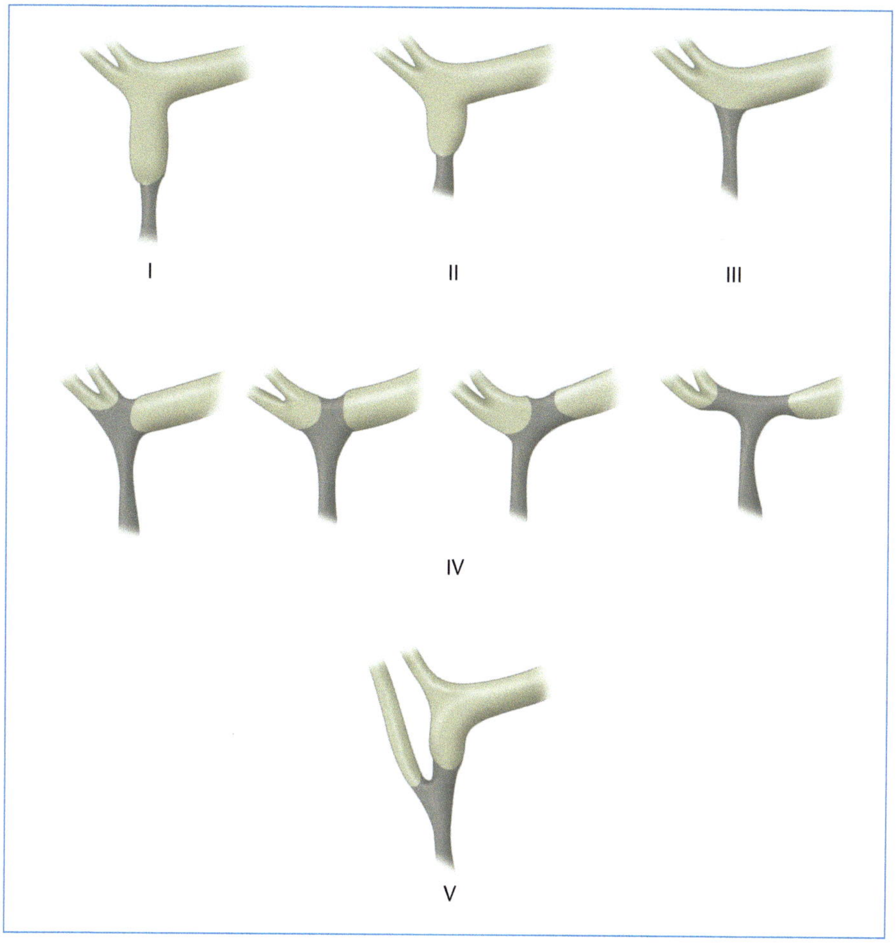

Abb. 8-5 Klassifikationen der iatrogen induzierten postoperativen Stenosen der Gallengänge nach Bismuth [1]. Typ I: basale intraligamentäre Stenose (mindestens 2 cm distal der Konfluenz. Typ II: mittlere, subhiläre Stenose (weniger als 2 cm distal der biliären Konvergenz). Typ III: proximale, obere Stenose am Hilus (in Höhe der Konfluenz). Typ IV: biliäre, unterbrechende Stenose der biliären Konvergenz, die alle zuführenden biliären Kanäle betrifft. Typ V: den Hauptgallengang und eine tiefsitzende biliäre Konvergenz betreffende Gallengangsstenose.

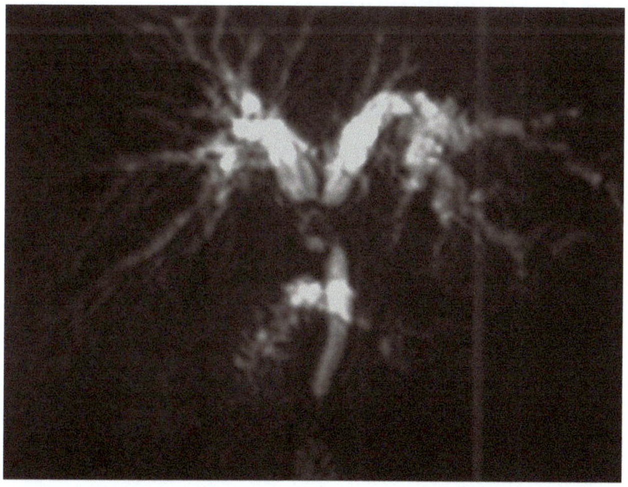

Abb. 8-6 Diese MR-Cholangiografie demonstriert eine Typ-IV-Stenose nach Bismuth [1] mit Unterbrechung der Konfluenz.

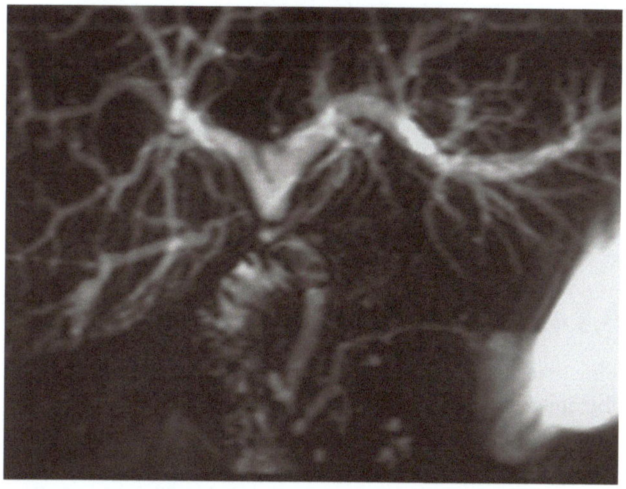

Abb. 8-7 Diese MR-Cholangiografie zeigt eine Typ-V-Stenosierung nach Bismuth [1]. Man erkennt eine assoziative Stenose des Ductus hepaticus communis und eine Stenose des tiefer einmündenden akzessorischen Ductus hepaticus dexter von postero-lateral.

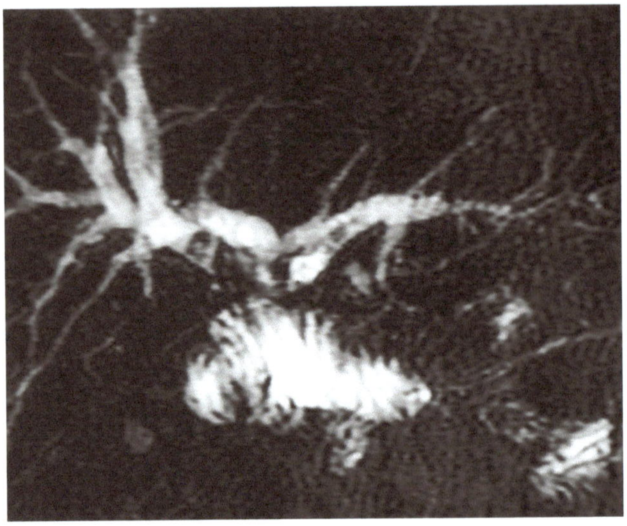

Abb. 8-8 Das MRC-Bild zeigt die Stenose einer hepatiko-jejunalen Anastomose, die durch eine bilaterale intrahepatische Lithiasis noch erschwert wird.

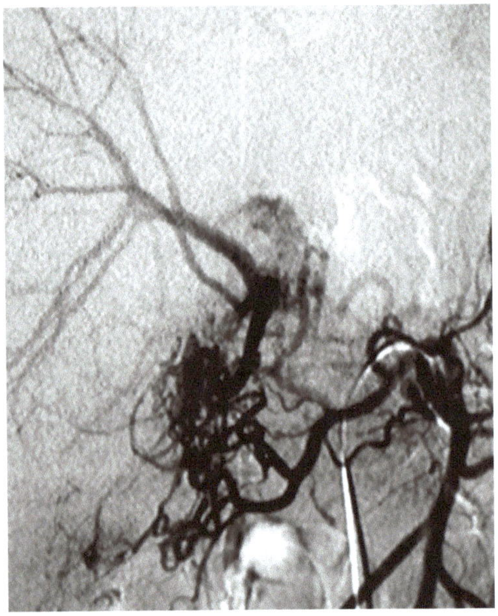

Abb.8-9 Die Arteriografie zeigt ein sekundäres arterielles Kavernoms nach Traumatisierung der A. hepatica propria bei einem Patienten mit iatrogener Stenosierung der Gallengänge.

8.3.4 Präoperative Gallendrainage

Eine präoperative Drainage der Gallengänge ist nur bei schwerer, therapieresistenter Cholangitis indiziert, um eine biliäre Infektion zu kontrollieren und den Patienten chirurgisch vorzubereiten. In allen anderen Fällen ist diese Maßnahme kontraproduktiv, da eine bilio-digestive Anastomose besser bei dilatierten Gallengängen zu etablieren ist.

8.4 Reparationstechniken der Gallengänge

Schlüsselpunkte der sekundären biliären Reparation einer iatrogen postoperativen Stenose

- Die chirurgische Reparation bleibt Therapie der Wahl.
- Ein biliäres Trauma führt zu einer duktalen, aszendierenden Fibrose. Eine zu frühe Wiederherstellung kann in einer Stenosierung der bilio-digestiven Anastomose resultieren.
- Das MRT ist die beste nicht-invasive, radiologische Untersuchungsmethode zur Diagnose einer Gallengangsläsion.
- Das Absenken der hilären Platte ermöglicht eine sehr gute Darstellung des linken Leberkanals im extrahepatischen Abschnitt. Eine intakte Konfluenz macht eine Reparation möglich.
- Die Wiederherstellung der Kontinuität der Gallengänge wird mittels einer Y-Roux-Schlinge durchgeführt. Um einen Reflux der Nahrungssäfte in die intrahepatischen Gallenwege zu verhindern, sollte die Schlinge ca. 70 cm lang nach Roux ausgestaltet werden.
- Der einzige Garant für eine suffiziente bilio-digestive Anastomose ist eine muko-muköse Adaption.
- Das Risiko einer inkompletten Drainage der intrahepatischen Gallengänge ist sowohl bei einer Unterbrechung der Konfluenz als auch bei einer akzessorischen Einmündung eines Gallengangs gegeben. Die operative Reparation aller aberranten Gallengänge verbessert die Qualität der biliären Versorgung.
- Die Atrophie einer Leberhälfte muss bei der chirurgischen Strategieplanung berücksichtigt werden.

8.4.1 Grundlegendes

Im Prinzip muss bei einer qualitativ hochwertigen Wiederherstellung Folgendes bei der Anlage einer bilio-digestiven Anastomose bedacht werden: Ziel ist es, eine exakte muko-muköse Apposition des digestiven, gut vaskularisierten Ganganteils und der Y-Roux-Schlinge zu verwirklichen. Die Schleimhaut des suprastenotischen Anteils sollte gesund und intakt sein. Die Y-Schlinge sollte mindestens 60–70 cm lang gelassen werden, um einen möglichen digestiven Reflux in die IHG zu verhindern. Eine zu kurze Schlinge kann sekundär eine intrahepatische Lithiasis oder eine Cholangitis induzieren. Ein wesentliches Erfolgselement besteht darin, eine *vollständige* Drainage der IHG zu gewährleisten, indem man verifiziert, dass kein intrahepatischer Gallensektor ausgenommen ist. Bei unklarem Verlauf sollte am Ende der Reparation sonografisch ein Vorliegen von dilatierten Gängen ausgeschlossen werden. Bei intakter Konfluenz ist eine bilio-digestive Anastomosierung ausreichend, um die gesamten IHG zu drainieren. Im Fall der Unterbrechung der Konfluenz ist die Anlage einer doppelten Anastomose indiziert,

außer, wenn eine zu kurze Distanz zwischen den zwei Hauptgallengängen eine Rekonstruktion der Konfluenz [1, 10] ermöglicht, durch eine transanastomotische Intubation oft geschützt.
Bei jedweder Art von Reparatur wird eine subhepatische Drainage platziert. Sie wird durch eine zusätzliche Inzision an der rechten Flanke ausgeleitet.

8.4.2 Bei intakter oberer Konfluenz

Die Intervention beginnt mit einer Laparotomie subkostal rechts, die dem Verlauf der 11. Rippe folgt, ohne jedoch die vordere Medianlinie zu überkreuzen. Dann wird die subhepatische Region freipräpariert mit Dissektion der Adhäsionen. Die Präparation erfolgt von rechts nach links immer in Kontakt zur Leberkapsel. Das große Netz mit dem Colon transversum ist oft mit der Leberunterseite adhärent. Die Präparation muss hier sorgsam Schritt für Schritt erfolgen, um eine Verletzung des Colon transversum und des Duodenums zu vermeiden. In der Tat bedeckt das Letztere im Allgemeinen das Ligamentum hepatoduodenale und ist mit der Leberunterseite bei Segment IV und dem Gallenblasenbett verbunden. Die vollständige Separation des Duodenums wird eine suffiziente Darstellung des Ligamentums vereinfachen.
Zu diesem Zeitpunkt der Präparation kann eine etwaige bilioduodenale Fistel identifiziert und durch eine duodenale Naht behandelt werden. Die Identifikation der Gallefistel kann manchmal dazu beitragen, den Gallengang mittels selektiver Cholangiografie zu lokalisieren: diese kann entweder über die Fistelöffnung einen eingebrachten Mandrin oder einen feinen Katheter nach Markierung erfolgen. Existiert keine Fistel, erfolgt die Präparation in Richtung des Leberhilus in Kontakt zur Gallenblasenwand. Liegt keine Unterbrechung der Konfluenz vor, ermöglicht ein einfaches Absenken der hilären Platte eine biliäre Reparatur nach Darstellung des linken HG im extrahepatischen Verlauf.
In der Praxis wird das Absenken der hilären Platte nach Inzision der Glisson-Kapsel posterior des Segmentes IVb durchgeführt (▶ Abb. 8-10); dieser Schritt wird in hohem Maße durch Verwendung des Ultraschallskalpells vereinfacht (▶ Abb. 8-11). Der Zugang zum linken HG ist somit erreicht. Um eine biliäre Struktur hier zweifelsfrei identifizieren zu können und gleichzeitig ein mikrobiologisches Punktat zu gewinnen, kann man mit einer filiformen Kanüle den vermeintlichen linken HG punktieren (▶ Abb. 8-12). Dann wird der linke HG mit dem Skalpell inzidiert und mit der Schere der Länge nach von rechts nach links eröffnet (▶ Abb. 8-13). Vereinfacht wird dieses Manöver durch Installation von Haltenähten, nachdem man mit einer Pinzette über die Öffnung den Kanal intubiert hat (▶ Abb. 8-14). Die Öffnung wird, wenn möglich, auf den rechten HG ausgedehnt, um eine möglichst breite biliäre Anastomose anlegen zu können.
Um eine Anastomosenstenose zu verhindern, sollte im Allgemeinen nach dem Ausleiten der Y-Schlinge nach Roux eine laterolaterale bilio-digestive Anastomosierung exakt muko-mukös mit

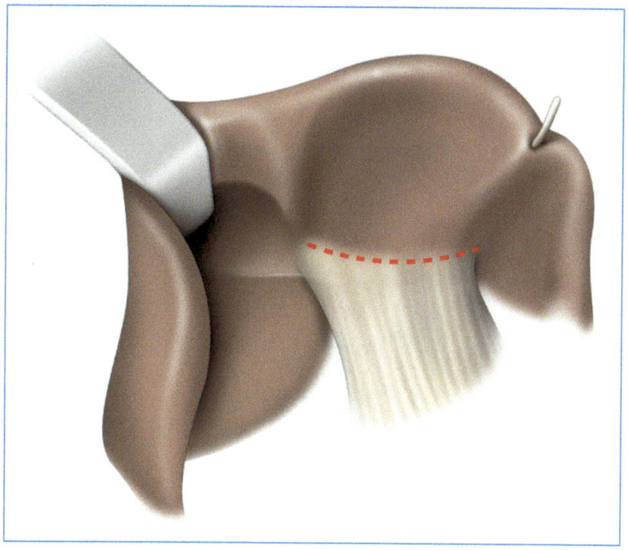

Abb. 8-10 Schematische Darstellung der Inzisionsstelle nahe der Leberkapsel, um ein Absenken der Strukturen im Ligamentum hepatoduodenale zu ermöglichen.

dem linken HG durch langsam resorbierende Einzelknopfnähte der Stärke 4 × 0 bis 6 × 0 erfolgen (▶ Abb. 8-15). Um diese muko-muköse Apposition erreichen zu können, sollte man die Gallengangswand allschichtig und die Dünndarmwand bis zur Submukosa erfassen. Wenn möglich, sollten die Fäden außerhalb der Anastomose geknüpft werden. Während der Präparation der Y-Schlinge sollte die antimesenteriale Inzision am Dünndarm der Öffnung der GB angepasst sein, um eine zu große Öffnung des Darmanteils zu vermeiden. Diese hepatiko-jejunale (HJA) Anastomosierung erfordert keine transanastomotische Gallendrainage.

8.4.3 Bei Unterbrechung der Konfluenz

In diesem Fall ist die biliäre Wiederherstellung sehr komplex. Die Unterbrechung wird dokumentiert durch ein präoperatives MRC und bewiesen mittels einer präoperativen Cholangiografie der Leber, die sich dann als eine alleinige Kontrastierung einer Leberhälfte darstellt. Außer einer ähnlichen Exposition nach Absenken der hilären Platte erfordert die Intervention eine Dissektion ausgehend vom Ductus hepaticus sinister, eine Methode, die durch dessen vertikalen Verlauf und den kurzen extrahepatischen Anteil nicht erleichtert wird.
Mehrere Hilfen können eingesetzt werden: Öffnung des Gallengangs mit dem elektrischen Messer oder Erweiterung nach rechts mit dem Ultraschallmesser in Richtung der abgesenkten hilären Platte mit nachfolgender Skelettierung des rechten HG in seinem extrahepatischen Verlauf. Wenn die Unterbrechung subtotal ist, ist es manchmal möglich, mit Hilfe eines Führdrahtes oder eines feinen Silastic-Drains die beiden biliären Gallengänge zu katheterisieren und die Öffnung der Gallenblasenwand bis zu diesen zu verlängern. Im Falle einer kompletten Obliteration und einer Zerstörung der hohen Konfluenz durch eine schwere Sklerose

8

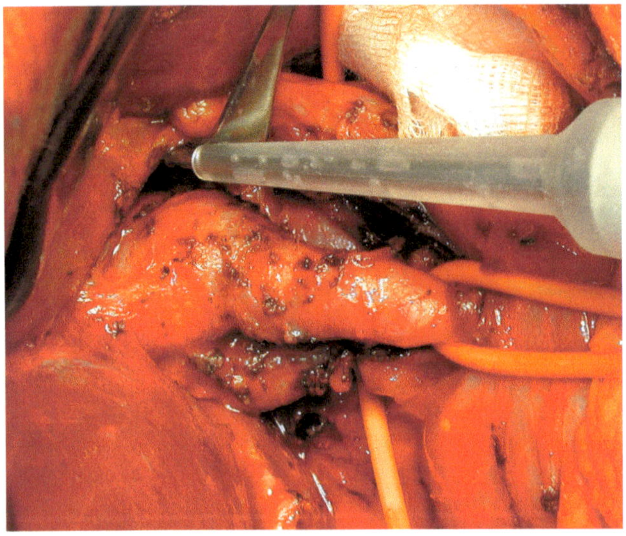

a

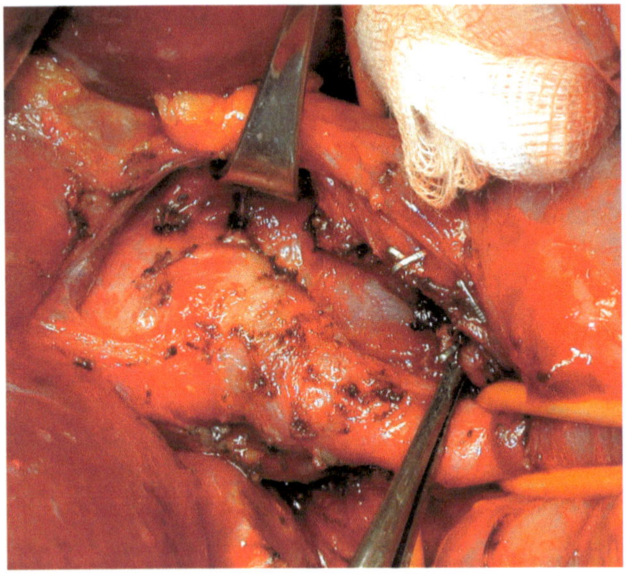

b

Abb. 8-11 Intraoperatives Absenken der hilären Platte.
a Absenken der hilären Platte mit dem Ultraschall-Skalpell.
b Nach dem Ansenken der hilären Platte Darstellung des linken Leberkanals in seinem extrahepatischen Verlauf.

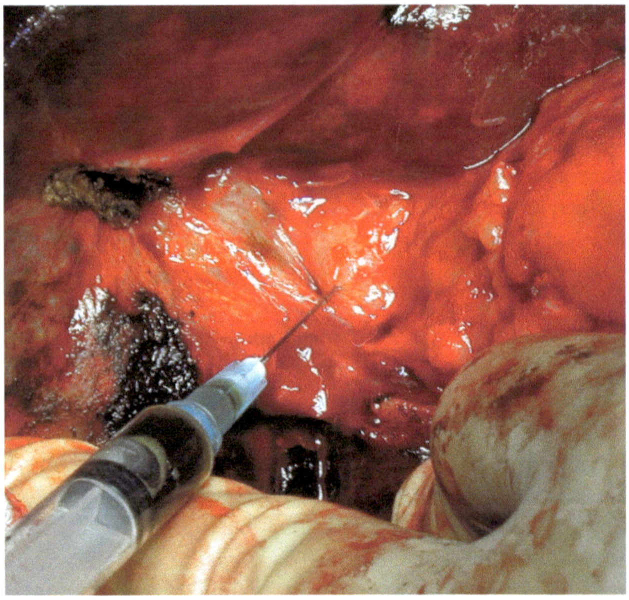

Abb. 8-12 Intraoperative Sicht auf den proximalen Anteil des Ligamentum hepatoduodenale: Markierung des linken Leberkanals durch Punktion mit einer Nadel.

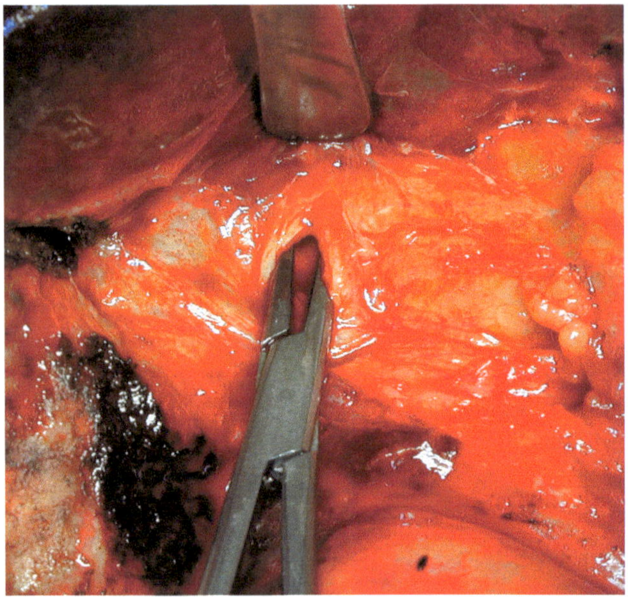

Abb. 8-13 Intraoperative Sicht auf den eröffneten linken Leberkanal: nach dem Einführen einer Klemme wird die Richtung verdeutlicht, in die man mit der Schere inzidieren muss.

kann die Identifikation des Stumpfes beider intrahepatischen Gallengänge durch eine oberflächliche Punktion mit einer feinen Nadel erleichtert werden (▶ Abb. 8-16), was entweder eine selektive Cholangiografie oder einen neuen Zugang zum Gallengang im Verlauf der Nadel ermöglicht. Wenn sie markiert worden sind, werden die biliären Kanäle auf größtmöglicher Länge eröffnet.

Die hohe biliäre Konfluenz, die durch eine sklerosierende Fibrose zerstört ist, wird bis ins Gesunde exzidiert. Anschließend, wenn die distalen Enden der beiden HG approximiert sind, wird der Zusammenfluss rekonstruiert durch eine Annäherung und Verbindung der posterioren Innenwand beider Kanäle mit einem monofilen Faden der Stärke 5×0 oder 6×0. Dieser wird dann extrakorporal geknüpft (▶ Abb. 8-17). Wenn die Distanz zwischen den beiden Leberkanälen zu groß ist, um eine spannungsfreie Rekonstruktion durchführen zu können, ist das eine Indikation für die Anlage einer doppelten HJA (▶ Abb. 8-18). Bei reduziertem Kanaldurchmesser ermöglicht eine Inzision mit der Schere an der Vorderwand der Gallengänge, das Lumen der biliären Anastomose zu vergrößern. Im Falle einer Wiederherstellung der oberen Konfluenz wird die HJA im Allgemeinen mit

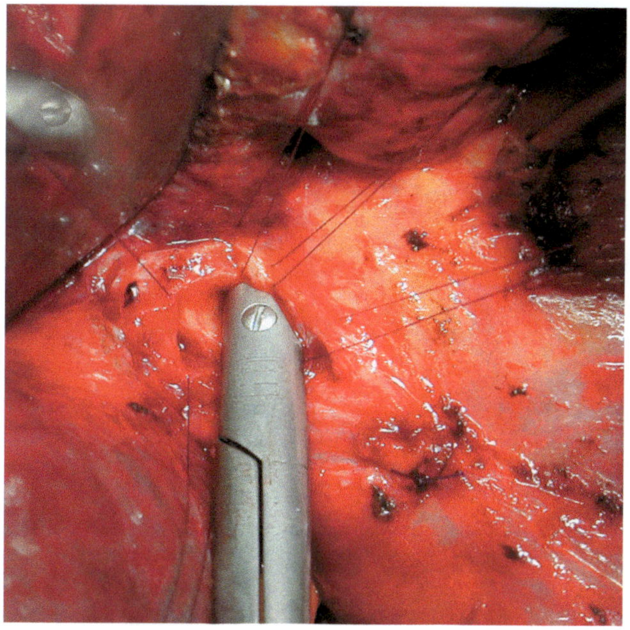

Abb. 8-14 Intraoperative Sicht auf den – mittels Fäden markierten – proximalen Stumpf der HG. Die Scherenspitze intubiert den linken Gallengang und vergrößert seinen Anteil an der Anastomose.

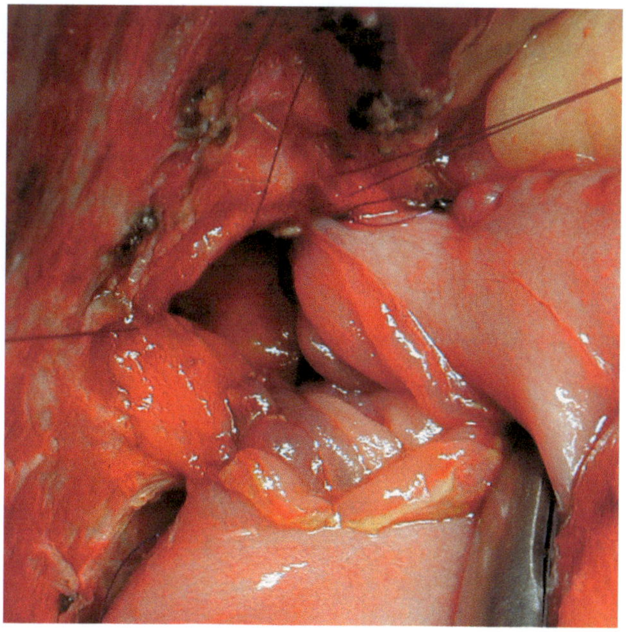

Abb. 8-15 Intraoperative Sicht auf die muko-muköse Naht bei Wiederherstellung der Hinterwand einer hepatiko-jejunalen Anastomose (HJA).

einem mehrfach perforierten Tutor-Drain nach Volker transparietal in Höhe des oberen kolischen Anteils der Y-Schlinge ausgeleitet. Am Ende des Eingriffs wird eine Dichtigkeitsprüfung mit Methylenblau über den transanastomotischen Drain durchgeführt. Dieser Drain ermöglicht ebenso eine postoperative radiologische Kontrolle der Kontinuität und Durchgängigkeit der HJA wie eine Entfernung von Steinen. Um einen etwaigen späteren Zugang zu ermöglichen, umschließt die metallische Hülle eines Pacemaker-Kabels den externen Tutor-Drain auf Höhe des Dünndarms an der Stelle, wo die Schlinge sich mit dem subparietalen Peritoneum vereinigt (▶ Abb. 8-19). Dieses Procedere erschwert keinesfalls den eigentlichen Eingriff und bietet für die Zukunft einen einfachen perkutanen Zugang zur Y-Schlinge unter radiologischer Kontrolle.

8.4.4 Bei einseitig betroffenem Ductus hepaticus dexter oder im Fall eines postero-lateralen biliären Kanals mit separater tieferer Einmündung

Die biliäre Reparation einer isolierten biliären Stenose des Ductus hepaticus dexter oder eines akzessorischen rechten Kanals ist noch schwieriger, denn die Markierung seines oft wenig dilatierten Stumpfes ist das eigentliche Problem. Jedwede Cholangiografie via Punktion des HG ist unnötig, weil per definitionem die linksseitige IHG in seiner Kontinuität und ohne Verbindung mit dem verletzten rechten Gallengang erhalten bleiben (▶ Abb. 8-20).

Mehrere technische Kunstgriffe können für die duktale Markierung angewandt werden:

- eine oberflächliche Punktion mit einer feinen Nadel rechtslateral vom Leberhilus
- Versuch einer intraoperativen, sonografisch gesteuerten Markierung des dilatierten Gallengangs in Höhe des hepatischen Hilus

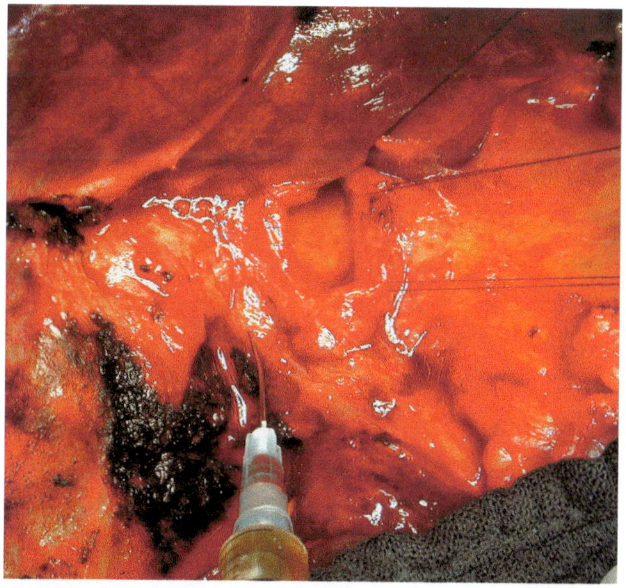

Abb. 8-16 Intraoperative Sicht einer Stenose der Konfluenz (Typ IV nach Bismuth), nachdem der linke Leberkanal eröffnet und mit Haltefäden markiert wurde. Versuch der Präparation des rechten HG, nachdem man ihn rechts vom Ligamentum hepatoduodenale mit einer Punktionsnadel punktiert hat.

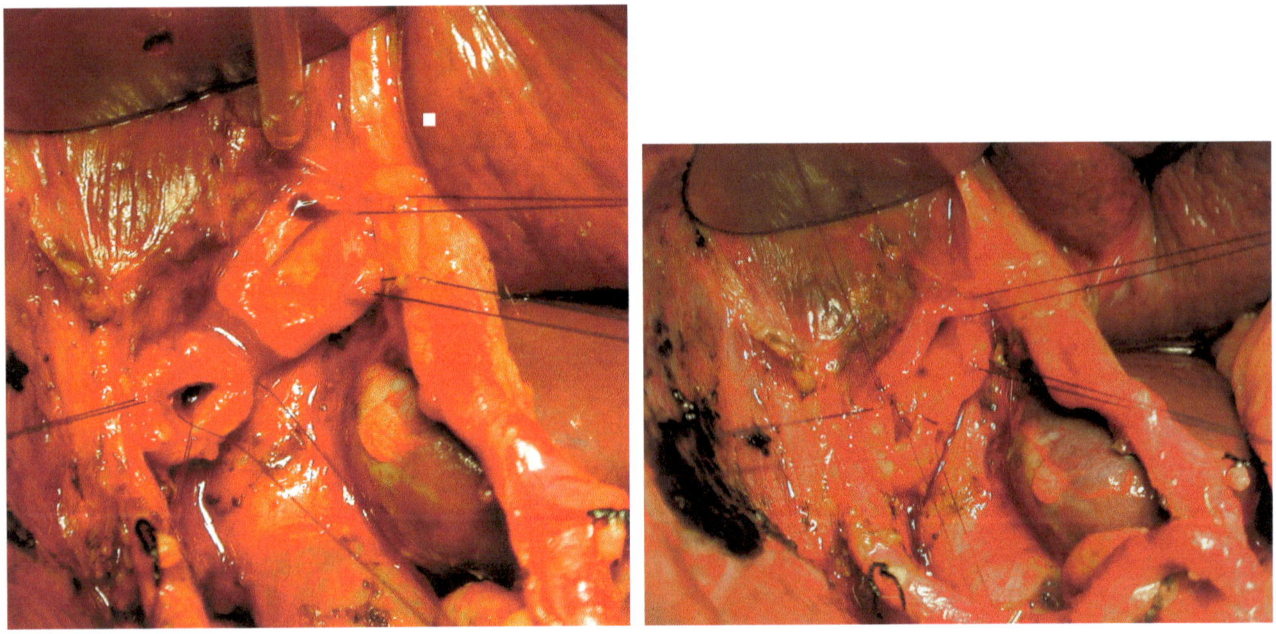

a b

Abb. 8-17 Intraoperative Sicht auf eine Stenose der Konfluenz (Typ IV nach Bismuth).
a Nachdem die Konfluenz exzidiert wurde, blickt man auf die proximalen Anteile des linken und rechten HG.
b Durch Rekonstruktion der Konfluenz mit feinen, langsam resorbierenden Einzelknopfnähten wird eine neue Konfluenz gebildet.

- eine intraoperative transhepatische Punktion unter sonografischer Kontrolle des betroffenen rechten Gallengangs mit konsekutiver Intubation eines flexiblen, metallischen Mandrins. Dann wird über ihn ein feiner Cholangiografie-Katheter eingeführt (▶ Abb. 8-21). Dieser Schritt ermöglicht es, auf Höhe des Leberhilus entweder den metallischen Drain oder mit Methylenblau den Kanal zu markieren.

Wenn diese letzte Variante angewandt wird, ist es unerlässlich, wenigstens den Führungsdraht konstant intraduktal zu fixieren. Denn eine versehentliche Luxation des Drahtes würde den behandelnden Chirurgen aufgrund des komprimierten, nicht-dilatierten Gallengangs bei der Markierung in noch größere Schwierigkeiten bringen. Wenn der rechte HG identifiziert ist, ähneln die Techniken des Zugangs und der Vergrößerung der Gangöff-

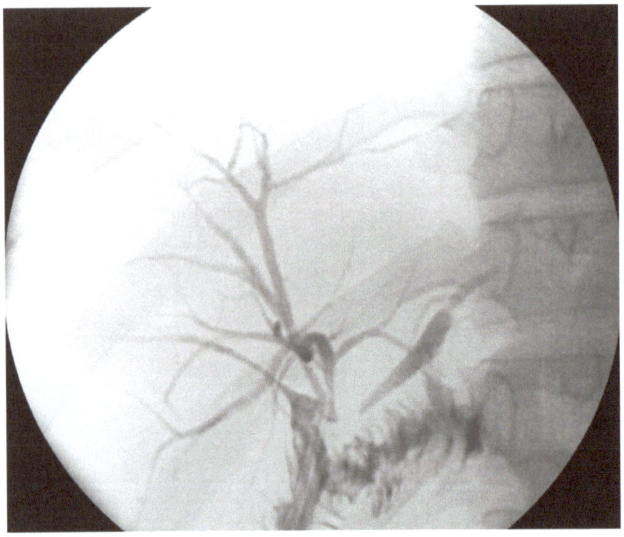

Abb. 8-18 Postoperative Cholangiografie-Kontrolle einer biliären Stenose vom Typ IV nach Bismuth. Dank der Kontrastierung der rechten intrahepatischen Gallengänge über einen transanastomotischen Drain kann man diese gut visualisieren.

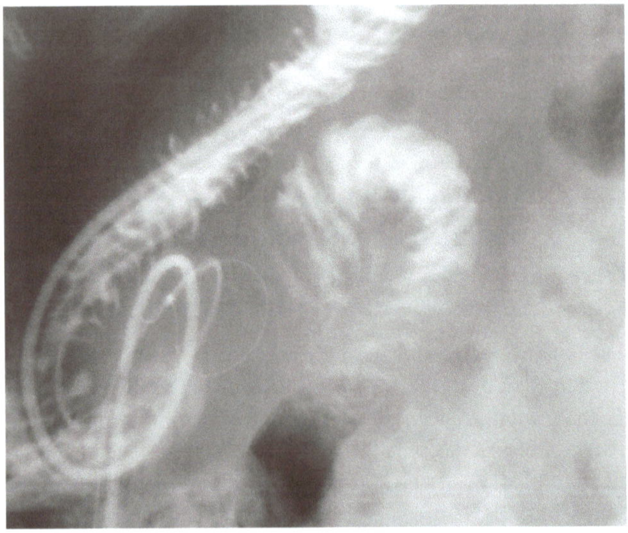

Abb. 8-19 Die Cholangiografie-Kontrolle zeigt die Position des nach Völker ausgeleiteten, transanastomotischen Drains. Zudem kann man die Markierung der am Peritoneum fixierten Schlinge dank eines metallischen Fadens visualisieren.

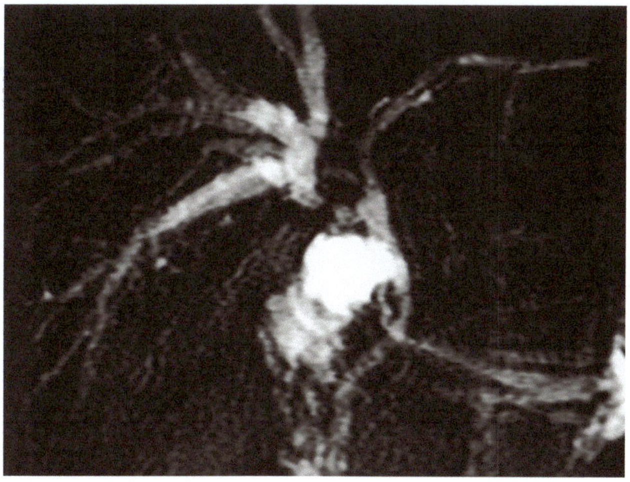

Abb. 8-20 Die MRC zeigt eine Stenose des rechten Leberkanals mit konsekutiver Dilatation der rechten intrahepatischen Gallengänge, während der Hauptgallengang und die linken intrahepatischen Gallengänge intakt sind.

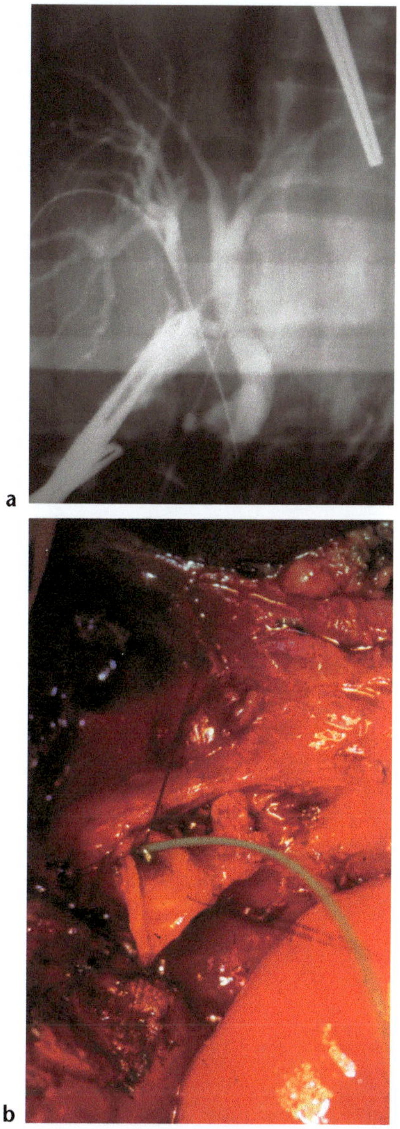

Abb. 8-21 Biliäre Reparatur einer Stenose Typ V nach Bismuth.
a Intraoperative Cholangiografie-Kontrolle mit selektiv kontrastiertem postero-lateralen rechten Gallengang, nachdem ein feiner Cholangiografiekatheter eingebracht wurde.
b Intraoperative Darstellung des postero-lateralen Gallengangs mit einem metallischen Drain in Höhe des Leberhilus.

nung der klassischen Form der Reparation der Gallengänge (▶ Abb. 8-22). Bedenkt man das geringe Kaliber dieses Kanals, wird die Ausdehnung der dortigen Inzision mit einer englumigen Anastomose reduziert, was die Anlage einer HJA noch diffiziler gestaltet. Aus all diesen Gründen wird die HJA ebenfalls mit einem Tutor-Drain transanastomotisch versorgt.

8.4.5 Intervention im Fall einer Gallengangsstenose bei Leberresektion

Diese Komplikation ist äußerst selten und taucht vornehmlich nach ausgedehnter Leberresektion auf. Sie ist umso häufiger, wenn der Lebertumor die Konfluenz komprimiert oder infiltriert. Wenn eine Gallengangsverletzung nach (erweiterter) Hemihepatektomie rechts auftritt, muss die Wiederherstellung vorzugsweise über den linken Ductus hepaticus nach Absenken der hilären Platte erfolgen. Das ist nicht immer einfach, wenn man die kompensatorische Hypertrophie und die konsekutive Rotation der Restleber bedenkt. Wenn der Zugang zum linken HG unmöglich ist, kann man eine Anastomose am Gallengang des dritten Lebersegmentes mit Annährung des Ligamentum falciforme hepatis in Betracht ziehen (▶ Abb. 8-23) [11].

Bei dieser letztgenannten Technik wird dieses Ligament mobilisiert und die umbilikale Inzision nach und nach erweitert. Es ist manchmal nötig, vor diesem Schritt das Leberparenchym zwischen den Segmenten zu entfernen. Diese Technik ermöglicht es, linksseitig des Ligamentes einen Ableger des III. Lebersegmentes darzustellen. Die Rekonstruktion wird dann durch Anlage einer Seit-zu-Seit-HJA durchgeführt. Wenn das biliäre Trauma nach erweiterter Hepatektomie links im vorderen rechten Sektor entsteht (Segmente V und VIII), wird ein sektorieller posteriorer Leberkanal rechtsseitig gesucht. Dies geschieht auf Höhe der Schnittführung der Hepatektomie (ggf. auch mit sonografischer Unterstützung). Da der Durchmesser dieses Ganges selten größer als drei oder vier Millimeter ist, kann man auch eine latero-laterale HJA mit monofilen, langsam resorbierenden Einzelknopfnähten mit der Stärke 6 × 0 oder 7 × 0 errichten. Diese Anastomose ist technisch sehr aufwendig, da die Wand des Ganges äußerst dünn ist. In dieser Situation ist es notwendig, eine transanastomotische Intubation nach Volker durch die Wand der Y-Schlinge durchzuführen, um diese fragile bilio-digestive Anastomose zu dekomprimieren. Dieser Drain erlaubt es, die Dichtigkeit in der postoperativen Phase vor ihrer Entfernung zu kontrollieren (▶ Abb. 8-24).

Während einer Leberresektion links kann eine Traumatisierung einer Gallengangsanomalie (in Form eines antero-medianen

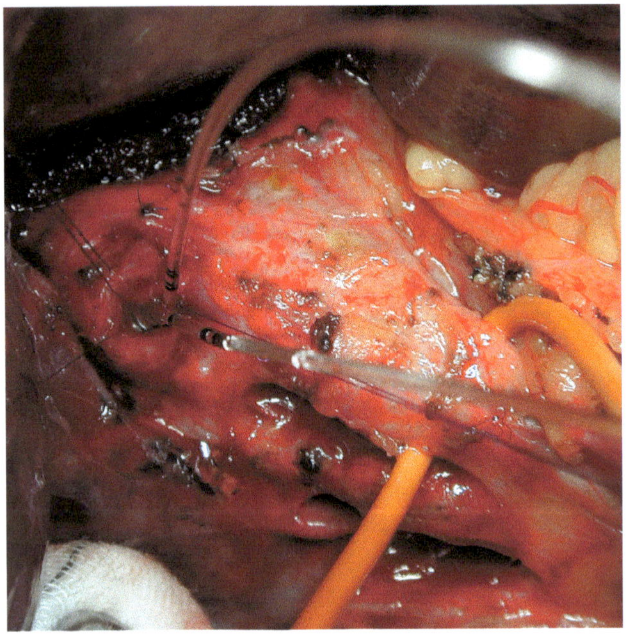

Abb. 8-22 Intraoperative Darstellung des Stumpfes vom rechten HG, rechts vom Ligamentum hepatoduodenale. Die Markierungsnähte korrespondieren mit der MRT-Abbildung.

Kanals oder häufiger eines aus dem linken HG kommenden, postero-lateralen Gang rechts, Vorkommen bei 8–10%) erfolgen (▶ Abb. 8-25). In diesen Fällen kann eine Reparation auf identische Weise durchgeführt werden, nachdem man den stenosierten Stumpf des Gallengangs auf der Höhe des hepatischen Einschnittes markiert hat (▶ Abb. 8-26).

8.4.6 Spezielle Fälle

Bei einer diffus assoziierten *intrahepatischen Lithiasis* ist eine vollständige instrumentelle (Steinfasszange, Dormia-Körbchen usw.) (▶ Abb. 8-27) Befreiung mit Lavage der IHG, manchmal mit elektrohydraulischer, endoluminaler Lithotripsie unter cholangiografischer Kontrolle, möglich. Die Steinfreiheit der IHG wird durch Choledochoskopie mit einem flexiblen Endoskop überprüft. Bei intrahepatischer Lithiasis jedoch benötigt man eine transanastomotische Drainage, die nach Volker ausgeleitet wird, um postoperativ ergänzende, radiologische Interventionen vornehmen zu können. Im Falle einer vorausgegangenen biliären Reparatur mit Anlage einer bilio-digestiven Anastomose ist es manchmal erforderlich, entweder die zu kurze Y-Schlinge zu verlängern oder eine Omega-Schlinge in eine Y-Schlinge nach Roux umzuwandeln.

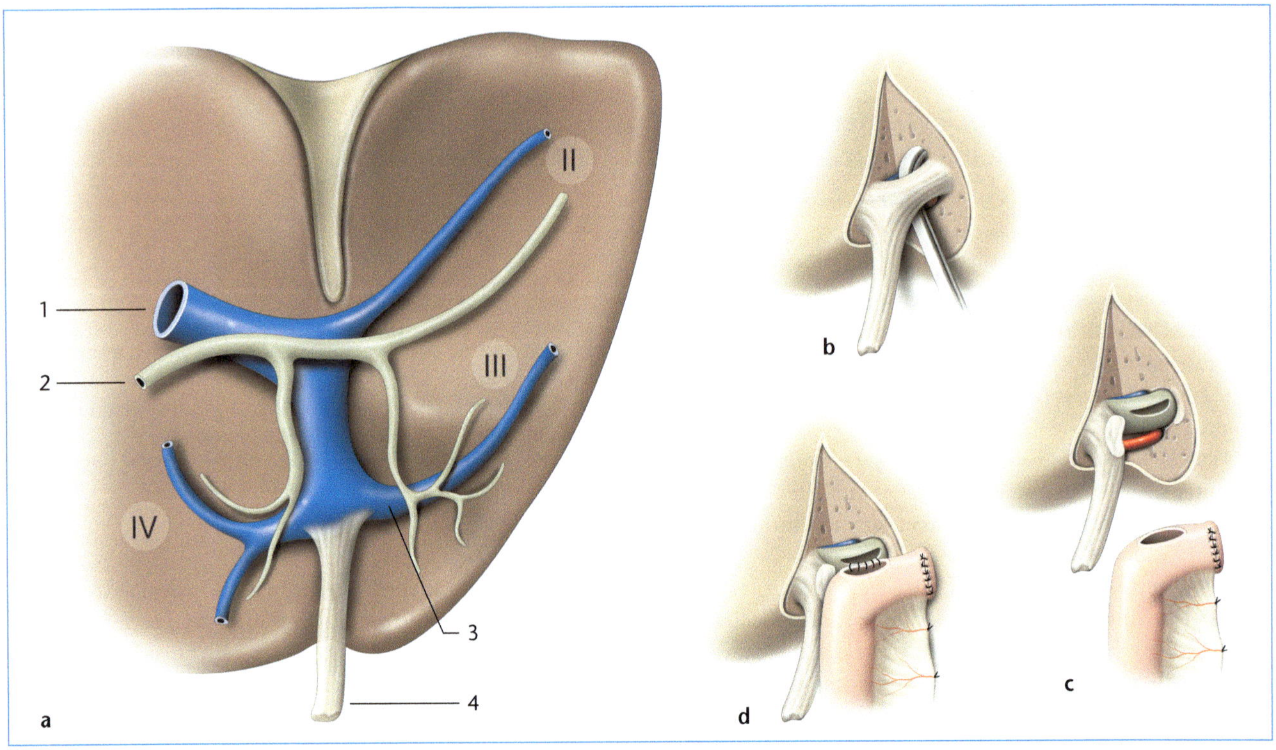

Abb. 8-23 Schematische Darstellung des Zugangs zum Gallengang des Segmentes III über das Ligamentum falciforme hepatis (mit freundlicher Genehmigung des Elsevier-Verlages).

- **a** Schematische Darstellung der Anatomie der portalen (1) und biliären (2) Strukturen des linken Leberlappens: das System der Gänge des Segmentes III wird gekennzeichnet durch das kranial verlaufende, korrespondierende Portalgefäß (3) durch eine Dissektion links vom Ligamentum falciforme hepatis.
- **b** Schematische Darstellung der Dissektion und des Zuganges über den Gallengang zum Segment III **(c)**.
- **d** Anlage einer termino-terminalen bilio-digestiven Anastomose.

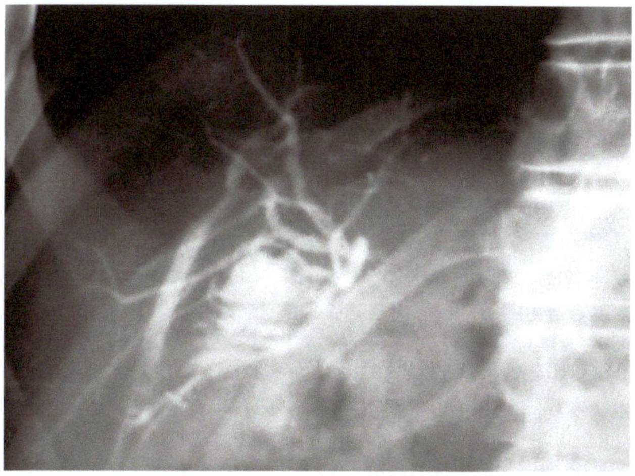

Abb. 8-24 Postoperative Anastomosenkontrolle einer Hepatiko-Jejunostomie mittels Cholangiografie: diffizile Anlage auf einem postero-lateralen Gallengang rechts nach erweiterter Hemihepatektomie links. Man erkennt das KM-Extravasat in Höhe des peritonealen Drains. Im Verlauf erzielte man nach schnellem Versiegen des Gallelecks ein gutes funktionales Resultat drei Jahre nach biliärer Reparatur.

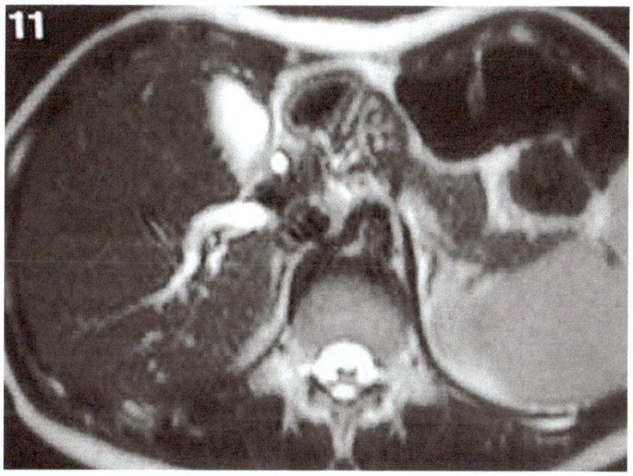

Abb. 8-25 Die MR-Cholangiografie zeigt eine Läsion des rechten postero-lateralen Gangs nach Hemihepatektomie links bei einer jungen Patientin mit einer Anomalie und einem Hämangiom: der postero-laterale Gallengang mündet in den linken Leberkanal. Auf dem transversalen Schnitt eine isolierte, sektorielle Dilatation des rechten postero-lateralen Ganges.

8.5 Intraoperative Komplikationen

Die Hauptschwierigkeiten und -komplikationen während einer biliären Folgeoperation sind:

- intestinale Organverletzung (Kolon, Dünndarm oder Duodenum) während einer manchmal schwierigen Adhäsiolyse. Ihre Schwere hängt stärker von ihrem Verkennen als von ihrer Behandlung mit minutiöser Naht ab.

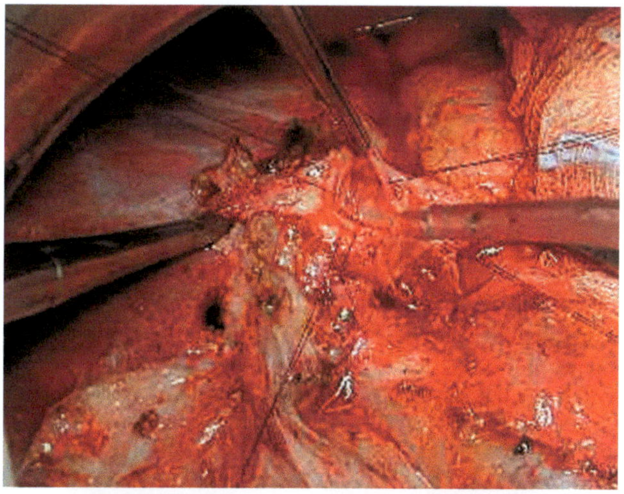

a

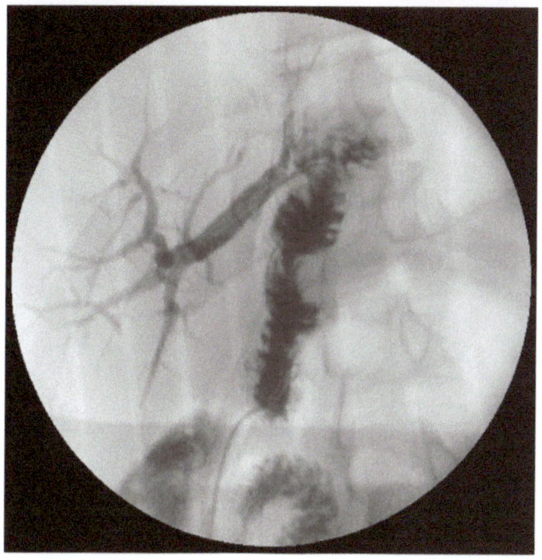

b

Abb. 8-26 Sekundäre Gallengangsreparation bei der vorigen Patientin.

a Intraoperative Sicht auf die Dissektion des Stumpfes des postero-lateralen Kanals in Höhe des Schnittes der Hemihepatektomie links.

b Die postoperative Cholangiografiekontrolle zeigt eine perfekt permeable hepatiko-jejunale Anastomose, errichtet auf dem postero-lateralen Gang.

- Gefäßverletzung während der manchmal schwierigen Dissektion des Ligamentum hepatoduodenale. Ihre Hämostase darf keinesfalls die Vaskularisation einer bereits vorgeschädigten Leber gefährden.
- intraoperative Bakteriämie bei der Sanierung einer Lithiasis. Um diese Komplikation zu verhindern, wird perioperativ ein Breitbandantibiotikum appliziert.
- Auftreten einer Hämobilie während der Sanierung einer Lithiasis oder bei der Markierung des biliären Kanals, entweder durch zu tiefe Punktion bzw. durch eine hiläre Punktion mit einer Nadel oder durch eine transhepatische Fehlpunktion der Leberpforte (auch trotz einer sonografischen Kontrolle)
- Leberparenchymblutung beim Absenken der hilären Platte oder bei der Dissektion des DHD

- falsche Identifikation der Gallengänge (die größte Schwierigkeit für einen unerfahrenen Chirurgen) besonders auf der rechten Seite, wo die Dilatation nicht immer ausreichend genug ist. Daraus folgt die Persistenz eines nicht versorgten Sektors im Falle einer bis zur rechten sekundären biliären Konvergenz ausgedehnten Gallengangsstenose.

8.6 Postoperative Folgen

Man kontrolliert bei der Suche nach einer Anastomosenfistel besonders die Sekretion über die subhepatische Drainage. Eine Kontrollcholangiografie über die transanastomotische Drainage erfolgt vor der Entlassung des Patienten. Im normalen Verlauf wird der biliäre Drain regelhaft drei Wochen postinterventionell gezogen. Bei einer residuellen intrahepatischen Lithiasis werden perkutane, radiologische Interventionen über den biliären transanastomotischen Drain nach Volker 4–6 Wochen postinterventionell geplant, d.h. nach der Zeit, die nötig ist, um eine suffiziente Vernarbung der hepatiko-jejunalen Anastomose mit ausreichender Funktion zu garantieren. Auch wenn der Großteil der rezidivierenden Stenosen in den ersten 5 postinterventionellen Jahren auftritt, ist eine langfristige klinische und laborchemische Überwachung unerlässlich, da eine Anastomosenstenose noch 10–20 Jahre später auftreten kann [12]. Die MR-Cholangiografie ist die nicht-invasive Methode der Wahl zur langfristigen Beurteilung der Durchgängigkeit der Anastomose. Das Risiko einer rezidivierenden Stenose variiert in den aktuellen Serienuntersuchungen auf lange Sicht zwischen 10 und 30% [1, 3, 4, 12–15].

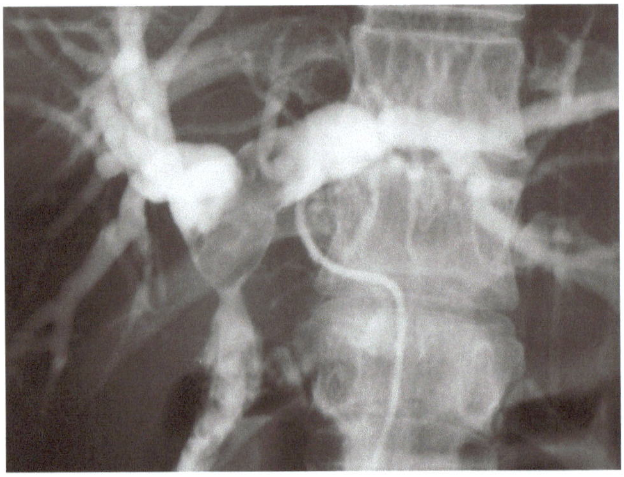

a

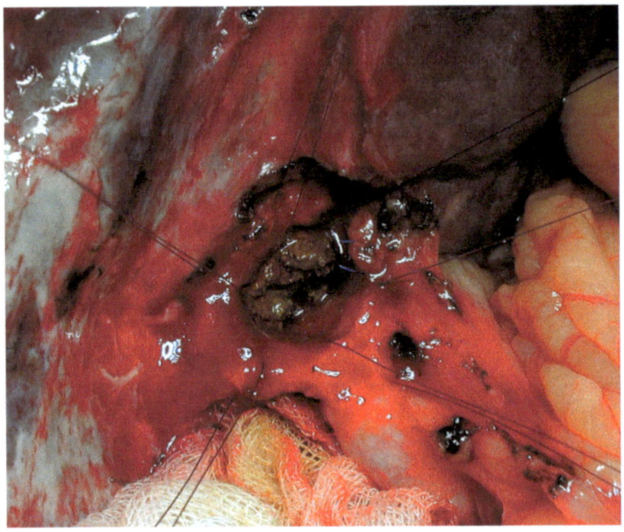

b

Abb. 8-27 Biliäre Stase aufgrund einer prästenotischen Lithiasis. Der Patient wurde wegen einer hepatiko-jejunalen Anastomosenstenose nach Resektion einer Choledochuszyste operiert.

a Die perkutane transhepatische Cholangiografie des linken Ductus hepaticus zeigt eine Anastomosenstenose mit prästenotischer Dilatation.

b Die intraoperative Sicht bestätigt eine biliäre Stase aufgrund einer Anastomosenstenose bei prästenotischer Lithiasis nach Darstellung und Markierung der oberen biliären Konfluenz.

Literatur

1. Bismuth H, Lazorthes F. Les traumatismes opératoires de la voie biliaire principale, Monographies de l´Association francaise de chirurgie. Masson, Paris, 1981, vol 1.
2. Blumgart LH, Kelley CJ, Benjamin IS. Benign bile duct stricture following cholecystectomy: critical factors in management. Br J Surg 1984, 71: 836–843.
3. Chapman WC, Halevy A, Blumgart LH, Benjamin IS. Postcholecystectomy bile duct strictures. Management and Outcome in 130 patients. Arch Surg 1995, 130: 597–604.
4. Pitt HA, Kaufman SL, Coleman Jet al. Benign postoperative biliary strictures. Operate or dilate? Ann Surg 1989, 210: 417–427.
5. Davids PHP, Tanka AKF, Rauws EAJ et al. Benign biliary strictures. Surgery or endoscopy? Ann Surg 1993, 217: 237–243.
6. Smadja C, Blumgart LH. The biliary tract and the anatomy of biliary exposure. In : Blumgart LH. Surgery of the liver and biliary tract. Churchill Livingstone, 1994.
7. Hepp J, Couinaud C. L´abord et l´utilisation du canal hépatique gauche dans les réparations de la voie biliaire principale. Presse Med 1956, 64: 947–948.
8. Alves A, Farges O, Nicolet J et al. Incidence and consequence of an hepatic artery injury in patients with postcholecystectomy bile duct strictures. Ann Surg 2003, 238: 93–96.
9. Czerniak A, Soreide O, Gibson Rn et al. Liver atrophy complicating benign bile duct strictures. Surgical and interventional radiologic approaches. Am J Surg 1986, 152: 294–300.
10. Voyles CR, Blumgart LH. A technique for construction of high biliary-enteric anastomoses. Surg Gynecol Obstet 1982, 154: 885–887.
11. Soupault R, Couinaud C. Sur un procédé nouveau de dérivation biliaire intra-hépatique. Les cholangio-jéjunostomies gauches sans sacrifice hépatique. Presse Med 1957, 65: 1157–1159.

9

Chirurgische Resektion des zentralen Cholangiokarzinoms

J.-F. Gigot, C. Smadja, B. Lengele

Das zentrale Cholangiokarzinom (CCH) entspricht einem primären Adenokarzinom der biliären Konfluenz (K). Die K ergibt sich aus dem Zusammenfluss des rechten und linken Ductus hepaticus, die dann den Ductus hepaticus communis bilden. Die anatomische Lokalisierung dieses Tumors erschwert die Resektion, da er sich schnell nach proximal in Richtung intrahepatischer Gallengänge, Arteria hepatica propria, Vena porta mit Abgängen ausdehnt. Schließlich erhöht der oft assoziierte, mechanische Ikterus das Operationsrisiko, wenn eine ausgedehnte Leberresektion indiziert ist. Diese Pathologie, deren chirurgische Therapie mit einer erhöhten Sterblichkeitsrate und Morbidität belastet ist, zeigte uns bei morphologischen Untersuchungen neue Erkenntnisse. Diese Untersuchungsergebnisse erlauben eine präzisere Resektion, sowohl lokal als auch in Distanz, um so ein palliatives Vorgehen zu vermeiden. Außerdem, wenn eine diffizile chirurgische Entfernung aktuell indiziert ist, erscheint dies weniger riskant. Das ist auch auf die verbesserte präoperative Vorbereitung zurückzuführen, wenn diese sich als notwendig erweist. Sie erfordert besonders die Drainage der Restleber und eine portale Embolisation des zu resezierenden Lebersegmentes und löst eine kompensatorische Hypertrophie der verbleibenden Leber aus. Schließlich ist eine Gefäßinfiltration per se keine Kontraindikation für eine Resektion, sondern erfordert eine vaskuläre Rekonstruktion, deren Outcome weitgehend die vitale Prognose nach Resektion eines CCH bestimmt.

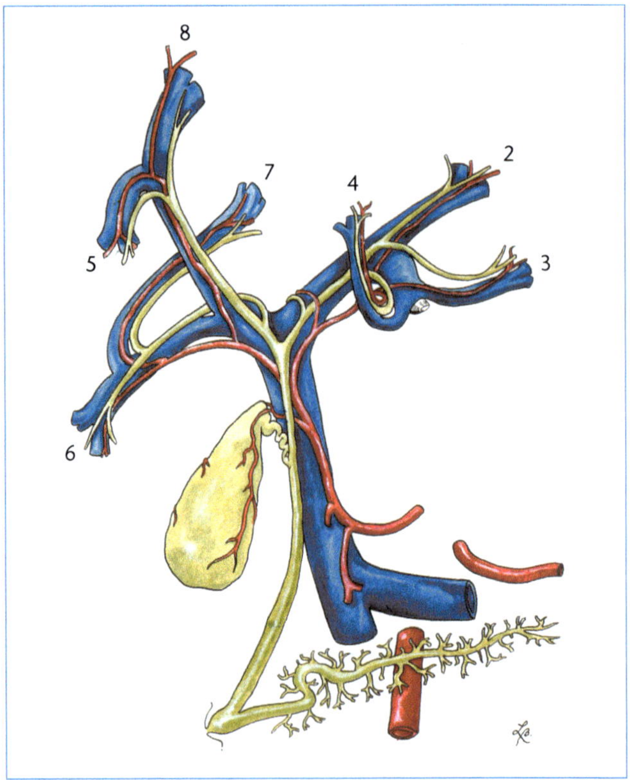

Abb. 9-1 Anatomien der intra- und extrahepatischen Gallengänge.

9.1 Chirurgische Anatomie

▶ Abbildung 9-1 zeigt die Anatomie des Ligamentum hepatoduodenale und des Leberhilus. Zuerst muss man die steile vertikale Richtung und den kurzen extrahepatischen Verlauf des rechten HG beachten. Wenn das Cholangiokarzinom des Hilus (CCH) sich vorwiegend rechts entwickelt, werden der rechte HG und die korrespondierenden arteriellen und venösen Gefäße rasch in ihrem intrahepatischen Verlauf erreicht, was eine Leberresektion erfordert, falls die proximale rechte Konvergenz erreicht ist.

Im Gegensatz dazu hat der linke HG, der schräg verläuft, einen längeren extrahepatischen Verlauf. Diese anatomische Besonderheit ermöglicht einen leichteren chirurgischen Zugang zu der proximalen rechten Konvergenz auf Höhe des Recessus Rex der Pfortadergabel mit ausreichendem Sicherheitsabstand zum Tumor. Auf dieselbe Art können die distalen Enden der linken Gefäße direkt auf Höhe des Recessus Rex erreicht werden. Dieses Konzept des chirurgischen Zugangs zu den linken biliären, vaskulären Anteilen ohne vorherige Dissektion der hilusnahen Region wurde von Neuhaus et al. entwickelt [1]. Dieser Zugang ermöglicht eine onkologische Resektion en bloc mit ausreichend Abstand zum Tumor.

Man muss ebenso die Existenz einer etwaigen arteriellen Anomalie beachten. Es kann sich hier um eine rechte Leberarterie, die aus der Arteria mesenterica superior entspringt und sich ihren Weg in Richtung postero-lateral rechts des Ligamentum hepatoduodenale sucht, oder um eine linksseitige Leberarterie, die aus der Arteria gastrica sinistra entspringt und in das Omentum minus führt, handeln. Das Vorkommen einer dieser beiden Arterien muss bei der Wahl der Resektion berücksichtigt werden, besonders, wenn eine vaskuläre Rekonstruktion der Arteria hepatica propria oder einer ihrer Abgänge indiziert ist.

9.2 Auswirkung der Tumorausdehnung auf die Resektabilität

Bei einem ikterischen Patienten wird die Diagnose anhand einer nicht-invasiven Bildgebung (Sonografie oder CT) gestellt. Diese Untersuchungen werden die mechanische Ätiologie des Ikterus durch die Dilatation der IHG ohne Dilatation des HG und durch einen tumorösen Prozess am Leberhilus verifizieren. Eine präoperative histologische Bestätigung ist selten obligat. In der Tat birgt jeglicher Versuch einer Biopsiegewinnung ein Infektionsrisiko und eine signifikante Rate an falsch-negativen Resultaten. Außerdem muss man daran denken, dass eine benigne Läsion in 5–15% der Fälle auftreten kann [2, 3]. Die Intention der präoperativen Bildgebung ist es vor allem, sehr präzise Information über die Tumorausdehnung makroskopisch auf Höhe der IHG, des HG, des Leberparenchyms, der arteriellen und portalen Strukturen und der lokoregionären Lymphknoten zu erhalten. Diese Untersuchungen ermöglichen auch eine Diagnostik von hepatischen und peritonealen Metastasen.

Es ist auch wichtig, das Vorkommen einer hepatischen Atrophie (rechts oder links) zu eruieren, da sie meistens einen portalen, ipsilateralen tumorösen Befall anzeigt (▶ Abb. 9-2). Wenn diese Leberatrophie vorhanden ist, ist Indikation zur Leberresektion, abhängig von der tumorösen Ausdehnung in Höhe der Gallengänge; je nachdem, ob die Ausdehnung auf der ipsi- oder kontralateralen Seite der hepatischen Atrophie diagnostiziert wird.

Die Ausdehnung des CCH wird standardmäßig nach Bismuth et al. klassifiziert [4, 5] (▶ Abb. 9-3). Diese Klassifikation berücksichtigt einen Abbruch der Konfluenz und einen Befall von einer oder von beiden sekundären biliären Konvergenzen. Ein CCH, das nicht die Konfluenz infiltriert, wird durch eine einfache Resektion des HG behandelt. Wenn sie jedoch befallen ist, muss man bei der Resektion das Segment I einschließen. Wenn eine sekundäre biliäre Konvergenz infiltriert ist, muss man eine ausgedehnte Resektion anschließen. Schließlich, wenn beidseits die Gallengänge 2. Ordnung bereits infiltriert sind, ist eine komplette Leberresektion mit nachfolgender Transplantation indiziert, wenn die tumoröse Situation nicht dagegen spricht. Die Klassifikation von Madariaga et al. [6] (▶ Abb. 9-4) berücksichtigt detaillierter die Tumorausdehnung an der Konfluenz in Bezug auf die sekundären Gallengangsaufzweigungen.

Ein MRT ist die Goldstandard-Untersuchung, um die tumoröse Ausdehnung makroskopisch zu erfassen, und zwar gleichzeitig biliär (MR-Cholangiografie) (▶ Abb. 9-5), hepatisch (Parenchym-Sequenzen vor und nach Kontrastierung) und vaskulär (MR-Angio) (▶ Abb. 9-6). Durch dieses Vorgehen und seinen nicht-invasiven Charakter hat die MR-Cholangiografie die perkutane, transhepatische Cholangiografie ersetzt, die invasiver und häufig inkomplett ist bei multiplen Interruptionen der proximalen Gallengänge. Sie vermeidet außerdem das Risiko einer Infektion bei der retrograden Cholangiografie. Im Falle einer

a

b

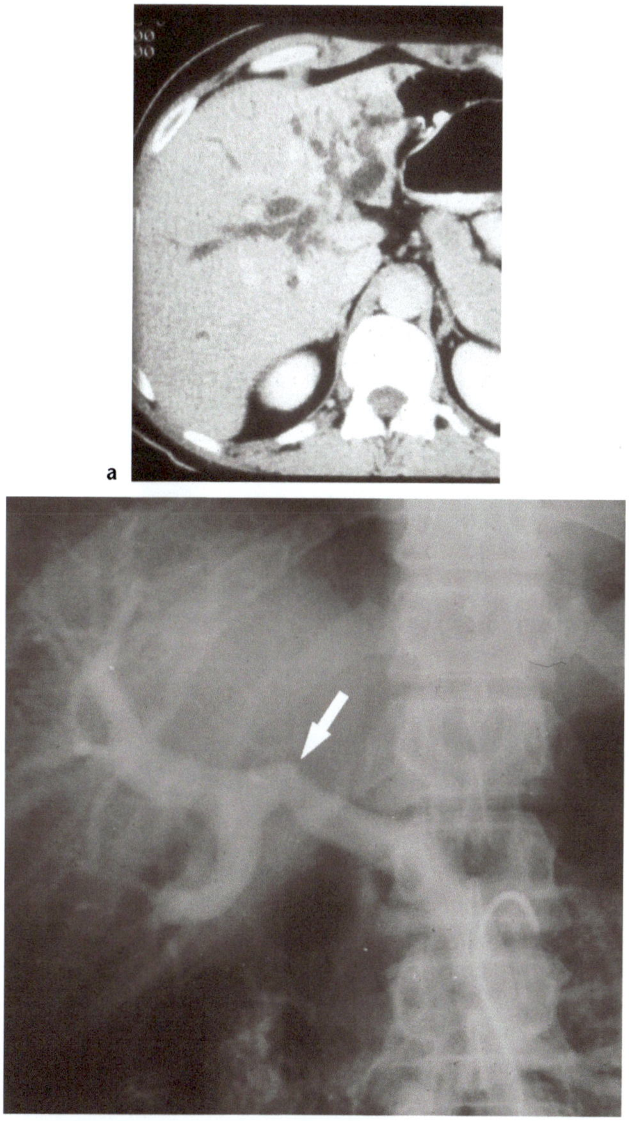

Abb. 9-2 Linkshepatische Atrophie bei einem CCH-Patienten.

a Präoperatives CT.

b Die präoperative Cholangiografie zeigt eine Thrombose der linken Vena porta (Pfeil).

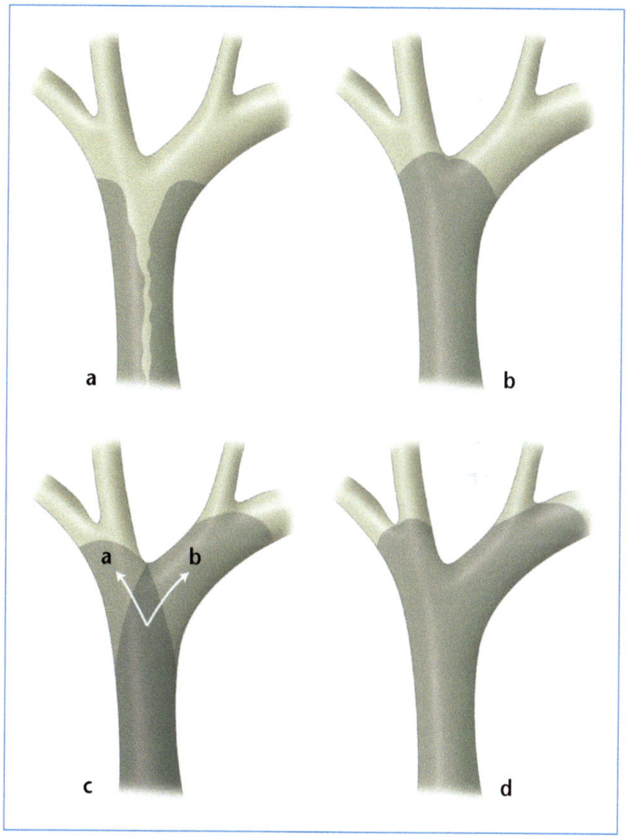

Abb. 9-3 Klassifikationen des CCH nach Bismuth bezogen auf die tumoröse Ausdehnung an der oberen und sekundären biliären Konfluenz (BK) [4, 5].

a Typ I: CCH unterhalb der Konfluenz.

b Typ II: CCH an der Konfluenz.

c Typ III: ausgedehntes CCH an der Konfluenz und der rechtsseitigen (Typ III a) oder der linksseitigen Gallengänge 2. Ordnung (Typ III b).

d Typ IV: ausgedehntes CCH an der Konfluenz und den bilateralen Gallengängen 2. Ordnung.

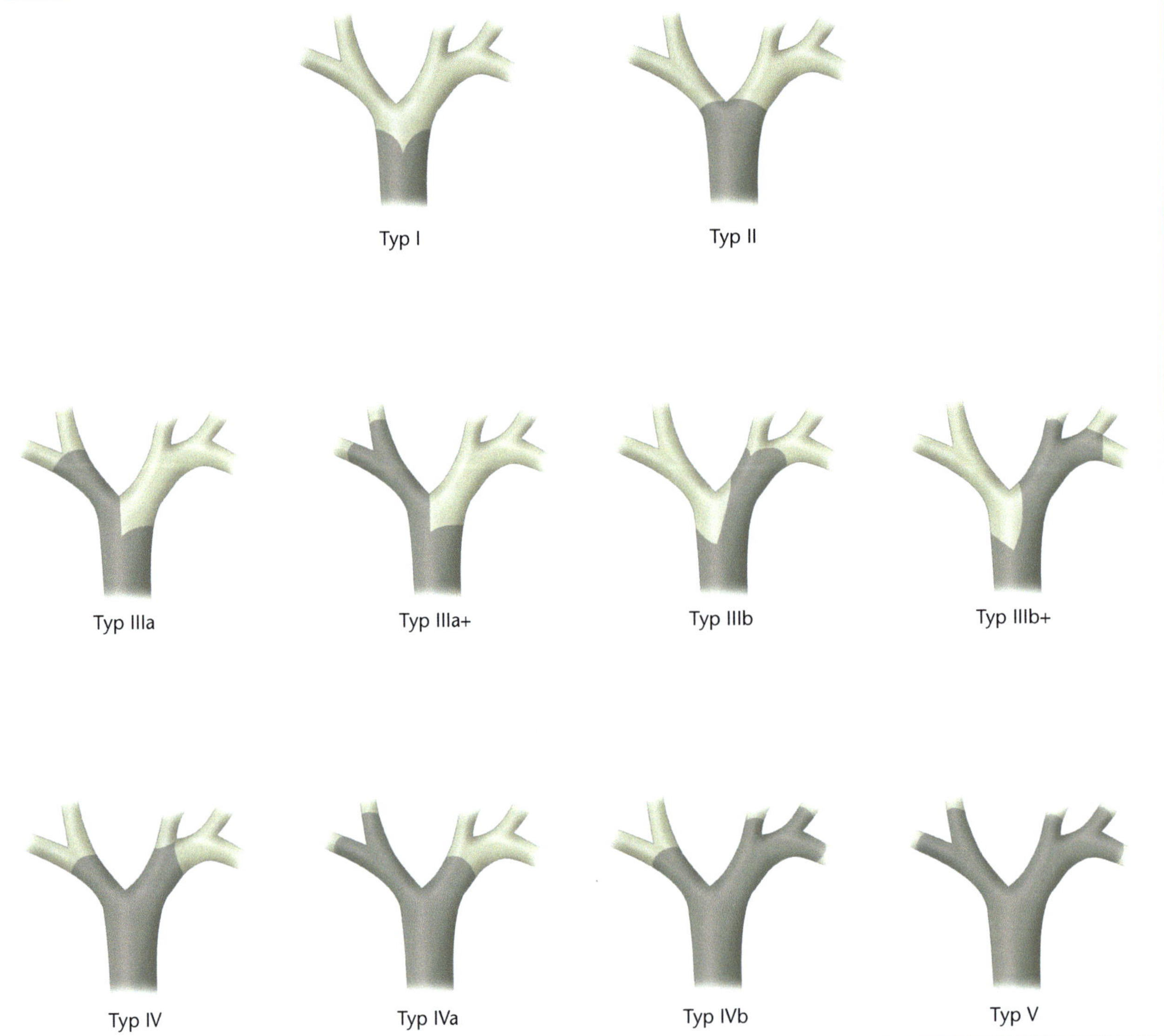

Abb. 9-4 Klassifikation der biliären Tumorausdehnung nach Madariaga et al. [6].

endokranialen Prothese ist das MRT weniger für die Determination der tumorösen Verdickung der Gallengangswand geeignet. Abbildung 9-7 erläutert unsere diagnostische Strategie dieser Tumoren in zwei Schritten: zuerst nicht-invasiv, dann invasiv mit einer Zöliakografie (▶ Abb. 9-8) und einer explorativen Laparoskopie, um kleine superfizielle Leberfiliae und eine etwaige Peritonealkarzinose zu identifizieren [7]. Die Zöliakografie ist der MR-Angio bei der Diagnostik einer arteriellen Tumorinfiltration überlegen [8]. Das Vorliegen einer arteriellen Variation wird sorgfältig mit einer präoperativen Bildgebung validiert. Die Kriterien für eine Nicht-Resektabilität unter Berücksichtigung der biliären Ausdehnung des vaskulären Tumorbefalls und einer etwaigen Leberatrophie werden in die Therapieplanung mit einbezogen. Schließlich ermöglicht eine Volumenmessung der Leber vor einer ausgedehnten Leberresektion eine Vorhersage der späteren Leberkapazität, besonders, wenn eine erweiterte Hemihe-

Kriterien für die Nicht-Resektabilität eines Cholangiokarzinoms

- lokale Ausbreitung(*)
  - biliäre bilaterale Ausdehnung bis zu den Gängen 2. Ordnung (rechts und links) (CCH vom Typ IV nach Bismuth)
  - Thrombose, Kavernom des hilären portalen Stammes
  - Leberatrophie mit biliärer Ausdehnung bis zu den kontralateralen Gallengängen 2. Ordnung
- diffuse Filiarisierung
  - regionale lymphogene Metastasierung
  - hepatische, peritoneale Metastasierung.

(*) Die Ausdehnung auf Gallengängen 2. Ordnung oder die hepatische einseitige Atrophie in Verbindung mit einem kontralateralen Befall ist keine formelle Kontraindikation für eine Resektion, aber sie erfordert eine vaskuläre Rekonstruktion.

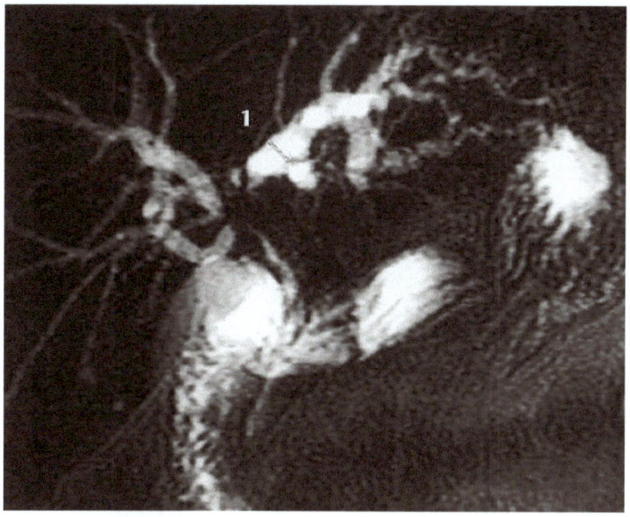

Abb. 9-5 Die MRC zeigt ein CCH Typ IIIa mit Interruption der Konfluenz und Befall der Gallengänge 2. Ordnung.

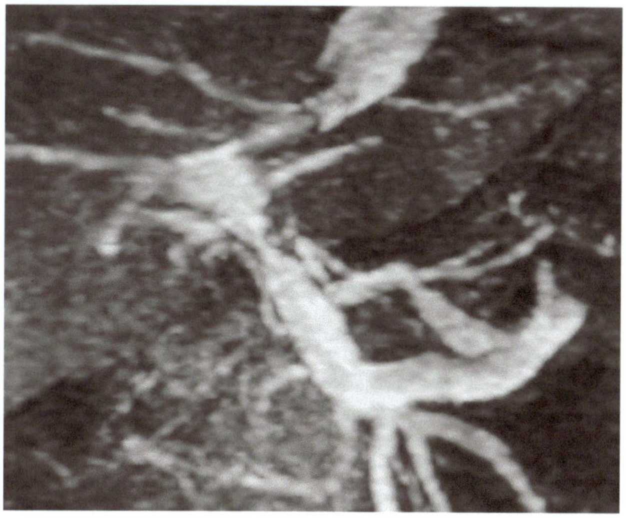

Abb. 9-6 MR-Angio-Bildgebung bei CCH. Tumoröser Befall der Pfortadergabel.

patektomie rechts bei Stadium Typ III nach Bismuth indiziert ist. Am Ende der Untersuchungen wird das weitere chirurgische Prozedere der Resektion definiert (▶ Tab. 9-1).

9.3 Vorbereitung des Patienten

Das Outcome der Operation und die Resektabilität des CCH erfordert eine frühelektive Planung, damit sich die Cholestase nicht klinisch verschlechtert (Bilirubin gesamt > 340 µmol/L und so gravierende physiologische Nebenwirkungen im Hinblick auf die große komplette Leberresektion auftreten (Gerinnungsstörungen, Niereninsuffizienz usw.). Trotz des aufgezeigten Mangels an wissenschaftlicher Evidenz und unter dem Einfluss asiatischer Chirurgen wird das *präoperative Einbringen eines biliären Drains* als eine nützliche Maßnahme vor einem Eingriff angesehen [9].

Die optimale Technik für das Einbringen eines Drains (endoskopisch oder perkutan, transhepatisch) bleibt zu diskutieren. Die Drainage des verbleibenden Leberabschnitts ist ausreichend, sofern nicht ein endoskopischer Eingriff bereits alle IHG infiziert hat.

Im Falle einer *biliären Superinfektion* als Folge einer Kontrastierung und/oder einer inkompletten biliären Drainage, meistens endoskopisch, muss die Infektion, im Allgemeinen verursacht durch gramnegative Bakterien, konsequent präoperativ kontrolliert werden. Die Behandlung verbindet eine adaptierte antibiotische Therapie mit einer perkutanen transhepatischen Drainage. Schließlich kann im Falle einer zu kleinen Restleber (z.B. nach erweiterter Hemihepatektomie rechts) eine perkutane *Embolisation der rechten Vena porta* (ERP) praktiziert werden (▶ Abb. 9-9). Diese Embolisation wird eine Hypertrophie des linken Leberlappens induzieren, die eine erweiterte Hepatektomie 5

Tab. 9-1 Chirurgische Strategie gemäß der biliären Tumorausdehnung.

Klassifikation nach Bismuth	Chirurgische Strategie
Typ I	Resektion des Hauptgallenganges
Typ II	Resektion des Hauptgallenganges, der biliären Konfluenz und des I. Lebersegmentes, eventuell Segment IV
Typ III a oder rechts	Resektion des Hauptgallenganges, der biliären Konfluenz mit erweiterter Hemihepatektomie rechts und zusätzlich der Segmente I und IV
Typ III b oder links	Resektion des Hauptgallenganges, der biliären Konfluenz mit erweiterter Hemihepatektomie links, den Segmenten I und IV bis antero-median rechts.
Typ IV	Per definitionem irresektabel, außer bei kompletter Hepatektomie ohne Lymphknotenbefall mit konsekutiver Lebertransplantation.

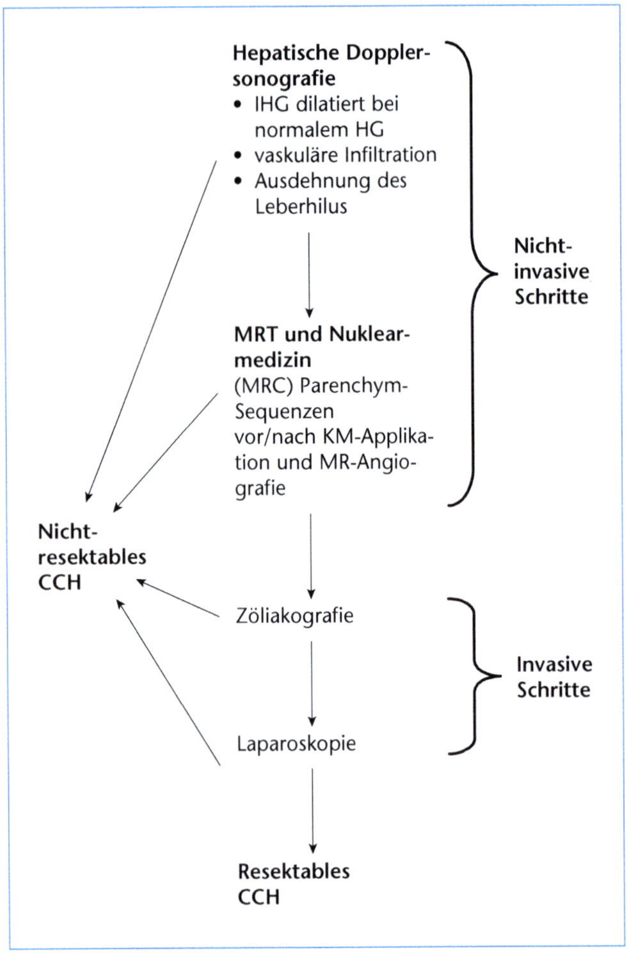

Abb. 9-7 Diagnostische Entscheidungsbäume bei CCH.

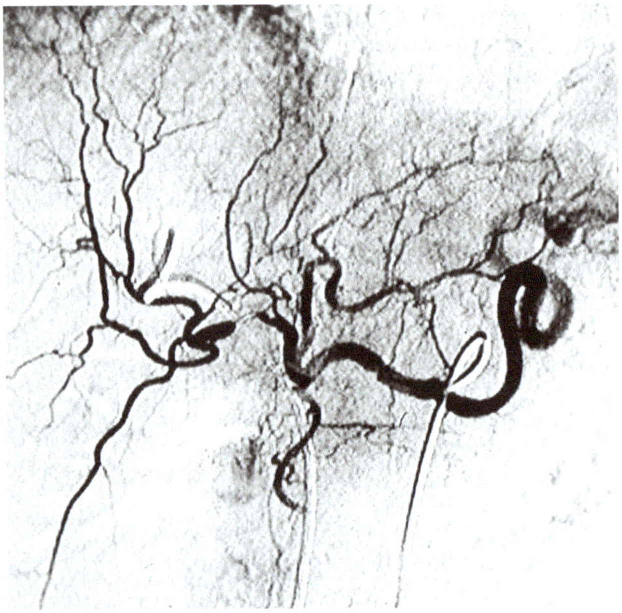

Abb. 9-8 Arteriografie der Zöliakalregion beim Staging eines CCH: Infiltration der rechten Leberarterie.

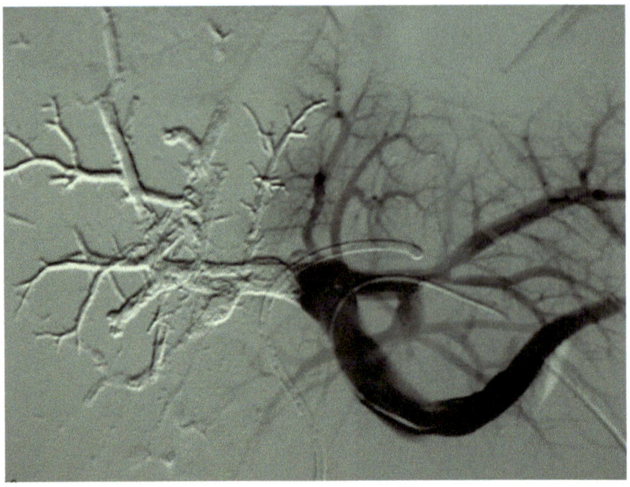

Abb. 9-9 Embolisation der rechten Portalvene aus perkutaner Sicht transhepatisch links bei einem Patienten mit CCH vom Typ III a, das eine erweiterte Hemihepatektomie rechts bei einem zu geringen Restvolumen der Leber erfordert. Portografie im Anschluss an ERP.

oder 6 Wochen später gestattet [9,10]. Um eine optimale Leberhypertrophie etablieren zu können, muss man vorher eine wirksame Gallengangsdrainage positionieren. Kurz vor dem Eingriff müssen alle Konjugationsstörungen durch eine Vitamin-K-Gabe korrigiert werden.

9.4 Die chirurgische Intervention

9.4.1 Lagerung des Patienten und erster Zugang

Der auf dem Rücken liegende Patient wird in linker Halbseitenlage gelagert mit stand-by für eine etwaige Erweiterung des Eingriffs mit vaskulärem Zugang: standardmäßig werden die Region der linken Halsseite, des Jugulums sowie beider Leistenregionen in das abgedeckte OP-Feld eingeschlossen, um eventuell ein autologes Gefäßinterponat gewinnen zu können. Wie bei jeder ausgedehnten Leberresektion, die das Risiko einer intraoperativen schweren Hämorrhagie birgt, sollte arteriell der Blutdruck überwacht und ein zentraler Venenkatheter implantiert werden. Die optimale operative Inzision, die wir benutzen, ist eine großzügige subkostale Laparotomie rechts in medialer Richtung mit genug Platz im Epigastrium bei spitzem Arcus costae. Große metallische Branchen werden an Haken nach Toupet angebracht. Sie helfen bei der Einstellung des OP-Situs ventral des Mesokolons. Das Ligamentum teres hepatis wird zwischen zwei Ligaturen durchtrennt, um dann das Ligamentum falciforme hepatis bis zur Kreuzung mit der oberen Hohlvene zu inzidieren.
Die Leber wird nach posterior in die Höhe luxiert und die rechte Kolonflexur mit einem zurückziehbaren, metallischen Haken abgesenkt. Der duodeno-pankreatische Block wird durch ein Kocher-Manöver exponiert.

9.4.2 Intraoperative Exploration mit Abklärung der Resektabilität

Die chirurgische Exploration beginnt mit der dezidierten Suche nach peritonealen und/oder hepatischen Filiae. Dies erfolgt manuell und sonografisch. Das Vorliegen einer regionalen, zöliakalen, retroperitonealen und paraaortalen Adenopathie bedeutet eine klassische Kontraindikation zur Resektion nach angeforderter Schnellschnittbiopsie, obwohl Kitagawa et al. [11] eine signifikante Überlebensrate, sogar bei mikroskopischer, gesicherter Infiltration der paraaortalen Lymphknoten beschrieben hat. Die intraoperative Palpation erlaubt eine orientierende Evaluation der tumorösen Ausdehnung an der linken oder rechten Seite des Leberhilus. Wurde keine Gallengangsendoprothese eingebracht, die oft Artefakte in Bildgebungen verursacht, wird mit intraoperativer Sonografie auch die biliäre Ausdehnung auf Höhe der Leber und ihrer Kanäle zusammen mit der vaskulären Infiltration festgestellt.

9.4.3 Allgemeine Prinzipien der Resektion eines CCH

Ziele

Das Ziel des chirurgischen Eingriffs bei CCH ist die R0-Resektion (im Gesunden), sowohl makro- wie mikroskopisch. Dieses Ziel muss auf Anhieb bei der ersten Sitzung erreicht werden, im Idealfall in hepato-biliären Zentren. In der Tat besteht keine zweite Chance nach histologischer Bestätigung der inkompletten Resektion. Aktuell sind allein diese Tumorresektionen indiziert. Elektive palliative (R2) Resektionen des CCH haben bislang den Beweis ihrer Wirksamkeit nicht erbracht. Jedoch entpuppt sich eine signifikante Anzahl von chirurgischen R0-Resektionen auf makroskopischer Ebene schließlich in der finalen histologischen Befundung als R1. Anhand der Bismuth-Klassifikation kann man die makroskopische Gangausdehnung abschätzen und die chirurgische Strategie evaluieren (siehe Tab. 9-1). Aber auf mikroskopischer Ebene wird dieser aggressive Tumor häufig entweder durch Infiltrationen der Gangmukosen bei papillärer Läsion oder Infiltration der Submukosa bei nodulärer Läsion [12] charakterisiert so wie auch lymphatisch und perineural [13]. Allein das Absichern auf zahlreiche histologische Biopsie-Ergebnisse kann den radikalen Charakter der chirurgischen Intervention gewährleisten.

Im Fall einer neoplastischen Läsion und/oder schweren Dysplasie der proximalen Gallengänge drängt sich eine ipsilaterale Leberresektion auf; wenn jedoch die distalen biliären Kanäle infiltriert sind, ist auf onkologischer Ebene eine zephale Duodeno-Pankreatektomie indiziert. Schließlich haben japanische Autoren bewiesen, dass die fast chronische Infiltration der Gallengänge von Segment I bei den CCH vom Typ II und III nach Bismuth [14, 15] eine systematische Resektion dieser Segmente erfordert (▶ Abb. 9-10).

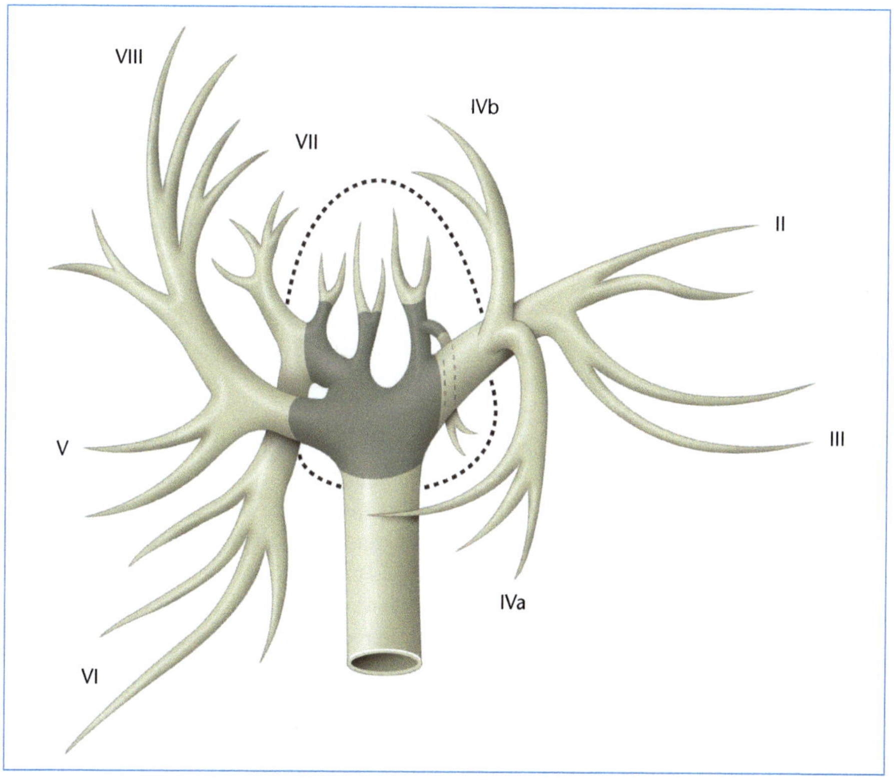

Abb. 9-10 Schematische Darstellung der Infiltration des Lobus caudatus bei CCH, das die Hepaticusgabel einbezieht.

Um radikal zu resezieren, werden folgende intraoperative Strategien vorgestellt:

- „no-touch"-Technik bei Tumorkontakt und Respektieren der En-bloc-Methode bei der Resektion
- Resektion von Segment I bei Befall vom Typ II und III nach Bismuth-Klassifikation
- im Fall einer erweiterten Leberresektion die zuführenden proximalen Gallengänge in Höhe ihres Abgangs aus den sekundären Gallengängen durchtrennen, um so einen wichtigen biliären Sicherheitsabstand zu erhalten
- eine Gefäßresektion mit einer zephalen Duodeno-Pankreatektomie verbinden, wenn es indiziert ist
- eine umfassende Lymphknotendissektion durchführen.

Absenken der hilären Platte

Das Absenken der Platte des Leberhilus ist bei der Resektion eines CCH kein Standard (siehe Kap. 8), ausgenommen im Stadium I nach Bismuth-Corlette. Sobald der Oberrand der Hepaticusgabel tumorös infiltriert worden ist (c bis d bei Typ II bis IV), gilt dieser Schritt in der Tat als kontraindiziert im Sinne einer radikalen Resektion „en-bloc" des CCH. Die Informationen über die proximale Ausdehnung des Tumors können durch die präoperativen Bildgebungen und die intraoperative Sonografie evaluiert werden. Andererseits, wenn die histologische Untersuchung eine schwere Dysplasie des Zystikusstumpfes proximal eines CCH vom Typ I zeigt, ermöglicht ein Absenken der hilären Platte die Ausdehnung der Resektion über die Konfluenz hinaus bis zu den Gallengängen 2. Ordnung (die *immer extrahepatisch* liegen). In diesem Fall wird nach Ligatur der Arteria cystica die GB aus ihrer hepatischen Verankerung gelöst. Der Zystikusstumpf wird en-bloc mit dem CCH reseziert. Dieser Schritt, durchgeführt mit dem Ultraschall-Skalpell am inferioren Rand von Segment IV und oberhalb des Leberhilus, ermöglicht eine Darstellung der Hepaticusgabel. Die Dissektion wird dann mit dem Ultraschall-Skalpell in Richtung der Gallengänge 2. Ordnung rechts und links fortgeführt.

Umfassende Lymphknotendissektion

Am Ende der Exploration wird intraoperativ eine umfassende Dissektion des assoziierten Lymphsystems praktiziert (▶ Abb. 9-11). Diese erfolgt retrograd vom Truncus coeliacus entlang der Arteria hepatica communis zum Ligamentum hepatoduodenale. Die intraligamentären vaskulären und cholangiolären Strukturen werden in engem Kontakt zum CCH und dessen Gefäßen freipräpariert. Während der Dissektion liegt das größte Augenmerk auf einer etwaigen, akzessorisch angelegten Arteria hepatica dexter, die postero-lateral des Ligamentum hepatoduodenale verlaufen würde.

Die retroduodenalen und retropankreatischen Lymphknoten werden ebenfalls reseziert. Wir entfernen auch die inter-aortokavalen Lymphknoten. Nur die Lymphknoten des Truncus coeliacus sowie die inter-aortokavalen und die retroduodeno-pankreatischen Lymphknoten werden histologisch untersucht.

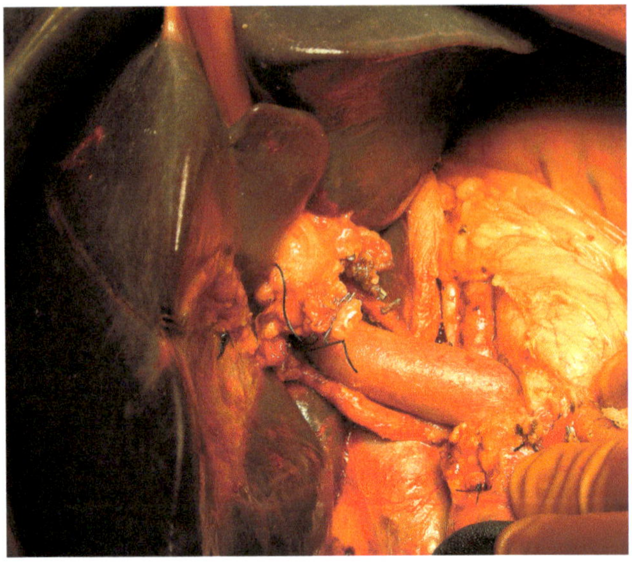

Abb. 9-11 Intraoperative ausgedehnte Lymphknotendissektion am Ligamentum hepatoduodenale. Man erkennt den distalen Abschnitt des Choledochus und eine akzessorische A. hepatica dextra, die postero-lateral des Ligamentes verläuft.

Entfernung des Hauptgallenganges

Der Choledochus wird oberhalb des Pankreas inzidiert (▶ Abb. 9-12). Dieser Schnitt ermöglicht sowohl eine Vereinfachung der späteren Präparation als auch eine Biopsie vom distalen Segment. Ein breiter Clip aus Titan vervollständigt die biliäre Naht im Hinblick auf eine Markierung für eine eventuelle spätere Radiojodtherapie.

Im Falle eines befallenen Abschnittes wird sukzessive der Choledochus bis zum intrapankreatischen Anteil nachgekürzt. Nur bei redundanten mikrobiologischen Schnellschnitt-Untersuchungen mit nachgewiesenem Tumorbefall wird eine zephale Duodeno-Pankreatektomie angestrebt. Diese Operation wird deutlich die postoperative Morbiditätsrate erhöhen, jedoch wird die Radikalität des Eingriffs bewahrt [16].

Die Dissektion wird am Hilus fortgesetzt, indem man die vorher präparierten Strukturen anhebt (▶ Abb. 9-13), um so einen anterioren Zugang zu den vaskulären Strukturen im Ligamentum hepatoduodenale zu schaffen. Die verschiedenen Gefäße, Vena porta, Arteria hepatica propria und ihre Äste, werden freipräpariert und dann wird die Lymphknotendissektion progressiv vor allem hinter dem Choledochus und pankreatiko-duodenal superior und posterior fortgeführt. Die vaskulären Elemente links, linke Portalvene und der linke Abgang der Arteria hepatica propria, werden freipräpariert bis zur Basis der Pfortadergabel. Unter Berücksichtigung des eher vertikalen Verlaufs und des kurzen extrahepatischen Anteils sind die vaskulären rechtsseitigen Strukturen, rechte Portalvene sowie der rechte Ast der A. hepatica propria, schwieriger mit Abstand zum Tumor zu resezieren (▶ Abb. 9-14).

Die vollständige Mobilisation der Gallenblase von ihren hepatischen Adhäsionen ohne Resektion des Ductus cysticus ist die

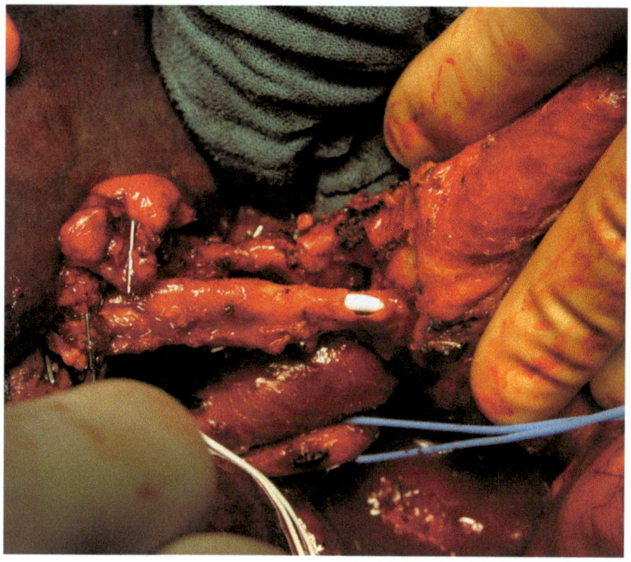

Abb. 9-12 Intraoperative Sicht auf den inzidierten Choledochus in Höhe des oberen Pankreas (die Endoprothese ist platziert).

Vorbedingung für den Zugang. Auf beiden Seiten werden die verschiedenen Gefäßstrukturen markiert. Die Gefäßelemente werden angehoben und nach und nach vom Tumor abgespalten, indem man in direktem Kontakt zu ihnen bleibt. Es ist ebenfalls diese Phase des Eingriffs, wenn eine verkannte arterielle oder portale Infiltration auffällt. Sind die proximalen und distalen Enden der resezierten Strukturen markiert, wird eine Resektion en-bloc leicht durchführbar und eine Gefäßrekonstruktion kann folgen (siehe unten). Zu diesem Zeitpunkt der Resektion wird das Präparat nur noch von seinen Befestigungen in Höhe der Konfluenz und der rechten und linken Leberkanäle gehalten (siehe Abb. 9-14).

9.4.4 Chirurgische Exhairese eines CCH Typ I nach Bismuth

Es handelt sich um ein CCH unterhalb der Hepaticusgabel, die eine komplette Exzision von HG und GB erfordert (▶ Abb. 9-15). Die ersten Schritte der Intervention wurden in den vorigen Kapiteln beschrieben. Diese Dissektion auf Höhe der Hepaticusgabel bietet eine außergewöhnliche anastomotische Pforte (▶ Abb. 9-16).

Praktikabel ist eine Probenentnahme der Galle zur bakteriologischen Untersuchung. Nach einer negativen Untersuchung der proximalen Gallengänge kann die Phase der Rekonstruktion beginnen. Im Fall einer mikroskopischen Infiltration muss die Exzision bis zur Hepaticusgabel ausgeweitet werden. Das Absenken der hilären Platte ermöglicht einen Zugang zu der Konfluenz und den IHG (siehe oben: Absenken der hilären Platte).

Die Präparation wird nun mit der Schere rechts und links so proximal wie möglich durchgeführt. Die Gallengänge des I. Segmentes werden gleichzeitig bei ihrem Eintritt in die Hepaticusgabel durchtrennt. Abhängig von ihrem Durchmesser werden sie zwischen Ligaturen durchtrennt oder in die BDA integriert. Alle Kanäle werden mit einem resorbierbaren Faden der Stärke 4 × 0 oder 5 × 0 markiert. Das Präparat wird im OP-Saal geöffnet und die verschiedenen Gallengangsöffnungen mit einem resorbier-

9

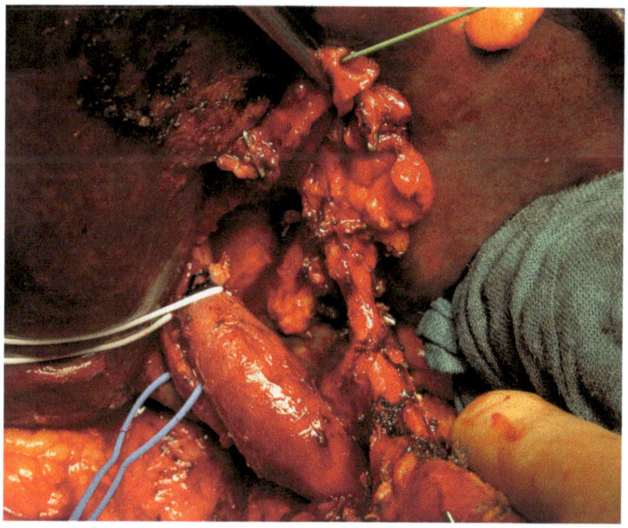

Abb. 9-13 Intraoperativ ausgedehnte retrograde und zentrale Lymphknotendissektion bei einem Patienten mit CCH vom Typ III b, wo eine erweiterte Hepatektomie links indiziert ist. Durch Anheben der extrahepatischen Gallenwege (markiert mit dem grünen metallischen Mandrin) erreicht man einen guten Zugang für die Präparation der vaskulären Strukturen im Ligamentum hepatoduodenale.

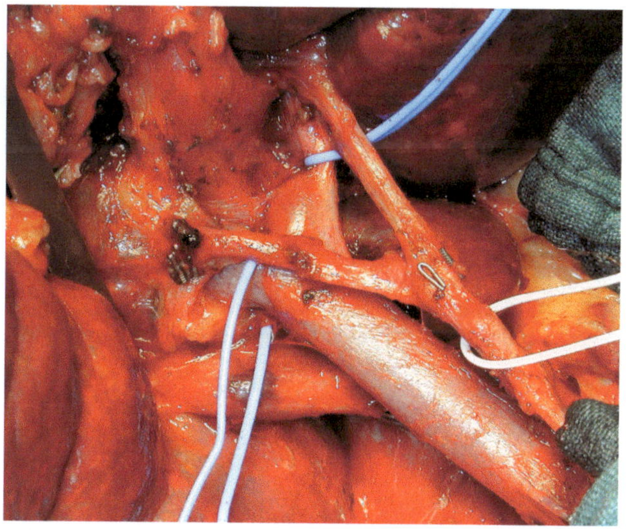

Abb. 9-14 Intraoperativ beendete kurative Lymphknotendissektion am Ligamentum hepatoduodenale, wodurch eine Freipräparation der markierten portalen und arteriellen Strukturen ermöglicht wird. Der Tumor wächst am Oberrand der Hepaticusgabel, der angehobene extrahepatische Gallengangsabschnitt ist links oben im Bild zu erkennen.

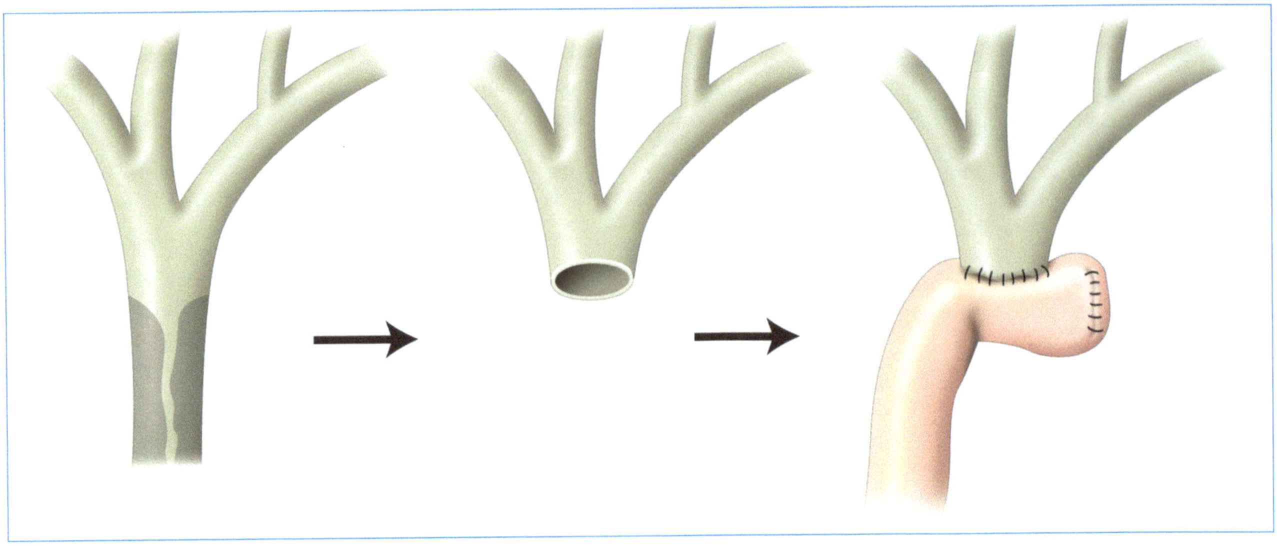

Abb. 9-15 Operative Strategien bei CCH vom Typ I nach Bismuth.

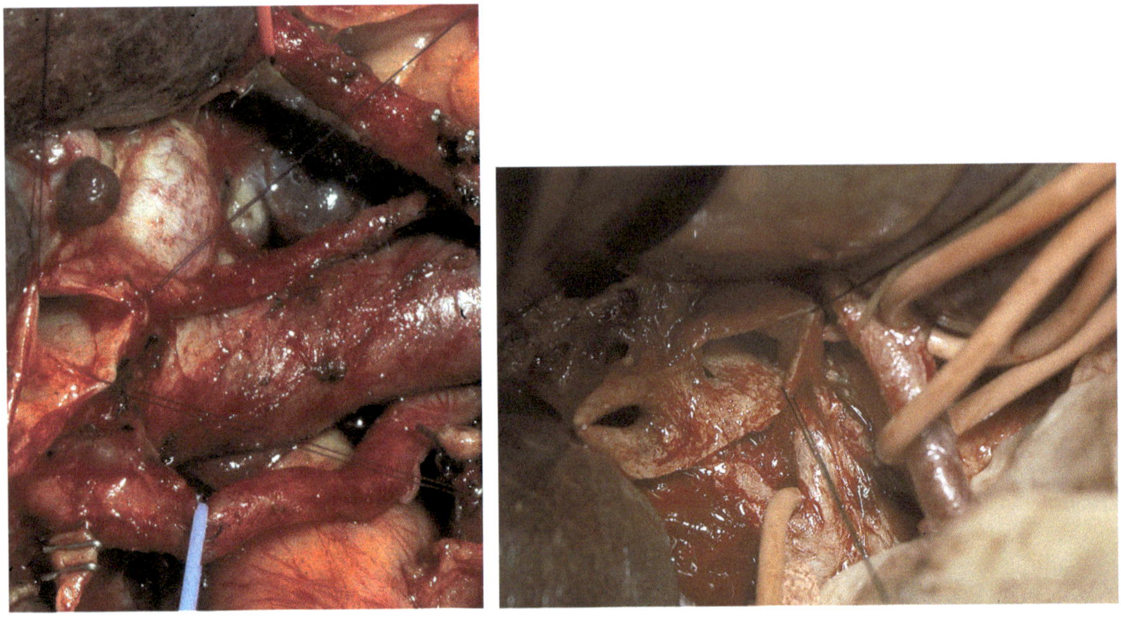

Abb. 9-16 Intraoperative Sicht nach Resektion eines CCH vom Typ I nach Bismuth und kurativer Lymphknotendissektion am Ligamentum hepatoduodenale.

a Bilio-digestive Rekonstruktion auf dem Ductus hepaticus communis.

b Bilio-digestive Rekonstruktion auf beiden Leberkanälen und der Spitze der Konfluenz.

baren Faden für eine abschließende histologische Untersuchung markiert.

9.4.5 Chirurgische Exzision eines CCH Typ II nach Bismuth

Es handelt sich per definitionem um ein CCH mit Beteiligung der Konfluenz, nicht aber den Gallengängen 2. Ordnung rechts und links. Die En-bloc-Resektion umfasst den HG, die Konfluenz und das I. Lebersegment und eventuell Segment IV aufgrund der lokalen, tumorösen Infiltration und der anatomischen Gegebenheiten (▶ Abb. 9-17). Die ersten Schritte der Präparation wurden in den vorigen Kapiteln beschrieben.

Resektion von Segment I

Diese Resektion beginnt mit dem Anheben des kaudalen Leberlappens (▶ Abb. 9-18) von links lateral nach anterior der Vena cava inferior (VCI). Die Venen des kaudalen Leberlappens vereinigen sich mit der VCI und werden mit Clips oder Ligaturen

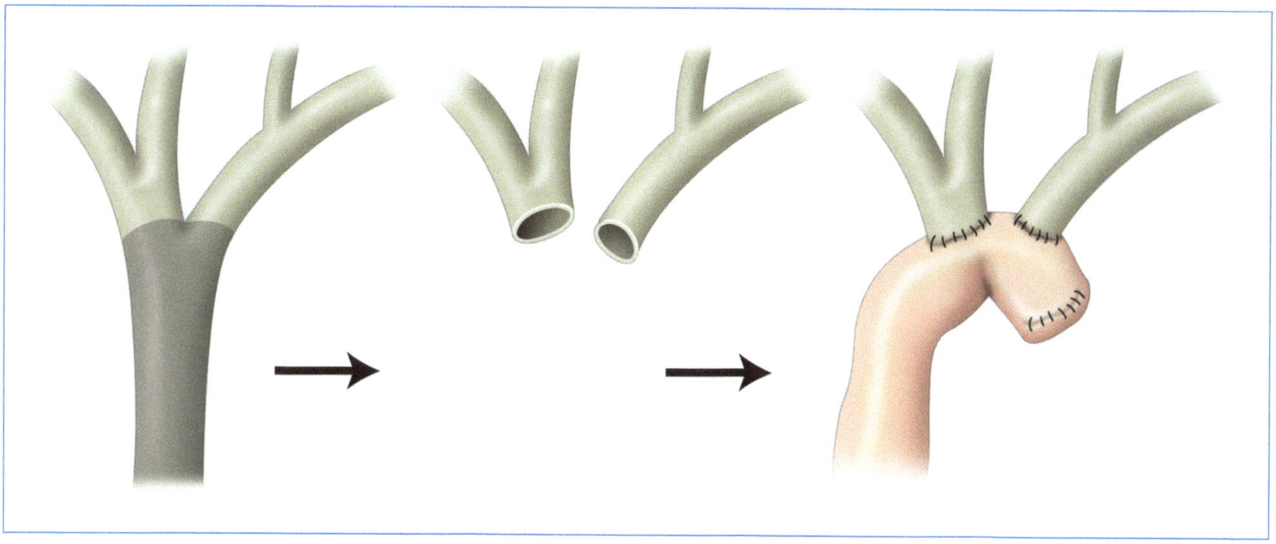

Abb. 9-17 Operative Strategien bei CCH vom Typ II nach Bismuth-Corlette.

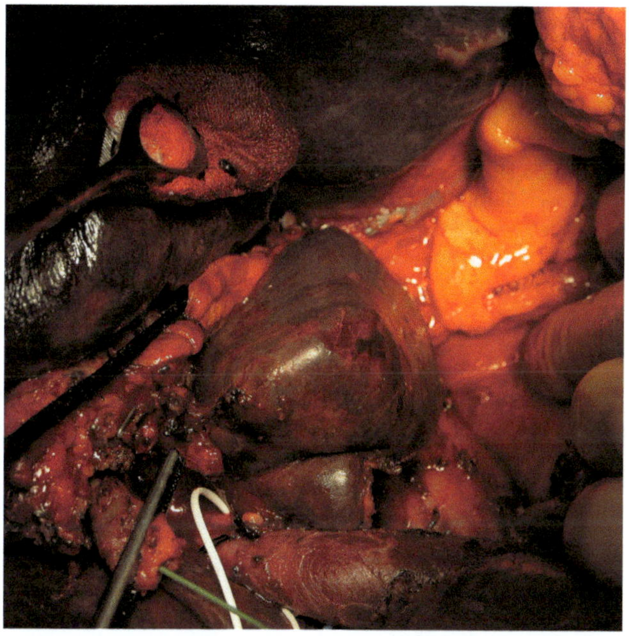

Abb. 9-18 Intraoperative Sicht auf den mobilisierten, ventral der Vena cava inferior gelegenen Lobus caudatus. Der linke Leberlappen (Stiel) wurde unter einer erweiterten Hepatektomie bei CCH vom Typ III b angehoben.

progressiv versorgt. Die Mobilisation des kaudalen Leberlappens wird so weit wie möglich nach oben rechts und auf der kompletten Vorderseite der VCI fortgesetzt. Manchmal muss man eine komplette Mobilisation durch Freilegung des Ligamentum coronarium mit vorausgegangener Freipräparation des I. Segmentes ventral der VCI mit Versorgung der dazugehörigen Venen, entweder mit Clips oder Ligaturen, durchführen. Weiterhin wird der posteriore Teil des I. Segmentes komplett von seinen Adhäsionen freipräpariert (▶ Abb. 9-19).

En-bloc-Resektion des IV. Segmentes und der oberen Konfluenz

Die Segmentektomie IVb beginnt mit Inzision des rechts vom Ligamentum teres hepatis gelegenen Leberparenchyms. Das Durchtrennen des Parenchyms wird nach distal hinten bis zur Basis der Pfortadergabel unter Mobilisation des kaudalen Leberlappens fortgesetzt.

Die linken Gallengänge 2. Ordnung werden ebenfalls auf diese Weise bis zu diesem Niveau freipräpariert, dann mit der Schere durchtrennt, dargestellt und mit Fäden markiert (▶ Abb. 9-20). Rechts erfolgt die Durchtrennung des Gallenblasenbettes nach Plan in Höhe der Hauptspalte immer linksseitig der oberen medialen Lebervene. Das Durchtrennen des Leberparenchyms wird in distaler Richtung zu den rechten Gallengängen 2. Ordnung fortgesetzt, eingeschnitten und mit Haltefäden markiert.

Die folgende Bi-Segmentektomie (Segmente I und IV) erfolgt nach Standard (siehe aus der gleichen Reihe: *Hepatische Chirurgie und die portale Hypertension* von Denis Castaing), da wir uns auf das Segment IVa beschränken (der anteriore Anteil des Segmentes IV). Das CCH wurde bereits en bloc mit einem Abschnitt links und rechts der Gallengänge 2. Ordnung reseziert. Wenn die histologische Untersuchung der Schnittränder negativ ist, beginnt die Phase der Rekonstruktion unter Schienung mit einem transanastomotischen Silastic-Katheter.

9.4.6 Die chirurgische Exzision eines CCH vom Typ III b oder links nach Bismuth

Es handelt sich hier per definitionem um ein CCH mit Ausdehnung bis zu den Gallengängen 2. Ordnung, so dass eine erweiterte Hepatektomie links indiziert ist. Im Prinzip ist Segment I betroffen mit häufiger Beteiligung des anterior-medialen rechten Sektors, damit man die sektoriellen rechtsseitigen Gallengänge getrennt von den Gallengängen 2. Ordnung erreichen kann

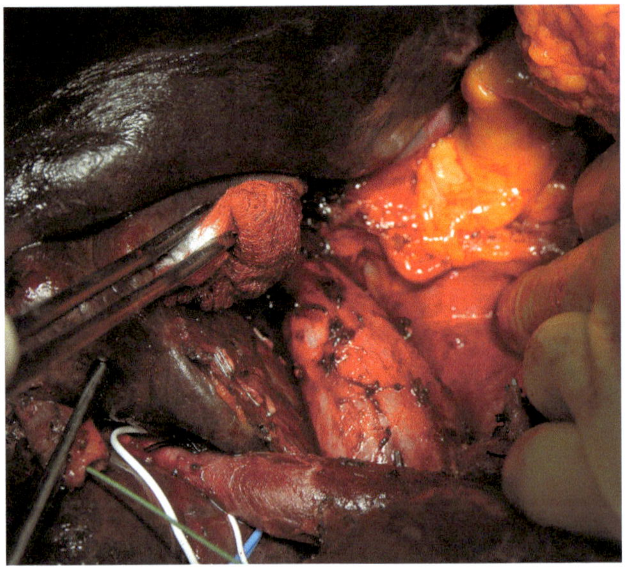

Abb. 9-19 Intraoperative Sicht beim selben Patienten: Die Vorderseite der Vena cava inferior ist komplett mobilisiert worden.

(▶ Abb. 9-21). Die ersten Schritte der Präparation wurden in den vorigen Kapiteln beschrieben.

Die kritische Phase der Dissektion des Ligamentum hepatoduodenale ist der kontrollierte Zugang zum rechten Leberhilus via des postero-lateralen Teils aufgrund der rechtsseitigen vaskulären Strukturen, die infiltriert sein können (rechte Portalvene, Ast der Arteria hepatica propria und eventuell der Arteria hepatica dextra) (▶ Abb. 9-22). Ihre Dissektion sollte so weit wie möglich intrahepatisch vorgenommen werden. Für den Fall einer Gefäßinfiltration, bei der die proximalen und distalen Anteile betroffen sind, muss bis ins Gesunde reseziert werden, um dann mit der Gefäßrekonstruktion fortfahren zu können (siehe unten).

Die Technik der erweiterten Hemihepatektomie links einschließlich des 1. Segmentes erfordert neben der Mobilisation und Exzision des Segmentes I eine Kontrolle der linken vaskulären Strukturen im Ligamentum hepatoduodenale sowie eine Freipräparation und Kontrolle der Kreuzung von der oberen Hohlvene mit der Leberhauptspalte (siehe aus der gleichen Reihe: *Leberchirurgie und die portale Hypertension* von Denis Castaing). Im Falle einer klassischen Hemihepatektomie links ist der quere Schnitt in Höhe des rechten HG – oft in Nähe zum CCH – mit einem signifikanten Risiko einer makro- oder mikroskopischen Infiltration behaftet (▶ Abb. 9-23 und ▶ 9-24). Um eine proximale biliäre Sektion in Höhe oder jenseits der rechten sekundären biliären Konvergenz und in Distanz zum CCH zu gewinnen, sollte die Inzision ins Leberparenchym rechts der V. cava inf. ausgeführt werden, und zwar im antero-medianen Sektor rechts in schräg verlaufender Richtung bis zum rechtsseitigen Leberhilus. Der Kanal rechts, der von antero-median nach hinten führt, und der postero-laterale Gang rechts werden beim Durchschneiden des Leberparenchyms mit dem Ultraschall-Skalpell durchtrennt (▶ Abb. 9-25).

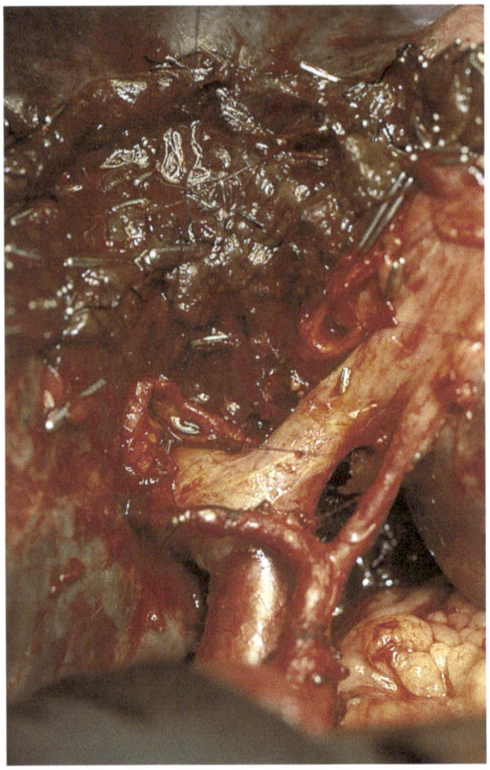

Abb. 9-20 Intraoperative Sicht nach Resektion der oberen Konfluenz und einer Resektion der Segmente IVb und I bei CCH vom Typ II nach Bismuth. Die beidseitigen Gallengänge 2. Ordnung sind mit Fäden markiert. Es imponiert die ausgedehnte Kürettage des Ligamentum hepatoduodenale.

Am Ende der Hemihepatektomie, wenn sowohl die Gangöffnungen des antero-medianen als auch des postero-lateralen Kanals rechts durchtrennt und mit Fäden markiert wurden, kann die Phase der biliären Rekonstruktion nach negativer histologischer Untersuchung der beiden Gallengangsresektate beginnen (▶ Abb. 9-26). Im Falle einer persistierenden Infiltration auf einer Höhe, die auf einen hilären Tumor Typ IV nach Bismuth hinweist, ist es diffizil, einen zusätzlichen biliären Schnitt durchzuführen. Die bilio-digestive Anastomose wird dann über eine perkutan transhepatisch eingebrachte Drainage angelegt. Diese wird rechts endoduktal eingeführt und retrograd auf Höhe der rechten Leberkapsel ausgeleitet, um eine kurative lokale Therapie nach palliativer Resektion zu ermöglichen.

9.4.7 Chirurgische Resektion eines CCH Typ IIIa oder rechts nach Bismuth

Es handelt sich per definitionem um ein nach rechts ausgedehntes CCH, das die rechtsseitigen Gallengänge 2. Ordnung umfasst und eine erweiterte Hepatektomie rechts mit Resektion der Segmente I und IV erfordert (▶ Abb. 9-27).

Die ersten Schritte der Resektion des HG sind im Abschnitt *Allgemeine Prinzipien der Resektion eines CCH* beschrieben. Die entscheidende Phase der Dissektion des Ligamentum hepatoduode-

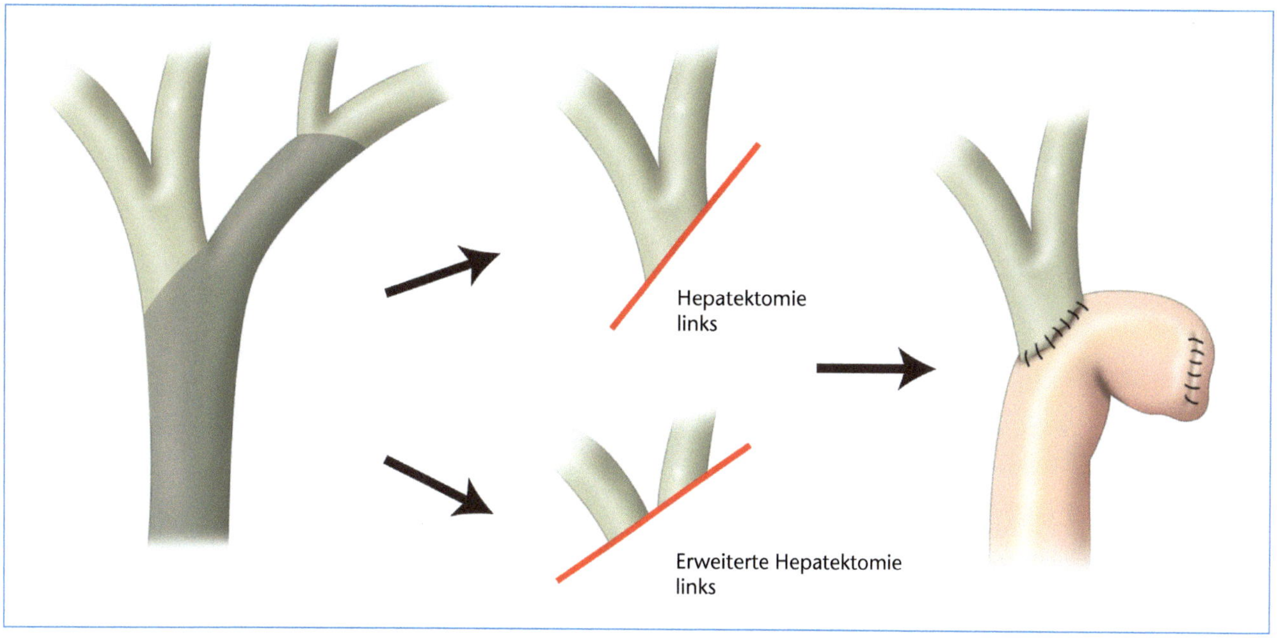

Abb. 9-21 Chirurgische Strategie beim CCH vom Typ III b. Einfaches Schema der Erweiterung eines Eingriffs: man erkennt die geplante Absetzungslinie der rechten intrahepatischen Gallengänge, wo die (erweiterte) Hemihepatektomie links erfolgen soll.

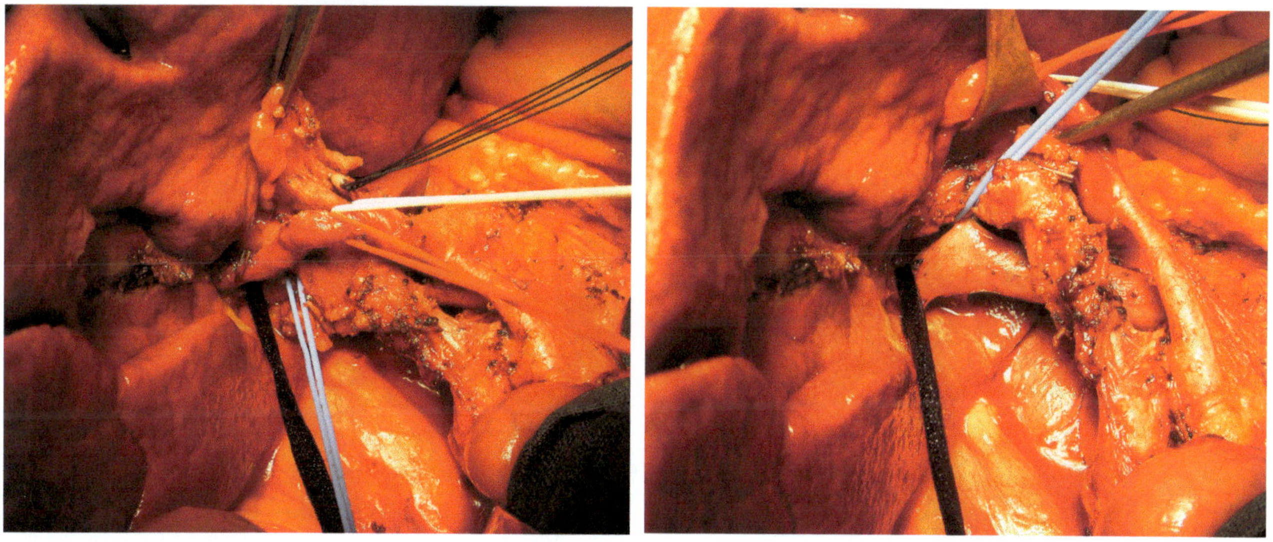

Abb. 9-22 Intraoperative Sicht auf den Zugang zu den vaskulären Strukturen rechts vom Leberhilus bei einem Patienten mit CCH Typ III b, der links erweitert hemihepatektomiert wird.
a Zugang zum rechten Ast der A. hepatica.
b Zugang zur angeschlungenen rechten Portalvene. Die Pfortadergabel ist posterior des Tumors mobilisiert und die linke Portalvene mit einer blauen Schlinge markiert.

nale ist der Zugang und Kontrolle der linken vaskulären Strukturen (linke Portalvene, linker Ast der A. hepatica propria). Ebenso muss man im Omentum minus eine linke Leberarterie suchen und erhalten. Die Gruppe um Neuhaus [1] hat das Konzept eines Zugangs zu den linken vaskulo-biliären Strukturen auf Höhe des Recessus Rex entwickelt, um einen direkten Weg zu den linken Gallengängen 2. Ordnung zu schaffen.

Dafür wird zuerst die parenchymatöse Brücke zwischen den Segmenten IV und III mit dem Ultraschall-Skalpell durchtrennt. Der Unterrand von Segment IV wird dann mit Hilfe eines flexiblen metallischen Hakens nach oben retrahiert. Die A. hepatica propria und ihr linker Ast werden auf Höhe des lateralen Ligamentum hepatoduodenale links zugänglich und dann nach und nach proximal bis zum Eintritt des linken Astes in die Leber dis-

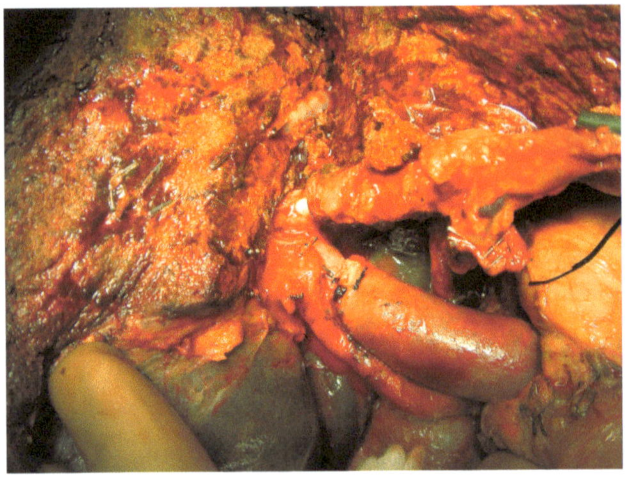

Abb. 9-23 Intraoperativer Blick auf eine Hepatektomie links bei einem Patienten mit CCH Typ III b. Abschnitt des rechten HG (mit einer intraluminalen Prothese). Die geplante Transsektion erfolgt in der Achse der V. cava inf.

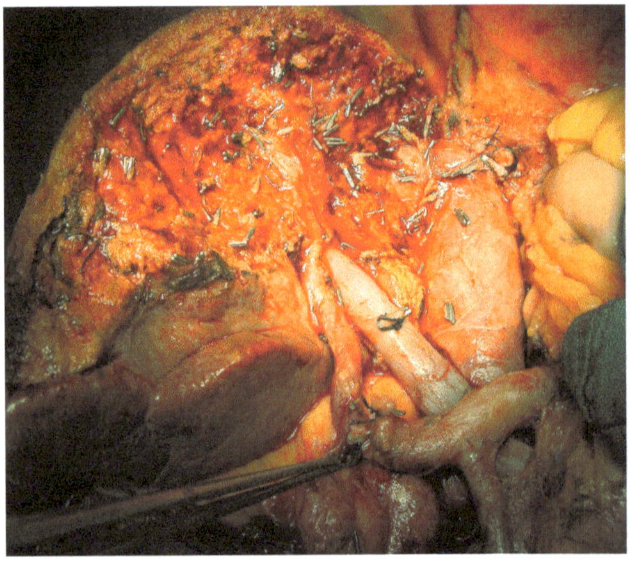

Abb. 9-24 Intraoperativer Situs desselben Patienten am Ende der Leberresektion.

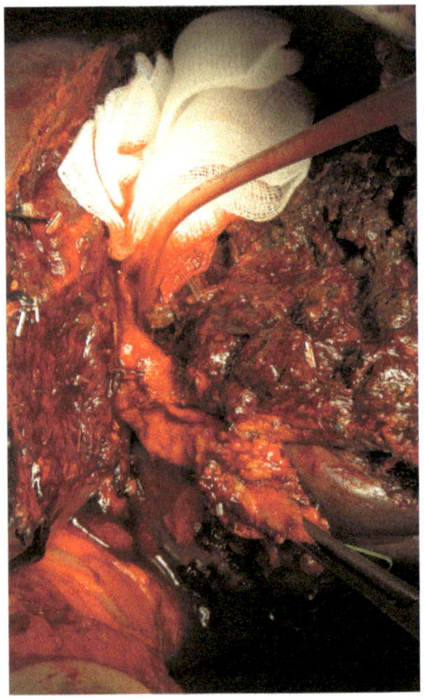

Abb. 9-25 Intraoperative Sicht auf eine erweiterte Hemihepatektomie links bis antero-median rechts, um einen biliären Abschnitt in Höhe der sekundären biliären Konvergenzen rechts zu erhalten (Spitze des Saugers). Dieser Patient hat ein CCH Typ III b.

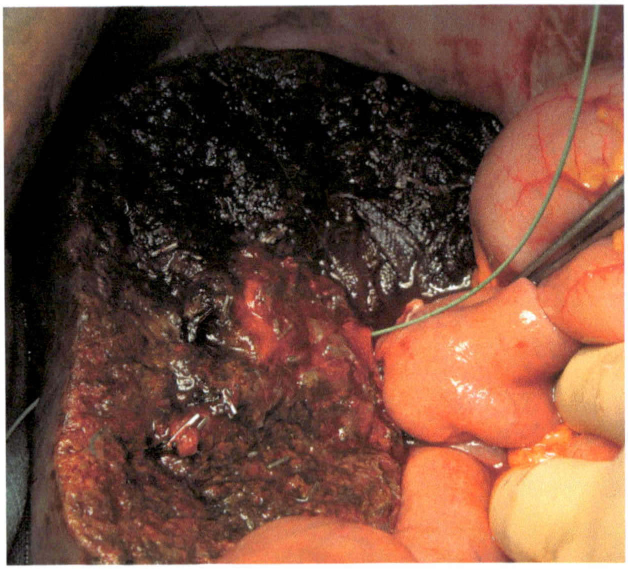

Abb. 9-26 Phase der bilio-digestiven Rekonstruktion nach erweiterter Hemihepatektomie links aufgrund eines CCH vom Typ III b. Nach Anlage der bilio-digestiven Anastomose auf dem rechten postero-lateralen Gang bereitet man sich auf die gleiche Prozedur mit dem antero-medianen Gallengang rechts vor (in ihm befindet sich der metallische Mandrin).

seziert (▶ Abb. 9-28). Auf dieselbe Art wird nach Zugang zur Vena porta in ihrem intraligamentären Verlauf bei der Phase der Dissektion und Ausräumung des Ligamentum hepatoduodenale die linke Portalvene bis zu ihrem Eintritt in die Leber auf der Rückseite durchtrennt und mit Fäden markiert.

Neuhaus et al. [1] schlagen für dieses Stadium prinzipiell einen Gefäßersatz der Vena porta vor. Wir verwenden diese Technik nur, wenn die präoperative Bildgebung eine vaskuläre Infiltration dokumentiert (▶ Abb. 9-29). Die Dissektion wird fortgesetzt bis zur Identifikation des Abgangs des rechten Astes der A. hepatica propria und der rechten Portalvene. Diese werden durch eine doppelt transfixierte Ligatur versorgt und dann ligiert, wobei die linksseitigen vaskulären Elemente freigelegt und erhalten werden (▶ Abb. 9-30). Der Zugang zum linken Leberkanal erfolgt nicht über den Hilus, sondern während der Präparation des Leberparenchym auf der rechten Seite des Ligamentum teres hepatis. Im

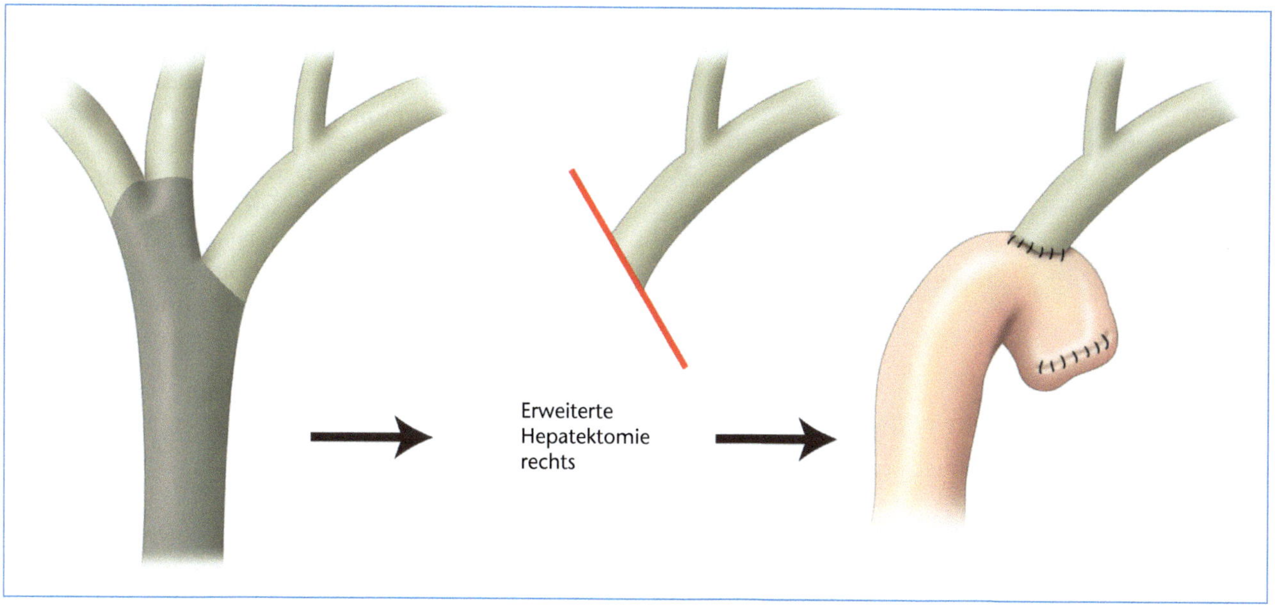

Abb. 9-27 Chirurgische Strategie bei einem Cholangiokarzinom vom Typ III a mit Indikation für eine erweiterte Hemihepatektomie rechts. Vereinfachte schematische Darstellung.

Verlauf der Parenchymdurchtrennung nach distal posterior bis zur Basis des Recessus Rex wird die linke Gallengangsaufzweigung freigelegt und auf dieser Höhe mit größtmöglicher Distanz zum CCH durchtrennt (▶ Abb. 9-31).

In diesem Stadium wird das radikale Vorgehen bei der Resektion durch eine histologische Untersuchung der beiden rechten Leberlappen und ihrer periduktalen Umgebung bestätigt. Der Rest der chirurgischen Intervention folgt der Resektion des Segmentes I (siehe vorheriges Kapitel). Es handelt sich um eine große hepatische Resektion, die perfekt standardisiert ist und umfasst die Resektion des CCH en-bloc mit dem Leberparenchym (siehe aus der gleichen Reihe: *Hepatische Chirurgie und die portale Hypertension* von Denis Castaing) (▶ Abb. 9-32).

9.4.8 Ersatz und vaskuläre Rekonstruktion

Der Gefäßersatz kann sowohl die ipsilaterale arterielle und/oder die portale Abzweigung als auch die beiden Gefäßstrukturen betreffen. Die Indikation für diese Technik basiert auf einer angestrebten radikalen R0-Resektion [17], aber das Risiko muss sorgfältig evaluiert werden. Tatsächlich ist im Rahmen einer ausgedehnten Resektion mit einer kleineren Restleber ein Gefäßersatz vor allem arteriell ein heikles Unterfangen, das durch besondere, möglicherweise auch schwerwiegende Komplikationen (Ischämie und Thrombose) erschwert wird und ein rigoroses Vorgehen durch einen Spezialisten erfordert. Das gleichzeitige Auftreten eines Ikterus durch einen Verschluss eines großen Gallengangs sensibilisiert außerdem die Restleber für eine warme Ischämie, die so kurz wie möglich sein sollte.

Unter diesen Bedingungen und einer präoperativ diagnostizierten Gefäßinfiltration empfehlen wir standardmäßig eine funktionable biliäre Drainage der Leber, die vor der Resektion des CCH verbleibt. Im Fall einer vermuteten makroskopischen Infiltration ist es angezeigt, die chirurgische Dissektion mit Gefäßkontakt zu vermeiden, sondern eine radikale En-bloc-Resektion anzustreben. Um diese in Angriff nehmen zu können, ist es unerlässlich, in ausreichendem Abstand den distalen Anteil des betroffenen Gefäßes im makro- und mikroskopisch Gesunden zu disseziieren, zu markieren und zu kontrollieren.

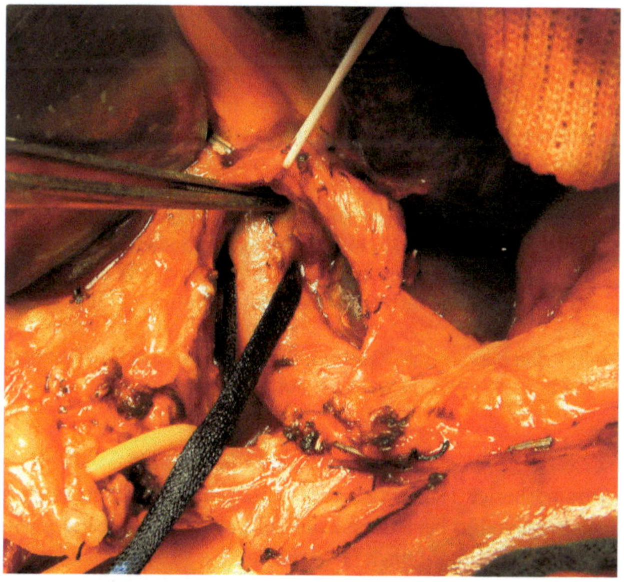

Abb. 9-28 Intraoperative Sicht auf den direkten Zugang zu den vaskulären Strukturen (portal und arteriell) links mit genügend Distanz zum CCH vom Typ III a. Geplant ist eine erweiterte Hemihepatektomie rechts. Die vaskulären Strukturen links sind mit Gefäßbändern angeschlungen worden.

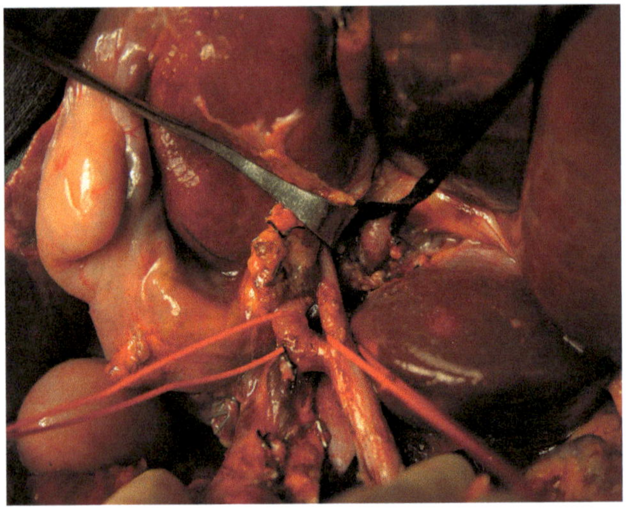

a

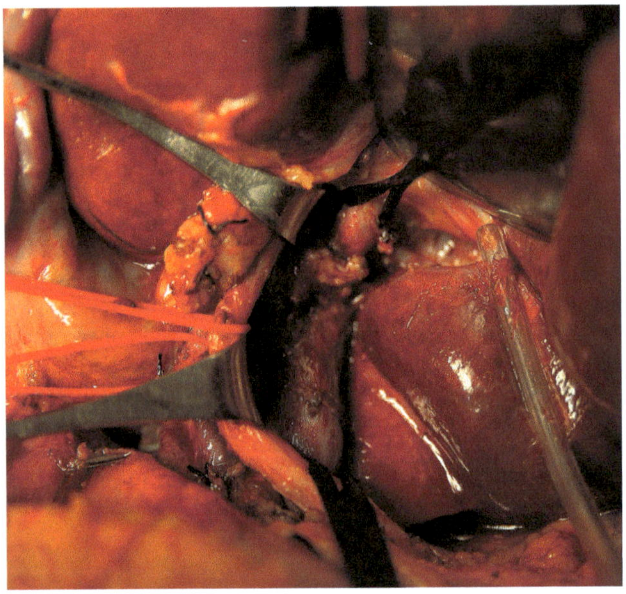

b

Abb. 9-29 Intraoperative Sicht auf den direkten Zugang zu den vaskulären Strukturen links in Höhe des Recessus Rex bei einem Patienten mit CCH Typ III a mit Infiltration der proximalen Portalvene links.

a Der proximale Anteil der linken Portalvene beim Eintritt in die Leber und basal im Ligamentum hepatoduodenale (unten im Bild) ist mit einer blauen Schlinge abgegrenzt. Die A. hepatica propria und ihre Abzweigungen sind mit roten Schlingen markiert.

b Dasselbe Bild: Portale Resektion im Gesunden und Gefäßrekonstruktion mit Interponat aus der autologen Vena jugularis interna.

Diese Gefäßrekonstruktion wird unter passagerem Abklemmen ohne vorherige Heparinisierung durchgeführt. In den meisten Fällen, besonders bei einer fokalen Infiltration, ist eine Resektion mit direkter Naht möglich (▶ Abb. 9-33).

Nach längeren Gefäßresektionen wird ein autologes Veneninterponat entweder arteriell oder portal benötigt. Für einen Arterienersatz benutzen wir ein autologes arterielles Interponat (Arteria hepatica sinistra oder rechts ipsilateral, nach erfolgter Resektion auch die A. gastroduodenalis) oder ein venöses Interponat (Vena saphena oder eine pedale Vene). Um die Portalvene oder einen ihrer Äste zu ersetzen, benutzen wir die linke Vena jugularis interna. Die Gefäßnaht erfolgt mit einer fortlaufenden, überwendlichen Naht und einem monofilen, resorbierbaren Faden der Stärke 6 × 0 für die Vene und 8 × 0 für die Arterie. Am Ende der Gefäßrekonstruktion werden die Permeabilität und der Flow standardmäßig intraoperativ dopplersonografisch kontrolliert. Im Fall einer ausgedehnten Leberresektion bei einem Patienten mit schwerer Cholestase der Leber, der sowohl einen arteriellen als auch portalen Ersatz benötigt, haben wir manchmal einen veno-venösen Mesenterica-portalen Bypass angelegt, um eine Infarzierung in der Leber zu verhindern [18].

Entscheidende Punkte bei der Behandlung eines CCH

- Nur die radikal durchführbaren Resektionen haben ihren festen Platz in der Behandlung der CCH.
- Die Untersuchungen hinsichtlich der geplanten Resektabilität sollten so wenig invasiv wie möglich sein. Alle septischen Komplikationen, besonders nach einer radiologischen Kontrastierung der Gallengänge, können die Resektion des Tumors gefährden.
- Die Infiltration der Lymphknoten am Truncus coeliacus und interaorto-kaval ist eine Kontraindikation zur Exploration.
- Wenn der Sitz des Tumors auf Höhe der Gallengangsgabel ist, sind sehr oft die Gallengänge des I. Segmentes infiltriert. Die Resektion dieses Segmentes ist unerlässlich, um eine Tumorextraktion durchführen zu können.
- Falls der Tumor die Gallengangsgabel erreicht hat, kann durch ein Absenken der hilären Schicht noch eine palliative Resektion erreicht werden. In diesem Fall wird die Resektion der Segmente I und IV en-bloc empfohlen.
- Hat der Tumor die Gallengänge 2. Ordnung infiltriert, muss die kontralaterale Dissektion ohne vorheriges Durchtrennen der oberen biliären Konfluenz erfolgen, um eine palliative Exhairese zu vermeiden.
- Die tumoröse Infiltration des distalen HG erfordert eine Erweiterung der Resektion in Verbindung mit einer zephalen Duodeno-Pankreatektomie, was das OP-Risiko signifikant vergrößert.
- Eine präoperative Galleableitung und portale Embolisation verringern das Risiko einer ausgedehnten Leberresektion, wenn diese indiziert ist.
- Eine vaskuläre kontralaterale Infiltration ist keine formelle Kontraindikation für eine Tumorresektion, falls eine Gefäßrekonstruktion technisch möglich ist.

9.4.9 Die bilio-digestive Rekonstruktion

Die biliäre Rekonstruktionsphase besteht aus der oder den Anlagen einer bilio-digestiven Anastomose mit muko-muköser Naht einer langen, nach Roux ausgeschalteten Y-Schlinge (▶ Abb. 9-34). Die Anastomose(n) werden standardmäßig über

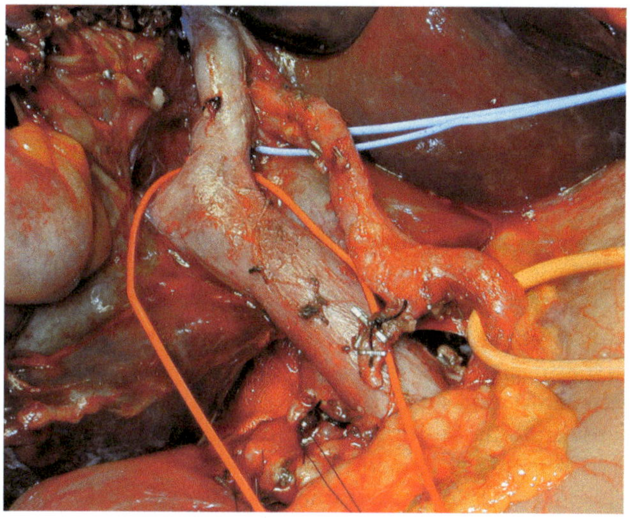

Abb. 9-30 Intraoperatives Ende einer Dissektion des Ligamentum hepatoduodenale und der vaskulären Strukturen links bei einem Patienten mit CCH vom Typ III a. Geplant ist eine erweiterte Hepatektomie rechts.

einem transanastomotischen Drain angelegt, der entweder retrograd durch die Leberkapsel, perkutan transhepatisch oder auch durch den oberhalb des Mesos befindlichen Abschnitt der nach Roux ausgeschalteten Y-Schlinge eingeführt wird. Die Schlinge wird subperitoneal fixiert und mit Hilfe eines Metallclips markiert. Dieser technische Kunstgriff ermöglicht einen Zugang für radiologische Interventionen über die Anastomose. Der Eingriff wird mit Platzierung eines Silastic-Katheters unter dem Ligamentum hepatoduodenale auf Höhe der Resektion beendet.

9.5 Intraoperative Komplikationen

Die intraoperativen Komplikationen werden im Wesentlichen durch die ausgedehnte Leberresektion als durch die Resektion und eigentliche biliäre Rekonstruktion induziert (siehe *Leberchirurgie und portale Hypertension* von Denis Castaing aus derselben Reihe).
Diese Komplikationen umfassen das Risiko [19]:

- einer intraoperative Blutung, die während der Resektion des CCH oder einer großen Hepatektomie entsteht. Die Blutung kann intraoperativ eine Massentransfusion erforderlich machen,
- einer iatrogene Devaskularisierung eines Teiles der Restleber. Dies kann eine Nekrose und postoperativ eine lokale Superinfektion induzieren. Das größte Augenmerk ist auf die vaskuläre und biliäre Integrität der Restleber zu richten,
- einer intraoperative septische Dissemination von infizierter Galle, die im Gebiet der nicht-drainierten Leberhälfte enthalten ist. Die präoperative Prävention dieser biliären Superinfektion ist fundamental wichtig, wobei man wenn möglich die Kontrastierung und/oder die endoskopische Drainage ebenso wie multiple Cholangiografien mittels des biliären und transhepatischen Drains vermeidet. Jede Gallengangs-Kontrastierung mit hohem Druck ist verboten. Intraoperativ wird eine adäquate antibiotische Abdeckung eingeleitet,
- einer Gefäßthrombose, die die größte intraoperative Komplikation bei Gefäßrekonstruktion darstellt. Diese Thrombosierung resultiert aus einer schlechten OP-Technik. Also muss die Rekonstruktion perfekt sein, um eine prolongierte Ischämiedauer zu verhindern. Die Rekonstruktion wird vor Beendigung des Eingriffs durch eine intraoperative Dopplermes-

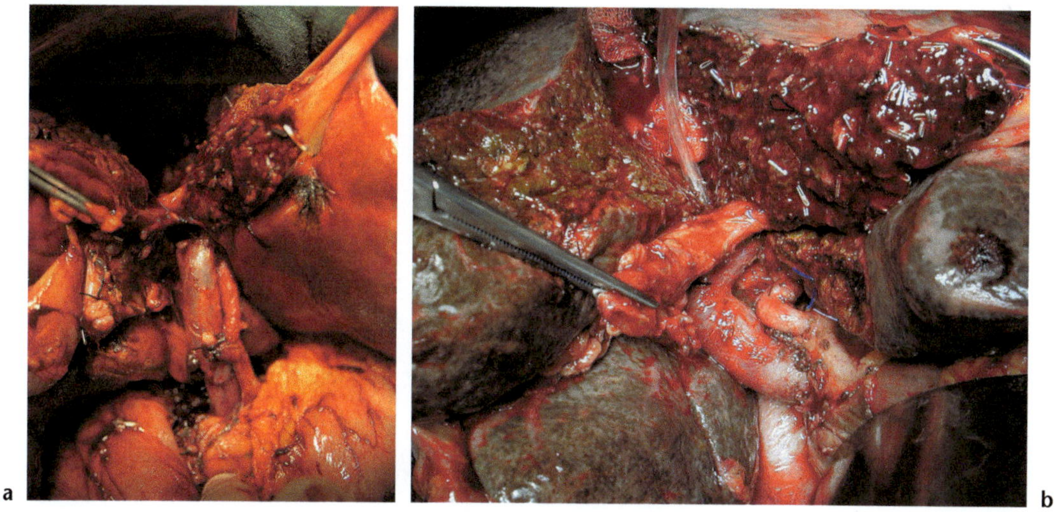

Abb. 9-31 Intraoperative Sicht auf eine erweiterte Leberresektion rechts bei demselben Patienten mit CCH Typ III a.
a Transhepatischer Zugang zum linken HG in Höhe des Recessus rechts. Man erkennt den Bypass mittels Interposition.
b Intrahepatischer Zugang zu den Gallengängen 2. Ordnung links (Spitze des Saugers).

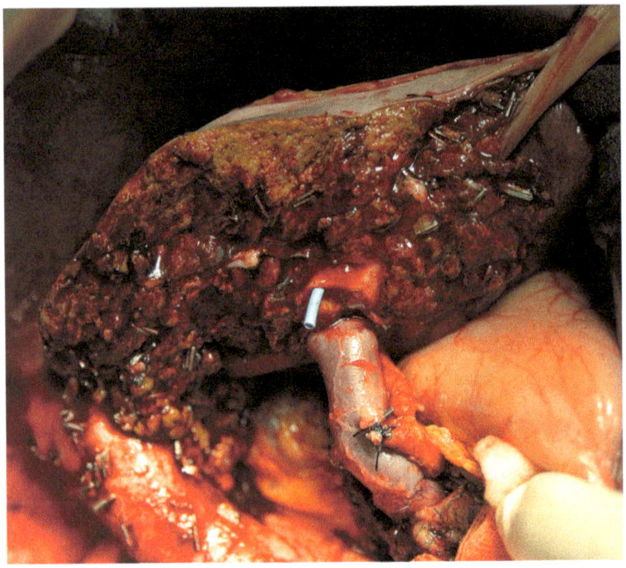

Abb. 9-32 Intraoperative Sicht am Ende der Exhairese eines CCH Typ III a nach Bismuth bei erweiterter Hepatektomie rechts. Auf der Schnittfläche erkennt man die mit einer Endoprothese markierten sekundären biliären Konvergenzen des Kanals von Segment II.

sung kontrolliert und beim geringsten Zweifel muss sie revidiert werden.

9.6 Postoperative Folgen

Es handelt sich um eine schwere Operation, belastet mit einer Mortalitätsrate von 5–10% und Komplikationen von 30–50%, erheblich höher als bei einer Hemihepatektomie und gesundem Leberparenchym. Die operativen Risiken vereinen die einer ausgedehnten Leberresektion bei Cholestasen mit denen bei manchmal auftretender Infektion der Galle und einer bilio-digestiven Anastomose. Man muss vor allem auf eine korrekte Hydratation des Patienten achten ebenso wie auf die Prävention einer Sepsis durch adäquate Antibiotikatherapie (die Galle ist oft mit gramnegativen Keimen infiziert, besonders im Falle einer präoperativen biliären Kontrastierung auf retrogradem Wege) und auf die Prävention einer Niereninsuffizienz. Das größte Risiko bei der Resektion eines CCH ist das Auftreten einer postoperativen Leberinsuffizienz bei unzureichendem Restleberparenchym, besonders, wenn die benötigte Ischämiezeit im Rahmen einer Gefäßrekonstruktion verlängert war.

Das Risiko wird durch eine intraoperative Massentransfusion nach iatrogener partieller Gefäßverletzung der Restleber und das perioperative Auftreten einer Sepsis erhöht. Das Risiko ist besonders hoch bei einer Cholestase und einer Restleber, die schon bei der präoperativen Volumenbestimmung insuffizient war. Wenn man also eine ausgedehnte Leberresektion plant, müssen diese Risikofaktoren ausreichend präoperativ durch eine funktionable Drainage der Restleber und eine portale Embolisation der zu resezierenden Leberseite berücksichtigt werden. Im postoperativen Verlauf werden die klinischen Zeichen (Enzephalopathie, Flapping usw.) und die laborchemischen Parameter (Leberscreening, Gerinnungsstatus, darin eingeschlossen Faktor V und Laktat) einer Leberinsuffizienz regelhaft untersucht. Außerdem muss eine potenziell lebertoxische Medikation vermieden werden. Eine intraoperative Antibiotikatherapie mit breitem Spektrum senkt das Risiko einer Cholangitis. Qualität und Menge der Sekretion über die Drainage werden ebenfalls genau qualitativ (Blut, Galle und Aszites) wie quantitativ erfasst. Das Auftreten von Flüssigkeitsansammlungen ist häufig bei diesem Eingriff, der oft mit einer ausgedehnten Lymphknotendissektion einhergeht. Ohne eine assoziierte Superinfektion ist die Komplikation therapierbar.

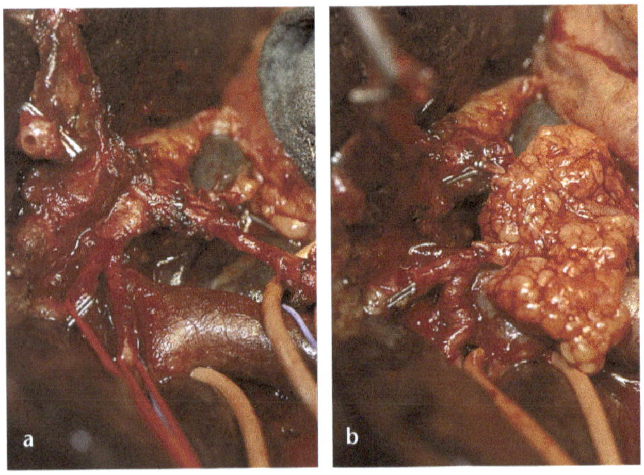

Abb. 9-33 Der Patient wird aufgrund eines CCH Typ III b erweitert links hemihepatektomiert. Nach Isolation des proximalen und distalen Gefäßanteils wird eine Rekonstruktion mit Interposition der A. gastroduodenalis angestrebt (**a** und **b**).

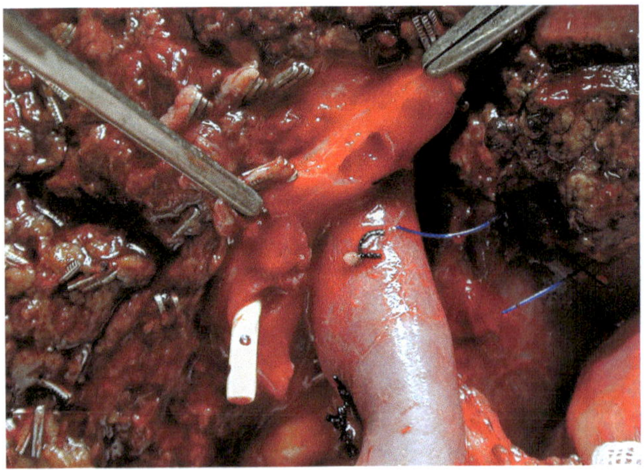

Abb. 9-34 Intraoperative bilio-digestive Rekonstruktion nach erweiterter Hemihepatektomie rechts bei einem CCH Typ III a nach Bismuth. Zu erkennen ist ein Abschnitt des Gallengangs von Segment III vor dem mit einem perkutan eingeführten transhepatischen Drain markierten Gang des Segments II.

Im Gegensatz dazu, wenn die klinischen und laborchemischen Ergebnisse auf eine Sepsis hindeuten, muss man das Entstehen von tief intraperitonealen Abszessen ausschließen. Bei Verdacht auf eine Sepsis (klinisch und laborchemisch gesichert) wird das Entstehen tiefer intraperitonealer Abszesse durch radiologisch unterstützte Drainage, entweder perkutan oder chirurgisch, therapiert.

Literatur

1. Neuhaus P, Jonas S, Bechstein WO et al. Extended resections for hilar cholangiocarcinoma. Ann Surg 1999, 230: 808–819.
2. Jarnagin WR, Fong Y, Dematteo RP et al. Staging, respectability and outcome in 225 patients with hilar cholangiocarcinoma. Ann Surg 2001,234: 507–519.
3. Gerhards MF, Vos P, van Gulik Tm et al. Incidence of benign lesions in patients resected for suspicious hilar obstruction. Br J Surg 2001, 88: 28–51.
4. Bismuth H, Corlette MB. Intrahepatic cholangioenteric anastomosis in carcinoma of the hilus of the liver. Surg Gyn Obstet 1975, 140: 170–178.
5. Bismuth H, Nakache R, Diamond T. Management strategies in resection of hilar cholangiocarcinoma. Ann Surg 1992, 215: 31–38.
6. Madariaga JR, Iwatsuki S, Todo S et al. Liver resction for hilar and peritoneal cholangiocarcinoma: a study of 62 cases: Ann Surg 1998, 227: 70–79.
7. Weber SM, Dematteo RP, Fong Y, Blumgart LH. Staging laparoscopy in patients with extrahepatic biliary carcinoma. Ann Surg 2002, 235: 392–399.
8. Lee MG, Park KB, Shin YM et al. Preoperative evaluation of hilar cholangiocarcinoma with contrast-enhanced three-dimensional fast imaging sith steady-state precession magnetic resonance angiography: comparison with intraarterial digital substraction angiography. World J Surg 2003, 27: 278–283.
9. Makuuchi M, Le Thai BL, Takayasu K et al. Preoperative portal embolization to increase safety of major hepatectomy for hilar bile duct carcinoma: a preliminary report. Surgery 1990, 107: 521–527.
10. Miyagawa S, Makkuuchi M, Kawasaki S. Outcome of extended right hepatectomy after biliary drainage in hilar bile duct cancer. Arch Surg 1995, 130: 759–763.
11. Kitagawa Y, Nagino M, Kamiya J et al. Lymph node metastasis from hilar cholangiocarcinoma: audit of 110 patients who underwent regional an paraaortic node dissection. Ann Surg 2001, 233: 385–392.
12. Sakamoto E, Nimura Y, Hayakawa N et al. The pattern of infiltration at the proximal border of hilar bile duct carcinoma. A histological analysis of 62 resected cases. Ann Surg 1998, 227: 405–411.
13. Bhuiya MR, Nimura Y, Kamiya J et al. Clinicopathologic studies on perineural invasion of bile duct carcinoma. Ann Surg 1992, 215: 344–349.
14. Mizumoto R, Suzuki H. Surgical anatomy for the hepatic hilum with special reference to the caudate lobe. World J Surg 1988, 12: 2–10.
15. Nimura Y, Kamiya J, Kondo S et al. Aggressive preoperative management and extended surgery for hilar cholangiocarcinoma: Nagoya experience. J Hepatobiliary Pancreat Surg 2000, 7: 155–162.
16. Miyagawa S, Makuuchi M, Kawasaki S et al. Outcome of major hepatectomy with pancreatoduodenectomy for advanced biliary malignancies. World J Surg 1996, 20: 77–80.
17. Ebata T, Nagino M, Kamiya J et al. Hepatectomy with portal vein resection for hilar cholangiocarcinoma. Audit of 52 consecutive cases. Ann Surg 2003, 238: 720–727.
18. Nimura H, Kim H, Ochiai Y et al. Radical block resection of hepatoduodenal ligament for carcinoma of the bile duct with double catheter bypass for portal circulation. Surg Gynecol Obst 1988, 167: 527–529.
19. Nagino M, Kamiya J, Uesaka K et al. Complications of hepatectomy for hilar cholangiocarcinoma. World J Surg 2001, 25: 1277–1283.

10 Die kongenitale zystische Dilatation der Gallengänge

J. DE VILLE DE GOYET, J.-F. GIGOT

Die kongenitale zystische Dilatation der Gallengänge (KZGD), früher „Choledochus-Zyste" genannt, ist eine seltene, angeborene Krankheit mit erhöhtem Vorkommen in der asiatischen Population. Es besteht eine weibliche Dominanz; die Krankheit wird am häufigsten in der Kindheit diagnostiziert und ist damit ein pathologischer Befund, der häufig in der Kinderchirurgie vorkommt. Bei 20–23% der Patienten wird die Krankheit jedoch erst im Erwachsenenalter diagnostiziert. Das klinische Bild der angeborenen zystischen Fehlbildungen mit einer angeborenen zystischen Dilatation der Gallenwege vereint quasi konstante Anomalien der bilio-pankreatischen Verbindung (in Form eines langen gemeinsamen biliopankreatischen Kanals), manchmal mit biliären oder pankreatischen Stenosen und beim Kind mit angeborener hepatischer Fibrose. Wenn diese Anomalie der bilio-pankreatischen Achse (ABPA) existiert, stellt man normalerweise eine erhöhte Rate an pankreatischen Enzymen in der Galle fest.

10.1 Anatomie und Klassifikation

Die zystische Dilatation kann entweder nur den extrahepatischen oder den Gallengang oder aber auch alle übrigen betreffen. Ihre Klassifikation nach Todani [1] (▶ Abb. 10-1) in fünf Typen basiert auf der Anatomie der Läsion (Sitz, Form und Ausbreitung).

Am häufigsten kommt Typ I in der klinischen Praxis vor (70–90%); er betrifft nur die EHG (▶ Abb. 10-2) und kann entweder sack- oder spindelförmig oder fusiform sein (▶ Abb. 10-3). Typ II ist selten (2–5%) und stellt sich als biliäres Divertikel der EHG dar. Typ III (2–4%), auch „Choledochozele" genannt, ist eine isolierte Dilatation des ampullären Anteils der Gallengänge (▶ Abb. 10-4). Typ IV (5–20%) ist mit einer zystischen Dilatation von EHG und IHG (▶ Abb. 10-5) verbunden. Typ V (1–2%) schließlich, auch unter dem Namen „Caroli-Syndrom" bekannt (▶ Abb. 10-6), umfasst multiple Dilatationen auf den IHG, meistens diffus und bilobär; es gibt jedoch auch unilobäre Formen. Diese Klassifikation erlaubt es nicht, alle Formen von KZDG zu klassifizieren; andere Autoren haben noch detailliertere Varianten vorgeschlagen [2].

Anatomisch gesehen kann die ABPA (▶ Abb. 10-7) variieren: Komi unterscheidet drei Typen, je nachdem, ob der Gallengang auf dem pankreatischen Gang sitzt oder im Gegenteil einen gemeinsamen Gang bildet, und abhängig davon, ob der gemeinsame Gang mehr oder weniger dilatiert ist oder ob es einen akzessorischen pankreatischen Kanal gibt [3]. In den beiden letzteren anatomischen Variationen der ABPA können bei fast 40% der Patienten Proteinpfropfen oder Steine im gemeinsamen oder pankreatischen Gang vorhanden sein, eine Komplikation, die man bei der Intervention berücksichtigen muss.

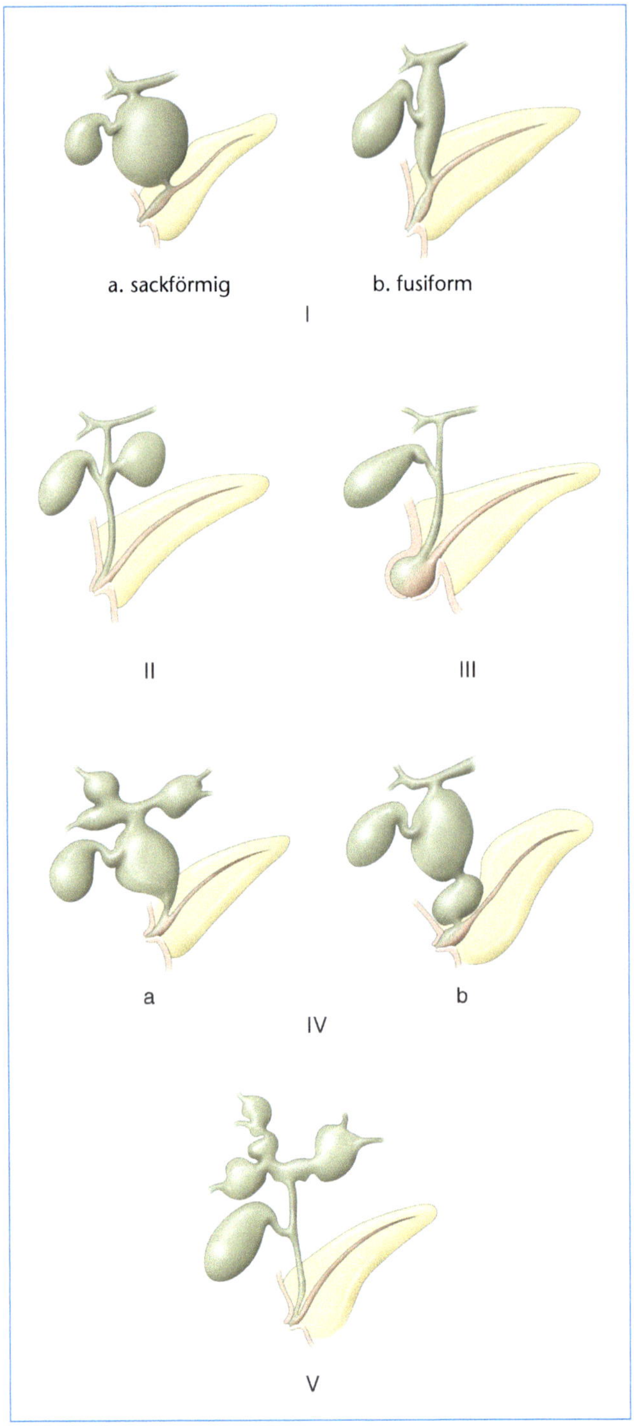

Abb. 10-1 Klassifikation der kongenitalen zystischen Dilatationen der Gallengänge nach Todani [1] entsprechend dem Befall der extra- und/oder intrahepatischen Gallengänge.
Typ I: Befall der EHG.
Typ II: Divertikel im extrahepatischen Gallengang.
Typ III: Choledochozele.
Typ IV: Befall sowohl der extrahepatischen als auch der intrahepatischen Gallengänge.
Typ V: Befall der intrahepatischen Gallengänge.

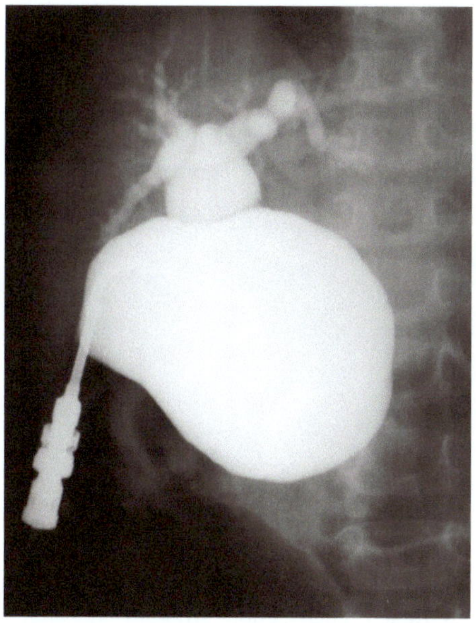

Abb. 10-2 Kongenitale zystische Dilatation der Gallengänge vom Typ I nach Todani. Die sackförmige Struktur erreicht die extrahepatischen Gallengänge (intraoperative Cholangiografie).

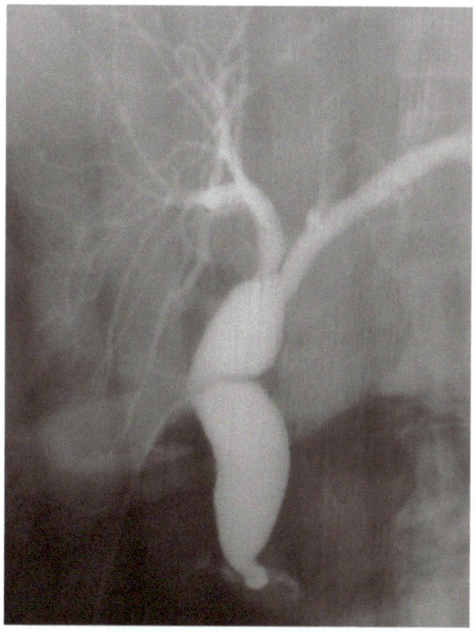

Abb. 10-3 Kongenitale zystische Dilatation der Gallengänge vom Typ I nach Todani. Die fusiforme Struktur erreicht die extrahepatischen Gallengänge (intraoperative Cholangiografie).

10.2 Prä- und intraoperative Bildgebung

Die Intention der präoperativen Bildgebung ist die Definition und Klassifikation der KZDG sowie der Ausschluss einer anderen hepato-bilio-pankreatischen Pathologie (HPB), um daraus die komplette therapeutische Strategie abzuleiten. Die *perkutane Sonografie* oder die *CT-Untersuchung des Abdomens* (▶ Abb. 10-8) zeigen eine subhepatische Zyste von unterschiedlicher Größe mit liquidem Inhalt. Ihre epiportale Position lässt auf einen biliären Ursprung schließen. In einer großen Anzahl der Fälle, besonders bei Kindern, kann allein schon die Sonografie ausreichen, um die Diagnose zu stellen, indem die Maße und der Verlauf zwischen der Zyste einerseits und der Gallenblase und den Gallengängen andererseits veranschaulicht werden können.

Die *Cholangio-Pankreatikografie mittels MRT* ist unerlässlich als nicht-invasive Goldstandard-Untersuchung in der Diagnostik und Klassifikation der KZDG. Darin eingeschlossen ist die ABPA [4] (▶ Abb. 10-9). Die ERCP bleibt die beste, wenn auch invasive Untersuchung, um die Anatomie der ABPA festzustellen, da sie therapeutische Handlungen wie endoskopische Entnahme von biliären Steinen und von Konkrementen des Wirsung-Ganges und die definitive Behandlung der KZDG vom Typ III durch endoskopische Sphinkterotomie erlaubt (▶ Abb. 10-10). Beim aktuellen Stand ist es üblich, die präoperativen Untersuchungen auf Sonografie und MRC zu beschränken und nur während der Intervention auf anterogradem Wege die zusätzlichen endoskopischen und cholangiografischen Untersuchungen durchzuführen (s. unten).

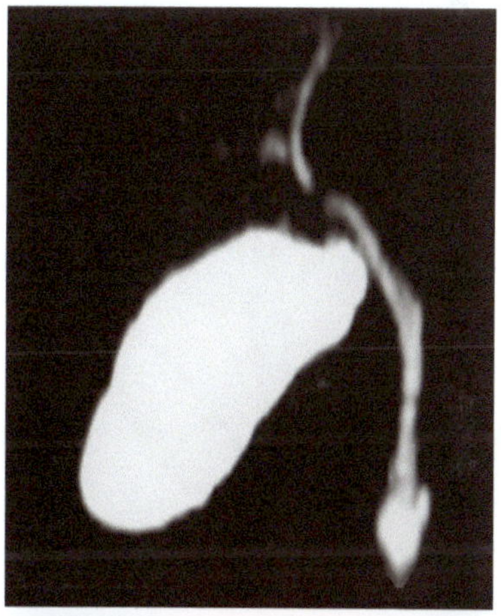

a

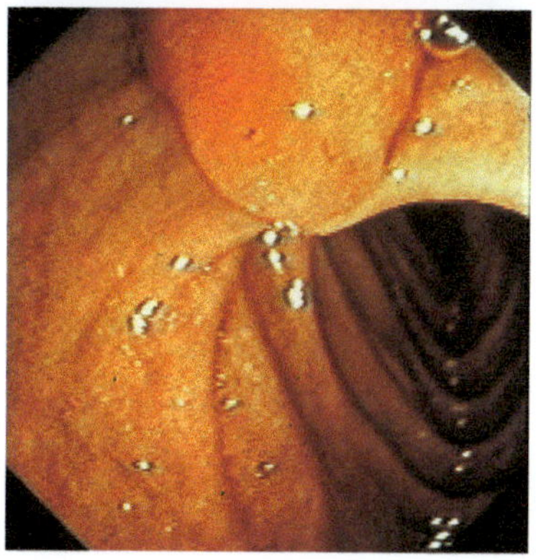

b

Abb. 10-4 Kongenitale zystische Dilatation der Gallengänge vom Typ III nach Todani, auch „Choledochozele" genannt.

a Cholangio-Spiral-CT.

b Endoskopische Sicht der Protrusion der Choledochozele im duodenalen Lumen.

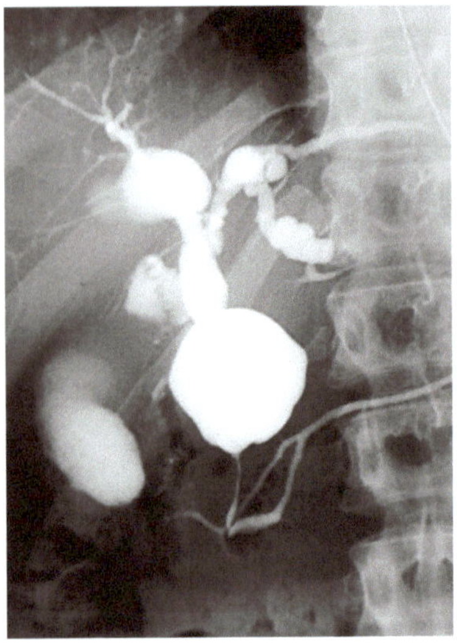

Abb. 10-5 Kongenitale zystische Dilatation der Gallengänge vom Typ IV nach Todani, assoziiert mit einer segmentalen zystischen Dilatation der extrahepatischen und intrahepatischen Gallengänge (retrograde Cholangiografie).

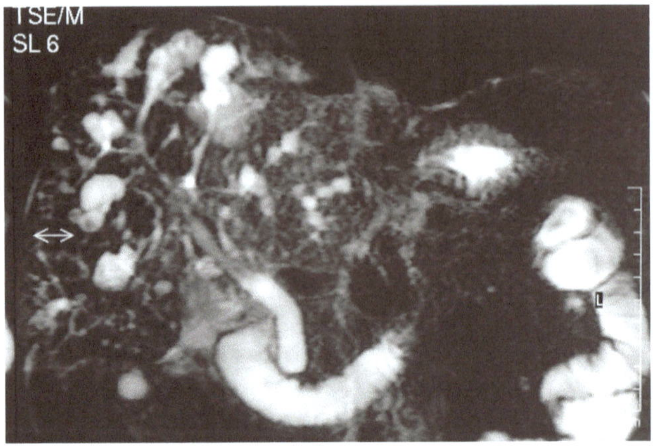

Abb. 10-6 Kongenitale zystische Dilatation der Gallengänge vom Typ V nach Todani, auch „Caroli-Syndrom" genannt, mit bi-lobären, intrahepatischen zystischen Dilatationen (MRC).

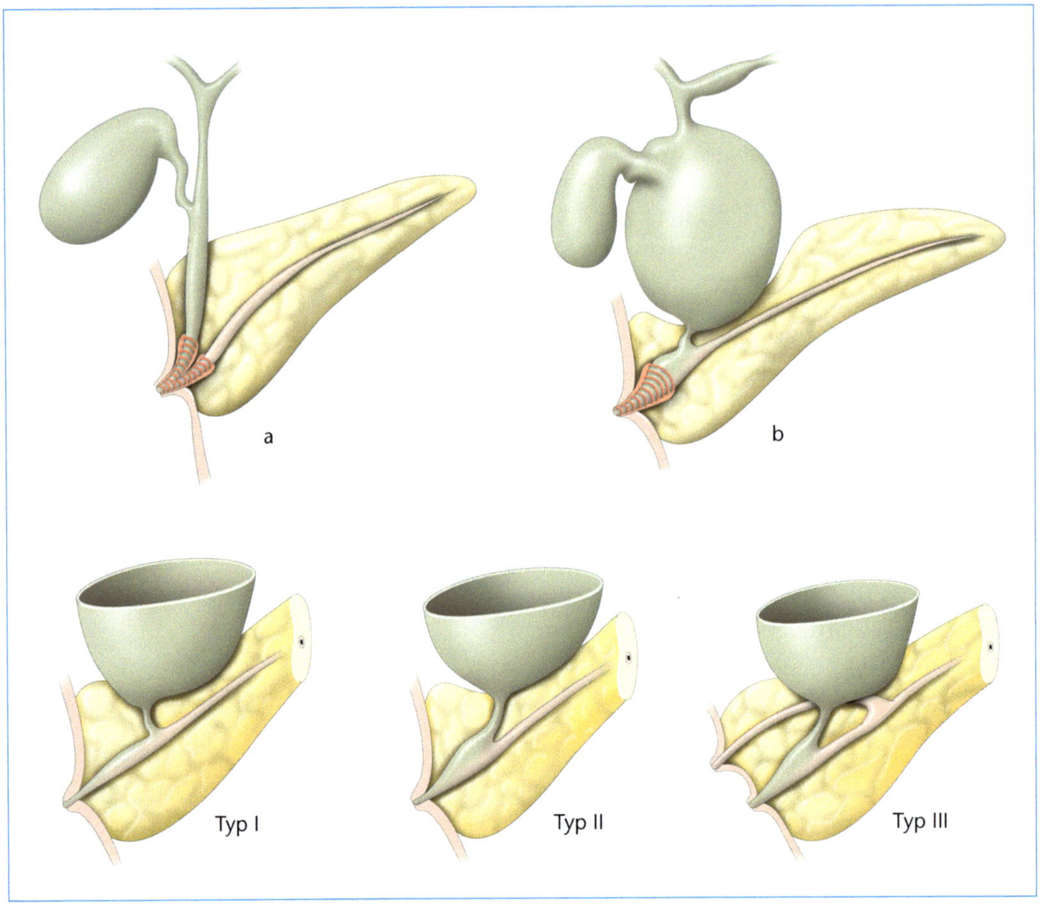

Abb. 10-7 Schematische Darstellung der Anomalie der bilio-pankreatischen Achse bei kongenitalen zystischen Dilatationen der Gallengänge.
a In Bezug auf eine physiologische bilio-pankreatische Achse.
b Von Komi beschriebene Anomalievarianten der bilio-pankreatischen Achse.

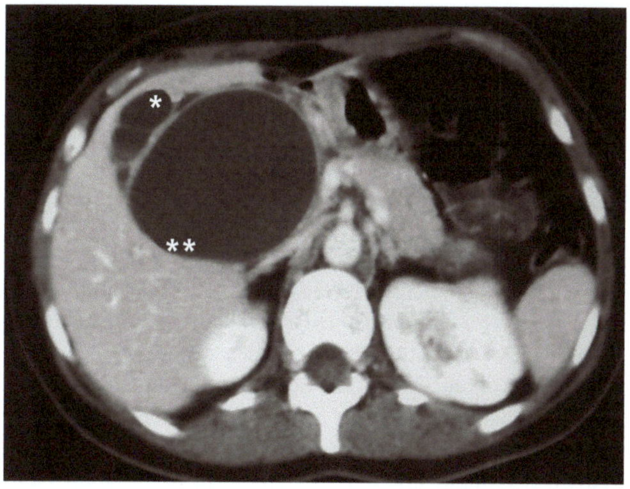

Abb. 10-8 Die CT-Untersuchung zeigt eine kongenitale zystische Dilatation der Gallengänge (**) und der Gallenblase (*).

10.3 Klinische Manifestation

Bei Kindern ist die Krankheit normalerweise gutartig, mit Bildung einer abdominalen Raumforderung, Schmerzen oder Gelbsucht. Bei Erwachsenen und im Fall von stattgehabten chirurgischen Eingriffen zysto-digestiven Ursprungs sind die komplizierten Formen häufiger mit erhöhtem Vorkommen von biliären Infektionen sowie zusätzlicher Lithiasis und Karzinomentwicklung verbunden [5–10] (▶ Tab. 10-1). Bei 25–30% der Patienten stellt man eine Pankreatitis in der Klinik fest, besonders bei ABPA und KZDG von einem Durchmesser > 5 cm. Schließlich existiert vor allem ein erhebliches Krebsrisiko bei dieser Krankheit [7–9]. Aus diesem Grund wird auch beim asymptomatischen Patienten bei jeder KZDG eine chirurgische Resektion vorgeschlagen, sobald die Diagnose feststeht.

Die Karzinomrate bei KZDG steigt progressiv mit dem Alter des Patienten an [6, 10]; von 0–1% beim Kind und 12–16% beim Erwachsenen steigt die Rate bei den über 40-Jährigen auf 30–40% an. Das Risiko einer Degeneration betrifft die Gesamt-

Tab. 10-1 Die hepato-bilio-pankreatischen Pathologien, die häufig bei Patienten mit kongenitaler zystischer Dilatation der Gallengänge assoziiert sind.

Leber	■ kongenitale Leberfibrose ■ sekundäre Gallenzirrhose ■ portale Hypertension ■ intrahepatischer Abszess
Gallengänge	■ Lithiasis: intrazystisch, im Choledochus, intrahepatisch, vesikulär usw. ■ duktale Stenose ■ Karzinom ■ Cholangitis ■ Zystenruptur: gallige Peritonitis
Pankreas	■ akute Pankreatitis (manchmal chronisch) ■ pankreatisch-duktale Stenosierung (Wirsung-Kanal, akzessorischer Kanal usw.) ■ duktale pankreatische Lithiasis (oder im gemeinsamen Kanal).

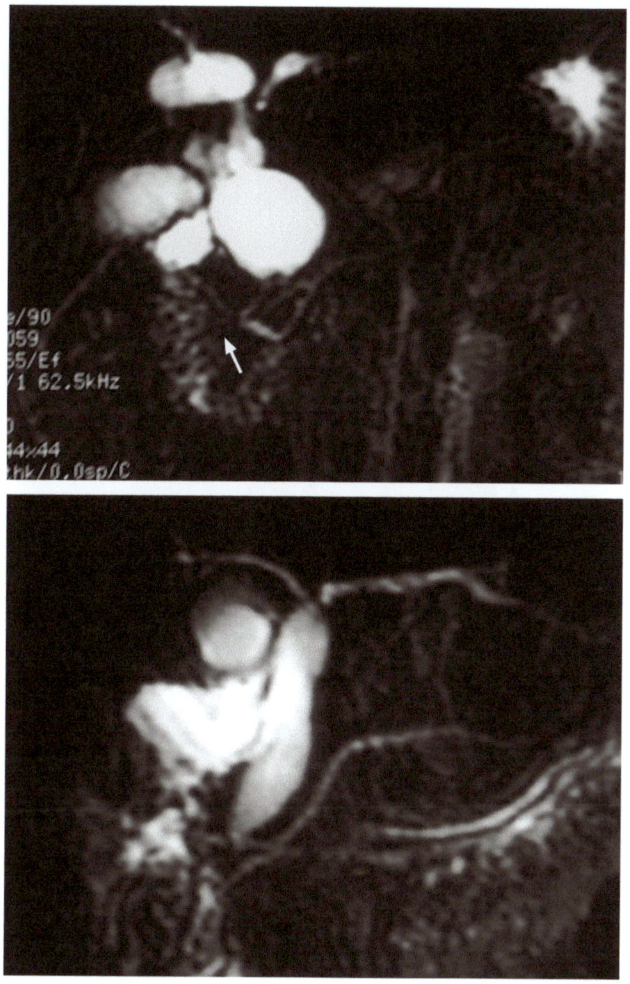

a

b

Abb. 10-9 Kongenitale zystische Dilatation der Gallengänge Typ IV nach Todani, die einen sackförmigen Befall und eine zystische Dilatation der intrahepatischen Gallenwege verbindet (Cholangio- und Wirsung-MRT).

a sackförmige, kongenitale zystische Gallengangsdilatation vom Typ I nach Todani. Man findet eine Verbindung vom intrapankreatischen Anteil des Choledochus zum Wirsung-Gang in Distanz zum duodenalen Lumen (Pfeil), die auf einen gemeinsamen Gang schließen lässt.

b fusiforme, kongenitale zystische Gallengangsdilatation vom TYP I nach Todani. Der gemeinsame Gang, der Wirsung-Gang und das Vorliegen eines akzessorischen Pankreasganges sind gut dargestellt. Die Insertion des Choledochus in den gemeinsamen Gang ist schlecht visualisierbar.

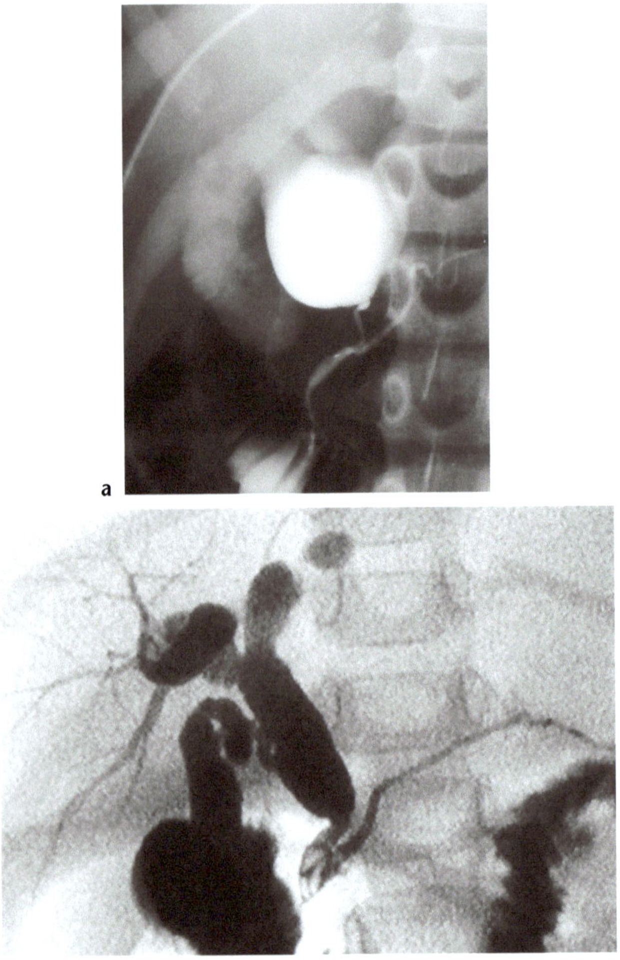

Abb. 10-10 ERCP bei zwei Patienten mit kongenitaler zystischer Gallengangsdilatation.
a Exzellente Visualisierung des gemeinsamen Gangs und der Einmündung des Gallengangs in den Wirsung-Gang.
b Ausgeprägte Lithiasis auf Höhe des gemeinsamen bilio-pankreatischen Gangs.

heit der bilio-pankreatischen Achse, besonders aber die Gallenblase und die zystische Dilatation im eigentlichen Sinne (80–90% der Krebsfälle der KZDG). Auch bei einer kompletten chirurgischen Resektion können synchrone Fehlbildungen vorhanden sein und metachrone Neoplasien können im Bereich des restlichen bilio-pankreatischen Teils beobachtet werden [6, 8, 11].

10.4 Vorbereitung für die Intervention

In den meisten Fällen kann die Intervention bei einem Patienten mit guter Kondition und ohne besonderes Risiko elektiv durchgeführt werden. Bei komplizierten Fällen muss die Superinfektion der Zyste vor der Intervention kontrolliert werden (Antibiotikabehandlung, vielleicht auch biliäre endoskopische oder perkutane Drainage). Im Fall einer langwierigen chronischen Erkrankung sollte man eine portale Hypertension ausschließen, die eine vorherige Dekompression rechtfertigt oder eine etwaige Lebertransplantation diskutieren.

10.5 Chirurgische Intervention

10.5.1 Grundsätzliches

Die Intervention der Wahl ist die Entfernung der ganzen KZDG auf den EHG und ihre anschließende Rekonstruktion durch eine bilio-digestive Umleitung im Gesunden mit einer muko-mukösen Apposition. Dieser Teil der Resektion unterdrückt den wirsungobiliären Reflux und vermindert so das Risiko einer Pankreatitis, einer fortschreitenden Superinfektion, einer intrazystischen Lithiasis und einer Karzinomentwicklung auf Höhe der zystischen Dilatation. Drainagen durch Enterostomie der Zyste ohne Resektion der KZDG verbieten sich, denn sie setzen auf lange Sicht den Patienten Komplikationen und einem erhöhten Krebsrisiko aus. Die Faktoren, die die chirurgische Behandlung bestimmen, sind der Allgemeinzustand des Patienten, die Anatomie und Ausdehnung der KZDG, damit verbundene HBP Krankheiten und vorhergehende Drainagen der KZDG. Die chirurgische Strategie gemäß dem Typ des KZDG nach Todani wird detailliert in ▶ Tabelle 10-2 dargestellt.

Praktische Ratschläge

- präzise den anatomischen Typ der KZDG vor der Intervention definieren
- Interventionen an komplizierten Zysten im akuten Stadium (Infektion, Pankreatitis) vermeiden
- den Eingriff mit einer qualitativen Cholangiografie beginnen
- die Dissektion des medialen Ligamentum hepatoduodenale mit der Mobilisation des DC beginnen
- die Zyste eröffnen, um die perizystische Dissektion des distalen Anteils der Zyste einzuleiten
- eine endoskopische Exploration des Collums und des gemeinsamen bilio-pankreatischen Gangs durchführen, die die radiologische prä- und intraoperative Exploration komplettiert
- Etablieren der zystischen Resektionsgrenzen auf makroskopisch gesunder Gallengangsmukose.

10.5.2 Zugang und Präparation

Ein subkostaler oder transversaler Schnitt rechts (oder auch bisubkostal, wenn die Zyste voluminös ist oder wenn ein Eingriff auf die Leber ausgedehnt werden soll) erlaubt einen leichten Zugang zum Ligamentum hepatoduodenale und zum Pankreaskopf mittels einer adäquaten Retraktion des rechten Arcus costae nach oben.

Wenn die Zyste groß ist, erstreckt sie sich bis über das Ligamentum hepatoduodenale, wo sie sich als vorderstes Element dar-

Tab. 10-2 Chirurgische Strategie, abhängig vom Typ der KZDG der Gallengänge nach Todani.

Typ I	Resektion der EHG + Cholezystektomie + biliodigestive Rekonstruktion durch Hepatiko-Jejunostomie oder Hepatiko-Duodenostomie
Typ II	Entfernung der biliären Divertikel
Typ III	Transduodenale Exhairese + chirurgische Sphinkteroplastik oder SE
Typ IV	Resektion der EHG + Cholezystektomie ± konsekutive Hemihepatektomie
Typ V	wenn unilobär: Hemihepatektomie wenn diffus bi-lobär: Lebertransplantation

stellt, das Duodenum und den Pankreaskopf nach links distal und auch die rechte Kolonflexur nach unten verdrängt. Eine Entnahme von Galle, um die Pankreasenzyme zu quantifizieren, erleichtert die Diagnostik eines sekundären pankreatiko-biliären Refluxes bei einer ABPA (der Referenzbereich der Amylase liegt bis > 10 000 UI/L).

10.5.3 Intraoperative Cholangiografie

Der Eingriff beginnt mit Punktion der Gallenblase oder auf transzystischem Weg (▶ Abb. 10-11).
Die Intention dieser obligaten, intraoperativen Untersuchung ist:

- die Anatomie der bilio-pankreatischen Achse und ihres gemeinsamen Verlaufs detailliert darzustellen
- die Anatomie der intra-hepatischen Gallenwege (Vorhandensein von Dilatationen?) und die Verbindungen zwischen der KZDG und der Hepaticusgabel zu präzisieren
- eine Lithiasis sowohl in den intra- oder extrahepatischen Gallengängen als auch im bilio-pankreatischen oder Wirsung-Gang auszuschließen.

10.5.4 Die Resektion der extra-hepatischen, zystischen Dilatation

Die Teilentleerung der Zyste, besonders wenn diese relativ groß ist und unter Druck steht, kann ihre spätere Dissektion erleichtern. Zuerst wird eine Cholezystektomie durchgeführt, aber die Gallenblase mit der Zyste belassen, denn sie kann später zur Mobilisation für die Resektion benutzt werden (▶ Abb. 10-12).
Die zystische Dilatation der EHG (TYP I) wird dann im Ligamentum hepatoduodenale reseziert, und zwar mit Bezug auf:

- die vaskulären, intraligamentären Elemente
- den duodeno-pankreatischen Block in seinem basalen Anteil sowie
- die Hepaticusgabel.

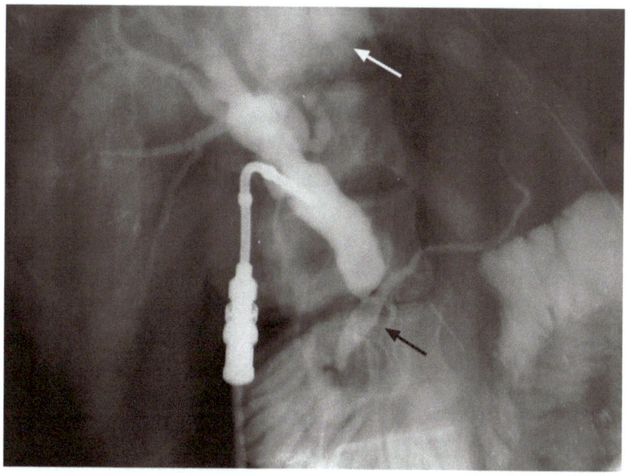

Abb. 10-11 Die intraoperative Cholangiografie zeigt eine kongenitale zystische Dilatation der Gallengänge vom Typ IV, die einen fusiformen Befall der extrahepatischen und eine zystische Dilatation auf Höhe der linken intrahepatischen Gallengänge verbindet (weißer Pfeil). Die Anatomie der bilio-pankreatischen Achse ist gut dargestellt, in Verbindung mit einer Lithiasis auf Höhe des gemeinsamen Ganges (schwarzer Pfeil).

Die Dissektion der vaskulären Strukturen im Ligamentum hepatoduodenale

Der peritoneale Überzug auf der Vorderseite des Ligamentum hepatoduodenale wird inzidiert. Wenn es sich um eine sehr große Zyste handelt, besteht der erste Schritt im Zugang zum unteren Teil der Zyste, indem man das Duodenum freilegt. In diesem Stadium schneidet man nicht zu weit hinter dem duodeno-pankreatischen Block ein, sondern man inzidiert weiter nach links und dann nach oben, so dass man zwischen der Zyste einerseits und

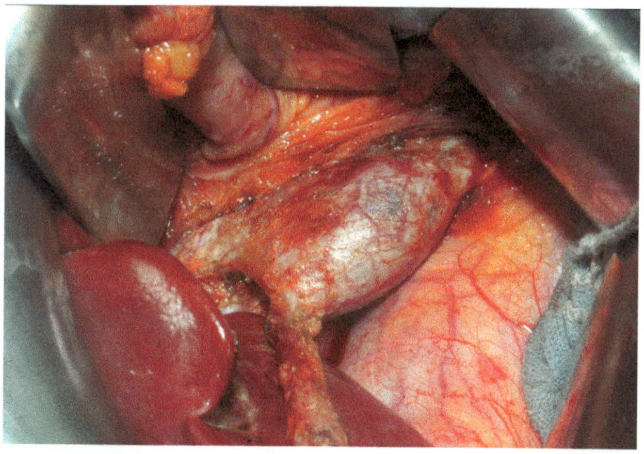

Abb. 10-12 Intraoperative Sicht auf eine kongenitale zystische Dilatation der Gallengänge vom Typ I. Es imponiert die Verbindung mit dem Ductus hepaticus communis und der Ausdehnung der kongenitalen, zystischen Gallengangsdilatation in Höhe des intrapankreatischen Choledochusanteils. Die Gallenblase wurde in Kontinuität belassen, um eine Traktion zur besseren Darstellung zu erreichen.

10

der A. hepatica communis und seinen Ästen andererseits ankommt (man stößt nachfolgend auf die A. gastroduodenalis, die A. cystica und die rechte A. hepatica (▶ Abb. 10-13 und ▶ 10-14). Die Vena porta befindet sich normalerweise hinter der Zyste, aber sie kann während der Entwicklung der Zyste zurückgedrängt werden; die Exploration, um sie freizulegen, erfolgt am leichtesten von rechts. Das peritoneale Blatt wird am Hilus posterior rechts inzidiert, dann wird die Zyste vorsichtig nach vorne mobilisiert, um sie freizulegen. In 10–20% der Fälle kann eine rechte Leberarterie aus der A. mesenterica superior entspringen und rechts posterior des Ligamentum hepatoduodenale zwischen der Vena porta und der Zyste verlaufen. Man muss diese erkennen und im Verlauf der Resektion schonen.

Wenn die Zyste komplett im mittleren Teil mobilisiert ist, kann sie mit einer Lasche angeschlungen werden. Wenn es sich um eine kleinere Zyste handelt (besonders fusiforme Zysten), ist die Präparation leichter und kann direkt und mittig des Ligamentum hepatoduodenale beginnen; der HG wird auf Höhe des Einschnittes vom DC mobilisiert und angeschlungen. Bei der Sektion folgt man genau der Adventitia der EHG, dann ist der große Leberspalt gut zu identifizieren. Der häufigste Fehler besteht darin, die Zystenwand zu inzidieren. Die Dissektion wird bei fibrotisch-inflammatorischen Gewebsveränderungen schwieriger und blutiger sein.

Die benutzten Instrumente sind konventionell. Man findet oft viele kleine Kollateralen, die die Wand der KZDG arterialisieren. Die größten Gefäße werden ligiert, aber die Benutzung von Titanclips oder der bipolaren Koagulation garantieren eine schnelle und leichte Dissektion. In einigen schwierigen Fällen muss man auf den Ultraschalldissektor zurückgreifen, um die Resektion zu vereinfachen.

Bei Patienten mit vielen Infektionen kann die Entzündung der Zystenwand eine fulminante perizystitische Fibrose und eine Adhäsion mit den vaskulären Strukturen des Ligamentum hepatoduodenale verursachen, die eine sichere Dissektion erschweren. Eine *technische Variante* [12] kann dann angewandt werden, bei der man einen Teil der Zystenwand belässt und nur ihre innere Wand reseziert (Mukosektomie). Die Zyste wird im mittleren Teil eröffnet und man findet eine gespaltene Fläche in der eigentlichen Zystenwand. Die Intervention wird in gewohnter Weise fortgesetzt, indem man dem inneren Spalt folgt. In Verbindung mit den Folgen vorheriger Infektionen oder Entzündungen gestaltet sich die transmurale Dissektion ziemlich hämorrhagisch und es ist besser, diese Technik eingeschränkt zu benutzen. Übrigens kann sie nur nach Ausschluss einer assoziierten Neoplasie in Höhe der EHG und nach Überprüfung und endoskopischer Biopsie in Betracht gezogen werden. Eine adäquate Vorbereitung des Patienten (Antibiose und, wenn nötig, perkutane Drainage) sollte eine elektive Operation und Anwendung der standardisierten Techniken in den meisten Fällen ermöglichen.

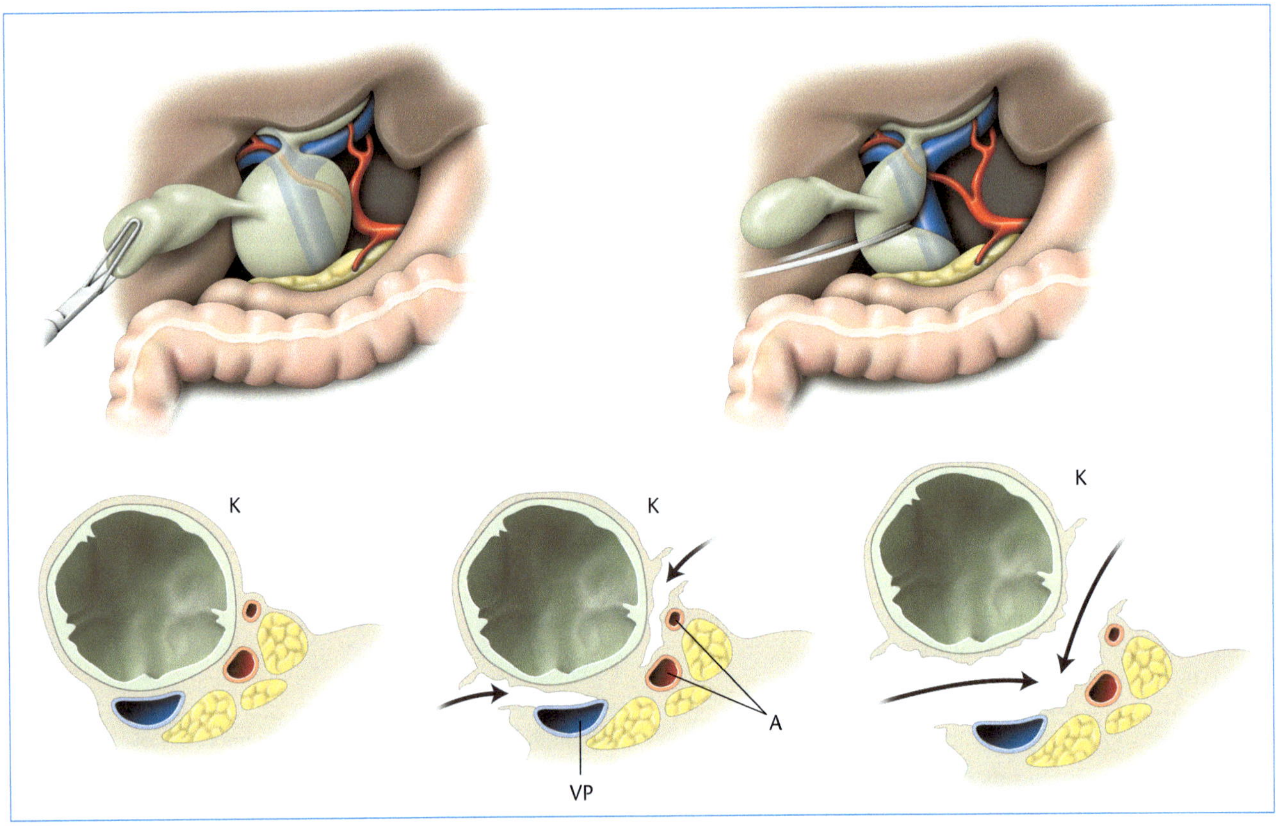

Abb. 10-13 Schematische Anatomie der Dissektion einer kongenitalen zystischen Dilatation der Gallengänge (K) vom Typ I und der Strukturen im Ligamentum hepatoduodenale (A.: A. hepatica; VP: Vena porta).

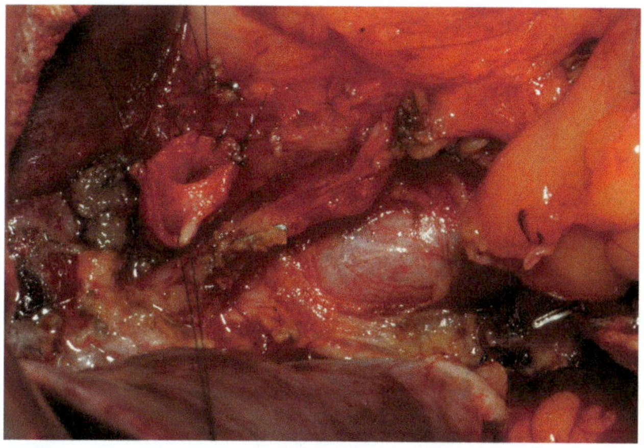

Abb. 10-14 Intraoperative Sicht am Ende der Entfernung einer kongenitalen zystischen Dilatation der Gallengänge vom Typ I nach Todani. Man erkennt die vaskulären Strukturen im Ligamentum hepatoduodenale (rechter Ast der Leberarterie mit einem Clip auf der A. cystica und Vena porta). Die Fäden markieren den inzidierten Ductus hepaticus communis auf Höhe der Hepatikusgabel.

Dissektion und Resektion des distalen Zystenanteils

Der untere Teil der KZDG endet in variabler Höhe des intrapankreatischen Choledochusanteils, oft auf der Höhe des gemeinsamen Ganges. Dabei ist es ein Problem, präzise den Übergang zwischen gesundem und zystisch verändertem Gewebe zu markieren. Wenn die KZDK spindelförmig ist, kann es schwierig sein, ihren Hals zu identifizieren, da sie progressiv kleiner wird. Bei Dilatation des Choledochus eröffnet man ihn und legt den Pankreaskopf frei, indem man ihn nach vorne unten mobilisiert. Bei großen zystischen Dilatationen ist es also ziemlich einfach, die KZDG nach und nach im Pankreaskopf bis zu ihrem Hals zu resezieren und die zahlreichen Gefäße zu clippen (▶ Abb. 10-15).
Wenn die zystische Dilatation segmentär oder spindelförmig ist, ist dieser Effekt der Öffnung des intrapankreatischen Choledochus geringer und die Separation somit schwieriger (▶ Abb. 10-16). In beiden Fällen muss man besondere Aufmerksamkeit auf das Freilegen des Collums der zystischen Dilatation richten, um eine Verletzung des Wirsung-Kanals zu vermeiden. Die Dissektion des unteren Teiles der KZDG wird durch die Öffnung und Sektion im mittleren Teil erleichtert. Die endokavitäre Sicht in die KZDG ermöglicht dann eine präzise perizystische Dissektion.
Wenn der untere Stumpf der KZDG gänzlich gestielt endet und ein Collum bildet, ist es empfehlenswert, eine endoskopische Untersuchung des Collums und des gemeinsamen bilio-pankreatischen Kanals durchzuführen. Diese Untersuchung vervollständigt die prä- oder intraoperative radiologische Untersuchung zum Ausschluss einer Lithiasis der bilio-pankreatischen Achse. Sollte doch eine Lithiasis vorliegen, werden der oder die Steine entweder durch Lavage ins Duodenum mobilisiert oder mit Instrumenten endoskopisch geborgen. Eine intraoperative Cholangiografie und Endoskopie helfen bei der exakten Lokalisation der

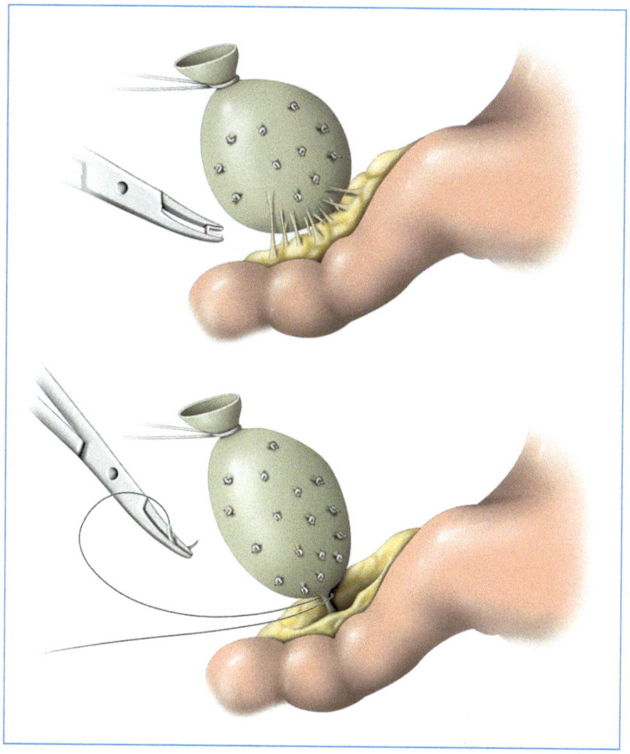

Abb. 10-15 Schematische Darstellung der intrapankreatischen Dissektion einer kongenitalen zystischen Dilatation der Gallengänge im Pankreas bis zum inferioren Stiel der KZDG auf dem intrapankreatischen Choledochusanteil oder dem gemeinsamen bilio-pankreatischen Gang, wobei man große Sorgfalt darauf verwendet, Letzteren nicht zu verletzen.

Verbindung mit dem gemeinsamen bilio-pankreatischen Gang. So kann einerseits eine Verletzung und andererseits eine unzureichende Resektion mit Verbleib eines Reststumpfes der zystischen Dilatation vermieden werden (▶ Abb. 10-17), da dies eine De-

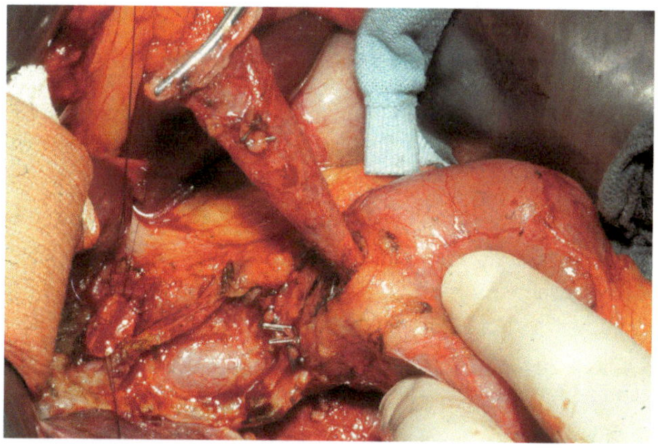

Abb. 10-16 Intraoperative Sicht auf die durchgeführte Dissektion der fusiformen, kongenitalen zystischen Dilatation der Gallengänge im intrapankreatischen Anteil des mittleren Choledochus: Die Verbindung zwischen der KZDG und dem intrapankreatischen Choledochusanteil wird nach und nach deutlich.

10

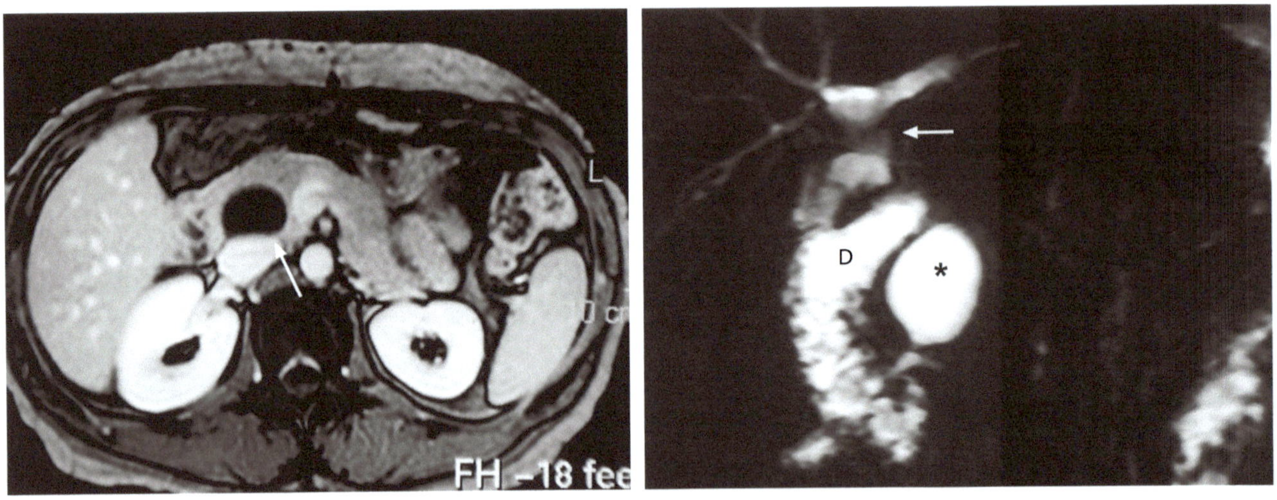

Abb. 10-17 Nach einer inkompletten chirurgischen Resektion persistiert ein intrapankreatischer Reststumpf einer kongenitalen zystischen Dilatation der Gallengänge.
a Die axiale MRT-Darstellung zeigt eine Hypodensität im Pankreaskopf (Pfeil).
b Die MRC-Untersuchung zeigt eine hepatiko-jejunale Anastomose an der Hepaticusgabel (Pfeil), das Duodenum (D) und den Rest der KZDG (*) mit Sicht auf die bilio-pankreatische Achse und den gemeinsamen Gang.

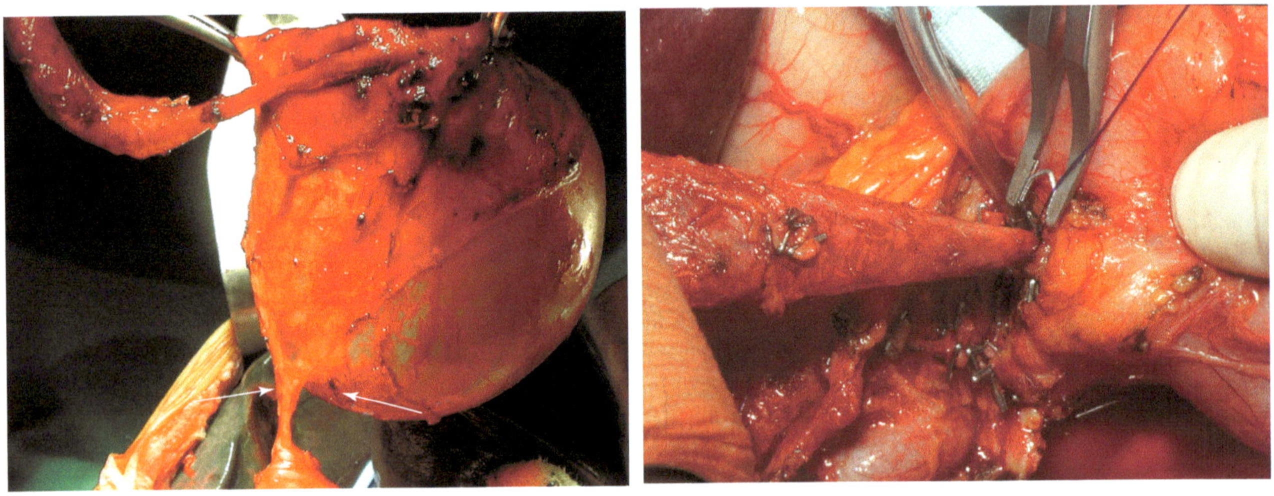

Abb. 10-18 Operativer Situs nach Resektion einer intrahepatischen kongenitalen zystischen Dilatation der Gallengänge vom Typ I nach Todani.
a Sackförmige KZDG und gestielte Blase auf dem intrapankreatischen Choledochus (Pfeile).
b Vor dem Versenken der mit Ligatur und Clips versorgten, fusiformen KZDG am intrapankreatischen Choledochus.

generation induzieren kann. Wenn man sich vergewissert hat, dass der gemeinsame bilio-pankreatische Gang frei ist, kann das Collum reseziert und vorzugsweise mit einer doppelten, resorbierbaren Tabaksbeutelnaht oder Clips versorgt werden, um eine pankreatische Fistel zu vermeiden (▶ Abb. 10-18).

Dissektion des oberen Zystenanteils

Wenn man die GB zur Traktion benutzt, kann der obere Teil der KZDG bis zu der Gallengangsgabel, wo oft die zystische Dilatation endet, disseziert werden (siehe Abb. 10-14, ▶ Abb. 10-19). Wieder sollte die Resektion bis ins makroskopisch Gesunde der Gallengangsmukosa durchgeführt werden. In seltenen Fällen kann die KZDG beim Erwachsenen die eigentliche Gabelung betreffen und sich bis zur Höhe der rechten und linken Lebergänge ausdehnen (▶ Abb. 10-20). Das erfordert ihre Resektion, die rechts immer diffiziler ist.

Sie wird mit Ultraschall-Dissektor am Rand der zystischen Gallenwand durchgeführt, indem man die einmündenden Gallengänge von den zystischen Dilatationen isoliert. Die verschiedenen Gänge werden mit resorbierbaren monofilen Fäden der Größe 5 × 0 oder 6 × 0 für ihre spätere Rekonstruktion markiert.

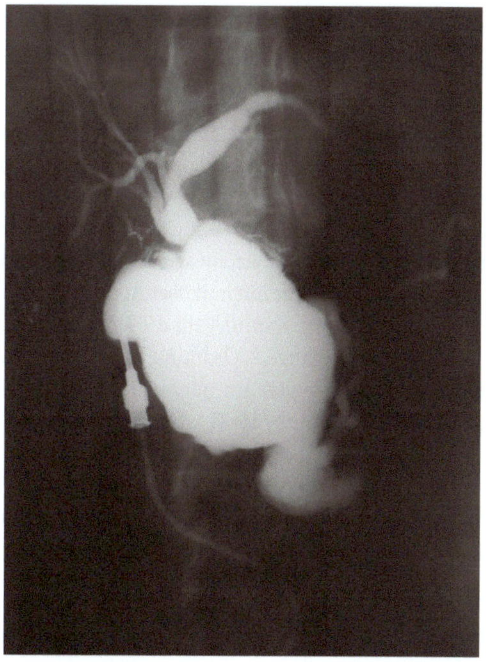

Abb. 10-19 Die intraoperative Cholangiografie zeigt eine kongenitale zystische Dialatation der Gallengänge vom Typ I nach Todani. Man erkennt die Verbindung mit dem proximalen Ductus hepaticus communis.

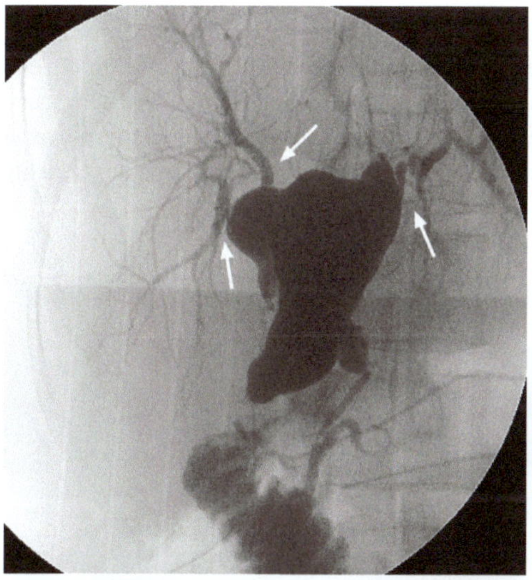

a

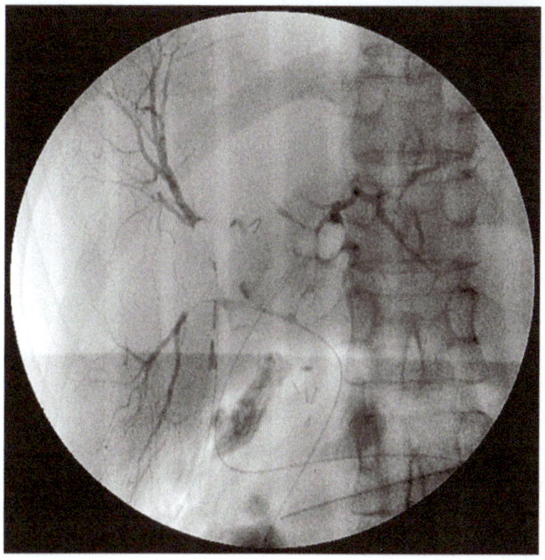

b

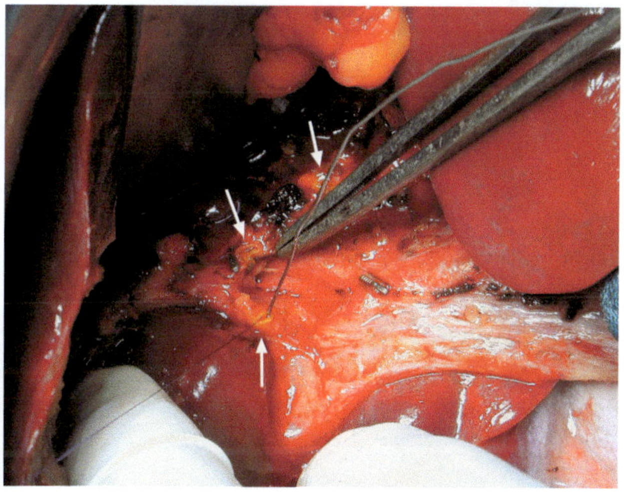

c

Abb. 10-20 Diese komplexe Variante der kongenitalen zystischen Dilatation der Gallengänge betrifft die Gallengangsgabel.

a Die intraoperative Cholangiografie zeigt eine getrennte Implantation der intrahepatischen Gallengänge (linker Ductus hepaticus, antero-medianer und postero-lateraler Ductus hepaticus rechts) (Pfeile). Gute Darstellung des distalen Teils der kongenitalen zystischen Dilatation der Gallengänge und der Anatomie der bilio-pankreatischen Achse.

b Intraoperative Sicht nach kompletter Resektion der KZDG an der Hepaticusgabel. Man erkennt die Öffnungen der drei Leberkanäle (Pfeile): Linker Ductus hepaticus, antero-medianer Kanal und postero-lateraler Kanal rechts, der, wie abgebildet, intubiert und mit einem Dilatator nach Bakès markiert wird.

c Selektive intraoperative Cholangiografie nach Resekion einer kongenitalen zystischen Dilatation mit sichtbarer Kontrastierung der intrahepatischen Gallengänge: linker Gallengang, antero-medianer und postero-lateraler Gang rechts.

10.5.5 Rekonstruktion der bilio-digestiven Kontinuität

Welche Art auch immer man für die Wiederherstellung der biliodigestiven Kontinuität wählt, wichtig ist es besonders, eine Anastomose mit gesunder biliärer Schleimhaut zu errichten, um eine spätere Stenosierung der bilio-digestiven Anastomose zu verhindern (1–7%). Die Wiederherstellung der Kontinuität mit Anlage einer hepatiko-jejunalen Anastomose auf einer langen, nach Roux ausgeschalteten Y-Schlinge mit muköser Apposition wird am häufigsten angewandt (siehe Kap. 6). Falls die KZDG die Gallengangsgabel oder die Gallengänge 2. Ordnung betrifft, wird die Anastomose auf beiden Gallengängen oder auf mehreren sektoriellen Gängen errichtet (▶ Abb. 10-21). Bei filiformen Gallengängen (z. B. sektoriell) kann man vorübergehend einen transanastomotischen Silastic-Drain belassen, um die Anastomose zu dekomprimieren und eine postoperative Cholangiografie zur Kontrolle von Dichtigkeit und Permeabilität zu ermöglichen (▶ Abb. 10-22).

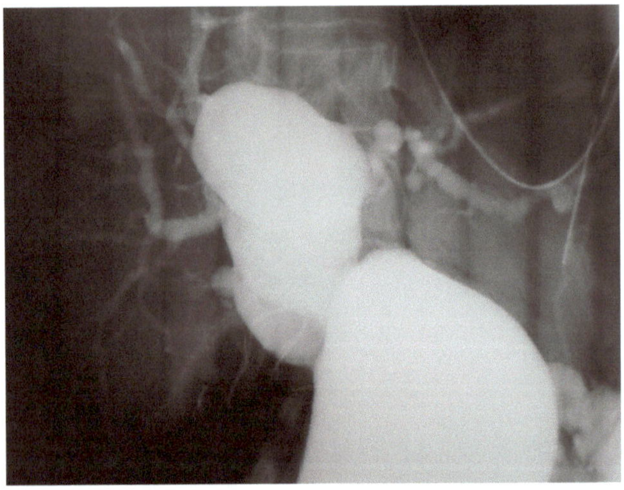

a

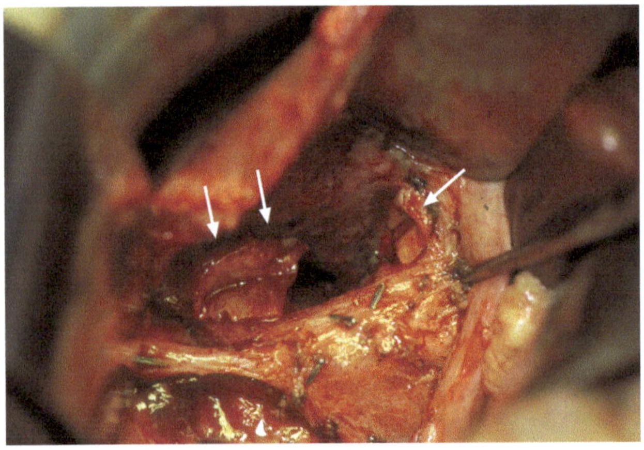

b

Abb. 10-21 Eine andere komplexe Variante der kongenitalen zystischen Dilatation der Gallengänge betrifft die obere biliäre Konvergenz.

a Intraoperative Cholangiografie.

b Intraoperative Sicht nach Resektion der KZDG. Es imponieren deutlich der linke (Pfeil) und der rechte Gallengang (Doppelpfeil).

Todani et al. [13] haben eine hepatiko-duodenale Anastomose vorgeschlagen, die leichter anzulegen ist und bei einer KZDG vom Typ IV zudem eine endoskopische Langzeitkontrolle der intrahepatischen zystischen Dilatationen ermöglicht.

10.5.6 Abschluss der Intervention

Am Ende der Intervention wird systematisch eine Drainage eingelegt, und zwar entlang des freigelegten Pankreaskopfes. Ihre Spitze wird in der Nähe (aber nicht in Kontakt mit) der biliären Anastomose platziert, um eine etwaige postoperative pankreatische oder biliäre Fistel identifizieren zu können. Diese Drainage wird 4–5 Tage belassen und man sollte, bevor man sie entfernt, aus dem aufgefangenen Sekret die Amylase quantifizieren.

10.6 Spezielle Komplikationen

10.6.1 Dilatation der intrahepatischen Gallengänge oder der kongenitalen zystischen Gallengangs-Dilatation vom Typ IV nach Todani

Bei der KZDG beobachtet man nicht selten eine konsekutive Dilatation der intrahepatischen Gallengänge. Sofern es sich um eine mäßige und „homogene" Dilatation der Gallengänge ohne segmentale sackförmige Dilatation handelt, resultiert sie im Allgemeinen aus einer relativen Behinderung des Gallenflusses durch

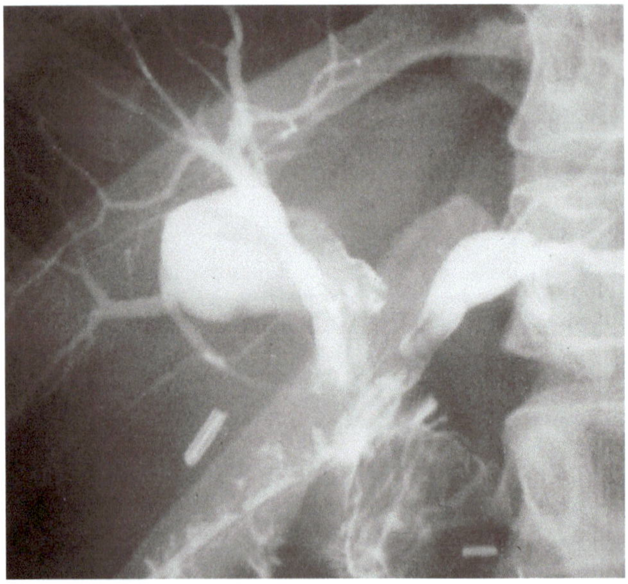

Abb. 10-22 Die postoperative Cholangiografie-Kontrolle nach Resektion des ligamentären Anteils einer kongenitalen zystischen Dilatation der Gallengänge vom Typ IV. Man erkennt die Residuen der Läsionen auf Höhe der intrahepatischen Gallengänge in Form einer segmentalen Dilatation des linken HG und von sackförmigen zystischen Dilatationen der rechten intrahepatischen Gallengänge.

die zystische Dilatation. In diesen Fällen sichert die Drainage der Gallengänge durch eine BDA den Gallenfluss und normalisiert den intrahepatischen biliären Druck. Im Verlauf ist die Dilatation sonografisch regredient.

In anderen selteneren Fällen findet man „echte" intrahepatische sackförmige Dilatationen, die auf eine KZDG vom Typ IV nach Todani hinweisen. Die ICO und die intraoperative endoskopische Untersuchung ermöglichen einen Ausschluss einer intrahepatischen Lithiasis. Die Einstellung zur Therapie dieser komplexeren Form der KZDG wird kontrovers diskutiert. Die Verfechter der prinzipiellen Hemihepatektomie – oft links – wollen den Patienten vor späteren biliären Komplikationen schützen, da diese oft vorkommen (23–25%), meistens in Form einer intrahepatischen Lithiasis (15–23%) (▶ Abb. 10-23) mit oder ohne Anastomosenstenose [14,15] (▶ Abb. 10-24).

Die meisten Autoren präferieren jedoch ein konservatives Vorgehen bei intrahepatischen zystischen Dilatationen, zumindest bis Komplikationen auftreten. Bei Patienten mit diesen Anomalien bleibt das Risiko von biliären Komplikationen auf lange Sicht bestehen und man sollte einen retrograden perkutanen Zugang zum Gallengangssystem schaffen (via der Y-Schlinge und der Anastomose) (▶ Abb. 10-25). Dafür wird die Y-Schlinge in ihrem Verlauf an der rechten Flanke positioniert, wo sie dann mit nichtresorbierbaren Nähten antimesenterial an der Innenseite des parietalen Peritoneums auf einer Fläche von einigen Quadratzentimetern fixiert und mit einer metallischen Naht bzw. Cerclage markiert wird. Diese Markierung kann später für die Führung eines perkutanen Zugangs zur Y-Schlinge benutzt werden. Wenn der Weg erst einmal dilatiert ist, wird eine Intubation mit dem Endoskop ermöglicht. So kann von retrograd intrahepatisch endoskopiert werden.

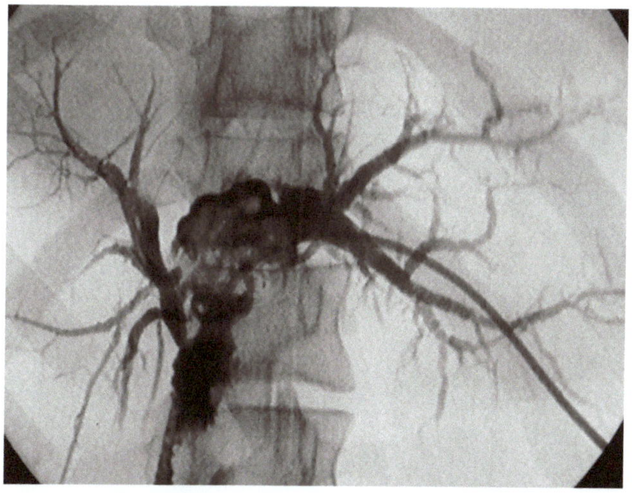

Abb. 10-23 Die perkutane transhepatische Cholangiografie zeigt eine Lithiasis auf Höhe der sakkulären kongenitalen zystischen Dilatation des linken Leberkanals nach Exhairese des ligamentären Anteils der KZDG der Gallengänge vom Typ IV bei hepatiko-jejunaler Anastomose. Diese Patientin wird mit einer endoluminalen Lithotripsie behandelt. Jedoch ist hier eine elektive Hepatektomie links indiziert.

Vermeidbare Fehler

- zu ausgedehnte Resektion des basalen Anteils mit Traumatisierung des Wirsung-Ganges (Fistel)
- subtotale Resektion des basalen zystischen Anteils (Risiko einer sekundären Degeneration)
- insuffiziente Resektion mit einer nicht im Gesunden errichteten Anastomose (Risiko einer Anastomosenstenose)
- Gefäßverletzung nach Mobilisation der Vena portae oder einer A. hepatica, die aus der A. mesenterica superior stammt
- Residualsteine im gemeinsamen Gang oder im Ductus pancreaticus
- Nichtbeachten einer konsekutiven Degeneration bei den residuellen Gallengängen
- Anlage einer Drainage über die zystische Enterostomie ohne vorausgegangene Resektion der KZDG.

10.6.2 Komplikationen einer KZDG durch Tumorbildung

Wird die Entstehung eines Malignoms vermutet – bei der präoperativen Bildgebung, der Cholangiografie oder der intraoperativen Zystoskopie –, ist eine Tumorchirurgie zwingend erforderlich. Sie ermöglicht sowohl eine radikale Resektion der KZDG als auch eine ausgedehnte pedikuläre und zöliakale Ausräumung. Wenn die intrapankreatischen EHG befallen sind, wird eine cephale Duodeno-Pankreatektomie nach Whipple angeraten. Liegt ein Befall auf Höhe der intrahepatischen Dilatationen vor, ist eine Hemihepatektomie indiziert.

10.7 Intraoperative Komplikationen

Folgende Hauptkomplikationen können während und nach der Resektion einer Zyste des Choledochus auftreten:

- *vaskuläre Verletzung:* Die Leberarterie und ihre Äste sowie die Vena portae werden durch die Entwicklung der KZDG zurückgedrängt, und bei einer Entzündung oder schweren perizystischen Fibrosierung kann die Dissektion diffizil und gefährlich sein. Bei einer vaskulären Verletzung wird eine adäquate Wiederherstellung mit dopplersonografischer Kontrolle des beidseitigen intrahepatischen Flows durchgeführt.
- *Pankreasverletzung/reaktive Pankreatitis:* Ein passager postoperativer Anstieg der Pankreasenzyme im Serum ist nicht pathologisch. Bei versehentlicher, schwerer Verletzung des Pankreasparenchyms sollte dort eine Drainage platziert und eine prolongierte orale Nahrungskarenz zur digestiven Schonung in Betracht gezogen werden. Während der ersten Tage werden die pankreatischen Enzyme sowohl im Serum als auch aus den drainierten, abdominalen Sekreten regelmäßig bestimmt, um den transitorischen und moderaten Charakter der Reaktion des Pankreas zu erkennen und eine Pankreasfi-

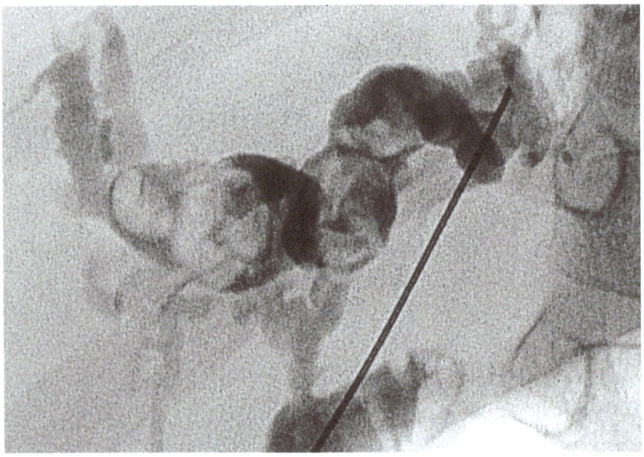

Abb. 10-24 Die aufgrund einer kongenitalen zystischen Dilatation der Gallengänge vom Typ I nach Todani durchgeführte perkutane transhepatische Cholangiografie zeigt eine diffuse intrahepatische Lithiasis und eine Anastomosenstenose bei Hepatiko-Jejunostomie.

stel auszuschließen. Im Fall einer durchgängigen Fistel werden die abdominale Drainage und die digestive Ruhigstellung aufrechterhalten (parenterale Ernährung und Gabe von Somatostatinen).

- *Verletzung des Wirsung-Ganges oder des bilio-pankreatischen Ganges:* Dies ist eine der gravierendsten intraoperativen Komplikationen. Man muss exakt auf die optimale peritoneale Drainage mit Kontakt zum Pankreas achten. Im Falle einer Verletzung des Pankreasganges muss die Platzierung einer intraluminalen Endoprothese in Betracht gezogen werden. Diese wird retrograd über einen transpapillären Zugang platziert
- *Septische Sekretion* während der Intervention einer superinfizierten und ungenügend behandelten KZDG in der präoperativen Phase. Systematisch muss Galle entnommen werden, um eine Resistogramm-gerechte Antibiotikatherapie im Falle einer postoperativen Superinfektion der Galle einleiten zu können
- *Hämorrhagie:* sie tritt vor allem während der transmuralen Dissektion der KZDG auf. Bei den wenigen Patienten, die im Stadium einer Zirrhose operiert werden sowie bei Patienten mit Cholestase und jenen mit vorausgegangener Superinfektion, ist das Risiko einer Hämorrhagie signifikant erhöht. Diese Patienten müssen vorzugsweise in Zentren mit adäquater Infrastruktur und Expertise operiert werden.

10.8 Chronische und Spätkomplikationen

Spätschäden entstehen einerseits aufgrund sekundärer biliärer intrahepatischer Komplikationen – residueller, verkomplizierender Gallengangsstumpf (siehe Abb.10-17), Stenosen, Lithiasis (siehe Abb. 10-24), Karzinom (▶ Abb. 10-26) – und andererseits durch pankreatische Komplikationen – Pankreatitis, Lithiasis, Karzinom – und rechtfertigen eine regelhafte Langzeitbetreuung mit laborchemischen Kontrollen, Sonografien und MRT-Untersuchungen der cholangio-pankratischen (Wirsung-)Achse.

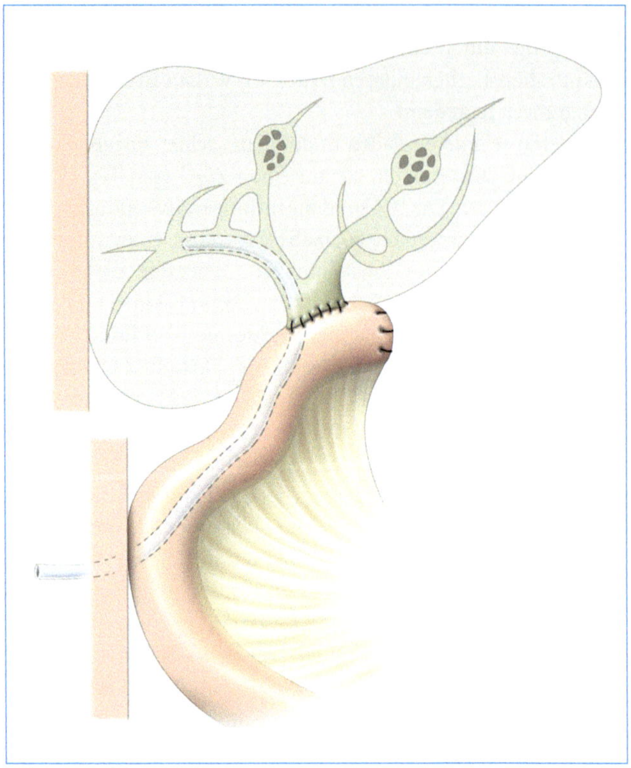

Abb. 10-25 Schematische Darstellung der Anlage eines perkutanen Zugangs zum Gallensystem nach Hepatiko-Jejunostomie und Resektion einer kongenitalen zystischen Dilatation der Gallengänge mit abschließender Fixierung des antimesenterialen Anteils der Y-Schlinge am Peritoneum.

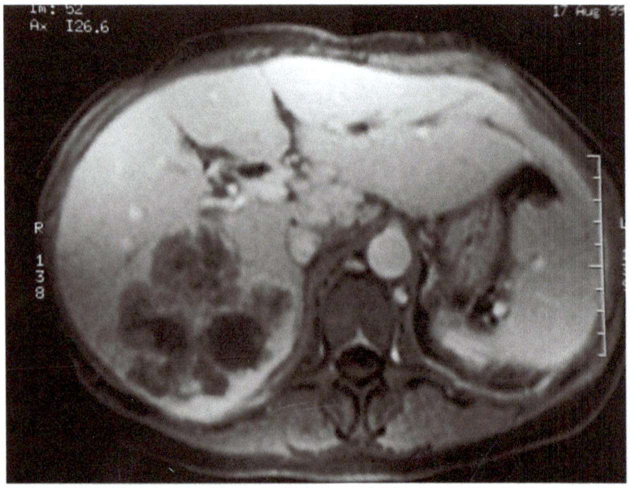

Abb. 10-26 Die MRT-Untersuchung der Leber zeigt ein peripheres Cholangiokarzinom bei einer Patientin, die vor mehreren Jahren aufgrund einer kongenitalen zystischen Dilatation der Gallengänge operiert wurde.

Ulrich Wedding, Stefan Fuxius (Hrsg.)

ELSEVIER ESSENTIALS

Palliativmedizin

Das Wichtigste für alle an der Palliativversorgung Beteiligte

Mit Beiträgen von: Bernd Alt-Epping, Heidelberg; Jann Arends, Freiburg; Johannes Bükki, Stuttgart, Monika Bullinger, Hamburg; Stefan Fuxius, Heidelberg; Laura Hagelskamp, Heidelberg; Christiane S. Hartog, Berlin; Benjamin Ilse, Jena; Jens Kästner, Jena; Lyonette Lorenz, Heidelberg; Corinna Jung, Berlin; Julia Kunz, Sinsheim; Winfried Meißner, Jena; Andrej Michalsen, Tettnang; Karin Oechsle, Hamburg; Mathias H.-D. Pfisterer, Darmstadt; Christoph Preul, Fulda; Sebastian Schiel, Fulda; Jan Schildmann, Halle (Saale); Anja Siegle, Heidelberg; Martin Steiner, Herning, Dänemark; Martin B. Steins, Heidelberg; Tobias Titulaer, Nordhausen; Matthias Villalobos, Heidelberg; Ulrich Wedding, Jena; Christiane Wiedemann, Heidelberg

ELSEVIER

Elsevier GmbH, Bernhard-Wicki-Str. 5, 80636 München, Deutschland
Wir freuen uns über Ihr Feedback und Ihre Anregungen an kundendienst@elsevier.com

ISBN 978-3-437-23406-4
eISBN 978-3-437-09847-5

1. Auflage 2023

Wichtiger Hinweis

Die medizinischen Wissenschaften unterliegen einem sehr schnellen Wissenszuwachs. Der stetige Wandel von Methoden, Wirkstoffen und Erkenntnissen ist allen an diesem Werk Beteiligten bewusst. Sowohl der Verlag als auch die Autorinnen und Autoren und alle, die an der Entstehung dieses Werkes beteiligt waren, haben große Sorgfalt darauf verwandt, dass die Angaben zu Methoden, Anweisungen, Produkten, Anwendungen oder Konzepten dem aktuellen Wissensstand zum Zeitpunkt der Fertigstellung des Werkes entsprechen.

Der Verlag kann jedoch keine Gewähr für Angaben zu Dosierung und Applikationsformen übernehmen. Es sollte stets eine unabhängige und sorgfältige Überprüfung von Diagnosen und Arzneimitteldosierungen sowie möglicher Kontraindikationen erfolgen. Jede Dosierung oder Applikation liegt in der Verantwortung der Anwenderin oder des Anwenders. Die Elsevier GmbH, die Autorinnen und Autoren und alle, die an der Entstehung des Werkes mitgewirkt haben, können keinerlei Haftung in Bezug auf jegliche Verletzung und/oder Schäden an Personen oder Eigentum, im Rahmen von Produkthaftung, Fahrlässigkeit oder anderweitig übernehmen.

Für die Vollständigkeit und Auswahl der aufgeführten Medikamente übernimmt der Verlag keine Gewähr.

Geschützte Warennamen (Warenzeichen) werden in der Regel besonders kenntlich gemacht (®). Aus dem Fehlen eines solchen Hinweises kann jedoch nicht automatisch geschlossen werden, dass es sich um einen freien Warennamen handelt.

Bibliografische Information der Deutschen Nationalbibliothek

Die Deutsche Nationalbibliothek verzeichnet diese Publikation in der Deutschen Nationalbibliografie; detaillierte bibliografische Daten sind im Internet über https://www.dnb.de abrufbar.

23 24 25 26 27 5 4 3 2 1

In ihren Veröffentlichungen verfolgt die Elsevier GmbH das Ziel, genderneutrale Formulierungen für Personengruppen zu verwenden. Um jedoch den Textfluss nicht zu stören sowie die gestalterische Freiheit nicht einzuschränken, wurden bisweilen Kompromisse eingegangen. Selbstverständlich sind **immer alle Geschlechter** gemeint.

Planung: Dr. Barbara Schweighofer
Projektmanagement und Herstellung: Dr. Andrea Beilmann
Redaktion: Dr. Stefanie Gräfin von Pfeil, Kirchheim/Teck
Rechteklärung: Lisa Neulinger
Satz: STRAIVE, Puducherry/Indien
Druck und Bindung: EGEDSA, Sabadell (Barcelona)/Spanien
Zeichnungen: Heike Hübner, Berlin
Umschlaggestaltung: SpieszDesign, Neu-Ulm

Aktuelle Informationen finden Sie im Internet unter www.elsevier.de

Vorwort

Liebe Leserinnen und Leser,

Palliativmedizin ist Aufgabe vieler Professionen und Disziplinen. Sie richtet sich an Patienten und Angehörige. Sie legt Wert auf eine gute Betreuung im Team. Sie verfolgt einen ganzheitlichen Ansatz und will allein oder ergänzend, allgemein oder spezialisiert dort zur Verfügung stehen, wo sie benötigt wird, zu Hause, in Pflegeheimen, in Kliniken, in Hospizen. Damit Palliativmedizin bei Patienten und ihren An- und Zugehörigen wirken kann, sollte sie erfahren werden können. Sie strebt an, frühzeitig oder rechtzeitig im Krankheitsverlauf zum Einsatz zu kommen, gerne mit anderen Fachrichtungen zusammen, und sie zieht in ihre Betreuung Trauer mit ein.

Vieles von dem, was wir heute zur Palliativversorgung wissen, ist über Jahrzehnte und Jahrhunderte bereits praktiziert worden, und dennoch hat sich in den letzten Jahrzehnten eine umfangreiche Wissensbasis ergeben, die für den Einzelnen nicht mehr überblickbar ist. In diesem Buch haben wir Wesentliches zur Palliativversorgung zusammengetragen, was für Studierende, Ärzte in Weiterbildung und Fachärzte, die nicht hauptamtlich in der Palliativversorgung tätig sind, relevant ist. Das Buch richtet sicher aber auch an nichtärztliche Berufsgruppen – Palliativversorgung ist und bleibt ein Teamansatz.

Das Buch gliedert sich in drei Teile: Einen allgemeinen Teil und zwei spezielle Teile. Im allgemeinen Teil wird in elf Kapiteln auf grundlegendende Vorgehensweisen in der palliativen Versorgung eingegangen: Was ist Palliativmedizin? Wie findet palliative Versorgung statt? Was ist „total pain“? Welchen Stellenwert hat Lebensqualität? Was sind die Bedürfnisse von Angehörigen, was von Menschen anderer Kulturen? Wie findet Kommunikation mit Patienten, Angehörigen und im Team gut statt? Was sind palliative Ansätze in der Sterbephase? Wie können wir mit Todeswünschen umgehen? Was sollten wir über Trauer wissen und was sind die klinisch-ethischen Grundlagen von Entscheidungen am Lebensende?

Der erste spezielle Teil geht in fünf Kapiteln auf häufige Symptome ein: Schmerzen, respiratorische Beschwerden, gastrointestinale Symptome, Mangelernährung und Kachexie, Fatigue sowie das große Feld der neurologischen und psychiatrischen Symptome.

Der zweite spezielle Teil (Palliativversorgung bei speziellen Krankheitsverläufen) behandelt in sieben Kapiteln typische Krankheitsbilder, die zum Bedarf an palliativer Versorgung führen, ihre Belastungen und Verläufe bzw. spezielle Behandlungssituationen wie die Betreuung von Kindern, von älteren Menschen oder in der Intensivmedizin. Den Abschluss bildet ein Ausblick auf zukünftig zu erwartende Entwicklungen.

Das Buch erhebt keinen Anspruch auf Vollständigkeit und ersetzt keine klinische Erfahrung, aber es will dazu beitragen, Palliativmedizin in ihrer Zugangsweise auf Patienten und Angehörige und in ihren fach-, professions- und sektorübergreifenden Ansätzen zu verstehen.

An dieser Stelle sind wir allen Autorinnen und Autoren zu großem Dank verpflichtet, welche die Kapitel dieses Buches erstellt haben und ihr Wissen und Können in diesen Kapiteln weitergeben. Die meiste Anerkennung erfahren Autorinnen und Autoren durch dankbare, aber auch kritische Leserinnen und Leser.

Ein ganz besonderer Dank gilt den Mitarbeiterinnen des Elsevier-Verlags und der Redakteurin, die mit großer Geduld, Fleiß und Motivation dieses Buch ermöglicht haben. Ohne ihre Unterstützung wäre es nicht möglich geworden.

Letztlich soll dieses Buch helfen, dass gute palliative Versorgung möglichst vielen Menschen zur Verfügung steht, die sie brauchen. In diesem Sinne wünschen wir diesem Buch eine weite Verbreitung und neugierige, interessierte Leserinnen und Leser.

Jena, Heidelberg, Frühjahr 2023
Ulrich Wedding, Stefan Fuxius

Fehler gefunden?

https://else4.de/978-3-437-23406-4

An unsere Inhalte haben wir sehr hohe Ansprüche. Trotz aller Sorgfalt kann es jedoch passieren, dass sich ein Fehler einschleicht oder fachlich-inhaltliche Aktualisierungen notwendig geworden sind.

Sobald ein relevanter Fehler entdeckt wird, stellen wir eine Korrektur zur Verfügung. Mit diesem QR-Code gelingt der schnelle Zugriff.

Wir sind dankbar für jeden Hinweis, der uns hilft, dieses Werk zu verbessern. Bitte richten Sie Ihre Anregungen, Lob und Kritik an folgende E-Mail-Adresse: kundendienst@elsevier.com

Benutzerhinweise

Kernaussagen
Kurze Vorschau auf die wichtigsten Aspekte des Kapitels

CAVE
Worauf man achten sollte; Vorsicht

EVIDENZ
Studien und wissenschaftliche Fakten zum Thema

DEFINITION
Begriffserläuterungen

PATIENTENBERATUNG
Hinweise und ergänzende Erläuterungen

INTERPROFESSIONELLES TEAM
Hinweise für Spezialisten aus den verschiedenen Fachrichtungen

FALLBEISPIEL
Patienten beispiele

LEITLINIEN
Aussagen der aktuellen Leitlinien

Abbildungsnachweis

Der Verweis auf die jeweilige Abbildungsquelle befindet sich bei allen Abbildungen im Werk am Ende des Legendentextes in eckigen Klammern.

E355-026	Goldman, L./Schafer, A. I.: Goldman-Cecil Medicine. Elsevier, 26th edition 2020.
F201-051	Horneber, M./et al.: Tumor-assoziierte Fatigue: Epidemiologie, Pathogenese, Diagnostik und Therapie. In: Deutsches Ärzteblatt CME Kompakt. Volume 1, 1–16, 2014.
F220-004	European Association for the Study of the Liver: Hepatic Encephalopathy in Chronic Liver Disease: 2014 Practice Guideline by the European Association for the Study of the Liver and the American Association for the Study of Liver Diseases. In: Journal of Hepatology 60(2):715–735, 2014.
F239-002/L143	Janssen, D. J. A./et al: Dynamic Preferences for Site of Death Among Patients With Advanced Chronic Obstructive Pulmonary Disease, Chronic Heart Failure, or Chronic Renal Failure. In: Journal of Pain and Symptom Management. Volume 46, Issue 6, 826–836, 2013/Heike Hübner, Berlin
F1030-001	Warden, V./Hurley, A. C./Volicer, L.: Development and Psychometric Evaluation of the Pain Assessment in Advanced Dementia (PAINAD) Scale. In: Journal of the American Medical Directors Association. Volume 4, Issue 1, 9–15, 2003.
G350	Child, C. G./Turcotte, J. G.: Surgery and portal hypertension. In: Child, C. G. (ed.): The liver and portal hypertension. Saunders, 50–64, 1964.
G1214	Urden, Linda D./et al.: Critical Care Nursing: Diagnosis and Management, 8th Edition. Elsevier, 2018.
H066-002	Wax, J. W./An, A. W./et al.: Voluntary Stopping Eating and Drinking. In: Journal of the American Geriatrics Society. Volume 66, Issue 3, 441–445, 2018.
L143	Heike Hübner, Berlin
L231	Stefan Dangl, München
M453	Dr. med. Axel Valet, Herborn
T335	Universitätsklinik Erlangen
W798/L143	World Health Organization (WHO), Genf/Heike Hübner, Berlin
W823	Arbeitskreis „Alter und Schmerz" der Deutschen Schmerzgesellschaft
W881-008	Leitlinienprogramm Onkologie (Deutsche Krebsgesellschaft, Deutsche Krebshilfe, AWMF): Palliativmedizin für Patienten mit einer nicht-heilbaren Krebserkrankung, Langversion 2.2, 2020, AWMF-Registernummer: 128/001OL.
W881-008/L143	Leitlinienprogramm Onkologie (Deutsche Krebsgesellschaft, Deutsche Krebshilfe, AWMF): Palliativmedizin für Patienten mit einer nicht heilbaren Krebserkrankung, Langversion 1.1, 2015, AWMF-Registernummer: 128/001OL, http://leitlinienprogrammonkologie.de/Palliativmedizin.80.0/Heike Hübner, Berlin
X221-043	Bericht zum Krebsgeschehen in Deutschland 2016. Zentrum für Krebsregisterdaten im Robert Koch-Institut (Hrsg). Berlin, 2016.

Adressen

Herausgeber
Dr. med. Stefan Fuxius
Onkologische Schwerpunktpraxis
Facharzt für Innere Medizin, Hämatologie und Onkologie, Palliativmedizin
Kurfürstenanlage 34
69115 Heidelberg

Prof. Dr. med. Ulrich Wedding
Universitätsklinikum Jena
Klinik für Innere Medizin II
Abteilung Palliativmedizin
Am Klinikum 1
07747 Jena

Autoren
Prof. Dr. med. Bernd Alt-Epping
Klinik für Palliativmedizin
Universitätsklinikum Heidelberg
Im Neuenheimer Feld 305
69120 Heidelberg

Dr. med. Jann Arends
Klinik für Innere Medizin I
Universitätsklinikum Freiburg, Medizinische Fakultät
Albert-Ludwigs-Universität Freiburg
Hugstetter Str. 55
79106 Freiburg

Priv.-Doz. Dr. med. Johannes Bükki
Diakonie-Klinikum Stuttgart
Rosenbergstr. 38
70176 Stuttgart

Prof. (em.) Dr. Monika Bullinger
Institut und Poliklinik für Medizinische Psychologie
Universitätsklinikum Hamburg Eppendorf
Martinistr. 52
20246 Hamburg

Dr. med. Stefan Fuxius Onkologische Schwerpunktpraxis
Facharzt für Innere Medizin, Hämatologie und Onkologie, Palliativmedizin
Kurfürstenanlage 34
69115 Heidelberg

Laura Hagelskamp M.Sc.
Thoraxklinik Heidelberg gGmbH – Universitätsklinikum Heidelberg
Röntgenstr. 1
69126 Heidelberg

Prof. Dr. med. Christiane S. Hartog
Charité Universitätsmedizin Berlin
Klinik für Anästhesie mit Schwerpunkt operative Intensivmedizin
Charitéplatz 1
10117 Berlin

Dr. Benjamin Ilse
Klinik für Neurologie
Universitätsklinikum Jena
Am Klinikum 1
07747 Jena

Dr. Jens Kästner
Klinik für Kinder- und Jugendmedizin
Kinderpalliativteam Jena
Universitätsklinikum Jena
Am Klinikum 1
07747 Jena

Dottoressa Lyonette Lorenz
Furtwängler Str. 9
69121 Heidelberg

Prof. Dr. phil. Corinna Jung M. A.
MSB Medical School Berlin
Hochschule für Gesundheit und Medizin
Rüdesheimer Str. 50
14197 Berlin

Dr. med. Julia Kunz
Fachärztin für Innere Medizin, Onkologie und Hämatologie
GRN MVZ Sinsheim
Alte Waibstadter Str. 2b
74889 Sinsheim

Prof. Dr. med. Winfried Meißner
Universitätsklinikum Jena
Klinik für Innere Medizin II, Abteilung Palliativmedizin
Am Klinikum 1
07747 Jena

Dr. Andrej Michalsen
Klinik Tettnang GmbH
Klinik für Anästhesiologie, Intensivmedizin, Notfallmedizin und Schmerztherapie
Emil-Münch-Str. 16
88069 Tettnang

Prof. Dr. Karin Oechsle
Ärztliche Leitung Palliativmedizin
Universitätsklinikum Hamburg-Eppendorf
Martinistr. 52
20246 Hamburg

Priv.-Doz. Dr. med. Mathias H.-D. Pfisterer
Klinik für Geriatrische Medizin
Zentrum für Palliativmedizin
Ambulantes Therapiezentrum
AGAPLESION ELISABETHENSTIFT
EVANGELISCHES KRANKENHAUS
Akademisches Lehrkrankenhaus
Goethe Universität Frankfurt am Main
im Bundesverband Geriatrie e. V.
Landgraf-Georg-Str. 100
64287 Darmstadt

Priv.-Doz. Dr. med. Christoph Preul
Klinik für Neurologie
Klinikum Fulda gAG
Pacelliallee 4
36043 Fulda

Dr. med. Sebastian Schiel
Zentrum für Palliativmedizin
Klinikum Fulda gAG
Universitätsmedizin Marburg –
Campus Fulda
Pacelliallee 4
36043 Fulda

Prof. Dr. med. Jan Schildmann M. A.
Martin-Luther-Universität Halle-Wittenberg
Institut für Geschichte und Ethik der Medizin
Profilzentrum Gesundheitswissenschaften
Magdeburger Str. 8
06112 Halle (Saale)

Dr. Anja Siegle M. A., RN
Forschungskoordination | Onkologie
Arbeitsgruppe HeiMeKOM (Heidelberger Meilenstein KOMmunikation)
Thoraxklinik Heidelberg gGmbH –
Universitätsklinikum Heidelberg,
Röntgenstr. 1
69126 Heidelberg

Dr. Martin Steiner
Regionshospitalet Gødstrup
Enhed for lindrende behandling
Hospitalsparken 15
7400 Herning
Dänemark

Priv.-Doz. Dr. med. Martin B. Steins
Internistische Onkologie der Thoraxtumoren
Thoraxklinik Heidelberg gGmbH –
Universitätsklinikum Heidelberg
Röntgenstr. 1
69126 Heidelberg

Tobias Titulaer
Käthe-Kollwitz-Str. 8
99734 Nordhausen

Dr. Matthias Villalobos
Thoraxklinik Heidelberg gGmbH –
Universitätsklinikum Heidelberg
Röntgenstr. 1
69126 Heidelberg

Prof. Dr. med. Ulrich Wedding
Universitätsklinikum Jena
Klinik für Innere Medizin II
Abteilung Palliativmedizin
Am Klinikum 1
07747 Jena

Dr. med. Christiane Wiedemann
Medizinische Onkologie
Thoraxklinik Heidelberg gGmbH –
Universitätsklinikum Heidelberg
Röntgenstr. 1
69126 Heidelberg

Inhaltsverzeichnis

I

Allgemeiner Teil

KAPITEL

1

Bernd Alt-Epping

Was ist Palliativmedizin?

Kernaussagen

Da Begriffe wie „palliativ", „kurativ" oder „supportiv" rasch zu Missverständnissen zwischen verschiedenen Berufsgruppen, Fachdisziplinen, Patienten und Angehörigen führen, erschließt sich das Konzept von „Palliativmedizin" am ehesten durch die Frage, was Patienten brauchen, wenn sie schwer und lebensbedrohlich erkrankt sind.

1.1 Das Verständnis von Palliativmedizin in der Gesellschaft

Der Begriff „palliativ" weckt in der breiten Gesellschaft über Jahre und Jahrzehnte unverändert die Assoziation einer fürsorglichen Begleitung in der unmittelbaren Versterbesituation. Palliativmedizin wird daher als eine Form der **unmittelbaren Sterbebegleitung** wahrgenommen – und wenn ein Mitarbeiter „aus der Palliativmedizin" zum Patienten kommt bzw. hinzugezogen wird, wird dies unverändert oft als Zeichen des unmittelbar bevorstehenden Todes (miss-)verstanden. Analog dazu werden in der Bildsprache der Medien die Begriffe „palliativ" und „Palliativmedizin" zumeist durch brennende oder gerade verlöschte Kerzen, Kieselsteine im Wasser, ein endender Steg am See, Sonnenuntergänge, verwehende Pusteblumen oder haltende Hände symbolisiert. Diese Bildsprache wird nicht nur von der breiten Gesellschaft genutzt, sondern auch von palliativmedizinischen Einrichtungen selbst, was wiederum die Konnotation palliativmedizinischer Einrichtungen mit der unmittelbaren Sterbesituation (oder mit der darauf folgenden Trauerarbeit) verfestigt.

Das Symbol der haltenden Hände bringt eine sehr starke und nicht zu unterschätzende Wirksamkeit der Palliativmedizin zum Ausdruck: die **kompromisslose Zuwendung** zum Patienten und seinen Angehörigen, auch über jede Form der (dann vielleicht nicht mehr wirksamen) medizinischen Behandlung hinaus. Diese über alle Maßen persönliche Begleitung eines Patienten stellt einen absolut essenziellen Grundpfeiler palliativen Handelns dar. Dennoch muss die Frage gestellt werden, ob dadurch die Wirksamkeit und Breite der Palliativmedizin ausreichend abgebildet werden, die auch durch **geballte, frühzeitige und teils hochspezialisierte Interventionen** charakterisiert ist.

1.2 Bedürfnisse der Patienten und Handlungskonsequenzen

1.2.1 Bedürfnisse der Patienten

Möglicherweise wird das, was „palliativ" und was „Palliativmedizin" unabhängig von allen strukturpolitischen Diskussionen eigentlich bedeuten, besser nachvollziehbar, wenn der Blick darauf gerichtet wird, was Menschen eigentlich brauchen, wenn sie schwer erkranken. Bei einer „schweren" Erkrankung (im Sinne von Komplexität der Situation oder einer Lebensbedrohlichkeit oder beidem) bedarf es einer **Vielzahl an therapeutischen, unterstützenden oder begleitenden Maßnahmen.** Dabei kann eine Differenzierung der verschiedenen Maßnahmen lediglich als Orientierung gelten, denn z. B. können therapeutisch wirksame Maßnahmen immer auch dem Unterstützungs- und Begleitungsaspekt dienlich sein und begleitende Maßnahmen auch therapeutische Züge aufweisen. Die Vielzahl an Maßnahmen betreffen u. a. folgende Bereiche:

- In den meisten, wenn nicht in allen schweren Erkrankungssituationen wird die Frage, welche oder ob eine **ursachenspezifische, kausale Therapie** möglich ist, gestellt oder steht gar im Vordergrund. Dies gilt auch für unheilbare Erkrankungssituationen.
- Die **Behandlung physischer Symptome** sollte parallel zur kausalen Therapie stattfinden und nicht erst dann, wenn keine kausale Therapie mehr möglich ist.
- Ebenso sollte die **Unterstützung bei psychosozialen Belastungen** erfolgen, z. B. durch gesprächspsychotherapeutische, verhaltenstherapeutische oder tiefenpsychologisch orientierte Konzepte, sozialdienstliche Leistungen, sozialrechtliche Beratung.
- Nahezu immer bedürfen schwere Erkrankungssituationen, v. a. bei progredientem Verlauf, **pflegerischer Unterstützung** (personale und technische

Pflegeressourcen) einschließlich der **Beratung zu Nahrung und Flüssigkeit.**

- Mobilisierbarkeit, Atemeffizienz, Körperempfinden u. a. können durch **physiotherapeutisch-rehabilitative Maßnahmen** verbessert werden.
- **Ethische Fragestellungen** in schweren Erkrankungssituationen betreffen z. B. Entscheidungsaspekte bei Nichteinwilligungsfähigkeit, Fragen zur Zulässigkeit von Therapiebegrenzungsmaßnahmen, vorausschauende Kommunikation und verschriftlichte Absprachen zu Entscheidungssituationen und Patientenpräferenzen am Lebensende (im weitesten Sinne als Advance Care Planning bezeichnet). Deshalb bedarf es einer entsprechenden ethischen Expertise, wenn es um die Behandlung und Begleitung in schweren Erkrankungssituationen geht.
- Schwere Erkrankungssituationen berühren existenzielle Aspekte des Daseins – nicht nur für den Patienten selbst, sondern auch für alle anderen begleitenden oder therapeutisch tätigen Personen. Dementsprechend brauchen **Kommunikation und Reflexion** entsprechend Zeit und Raum, auch im spirituellen Sinne durch begleitende **Seelsorge.**
- Das **soziale Umfeld** bzw. die **Angehörigen** benötigen besondere Aufmerksamkeit, weshalb in den gängigen Definitionen der Palliativmedizin die Angehörigen explizit als therapeutische Zielpersonen mit aufgeführt sind.
- Diese Angehörigenarbeit umfasst auch die Zeit und den Raum für **Aufbahrung und Trauerarbeit.**
- All diese Aufgaben bedürfen zudem einer engagierten **Koordination,** die sowohl eine Unter- als auch eine Überversorgung am Lebensende und Fehlabsprachen vermeiden hilft.

FALLBEISPIEL

Ein 43-jähriger Patient mit Glioblastoma multiforme (WHO IV), Erstdiagnose vor 23 Monaten, primär behandelt mit OP und Radiochemotherapie (sog. Stupp-Schema), erleidet ein inoperables Rezidiv mit Paresen, Gangunsicherheit und Schlafstörung. Der Patient ist verheiratet und hat 3 Kinder im Alter von 2–10 Jahren. Er ist selbstständig.

Aktuell wird er auf Veranlassung des Hausarztes in der interdisziplinären Notaufnahme vorgestellt mit refraktärer Übelkeit, unstillbarem Erbrechen, Vigilanzstörung, Verwirrtheit, Unfähigkeit Medikamente, Nahrung oder Flüssigkeit zu schlucken sowie ausgeprägtem und schmerzhaftem Mundsoor unter hochdosierten Steroiden. Die (Grundschul-)Kinder erleben die Situation als extrem krisenhaft; die häusliche Versorgungssituation war in den vergangenen Tagen dekompensiert.

Es werden folgende Maßnahmen eingeleitet:

- **Ärztliche Maßnahmen:** Antiemetika i. v., Flüssigkeit i. v., Antimykotika lokal, Diagnostik bei V. a. Liquorzirkulationsstörung, Klärung der Operabilität
- **Im weiteren stationären Verlauf:** Klärung medizinischer Entscheidungssituationen im Krisenfall, Organisation einer 24-Stunden-Erreichbarkeit über Entlassung hinaus, Klärung weiterer tumorspezifischer Maßnahmen, Koordination aller Beteiligten, Advance Care Planning
- **Pflegerische Maßnahmen:** Mundpflege, Nahrung, ADL, vorausschauende Pflegeplanung, parenterale Applikationen
- **Psychologische Maßnahmen:** Unterstützung und Entlastung der Kinder und Familie, Einbeziehen der Schulverantwortlichen, Planung der weiteren familiären Begleitung, Unterstützung bei der Krankheitsverarbeitung
- **Sozialdienstliche Maßnahmen:** sozialrechtliche Beratung inklusive Finanzen, Pflegegrad, Organisation von Hilfsmitteln und Pflegedienst
- **Physiotherapeutische Maßnahmen:** Kompensation fokalneurologischer Defizite, bestmöglicher Erhalt der Mobilität
- **Seelsorgerliche Maßnahmen:** seelsorgerliche Angebote, Rituale, Gebete, Reflexion

1.2.2 Handlungskonsequenzen

Aus dieser Aufzählung leiten sich eine Reihe von **Handlungskonsequenzen** für die umfassende Behandlung und Begleitung schwer kranker Patienten ab:

1. Eine Einrichtung oder gar eine Person alleine vermag all die genannten Aspekte unmöglich umzusetzen. Es bedarf sowohl verschiedener Professionen, um dies umzusetzen **(Multiprofessionalität),** als auch verschiedener (ärztlicher) Fachdisziplinen **(Interdisziplinarität).**
2. Diese umfassende Betreuung darf nicht nur auf den stationären Sektor begrenzt sein und z. B. ausschließlich auf einer umfassend personell ausgestatteten Palliativstation stattfinden, sondern muss sich in die außerklinische Versorgung, in die Häuslichkeit, ins Pflegeheim oder ins Hospiz fortsetzen **(sektorenübergreifende Versorgung).**
3. Es reicht nicht aus, eine solche Betreuung zu den Regelarbeitszeiten vorzuhalten, sondern es bedarf einer **24/7-Erreichbarkeit** einschließlich einer **Hausbesuchsoption,** um die unvermeidlichen und letztlich auch zu erwartenden Krisen und Zuspitzungen progredient verlaufender Erkrankungen abzufangen.
4. Ein solch umfassendes, auf Krisenmanagement ausgerichtetes Unterstützungskonzept macht nur Sinn, wenn es frühzeitig bzw. rechtzeitig im Erkrankungsverlauf implementiert wird **(frühzeitige Integration)** und nicht erst in der unmittelbaren Versterbesituation.

1.2.3 Merkmale Palliativmedizin

Diese vier Handlungskonsequenzen, die sich aus den Bedürfnissen schwer kranker Patienten ergeben, stellen die **wesentlichen Strukturmerkmale** der Palliativmedizin bzw. der spezialisierten palliativmedizinischen Einrichtungen dar.

DEFINITION

Bedürfnis- und handlungsgeleitete Definition von Palliativmedizin

Palliativmedizin versteht sich als **breit angelegtes Unterstützungskonzept,** das auf die Vielschichtigkeit und Komplexität von Belastungssituationen bei schweren, lebensbegrenzenden Erkrankungen ausgerichtet und durch eine innere Haltung gegenüber schwer kranken und sterbenden Menschen und gegenüber existenziellem Leid charakterisiert ist.

Palliativmedizin ist in diesem Sinne ein **bedürfnisorientierter** (und weniger ein prognose- oder diagnoseabhängiger), **multiprofessioneller** und **interdisziplinärer** Behandlungsansatz, der die grundlegende hausärztliche Behandlung, die pflegerische Grundversorgung und die grunderkrankungsspezifischen Therapien dann ergänzt, wenn besonders komplexe, unterstützungsbedürftige Situationen eingetreten oder zu erwarten sind.

Daraus wird auch deutlich, dass nicht jeder Patient, der sich in einer unheilbaren oder gar sterbenahen Situation befindet, all dieser unterstützenden Maßnahmen bedarf. So werden Patienten nach einem schweren ischämischen Schlaganfall, die zwar beispielsweise Unterstützung bei der Nahrungszufuhr aufgrund einer neurogenen Dysphagie und viel pflegerische Leistungen brauchen, i. d. R. von der Familie, den allgemeinen Pflegediensten bzw. den Mitarbeitern in den stationären Pflegeeinrichtungen und dem Hausarzt suffizient betreut (**allgemeine** Palliativversorgung [APV]). Hingegen finden sich gerade im Kontext fortgeschrittener, unheilbarer Krebserkrankungen in besonderem Maße belastete, unterstützungsbedürftige und krisenträchtige Situationen, die ein Mehr an Ressourcen, aber auch an palliativmedizinischer Expertise bedürfen – diese Situationen stellen die Domäne der **spezialisierten** Palliativversorgung dar (Palliativstationen, spezialisierte ambulante Palliativversorgung [SAPV], palliativmedizinische Konsildienste, Palliativdienste, palliativmedizinische Dienste für stationäre Patienten außerhalb einer Palliativstation, Hospize).

1.3 Ein Blick zurück

1.3.1 Historische Entwicklung

Diese Form geballter und expliziter Unterstützung in absehbar infausten Erkrankungssituationen mag aus heutiger Sicht ein nachvollziehbarer, erforderlicher Behandlungsstandard sein, ist jedoch im historischen Blick zurück alles andere als selbstverständlich. Die rasanten, v. a. technischen und medikamentösen Entwicklungen der Medizin, die sich insbesondere nach dem Zweiten Weltkrieg einstellten, und die resultierende Erwartungshaltung und der Machbarkeitsglaube der Gesellschaft gegenüber der technischen Medizin wirkten sich auch auf die Einstellung zu Sterben und Tod aus. Der Tod wurde aus medizinischer Perspektive zunehmend als zu bekämpfender Zustand angesehen. Das Sterben verlagerte sich aus dem familiären, häuslichen Kontext immer mehr in stationäre Einrichtungen. Die zunehmende Verdrängung des Bewusstseins von Endlichkeit und Sterbenmüssen ging mit einer Marginalisierung und unzureichenden Behandlung und Begleitung von Sterbenden bzw. von nicht mehr therapierbaren Menschen einher.

Der Impuls, die Aspekte von Endlichkeit, Angewiesensein, Begleitung und Unterstützung auch in nicht mehr heilbaren Erkrankungssituationen explizit zu machen und aus der Tabuzone herauszuholen, beruhte zunächst insbesondere auf einem bürgerschaftlichen bzw. ehrenamtlichen, auch pflegerisch-begleitend orientierten Engagement – der sog. Hospizbewegung. Diese Aspekte auch als umfassenden medizinischen Auftrag im Sinne einer zusätzlichen ärztlich-therapeutisch ausgerichteten Behandlung zu verstehen, ist v. a. auf das Wirken von der Ärztin Dame Cicely Saunders zurückzuführen, die 1967 das St. Christopher's Hospice als erste spezialisierte Einrichtung für schwerst- und sterbenskranke Patienten in London eröffnete. Der Begriff „Palliative Care" wurde hingegen von dem kanadischen Arzt Balfour Mount (1975) geprägt, um die Haltung und Grundsätze der Hospizbewegung im Kontext eines Krankenhaues umzusetzen. Zudem war im französischsprachigen Kanada der Begriff „Hospice" bereits im Sinne von Pflegeeinrichtungen belegt.

In Deutschland eröffnet die erste Palliativstation im Jahr 1983 in Köln. Mittlerweile gibt es über 324 Palliativstationen, 230 stationäre Hospize, 1420 ambulante Hospizdienste, 306 SAPV Teams und 44 multiprofessionelle Palliativdienste für stationäre Patienten.

1.3.2 Begriffsprobleme

Diese Entwicklungen haben dazu beigetragen, dass die Begriffe „palliativ" und „Hospiz" international uneinheitlich verwendet werden. Die in Deutschland vorherrschende Prägung des Begriffs „Hospiz" als pflegerisch und ehrenamtlich geprägte Einrichtung zur Begleitung in sterbenahe Situationen entspricht z. B. nicht dem Begriffsverständnis von „Hospice".

Die WHO definierte den Begriff „Palliative Care" 1986 als „the active total care of patients whose disease is not responsive to curative treatment" und formulierte im Jahr 2002 deutlich breiter: „Palliative care is an approach that improves the quality of life of patients and their families facing the problems associated with life-threatening illness." Problematisch ist dabei, dass auch der Begriff „curative" divergent verstanden wird, sei es im Sinne von heilend (dann wäre – gut nachvollziehbar – eine nicht heilbare Situation gemeint) oder im Sinne von kausal (dann würde eine unmittelbar sterbenahe Situation gemeint sein, in der nur noch ausschließlich eine unspezifische Symptomlinderung möglich wäre). Auch

die Ausweitung auf „life-threatening illness“ erscheint im akutmedizinischen Kontext mit einer Vielzahl an lebensbedrohlichen, aber dank intensivmedizinischer Maßnahmen erwartbar rekompensierbaren Erkrankungssituationen unklar.

Des Weiteren gibt es eine Diskussion darüber, ob der Begriff „Palliativmedizin“ dem multiprofessionellen Gedanken des Palliativkonzepts in dem Sinne ausreichend Rechnung trägt, dass „Medizin“ als ausschließlich ärztliche Tätigkeit interpretiert wird, und man nicht besser den Begriff „Palliative Care“ (selbst auf die Gefahr hin, dass dieser Anglizismus von Laien nicht verstanden wird) oder den Begriff „Palliativversorgung“ benutzen sollte (auch wenn damit dann der medizinisch-therapeutische Anteil in der Palliativmedizin zu kurz kommt).

Zuletzt bestehen weitere begriffliche Abgrenzungsschwierigkeiten der Palliativmedizin zur supportiven Therapie, gerade im Kontext von Krebserkrankungen und speziell mit Blick auf palliativmedizinische Frühintegrationskonzepte, die eine Überlappung mit tumorspezifischen Maßnahmen und damit auch von supportiven Therapien implizieren.

Diese vielschichtigen Begriffsprobleme mögen beispielhaft verdeutlichen, wie schwer gerade im Kontext des Lebensendes in Worte zu fassen ist, um welche Erkrankungssituation es eigentlich geht, und welche Form therapeutischer Unterstützung gemeint ist. Neben allen Diskussionen zu Begrifflichkeiten und Strukturen sollte das ursprüngliche Ziel nicht aus den Augen verloren werden: Die Belastungen der Patienten und ihrer Familien zu erfassen und diejenigen umfassenden, therapeutischen und unterstützenden Maßnahmen zu leisten, die gebraucht werden, um diese Situation für alle Beteiligten aushaltbarer zu machen – egal, wie wir diese Situation und diese Maßnahmen begrifflich etikettieren.

KAPITEL 2

Ulrich Wedding

Palliativmedizinische Versorgungskonzepte, Interdisziplinarität, Multiprofessionalität, Teamarbeit

Kernaussagen

- Palliativversorgung bezieht sich auf Patienten sowie An- bzw. Zugehörige.
- Palliativversorgung soll frühzeitig im Krankheitsverlauf beginnen und endet nicht mit dem Tod, sondern schließt die Trauerphase ein.
- Spezialisierte Palliativversorgung findet interdisziplinär, multiprofessionell und im Team statt.
- Das Team ist eine wesentliche Ressource, um mit den Belastungen der Arbeit umzugehen.

2.1 Einleitung

Wer soll **wann** palliativmedizinische Versorgung erhalten und **wie** und **durch wen** findet sie am besten statt? Hinter diesen Fragen verbergen sich verschiedene palliativmedizinische Versorgungskonzepte, die sich ergänzen können und sollen. Wesentliche Elemente der Versorgung sind die Interdisziplinarität, die Multiprofessionalität und die Teamarbeit.

Grundlage der nachfolgenden Darstellungen ist die erweiterte S3-Leitlinie Palliativmedizin für Patienten mit einer nicht-heilbaren Krebserkrankung. Sie ist im Rahmen des Leitlinienprogramms Onkologie der Arbeitsgemeinschaft der Wissenschaftlichen Medizinischen Fachgesellschaften (AWMF), der Deutschen Krebsgesellschaft (DKG) und der Deutschen Krebshilfe (DKH) entstanden. Die Darstellungen dieser Leitlinie enthalten daher eine Formulierung, dass sich die Aussagen auf Patienten mit (fortgeschrittenen) Krebserkrankungen beziehen; sie gelten allerdings auch für Patienten mit anderen (fortgeschrittenen) Erkrankungen. Weitere Grundlagen der Darstellungen sind die Standard Operating Procedures (SOPs) der AG Palliativmedizin des Netzwerks Onkologischer Spitzenzentren. Ein Glossar zu unterschiedlichen, nicht immer einheitlich verwendeten Begriffen findet sich auf der Internetseite der Deutschen Gesellschaft für Palliativmedizin.

2.2 Definition

DEFINITION

Die Weltgesundheitsorganisation (WHO) definiert Palliativmedizin wie folgt: „Palliativmedizin/Palliative Care ist ein Ansatz zur Verbesserung der Lebensqualität von Patienten und ihren Familien, die mit Problemen konfrontiert sind, die mit einer lebensbedrohlichen Erkrankung einhergehen. Dies geschieht durch Vorbeugen und Lindern von Leiden durch frühzeitige Erkennung, sorgfältige Einschätzung und Behandlung von Schmerzen sowie anderen Problemen körperlicher, psychosozialer und spiritueller Art."

Palliativmedizin

- ermöglicht Linderung von Schmerzen und anderen belastenden Symptomen,
- bejaht das Leben und erkennt Sterben als normalen Prozess an,
- beabsichtigt weder die Beschleunigung noch Verzögerung des Todes,
- integriert psychologische und spirituelle Aspekte der Betreuung,
- bietet Unterstützung, um Patienten zu helfen, ihr Leben so aktiv wie möglich bis zum Tod zu gestalten,
- bietet Angehörigen Unterstützung während der Erkrankung des Patienten und in der Trauerzeit,

- beruht auf einem Teamansatz, um den Bedürfnissen der Patienten und ihrer Familien zu begegnen, auch durch Beratung in der Trauerzeit, falls notwendig,
- fördert Lebensqualität und kann möglicherweise auch den Verlauf der Erkrankung positiv beeinflussen,
- kommt frühzeitig im Krankheitsverlauf zur Anwendung, auch in Verbindung mit anderen Therapien, die eine Lebensverlängerung zum Ziel haben, wie Chemotherapie oder Bestrahlung, und schließt Untersuchungen ein, die notwendig sind, um belastende Komplikationen besser zu verstehen und zu behandeln.

2.3 Versorgungskonzepte

2.3.1 Wer?

Die **WHO** definiert Palliativmedizin als Versorgungsform für Patienten mit „lebensbedrohlicher" Erkrankung, und schließt die Angehörigen („ihre Familien") ein. Die Begründung für die Versorgungsform erfolgt somit durch die **Situation der Erkrankung,** sie bedroht das Leben.

Die **European Association of Palliative Care** (EAPC) beschreibt Palliativversorgung als Konzept für Patienten, die „auf kurative Behandlungsmaßnahmen nicht mehr ansprechen". Hier erfolgt die Begründung aufgrund des **Therapieziels.** Die Festlegung eines Therapieziels ist zentraler Bestandteil der Indikationsstellung und geht der Therapie voraus. Das Therapieziel wird zum einen aufgrund der Art der Erkrankung, des Stadiums, der prognostischen Faktoren und der gesamtgesundheitlichen Situation des Patienten festgelegt, zum anderen aufgrund des – nach dem aktuellen Stand des medizinischen Wissens mit einer gewissen Wahrscheinlichkeit – in dieser Situation durch eine Therapie erreichbaren Ziels. Von einem kurativen Behandlungsziel spricht man, wenn die Erkrankung durch therapeutische Maßnahmen geheilt werden kann, im Sinne einer dauerhaften Erkrankungsfreiheit ohne Therapie. Kann eine Erkrankung nicht geheilt werden, treten andere Therapieziele in den Vordergrund: Lebensverlängerung, Verbesserung von Symptomen bzw. Belastungen, Erhalt bzw. Wiederherstellung der Lebensqualität oder würdiges Sterben.

Zum einen wird in **Abgrenzung von einem kurativen Therapieziel** und in der Folge von einem nicht kurativen oder palliativen Therapieziel bzw. Behandlung gesprochen, was genaugenommen alle chronischen Erkrankungen einschließt. Zum anderen wird von einem **palliativen Therapieziel** gesprochen, wenn die Behandlung von Symptomen mit dem Fokus Lebensqualität im Vordergrund steht. Diese Heterogenität der verwendeten Begriffe macht die Vermittlung von palliativen Versorgungsansätzen nicht leichter, da immer wieder erklärt werden muss, von was gesprochen wird, wenn über palliative Versorgung gesprochen wird. Das betrifft sowohl den innerärztlichen Dialog als auch die Kommunikation mit Patienten und Angehörigen. Entsprechend hat es Auswirkungen auf die Frage, wann Palliativversorgung eingebunden wird.

In den Anforderungen für die palliativmedizinische Komplexbehandlung (OPS 8–982), die spezialisierte palliativmedizinische Komplexbehandlung durch einen Palliativdienst (OPS 8–98h) und die spezialisierte stationäre palliativmedizinische Komplexbehandlung (OPS 8–98e) wird der Terminus **„Patienten mit einer progredienten, fortgeschrittenen Erkrankung und begrenzter Lebenserwartung"** verwendet. Sie setzen eine Kombination aus Erkrankung und Prognose ein.

Ein weiterer Ansatz zur Frage, wer palliative Versorgung erhalten soll, ist die Definition über die **Prognose.** Aus dem allgemeinmedizinischen Kontext stammt die „surprise question". Wird ärztlicherseits die Frage „Würde es Sie überraschen, wenn dieser Patient innerhalb des nächsten Jahres sterben würde?" mit „Nein" beantwortet, sollte auch palliativmedizinische Aspekte in die Betreuung mit einbezogen werden – mit allgemeiner oder bei Bedarf spezialisierter palliativmedizinischer Unterstützung. Eine Metaanalyse bestätigt den prädiktiven Effekt der „surprise question". Auch innerhalb palliativmedizinischer Prognosescores ist die Arzteinschätzung der verbleibenden Lebenszeit der aussagekräftigste Bestandteil, allerdings ist hier der Zeithorizont nicht das letzte Lebensjahr, sondern die letzten Wochen bis Monate. Dieser Ansatz, palliativmedizinische Versorgung als einen wichtigen Baustein in der **Versorgung im letzten Lebensjahr** zu sehen, gewinnt an Bedeutung. Im Vordergrund steht nicht die Erkrankung, sondern die angenommene Prognose.

Die **Lebenssituation** von Menschen **im letzten Lebensjahr** ist vielfältig. Basierend auf der Einschränkung der Selbstversorgungsfähigkeit sind typische Verläufe zu beschreiben:

- Plötzlicher Tod ohne vorherige Einschränkungen
- Terminale Erkrankung mit rasch zunehmenden Einschränkungen in den letzten Lebenswochen und Monaten
- Organversagen mit Phasen stärkerer und geringerer Einschränkung, im Verlauf jedoch Abnahme
- Gebrechlichkeit mit deutlicher Einschränkung bereits zu Beginn des letzten Lebensjahrs und kontinuierlich und allmählich abnehmender Selbstversorgungsfähigkeit

Die Kenntnis, dass es sich um das letzte Lebensjahr handelt, ist erst ex-post möglich. Große Bedeutung kommt diesem Ansatz daher die prognostische Einschätzung zu. Dabei bleibt aber eine **Unsicherheit** in der Prognose immer bestehen, die für dieses Vorgehen aber **nicht relevant** ist, da ein frühzeitiges Einbinden von palliativer Mitbetreuung keine negativen Auswirkungen auf Patienten hat. Durch Weiterentwicklungen der therapeutischen Möglichkeiten können sich auch Änderungen im Verlauf von Erkrankungen ergeben, z. B. aufgrund neuer onkologischer Therapiemöglichkeiten.

Wenn über palliativmedizinische Versorgung gesprochen oder geschrieben wird, bezieht sich das meist auf eine spezialisierte palliativmedizinische Versorgung, z. B. Behandlung auf Palliativstationen, und nicht auf die allgemeine palliativmedizinische Versorgung, z. B. durch Hausärzte. Das ist ein Grund, warum es immer wieder schwierig ist, palliativmedizinische Versorgungsansätze verständlich und akzeptierbar darzustellen.

Patienten

Wenn Patienten unter einer „lebensbedrohlichen" Erkrankung (Definition der WHO) leiden, „auf kurative Behandlungsmaßnahmen nicht mehr ansprechen", wie es z. B. die European Association of Palliative Care (EAPC) beschreibt, oder sich im absehbar letzten Lebensjahr befinden, sollten palliative Betreuungsansätze in die Behandlung integriert werden und eine palliative (Mit-)Betreuung erfolgen. Eine Einschränkung auf bestimmte Erkrankungen, z. B. Krebserkrankungen, sollte nicht erfolgen, ebenso wenig aufgrund des Alters (➤ Kap. 21, ➤ Kap. 22).

Auch wenn die Behandlung von Symptomen (Schmerzen ➤ Kap. 12, respiratorische Probleme ➤ Kap. 13, gastrointestinale Probleme ➤ Kap. 14, Fatigue ➤ Kap. 15, Kachexie, Nahrungszufuhr und Schluckstörungen ➤ Kap. 16, neurologisch-psychiatrische Probleme ➤ Kap. 17) und die Verbesserung der Lebensqualität im Vordergrund steht (Lebensqualität, Lebenszufriedenheit und Lebenssinn ➤ Kap. 4), gehört die Kenntnis der ursächlich zu diesen Symptomen führenden Erkrankungen dazu, u. a. da auch die Dynamik der Grunderkrankung den weiteren Krankheitsverlauf bestimmt und dies in die Planung der palliativen Versorgungskonzepte einbezogen werden muss. Die Herausgeber haben sich daher entschlossen, in diesem Buch auch auf typische Erkrankungen, die bei diesen Erkrankungen im Vordergrund stehenden Symptome und die Dynamik der Erkrankungen einzugehen (palliativmedizinische Ansätze bei Patienten mit soliden Tumoren und hämatologischen Erkrankungen ➤ Kap. 18, palliativmedizinische Ansätze bei Patienten mit Herz-, Lungen-, Leber- und Nierenerkrankungen ➤ Kap. 19, palliativmedizinische Ansätze bei Patienten mit neurologischen Erkrankungen ➤ Kap. 20). Der Ansatz, palliativmedizinische Versorgung auch bei lebensbedrohlichen Erkrankungen – wie von der WHO propagiert – einzubinden, wird insbesondere deutlich, wenn es um palliativmedizinische Ansätze in der Intensivmedizin geht (➤ Kap. 23).

Angehörige

Die umfassende Unterstützung nicht nur der Patienten, sondern auch ihres jeweiligen sozialen Umfelds, d. h. ihrer An- bzw. Zugehörigen, gehört zum Grundverständnis der Palliativversorgung. Manche sehen den Begriff „Angehörige" auf den engeren Familienkreis beschränkt; daher wird empfohlen, für die wichtigen Bezugspersonen insgesamt der Begriff „Nahestehende" oder „Zugehörige" zu verwenden (➤ Kap. 5).

Angehörige stellen einerseits als zentrale Bezugspersonen eine wichtige **Ressource** für das Wohlbefinden und die Lebensqualität von Patienten in inkurablen Erkrankungssituationen dar, gleichzeitig sind Angehörige selbst **Betroffene** mit zahlreichen psychischen, sozialen, körperlichen und ökonomischen Belastungsfaktoren und eigenem Unterstützungsbedarf in der palliativen Erkrankungssituation. Dabei steigt das psychosoziale Belastungsniveau mit zunehmender Verschlechterung des Gesundheitszustands des Patienten; es kann sogar das des Patienten übersteigen.

Daher werden Angehörige in der WHO-Definition von Palliativmedizin als explizite Adressaten palliativmedizinischer Unterstützung aufgeführt. Patienten und Angehörige sind im Sinne einer „unit of care", also einem Blick auf das gesamte betroffene Familiensystem, zu sehen. Systemische Ansätze werden daher in der psychologischen Unterstützung häufig favorisiert.

2.3.2 Wann?

Beginn

Wann soll eine Hospiz- und Palliativversorgung beginnen und wann enden? Beide haben sich anfänglich wesentlich als Betreuung von Patienten am **Lebensende** (sog. „end-of-life care") etabliert – in Situationen, in denen i. d. R. kommuniziert wird, dass andere Therapieverfahren nicht mehr sinnvoll sind, die Behandlung abgeschlossen ist oder „nichts mehr getan werden kann". Zu diesen Zeitpunkten ist dann häufig die Übernahme der Versorgung durch die Palliativmedizin ein Thema. End-of-life care bzw. Therapie am Lebensende ist eine wesentliche Aufgabe der palliativen Versorgung.

Zwischenzeitlich haben viele Studien gezeigt, dass eine frühere begleitende palliativmedizinische Mitbehandlung zu einer Verbesserung von patientenberichteten Endpunkten führt. Bahnbrechend erwies sich hierbei eine Studie von Temel et al.. Mittlerweile liegt eine Reihe von Studien zu diesem Thema vor, z. B. ein Cochrane Review von Haun et al. Daher wird inzwischen die **frühzeitige palliativmedizinische Mitbehandlung** von internationalen und nationalen Fachgesellschaften empfohlen. Trotz dieser wissenschaftlichen Daten und Empfehlungen findet ein überwiegender Teil der palliativen Versorgung erst spät im Krankheitsverlauf statt – oft erst Tage oder wenige Wochen vor dem Tod – und die frühe Integration der Versorgung ist eher die Ausnahme als die Regel. Die Ursachen dafür sind vielfältig; sie liegen bei Patienten und Angehörigen, die den Terminus „palliativ" mit Lebensende in Verbindung bringen, bei der Haltung

der Therapeuten, die häufig meinen, ihren Patienten damit Hoffnung zu nehmen, und in der Struktur des Gesundheitswesens, in der Möglichkeiten der spezialisierten ambulanten Palliativversorgung (außer für die Betreuung zu Hause) kaum etabliert sind.

Frühintegration ist ein Behandlungskonzept, das die spezialisierte palliativmedizinische Versorgung von Patienten mit einer nicht heilbaren Erkrankung frühzeitig im Krankheitsverlauf und routinemäßig ergänzend zur Behandlung der jeweiligen Grunderkrankung durchführt. Wissenschaftliche Daten zum Nutzen für die Patienten (und Angehörigen) sind wesentlich im Bereich der ambulanten Betreuung von Patienten mit Krebserkrankungen publiziert worden, aber auch für andere Patientengruppen gibt es Empfehlungen zur frühen Integration von Palliativmedizin in die Betreuung. Ziel ist nicht ein „entweder oder", sondern ein „sowohl als auch".

Die Studien weisen eine große Heterogenität auf, was Zeitpunkt der Einbindung, Art der spezialisierten Palliativversorgung, untersuchte Endpunkte etc. anbelangt. Insgesamt resultiert aber die frühe Integration einer palliativen Versorgung in die Therapie in einer besseren Symptomkontrolle, einer besseren Lebensqualität, einer häufigeren Betreuung am Ort der Präferenz, einem häufigeren Sterben am Ort der Präferenz, geringeren Kosten, und – zumindest in der Studie von Temel – in einem längeren Überleben (wenngleich dieses Ergebnis methodisch kritisiert wurde) sowie auf Angehörigenebene in einer geringeren Belastung und geringerem Arbeitsausfall aufgrund von Erkrankungen.

Erleichtert wird die ergänzenden Einbindung der spezialisierten Palliativversorgung, wenn dies Teil eines strukturierten Vorgehens im jeweiligen Zentrum ist, wenn der primär behandelnde Arzt den Patienten wissen lässt: „Ich kann/wir können Sie besser behandeln, wenn die Palliativmedizin mit im Boot ist." Dies reduziert die Sorge der Patienten und verdeutlicht das gemeinsame Therapiekonzept für die Patienten. So wie die Einbindung der spezialisierten Palliativversorgung selbstverständlich ist, gehört es auch dazu, dass andere Disziplinen integriert werden.

Ende

Palliative Versorgung endet **nicht mit dem Tod,** genauso wenig wie Trauer mit dem Tod beginnt (➤ Kap. 10). **Trauer** stellt eine wichtige Fähigkeit und Reaktion auf Verluste und schmerzhafte Erfahrungen dar, die bei Patienten und Angehörigen bereits zum Zeitpunkt der Diagnose einer schweren, lebenslimitierenden Erkrankung und in wechselnder Ausprägung im gesamten Krankheitsverlauf immer wieder auftreten kann. Die Ausprägung der Trauerreaktionen ist individuell sehr verschieden und hängt von biografischen Vorerfahrungen, der psychischen Konstellation, Beziehungen, dem kulturellen Kontext der Betroffenen und den Umständen des Verlusts ab.

Komplizierte Trauer kann in schweren Fällen die Gesundheit stark beeinträchtigen. Deshalb ist es von besonderer Bedeutung, in den Einrichtungen und Kliniken, in denen sterbende Menschen betreut werden, eine Trauerkultur zu entwickeln, welche die Betroffenen im **Trauerprozess** unterstützt. Angebote zur Trauerberatung und -begleitung werden nicht selten von (ehrenamtlichen) Hospizdiensten angeboten; sie sollen den Betroffenen einen Rückzugsraum geben, begleiten, erleichtern, aber auch evtl. auftretende komplizierte Trauerreaktionen identifizieren und dann weiterführende therapeutische Maßnahmen vermitteln. Insofern bedarf es in Einrichtungen, die lebenslimitierend erkrankte Patienten betreuen, einer entsprechenden hauseigenen und kultursensiblen **Abschieds- und Trauerkultur**.

2.3.3 Wie?

Grundsätze der Palliativmedizin sind u. a. in der S3-Leitlinie Palliativmedizin formuliert. Sie unterscheiden sich abhängig davon, ob es sich um eine allgemeine oder eine Form der spezialisierten palliativen Versorgung handelt. Gemeinsam ist den unterschiedlichen Formen der palliativen Versorgung:

- **Haltung:** „Die in der Palliativversorgung Tätigen sollen sich durch eine Haltung auszeichnen, die den Patienten als Person in seiner physischen, psychischen, sozialen und spirituellen Dimension wahrnehmen und seine Angehörigen mit einbeziehen, wahrhaftig im Umgang mit den Betroffenen sind und Sterben und Tod als einen Teil des Lebens akzeptieren." Dazu ist immer wieder auch eine **Reflexion** über die eigene Sicht auf den Tod und das eigene professionelle Agieren erforderlich. Jeder ist sterblich, keiner war selbst in der Situation am Lebensende und weiß aus eigener Erfahrung, was ihm wichtig sein wird. Die Kompetenz basiert auf der **Erfahrung** in der Betreuung vieler Menschen in palliativer Situation und kann den aktuell zu Betreuenden zur Verfügung gestellt werden.
- **Information:** Dazu gehört, dass Patienten und ihre Angehörigen zunächst nach ihrem Informationsbedürfnis zur Palliativversorgung gefragt werden. Da der Kenntnisstand bezüglich der Palliativversorgung in der Allgemeinbevölkerung nicht gut ist, sollte es bei Feststellung nicht heilbarer Erkrankungen dazugehören, Informationen dazu anzubieten. Der Umfang des Informationsbedürfnisses und die Tiefe der zur Verfügung gestellten Informationen unterscheiden sich aufgrund der Erkrankungssituation und der individuellen Bedürfnisse von Patient zu Patient.
- **Kommunikation:** Wichtig sind eine **Offenheit** des Behandlungsteams für diese Themen und eine **Kompetenz,** diese gut zu kommunizieren. Hilfreich ist, sich vor einem Gespräch klarzumachen, warum man dieses Gespräch führt und wer der „Auftraggeber" für dieses Gespräch ist. Auftraggeber ist der Patient. Allerdings wird der Gesprächsauftrag i. d. R. nicht formal erteilt, sondern

ist Teil des Behandlungsauftrags. Auch dieser erfolgt meist nicht explizit, beinhaltet implizit aber meist den **Auftrag** an den Arzt bzw. das behandelnde Team: „Stellt mir Eure Kompetenz in einer Situation zur Verfügung, in der ich überfordert bin." Macht man sich diesen Gesprächsauftrag klar, wählt man andere Formulierungen; die Gespräche fühlen sich dann für den Patienten selbst und den Arzt anders an (Gesprächsführung mit Patienten, Angehörigen und im Team ➤ Kap. 6).
- **Symptome und Bedürfnisse des Patienten erfassen:** Im Vordergrund der palliativen Versorgung steht die Orientierung an den Symptomen und Bedürfnissen des Patienten. Diese können somatischer, psychischer, sozialer oder spiritueller Natur sein (vier Dimensionen). Oft kommt es zu Überlappungen (Erfassung von Bedürfnissen, Total-Pain-Konzept ➤ Kap. 3). Hilfreich ist zudem die Zuordnung des Patienten zu **Phasen** der Palliativversorgung (stabil – instabil – sich verschlechternd – terminal – Trauer/Unterstützung nach dem Versterben).
- **Patientenpräferenzen erfassen:** Erst wenn man weiß, was Patienten wollen, ist es möglich, eine Versorgung auf ihre Präferenzen auszurichten. Dazu gehört die Kenntnis, was für den Patienten Faktoren seiner Lebensqualität, seiner Lebenszufriedenheit und seines Lebenssinns sind (Kap. 4). Diese werden in die Formulierung des Patientenwillens einfließen, zum einen in konkrete Therapieentscheidungen, zum anderen in der vorausschauenden Versorgungsplanung (Interaktion von Indikation und Patientenwillen ➤ Kap. 11).
- **Wahrnehmung der Patienten in ihrer kulturellen, weltanschaulichen und religiösen Identität:** Viele Aspekte von Krankheit, Leiden und Tod unterliegen kulturellen Prägungen: Was ist die Ursache von Erkrankungen? Warum existiert Leid? Was passiert nach dem Tod? Nur wenn wir wissen, was die Vorstellung der Patienten prägt, kann dies im Rahmen der palliativen Versorgung berücksichtigt werden (➤ Kap. 7).
- **Vorausschauende Versorgungsplanung:** Eine wesentliche Aufgabe der palliativmedizinischen Betreuung ist die vorausschauende Versorgungsplanung. Das heißt in einem strukturierten Prozess, Patientenpräferenzen für mögliche zukünftige gesundheitliche Situationen zu ermitteln und zu implementieren. Sie bindet den Patienten, seine Angehörigen und seine Behandler ein. Weiterführend sei auf die Hinweise der Bundesärztekammer zum Umgang mit Patientenverfügungen verwiesen (Bundesärztekammer 2018).

2.3.4 Durch wen?

In Deutschland sterben pro Jahr ca. 900000–1000000 Menschen ➤ (Kap. 8). Die Schätzungen, wie viele dieser Menschen vor ihrem Tod palliativmedizinischen Versorgungsbedarf haben, schwanken deutlich. Schätzungen für Deutschland liegen bei 40–96 %.

Palliativmedizinische Versorgungskonzepte

An der palliativen Versorgung sind viele Personen und Institutionen beteiligt: Professionelle unterschiedlicher Berufe und Fachrichtungen, Ehrenamtliche, Haus- und Facharztpraxen, Pflegedienste, Krankenhäuser, Einrichtungen der Altenhilfe, Apotheken etc. Daher ist die **Abstimmung,** wer sich in welcher Situation kümmert, eine wesentliche Aufgabe. Idealerweise sind die an der palliativen und hospizlichen Versorgung Beteiligten in **regionalen Netzwerken** organisiert, tauschen sich aus und nutzen gemeinsame Plattformen der Dokumentation, um bei Versorgungsübergängen einen möglichst geringen Verlust an Informationen zu haben.

Entsprechend der sektoralen Gliederung des Gesundheitswesens in Deutschland wird zwischen **ambulanten** und **stationären** Versorgungstrukturen unterschieden. In beiden gibt es zudem **allgemeine/primäre** Versorgungsstrukturen und **spezialisierte,** sodass zwischen allgemeiner ambulanter Palliativversorgung (AAPV), allgemeiner stationärer Palliativversorgung (ASPV), spezialisierter ambulanter Palliativversorgung (SAPV) und spezialisierter stationärer Palliativversorgung (SSPV) zu differenzieren ist. Die Abgrenzung zwischen allgemeiner und spezialisierter Palliativversorgung ist nicht immer eindeutig. Wichtig sind reibungslose Übergänge zwischen beiden Formen der Palliativversorgung.

Internationale Modelle gehen eher von einer Drei- oder gar Vierteilung aus. Sie unterscheiden in einem **dreiteiligen System** zwischen einer Primär- oder Grundversorgung, der allgemeinen Palliativversorgung und der spezialisierten Palliativversorgung. In einem **vierteiligen System** wird innerhalb der spezialisierten Versorgung nochmals zwischen Versorgung in der Breite und in spezialisierten Einrichtungen, wie sie z. B. an Universitätskliniken existiert, differenziert.

Allgemeine Palliativversorgung

In der allgemeinen Palliativversorgung werden palliativmedizinische Leistungen durch Behandelnde erbracht, die ihr **Haupttätigkeitsfeld nicht in der Palliativversorgung** haben (also durch Hausärzte, Fachärzte, allgemeine Pflegedienste etc.), da die Erkrankungssituation nicht komplex ist und keine spezifischen strukturellen Voraussetzungen erfordert. Eine solche umfasst z. B. die Behandlung von Symptomen in allen vier Dimensionen, entsprechende Kommunikation, Gespräche zur Klärung des Therapieziels und die Koordination der gesamten Versorgung.

Spezialisierte Palliativversorgung

Hingegen ist die spezialisierte Palliativversorgung durch folgende **Kriterien** charakterisiert (S3-Leitlinie Palliativmedizin):

- Die Patientenbedürfnisse erfordern eine komplexere und aufwendigere Versorgungsleistung als in der allgemeinen Palliativversorgung.
- Die Leistungserbringer haben ihr Tätigkeitsfeld überwiegend oder ausschließlich in der spezialisierten Palliativversorgung.
- Die Leistungserbringer verfügen über spezifische palliativmedizinische Qualifikation und Erfahrung.
- Der Teamansatz und Multiprofessionalität sind konzeptionelle und strukturelle Voraussetzung.
- Eine 24-Stunden-Verfügbarkeitauch vor Ort ist gewährleistet.

Kennzeichen spezialisierter Palliativversorgung ist zudem, dass sie in einem **multiprofessionellen Team** erfolgt. Dieses setzt sich im Sinne des Operationen- und Prozedurenschlüssels (OPS) aus ärztlichen Fachdisziplinen, Pflegekräften und mindestens einer dritten Berufsgruppe, z. B. je nach Erfordernissen Sozialdienst, Psychologie oder Physiotherapie, zusammen.

Weitere Charakteristika sind Interdisziplinarität, Multiprofessionalität und Teamarbeit:

- **Interdisziplinarität** bezeichnet die Zusammenarbeit verschiedener **Fachbereiche** in der Forschung, z. B. Medizin, Theologie, Psychologie, oder in der klinischen Versorgung, z. B. Innere Medizin, Anästhesie, Strahlentherapie.
- **Multiprofessionalität:** Darunter wird die Zusammenarbeit zwischen verschiedenen **Berufsgruppen** verstanden, wie Pflege, soziale Arbeit, Physiotherapie, Ergotherapie.
- **Teamarbeit:** Ein Team ist eine Gruppe von Menschen, die für ein gemeinsames Ziel – hier die Palliativversorgung – zusammenarbeitet und verantwortlich ist. Die Arbeit ist dabei kompetenzbasiert und wird transparent strukturiert. Menschen unterschiedlicher Hierarchiestufen arbeiten zusammen. Die Struktur des Teams, aber auch eine gemeinsame Haltung gewährleisten die Verlässlichkeit der Versorgung.

Einrichtungen der spezialisierten Palliativversorgung sind:

- Palliativstationen
- Palliativdienste im Krankenhaus
- Spezialisierte ambulante Palliativversorgung
- Spezialisierte Palliativambulanzen
- Palliativmedizinische Tagesklinik und Tageshospiz

Ambulante Palliativversorgung (APV)

Die ambulante Palliativversorgung wird durch Ärzte und Pflegekräfte (im Rahmen häuslicher Krankenpflege) und andere Anbieter von Gesundheitsleistungen als **allgemeine** ambulante Palliativversorgung (AAPV) durchgeführt und kann durch die **spezialisierte** ambulante Palliativversorgung (SAPV) ergänzt werden.

Allgemeine ambulante palliativmedizinische Versorgung (AAPV)

Viele Menschen in einer nicht heilbaren Erkrankungssituation, die nicht stationär behandlungsbedürftig ist, brauchen kein, noch nicht oder nicht durchgängig ein solch umfassendes Unterstützungssystem wie die spezialisierte ambulante Palliativversorgung, weil die Situation eher wenig komplex oder krisenträchtig erscheint. Hier wird die allgemeine Palliativversorgung durch Hausärzte, Pflegedienste und andere an der Versorgung beteiligten Dienste geleistet.

Im Kontext dessen wird die „besonders qualifizierte und koordinierte palliativmedizinische Versorgung" (BQKPMV) als Zwischenstufe zwischen allgemeiner und spezialisierter ambulanter Palliativversorgung definiert. Die Akzeptanz und Rollenklärung dieser zusätzlichen Ebene bleibt abzuwarten.

Spezialisierte ambulante palliativmedizinische Versorgung (SAPV)

Mit dem GKV-Wettbewerbsstärkungsgesetz wurde im Jahr 2007 im Sozialgesetzbuch (SGB) V § 37b der Anspruch gesetzlich Krankenversicherter auf eine spezialisierte ambulante Palliativversorgung eingeführt, wenn sie dieser bedürfen. Diese beinhaltet die Mitbetreuung durch ein spezialisiertes ambulantes Palliativteam, das in der häuslichen Umgebung des Patienten tätig wird. Dies schließt eine Mitbetreuung in Einrichtungen der stationären Pflege ein. Durch den gemeinsamen Bundesausschuss ist eine „Richtlinie zur Verordnung von spezialisierter ambulanter Palliativversorgung (SAPV)" verabschiedet worden. Sie regelt in einzelnen Paragrafen Grundlagen und Ziele, Anspruchsvoraussetzungen, Anforderungen an die Erkrankungen, die besonders aufwändige Versorgung, Inhalt und Umfang der spezialisierten ambulanten Palliativversorgung, Zusammenarbeit der Leistungserbringer, Verordnung von SAPV sowie Prüfung der Leistungsansprüche durch die Krankenkasse und ergänzte Sonderregelungen im Zusammenhang mit der COVID-19-Epidemie.

Dieses umfassende, aufsuchende, multiprofessionelle, rund um die Uhr erreichbare Unterstützungskonzept ist v. a. bei besonders komplexen physischen und psychosozialen Belastungssituationen und/oder bei besonders krisenträchtigen Erkrankungsverläufen sinnvoll. Insgesamt hat sich in den vergangenen 15 Jahren in Deutschland ein flächendeckendes Netz an SAVP-Teams etabliert. Der vom Gesetzgeber in SGB V § 37b festgelegte Anspruch auf SAPV deckt nicht ab, was unter früher Palliativversorgung verstanden wird. „Frühe" Palliativversorgung kann jedoch auch „spezi-

alisierte“ Palliativversorgung sein, dies jedoch (noch) nicht in der häuslichen Umgebung, sondern in spezialisierten Ambulanzen, z. B. in Tumorambulanzen oder Schwerpunktpraxen.

Stationäre Palliativversorgung (SPV)

Innerhalb der stationären Palliativversorgung ist zwischen der allgemeinen stationären Palliativversorgung (ASPV) und der spezialisierten stationären Palliativversorgung zu unterscheiden (SSPV).

Palliativstationen

Palliativstationen sind abgegrenzte Bereiche eines Krankenhauses, in denen eigenständige Teams Patienten mit spezialisiertem palliativmedizinischen Betreuungsbedarf und Krankenhausbehandlungsbedürftigkeit versorgen. **Kriterien** können sein:

- Komplexe Symptom- oder Problembelastung
- Unsicherheiten bezüglich des Therapieziels
- Aufwändige medizinische oder pflegerische Versorgung
- Überforderung oder Unsicherheit bei der häuslichen Versorgung

Die spezifischen Leistungen einer Palliativstation sind nur durch einen erhöhten Personalaufwand zu leisten. Die dafür notwendigen Kosten werden entweder durch eine **Abrechnung** als „besondere Einrichtung“ realisiert oder durch ein Zusatzentgelt, das auf einem OPS-Code (OPS 8–98e) basiert. Das Hospiz- und Palliativgesetz räumt dem jeweiligen Krankenhausträger die Option ein zu entscheiden, auf dem Boden welcher Abrechnungsform er palliativmedizinische Leistungen in Rechnung stellen möchte.

Palliativdienste im Krankenhaus

Durch einen palliativmedizinischen Dienst werden Patienten in stationärer Krankenhausbehandlung betreut, die nicht auf einer Palliativstation liegen und bei denen eine über eine ärztliche oder pflegerische Empfehlung (Konsil) an die primär Behandelnden hinausgehende spezialisierte palliative Mitbetreuung erfolgen soll.

LEITLINIEN

Die S3-Leitlinie Palliativmedizin empfiehlt, dass jede Klinik, die Patienten mit fortgeschrittenen (Krebs-)Erkrankungen behandelt, einen palliativmedizinischen Dienst haben soll und dass Patienten mit solchen Erkrankungen während des stationären Aufenthalts der Kontakt zu einem palliativmedizinischen Dienst angeboten wird. Allerdings ist diese Empfehlung bisher nicht flächendeckend realisiert.

Zu den **Aufgaben** zählen die Symptomerfassung in den vier Dimensionen, die darauf basierende ressourcenorientierte Therapieplanung unter Einbeziehung der notwendigen unterschiedlichen Berufsgruppen, die regelmäßige Therapieevaluation, Dokumentation, vorausschauende Versorgungsplanung, Mitbegleitung in der Sterbephase, Rituale des Abschiednehmens, Vermittlung von Trauerbegleitung, Teambesprechungen, Angehörigeneinbindung und Supervision.

Für die **Abrechnung** der Mehraufwendungen durch die Mitbetreuung der Patienten durch einen palliativmedizinischen Dienst ist der OPS-Code 8-98h etabliert worden. Er beinhaltet umfangreiche Struktur- und Prozessmerkmale, die dazu beitragen sollen, dass im Rahmen der Versorgung durch den palliativmedizinischen Dienst tatsächlich spezialisierte Palliativversorgung stattfindet. Der OPS-Code kann als Zusatzentgelt abgerechnet werden. Stand 2022 muss das Zusatzentgelt lokal verhandelt werden; ein bundesweites existiert bisher nicht. Der OPS-Code 8–98h sieht eine stundenweise Erfassung des Betreuungsumfangs vor.

Palliativmedizinische Tageskliniken und Tageshospize

Weitere Versorgungsformen sind palliativmedizinische Tageskliniken und Tageshospize, die bisher allerdings nicht flächendeckend, sondern nur an einzelnen Standorten angeboten werden.

Stationäre Hospize

„Stationäre Hospize sind selbstständige Einrichtungen mit einem eigenständigen Versorgungsauftrag, die für Menschen mit unheilbaren Krankheiten in ihrer letzten Lebensphase eine palliativ-pflegerische und palliativ-medizinische Versorgung erbringen. Sie sind kleine Einrichtungen mit familiärem Charakter mit i. d. R. mindestens 8 und höchstens 16 Plätzen.“ So ist es in der Rahmenvereinbarung zwischen dem Spitzenverband der Gesetzlichen Krankenversicherung (GKV) und Trägern der Leistungserbringung stationärer Hospizleistungen formuliert. Die dort tätigen Pflegekräfte sind für die spezielle palliativmedizinische Versorgung qualifiziert. Ärztlicherseits erfolgt die Versorgung durch niedergelassene Ärzte. Die ärztliche Komponente von SAPV kann bedarfsweise ergänzt werden. Aufgrund des Kontexts der ärztlichen Leistungen sind sie dem ambulanten Sektor zuzuordnen, obwohl sie „stationäre“ Hospize heißen. Die Bezeichnung resultiert aus der Notwendigkeit der Abgrenzung dieser Versorgung gegenüber der von ambulanten Hospizdiensten. Aufgabengebiet und Art der Förderung durch die GKV sind ebenso in einer Rahmenvereinbarung geregelt. Hierbei steht die Förderung und Koordinierung des Einsatzes von Ehrenamtlichen für Patienten in fortgeschrittener

Erkrankungssituation und begrenzter Lebenserwartung im Vordergrund. Sowohl für die ambulanten Hospizdienste als auch für die stationären Hospize gibt es korrespondierende Vereinbarungen, die Leistungen für Kinder- und Jugendliche betreffen (> Kap. 21).

Der Wegweiser Hospiz- und Palliativversorgung Deutschland der Deutschen Gesellschaft für Palliativmedizin bietet die Möglichkeit, Palliativstationen, Hospize, SAPV-Teams, palliativmedizinische Dienste und ambulante Hospizdienste zu suchen.

KAPITEL

3 Total-Pain-Konzept

Martin B. Steins

Kernaussagen

- Schmerz ist als multidimensionales Phänomen zu verstehen.
- In seine Ausprägung fließen zusätzlich zu körperlichen auch psychische, soziale und spirituelle Faktoren mit ein.
- In der Palliativmedizin gehen psychische Probleme häufig auf exogene, primär der Krankheitssituation geschuldete Depressionen, Zukunfts-, Versorgungsängste und/oder Abschiedsgedanken zurück.
- Das soziale und das familiäre Umfeld sind womöglich frühzeitig in das Therapiekonzept mit einzubinden.
- Der spezifischen Situation ist durch eine Erfassung der familiären, pflegerischen und versorgungstechnischen Strukturen Rechnung zu tragen. Bedarfsgerechte pflegerische Maßnahmen einschließlich Beschaffung von Pflegehilfsmitteln sind einzuleiten.
- Geeignete Therapieoptionen sollten innerhalb eines multiprofessionellen Betreuungsteams unter Einbeziehung von ärztlich und pflegerisch Tätigen, Sozialarbeit, Krankengymnastik, Seelsorge, künstlerischer Therapie und Hospizhilfe angeboten werden.
- Bei den Planungen und Interventionen sind die Autonomie und das Selbstbestimmungsrecht der Betroffenen zu respektieren. Patienten sollten darin unterstützt werden, Vorsorgevollmachten und Patientenverfügungen zu erstellen.

3.1 Definition

DEFINITION

Total Pain (umfassender Schmerz) ist ein klinischer Begriff, der Schmerz als eine komplexe, multidimensionale, subjektiv negative Wahrnehmung versteht, in die körperliche, psychische, soziale und spirituelle Aspekte einfließen. Er wurde von der englischen Krankenschwester, Sozialarbeiterin und Ärztin Cicely Saunders beschrieben, die 1967 mit der Eröffnung des St. Christopher's Hospiz in London die moderne Hospizbewegung mitbegründet hat.

In der Palliativmedizin sind **Schmerzen** prinzipiell im Sinne eines **komplexen Geschehens** zu sehen, an dem physische, psychische, psychosoziale und spirituelle Elemente mit beteiligt sind. Diesem Umstand ist von Beginn an mit Erhebung der Schmerzanamnese über die Patientenaufklärung bis hin zur Therapieeinstellung und ggf. -änderung Rechnung zu tragen.

Als pragmatischer Begriff wird Total Pain im Sinne eines **biopsychosozialen Schmerzkonzepts** als Erweiterung einer rein naturwissenschaftlichen Erklärung des Schmerzes und seiner Ursachen verstanden. Das Umfassende von Total Pain besteht auch darin, dass es den Menschen als Individuum sieht, das nicht nur Nervenimpulse empfindet, sondern diese in seinem Lebenskontext gleichzeitig auch bewertet. Ferner kann das Krankheitsverständnis, das hinter diesem Begriff steht, auf weitere Symptome wie Luftnot, Inappetenz oder Fatigue erweitert werden und ist insgesamt auf vom Patienten empfundenes Leiden anwendbar. „Krankheit" wird nach diesem Konzept damit in ähnlicher Weise multidimensional interpretiert wie „Gesundheit", die nach der WHO als ein „Zustand des vollständigen körperlichen, geistigen und sozialen Wohlbefindens" definiert wird.

3.2 Dimensionen

Die Ausrichtung von Total Pain umfasst personell folgende **vier Dimensionen** (➤ Abb. 3.1):

- **Körper:** Die **physische Dimension** erfasst dabei alle somatischen (Dys-)Funktionen des Körpers und kann sich zumeist auf naturwissenschaftliche Phänomene beziehen. So ist in der Neurophysiologie bekannt, dass Schmerzen

ihren Ausgang von der Erregung spezieller Schmerzrezeptoren oder peripherer Nerven nehmen, elektrische Impulse daraufhin über Schmerzbahnen weitergeleitet werden und schließlich im ZNS als Schmerzreiz wahrgenommen werden. Auch die Ansatzpunkte der gebräuchlichen Analgetika lassen sich aus der körperlichen Dimension heraus pharmakologisch erklären, wie die Rezeptorenbindung von Opioiden oder die Cyclooxygenase-Hemmung der nicht-steroidalen Antiphlogistika.
- **Psyche:** Die **psychische Dimension** schließt das emotionale Erfahren und die kognitive Verarbeitung des Erlebten ein. Hier fließen psychische Begleiterkrankungen, Vorerfahrungen, Belastungsreaktionen sowie auch Ängste und Sorgen mit ein.
- **Sozialer Bereich:** Die **soziale Dimension** bestimmt die zwischenmenschlichen Beziehungen eines Menschen. In der Palliativmedizin ist besonders die Einbindung der Familie in die Behandlung und Pflege der Betroffenen von großer Relevanz.
- **Spiritualität:** Die **spirituelle Dimension** umfasst die individuellen Wertvorstellungen wie auch Haltungen zu Lebens- und Sinnfragen. Hier bestimmen religiöse und ethische Aspekte in der patienteneigenen Lebenseinstellung die Einschätzung und Bewertung der aktuellen und zukünftigen Situation auch über den individuellen Tod hinaus.

3.3 Einflussfaktoren

Das Konzept von Total Pain nimmt wahr, dass eine Vielzahl von nicht-somatischen und äußeren Faktoren auf die **Schmerzempfindung** und ihre endgültige individuelle Bewertung durch die Betroffenen mit einwirken. Dazu zählen in erster Linie Ängste und Gefühle der Hilflosigkeit, des Ausgeliefertseins und der Abhängigkeit.

PATIENTENBERATUNG

- Eine offene Kommunikation mit den Betroffenen ist die Grundlage für eine adäquate Schmerzeinstellung.
- Ärzte sollten den Patienten genügend Freiraum zur Schilderung ihrer Beschwerden lassen. Mögliche belastende Faktoren wie Ängste und Sorgen sind anzusprechen.
- Befürchtungen und Unsicherheiten seitens der Patienten können vielfach im Rahmen eines ärztlichen Gespräches ausgeräumt werden.
- Betroffenen kann mit Hilfe der Palliativmedizin Sicherheit für ihre individuelle Situation vermittelt werden. Das Wort „austherapiert" ist mit palliativmedizinischem Denken nicht vereinbar.

Die Auslöser von **Angst** in der Palliativsituation sind vielfältig, häufig findet sich Angst vor:
- Kontrollverlust
- Zunahme von Leiden
- Zustand des „Austherapiertseins"
- Sterben und dem nahenden Tod
- Verlust der eigenen Selbstständigkeit
- Autonomieverlust und Fremdbestimmung

Ängste haben erheblichen Einfluss auf physisches und psychisches Leiden wie Schmerzverstärkung, Dyspnoe, Inappetenz, Unruhezustände, Schlaflosigkeit und Depressionen. Ihnen ist mit psychologischen Gesprächen, ggf. auch pharmakologisch mit der Verordnung anxiolytisch wirksamer Medikamente wie Lorazepam zu begegnen. Das bekannte Suchtpotenzial der medikamentösen Behandlung (v. a. bei Lorazepam) ist unter dem Nutzen-Nebenwirkungsaspekt individuell zu beurteilen. Eine medikamentöse symptombeherrschende Anxiolyse sollte Patienten in der Palliativmedizin allein aufgrund eines erhöhten Suchtpotenzials der Substanz keinesfalls vorenthalten werden.

Hoffnungslosigkeit bestimmt das Gefühl der **Aussichtslosigkeit** einer Situation oder eines Lebensumstands und gründet sich im palliativmedizinischen Sinn zumeist auf die prinzipielle Nichtheilbarkeit der zugrunde liegenden Erkrankung. Hier sind vordergründig sowohl psychische als auch spirituelle Gesichtspunkte zu berücksichtigen. Der Zustand geht häufig mit depressiven Episoden einher, deren Therapiebedürftigkeit zu klären ist.

In erster Linie sind psychologische Gespräche sinnvoll, um die eingeschränkte Beurteilung einer vom Patienten als ausweglos empfundenen Situation zu verändern und ein modi-

Einflussgrößen auf Schmerz:
- Ängste, Sorgen
- Hoffnungslosigkeit
- Einsamkeit, Isolation
- Depression, Traurigkeit
- Schlaflosigkeit, Unruhe
- Soziale Abhängigkeit
- Aggressionen, Wut

⇒

Dimensionen des Schmerzes:
- Körperlich
- Psychisch
- Sozial
- Spirituell

Abb. 3.1 Total-Pain-Konzept nach Cicely Saunders [L143]

fiziertes perspektivisches Denken zu ermöglichen. Diese Gesprächssituationen können innerhalb eines Palliativteams interprofessionell von Mitarbeitern aus diversen Bereichen, wie dem psychologischen, ärztlichen, pflegerischen, sozialmedizinischen oder hospizlichen Dienst, mit übernommen und vertieft werden. Mit den betroffenen Patienten können als Alternativen zur Hoffnung auf vollständige Genesung andere Sichtweisen erarbeitet werden wie Vertrauen auf eine Lebensverbesserung, persönliche Vermächtnisse, Hoffnung auf soziale Beziehungen oder auf Aussöhnung und Vergebung.

Einsamkeit und das Gefühl **sozialer Isolation** behindern grundsätzlich den Aufbau und die Nutzung eigener Ressourcen beim Patienten. Vorrangig betrifft dieses Gefühl die soziale Dimension, im Weiteren hat es dann aber auch Auswirkungen auf das emotionale wie auch spirituelle Erleben durch den Bezug des eigenen Selbst zum Umfeld. Im Vordergrund stehen die Klärung der patientenseitigen familiären Situation, die Sicherstellung der zukünftigen Pflege und je nach Bedarf und Patientenwunsch die Vermittlung von Besuchs- und Hospizdiensten.

FALLBEISPIEL

Ein 76-jähriger türkischstämmiger Patient mit einem pleuropulmonal metastasierten Lungenkarzinom wird zur Schmerzeinstellung und Opioidrotation von Fentanyl auf Hydromorphon auf eine Palliativstation aufgenommen. Der Patient ist zuvor auf fentanylhaltige Membranpflaster mit Steigerung der Dosierung bis auf 100 µg/h und nur unbefriedigender dauerhafter Wirkung, aber zunehmenden Nebenwirkungen in Form von Müdigkeit und Verwirrtheit eingestellt gewesen.

Die Umstellung auf Hydromorphon mit konsequenter Dosissteigerung auf eine Basismedikation von 24 mg p. o. 2-mal täglich, die zusätzliche Bedarfsmedikation mit nicht-retardiertem Hydromorphon p. o. wie auch die ergänzende Anwendung von Koanalgetika wie Dexamethason und Amitriptylin führen nur zu einer unzureichenden klinischen Verbesserung. Der Patient gibt zeitweilig weiterhin Schmerzen auf der 10 Punkte umfassenden numerischen Ratingskala von 4–5 an. Er erklärt diesen Zustand mit der Sühne, die ihm auferlegt worden sei, da er das familiäre Verhältnis mit seinem Sohn abgebrochen habe. Familienanamnestisch ist bekannt, dass die Ehefrau des Patienten vor mehreren Jahren verstorben ist. Zwei der drei Kinder des Patienten leben im Ausland, die familiären Strukturen scheinen angesichts eines Konflikts besonders mit dem älteren Sohn zerrüttet.

Erst die Kontaktaufnahme mit dem Sohn, die Zusammenführung der Familienangehörigen und die Klärung der familiären Umstände in der schützenden Atmosphäre einer Palliativstation schafften die Grundlage für eine adäquate und stabilere Schmerzeinstellung bei dem Patienten.

Bei einer **Depression** ist im Vorfeld die Krankheitsgenese – ob exogen oder endogen – zu klären. Situationsbedingt ist diese zumeist exogen durch den nicht-heilbaren und belastenden Verlauf der Grundkrankheit erklärbar, aber auch endogene Verläufe können als unabhängige Zweiterkrankung vorkommen. Ihr Erkennen und das Differenzieren von exogenen Ursachen sind für die weiteren therapeutischen Schritte wichtig und bedürfen einer fachspezifischen Diagnostik und Therapie. Neben einer pharmakologischen Therapie mit Antidepressiva wie Citalopram oder Mirtazapin kommen in der klinischen Praxis der Palliativmedizin psychologische Interventionen zumeist im Rahmen einer Gesprächstherapie zur Anwendung.

Bei **Schlaflosigkeit** sollte zeitweise auch an eine medikamentöse Unterstützung, z. B. mit Benzodiazepinen oder mit Nicht-Benzodiazepin-Agonisten wie Zolpidem, gedacht und mit den Patienten besprochen werden. Eine ausreichende Nachtruhe ist eine wichtige Voraussetzung für die Lebensqualität am Tag.

Der gefühlte Verlust von Autonomie und Selbstbestimmung tritt bei den Betroffenen v. a. bei **sozialen Abhängigkeiten** in den Vordergrund. Hier ist darauf zu achten, dass die Therapie- und Pflegeplanungen eng mit dem Patienten abgesprochen werden. Einem drohenden Zustand der Entscheidungsunfähigkeit ist im Vorfeld durch die Erstellung einer Patientenverfügung und Vorsorgevollmacht zu begegnen.

FALLBEISPIEL

Eine zunehmend pflegebedürftige 64-jährige Patientin mit einem pulmonal und hepatisch metastasierten Mammakarzinom wird zur palliativen Therapie der Pleuraergüsse stationär in einer onkologischen Abteilung behandelt. Die Patientin hat in ihrem Beruf in der Personalabteilung eines mittelständigen Unternehmens in leitender Position gearbeitet. Auf der Station kommt es zum Konflikt mit dem behandelnden Team, da die Patientin sowohl verordnete opioidhaltige Analgetika nicht oder nur unregelmäßig einnimmt als auch Medikamente aus eigenem Bestand, z. B. Lorazepam, verwendet. Sie erklärt ihr Verhalten mit dem Umstand, dass sie selbst weiß, wie ihr Körper auf bestimmte Medikamente reagiere, beim Auftreten von Dyspnoe und Panikattacken sofort Abhilfe durch die Einnahme von Lorazepam benötige und in diesen Situationen nicht auf das Pflegepersonal warten könne.

Zusammen mit der Patientin wird daraufhin der genaue Schmerzplan besprochen und die Wirkung wie auch möglichen Nebenwirkungen der Präparate werden regelmäßig bei ihr überwacht. Jegliche Anpassungen und Änderungen der Medikation werden vorab mit ihr erörtert. Eine Bedarfsmedikation insbesondere in Form von Lorazepam sublingual wird ihr in der täglichen Tablettenbox zur Verfügung gestellt und bei Einnahme dokumentiert. Mit diesem Vorgehen ließen sich Compliance und Zufriedenheit der Patientin deutlich verbessern.

Wut und **Aggression** sind Emotionen und Verhaltensmuster, die sich als Bewältigungsstruktur in gefährdenden Lebenssituationen ausdrücken. Im klinischen Alltag begegnet man dieser Reaktionsweise zuweilen im Rahmen von Schuldzuweisungen an ärztliches Personal, das in die vorherige Diagnostik und/oder Therapie des Patienten involviert war. In den seltensten Fällen liegt tatsächlich ein relevanter ärztlicher

Behandlungsfehler vor. Im Gespräch mit dem Patienten gilt es, die subjektiven Gründe seiner Wut nennen zu lassen und anschließend sachlich die Zusammenhänge zu besprechen. Ziel ist es, dass der Patient das Vergangene abschließen kann und als schicksalshaft bewerten lernt, um Perspektiven für die Zukunft zu finden und den Blick wieder auf das große Ganze richten zu können.

3.4 Rahmenbedingungen für die Therapie

Die im Rahmen des Total-Pain-Konzepts Tätigen sind sich bei ihrer Arbeit mit den Patienten ihres Handelns innerhalb eines multiprofessionell ausgerichteten Teams bewusst. Zum Selbstverständnis aller in diesem Kontext Arbeitenden zählen folgende Punkte:

- Vermittlung von Empathie und Respekt gegenüber den anvertrauten Patienten
- Stärkung der Patientenautonomie
- Festlegen der Behandlungskonzepte zusammen mit den Patienten
- Förderung der individuellen Ressourcen des Patienten
- Patienten Raum für Emotionen lassen
- Frühzeitiges Miteinbeziehen des sozialen Umfelds der Patienten
- Wahrnehmung von Patienten und Familienangehörigen als Partner in der Therapiebeziehung
- Betrachtung der Teammitglieder und sich selbst als Unterstützende und Helfende
- Achten auf Kontinuität in der Therapiebeziehung
- Vermittlung von Sicherheit in der Betreuung
- Vorausschauendes Planen einschließlich Besprechung einer Patientenverfügung und Vorsorgevollmacht mit den Patienten
- Regelmäßiger Austausch zu den Bedürfnissen der jeweiligen Patienten und Absprache der notwendigen Therapieschritte und Interventionen innerhalb des Behandlungsteams
- Sicherstellen der für die interne Kommunikation notwendigen Dokumentation von Behandlungsschritten

3.5 Therapieempfehlungen

Therapeutische Optionen innerhalb des Total-Pain-Konzepts sollten die im Folgenden aufgeführten Sachverhalte berücksichtigen, um dem palliativen Behandlungsziel, nämlich die bestmögliche Symptomarmut zu erreichen, gerecht werden zu können.

- Erhebung der Schmerzanamnese
- Regelmäßiges Assessment der Schmerzintensität, z. B. anhand semiquantitativer Schmerzskalen
- Anpassung der medikamentösen Schmerztherapie an die aktuelle Schmerzsymptomatik und ggf. Opioidrotation
- Wahrnehmung und Behandlung weiterer belastender Symptome wie Dyspnoe, Inappetenz, Übelkeit, Erbrechen, Unruhe, Fatigue
- Erfassung der psychosozialen Bedürfnisse des Patienten und Anbieten von Support
- Erarbeiten von Tagesplänen mit dem Patienten
- Förderung der körperlichen Aktivität
- Erfragen von spirituellen Bedürfnissen und ggf. Vermittlung von seelsorgerischen Angeboten
- Hervorheben der zwischenzeitlichen Therapieerfolge

Total Pain ist als die **Gesamtheit** der biologischen, psychosozialen und spirituellen **Einflüsse** auf das **Erleben von Leid** zu verstehen. Ihm ist therapeutisch mit umfassender Sorgfalt zu begegnen. Man kann ihm daher auch nur durch Multiprofessionalität bei der Behandlung gerecht werden. Die Koordination ist zwar innerhalb des Behandlerteams abzusprechen, ergibt sich aber vorrangig aus den Bedürfnissen der Betroffenen. Das Total-Pain-Konzept sieht dabei weder eine Priorisierung noch einen Ausschluss von Dimensionen vor. Grundlage der Palliativmedizin bleibt aber die medikamentöse Schmerztherapie auf der physischen und pharmakologischen Ebene.

KAPITEL

4

Monika Bullinger

Lebensqualität in der Palliativmedizin

Kernaussagen

- Neben etablierten Messinstrumenten liegen auch spezifische Verfahren für erwachsene und junge Betroffene vor. Diese werden bisher mehr in der Forschung als in der Praxis eingesetzt, sind aber in beiden Bereichen hilfreich, um die Versorgung weiter zu optimieren.
- Die Aufrechterhaltung der Lebensqualität ist Kernanliegen der Versorgung. Gezielte Interventionen zur Verbesserung von Wohlbefinden wie Mitgefühl- oder würdebasierte Ansätze entstehen derzeit; sie sollten vor ihrer praktischen Nutzung wissenschaftlich überprüft werden.
- In der Palliativmedizin ist die Qualität des Lebens mit dem Thema Tod und Sterben eng verknüpft. Was wie ein Widerspruch wirkt, eröffnet neue Wege für die Versorgung von Betroffenen, indem neben der fachkompetenten Betreuung auch die Möglichkeiten zur positiven Erfahrung von Erleben und Handeln am Lebensende in den Fokus rückt.

4.1 Lebensqualität – ein Einblick

Die Qualität des Lebens am Ende des Lebens zu erhalten und so die vom Tode bedrohten Menschen in Anerkennung ihrer körperlichen und psychischen Verfassung über die letzten Monate, Wochen, Tage helfend zu begleiten, ist ein wesentliches Ziel der Palliativmedizin. Aber was bedeutet Lebensqualität im Zusammenhang mit lebensbedrohlicher Erkrankung, mit Sterben und Tod? Eine Annäherung an dieses existenziell bedeutende Thema ist nicht nur über medizinische, sondern über auch viele nicht medizinische Fachdisziplinen möglich. Wissenschaften wie Philosophie, Theologie, Soziologie, Politologie, Rechtswissenschaft, Ökonomie, Pädagogik oder Psychologie bieten Ansätze, die in die Auseinandersetzung mit dem Thema Palliativmedizin einfließen können. Es geht dabei um **theoriebasierte Sichtweisen** und **praktische Zugänge,** die das Verständnis für das Dasein von Menschen in der letzten Lebensphase erhellen, aber auch um die **Ergebnisse empirischer Forschung** zur Lebensqualität schwerkranker und sterbender Menschen in ihrem Lebenskontext, d. h. in Bezug auf das Individuum, seine Angehörige und das Setting der palliativmedizinischen Versorgung einschließlich des behandelnden Teams.

Was aber ist unter Lebensqualität zu verstehen? Kann eine Definition des Begriffs die fundamental existenziellen Herausforderungen von Sterben und Tod adäquat berücksichtigen und lässt sich die Lebensqualität am Lebensende überhaupt – und wie – messen? Im Folgenden geht es um eine Darstellung dessen, was über die Lebensqualität in dieser Phase bekannt ist, um die **Bedürfnisse** der betroffenen Menschen und um die Konsequenzen dieses Wissens für die **Versorgung** von Patienten in der Palliativmedizin. An anderen Stellen dieses Buchs wurde bereits ausführlich auf die Definition, die Ziele, die Kontexte und die Verankerung palliativmedizinischer Versorgung im Gesundheitssystem eingegangen. Darauf baut das vorliegende Kapitel auf und berücksichtigt die stationäre palliativmedizinische Versorgung im Krankenhaus, die ambulante palliativmedizinische Versorgung und die Hospizarbeit. Multiperspektivisch in den Blick genommen wird dabei die Sicht der Betroffenen, ihrer Angehörigen und des Behandlungsteams.

Der **Begriff Lebensqualität,** der von der Philosophie des guten Lebens bis zur Epidemiologie zur Lebenszufriedenheit in der Bevölkerung in der wissenschaftlichen Literatur etabliert ist, wurde erst ab Mitte der 1970er-Jahre von der Medizin aufgegriffen. Die erste medizinische Fachdisziplin, die sich mit dem Thema befasste, war die Onkologie mit der Frage, in wieweit sich die durch onkologische Therapien intendierte Verlängerung des Überlebens in der Qualität des Lebens widerspiegelt. Ihren Ausdruck fand diese Sichtweise in der **Differenzierung** zwischen **Lebenszeit und Lebensqualität** und im Bemühen, bei der Planung und Durchführung Therapien beides zu berücksichtigen.

Phasen der Auseinandersetzung mit dem Thema Lebensqualität in der Medizin allgemein betrafen zunächst die theoretische Einordnung und Definition des Konzepts Lebensqualität in den späten 70er Jahren. Dieser folgten dann, jeweils im Abstand etwa einer Dekade, die Entwicklung von Instrumenten zur Erfassung der Lebensqualität,

deren Einsatz in Studien, die Implementation des erworbenen Wissens in die Forschung und schließlich die Versorgung zusammen mit der Evaluation von medizinischen und nicht medizinischen Interventionen in Hinblick auf das Zielkriterium Lebensqualität.

Im Laufe der Zeit beteiligten sich auch andere medizinische Disziplinen an diesem Diskurs über die Lebensqualität und nach etwa 50 Jahren zunehmender Forschung nähert sich nun die Zahl der einschlägigen Artikel im Suchsystem „PubMed" an 100000 Publikationen an. Die Forschung zum Thema Lebensqualität in der Palliativmedizin begann vor etwa 30 Jahren. Unter dem Suchbegriff „Quality of Life AND Palliative Medicine" finden sich in „PubMed" derzeit knapp 6500 Publikationen, davon an die 1500 Reviews. Darunter befinden sich Arbeiten zur Versorgung am Lebensende (Quality of end of life care) und zur Qualität des Sterbens (Quality of dying).

Die meisten Publikationen beziehen sich auf onkologische Patienten, einige aber auch auf Patienten mit anderen lebensbedrohlichen Erkrankungen wie Herzversagen, terminalen Nierenerkrankungen, COPD, Lungenerkrankungen, neurologische Krankheiten oder Demenz. Auch chronische Erkrankungen im Kindesalter, die in eine palliative Versorgung münden, werden zunehmend berücksichtigt. Viele Arbeiten also beschäftigen sich mit der wichtigen Frage der Qualität der palliativmedizinischen Versorgung, aber erst allmählich nehmen die Studien die Patienten selbst und ihre Lebensqualität in den Fokus.

4.2 Begrifflichkeit und Messbarkeit

Lebensqualität stellt kein eindimensional messbares Phänomen, sondern ein **multidimensionales Konstrukt** dar, das Aspekte der körperlichen, psychischen, sozialen, mentalen und verhaltensbezogenen Befindlichkeit und Funktionsfähigkeit aus Sicht der Befragten beschreibt. Diese operationale Definition, die vielen Instrumenten zur Erfassung der Lebensqualität gemeinsam ist, legt nahe, dass Lebensqualität über die beschriebenen Kompetenten erfasst werden kann, z. B. in **Interviews** oder mithilfe von **Fragebögen.** Die Sicht der betroffenen Person ist dabei essenziell, da nur sie Expertin für ihre erlebte Gesundheit, d. h. ihre Befindlichkeit und ihre Funktionsfähigkeit ist. Neben dem **Selbstbericht der Erkrankten** (patient-reported) ist aber auch die Perspektive von **Beobachtern** (observer-reported) von Bedeutung – nicht im Sine einer stellvertretenden Auskunft oder eines Korrektivs, sondern als weitere, von außen kommende Sichtweise auf die Situation der betroffenen Person durch Angehörige oder das Behandlungsteam. Bei der Messung der Lebensqualität sind **krankheitsübergreifende** (generische) Verfahren von **krankheitsbezogenen** (spezifischen) Verfahren zu unterscheiden, wobei erstere unabhängig vom Gesundheitszustand die Lebensqualität unterschiedlicher Personengruppen erfassen, während letztere ganz gezielt auf die spezifischen Herausforderungen durch eine bestimmte Erkrankung eingehen.

Diese **Messinstrumente,** insbesondere die fragebogenbasierten, sind häufig **multidimensional** aufgebaut, sodass die verschiedenen Komponenten der Lebensqualität sowohl einzeln als auch in der Summierung als Gesamtwert auswertbar sind. Der Entwicklung und Prüfung dieser Verfahren liegt die **psychologische Testtheorie** zugrunde, die Kriterien der psychometrischen Güte des Verfahrens ausweist. Diese sind Objektivität, Reliabilität und Validität sowie Veränderungssensitivität, wobei sowohl Ansätze aus der klassischen Testtheorie als auch der probabilistischen Testtheorie Anwendung finden.

Ohne auf methodische Details einzugehen, ist es wichtig zu wissen, dass die Entwicklung und Evaluation solider Messinstrumente zur Erfassung der Lebensqualität auf definierten und sorgfältigen Schritten basiert, die wiederum bei der Arzneimittelprüfung behördlicherseits zur Bewertung der Qualität dieser Messinstrumente in der Forschung herangezogen werden. So ist beispielsweise der Einsatz eines Lebensqualitätsfragebogens als Patient-Reported Outcome (PRO) bzw. Zielkriterium in einer klinischen Studie nur dann aussagekräftig, wenn er in der entsprechenden Personengruppe getestet wurde und die psychometrischen Gütekriterien auch dort erfüllt. Nur dann können in der Arzneimittelprüfung im Rahmen des AMNOG-Gesetzes die Ergebnisse zur Lebensqualität aus einer randomisierten Studie (RCT) als belastbar gelten und für die Identifikation eines entsprechenden Zusatznutzens der überlegenen Therapie herangezogen werden, mit denen dann Preisverhandlungen zwischen Industrie und Behörden möglich werden.

In der Zwischenzeit liegt eine Vielzahl qualitativ hochwertiger, nach psychometrischen Gesichtspunkten entwickelter Instrumente vor, mit denen sich die Lebensqualität von Personen krankheitsübergreifend oder krankheitsbezogen messen lässt, differenziert nach Altersgruppen vom jüngeren bis zum höheren Lebensalter sowie nach zugrundeliegenden Diagnosen wie Stoffwechselerkrankungen, psychischen Störungen, Herz-Kreislauf- oder Krebserkrankungen.

Generische Messinstrumente zur Erfassung der Lebensqualität sind zuerst entwickelt worden und haben sich im Laufe der Zeit als häufig genutzte und psychometrisch solide Verfahren etabliert. Dazu gehört der SF-36-Fragebogen zur Erfassung der subjektiven Gesundheit von Patienten im Selbst- und Fremdurteil, der auch in der Kurzform SF-12 und SF-8 verfügbar ist, sowie aus gesundheitsökonomischer Perspektive das daraus abgeleitete Instrument SF-6D. Hinzu kommen spezifisch für die Krebserkrankungen modulär aufgebaute Instrumente wie der Functional Assessment of Cancer Therapy General (FACT-G) oder der Fragebogen der European Organization for Research and Treatment of Cancer (EORTC) zur Erfassung der allgemeinen Lebensqualität von

Krebspatienten mit seinen diagnosespezifischen Modulen (EORTC QLQ-C30).

Zudem hat sich in jüngerer Zeit das **Patient-Reported Outcomes Measurement Information System** (PROMIS) etabliert, ein Set von Messinstrumenten für verschiedene Dimensionen der Lebensqualität aus Sicht von Erwachsenen und pädiatrischen Patienten. Dieses universelle und dennoch an verschiedene Symptomkonstellationen anpassbare System bietet die Möglichkeiten, mithilfe des computeradaptiven Testens (CAT) interaktiv die Lebensqualität mit wenigen Items zu erheben.

Die Lebensqualitätsforschung ist in den vorangegangenen Dekaden weit fortgeschritten und hat Eingang in Gesundheitsforschung und in die reguläre Gesundheitsversorgung gefunden. In fast allen Bereichen der Medizin hat sich die Erfassung der Lebensqualität inzwischen etabliert: als Gesundheitsindikator in epidemiologischen Studien, als Therapie-Outcome klinischen Studien, in der klinischen Versorgung und als Nutzenparameter in der Gesundheitsökonomie. Dennoch ist dies in der Palliativmedizin ein wenig anders. Instrumente, die sich speziell auf die Situation todkranker und sterbender Menschen beziehen, sind noch rar. In der Palliativmedizin stehen Dimensionen wie Angst und Distress sowie körperlicher Schmerz im Fokus, die beispielsweise mit der Death and Dying Distress Skala erhoben werden können. Um die Qualität des Sterbens zu erfassen, wurde auch die Quality of Life in Death and Dying Skala (QoDD) entwickelt und in auch in deutscher Sprache validiert. Hier zeigt sich deutlich, wie sich in der Palliativmedizin am Lebensende die **Qualität des Sterbens** mit der **Qualität des Lebens** kreuzt und dass beide Bereiche Ziele einer guten Versorgung sind. Vielleicht hat auch wegen dieser Überschneidung, wenngleich Konsens über die Bedeutung des Therapieziels Lebensqualität in der Palliativmedizin besteht, die Erfassung der Lebensqualität bei dieser mit dem Lebensende konkret konfrontierten Patientengruppe gerade erst begonnen. Das gilt insbesondere für die pädiatrische Palliativmedizin.

4.3 Lebensqualität am Lebensende – Stand des Wissens

Über den Stand des Wissens zum Thema Lebensqualität in der Palliativmedizin geben Übersichtsarbeiten gebündelt Auskunft. Diese werden im Folgenden genutzt, um die Themenbereiche Messung der Lebensqualität, Lebensqualität in der Palliativversorgung aus Sicht von Betroffenen, Angehörigen und dem Team sowie Neuerungen bei den Zielbereichen patientennaher Outcomes und entsprechende Interventionen zu erörtern.

4.3.1 Messung der Lebensqualität in der Palliativmedizin

Bereits vor 20 Jahren wurde darauf hingewiesen, wie wichtig es ist, **patientenberichtete Outcomes** in der Palliativversorgung zu erfassen und mithilfe des Konstrukts Lebensqualität die Funktionsfähigkeit und Befindlichkeit aus Patientensicht zu berücksichtigen. Daraus folgte ein Plädoyer für die Messung der Lebensqualität zusammen mit der Forderung, dass das Palliativteam in der Beachtung von Lebensqualität geschult sein sollte. Antunes et al. nutzten einen Scoping Review, um auf die Bedeutung der patientenberichteten Outcomes in der palliativmedizinischen Versorgung hinzuweisen und zwar insbesondere hinsichtlich der Information über das Wohlbefinden und die Funktionsfähigkeit der Patienten aus ihrer eigenen Sicht. Sie gingen dabei auch auf die Bedeutung dieser Informationen im Rahmen von klinischem Management, Steuerung von Angeboten durch das Team und Audits ein. Weingärtner et al. prüften in einen strukturierten Literaturreview patientenberichtete Outcomes in randomisierten kontrollierten onkologischen Studien bei fortgeschrittenen Erkrankungen. Sie fanden, dass 117 von 370 identifizierten Publikationen einschlägig waren, aber nur 30 (26 %) davon patientenberichtete Outcomes, meist Lebensqualität, berichteten. Sie folgern, dass in klinischen Studien von zu fortgeschrittenen Krebserkrankungen patientenberichtete Outcomes wenig repräsentiert sind und damit die Möglichkeit fehlt, informierte und am Patienten orientierte therapeutische Entscheidungsprozesse voranzubringen.

Hofmeister et al. widmeten sich der **palliativen Versorgung zuhause** und legten in ihrem Scoping Review anhand von 53 identifizierten Studien verschiedene Zielbereiche fest, z. B. die Verfügbarkeit Versorgungsangeboten, die Unterstützung durch die Angehörigen, die individuelle patientenzentrierte Versorgung, die Bereitstellung multidisziplinärer Versorgung und die Verbesserung der Versorgungsqualität. Hier waren die primären Outcomes die Erfahrungen der Betroffenen in Hinblick auf die Nutzung von Ressourcen, die Belastung durch Symptome, die Lebensqualität, die Zufriedenheit, die Belastung der Versorgenden und der Ort des Sterbens, aber auch die Analyse von Kosten. Die meisten Studien waren vom Design und den Aussagen her von mäßiger oder unklarer Qualität. Um die Palliativversorgung für die Patienten in bedeutsamer Weise zu gestalten und zu bewerten, sind – wie Autoren schlussfolgern – Outcomes notwendig, die für die Patienten wichtig sind. Sie fordern, einen Konsensus für die **Identifikation von Outcome-Messinstrumenten** zu erzielen damit die Palliativversorgung nicht nur im stationären oder ambulanten Kontext, sondern auch zuhause möglich wird.

Eine der wenigen Arbeiten, die sich auch mit den **patientenberichteten Bedürfnissen** auseinandersetzt, ist die von Beynon et al. In diesem systematischen Review wurden Patienten mit T-Zell-Lymphom einbezogen und die in den

18 identifizierten Artikeln verwendeten Lebensqualitäts-Messinstrumente bewertet. Dabei zeigte sich, dass keines über die Studien hinweg genutzt wurde und dass häufig relativ einfache Verfahren, z. B. visuelle Analogskalen, zur Identifizierung von Symptomen eingesetzt wurden. Psychosoziale, spirituelle oder auch Bedürfnisse von Angehörigen wurden kaum oder gar nicht untersucht.

Aslakson et al. untersuchten das Vorhandensein und den Einsatz von **patienten- und behandlerberichteten Messinstrumenten** zur **Erfassung der Outcomes palliativer Versorgung** mit dem Ziel, neben einer Zusammenfassung der vorhandenen Messinstrumente für Patienten und Angehörige weitere Impulse für die Entwicklungen und Evaluation von Messinstrumenten zu geben. Aus zehn systematischen Reviews wurden insgesamt 152 Messinstrumente identifiziert, bei denen trotz der hohen Zahl Lücken zu konstatieren waren. So gab es kaum Verfahren für spezifisch palliative Themen wie Schmerz oder die von Patienten erfahrene Versorgung am Lebensende und auch strukturelle, kulturelle, spirituelle und juristische Aspekte blieben unberücksichtigt. Wenn auch psychometrische Informationen für einige Messinstrumente vorhanden waren, gab es kaum Untersuchungen zur Sensitivität oder Responsivität der Verfahren sowie keine vergleichenden Studien zwischen den verschiedenen Instrumenten. Daraus folgern die Autoren, dass sich zukünftige Arbeiten auf die Entwicklung oder Prüfung von palliativ-spezifischen Messinstrumenten konzentrieren sollten, wobei die Domänen im Vordergrund stehen sollten, die den Patienten wichtig sind.

Auch Antunes et al. widmeten sich der Messung **patientenberichteter Outcomes** in der Palliativmedizin anhand eines systematischen Reviews mit Fokus auf fördernde und hinderliche Faktoren für deren Implementierung. Nach einer Durchsicht von 3863 Artikeln fanden 31 Arbeiten Eingang in die Analysen. Diese zeigten, dass eine erfolgreiche Optimierung patientenberichteter Outcomes setting- und phasenbezogen geschehen sollte und dass entsprechende Assessments in der Vorbereitung von Evaluationen der palliativen Angebote implementiert werden sollten. Zu den **förderlichen Faktoren** eines solchen Assessments gehörten Aspekte von Management, Patientenedukation, klinischer Nützlichkeit und Berücksichtigung psychologischer Charakteristika; **Barrieren** beinhalteten Probleme mit der möglichen Belastung durch das Ausfüllen, die Kosten, der Schweregrad der Erkrankung und organisatorische Einschränkungen.

Einen Beitrag zum Outcome-Assessment leistet das EAPC White Paper und Outcome Measurement in Palliative Care. Dieses White Paper empfiehlt die **Einbeziehung von Outcomemaßen** nicht nur in die Forschung, sondern auch in die klinische Praxis mit dem Ziel, nationale und internationale Vergleiche herzustellen. Ganz besonders von Bedeutung sind hier die patientenberichtete Outcomes und die Einbeziehung von unbefriedigten Bedürfnissen und Patienteninteressen, wobei die Charakteristika der Patienten und ihre aktuelle Versorgungssituation mit einzubeziehen sind.

Einen Vorschlag für einen krankheitsspezifischen Ansatz lieferten Morgans et al., der ein internationales Konsortium zur Definition von Outcome-Messinstrumenten nutzte. Eine 25-köpfige multidisziplinäre internationale Arbeitsgruppe definierte relevante **Outcomes** bei Männern mit fortgeschrittenem Prostatakarzinom, auch solche, die speziell für Subgruppen oder Therapiephasen von Bedeutung sind. Assessments für aus Patientensicht relevante Outcomes waren auf der Ebene von urologischen Symptomen, aber auch Stimmung und Schmerzkontrolle vorhanden, andere Bereiche wie Selbstbild, Körpererleben, Intimität oder Sexualität fehlten aber. Zusätzlich zu den spezifischen Outcome-Instrumenten wurden zur Erfassung der allgemeinen Lebensqualität Messinstrumente wie der EQ-5D, der SF-12, die FACT-Instrumente und die Instrumente des EORTC-Konsortiums empfohlen, um krankheitsübergreifende Vergleiche zu ermöglichen.

Michels et al. untersuchten die **psychometrischen Eigenschaften** von **betreuerberichteten Outcomemaßen** in der Palliativversorgung und fanden in ihrem systematischen Review von 4505 Studien 112 Arbeiten, welche die Einschlusskriterien erfüllten und von denen sich 38 Studien auf die Versorgenden bezogen. Die psychometrischen Eigenschaften der verwandten Instrumente wurden nur in 46 % der Studien berichtet in Bezug auf 24 Messinstrumente. Während der Bericht von Reliabilität (über 90 %) und Validität (über 50 %) relativ häufig war, waren nur 17 % der Messinstrumente bei versorgenden Angehörigen validiert worden. Die Autoren stellen fest, dass trotz einer großen Bandbreite von Outcome-Instrumenten nur wenige tatsächlich auch bei den Angehörigen der Patienten psychometrisch geprüft worden sind, sodass eine weitere Entwicklung von Verfahren vonnöten ist. Besonders die Belastung der Familie durch Angst und Depression und die verminderte Lebensqualität der Angehörigen erfordern gezielte Interventionen für diese Personengruppe. Dazu gehören integrative Konzepte, welche die Betreuung auf Station und zuhause integrieren.

4.3.2 Interventionen zur Verbesserung der Lebensqualität in der palliativmedizinischen Versorgung

Pan-Weisz et al. untersuchten in ihrem systematischen Review die patientenberichtete Lebensqualität bei **supportiven Interventionen** bei erwachsenen Patienten mit Hirntumoren. Es zeigte sich in den 10 identifizierten randomisierten Studien mit 640 Patienten, dass bei der Prüfung supportiver Versorgungsangebote Lebensqualitätsoutcomes zwar eingesetzt wurden, allerdings die Studienqualität nur in 30 % als hoch zu betrachten war. Zudem konnten nur bei zwei Interventionen, einer heimbasierten psychosozialen Intervention und einer individualisierten Akupunktur im Rahmen einer standardisierten Rehabilitation, Veränderungen oder Verbesserung der Lebensqualität im Vergleich zu Kontrollen

berichtet werden. Auch in dieser Studie wird beklagt, dass so wenige Arbeiten zur Lebensqualität von Patienten im supportiven Setting vorliegen. Gefordert wird, dass Interventionen zur Verbesserung der Lebensqualität entwickelt und mit entsprechenden Messinstrumenten evaluiert werden.

Kavallieratos et al. prüften im Rahmen eines systematischen Reviews mit einer Metaanalyse den Effekt **frühzeitig geplanter und gezielt angewandter Palliativversorgung** auf relevante Outcomes aus Sicht von Patienten und Behandlern. In diese Arbeit wurden 43 randomisierte klinische Studien mit 12731 Patienten und 2479 Behandelnden einbezogen; 35 der klinischen Studien hatten als Vergleichsgruppe die übliche Behandlung (treatment as usual: TAU). Es zeigt sich in der Metaanalyse, dass die vorausschauende und individuell fokussierte Palliativversorgung gegenüber TAU mit statistischen und klinisch signifikanten Verbesserungen in der Lebensqualität und verringerter Symptomlast 1–3 Monate nach Studienbeginn assoziiert war. Es gab zwar keine Hinweise auf Zusammenhänge zwischen der Art der Palliativversorgung und dem Überleben der Patienten, aber die frühe Palliativversorgung war konsistent assoziiert mit Verbesserungen in der Zufriedenheit von Patienten und Familienangehörigen sowie mit einer niedrigeren Inanspruchnahme von weiteren Gesundheitsleistungen. Die Autoren folgern, dass gezielte und frühe Interventionen im Vergleich zu TAU im Rahmen palliativer Versorgung mit Verbesserungen der Lebensqualität und einer Reduktion der Beschwerdelast der Patienten verbunden sind.

In einem systematischen Review mit Metaanalyse untersuchten Selman et al. den Effekt eines **Kommunikationstrainings für Palliativteams** auf die Lebensqualität und das klinische Outcome. Aus insgesamt 11141 Artikeln konnten 19 Arbeiten mit 3144 Patienten und 791 Teammitgliedern herausgefiltert werden. Dabei zeigte sich, dass insbesondere das klinische Verhaltensrepertoire durch das Training stieg, die Lebensqualität der Patienten allerdings wenig beeinflusst wurde. Dagegen zeigte sich in einer jüngeren Metaanalyse ein deutlich positiver Effekt von Interventionen zum Lebensrückblick auf die Lebensqualität palliativmedizinischer Patienten.

Ein weiterer Aspekt bezieht sich auf die **Empathie bzw. Compassion,** die im Palliativsetting besonders wichtig sind. Sinclar et al. identifizierten aus fast 37000 Studien 648 Arbeiten, von denen 44 Studien eingeschlossen wurden, die sich hauptsächlich auf die Perspektive der Versorgenden – und weniger als ⅓ auf Patienten – bezogen. Insgesamt ergaben sich folgende thematische Gebiete, welche die Wahrnehmung von Compassion in der Versorgung widerspiegelten: Einfühlungsvermögen, interpersonelle Faktoren, praktische Compassion sowie hinderliche und förderliche Faktoren und die Outcomes einer solchen Compassion-orientierten Versorgung. Kaum gab es allerdings Studien zur Wirkung von Compassion-Care-Interventionen auf die Patienten und nur wenige Programme zur Gesundheitsinformation und Ausbildung, die Compassionate Care für Studierende und Kliniker förderten.

4.3.3 Neue Entwicklungen: Würde und Empowerment

Während Compassion insbesondere die Perspektive der Betreuenden betrifft, werden zunehmend existenzielle Bedürfnisse aus Sicht der Betroffenen in den Blick genommen. Rodrigues-Prat et al. untersuchten in ihrer Arbeit die Perspektiven der Patienten in Bezug auf **Würde, Autonomie und Kontrolle** am Ende des Lebens mit Hilfe eines systematischen Reviews in einer meta-ethnografischen Methode. In 21 Studien, welche die Erfahrungen von über 400 Patienten identifizierten, zeigten sich drei Themen, die für das Verständnis von Würde am Lebensende von Bedeutung sind:

1. Würde beeinflusst durch dessen Verlust an Funktionsfähigkeit und verbunden mit dem Verlust an Kontrolle
2. Würde als Identität
3. Autonomie als determinierender Faktor wahrgenommener Würde, verstanden als der Wunsch nach Kontrolle über den Sterbensprozess und nach Selbstbestimmung

Anhand dieser Ergebnisse schlugen die Autoren ein Erklärungsmodell vor, in dem Patienten mit intrinsischer Würde einen positiven Blick auf sich selbst im Angesicht ihrer Krankheit bewahren können. Ein neues Review zeigt, dass würdebezogene Interventionen in der Praxis angekommen und mir der Verbesserung der Lebensqualität verbunden sind.

Johnston et al. erweiterten die patientenberichteten Outcomes um das Thema **Würde** und untersuchten es in einem Scoping-Review. Sie fanden 7845 Artikel, die zwischen 2005 und 2015 publiziert worden waren, und identifizierten acht Messinstrumente, die letztendlich in diesem Review einbezogen wurden. Diese Verfahren waren psychometrisch geprüft und zeigten, dass mit relativ kurzen Messinstrumenten relevante Dimensionen des Erlebens am Lebensende erfassbar waren.

Ein neuerer Aspekt in der palliativmedizinischen Versorgung von schwerkranken Patienten ist die Frage des **Patienten-Empowerments,** also des Gefühls, Einflussmöglichkeiten in Bezug auf Erkrankung und Behandlung kontrollieren zu können. Eskildsen et al. identifizierten 731 Arbeiten, von denen 349 geprüft wurden, die wiederum 33 individuelle Instrumente zutage brachten, mit denen Empowerment geprüft werden kann. Spezifisch für onkologische Erkrankungen waren allerdings nur zwei dieser Instrumente. Es gab darüber hinaus eine große Überlappung zwischen dem Konzept des Empowerments, der patientenzentrierten Versorgung, der Patientenkompetenz, der Selbsteffizienz usw. Die Vielzahl von Messinstrumenten zeigt, dass ein großes Reservoir möglicher Ansätze zur Verfügung steht, diese allerdings in Bezug auf die konkrete Diagnosegruppe und das palliative Setting zu adaptieren sind.

4.4 Diskussion

Der Stand des Wissens über Lebensqualität am Lebensende zeigt, dass trotz geforderter und konsentierter Berücksichtigung der Perspektive der Betroffenen empirische **Ergebnisse** zur Lebensqualität im Krankheitsverlauf und vor dem Hintergrund der palliativen Versorgung **lückenhaft** sind. Es liegt nicht am Fehlen verfügbarer Messinstrumente, die für viele chronische Erkrankungen sowohl die Sicht der erwachsenen und jugendlichen Patienten als auch der Versorgenden erheben, sondern einerseits an der Spezifität der Messinstrumente für den palliativen Kontext und zum anderen an den Hindernissen und Barrieren, Lebensqualitätsindikatoren im palliativen Verlauf einzusetzen. Wie die Literatur zu patientenberichteten Outcomes zeigt, geht es dabei v. a. um die Qualität der palliativmedizinischen Versorgung, z. B. um die Zufriedenheit der Patienten und Angehörigen im palliativen Setting, die Würde des Patienten oder um die Anteilnahme der Behandelnden und Betreuenden.

Gerade in der Palliativmedizin verbinden sich zwei **unterschiedliche ideengeschichtliche Strömungen:** Auf der einen Seite die Patienten als leidende Personen wahrzunehmen, denen Unterstützung und Zuwendung zu geben ist, und auf der anderen Seite das Bemühen von Personen, am Ende des Lebens anzuerkennen, diesen Weg selbstbestimmt, mit Würde und Autonomie zu gehen, wobei die Eigenständigkeit bei Entscheidungen bzgl. der Versorgung im Sterbeprozess wichtig ist. Diese beiden Pole müssen sich nicht unversöhnlich gegenüberstehen, denn in einer den Patientenbedürfnissen gerechten und an der Patientensicht orientierten Palliativmedizin kann beides gelingen. Bekannt ist aus früheren Arbeiten zum Verlauf der Lebensqualität am Lebensende, dass bis zu zwei Wochen vor dem Eintritt des Todes die Lebensqualität des Patienten noch sehr viel höher ist als dies zu erwarten wäre. Dies liegt möglicherweise einerseits an der unterschätzten Bewältigungskompetenz der Betroffenen und der Rolle der sozialen Unterstützung, z. B. aus der Familie, die zu Ausgeglichenheit und Hoffnung Anlass geben kann.

Was auf Menschen mit schwerwiegenden chronischen Erkrankungen zutrifft, z. B. nach einer Transplantation, spielt auch in der Palliativmedizin eine Rolle: Die **Fremdwahrnehmung** von Lebensqualitätseinbußen deckt sich **nicht** unbedingt mit der **Selbstwahrnehmung.** Studien zeigen, dass Menschen mit chronischen Erkrankungen, auch wenn sie schwerwiegende Eingriffe hinter sich haben, in ihrer Lebensqualität sogar höhere Bewertungen angeben als Menschen einer alters- und geschlechtsvergleichbaren repräsentativen Stichprobe. Dies bedeutet, dass auch **im Angesicht des Lebensendes** eine **hohe Lebensqualität** erlebt werden kann, die allerdings durch entsprechende palliative Angebote noch weiter verbessert und auch aufrechterhalten werden kann. Dazu gehören nicht nur die medizinisch notwendigen Maßnahmen der Palliativmedizin, wie z. B. Schmerzkontrolle und Stimmungsaufhellung, sondern auch psychosoziale Angebote für Betroffene und ihre Familien, die – wie die Literatur zeigt – früh einsetzen sollten, um erfolgreich zu sein.

Durch den medizinischen Fortschritt eröffnen sich Möglichkeiten, auch bei früher als unheilbar geltenden Erkrankungen ein längeres Leben erwarten zu können, und auch im letzten Abschnitt an Zeit und Qualität des Lebens hinzuzugewinnen. Dies verdeutlicht, dass die Palliativmedizin sich in der Eigendefinition und Fremdwahrnehmung verändern sollte. Ein Weg dorthin führt jenseits der nach wie vor wichtigen medizinischen Outcomes zur Perspektive der Betroffenen und ihrer Familien und legt auch nahe, das Pflegepersonal zu berücksichtigen. **Neuere Ansätze** wie Anteilnahme, fokussierte Interventionen oder auch Würdetherapien sind dazu geeignet, den dazu affinen Betroffenen Wege zum selbstbestimmten Leben (und Sterben) zu gewähren. Zu berücksichtigen ist dabei, dass diese Wege sowohl den bisher hauptsächlich in der Palliativmedizin berücksichtigten Betroffenen mit onkologischen Erkrankungen geöffnet werden sollten als auch anderen chronisch kranken Menschen im jungen bis zum hohen Lebensalter. Gerade in Bezug auf Kinder und Jugendliche und ihre Familien stehen eine ganze Reihe von Möglichkeiten zur Verfügung, ihre Befindlichkeit und Funktionsfähigkeit aus ihrer eigenen Sicht und der des Umfelds zu verstehen und dieses Wissen bei der Behandlung zu nutzen. Betroffene Patienten jeden Alters und deren Familien, die sich gleichberechtigt mit Experten zusammenfinden, haben hier eine große Gestaltungsmöglichkeit bei der Definition der relevanten Outcomes, der Entwicklung innovativer Versorgungsangebote, deren Implementierung und Evaluation mit patientenberichteten Outcomes. Gerade weil die Gestaltung und Entwicklung von Interventionen auf den für palliative Patienten wichtigen Bereichen basieren, können sie den Betroffenen und ihren Angehörigen zugutekommen.

KAPITEL

5 Bedürfnisse und Betreuung von Angehörigen

Karin Oechsle

Kernaussagen

- Zentrales Element der Palliativmedizin ist nicht nur die Verbesserung der Lebensqualität der Patienten, sondern auch die ihrer Angehörigen.
- Angehörige neigen dazu, ihre Rolle als selbst Betroffene hinter die des Unterstützers und Begleiters des Patienten anzustellen.
- Etwa die Hälfte der Angehörigen weist während der Erkrankung des Patienten schwerwiegende psychische Belastungen und Störungen auf.
- Viele Angehörige beklagen unerfüllte Unterstützungsbedürfnisse, insbesondere hinsichtlich der Vermittlung relevanter Erkrankungs-, Therapie- und versorgungsbezogener Bedürfnisse.
- Auch wenn sich eine gute Patientenversorgung positiv auf die psychische Gesundheit der Angehörigen auswirkt, benötigen diese auch auf ihre eigenen Bedürfnisse ausgerichtete Hilfs- und Unterstützungsangebote. Ihre Probleme müssen mit den Betreuungsfokus genommen werden.

5.1 Angehörige in der Palliativversorgung

5.1.1 Wer sind Angehörige?

Es gehört zum Grundverständnis der Palliativmedizin, dass eine lebensbedrohliche Erkrankung nicht nur den Patienten selbst betrifft, sondern auch seine Angehörigen. Daher ist auch entsprechend der WHO-Definition das zentrale Ziel die „Verbesserung der Lebensqualität von Patienten und ihren Angehörigen". Häufig wird in diesem Kontext auch von der **„Unit of Care"** gesprochen, was bedeutet, dass die **Patienten** und ihre **Angehörigen** als **gemeinsame Einheit** verstanden werden, die beide gleichermaßen in den Fokus der Versorgung gehören. Auch die „Charta zur Betreuung schwerstkranker und sterbender Menschen in Deutschland" betont den Aspekt der Angehörigenbetreuung und formuliert im Leitsatz 2: „Die Angehörigen und die dem schwerstkranken oder sterbenden Menschen Nahestehenden sind einzubeziehen und zu unterstützen."

Der Begriff **„Angehörige"** wird gelegentlich uneinheitlich verstanden. Historisch gesehen ist damit die **Familie** eines Menschen (Ehepartner, Kinder, Eltern und Geschwister) gemeint. In der Palliativversorgung haben sich auch die Begriffe **„Zugehörige"** oder **„Nahestehende"** als Ergänzung etabliert, um deutlich zu machen, dass alle **Bezugspersonen,** also nicht nur Familie und enge Verwandte, mit in den Fokus unserer Betreuung gehören. Gleichzeitig haben sich in den letzten Jahrzehnten immer mehr Lebensformen entwickelt, bei denen oft auch nicht-eheliche Partner die engste Bezugsperson darstellen oder auch Freunde und teils sogar Nachbarn die Rolle als engste Vertraute übernehmen. Heute hat sich das Verständnis des Begriffs „Angehörige" gewandelt und umfasst alle Menschen im Beziehungssystem eines Patienten, also alle Menschen, die vom Patienten benannt werden, zu denen er eine persönliche private Beziehung hat – egal, ob sie zur Familie und Verwandtschaft gehören oder andere wichtige Beziehungen zum Patienten aufweisen.

5.1.2 Probleme der Angehörigen

Angehörige schwer kranker Menschen befinden sich meist in einer **Doppelrolle.** Einerseits sind sie für den erkrankten Menschen eine zentrale Bezugsperson, Berater, Unterstützer, Versorger oder sogar Pflegender. Sie werden durch die Erkrankung zwangsläufig zum Manager der Erkrankung des Patienten bzw. zum Fachmann für medizinische und Versorgungsfragen und bei fortschreitender Erkrankung oft zunehmend zum Ansprechpartner für das medizinische Behandlungsteam. Andererseits sind sie aber eben auch selbst von der Erkrankung des Patienten unmittelbar betroffen, sie haben eigene Ängste, Sorgen und Probleme. Nicht selten stellen Angehörige ihre Rolle als Betroffene hinter ihre Rolle als Bezugsperson für den Patienten an und versuchen, ihre eigenen Bedürfnisse denen der Patienten unterzuordnen.

Zahlreiche Studien haben belegt, dass die Lebensqualität der Angehörigen von der Diagnosestellung einer unheilbaren, fortschreitenden Erkrankung bis über den Tod des Patienten hinaus eingeschränkt ist. **Einfluss auf die Lebensqualität** der Angehörigen nehmen z. B. das Patientenalter, die Beziehung zum Patienten, die Funktion des Familiensystems, die eigene Religiosität, soziale Unterstützung und die finanzielle Situation.

Zudem weisen die Angehörigen zu etwa 60–90 % starke **psychische Belastungen** auf und können zu jeweils etwa 20–40 % verschiedene psychiatrische Störungen, wie Angst, Depressivität, posttraumatische Belastungsstörungen oder Suchtverhalten, haben. Häufig werden Übergänge in ein betreuungs- und behandlungspflichtiges Ausmaß solcher Störungen nicht oder erst spät erkannt, da auch die Angehörigen selbst diesen Problemen wenig Bedeutung einräumen. Nicht selten werden sie erst nach dem Versterben des Patienten erkannt, wenn sie bereits über eine längere Zeit aggraviert sind.

Werden Angehörige, die selbst die Pflege des Patienten im häuslichen Umfeld maßgeblich übernehmen, dazu befragt, weisen ca. 40 % Symptome von Angst, Depressivität oder einer posttraumatischen Belastungsstörung auf. Sie beklagen Gefühle der **Hilfs- und Hoffnungslosigkeit,** körperliche **Gesundheitsprobleme** (v. a. Schlafstörungen und Erschöpfungszustände), **soziale Belastungen, finanzielle Einschränkungen** und **soziale Isolation.** Weibliche pflegende Angehörigen leiden häufig auch unter der Belastung aufgrund der rollenspezifischen Erwartungen der Gesellschaft, weil von Frauen eher erwartet wird, die häusliche Pflege leisten zu können, während bei Männern eher das Erreichen eigener Grenzen gesellschaftlich akzeptierter scheint.

5.1.3 Angehörige unheilbar kranker Krebspatienten

Wie bei vielen Fragen in der Palliativmedizin ist die Situation der Angehörigen bei Patienten mit fortgeschrittenen bzw. nicht heilbaren Krebserkrankungen bisher am besten untersucht. Vieles davon gilt aber sicher genauso für Angehörigen von Patienten mit anderen Erkrankungen.

In einem flächendeckenden Screening bei Angehörigen von unheilbar kranken Krebspatienten hatte sich gezeigt, dass etwa jeder zweite Angehörige Hinweise auf eine relevante **psychiatrische Störung** – am häufigsten Angst und Depressivität – aufweist und diesbezüglich eigentlich überwacht oder betreut werden müsste. Negativ auf die psychische Gesundheit der Angehörigen können sich bestimmte Symptome des Patienten, v. a. Atemnot, Angst und Depressivität, sowie Probleme bei der Krankheitsakzeptanz beim Patienten auswirken.

Dagegen steigt die **psychische Gesundheit** der Angehörigen, je zufriedener sie mit der aktuellen Betreuungssituation des Patienten sind, je besser sie ihre eigene Kompetenz in der Versorgung des Patienten selbst einschätzen und je mehr positive Erfahrungen sie aus der Versorgung ziehen können. Weitere Einflussfaktoren sind das Alter und Geschlecht der Angehörigen, ihre Beziehung zum Patienten, ihre Versorgungsrolle, ihre Resilienz und die Familienfunktion. Sich auf das vorbereitet zu fühlen, was auf sie auch über den Tod des Patienten hinaus zukommen wird, ist ein wichtiger positiver Einflussfaktor für ihre langfristige psychische Gesundheit.

Es zeigt sich aber auch immer wieder, dass sich die Situation der Angehörigen auch auf die Situation des Patienten auswirken kann. Dabei gibt es **Wechselwirkungen** zwischen beiden Personengruppen. Dazu zählen sich gegenseitige beeinflussende Belastungen, aber auch der Einfluss unterschiedlicher Phänomene aufeinander, wie der negative Einfluss von psychischer Belastung der Angehörigen auf die Lebensqualität der Patienten. Zudem können psychische Probleme der Angehörigen auch zu Fehleinschätzungen der Probleme des Patienten führen, was sich negativ auf die Patientenversorgung auswirken kann.

Innerhalb einer **partnerschaftlichen Beziehung** oder innerhalb eines **Familiensystems** kann die Erkrankung zur Veränderung der Prioritäten im Lebenskonzept sowie zur Verschiebung der Werte-Hierarchie mit zunehmender Bedeutung der Aspekte Familienleben, Partnerschaft und Sexualität führen. Es kommt zur Neuverteilung von Verantwortlichkeiten mit einer zunehmend asymmetrischen Aufgabenverteilung. Die Kommunikation zwischen Patient und Angehörigem kann durch Konfliktvermeidung und Gefühlsunterdrückung eingeschränkt werden. Studien zeigen, dass nur etwa die Hälfte der Angehörigen vorher mit den Patienten über das bevorstehende Versterben spricht, was für die Patienten deutlich belastender ist als für die Angehörigen selbst. Dies zeigt, dass die hemmende Angst der Angehörigen davor, mit den Patienten offen über ihre Situation zu sprechen, nicht nur unbegründet ist, sondern sogar eine zusätzliche Belastung für den Patienten darstellt.

5.1.4 Angehörige als Begleiter sterbender Menschen

Das unmittelbar bevorstehende Sterben eines geliebten Menschen stellt für die Angehörigen eine besonders **herausfordernde Zeit** dar. Dazu trägt auch bei, dass viele Menschen heute wenig Vorerfahrung mit dem Sterben ihnen nahestehender Menschen haben, da Sterben in unserer Gesellschaft kein selbstverständlicher und regelmäßig erlebter Bestandteil des Lebens mehr ist. Das Sterben eines Menschen direkt und verantwortungsvoll zu begleiten, wenn man selbst kaum weiß, was da wirklich auf einen zukommt, ist für viele Angehörigen eine belastende und beängstigende Herausforderung.

Dazu kommen häufig die rasch wachsende **Pflegeintensität** und die zunehmende Zahl an **Symptomen des Patienten.** Symptome wie Schmerzen und Atemnot, aber auch Unruhe

bzw. delirante Zustände sowie kognitive Einschränkungen scheinen für die Angehörigen besonders schwer auszuhalten zu sein. Aber auch wenn sie das Gefühl haben, selbst nicht einschätzen zu können, ob und wie sehr der Patient gerade leidet, ist dies sehr belastend für sie. Eine zunehmende Schläfrigkeit des Patienten führt zu immer weniger Kommunikationsmöglichkeiten; die wachsende Belastung und der Pflegeaufwand begegnen immer weniger Rückmeldungen vom Patienten und machen den persönlichen Austausch, der auch für die Angehörigen wichtig ist, immer schwerer.

In Vorbereitung auf das Sterben ziehen sich manche Patienten auch im Sinne eines bewussten Verabschiedens vom Leben und den Angehörigen aktiv immer mehr in sich zurück. Für viele Angehörige ist dies aber sehr belastend und wird dann noch verstärkt, wenn sie selbst keine oder nur wenig Unterstützung aus dem eigenen sozialen Umfeld erfahren und so ohne Ansprechpartner zurückbleiben.

In der Summe können all diese beschriebenen Aspekte zur Überforderung der Angehörigen in der Sterbephase führen. Erich Grond beschrieb einen weiteren möglichen Teufelskreis bei Angehörigen sterbender Menschen: Überforderung und Hilflosigkeit können zu Aggressionen oder dem Wunsch führen, dass der Patient doch bald sterben möge. Dieses zu empfinden, löst dann beim Angehörigen Schuldgefühle aus, die zur zusätzlichen Belastung und damit zur Zunahme der Überforderung und Hilflosigkeit führen können.

Angehörige müssen einerseits mit der Erkenntnis, dass der Patient nun wirklich sterben wird, fertig werden, andererseits führt dies unweigerlich auch zur persönlichen Auseinandersetzung mit dem eigenen Tod. Zudem nimmt die Frage der eigenen Zukunft ohne den Patienten zunehmend Raum ein. Es geht um die Vorbereitung auf den Verlust, die Trauer, die Einsamkeit und die Anpassung der gemeinsamen und eigenen Zukunftspläne an die neue Realität. Viele Angehörige belastet hier auch die Frage, wie viel Raum diese Gedanken überhaupt moralisch einnehmen dürfen, solange der Patient noch lebt.

„Wie soll ich leben, wenn sie nicht mehr da sind? Den eignen Tod, den stirbt man nur, doch mit dem Tod der anderen muss man leben.“ (Mascha Kaléko)

5.2 Bedürfnisse der Angehörigen

5.2.1 Erkennen der Bedürfnisse

Viele Bedürfnisse von Angehörigen bestehen darin, den dargestellten Problemen ausreichend zu begegnen. Umgekehrt weiß man auch, dass unerfüllte Unterstützungsbedürfnisse die Belastung, Ängste und psychischen Probleme der Angehörigen verstärken oder womöglich sogar erst auslösen können.

Eine wachsende Zahl an klinischen Studien zeigt – auch für Deutschland –, dass Angehörige heute viele ihrer Unterstützungsbedürfnisse als zu wenig oder gar nicht erfüllt erleben. Review-Analysen zeigen, dass konsistent der Aspekt **„Informationen“** das zentrale Thema der unerfüllten Bedürfnisse ist und zwar sowohl im Hinblick auf die Erkrankungssituation und ihre therapeutischen Möglichkeiten als auch zu Aspekten der Patientenversorgung.

In der Literatur sind **vier Kategorien von Unterstützungsbedürfnissen** von Angehörigen von Patienten in palliativer Erkrankungssituation beschrieben:

1. Bedürfnisse hinsichtlich des Wohlbefindens des Patienten
2. Informationsweitergabe
3. Praktische Hilfe bei der Versorgung
4. Emotionale Unterstützung

Das **Wohlbefinden des Patienten** steht dabei für viele Angehörige auch prioritär an oberster Stelle. Dass sich der Eindruck eines Angehörigen, dass der Patient gut versorgt ist, positiv auf dessen eigene psychische Situation auswirkt, haben viele Studien belegt. Wahrscheinlich zeigt sich auch hier, dass für viele Angehörige die Rolle des Beschützers und Unterstützers des Patienten mehr Raum einnimmt als die des selbst Unterstützungsbedürftigen.

Insgesamt beklagen Angehörige häufig auch, dass Sie wenige **Informationen** über Hilfsangebote für sich selbst während der Erkrankung des Patienten erhalten. Dies ist sicher auch darin begründet, dass es bisher in Deutschland – auch im Vergleich zu Angeboten für trauernde Angehörige nach dem Tod des Patienten – nur wenig Unterstützungs- und Hilfsangebote für Angehörige während der Erkrankung gibt. Die meisten Versorgungsmodelle richten sich primär an die Patienten, während die Angehörigenbetreuung zwar grundsätzlich als Ziel formuliert, strukturell und finanziell aber meist nur unzureichend abgebildet wird.

Weitere häufig beschriebene Bedürfnisse der Angehörigen sind konkrete **Hilfestellungen** in Bezug auf medizinische Aspekte (z. B. Symptommanagement). Viele Angehörige haben dabei den Wunsch, ganz konkret zu wissen, wann mit welchem Symptom zu rechnen ist, was sich in der Praxis aber häufig eben nicht so detailliert voraussagen lässt, wie das die Angehörigen gerne hätten. Angehörige wünschen sich auch Unterstützung bei der Bewältigung von Ängsten in Bezug auf die Verschlechterung der körperlichen oder psychischen Situation des Patienten.

Viele Angehörige geben ein großes Bedürfnis nach **emotionaler Unterstützung** in Form einer Vorbereitung auf existenzielle Themen wie Tod und Sterben an oder beklagen rückwirkend die nicht ausreichende Vorbereitung darauf. Sicher gibt es noch Entwicklungspotenzial, um dem Bedarf an mehr Unterstützung bei der Auseinandersetzung sowie an konkreten – auch psychologischen – Interventionen gerecht zu werden; man sollte den Angehörigen aber auch bewusst machen, dass der Tod eines geliebten Menschen etwas so

Besonderes und Einschneidendes darstellt, dass man sich darauf nicht in letzter Konsequenz vorbereiten kann.

Eine Angehörigenbefragung zeigte, dass Angehörige die Qualität der Versorgung eines Patienten im Krankenhaus dann als hoch einschätzen, wenn emotionale Belastungen durch das Gesundheitspersonal berücksichtigt, Symptome erfolgreich behandelt, ein angemessenes Ausmaß an Informationen vermittelt und eine adäquate Organisation der Weiterversorgung durchgeführt werden. Angehörigen möchten eher selten, dass sich auch jemand um ihre eigene Gesundheit kümmert, aber wenn sie sich das wünschen, erleben sie kaum, dass dies erfolgt.

„Man sieht die Sonne langsam untergehen und erschrickt doch, wenn es plötzlich dunkel ist." (Franz Kafka).

5.2.2 Erfassen der Bedürfnisse

Im praktischen Alltag ist der erste wichtige Schritt, sich der Probleme und Bedürfnisse der Angehörigen bewusst zu sein und diesen neben den Problemen und Bedürfnisse des Patienten Raum zu geben. Da Angehörige häufig dazu neigen, ihre Rolle als selbst Betroffener hinter die Rolle als Unterstützer des Patienten anzustellen, kann es eine wichtige Aufgabe sein, den Bedürfnissen und Problemen als Betroffener proaktiv Raum zu geben und konkrete Fragen an die Angehörigen zu formulieren. Die S3-Leitlinie „Palliativmedizin für Patienten mit einer nicht heilbaren Krebserkrankung" formuliert diesen in ihrer Empfehlung 9.13 folgendermaßen: „Angehörige sollen in ihrer Rolle als Unterstützer und Mitbetroffene wahrgenommen und gewürdigt werden. Sie sollen nach ihren Bedürfnissen gefragt und bei Bedarf zum Annehmen von Unterstützungsangeboten ermutigt werden." Zudem heißt es in Empfehlung 11.51: „Angehörige von Patienten mit einer nicht heilbaren Krebserkrankung sollen entsprechend ihren Bedürfnissen und unter Berücksichtigung spezifischer und individueller Belastungsfaktoren im Erleben und in der Auseinandersetzung mit der Erkrankung des Patienten wahrgenommen, unterstützt und begleitet werden." Es gibt sicher keinen Grund anzunehmen, dass dies nicht auch für die Angehörigen von Patienten mit nicht-onkologischen Erkrankungen gilt.

Die Bedürfnisse und Probleme der Angehörigen sowie relevante Informationen zum Beziehungsverhältnis und der gemeinsamen Lebens- und Versorgungssituation zu erfragen, sollte also Teil jeder palliativmedizinischen Anamnese sein und im Verlauf regelmäßig reevaluiert werden. Bisher sind in Deutschland kaum regelhafte Screenings der Angehörigenprobleme und -bedürfnisse mit standardisierten Messinstrumenten etabliert. Dies liegt v. a. daran, dass bisher kaum kurzgefasste und damit alltagstaugliche in deutscher Sprache validierte Messinstrumente vorliegen. Dennoch ist es wichtig, Hinweise auf schwerwiegende psychiatrische Störungen frühzeitig zu erkennen, um eine fachkompetente Betreuung in die Wege leiten zu können.

Im Versorgungsalltag gilt es, mit offen Augen und Ohren typische, aber auch sehr individuelle Probleme und Bedürfnisse der Angehörigen zu erkennen und Gespräche und Unterstützung dazu anzubieten. Ziel ist es, die Angehörigen auch Teil der Betreuungsbeziehung sein zu lassen, sodass wir keine bilaterale Arzt-Patienten-Beziehung unserer Betreuung zugrunde legen, sondern eine zumindest trilaterale unter Einbindung eines oder mehrerer Angehörigen. Dieses Verständnis öffnet den Blick auf die Bedürfnisse und Anliegen aller drei Beteiligten und lässt diese in das Betreuungsverhältnis einfließen.

5.3 Betreuung der Angehörigen

5.3.1 Angebot der Unterstützung

Bei der Betreuung der Angehörigen geht es, wie auch in der S3-Leitlinie zum Ausdruck gebracht, nicht primär um die Lösung all ihrer Probleme oder Erfüllung all ihrer Bedürfnisse, da dies i. d. R. genauso wenig realistisch ist, wie alle Probleme der Patienten lösen zu wollen. Es geht vielmehr darum, die Bedürfnisse und Probleme der Angehörigen zu würdigen, indem man ihnen in der Betreuungsinteraktion Raum gibt, indem man den Angehörigen und den Patienten vermittelt, dass diese Probleme und Bedürfnisse in dieser Situation da sein dürfen und teilweise auch völlig normal sind, und indem man Angehörige ermutigt, auch die eigenen Bedürfnisse unaufgefordert immer wieder zu formulieren. Manchmal geht es auch darum, Probleme und schwierige Situationen für den Angehörigen mit ihm auszuhalten – manchmal auch gemeinsam mit dem Patienten, aber manchmal auch ohne ihn, um zumindest für diese begrenzte Zeit den Angehörigenbedürfnissen einen exklusiven Raum zu geben.

Wann immer es möglich ist, können und sollen **konkrete Unterstützungsangebote** gemacht werden. Aus dem Behandlungsteam heraus könnten dies z. B. sein:

- Vermittlung von Informationen zu dem zu erwartenden Krankheitsverlauf, Maßnahmen zur Symptomkontrolle oder Versorgungsplanung
- Pflegerische Tipps, z. B. rückengerechte Patientenlagerung oder Mundpflege
- Stärkung der Ressourcen des Angehörigen durch Möglichkeiten der Entlastung und Erholung, z. B. Einbindung eines ehrenamtlichen Hospizdiensts oder Verpflichtung anderer Familienmitglieder

- Den Angehörigen das Erreichen von eigenen Grenzen erlauben
- Einordnung von Überforderung und Hilflosigkeit – und manchmal auch Wut – als für die Situation normale Gefühle
- Bestärken von Angehörigen, sich nicht von gesellschaftlichen Erwartungen oder dem eigenen sozialen Umfeld unter Druck setzen zu lassen
- Emotionale Entlastung der Angehörigen durch offene Gespräche („den Gefühlen Raum geben")
- Würdigen und Zulassen von Phasen der Verdrängung der Prognose bei Patienten und Angehörigen – auch wenn sie zeitversetzt auftreten
- Familiengespräche zur Klarstellung verschiedener Positionen im Familiensystem (z. B. bezüglich Therapiezielen oder Versorgungsplänen) und Erarbeitung eines gemeinsamen Wegs im Sinne des Patienten
- Vermittlung psychologischer oder ggf. psychiatrischer Unterstützung
- Auseinandersetzung mit existenziellen oder spirituellen Themen
- Gespräche über die Zeit nach dem Tod des Patienten und sich schon jetzt abzeichnende Herausforderungen und Fragen
- Vermittlung psychologischer, sozialrechtlicher oder seelsorgerischer Beratung
- Vermittlung von Angeboten zur Trauerbegleitung
- Gemeinsam den Blick auf eine gute Versorgung oder Symptomlinderung beim Patienten zu schärfen, um die Angehörigen zu entlasten

Neben konkreten Unterstützungsangeboten aus dem Team heraus, sollte man – wann immer vorhanden – niedrigschwellig Informationen für Angehörigen zu Unterstützungsangeboten anbieten. Hier können auch Aushänge oder ausliegende Broschüren hilfreich sein, die Informationen für die Angehörigen bereithalten, denen es schwerfällt, ihren eigenen Bedarf zu formulieren (S3-Leitlinie 11.52: „Angehörige […] sollen über bestehende Unterstützungsangebote wie Selbsthilfegruppen und Angehörigenschulung informiert werden.").

5.3.2 Angehörige als Teil der „Unit of Care"

Zur Betreuung der Angehörigen als Mitbetroffene der Erkrankung gehört auch ihre Einbindung in den Umgang mit den Konsequenzen, die sich aus der Erkrankung ergeben. Zumindest indirekt betreffen viele Aspekte, wie die Frage des Orts der Versorgung, auch ganz zentral die Angehörigen. Wie diese eingebunden werden, hängt aber einerseits vom Wunsch des Patienten und andererseits von vielen individuellen Faktoren ab, wie u. a. von der Beziehung des jeweiligen Angehörigen zum Patienten, der gemeinsamen Versorgungssituation, der Rolle, die der Angehörige in der Beziehung zum Patienten bisher eingenommen hat und durch die Krankheit nun einnimmt, vom sozialen Netzwerk des Angehörigen oder von Vorerfahrungen.

Das grundsätzlich wertvolle Konstrukt der „Unit of Care" – das Betrachten des Patienten und seiner Angehörigen als Einheit im Fokus der Betreuung – kommt immer dann an seine Grenzen, wenn Patienten und Angehörige unterschiedliche Wünsche an die Betreuung haben, z. B. bezüglich Therapiezielen oder Versorgungsplanung. Andere Gründe sind, wenn sich die Bedürfnisse oder Wünsche von den Patienten und ihren Angehörigen widersprechen oder die Patienten explizit nicht möchten, dass die Angehörigen in vollem Umfang und mit allen Informationen in die Betreuung eingebunden werden. Hier kann man im klinischen Alltag gelegentlich in moralische Zwickmühlen geraten, aber grundsätzlich sind wir in unserem Gesundheitssystem zuerst den Patienten verpflichtet und haben seinen Wünschen zu entsprechen, z. B. der Nicht-Aufklärung von Angehörigen. Dies kann insbesondere dann herausfordernd werden, wenn sich der Patient dennoch eine Unterstützung durch seine Angehörigen erhofft, z. B., wenn er Zuhause versorgt werden will, aber seine mit ihm lebende Ehefrau von der Entscheidung für und die Planung der weiteren Versorgung ausschließt. Hier kann nur in wiederholten Gesprächen versucht werden, die verschiedenen Perspektiven zu besprechen und ihre jeweilige Bedeutung für beide Seiten der jeweils anderen aufzuzeigen, um so zu versuchen, einen für alle Seiten gangbaren Kompromiss zu erarbeiten. Hilfreich kann hierfür z. B. die Einberufung eines Familiengesprächs sein.

KAPITEL

6 Kommunikation mit Patienten, Angehörigen und im Team

Matthias Villalobos, Anja Siegle, Laura Hagelskamp, Corinna Jung

Kernaussagen

- Patientenzentrierte Kommunikation stärkt die Handlungsfähigkeit und Partizipation im Entscheidungsprozess.
- Aktives Zuhören ist eine Haltung, die trainiert werden muss.
- Patient und Angehörige bilden eine Einheit und sollten deshalb auch gemeinsam in der Kommunikation berücksichtigt werden.
- Effektive interprofessionelle Zusammenarbeit und Kommunikation kann zur Verbesserung der Versorgungsqualität und -kontinuität beitragen.
- Frühzeitige Kommunikation zu Palliative Care und Advance Care Planning hilft Patienten und Angehörigen, die Situation am Lebensende besser zu bewältigen, und den behandelnden Teams, die Versorgung am Lebensende patientenzentriert zu gestalten.

6.1 Kommunikation

6.1.1 Vier-Seiten-Modell

Die Kommunikation mit Patienten und Angehörigen nimmt eine zentrale Rolle in der Palliativversorgung ein, denn bei fortgeschrittenen Erkrankungen müssen Ärzte eine große Informationsmenge vermitteln. Mehr als die Hälfte der Patienten versteht jedoch wichtige Teile der ärztlichen Information nur teilweise oder gar nicht.

Kommunizieren ist eine komplexe Aufgabe, die im Laufe des Lebens von allen Menschen erlernt wird. Bei der Kommunikation mit verschiedenen Akteuren, wie etwa zwischen Arzt und Patient, muss eine gemeinsame Basis in der Kommunikation erst hergestellt werden. Jede Äußerung enthält dabei **vier Ebenen** beim Sprecher und kann auch auf vier Ebenen beim Empfänger gehört werden. Dies soll an folgendem Beispiel verdeutlicht werden: „Die Untersuchungen haben leider ergeben, dass Sie eine unheilbare Krebserkrankung haben, die schon weit fortgeschritten ist."

- **Sachinhalt** (worüber wird informiert): z. B. „Ihre Erkrankung ist nicht heilbar."
- **Selbstkundgabe** (was ich von mir zu erkennen gebe): z. B. „Es tut mir leid, ich wünschte, ich hätte bessere Nachrichten."
- **Beziehungshinweis** (was ich von dir halte und wie ich zu dir stehe): z. B. „Sie sind in der Lage zu verstehen und zu verarbeiten, dass Ihre Krankheit nicht mehr heilbar ist."
- **Appell** (was ich bei dir erreichen möchte): z. B. „Sie verstehen, dass Ihre Erkrankung nicht geheilt werden kann, und treffen die für Sie notwendigen Entscheidungen."

CAVE

Eigene Erfahrungen und Vorurteile bestimmen die Kommunikationsfähigkeit und können die Wahrnehmung einschränken. Missverständnisse kommen im Alltag häufiger vor als gedacht.

6.1.2 Kommunikationstechniken

Im ärztlichen Arbeitsalltag ist es notwendig, schnell Lösungen zu finden und Antworten parat haben. Durchschnittlich unterbrechen Ärzte den Redefluss von Patienten nach ca. 30 Sekunden aus Sorge, dass die Patienten ungebremst sprechen. Eine solche Unterbrechung erweckt beim Patienten jedoch den Eindruck, nicht gehört zu werden. Die im Folgenden vorgestellten Techniken können beim Kommunizieren helfen.

WWSZ (Warten, Wiederholen, Spiegeln, Zusammenfassen)

Gerade bei schwierigen Gesprächssituationen ist es wichtig zu erfassen, wie der Patient mit der Information umgeht.

- **Warten** (> 3 sec): Das Warten auf eine Antwort signalisiert dem Patienten, dass sich der Arzt wirklich für die Wahrnehmung des Patienten interessiert.

- **Wiederholen:** Worte des Patienten werden aufgegriffen, wie ein Echo in den Bergen.
  - Patient: „Ich habe da immer ein Stechen in der Brust."
  - Arzt: „In der Brust?"
  - Patient: „Ja, so in der Mitte. Und dann muss ich husten, meistens nachts."
- **Spiegeln:** „Ich habe gerade den Eindruck, das macht Sie wütend/traurig/..."
- **Zusammenfassen** (Ankündigen): „Was war Ihnen aus unserem Gespräch heute am wichtigsten? Was erzählen Sie zuhause?"

Umgang mit Emotionen (NURSE)

Auch emotionale Äußerungen von Patienten sind Teil des Arzt-Patienten-Gesprächs. Sie sollten nicht gleich beruhigt oder beschwichtigt, sondern zunächst erkannt und eingeordnet werden. Die **NURSE-Technik** kann dabei helfen. Es ist nicht immer notwendig, alle Schritte durchzuführen und auch die Reihenfolge kann auf die Situation angepasst werden.

- **Emotion benennen** (Naming): „Sie wirken sehr wütend auf mich."
- **Verständnis zeigen** (Understanding): „Das ist nachvollziehbar für mich."
- **Respekt äußern** (Respecting): „Das ist nicht leicht für Sie."
- **Unterstützung anbieten** (Supporting): „Wenn Sie möchten, können wir einen neuen Termin vereinbaren und noch einmal darüber sprechen."
- **Hintergründe ausloten** (Exploring): „Wie ist es dazu gekommen?"

Überbringen schlechter Nachrichten (SPIKES)

Das **SPIKES-Modell** hat sich beim Überbringen schlechter Nachrichten mit folgendem Vorgehen bewährt.

- Setting: Zur Vorbereitung der Gesprächssituation gehören u. a.
  - das Sorgen für eine geschützte Umgebung (Privatsphäre),
  - das Hinzubitten einer Bezugsperson zu dem Gespräch, sofern der Patient es wünscht,
  - das Benennen eines zeitlichen Rahmens des Gesprächs und
  - das Vermeiden von Unterbrechungen des Gesprächs.
- Patient's perceptions: Der Patient wird gebeten, die eigene Situation einzuschätzen. Auf diese Weise können Missverständnisse beseitigt und die Informationsvermittlung an das Vorwissen und die Wortwahl des Patienten angepasst werden.
- Invitation: Obwohl die meisten Patienten eine offene und ehrliche Mitteilung schlechter Nachrichten wünschen, gibt es auch Menschen, die diese Information nicht hören möchten. Daher ist es wichtig zu erfragen, wie viel Information das Gegenüber wünscht.
- Knowledge and information: Es ist sinnvoll, den Patienten vorzuwarnen, dass nun eine schlechte Nachricht überbracht wird. Das Überbringen der schlechten Nachricht kann vereinfacht werden durch:
  - Das Eingehen auf das Vorwissen und die Wortwahl des Patienten
  - Das Verwenden von Alltagssprache, z. B. „gestreut" statt „metastasiert" oder „Gewebeprobe" statt „Biopsie"
  - Das Vermeiden von Sätzen wie „Wir können nichts mehr für Sie tun", wenn die Prognose schlecht ist. Diese Haltung widerspricht der Tatsache, dass die Patienten immer noch wichtige therapeutische Ziele haben können, wie z. B. eine gute Schmerzbehandlung und Symptommanagement.
- Emotions: Die größte Herausforderung ist, auf die Reaktion und Emotionen des Patienten einzugehen. Der Patient kann z. B. mit Schweigen, Ungläubigkeit, Weinen, Ablehnung oder Wut reagieren. Diese Reaktionen sind normal und dürfen Raum haben. In dieser Situation kann die NURSE-Kommunikationstechnik (➤ Kap. 6.1.2) hilfreich zur Unterstützung des Patienten sein.
- Strategy and summary: In Abhängigkeit vom Befinden des Patienten wird das weitere Vorgehen besprochen. Zukunftspläne zu haben, hilft den Patienten dabei, mit Angst und Unsicherheit umzugehen. Es ist jedoch wichtig, ihn zu fragen, ob er bereit ist für die Fortsetzung des Gesprächs.

Buchmetapher

Komplexe Informationsinhalte können für den Patienten wie in einem Buch gegliedert werden.

- **Titel:** „Die stationäre Aufnahme zur Schmerzeinstellung."
- **Inhaltsverzeichnis:** „Wir besprechen nun, warum, wie und was bei der stationären Aufnahme erfolgt."
- **Kapitelüberschrift:** „Warum sollen Sie stationär aufgenommen werden?"
- **Text:** „Sie benötigen mehr und stärkere Schmerzmittel. Die Schmerzmittel werden langsam gesteigert. Zur Überwachung der Nebenwirkungen ist es notwendig, ..."

Nonverbale Kommunikation

Die nonverbale Kommunikation kann zum besseren Verständnis beim Arzt-Patient-Gespräch beitragen. Mit der eigenen Körpersprache kann die Vermittlung der besprochenen Inhalte unterstützt werden:

- Direkter Augenkontakt und eine aufrechte Haltung helfen in schwierigen Gesprächssituationen.

- Hände können das Gesagte unterstreichen, indem sie z. B. nach oben zeigen, wenn etwas unklar ist.
- Bewusstes längeres Ausatmen kann vom Gegenüber unbewusst gespiegelt und übernommen werden. Dies kann sich beruhigend auswirken.
- Am besten ist es, wenn der Körper auch ausdrückt, was der Arzt verbal sagt, z. B. durch Bedauern im Blick, wenn er eine schlechte Nachricht überbringt.

CAVE

Widersprechen sich verbale und nonverbale Botschaft, glaubt der Empfänger der Körpersprache.
Häufig werden innerhalb von Gesprächen Körperhaltungen imitiert. Dies ist eine andere Form der gemeinsamen Verständigung.

6.1.3 Grenzen ärztlicher Kommunikation

Auch wenn gut kommuniziert wird, wird aus einer schlechten Nachricht keine gute. Gemeinsam mit den Patienten kann sich daher auch der Arzt Gefühlen der Hoffnungslosigkeit und Enttäuschung stellen. Mit einer schlechten Nachricht weiterzuleben, bleibt allerdings Aufgabe der Patienten und ihrer Angehörigen. Aber auch für Ärzte kann das Überbringen schlechter Nachrichten zu einem Burnout beitragen. Wichtig ist: Die Grenzen der medizinischen Möglichkeiten bedeuten **kein persönliches ärztliches Versagen.**

6.2 Kommunikation mit Patienten und Angehörigen

6.2.1 Units of Care

Der **Patient** und die von ihm **bestimmten Personen seines näheren Umfelds** bilden eine Einheit bei der Betreuung (Unit of Care). Wichtige Gespräche sollten deshalb gemeinsam geführt werden. Folgende Punkte sind dabei zu berücksichtigen:

- Frühzeitig mit dem Patienten klären, wer worüber informiert werden darf oder soll.
- Grundsätzlich die Regeln der ärztlichen Schweigepflicht beachten.
- Bei nicht geschäftsfähigen Patienten alle Gespräche gemeinsam mit dem Betreuer/Bevollmächtigten führen.

6.2.2 Patientenzentrierte Kommunikation

Patientenzentrierte Gesprächsführung ist eine kommunikative Haltung, die gekennzeichnet ist durch:

- Offenheit, Respekt und Empathie
- Einhalten einer nicht-wertenden Haltung
- Wahrnehmen des Patienten in seiner Gesamtheit als Mensch
- Berücksichtigung der persönlichen Werte und Präferenzen des Patienten
- Erfassen der körperlichen, emotionalen und spirituellen Bedürfnisse des Patienten
- Stärken der Handlungsfähigkeit und Partizipation in Entscheidungsprozessen
- Fördern der Selbstkompetenz, Autonomie und Selbstwirksamkeit des Patienten

Eine patientenzentrierte Kommunikation und Versorgung zeigt positive Effekte auf Behandlungszufriedenheit, körperliche Beschwerden, psychosoziale Belastung, seelisches Befinden und Entscheidungsfindung, verbessert das Vertrauen und verringert Ängste sowie Unsicherheit.

CAVE

Kultur- und religionsspezifische Wertvorstellungen und Traditionen sollten individuell berücksichtigt werden.
Patienten mit eingeschränkter Kommunikationsfähigkeit fühlen sich häufig von der Kommunikation ausgeschlossen. Daher sollten nonverbale und z. B. technische Möglichkeiten zur Unterstützung der Kommunikation angeboten werden.

6.2.3 Gespräche mit Angehörigen

Im Gespräch mit Angehörigen ist es förderlich, wenn Arzt und Pflegekraft deren Belastung als Mitbetroffene wahrnehmen und sie in ihrer Rolle als unterstützende Ressource erkennen und wertschätzen. Gerade pflegende Angehörige wünschen sich, gesehen zu werden. Auch wollen sie oft von den Aufgaben, die sie übernehmen, ihren Ängsten und Sorgen berichten. Es ist daher empfehlenswert, sie nach ihren Bedürfnissen zu fragen, sie über Unterstützungsmöglichkeiten aufklären und sie bei Bedarf zum Annehmen der Situation zu ermutigen.

Durch eine gute Kommunikation mit Angehörigen können folgende Punkte erreicht werden:

- Schaffen eines gemeinsamen Wissensstands
- Fördern der intrafamiliären Kommunikation
- Kennenlernen der familiären Strukturen zum Identifizieren von Ressourcen

Bei lebensbedrohlichen, fortgeschrittenen Krankheiten wollen Patienten und Angehörige sich häufig gegenseitig schonen und vor Hoffnungslosigkeit schützen. Sie bitten dann möglicherweise sogar den behandelnden Arzt, nicht offen mit allen Beteiligten zu sprechen. In dieser Situation sollte der Arzt eine vermittelnde Funktion übernehmen. Er kann helfen, Unausgesprochenes zu thematisieren und damit zur Entlastung beitragen. Insbesondere ist bei Angehörigen, die nicht wünschen oder möglicherweise sogar versuchen, dem Arzt zu verbieten, offen mit dem Patienten zu sprechen, zunächst auf die Sorgen und Ängste dieser einzugehen.

CAVE

Neben gemeinsamen Gesprächen können auch Einzelgespräche mit Angehörigen sinnvoll sein.
Angehörige stehen oft unter emotionalem Druck, ein häusliches Sterben ermöglichen zu müssen.

Umgang mit Dissens in der Behandlungssituation

Die Situation am Lebensende ist meist sehr belastend für Patienten und Angehörige. Anspannungen können leicht zu Meinungsverschiedenheiten innerhalb der Familie führen. Ein empfohlenes Vorgehen ist die Organisation einer **Familienkonferenz** unter Berücksichtigung folgender Aspekte:

- Formulieren von evtl. auftretenden Widersprüchen
- Beschreiben und Erläutern der verschiedenen Sichtweisen der Beteiligten
- Klären von Verständnisfragen und Abgleich des gemeinsamen Informationsstands
- Formulieren der aktuellen Probleme, Eruieren der Prioritäten im Entscheidungsprozess
- Gemeinsames Festlegen der nächsten Schritte

Falls dadurch kein Konsens erreicht wird oder ein Dissens zwischen dem behandelnden Team und dem Betroffenen besteht, kann es sinnvoll sein, einen Moderator hinzuzuziehen. Dieser muss kein Arzt sein. Wichtig für den Moderator ist v. a., eine neutrale Rolle einzunehmen und sich wertneutral zu verhalten.

Minderjährige Angehörige

Gibt es in der Familie Kinder und Jugendliche, sollen Ärzte Eltern dazu ermutigen, mit ihren Kindern offen über die nicht heilbare Erkrankung zu sprechen. Wenn die erkrankte Person den Wunsch äußert, können Ärzte die Familie auch bei einer offenen Kommunikation mit den Kindern unterstützen. Wichtig ist, Minderjährige in Absprache mit ihren Eltern altersgerecht und bedürfnisorientiert in die Kommunikation mit einzubeziehen. Bei Bedarf ist Unterstützung durch qualifizierte Fachkräfte zur Verfügung zu stellen. Hilfe gibt es unter: „Kinder krebskranker Eltern" (Verbundprojekt gefördert von der Deutschen Krebshilfe).

6.2.4 Besondere Gesprächssituationen

Mitteilung der Prognose

Das Überbringen schlechter Nachrichten stellt auch für erfahrene Ärzte eine Herausforderung dar. Die hohe emotionale Belastung und existenzielle Dimension des Themas bedarf spezieller kommunikativer Fähigkeiten. Studien zeigen, dass häufig die Prognose nicht oder nur unzureichend besprochen wird. Bei Befragungen von Palliativpatienten hätte sich allerdings die Mehrheit der Patienten und Angehörigen rückblickend offene Gespräche mit den behandelnden Ärzten über die Prognose gewünscht. Zum Überbringen schlechter Nachrichten hat sich ein Vorgehen nach dem SPIKES-Schema bewährt (➤ Kap. 6.1.2).

Vor Mitteilung der Prognose ist zu **eruieren:**

- Wünscht der Patient die Information? Und wenn ja, zum aktuellen Zeitpunkt?
- Wie viel Information wünscht der Patient?
- Welche Art der Information wünscht er?
- Ist der Patient bereit, ist der beste Zugang das Ausloten von best- und schlechtmöglichstem Verlauf (Best-Case- und Worst-Case-Szenario). Ist der Patient nicht bereit, ➤ Prognostic Awareness.
- Wichtig dabei ist: Raum für Hoffnung lassen.

Prognostic Awareness

Der Begriff Prognostic Awareness bezeichnet die Fähigkeit des Patienten, eine realistische Einschätzung bezüglich der **Prognose** und des wahrscheinlichen **Krankheitsverlaufs** vornehmen zu können. Stimmt die Einschätzung des Patienten hinsichtlich des weiteren Krankheitsverlaufs und der angestrebten Therapieziele nicht mit der tatsächlichen Situation überein, spricht man von einer geringen Prognostic Awareness. Eine geringe Prognostic Awareness ist für das Treffen wichtiger persönlicher und medizinischer Entscheidungen im Krankheitsverlauf und am Lebensende hinderlich. Daher sollte es ein Ziel sein, die Prognostic Awareness beim Patienten zu fördern.

Ärzte sollten bei Gesprächen mit den Patienten beachten und tolerieren: Die Prognostic Awareness kann, ähnlich einem Pendel, während des Krankheitsverlaufs oder sogar innerhalb eines Gesprächs von einem Extrem zum anderen schwingen. Das bedeutet, dass der Patient in einem Satz realitätsnahe Hoffnungen bezüglich seiner Zukunft und im nächsten Satz eher realitätsferne äußern kann. Dabei handelt es sich um eine natürliche Reaktion, die es den Betroffenen erlaubt, handlungsfähig zu bleiben. Die Coping-Strategie, die der Patient am Lebensende wählt, muss vom Arzt und den betreuenden Team respektiert und begleitet werden.

Patienten, die Gespräche über ihre Prognose und das Lebensende geführt haben, erkranken nicht häufiger an Depressionen und sind nicht besorgter als Patienten, die solche Gespräche nicht führen.

CAVE

Bei prognostischer Information sollte auf fixe Zeitangaben verzichtet werden.
Patienten reagieren auf bedrohliche Informationen häufig mit einer partiellen Verleugnung. Dies dient als Schutzreaktion und sollte nicht ohne Grund durchbrochen, sondern respektiert werden.
Prognostic Awareness kann nicht erzwungen werden. Patienten haben auch ein Recht auf Nichtwissen.

Schaffung von Prognostic Awareness

- **Schritt 1:** Beurteilung von Krankheitsverständins und Prognostic Awareness
  - Was hat man Ihnen zu Ihrer Erkrankung erzählt?
  - Inwieweit machen Sie sich Sorgen um Ihre Erkrankung?
- **Schritt 2:** Schaffung von Prognostic Awareness durch Vorstellen eines schlechten Gesundheitszustands
  - Haben Sie sich schon einmal vorgestellt, wie es wäre, wenn Sie noch kränker würden?
  - Lassen Sie uns einmal gemeinsam darüber nachdenken, wie es wäre, wenn Sie noch kränker würden. Vielleicht wäre es ganz gut, sich das einmal vorzustellen, nur für den Fall der Fälle.
- **Schritt 3:** Einschätzung der Dringlichkeit, die Prognose mit dem Patienten zu besprechen
  - Krankheit stabil, Patient steht einer Besprechung der Prognose ambivalent gegenüber → Schritt 1–3 wiederholen → Neubeurteilung
  - Krankheit verschlechtert sich, Patient steht einer Besprechung der Prognose ambivalent gegenüber → Vorgehen am Patienten ausrichten: Sprechen Sie das Dilemma an, in dem Sie stecken, wenn Sie die Prognose nicht mit dem Patienten besprechen
  - Patient ist bereit, die Prognose unabhängig vom Krankheitsstatus zu besprechen
  - **Schritt 4:** Besprechung der Prognose: Ask-Tell-Ask-Methode, Hoffnung – Sorge

Thematisieren von Sterben und Tod

Das Thema Sterben und Tod gilt in unserer Gesellschaft noch oft als Tabu. Alle an der Versorgung beteiligten Personen sollten daher eindeutig die Bereitschaft vermitteln, für Gespräche über das Sterben offen zu sein. Gesprächszeitpunkt und Informationstiefe sollten vom Patienten bestimmt werden. Auch beim Tempo sollte sich der Arzt nach dem Patient richten, um eine Überforderung oder schlimmstenfalls einen Bruch in der Beziehung zu vermeiden.

Die Auseinandersetzung mit dem Tod bedingt auch den Umgang mit der eigenen Spiritualität und der der Betroffenen. Häufig stellen jedoch Fragen zur Spiritualität eine Herausforderung dar. Hilfreich kann ein Einstieg durch die **Spirituelle Anamnese** nach dem **SPIR-Modell** sein. Dabei geht es um Fragen nach:

- **S**pirituellen und Glaubensüberzeugungen, z. B.: Betrachten Sie sich als gläubigen Menschen? Woraus schöpfen Sie Kraft? Gibt es etwas, das Ihrem Leben einen Sinn verleiht?
- **P**latz und Einfluss, den diese Überzeugung einnehmen, z. B.: Sind Ihre Überzeugungen wichtig für Ihre gegenwärtige Situation? Wie haben Sie während der Erkrankung Ihr Verhalten bestimmt?
- **I**ntegration in eine Gemeinschaft oder Gruppe, z. B.: Gehören Sie zu einer spirituellen oder religiösen Gemeinschaft? Inwiefern bedeutet dies eine Unterstützung für Sie?
- **R**olle, welche die Beteiligten einnehmen sollen, z. B.: Wie soll ich als Arzt mit diesen Fragen umgehen? Wer ist Ihr wichtigster Gesprächspartner in Bezug auf spirituelle und Glaubensüberzeugungen?

CAVE

Sollte der Patient einen Sterbewunsch äußern, müssen Arzt und behandelndes Team mit offener und wertfreier Gesprächsbereitschaft reagieren und mögliche Ursachen eruieren: Ist es eher ein Hilferuf nach Unterstützung zum Weiterleben, oder sehnt der Patient tatsächlich den Tod herbei, evtl. sogar im Sinne eines konkreten Wunsches nach Beihilfe zum Suizid oder Tötung auf Verlangen?

Therapiebegrenzung

Der Arzt sollte vermeiden, Gespräche über Therapiebegrenzung in Notfallsituationen zu führen. Ruhige Krankheitsphasen eignen sich besser zum vorausschauenden Ansprechen von Therapiegrenzen. Therapieoptionen, die medizinisch nicht sinnvoll sind, sollten nicht angeboten werden. Zum Zeitpunkt der Therapiebegrenzung ist es wichtig, ausführlich über die Optimierung der palliativmedizinischen Behandlung aufzuklären, um zu vermeiden, dass sich der Patient aufgegeben fühlt. Somit entsteht kein Bruch in der Betreuung. Die Therapie ist nicht zu Ende, aber die therapeutischen **Ziele** werden **neu definiert.**

Sterbephase

Es ist zu empfehlen, auch mit Angehörigen zeitnah über mögliche schwierige und angstauslösende Themen in Bezug auf die Sterbephase zu sprechen:

- **Verhungern:** Da am Lebensende der Appetit meistens abnimmt, entsteht in der Regel kein Hungergefühl. Es ist wichtig, Patient und Angehörigen zu erklären, dass eine erhöhte Kalorienzufuhr keinen Vorteil bringt, jedoch mögliche Nebenwirkungen in sich birgt.

- **Verdursten:** Die Gabe von intravenöser Flüssigkeit ist meist nicht zielführend und kann auch Nebenwirkungen haben (belastende periphere Ödeme, Zunahme der Atemnot durch Lungenödem). Eine Aufklärung über Möglichkeiten der Symptomkontrolle ist sinnvoll (Mundschleimhautpflege).
- **Ersticken:** Es besteht die Möglichkeit einer gezielten Sedierung. Dabei kann eine „Rasselatmung" auftreten, die bei guter Symptomkontrolle kein zusätzliches Leiden bedeutet.
- Verharmlosende Ausdrücke wie das Versprechen eines **friedlichen Einschlafens** sollten Angehörigen gegenüber vermieden werden, da die subjektive Vorstellung, was das bedeutet, und die Wahrnehmung bei der Begleitung sehr unterschiedlich sein können.

6.3 Kommunikation im Team

6.3.1 Notwendige Kompetenzen

DEFINITION

Die Begriffe **„interprofessionell"** und **„interdisziplinär"** werden häufig synonym für die Zusammenarbeit verschiedener Berufsgruppen im Gesundheitswesen genannt. Hierbei gilt zu unterscheiden, dass **Interdisziplinarität** im Gesundheitswesen die Zusammenarbeit verschiedener Disziplinen einer Berufsgruppe (z. B. Radiologen und Onkologen) bedeutet, während **Interprofessionalität** die Zusammenarbeit verschiedener Berufsgruppen (z. B. Ärzte, Pflegekräfte und Physiotherapeuten) beschreibt. Auch der Begriff **„multiprofessionell"** taucht in Bezug auf die Zusammenarbeit verschiedener Berufsgruppen auf. Jedoch beschreibt das Präfix „multi-" die parallele Arbeit an einem Patienten mit geringen Interaktionen zwischen den Berufsgruppen, während der Präfix „inter-" eine tatsächliche Zusammenarbeit mit gemeinsamer Zielsetzung und hoher Interaktion zwischen den Berufsgruppen bedeutet.

Die Arbeit in der Palliativmedizin ist seit jeher durch eine interprofessionelle Zusammenarbeit geprägt. Dies ist notwendig, um den komplexen und sich schnell ändernden Bedürfnissen von Palliativpatienten und deren Angehörigen begegnen zu können und eine effiziente und kontinuierliche Behandlung ohne Versorgungsbrüche sicherzustellen.

Teams in der palliativen Versorgung bestehen zumeist aus vielen verschiedenen Berufsgruppen, die mehr oder weniger intensiv zur direkten Patientenversorgung beitragen. Neben den Hauptakteuren Patient, Angehöriger, Arzt und Pflegekraft können z. B. folgende Berufsgruppen beteiligt sein:

- Sozialarbeiter
- Seelsorger
- Psychotherapeuten
- Physio- und Ergotherapeuten
- Musik- und Kunsttherapeuten

6.3.2 Kompetenzen für die Teamarbeit und -kommunikation

Eine gelungene Teamarbeit verlangt bestimmte Kompetenzen bei allen Teammitgliedern. Die „Canadian Interprofessional Health Collaboration" beispielsweise identifiziert für gute interprofessionelle Zusammenarbeit diese sechs **Hauptkompetenzen:**

- Interprofessionelle Kommunikation
- Patientenzentrierte Versorgung
- Rollenklarheit bezüglich der eigenen Rolle und derer anderer Berufsgruppen
- Verständnis von Teamprozessen
- Gemeinsame Führung und Verantwortung der Versorgung
- Interprofessionelle Konfliktlösung

Die verschiedenen Berufsgruppen, die an der Palliativversorgung beteiligt sind, erfüllen jeweils unterschiedliche Rollen und Tätigkeiten im Behandlungsverlauf. Dadurch wird eine gute Abstimmung durch eine effektive Kommunikation zwischen den Berufsgruppen notwendig. Deshalb sollten in regelmäßigen Teambesprechungen alle relevanten Berufsgruppen der Patientenversorgung vertreten sein. Alle sollten die genannten Kompetenzen mitbringen und bestimmte **Kommunikationsregeln** beachten:

- Respektvoller und achtsamer Umgang mit Mitgliedern aller Berufsgruppen
- Aktives Zuhören und Ausredenlassen
- Ansprechen von Fehlern ohne Schuldzuweisung
- Äußerung sachlicher Kritik statt persönlicher Angriffe
- Formulieren von Ich-Botschaften (persönliche Aussagen, persönliche Gefühle)
- Vermeiden von Interpretationen und Ratschlägen
- Beachten von Körpersprache und Signalen (eigene und fremde)

Wichtig ist auch eine **einheitliche, zentrale Dokumentation,** auf die alle Teammitglieder Zugriff haben.

6.3.3 Patientengespräche als Team führen

Bei der multiprofessionellen Behandlung von Patienten kommt es immer wieder vor, dass Gespräche mit Patient und Angehörigem vom Arzt gemeinsam mit anderen Fachpersonen (z. B. Pflegekraft, Sozialarbeiter, Psychoonkologe) geführt werden. Dafür ist es hilfreich, ein Vorgespräch zur Abstimmung der Gesprächsinhalte zu führen und ein Nachgespräch zur Reflexion des Gesprächs mit dem Patienten zu führen. Folgende Fragen können das Vor- und Nachgespräch strukturieren:

Vorgespräch (Briefing):

- Wie ist die Situation des Patienten (dabei auch unterschiedliche berufsbezogene Sichtweisen und Prioritäten beachten)?

- Was soll dem Patient vermittelt werden (ggf. Aufteilung der Gesprächsinhalte mit Vereinbarung von Signalen zum Gesprächswechsel)?
- Welche Aufgaben bzw. Ziele stehen im Rahmen des Gesprächs an?

Nachgespräch (De-Briefing):
- Konnten die geplanten Inhalte besprochen werden?
- Ist etwas offen geblieben oder hat sich etwas aus dem Gespräch neu ergeben?
- Was ist im Moment für den Patienten wichtig?
- Wie ist die persönliche Wahrnehmung des Gesprächs gewesen?

6.3.4 Umgang mit Teamkonflikten und schwierigen Behandlungssituationen

Für die Besprechung von Konflikten im Team oder schwierige Behandlungssituationen mit Patienten und Angehörigen haben sich verschiedene Methoden etabliert. Trotz unterschiedlicher Bezeichnung und teilweise verschiedener Herangehensweise dienen alle der **neutralen Besprechung** der Problematik und **Findung einer Lösung im Team.** Meist werden diese von speziell ausgebildeten externen Personen begleitet. Zu diesen **Methoden** zählen u. a.:
- Balint-Gruppen
- Interprofessionelle Fallbesprechungen
- Supervision

Auch hierbei sollten die Kommunikationsregeln (➤ Kap. 6.3.2) beachtet werden, um respektvolle und zielführende Gesprächssituationen zu ermöglichen.

6.4 Prozesshafte Kommunikation in der palliativen Versorgung

Ein qualitativ hochwertiger Versorgungsprozess am Lebensende bedarf besonderer kommunikativer Kompetenzen seitens des behandelnden Teams. Es ist äußerst empfehlenswert, eine **kontinuierliche Gesprächsführung** früh in den Versorgungsprozess zu integrieren und regelmäßig über den Krankheitsverlauf fortzusetzen. Bei Early Palliative Care (EPC) und Advance Care Planning (ACP), zwei Ansätzen zur Verbesserung des Versorgungsprozesses am Lebensende, ist gute Kommunikation ein wesentliches Element, das zur Verbesserung der Lebensqualität des Patienten und seiner Angehörigen beitragen kann.

Auch in Bezug auf Krankheitsverständnis, -verarbeitung und Symptombehandlung erweist es sich als vorteilhaft, regelmäßig Gespräche mit dem Patienten zu führen und bestimmte Punkte immer wieder anzusprechen. Patienten benötigen häufig mehr als ein Gespräch, um die Information zu verinnerlichen und sich in der Situation zurechtzufinden. Kommunikation während des Krankheitsverlaufs ist ein dynamischer und interaktiver Prozess, der Raum für Wiederholung, Anpassung und Veränderung bieten muss.

6.4.1 Kommunikation bei Early Palliative Care

Unter **Early Palliative Care** wird eine **frühzeitige Einbindung palliativer Versorgung** in die krankheitsspezifische Behandlung, je nach Definition möglicherweise schon zum Zeitpunkt der Diagnosestellung einer fortgeschrittenen Erkrankung, verstanden. Es hat sich gezeigt, dass eine frühe Integration von Palliative Care für den Patienten mit begrenzter Prognose positive Auswirkungen hat in Bezug auf Gespräche zu folgenden Punkten:
- Krankheitsverständnis und -verarbeitung (auch besseres Verständnis der Prognose ➤ Kap. 6.2.4)
- Entscheidungsfindung, insbesondere zu Therapiemaßnahmen am Lebensende
- Symptom-Management (körperlichen Beschwerden, psychosoziale Belastung)

6.4.2 Kommunikation bei Advance Care Planning

In der S3-Leitlinie „Palliativmedizin für Patienten mit einer nicht heilbaren Krebserkrankung" legt die Arbeitsgemeinschaft der Wissenschaftlichen Medizinischen Fachgesellschaften (AWMF) fest: „Die vorausschauende Versorgungsplanung (Advance Care Planning) beschreibt einen systematischen, interprofessionell begleiteten Kommunikations- und Implementierungsprozess zwischen Patienten, Angehörigen und relevanten an der Behandlung des Patienten beteiligten Personen."

Ziel der **vorausschauenden Versorgungsplanung** ist die bestmögliche Umsetzung individueller Präferenzen des Patienten bezogen auf das Therapieziel und die Therapieentscheidung. Gegenstand eines Gesprächs dazu sollte sein:
- Aufzeigen des Umfangs und der Grenzen der Behandlung im Fall (erkrankungs-)typischer sowie häufiger und möglicher Szenarien und Komplikationen
- Ansprechen individueller Wertvorstellungen und Präferenzen hinsichtlich der Versorgung in der letzten Lebensphase, des Betreuungs- und Sterbeorts sowie ggf. der Bestattung
- Benennung eines Vorsorgebevollmächtigten oder Vorschlag eines Betreuers

Zudem empfiehlt die Leitlinie die frühzeitige Durchführung dieser Gespräche gemeinsam mit dem Patienten und dessen

Angehörigen bzw. Betreuer oder Vorsorgebevollmächtigten. Ergebnis des Gespräches kann sein:

- Eine Patientenverfügung
- Ein Notfallbogen
- Eine schriftliche Vorausverfügung (auch Willenserklärung)

Gesprächskontakte im Krankheitsverlauf sollen regelmäßig und kontinuierlich dazu genutzt werden, eine vorausschauende Versorgungsplanung voranzubringen. Insbesondere wenn sich die Krankheitssituation maßgeblich verändert (z. B. Progression einer Krebserkrankung), sollte das Thema aufgegriffen werden. Auch mit Hilfe weiterer Berufsgruppen (z. B. Pflege) können eine nachhaltige Arzt-Patienten-Verständigung bezüglich Präferenzen am Lebensende und somit mehr Zufriedenheit mit dem Entscheidungsfindungsprozess gefördert werden. Entscheidungskonflikte können dadurch verringert oder sogar vermieden werden.

Gespräche zu vorausschauender Versorgungsplanung sollten

- in ihrer Tiefe und Geschwindigkeit vom Patienten gesteuert sein,
- angemessen zeitlich geplant werden,
- berücksichtigen, dass sie sich im Sinne eines dynamischen, interaktiven Prozesses über mehrere Treffen hinwegziehen und Änderungen und Anpassungen zulassen müssen und
- von einer angemessen ausgebildeten Person durchgeführt werden.

CAVE

Advance Care Planning muss immer mehr sein als das bloße Ausfüllen von Dokumenten. Auch Wertvorstellungen, individuelle psychologische, soziale und spirituelle Aspekte müssen berücksichtigt werden.

KAPITEL

7 Interkulturelle Aspekte in der Palliativmedizin

Lyonette Lorenz, Stefan Fuxius

Kernaussagen

- Migration ist eine Konstante der Menschheit. Sie ist dynamisch, interkulturell und transkulturell.
- Die Zunahme der Menschen mit Migrationshintergrund in Deutschland betrifft auch immer mehr die Palliativmedizin.
- Migration ist ein wesentlicher Faktor für das Individuum. Sie ist wichtiger als soziokulturelle, religiöse oder sonstige Zugehörigkeiten.
- Stärkung und Förderung einer transkulturellen Kompetenz sind eine der wesentlichen Voraussetzungen für das Gelingen einer Palliation bei Migranten.
- Die Kenntnisse soziokultureller und religiöser Hintergründe sind hilfreich, erleichtern ihre den Möglichkeiten entsprechende Berücksichtigung und bilden Vertrauen.

7.1 Definitionen und Epidemiologie

DEFINITION

Laut statistischem Bundesamt (2020) hat eine Person einen **Migrationshintergrund,** wenn sie selbst oder mindestens ein Elternteil nicht mit deutscher Staatsangehörigkeit geboren wurde. Durch den Begriff „Menschen mit Migrationshintergrund" soll einerseits die Komplexität des Status erfasst werden, andererseits grenzt der Begriff auch über mehrere Generationen hinweg wieder ab und aus. Mangels einer bisher fehlenden besseren Begrifflichkeit folgen wir bis auf weiteres dieser Wortwahl und verwenden der Einfachheit halber auch den Begriff **„Migrant"** in diesem Sinne und auch für alle Geschlechter. Besser wäre jedoch der Begriff **„Migrierter"**, um auszudrücken, dass die Person im Zielland bereits angekommen ist. Auch der Begriff „Menschen aus unterschiedlichen Kulturkreisen" ist unscharf und berücksichtigt z. B. nicht den Grad der Integration einer ersten oder zweiten Generation der Migrierten.

Seit es Menschen gibt, hat es **Migration** aus unterschiedlichsten Gründen **immer gegeben.** Früher ereignete sich diese in größeren Zeitabständen, anfangs sogar mit Ausbildung biologischer Merkmale (z. B. Hautfarbe). Später sprach man von Völkerwanderung. Heute betragen die Zeitabstände oftmals nur Wochen oder Flugstunden. Ein sich langsames Einstellen auf Neuerungen ist dadurch nicht mehr möglich.

Eine wesentliche Voraussetzung zum Verständnis der durch die Migration hervorgerufenen Veränderungen bedeutet, diesen Prozess als **dynamisch** zu begreifen. Kultur ist interaktiv und verändert nicht nur den Migrierten, sondern auch den Aufnehmenden. Es kommt nicht nur zu einem **interkulturellen** Austausch zwischen zwei geschlossenen, homogenen Kulturen (z. B. Urlaubsreise in ferne Länder), sondern zu einem **transkulturellen** dynamischen Wandel, der idealerweise das Gemeinsame der Beteiligten hervorheben und verbinden sollte. Dieses verlangt sowohl die Bereitschaft zur Anpassung des Migranten als auch des Gastgebers.

Wenn weiter von „dem oder den Migranten" gesprochen wird, so bedeutet dies keineswegs eine unzulässige Verallgemeinerung, die für alle Migranten unweigerlich gleich zu gelten hat, sondern immer nur, dass **Teilaspekte häufig gemeinsam** sein können – nicht aber müssen –, und dass jeder Mensch auf dem Hintergrund seiner individuellen Vorgeschichte und Kultur anzusehen ist. Daher ist es auch nicht sinnvoll, strickte Handlungsanweisungen zu konzipieren, sondern im Gegenteil Stereotypismen aufzubrechen und **Grundlagen** zu kreativen und individuellen Ansätzen **zu vermitteln.**

Viele der hier vorgetragenen Aspekte betreffen die **Migration im Allgemeinen,** müssen aber erwähnt werden, da sie im Speziellen auch in der Palliativmedizin von großer Bedeutung sind.

Der Anteil von Menschen in Deutschland über 65 Jahren wird sich deutlich von 20 % im Jahr 2008 auf etwa 34 % im Jahr 2060 erhöhen. Nach aktuellen Daten des Statistischen Bundesamts ergibt eine Prognose für das Jahr 2040 bei insgesamt 82,1 Millionen Einwohnern einen Anteil von 21,4 Millionen Menschen > 67 Jahren. Im Jahre 2020 hatten in Deutschland ca. 21,9 Millionen Personen einen Migrationshintergrund (Steigerung von etwa 1,8 % zum Vorjahr) und davon waren etwa 2,2 Millionen älter als 65 Jahre. Aufgrund der steigenden Zahl von älteren Menschen mit Migrationshintergrund und der gesundheitlichen Belastung dieser

Zielgruppe ist eine Zunahme der Pflegebedürftigkeit dieser Gruppe zu erwarten. Somit trifft dies auch die Inanspruchnahme der Palliativmedizin.

7.2 Transkulturelle Problematik der Migration

7.2.1 Gemeinsame Probleme der Menschen mit Migrationshintergrund

Entscheidend im Hinblick auf die Palliativmedizin ist nicht etwa eine spezielle Religions-, ethnische oder sonstige Zugehörigkeit bzw. Herkunft des Migranten, sondern – wie immer – in erster Linie das **Faktum der Migration,** das Wesen der Migration, das allen Migranten gemeinsam ist. Erst sekundär spielen andere Faktoren eine mehr oder minder wichtige Rolle. Am ausgeprägtesten trifft dies die erste Generation.

Migranten haben ihre Heimat, ihre **gewohnte Umgebung verlassen.** Es kommt zur Trennung von Familie, Freunden, Kultur und Traditionen, von allgemeinen und religiösen Gewohnheiten. Essgewohnheiten und Klima sind anders. Sprache und Verständigungsprobleme bekommen eine große Bedeutung, es entsteht Heimweh. Dazu kommen noch die vor oder während einer evtl. Flucht erfahrenen Traumata. Zusammen mit den Anforderungen der neuen Umgebung entsteht **akkumulativer Stress,** wie dies in der Fachliteratur genannt wird (multiple Anforderungen, viele Belastungen, Überforderung). Dies gilt v. a. für die erste Generation. Je schlechter die Integration der Folgegenerationen gelingt, desto bedeutsamer werden für diese wiederum die soziokulturellen Komponenten der Ursprungsfamilie.

Dieser von den meisten Migranten in mehr oder weniger starker Ausprägung erfahrene akkumulative Stress ist bedeutsamer als ihre ethnische oder Religionszugehörigkeit. Die Herauslösung aus dem Sozialverband, der kulturellen Tradition und die entstehenden **Kommunikationsprobleme** (sprachlich, aber auch kulturell) führen in beiden Richtungen zu Informationsverlust. Am gravierendsten ist dies v. a. für die erste Generation.

7.2.2 Soziokulturelle Komponente im Hinblick auf Palliativmedizin

Schmerzkommunikation

Schmerzkommunikation ist kulturell unterschiedlich. Die medizinische Anthropologie geht laut Lalouschek [4] davon aus, dass Schmerz eine historische, physiologische und kulturelle Dimension hat. Schmerzerfahrung wird durch soziokulturelle Bedeutungsbeschreibung beeinflusst und geformt. Das heißt, nicht alle sozialen oder kulturellen Gruppen reagieren auf Schmerz in gleicher Weise. Wie Menschen Schmerz wahrnehmen und damit umgehen, und zwar sowohl bei sich als auch bei anderen, ist von ihrem soziokulturellen Hintergrund abhängig, ebenso wie Menschen ihren Schmerz präsentieren und kommunizieren, sei es im professionellen Bereich des Gesundheitswesens oder im Alltag. Aus der Ethnopsychologie gibt es Erklärungsansätze, die kulturell unterschiedliche Formen der verbalen und nonverbalen Schmerzäußerung und Schmerzdarstellung auf eine tief verwurzelte traditionelle innere Zensur zurückführen. So können nonverbale Ausdrucksformen, indirekte Aussagen und die Verwendung von Gleichnissen Ersatz für einen, aus westlicher Sicht, ‚freien' Ausdruck von Wünschen und bestimmten Emotionen gelten. Oft ist die Definition von Krankheit eng mit dem Symptom körperlicher Schmerz verknüpft. Entsprechende Äußerungen stehen daher im Mittelpunkt einer Hilfssuche beim Arzt. Dies gilt auch dann, wenn die wahrgenommene Störung des Wohlergehens im psychischen Bereich liegt. So gibt es Hinweise, dass z. B. die traditionelle bäuerliche Kultur der Türkei nicht zwischen Körper und Seele trennt.

Die verschiedene bzw. andersgeartete Auffassung von Krankheit, Kranksein und Schmerz kann im mitteleuropäischen Kulturkreis als Wehleidigkeit negativ bewertet werden. Ebenso ist die Reaktion auf eine Schmerztherapie kulturell unterschiedlich, wie z. B. der Einsatz von Opiaten. So zeigt sich die USA überaus freizügig in der Handhabung dieser Schmermittel, allerdings mit verheerenden Folgen (vermehrte Abhängigkeiten und Todesfälle), während Länder wie z. B. Italien sehr zurückhaltend sind.

Hygiene

Hygienische Gewohnheiten sind in vielen Glaubensgemeinschaften von großer Bedeutung. Dazu gehört z. B. im Islam die rituelle Waschung, die täglich vor jedem Gebet vollzogen werden muss. Die Hygiene des Körpers und mit ihr das Schamgefühl sind stark kulturell und religiös geprägt. Bestimmte Kulturkreise akzeptieren beispielsweise körperliche Pflege nur durch gleichgeschlechtliche Personen oder Verwandte. Allerdings zeigen Ausnahmen, dass eine Beziehung zum Pflegenden wichtiger werden kann als eine dadurch in den Hintergrund getretene oberflächliche Geschlechter- oder Kulturkreiszuordnung.

Essen

Essgewohnheiten werden oft unterschätzt. Ein klassisches deutsches kaltes Abendbrot stößt bei Migranten (allen voran Südländern) – vorsichtig formuliert – zumindest auf Unverständnis, die Auswahl der gereichten Speisen in Kranken-

häusern oft auf Ablehnung. Die Berücksichtigung gewisser **Essensvorschriften** kommt erschwerend hinzu (z. B. Schweinefleischverbot bei Moslems, koschere Verarbeitung bei Juden). Auch existieren kulturkreisabhängige Vorstellungen von **Krankenessen.** Dies sind Speisen, die im Krankheitsfall besonders bekömmlich sein sollen. Beispielsweise gilt in Italien das „mangiare in bianco" („weiß essen") als Krankenessen. Darunter versteht man Speisen wie z. B. gekochten Reis oder Nudeln, die nur mit Butter und geriebenem Käse angemacht werden, Brühen, Salzkartoffeln oder gekochtes Geflügelfleisch.

Gerade in einer Krankheitssituation fehlt es in Deutschland eher an Sensibilität denn an ökonomischen Voraussetzungen. Obwohl eine adäquate Diät als wichtiger Bestandteil der Fürsorge für einen Kranken medizinisch sinnvoll und auch interkulturell akzeptiert ist, fällt deren Berücksichtigung intrakulturell und transkulturell aber auch organisatorisch schwer. Dass Angehörige dem Kranken in einer palliativen Situation Speisen vorbereiten und anbieten, sollte, wenn medizinisch vereinbar, nicht verhindert werden, da vertraute Speisen meist bei nicht optimalem gesundheitlichem Zustand bevorzugter angenommen werden.

Krankenbesuche

Krankenbesuche sind in vielen Kulturen eine moralische Pflicht. Manchmal ergibt sich das aus der Tradition, man will den Kranken Solidarität zeigen und Beistand leisten. Im Islam ist der Krankenbesuch nicht nur eine soziale, sondern auch eine religiöse Pflicht, was im Alltag eines Krankenhauses jedoch Probleme mit sich bringen kann.

Verantwortungsübertragung

Oft kommt es seitens des Kranken zu einer **Verantwortungsübertragung** an eine oder mehrere Bezugspersonen, meist aus dem Verwandtenkreis. Der Kranke allgemein, aber ob der angeführten Probleme der Migrant im Besonderen, kann seine Interessen nur noch eingeschränkt wahrnehmen. Je gravierender die Erkrankung, desto größer die Notwendigkeit zum Beistand. Je mehr Personen beistehen, desto besser die geglaubte Hilfe. Die verschiedensten Kulturkreise gleichen sich im Versuch der jeweiligen Familie, die Interessen ihrer kranken Angehörigen bestmöglich zu schützen. Die Rolle des Kranken erhält je nach Kulturkreis eine unterschiedliche Bedeutung. So werden in den USA und in den mitteleuropäischen Ländern die wichtigen Entscheidungen, die gesundheitliche Fragen betreffen, vom selbstbestimmten (kompetenten) erwachsene Patienten getroffen. Der Patient selbst wird als Autorität für die anfallenden medizinischen Entscheidungen angesehen. Die Familie des Patienten wird nur mit der Einwilligung des Patienten zu Rate gezogen, oder, wenn der Patient selbst nicht mehr dazu in der Lage ist. In vielen anderen Kulturen, wie in China, aber auch in vielen östlichen oder südlichen Ländern, ist die Familie, nicht nur die eines Kindes, sondern auch die des erwachsenen Kranken, die Instanz, welche die medizinischen Therapieentscheidungen für den Patienten trifft.

Die Bevormundung des Patienten durch die Familie kann bei Therapieentscheidungen schwierig, bei der Behandlung von Krebserkrankungen sogar hinderlich sein, da eine offene Aussprache zwischen Arzt und Patient von großer Wichtigkeit ist, um die Überlebenschancen und die Lebensqualität zu verbessern sowie Stress zu minimieren. Das intendierte Verbergen einer Krebsdiagnose vor dem Patienten, oft in südlichen und/oder östlichen Ländern praktiziert und dort auch ärztlicherseits gestützt, erschwert in westlichen Augen diese Kommunikation. Selbst in Europa gibt es bezüglich einer offenen Aussprache einer Diagnose nationale und regionale Unterschiede. Die mangelnde Aufklärung des Patienten ergibt sich somit auch kulturbedingt. Die Rolle des Kranken in muslimischen Ländern (aber nicht nur dort) ist die eines Menschen, der mit Toleranz, Rücksichtnahme und Hilfe seiner Angehörigen und Freunde rechnen kann. Andererseits erwartet man vom Kranken, dass sein Leiden, seine Schwäche und seine Hilflosigkeit klar zu erkennen sind.

Krankenrolle

Krankenrollen können aus psycho-kultureller Sicht **stabilisierend** wirken. Ein Aufbrechen dieser Rollen kann zu Unsicherheit führen. Der sekundäre Krankheitsgewinn bekommt unter diesem Gesichtspunkt eine weitere Bedeutung. Eine **unheilbare Krankheit** kann ein **Tabu** sein. Alle kennen die Bitte der Verwandten, dem Kranken nicht die Wahrheit und damit – in ihren Augen – nicht die Hoffnung zu nehmen. Jede Herkunftskultur hat spezifische Vorstellung von Krankheit und ihrer Genese (z. B. als Bestrafung).

FALLBEISPIEL

Der 75-jährige Patient war etwas vorgealtert, sprach ausschließlich Italienisch und war in Sizilien wegen gürtelförmiger Bauchschmerzen stationär abgeklärt worden. Ein weit fortgeschrittenes Pankreaskarzinom war festgestellt worden, die Diagnose wurde dem Patienten aber auf Wunsch der Familie nicht mitgeteilt.
Die Familie stellte sich mit dem Patienten extra aus Sizilien kommend in Süddeutschland zur Beratung vor. Im Zimmer befanden sich Patient, Ehefrau, drei erwachsene Kinder (teils mit Ehepartnern) und etwa fünf teils jugendliche, teils noch junge Enkelkinder. Der behandelnde Onkologe war zufällig des Italienischen mächtig und ließ den Überraschungseffekt ausnutzend den Patienten seiner staunenden Familie erstmalig seine Vision der Geschichte erklären. Er hatte die Pfleger aufmerksam belauscht, kannte die Diagnose und hatte sich – soweit es für ihn möglich war – auch ausreichend informiert. Wohlwollend hatte er die Familie inklusive des Besuchs in Deutschland gewähren lassen, seine Entscheidungen aber längst gefällt und war mit sich, seiner Diagnose und Prognose im Reinen.

Bildung

Unterschiedliche individuelle Bildungsstandarts der Migranten und eine allgemein **unzureichende Kenntnis der Physiologie des menschlichen Körpers** sind aus medizinischer und palliativmedizinischer Sicht problematisch. Kulturell unterschiedliche Sichtweisen verstärken bewusst oder unbewusst solches Unwissen. Krankheitspathologien können daher kaum verstanden werden, sind diese doch teilweise sogar für in Deutschland Geborene und Ausgebildete ob ihrer Komplexität schwer erklärbar. Eine Aufklärung wird daher schwierig, kann unpräzise oder sogar unmöglich werden. Notwendige Informationen zum Verständnis einer Therapie oder palliativen Behandlung können u. U. nicht adäquat vermittelt werden. Die Einbeziehung in Entscheidungsprozesse kann oft nicht in gewohnter und befriedigender Weise erfolgen und seitens der Behandler wird reziprok ein unzureichendes Verständnis angenommen. Beispielhaft sei an die komplexe Vermittlung der Notwendigkeit einer korrekten Behandlung bei noch asymptomatischen Erkrankungen erinnert.

FALLBEISPIEL

Der 44-jährige Patient kam aus Osteuropa, sprach befriedigend Deutsch, war verheiratet, Vater von 2 Kindern im Alter von 2 und 5 Jahren und selbstständig mit einem eigenen Bau- bzw. Handwerksbetrieb mit zeitweilig bis zu etwa 10 Angestellten und sicherlich geschäftstüchtig.
Er erkrankte an einer selten T-ALL. Sein Zustand war bei stationärer Aufnahme und Diagnosestellung kritisch, sodass er in ein sehr komplexes Therapieschema einwilligte. Nach der Induktionstherapie zeigte sich ein hervorragendes Ansprechen. Die Notwendigkeit zur Fortsetzung der Therapie mit zerebraler Bestrahlung, Konsolidierungstherapie und allogener Knochenmarkstransplantation zum Erreichen einer denkbaren Heilung konnte dem Patienten nicht vermittelt werden. Die therapiebedingte Mortalität lag bei 40–60 %, die zu erwartende Lebenserwartung der alternativen Palliativtherapie aber bei wenigen Monaten. Aufwendige, wiederholte und lange Gespräche von verschiedenen Ärzten, Freunden der Familie und Zweitmeinungen waren nicht in der Lage, den Patienten in gutem Zustand von einer Therapiefortsetzung zu überzeugen. Seine Aussage war, er habe keine Probleme, brauche daher keine Therapie und die Pharmafirma wolle nur Geld verdienen. Es blieb somit nur ein palliativer Ansatz mit hin und wieder Chemotherapie, dem sich der Patient bedarfsweise unterzog, wenn der Leidensdruck durch vermehrte Krankheitsaktivität inklusive des dann auftretenden meningealen Befalls wieder größer wurde. Der Patient verstarb an der Erkrankung nach kurzer Zeit.

Therapieentscheidung

Therapieentscheidungen bei Menschen mit Migrationshintergrund sind auf Grund des Gesagten allgemein schwieriger zu treffen, eine partizipative Patientenbeteiligung ist manchmal kaum möglich, oft sogar nicht gewünscht, bei unzureichenden Kenntnissen und immer komplexer werdenden Krankheitsbildern auch kaum mehr möglich. **Therapiemaßnahmen** (dazu gehört auch eine palliative Betreuung nach westlichen Maßstäben) können in manchen Fällen sogar nicht mehr adäquat vermittelt und durchgeführt werden. Bei zu großen Kommunikationsproblemen kann es ungewollt zu einer unzureichenden Mitarbeit des Patienten kommen, wodurch dieser sogar gefährdet werden kann. Die betreffende Maßnahme ist dann nicht durchführbar. Aus kurativer Situation ist dies äußerst problematisch, aber auch in einer palliativen Situation sind Missverständnisse die unausweichliche Folge und inadäquate emotionale Reaktionen vorhersehbar.

7.2.3 Religionszugehörigkeit und Praktizierung

Von Bedeutung ist auch, ob ein Migrant sich einer religiösen Gemeinschaft zurechnet oder nicht, und wie aktiv er seine Religion lebt. Dabei sind auch die großen Unterschiede innerhalb der gleichen Religion zu berücksichtigen (z. B. die Beschneidung christlicher Mädchen in Afrika).

Religiöse Prinzipien werden in vielen Religionen in Notfällen abgemildert oder aufgehoben (wie im Judentum oder Islam), in anderen Religionsgemeinschaften aber auch nicht (z. B. Zeugen Jehovas, die auch im Notfall keine Bluttransfusionen erlauben). Nicht immer sind kompetente Ansprechpartner greifbar, die den Kranken aufklären können. Im Einzelfall sollte geprüft werden, ob gewisse Maßnahmen (z. B. Gebetsmöglichkeiten, besondere Kost, Familienbesuch, Rückführung ins Heimatland) nicht doch realisiert werden können.

7.2.4 Folgen für die Migranten

In Zusammenschau der genannten Aspekte und dem akkumulativen Stress der Migranten sind **Missverständnisse** vorprogrammiert und unausweichlich. Der Umgang mit ihnen ist aber im Sinne einer transkulturellen Verarbeitung von entscheidender Bedeutung. Zeichen von zunehmender Vereinsamung, Depression etc. müssen erkannt werden, um unkontrollierte emotionale Freisetzungen auch der Angehörigen zu mildern.

Bei unzureichender Kenntnis der vorhandenen Institutionen ist der Zugriff auf palliativmedizinische Strukturen eingeschränkt. Dazu addieren sich die Vorbehalte der Patienten und Angehörigen, denen der Glaube an die Institutionen und eine nicht familiäre Betreuung suspekt ist. Fremde im intimen Moment des Versterbens zu akzeptieren, kann auch als Versagen empfunden werden.

7.3 Sterben, Tod und Trauer

Oft ereignet sich der soziale Tod vor dem körperlichen Tod. In manchen Kulturen verlassen Alte und Kranke die Familie (auch aus Ressourcengründen), um zu sterben (Inuit). In anderen Gegenden können ältere Menschen als Wissensträger „wertvoller" als Kinder angesehen werden (Afrika). Für die meisten ist allerdings das Sterben im Kreise der Familie die Norm. In Deutschland starben 2016 ca. 60 % im Akutkrankenhaus, 30 % in anderen Einrichtungen und 10 % zu Hause. Der Wunsch, zu Hause zu sterben, nimmt zu

Für die meisten Migranten dürfte dies derzeit auch zutreffen. Sterben, Tod und Trauer müssen immer im jeweiligen kulturellen und religiösen Kontext gesehen werden. Zwischen dem fehlenden Zeigen von Trauer, um andere Menschen nicht zu belasten, (Japan) und einem Zelebrieren von Trauer als Feier des Lebens des Verstorbenen mit bis zu 600 Gästen, Essen und Tanz (Ghana) existieren viele Varianten des Auslebens persönlicher und öffentlicher Trauer. Diese dienen der Kanalisierung emotionaler Freisetzung von Gefühlen durch Schweigen bis Klagen, Schreien oder Schlagen der Fäuste gegen die Wand.

Die Beseitigung der Leiche ist eine hygienische Notwendigkeit. Oft ist ein Begräbnis am früheren Wohnort gewünscht. Dabei gilt es, u. U. zeitliche Vorgaben zu beachten. Soweit dies innerhalb unserer gesetzmäßigen Vorgaben möglich ist, sollte versucht werden, den Migranten entgegenzukommen.

7.4 Anregungen zum Umgang mit der Problematik

Die **Stärkung und Förderung einer transkulturellen Kompetenz** ist eine der wesentlichen Voraussetzungen für das Gelingen einer Palliation bei Migranten. Dazu bedarf es seitens der Behandler Hintergrundwissen z. B. über religiöse und kulturelle Besonderheiten, die Bereitschaft zur Selbstreflektion und narrative Empathie. Ein gewisses **Mehr an Zeit** in der Palliation von Migranten muss eingeplant werden. So führt z. B. eine ausführliche Exploration der Religiosität bei der Anamnese zu einer signifikanten Reduktion der Depressivität. Von Seiten der Betroffenen trägt der Wille zur Kooperation mit der notwendigen Offenheit und dem Respekt den Behandlern gegenüber viel zum Gelingen bei.

Die **individuelle Sicht** auf jeden Einzelnen und somit auch jeden einzelnen Palliativpatienten mit Migrationshintergrund muss selbstverständlich sein. Die **Besonderheit der Migration** kommt hinzu. Den Migranten unser Nichtwissen diesbezüglich zu kommunizieren, kann helfen, Missverständnisse zu vermeiden und Brücken zu bauen. Ein schematischer Abfragekatalog, in dem Aspekte, die für Migranten wichtig sein könnten, aufgeführt sind, kann dabei nützlich sein. Wenn nötig, sollten vorab organisierte kompetente Dolmetscher zur Überbrückung sprachlicher und kultureller Barrieren, aber auch als Vertrauenspersonen hinzugezogen werden. Die Wahl eines Angehörigen als bevorzugter Ansprechpartner kann Abläufe und Entscheidungen vereinfachen und Erklärungen besser vermitteln. Wichtig ist auch die Kenntnis, Klärung und Verdeutlichung von Abfolgen, Ansprüchen und Dienstleistungen, z. B. die Möglichkeit von Rooming-in, die für die Betreuenden in Frage kommt.

Die Aufklärung von Patienten und Verwandten, dass eine institutionalisierte Versorgung in Krankenhaus, Palliativstation oder Hospiz nicht unbedingt eine Abschiebung, sondern sogar die Verbesserung der Versorgung bedeuten kann, bedarf oftmals einiger Überzeugungsarbeit. Das Begreifen der Dynamik dieses Prozesses trägt wesentlich zur weiteren Entwicklung dieser Problematik im Sinne eines „Work in Progress" bei.

KAPITEL 8

Ulrich Wedding

Grundlagen der Sterbebegleitung, palliativmedizinische Ansätze in der Sterbephase

Kernaussagen

- Circa 1 Millionen Menschen sterben pro Jahr in Deutschland, ca. 2700 pro Tag.
- Die meisten Menschen sterben nicht plötzlich, sondern absehbar.
- Vorausschauende Planung hilft, ein Sterben in Würde zu erreichen.

8.1 Einleitung

Pro Jahr sterben in Deutschland ca. 1 Million Menschen – manche plötzlich, viele absehbar. Das Erkennen, dass eine Sterbesituation vorliegt, ist Grundlage dafür, dass gute Behandlung und Begleitung in dieser Situation erfolgen können. Dazu bedarf es einer **prognostischen Beurteilung.** Die in der Sterbephase auftretenden Symptome unterscheiden sich nur zum Teil von denen der Grunderkrankungen, die zur Sterbesituation führen. Die **Bedürfnisse** des Patienten und der Angehörigen sind unabhängig von der Grunderkrankung ähnlich.

Sterben wird jeden von uns betreffen. Die Frage ist daher nicht ob, sondern wann wir sterben werden. Ziel einer Behandlung kann daher nur die Verschiebung des Zeitpunkts, nicht aber die Verhinderung des Ereignisses des Todes selbst sein. Ziel ist daher eine möglichst **gute Lebensqualität** während dieser Zeit. Ist die Sterbephase eingetreten, sind ein **würdiges Sterben** und eine **gute Unterstützung** der Angehörigen das Ziel.

Wichtige Themen sind daher Prognose, Todesursachen, würdiges Sterben, Therapie am Lebensende inklusive palliativer/gezielter Sedierung. Zudem wir auf ➤ Kap. 9 verwiesen, in dem die unterschiedlichen Formen der Sterbehilfe bzw. Sterbebegleitung dargestellt sind sowie der freiwillige Verzicht auf Nahrungs- und Flüssigkeitsaufnahme.

Wesentliche Grundlage ist das Kapitel „Sterbephase" der S3-Leitlinie Palliativmedizin. Zudem hat die Arbeitsgruppe (AG) Palliativmedizin des Netzwerks der von der Deutschen Krebshilfe geförderten Comprehensive Cancer Center zu verschiedenen Themen Standard Operating Procedures (SOPs) erstellt, u. a. zu dem Thema „Behandlung und Betreuung in der Sterbephase".

8.2 Prognose

Die Einschätzung der Prognose ist eine urärztliche und dennoch ungerne wahrgenommene ärztliche Aufgabe. Bereits Hippokrates von Kos, Arzt im alten Griechenland um das Jahr 400 v. Chr., schrieb über die Aufgabe der Prognoseeinschätzung in seinem Buch *Prognostikon:* „Zuerst beobachte man das Gesicht des Kranken, ob es so wie bei Gesunden ist, besonders ob es so wie sonst aussieht, denn in diesem Fall stünde es am besten; ist es aber ganz gegenteiliger Art wie sonst, dann steht es am schlimmsten. Das wäre folgender Fall: spitze Nase, tiefliegende Augen, eingesunkene Schläfen, kalte und geschrumpfte Ohren, zurückgebogene Ohrläppchen, spröde, gespannte und trockene Gesichtshaut, gelbe oder dunkle, bläuliche oder bleierne Farbe des ganzen Gesichts. Wenn nun das Gesicht im Beginn der Krankheit so aussieht und es nach den sonstigen Anzeichen noch nicht derart zu vermuten ist, so muss man fragen, ob der Kranke schlaflos war oder ob die Darmentleerungen sehr flüssig waren oder ob er etwas Hunger leide. Bejaht er irgendetwas davon, so hat man den Zustand für weniger schlimm zu halten, denn wenn das Gesicht infolge dieser Ursachen so aussieht, so entscheidet es sich binnen Tag und Nacht zum Besseren. Falls er hingegen all das verneint und die Krankheit auch in der genannten Zeit nicht zum Stillstand kommt, so muss man wissen, dass der Kranke dem Tode nahe ist."

Einige der hier beschriebenen klinischen Zeichen werden in der Kommunikation über Patienten von Pflegenden und Ärzten weiterhin so beschrieben. Das Einschätzen der Prognose eines Patienten schließt auch in dieser Quelle bereits **klinische Zeichen** und die **Beobachtung im Verlauf** ein. Die Prognose trägt **aktuelle Informationen** und solche aus der **Vergangenheit** zusammen, und versucht dann, den weiteren

Verlauf sowohl bezüglich des Eintretens eines Ereignisses als auch bezüglich der Zeitrahmens, innerhalb dessen ein Ereignis stattfindet, besser vorherzusagen als allein auf dem Zufall basierend.

Warum ist das wichtig? Zum einen ist es Teil einer Abschätzung, ob medizinische Maßnahmen den angenommenen Verlauf der Erkrankung verändern können. Insofern ist die Prognose **Teil der Indikation.** Zum anderen ist es sinnvoll, dem Patienten und seinen Angehörigen durch die Mitteilung der Prognose zu ermöglichen, sich über die eigenen Präferenzen klar zu werden. Somit ist die Prognose auch **Teil der Willensbildung** (➤ Kap. 11).

Eine Reihe von **Prognosescores** ist etabliert worden, um die Abschätzung der Prognose in palliativen Behandlungssituationrn zu verbessern, z. B. der Palliative Prognostic Score (PaP), der Objective Prognostic Score (OPS) oder der Palliative Prognostic Index (PPI). Gemeinsam ist ihnen, dass der klinischen Einschätzung der Prognose (clinical prediction of survival [CPS]) eine große Gewichtung zukommt. Beispielhaft ist dies für den PaP-Score wiedergegeben (➤ Tab. 8.1). Aus den Punktwerten des PaP ergeben sich drei Risikogruppen:

- A (30 Tagesüberlebenswahrscheinlichkeit > 70 %): 0–5,5 Punkte
- B (30 Tagesüberlebenswahrscheinlichkeit 30–70 %): 5,6–11 Punkte
- C (30 Tagesüberlebenswahrscheinlichkeit < 30 %): 11,5–17,5 Punkte

Tab. 8.1 Palliative Prognostic Score: Merkmale, Ausprägung und Punkwerte

Merkmal	Ausprägung	Punktwert
Atemnot	Nein	0
	Ja	1
Anorexie	Nein	0
	Ja	1
Karnofsky Performance Status	> 30 %	0
	10–20 %	2,5
Klinische Einschätzung der Überlebenszeit (in Wochen)	> 12	0
	11–12	2
	7–10	2,5
	5–6	4,5
	3–4	6
	1–2	8,5
Leukozytenzahl (Gpt/L)	< 8,5	0
	8,6–11	0,5
	> 11	1,5
Relativer Lymphozytenanteil	20–40 %	0
	12–19,9 %	1
	< 12 %	2,5

Die klinische Einschätzung der Überlebenszeit kann durch die ergänzende Erfassung von Symptomen, des Allgemeinzustands und von Laborparametern verbessert werden. Eine **methodische Schwierigkeit** liegt in der unklaren Situation, wann im Krankheitsverlauf der Prognosecore erfasst wird. Die meisten Studien zu Prognosescores in der palliativen Versorgungssituation beschreiben, dass Patienten eingeschlossen wurden, wenn sie in die palliativmedizinische Behandlung integriert wurden. Dieser Zeitpunkt ist aber nicht klar definiert, im Gegensatz z. B. zum Zeitpunkt der Diagnose der Erkrankung oder der Diagnose einer fortgeschrittenen Erkrankungssituation.

Die Einschätzung der Prognose ist nur in ca. ¼–⅓ der Fälle korrekt. Ärzte neigen dazu, die verbleibende Überlebenszeit eher zu über- als zu unterschätzen. Wiederholte Einschätzungen verbessern die Prognose. Erfahrung verbessert die Fähigkeit für eine exakte Prognose, eine enge persönlichen Beziehen zum Patienten verschlechtert die Fähigkeit. Die prognostischen Einschätzungen sollten, wenn möglich, im Team abgestimmt werden. Einige Arbeiten deuten darauf hin, dass Ärzte bei der initialen Abschätzung der Prognose besser sind, Pflegende in der weit fortgeschrittenen Erkrankungssituation.

8.3 Todesursachen

Pro Jahr sterben in Deutschland ca. 1 Million Menschen. Die verschiedenen Todesursachen sind in ➤ Tab. 8.2 wiedergegeben. Manche dieser Erkrankungen, Unfälle und Vergiftungen sind mit einem plötzlichen Tod verbunden, die meisten nicht. Die Verteilung entspricht nicht der Häufigkeit, mit der eine palliative Versorgung am Lebensende stattfindet. Weiterhin sind die häufigsten Erkrankungen, die zu einer palliativen Mitbetreuung am Lebensende führen, Krebserkrankungen. Gleichwohl sind Herz-Kreislauf-Erkrankungen die führende Todesursache, wobei nicht der plötzliche Herztod im Vordergrund steht, sondern die Herzinsuffizienz. Die Gründe dafür, dass **nicht** die **häufigsten Todesursachen** die **häufigsten Gründe für eine palliativmedizinische Betreuung** sind, sind vielfältig. Sie können u. a. durch den Krankheitsverlauf bestimmt sein, bei plötzlichen Todesfällen durch Unfälle oder Erkrankungen kommt eine palliative Versorgung nicht zum Tragen. Weitere Gründe sind das Ausmaß der Symptome vor dem Tod; so werden z. B. Patienten mit Pankreaskarzinom überproportional häufiger palliativmedizinisch betreut als es der Häufigkeit der Erkrankung als Todesursache entspricht, da der Krankheitsverlauf meist sehr symptomträchtig ist. Der Hautgrund ist aber wohl eine unterschiedlich etablierte Kultur der Einbeziehung der Palliativversorgung in die Betreuung innerhalb verschiedener Fachdisziplinen der Medizin. In den letzten Jahren ist eine Zunahme der Zahl palliativmedizinisch

Tab. 8.2 Todesursachen in Deutschland 2020, nach ICD-Kategorie, Häufigkeit der Sterbefälle absolut je 100000 Einwohner und je 100000 Einwohner altersstandardisiert

ICD10	Sterbefälle	Sterbefälle je 100.000 Einwohner	Sterbefälle je 100000 Einwohner altersstandardisiert
Alle Krankheiten und Folgen äußerer Ursachen	985572	1185,1	1015,1
I00-I99 Krankheiten des Kreislaufsystems	338001	406,4	335,4
C00-D48 Neubildungen	239552	288,1	260
J00-J99 Krankheiten des Atmungssystems	61348	73,8	64
F00-F99 Psychische und Verhaltensstörungen	59613	71,7	57,8
K00-K93 Krankheiten des Verdauungssystems	42507	51,1	45,3
S00-T98 Verletzungen, Vergiftungen und bestimmte andere Folgen äußerer Ursachen	41794	50,3	44,5
U00-U85 Schlüsselnummern für besondere Zwecke	39761	47,8	39,8
E00-E90 Endokrine, Ernährungs- und Stoffwechselkrankheiten	36628	44	37,2
G00-H95 Krankheiten des Nervensystems und der Sinnesorgane	35430	42,6	36,7
00-R99 Symptome und abnorme klinische und Laborbefunde, die andernorts nicht klassifiziert sind	35229	42,4	38,2
N00-N99 Krankheiten des Urogenitalsystems	25390	30,5	25
A00-B99 Bestimmte infektiöse und parasitäre Krankheiten	15085	18,1	15,5
M00-M99 Krankheiten des Muskel-Skelett-Systems und des Bindegewebes	5713	6,9	5,8
D50-D90 Krankheiten des Bluts und der blutbildenden Organe sowie bestimmte Störungen mit Beteiligung des Immunsystems	4391	5,3	4,5
Q00-Q99 Angeborene Fehlbildungen, Deformitäten und Chromosomenanomalien	2030	2,4	2,3
L00-L99 Krankheiten der Haut und der Unterhaut	1721	2,1	1,7
P00-P96 Bestimmte Zustände, die ihren Ursprung in der Perinatalperiode haben	1351	1,6	1,5
O00-O99 Schwangerschaft, Geburt und Wochenbett	X	X	X

betreuter Patienten mit nicht onkologischen Erkrankungen festzustellen, was für einen Wandel in dieser Kultur spricht.

Zur Häufigkeit der unterschiedlichen Krebserkrankungen als Todesursache ➤ Kap. 18. Die Häufigkeit der Todesursachen ist nicht in allen Lebensaltern gleich. Die häufigste Todesursache im Alter von 10–30 Jahren sind Unfälle und Vergiftungen, im Alter von 30–70 Jahren bösartige Neubildungen, im Alter von > 70 Jahren Herz- und Kreislauferkrankungen.

Auch wenn für den Tod unterschiedliche Ursachen verantwortlich sind, gibt es bezüglich der **Symptome,** die dem Tod in der Sterbephase vorausgehen, und der zu adressierenden **Aufgaben** und **Themen** viele **Gemeinsamkeiten** zwischen den unterschiedlichen Todesursachen. Ein Ziel ist, ein Sterben in Würde zu ermöglichen. Dazu können eine gute Symptomkontrolle, eine Akzeptanz des Sterbens durch Patienten, Angehörige und Betreuende, eine gute Kommunikation, welche die wesentlichen Personen einbezieht, eine vorausschauende Planung, die Kenntnis der individuellen Bedürfnisse und ein ordentliches Quäntchen Gelassenheit beitragen. Die Verständigung auf eine strukturierte Vorgehensweise erleichtert es, würdiges Sterben zu erreichen.

8.4 Was ist Sterben in Würde?

Ein Sterben in Würde ist ein häufig geäußerter Wunsch und für viele Menschen Anlass, **Patientenverfügungen** zu formulieren, in denen aus Sorge um ein Sterben ohne Würde eine Darstellung versucht wird, von dem, was für die jeweilige Person Sterben in Würde bedeutet. Da nicht die Möglichkeit besteht, Verstorbene zu fragen, ob ihr Sterben in Würde stattgefunden hat, bleiben methodische Grenzen bei dem Wunsch bestehen, ein Sterben in Würde zu definieren und zu realisieren (➤ Kap. 11).

Von Patienten werden dabei als Ziele häufig ein **Verzicht auf Therapien,** die keine oder wenig Aussichten auf Erfolg haben, und ein **Verzicht auf lebensverlängernde Maßnahmen,** wenn der Sterbeprozess absehbar ist oder wenn schwere Einschränkungen der Partizipation am Leben und der Kommunikation mit anderen Menschen vorliegen, formuliert. Solche Aussagen können Hinweise darauf sein, was als Leben und Sterben in Würde angesehen wird. Gleichzeitig ist es oft nicht möglich vorherzusehen, wie ein individueller

Sterbeprozess sein wird, ob Patienten an respiratorischem, Kreislauf-, Nieren- oder Leberversagen sterben werden oder ob z. B. eine Infektion oder ein neurologisches Geschehen im Vordergrund stehen wird.

Die Bundesärztekammer hat in den „Grundsätze der Bundesärztekammer zur ärztlichen Sterbebegleitung" Bedingungen formuliert, die bei der Betreuung für Sterbende zu erfüllen sind. Die Berufsordnung für Ärzte formuliert: „Aufgabe des Arztes ist es, unter Achtung des Selbstbestimmungsrechts des Patienten Leben zu erhalten, Gesundheit zu schützen und wiederherzustellen sowie Leiden zu lindern und Sterbenden bis zum Tod beizustehen." Beistand bis zum Tod beinhaltet den **Verzicht auf Diagnostik und Therapie,** die nicht mehr angezeigt ist, und die **Sicherstellung einer Basisbetreuung.** Dazu gehören u. a. menschenwürdige Unterbringung, Zuwendung, Körperpflege, Lindern von Schmerzen, Atemnot und Übelkeit sowie Stillen von Hunger und Durst.

Für die Begleitung Sterbender ist es von herausragender Bedeutung, dass das Sterben von den an der Behandlung Beteiligten als ein **natürlicher Prozess** akzeptiert wird. In der Sterbephase sollen sich alle Maßnahmen an dem Ziel orientieren, auch in dieser Lebensphase eine bestmögliche Lebensqualität und ein Sterben in Würde zu ermöglichen. Zugehörige sollten, wo immer vom Patienten gewünscht und möglich, einbezogen werden. Das gilt auch in Pandemiezeiten. Der im Netzwerk Universitätsmedizin (NUM) erfolge Zusammenschluss aus 13 forschenden universitären Abteilungen für Palliativmedizin hat unter dem Namen „PALLPAN" (Palliativversorgung in Pandemiezeiten) Empfehlungen erarbeitet, wie auch in der Situation einer Pandemie eine gute Sterbebegleitung stattfinden kann.

Ein Wunsch für die Sterbephase kann sein, an einem **vertrauten Ort** sterben zu wollen. Sinnvoll ist, frühzeitig zu erfragen, ob ein solcher Wunsch besteht, und wenn ja, mit dem Patienten und den Angehörigen zu überlegen, welche Möglichkeiten besteht, diesen Wunsch zu realisieren. Studien zum Nutzen der spezialisierten Palliativversorgung konnten u. a. zeigen, dass die spezialisierte palliativmedizinische Mitbetreuung den Patienten häufiger ermöglicht, am Ort ihres Wunsches zu sterben. Wichtige Entscheidungen sollten getroffen werden, ehe es zu spät ist. Circa 75–80 % der Menschen äußern den Wunsch, zu Hause sterben zu können, ca. 80 % der Menschen sterben in Institutionen. Nicht selten erleben Betreuende einer Palliativstation den Wunsch eines Patienten, auf der Palliativstation bleiben und sterben zu können. In der Sterbephase sollte von einer Verlegung in den ambulanten Sektor Abstand genommen werden; außerhalb der unmittelbaren Sterbephase gilt auch für Palliativstationen die Regelung des Primats der ambulanten vor der stationären Behandlung, d. h. eine stationäre Behandlung ist nur gerechtfertigt, wenn eine ärztliche Behandlung in einem Umfang erforderlich ist, die nicht von ambulanten Strukturen geleistet werden kann.

Angehörige sind ein wesentlicher Partner, um die Versorgung zu Hause realisieren zu können. Für sie ist es ein Unterschied, ob sie sich für eine kurze, aber intensive Zeit der Betreuung in der Sterbephase einstellen oder ob sie die Perspektive haben, sich auf eine über Wochen oder Monate dauernde Betreuung einzustellen. Wesentliche Unterstützung in solchen Situationen bieten **Ehrenamtliche,** die durch ambulante Hospiz- und Palliativ-Beratungsdienste (AHPBs) koordiniert werden und die nach einer Schulung einen Teil ihrer Freizeit zur Verfügung stellen, um anderen Menschen – Sterbenden und ihren **Angehörigen** – zu helfen.

8.5 Erkennen der Sterbephase

Als Sterbephase werden die **letzten Lebenstage** angesehen. Auch wenn dies keine exakte Definition ist und es sich prospektiv nicht sicher vorhersagen lässt, ob es tatsächlich die letzten Tage sind, ist es hilfreich, eine Verständigung darüber zu haben, wann von einer Sterbephase gesprochen wird, da sich dadurch das Therapieziel, die medizinischen Maßnahmen und die Aufgaben bei der Kommunikation ändern. Es gibt keine eindeutigen klinischen Zeichen, Symptome oder Laborwerte, aus denen zu erkennen ist, dass eine Sterbephase vorliegt. Hinweise können u. a. die in ➤ Tab. 8.3 aufgeführ-

Tab. 8.3 Zeichen und Symptome für die Sterbephase bei fortgeschrittener Grunderkrankung

	Beschreibung
Veränderung der Atmung	• Rasselatmung • Tachypnoe oder Atempausen • Unregelmäßiger Atemrhythmus, z. B. Cheyne-Stokes-Atmung
Veränderung der Emotionen und des Bewusstseins	• Zunahme von Angst und Unruhe • Lethargie • Somnolenz
Reduktion der Urinausscheidung unter 100 ml/24 h	Anurie, bei liegendem Blasenverweilkatheter zu beobachten
Pulslosigkeit der A. radialis	
Zunehmende Schwäche und reduzierter Allgemeinzustand	Fatigue
Hautveränderungen	• Marmorierte Extremitäten • Blässe • Periphere Zyanose • „Spitze Nase"
Verwirrtheit	Unruhe
Verlust des Interesses an Nahrungs- und Flüssigkeitsaufnahme	Verbunden mit der Abnahme des Hunger- und Durstgefühls
Atmung unter Einbeziehung des Unterkiefers	Bei Inspiration zurückziehen des Kiefers (spätes Zeichen)
Schluckstörung bei der Aufnahme von Flüssigkeit und/oder Nahrung	Zunahme des Verschluckens

ten Zeichen und Symptome sein. Auch die unter ➤ Kap. 8.2 beschriebenen Hinweise aus dem Buch *Prognostikon* sind weiterhin trotz einer Entstehungszeit vor über 2500 Jahren aktuell. Große Bedeutung kommt der Verständigung im betreuenden Team zu, ebenso der Beobachtung im Verlauf.

8.6 Therapie in der Sterbephase

Im Fokus der Behandlung in der Sterbephase stehen der Patient und seine Angehörigen. Dazu gehört, ihre jeweiligen Bedürfnisse und Symptome wahrzunehmen und sie über die Einschätzung der Situation, dass der Krankheitsverlauf in die Sterbephase eingetreten ist, zu informieren. Häufig ist es ein Bedürfnis von Angehörigen, dann bei dem Sterbenden zu sein.

Die Versorgung in der Sterbephase sollte mit **möglich wenig Wechseln der Betreuung** verbunden sein. Dem Sterbenden sind Personen wichtig, in die er **Vertrauen** hat. Vertrauen nimmt Ängste. Geht es nicht ohne Wechsel in der Betreuung, ist eine gute Kommunikation zwischen den in die Betreuung Eingebundenen wichtig.

In der Sterbephase sollen alle Therapien, die nicht der unmittelbaren Symptomkontrolle dienen, beendet werden. Bei der Symptomerfassung sind die Betreuenden zunehmend auf eine **Beobachtung der Patienten** angewiesen (= Fremdeinschätzung im Gegensatz zu patientenberichtet). Es kann eine Veränderung der Intensität und des Charakters von Symptomen geben, sodass immer wieder **Anpassungen** bei der **Dosierung** von Medikamenten erforderlich sind sowie Anpassungen der **Applikationsart,** da die ansonsten bevorzugte orale Applikation aufgrund von Einschränkungen des Schluckens schwierig sein kann. Viele Medikamente lassen sich subkutan verabreichen, alternativ kommen nasale oder bukkale Applikationen in Frage. Vorhandene intravenöse Zugänge können genutzt werden; auf eine Neuanlage sollte verzichtet werden, wenn andere Formen der Applikation zu einer ähnlich guten Symptomkontrolle führen.

Häufige und belastende **Symptome** in der Sterbephase sind: Atemnot, Delir, Angst, Unruhe, Schmerzen und Mundtrockenheit. Auch eine **Rasselatmung** wird häufig beobachtet. Nach derzeitigem Verständnis ist es ein Symptom, das eher Angehörige belastet als Patienten. Das Auftreten kann durch Flüssigkeitszufuhr verstärkt und durch Lagerungsmaßnahmen reduziert werden. Medikamentös können Anticholinergika eingesetzt werden. Auf Absaugen sollte verzichtet werden.

Die **Beendigung der Nahrungs- und Flüssigkeitszufuhr** in der Sterbesituation, die nicht dem Stillen von Hunger und Durst dient, ist – entsprechend den Empfehlungen des Deutschen Ethikrats – ein Zulassen des Sterbens. Auf die routinemäßige Erfassung und Dokumentation von Vitalparametern wie Blutdruck, Puls und Temperatur sollte verzichtet werden, es sei denn, die Werte haben Auswirkungen auf Maßnahmen zur Symptomlinderung. **Implantierte Defibrillatoren** (ICD) können in ca. ¼ der Fälle während des Sterbens einen elektrischen Schock abgeben. Sinnvoll ist daher im Vorfeld eine **Deaktivierung.** Alternativ können sie durch Auflage eines Ringmagneten deaktiviert werden. Für Herzschrittmacher ist das nicht erforderlich.

Zu den Aufgaben des betreuenden Teams gehört es, die Angehörigen mit der gebotenen Empathie über den Tod zu informieren. Das Ermöglichen des **Abschiednehmens** von vertrauten Menschen ist im Trauerprozess hilfreich und sollte daher angeboten werden. Das diesbezügliche Bedürfnis von Angehörigen variiert erheblich, auch bezüglich der Zeit, die Angehörige noch bei Verstorbenen verbringen möchten. Die Bestattungsverordnungen der Bundesländer ermöglichen es in der Regel, Verstorben z. B. aus dem Krankenhaus nochmals nach Hause bringen zu lassen, um dort eine Abschiednahme zu ermöglichen.

8.7 Strukturierte Behandlungskonzepte

Instrumente, z. B. der BCD (Best Care for the Dying)/Leitfaden Sterbephase (ehemals Liverpool Care Pathway for the Dying – LCP), können helfen, in einem multiprofessionellen Behandlungsteam die Begleitung von Sterbenden gut zu strukturieren, zu kommunizieren und zu dokumentieren.

8.8 Gezielte Sedierung

Die therapeutische (oder palliative) Sedierung wird im palliativmedizinischen Kontext als der überwachte Einsatz von Medikamenten mit dem Ziel einer verminderten oder aufgehobenen Bewusstseinslage (Bewusstlosigkeit) verstanden, um die Symptomlast in anderweitig therapierefraktären Situationen in einer für Patienten, Angehörigen und Mitarbeitern ethisch akzeptablen Weise zu reduzieren. Die gezielte Sedierung ist damit eine Therapie, die mit dem Ziel der **Symptomkontrolle** erfolgt. Sie ist keine Methode, die das Ziel hat, das Leben zu nehmen. Randomisierte Studien zum Vergleich von Krankheitsverläufen mit und ohne Sedierung existieren nicht. Fallkontrollstudien zeigten keine Hinweise darauf, dass eine gezielte Sedierung einen lebensverkürzenden Effekt hat. Allerdings kann ein solcher im Einzelfall nicht ausgeschlossen werden. Die gezielte Sedierung ordnet sich in die vom Deutschen Ethikrat als **Therapie am Lebensende** klassifizierte Therapieform ein. Sollte sie – trotz Indikation

und Durchführung lege artis – zu einer Lebensverkürzung führen, wäre dies als **indirekte Sterbehilfe** zu klassifizieren, die rechtlich nicht verboten, und wenn indiziert und lege artis durchgeführt, auch geboten ist. Das Therapieziel „Lebensverkürzung" im Rahmen der gezielten Sedierung wäre allerdings als **Tötung auf Verlangen**, wenn auf Wunsch des Patienten durchgeführt, einzuordnen, wenn sie gegen den Willen des Patienten mit diesem Ziel durchgeführt wird, als Tötungsdelikt.

Im Rahmen des vom Bundesministerium für Bildung und Forschung initiierten Forschungsverbunds **SedPall** sind Handlungsempfehlungen zum Einsatz sedierender Medikamente in der spezialisierten Palliativversorgung erarbeitet worden. Verschiedene, oft nicht einheitlich eingesetzte Begriffe, wie „terminale Sedierung" und „palliative Sedierung", werden in der Literatur verwendet. Der SedPall-Forschungsverbund empfiehlt den Terminus **„gezielte Sedierung"** und hat in – wie bereits dargestellt – definiert. Darüber hinaus werden folgende **Terminologien** empfohlen:

- Verringertes Bewusstsein: Bewusstseinsgrad mit einem Wert < 0 auf der RASS-Pal-Skala (➤ Tab. 8.4)
- Sedieren: Herbeiführen eines Zustands verringerten Bewusstseins durch eine medizinische Maßnahme
- Sedierung: Ergebnis oder Prozess des Sedierens
- Sediert: Bewusstseinszustand ist durch eine medizinische Maßnahme reduziert
- Gezieltes Sedieren: Sedieren, bei dem der verringerte Bewusstseinszustand das geplante Mittel zum Erreichen des zuvor gefassten Behandlungsziels ist
- Leicht sediert: der Bewusstseinszustand ist durch eine medizinische Maßnahme auf einen Wert von -1 bis -2 auf der RASS-Pal-Skala reduziert
- Tief sediert: der Bewusstseinszustand ist durch eine medizinische Maßnahme auf einen Wert von ≤ 3 auf der RASS-Pal-Skala reduziert
- Vorübergehend sediert: der Patient ist nur für eine bestimmte Zeitspanne sediert
- Sediert bis zum Versterben: der Patient ist durchgängig bis zum Versterben sediert
- Anxiolyse: herbeigeführte Reduktion von Angstzuständen
- Leid: unangenehme, belastende, unerwünschte Empfindung
- Existenzielles Leid: Leid, das sich umfassend auf die Tatsache bezieht, dass und wie man lebt

Gezieltes Sedieren zum Zwecke der Leidenslinderung ist **abzugrenzen** von:

- Beruhigung: Herbeiführen einer Verminderung des Bewusstseinsgrades auf der RASS-PAL-Skala auf ≥ 0
- Periinterventionelle Sedierung: gezielte Sedierung, um einen operativen Eingriff oder das Durchführen einer anderen schmerzhaften Maßnahme zu ermöglichen
- Koma: durch Erkrankung oder Trauma verursachte Bewusstlosigkeit

Tab. 8.4 Richmond Agitation-Sedation Scale (modifiziert für palliative Patienten [RASS-PAL])

Wert	Bezeichnung	Erläuterung
+ 4	Streitlustig	Offene Streitlust, gewalttätig, Gefahr für das Personal (z. B. wirft Gegenstände), versucht aus dem Bett oder vom Stuhl aufzustehen
+ 3	Sehr agitiert	Zieht an Schläuchen oder Kathetern oder entfernt diese, aggressiv, versucht aus dem Bett oder vom Stuhl aufzustehen
+ 2	Agitiert	Häufige ungezielte Bewegung, versucht aus dem Bett oder vom Stuhl aufzustehen
+ 1	Unruhig	Gelegentliche ungezielte Bewegung, aber Bewegungen nicht aggressiv oder lebhaft
0	Aufmerksam und ruhig	
- 1	Schläfrig	Nicht ganz aufmerksam, bleibt aber auf Ansprache wach (Augenöffnen, Blickkontakt; mindestens 10 Sekunden)
- 2	Leichte Sedierung	Erwacht kurz mit Blickkontakt auf Ansprache hin (weniger als 10 Sekunden)
- 3	Mäßige Sedierung	Irgendeine Bewegung (Augen oder Körper) oder Augenöffnen auf Ansprache, aber kein Blickkontakt
- 4	Tiefe Sedierung	Keine Reaktion auf Ansprache, aber irgendeine Bewegung (Augen oder Körper) oder Augenöffnen auf leichte Berührung
- 5	Nicht erweckbar	Keine Reaktion auf Ansprache oder auf leichte Berührung

Insgesamt sind **56 Handlungsempfehlungen** zur gezielten Sedierung erarbeitet worden. Sie sind folgenden **Kategorien** zuzuordnen:

- Intention und Zweck: 4 Empfehlungen
- Entscheidungsprozess: 8 Empfehlungen
- Aufklärung, Einwilligung: 8 Empfehlungen
- Medikation und Form der Sedierung: 12 Empfehlungen
- Monitoring, Überwachung: 9 Empfehlungen
- Umgang mit Flüssigkeit und Ernährung: 4 Empfehlungen
- Fortsetzung sonstiger Maßnahmen: 3 Empfehlungen
- Begleitung von Zugehörigen: 6 Empfehlungen
- Unterstützung im Team: 2 Empfehlungen

Eine **Dokumentationshilfe** ist hilfreich, um Grund, Sedierungstiefe etc. zu dokumentieren. Die Indikation und Durchführung einer gezielten Sedierung in der palliativen Situation ist Teil einer spezialisierten Palliativversorgung. Sie kann im ambulanten und stationären Bereich durchgeführt werden, wobei sich die Empfehlungen je nach Setting unterscheiden.

KAPITEL

9 Todeswunsch und Sterbebegleitung

Ulrich Wedding

Kernaussagen

- Für die meisten Palliativpatienten steht ein Lebens- und nicht ein Todeswunsch im Vordergrund.
- Todeswünsche und Lebenswünsche können gleichzeitig vorliegen.
- Das Erfragen von Todeswünschen führt nicht zu deren Entstehen oder deren Verstärkung.

9.1 Einleitung

Todes- oder Sterbewunsch und Sterbehilfe sind Themen der Palliativversorgung. Daher hat sich auch die S3-Leitlinie Palliativmedizin mit dem Thema Todeswunsch in einem eigenen Kapitel beschäftigt, das u. a. Grundlage der nachfolgenden Darstellungen ist. Palliativmedizin ist u. a. auch aus der Motivation entstanden, der Forderung, dass es das Recht geben soll, eine Tötung auf Verlangen durchführen zu lassen, etwas entgegenzusetzen. Patienten zu unterstützen, den eigenen Tod bzw. das **eigene Sterben** im Verlauf einer Erkrankung anzunehmen oder zu **akzeptieren,** ist eine Aufgabe der palliativmedizinischen Betreuung. Allerdings variiert die Einstellung zum eigenen Sterben/Tod interindividuell und interkulturell erheblich. Der überwiegende Teil der palliativmedizinisch betreuten Patienten äußert einen Lebenswunsch. Andere akzeptieren das Sterben, ohne es herbeiführen zu wollen, wiederum andere wünschen sich, nicht mehr zu leben, ohne dazu aktiv zu werden. Nur bei einem kleinen Teil der Patienten besteht ein expliziter und dauerhafter Wunsch, Assistenz bei der Durchführung eines Suizids zu erhalten oder eine Tötung auf Verlangen durchführen zu lassen.

9.2 Todeswünsche

Zur Bandbreite der **Wünsche** palliativmedizinischer Patienten bezüglich des eigenen bevorstehenden Sterbens und Todes gehören:

- Äußerung des Lebenswunsches
- Akzeptanz des Sterbens
- Wunsch zu sterben bzw. tot zu sein:
  - Hoffnung auf ein baldiges Sterben ohne den Wunsch nach einer Beschleunigung des Sterbeprozesses
  - Wunsch nach Beschleunigung des Sterbeprozesses, der auch hypothetisch in Betracht gezogen wird
  - Expliziter Wunsch zu sterben durch den Abbruch lebensverlängernder Maßnahmen, durch Suizidhandlungen oder durch Tötung auf Verlangen

In der internationalen Literatur wird für den Sterbewunsch meist der Terminus „Wish To Hasten Death“ (Wunsch nach Beschleunigung des Sterbens) verwendet. Das Spektrum der Einstellungen am Lebensende bzw. zum Lebensende ist weit. In Anlehnung an Arbeiten von Wolfersdorf und von Lindner beschreibt die S3-Leitlinie Palliativmedizin folgende **Formen von Todeswünschen:**

- **Lebenssattheit:** Zufriedenheit mit dem Erlebten und Erreichten, auch dem Sterben gegenüber ohne Groll
- **Lebensmüdigkeit:** Wunsch zu Sterben ohne eigene Aktivität („abends einschlafen und nicht wieder aufwachen“)
- **Distanzierte Suizidalität:** Vorstellung, Fantasien und Pläne, durch eigenes Tun oder Lassen das eigene Leben zu beenden, wobei auch ohne eine Behandlung der Suizidalität kein lebensbeendender Handlungsdruck zu erwarten ist.
- **Latente Suizidalität:** Vorstellung, Fantasien und Pläne, durch eigenes Tun oder Lassen das eigene Leben zu beenden, die ohne Behandlung bei (erneuter) Belastung einen deutlichen Handlungsdruck erwarten lassen
- **Akute Suizidalität:** Vorstellung, Fantasien und Pläne, durch eigenes Tun oder Lassen das eigene Leben zu beenden; aktuell besteht ein erheblicher Handlungsdruck
- **Suizid:** durchgeführte Selbsttötung

Ein **Todeswunsch** kann also auch **ohne Suizidalität** bestehen. Ob, wann, weshalb und bei welchen Patienten es mit einer nicht heilbaren Krebserkrankung zu einem Übergang von einem Todeswunsch zu suizidalen Gedanken, Absichten oder Handlungen kommt, ist unklar. Einige Untersuchungen deuten darauf hin, dass von Patienten mit fortgeschrittenen Krebserkrankungen vor Suiziden kein Todeswunsch geäußert wird, dass bei Patienten, die einen Todeswunsch äußern, die Rate von Suiziden nicht höher ist als bei Patienten, die diesen

Wunsch nicht äußern, und dass die Einführung einer Suizidassistenz, z. B. in der Schweiz, nicht zu einem Rückgang der (nicht assistierten) Suizide geführt hat.

Die Angaben, wie häufig Todeswünsche existieren, schwanken erheblich. Sie hängen vom Patientenkollektiv, der Art der Ermittlung und der Form der Wünsche ab. Circa 10 % der Patienten mit fortgeschrittene onkologischen Erkrankungen sollen über anhaltende Todeswünsche berichten, ca. 20 % über gelegentliche. Während Todeswünsche und auch suizidale Gedanken bei onkologischen Patienten nicht selten sind, ist die Rate von vollzogenen Suiziden gegenüber der Normalbevölkerung um das ca. 2-Fache erhöht. Als **Risikofaktoren** werden u. a. männliches Geschlecht und höheres Alter berichtet. Bei fortgeschrittenen neurologischen Erkrankungen werden von 20 % der Patienten gelegentliche suizidale Gedanken berichtet.

9.3 Gründe für Todeswünsche

9.3.1 Themenkomplexe

Wenn Todeswünsche geäußert werden, steckt nicht selten die Aussage dahinter: „So wie sich das Leben im Moment für mich anfühlt, möchte ich nicht weiterleben." Die meisten Patienten, die palliativmedizinisch betreut werden, wünschen keine Tötung auf Verlangen oder Assistenz bei der Selbsttötung. Wenn jedoch ein Patient im palliativmedizinischen Kontext einen Todeswunsch äußert oder dieser auf Nachfrage geäußert wird, gehört es zu den ärztlichen Aufgaben zu ergründen, welche Gründe hinter dem Sterbewunsch stehen und was aus Sicht des Patienten passieren sollte, damit er wieder eine Lebensperspektive hat.

Fünf **Themenkomplexe** werden häufig in solch einer – insgesamt aber seltenen – Situation benannt:

1. Aktuell vorliegende Symptome
2. Sorgen vor zukünftigen Symptomen bzw. Belastungen
3. Fehlende Perspektive für das eigene Leben
4. Anderen Menschen nicht zur Last fallen wollen
5. Das Heft des Handelns in der Hand behalten wollen

Für die meisten dieser Themenkomplexe existieren **palliativmedizinische Lösungsansätze.** Nur selten bleibt der Sterbewunsch bestehen. Manchmal erleben die in der Palliativversorgung Tätigen auch eine **große Ambivalenz** der von ihnen betreuten Patienten, sodass die Relevanz der Themen auch von Tag zu Tag, mitunter von Stunde zu Stunde schwanken kann. Lebens- und Todeswunsch können gleichzeitig nebeneinander vorliegen. Nachfolgend sollen die genannten Konstellationen anhand exemplarischer Äußerungen von Patienten näher beschrieben werden. Das Bemühen um das Verstehen, welche Themen hinter den Äußerungen des Todeswunsches stecken, ist sowohl diagnostische Aufgabe als auch Teil der Therapie.

Aktuell vorliegende Symptome

„Mit diesen Schmerzen kann, will und möchte ich nicht weiterleben", steckt als Aussage hinter dem Sterbewunsch. Auf die Frage „Was wäre, wenn Sie diese Schmerzen nicht hätten?" äußern die meisten Patienten: „Dann kann, will und würde ich gerne weiterleben." Hinter der als Sterbewunsch getätigten Äußerung verbirgt sich eher die Aussage, dass die aktuell vorliegenden Symptome es dem Betroffenen nicht ermöglichen, sein aktuelles Leben als lebenswert wahrzunehmen. Wird im diagnostischen Gespräch herausgearbeitet, dass die aktuell vorliegenden Symptome Grund für die Äußerung des Sterbewunsches sind, ergibt sich daraus zunächst die Indikation zur **Verbesserung der Therapie der Symptome.**

Sorgen vor zukünftigen Symptomen bzw. Belastungen

„Die Sorge, welche Beschwerden noch alle auf mich zukommen, dominiert bereits jetzt mein Leben so sehr, dass ich froh wäre, wenn es bereits vorbei wäre." „Die Angst zu ersticken ist so schrecklich, dass ich lieber gleich tot wäre." Es sind also nicht die aktuellen Symptome, sondern die Angst vor dem, was in der Zukunft kommen kann. Im Vordergrund stehen Informationen über **mögliche Verläufe** der Erkrankung, dass es auch ganz anders kommen kann, und die **Möglichkeiten,** die zur Behandlung zur Verfügung stehen. Ferner muss dem Patienten **Vertrauen in die Kompetenz** des behandelnden Teams vermittelt werden, diese Maßnahmen zum Einsatz zu bringe, sollten die befürchteten Symptome eintreten, bis hin zur Maßnahme der gezielten Sedierung. De facto wird diese dann bei den allermeisten Patienten im Verlauf nicht benötigt.

Fehlende Perspektive für das eigene Leben

„Wenn ich nur noch Monate, Wochen oder Tage Zeit in meinem Leben habe und diese mit Beschwerden und auf Hilfe angewiesen verbringen muss, ist das für mich keine Perspektive, dann bin ich lieber gleich tot." Perspektivlosigkeit und Schwierigkeiten, die Situation, die so nicht gewünscht und erwartet war, anzunehmen, nicht selten verbunden mit der Frage nach dem „Warum" und „Warum ich", stehen immer wieder als Grund hinter einem Todeswunsch. Was kann eine Antwort sein? Immer wieder gelingt es, sich mit dem Patienten auf die Suche zu begeben, was von dem, was biografisch wertvoll und mit Lebendigkeit verbunden war, sich **auch jetzt** mit Einschränkungen **wahrnehmen** und das **Leben spürbar** werden lässt.

Anderen Menschen nicht zur Last fallen wollen

„Ich will meinen Kindern nicht zur Last fallen." Die Frage, ob denn ein Gespräch mit den Kindern stattgefunden habe und ob diese die Unterstützung, die aufgrund der Einschränkungen der Erkrankung erforderlich sind, als Last ansähen, wird meist mit „Nein" beantwortet. Häufig wird ausgeklammert, dass es eine viel größere Last für Angehörigen ist, wenn sie sich nicht zu dem Thema äußern können. So fühlen sie sich mitverantwortlich für den Tod, wenn der Todeswunsch realisiert ist und die Motivation im Nachhinein z. B. durch einen Abschiedsbrief „… ich wollte Euch nicht zur Last fallen …" offenbar wird. Oft kann im Gespräch mit dem Patienten ein **Perspektivwechsel** helfen: „Was wäre, wenn sie das Kind wären und es um ihre Mutter oder ihren Vater ginge." Gemeinsame Gespräche sind meist der Weg zu klären, was eine **tatsächliche Last** ist und was entlasten kann und wie im System eine Lösung aussehen kann.

Das Heft des Handelns in der Hand behalten wollen

„Ich war immer ein aktiver, sein Leben in die Hand nehmender, unabhängiger Mensch. Ich lasse es nicht zu, dass die Erkrankung mich bestimmt und ich in eine Situation kommen kann, in der ich nicht mehr Herr der Lage bin. Daher möchte ich selbst entscheiden, wann der richtige Zeitpunkt ist, das Leben zu beenden und es selbst tun." Autonomie ist zentrales ethisches Konstrukt. Aber ist das Leben tatsächlich so unabhängig? Sind wichtige Entscheidungen in unserem Leben tatsächlich unabhängig erfolgt, z. B. die Frage der Berufs- oder der Partnerwahl, der Ortes, an dem wir leben, oder haben nicht ganz viele andere Menschen und Dinge und womöglich auch der Zufall eine entscheidende Rolle gespielt? Liegen in der Unterstützung durch anderen Menschen und im Angewiesensein aufeinander nicht auch besondere Momente der Begegnung und Nähe? Auch in der Situation einer fortgeschrittenen Krebserkrankung gibt es Möglichkeiten, die **Autonomie aufrechtzuerhalten.** Jede medizinische Maßnahme bedarf der Indikation und des Patientenwillens. Der Verzicht auf die Einleitung oder Fortsetzung medizinischer Maßnahmen liegt in der autonomen Entscheidung des Patienten. Nicht selten erleben medizinisch Betreuende Patienten, die einen Todeswunsch äußern und bei denen gleichzeitig lebensverlängernde medizinische Maßnahmen erfolgen. Auch zu essen und zu trinken ist eine autonome Entscheidung, ebenso der Verzicht darauf.

9.3.2 Empfehlungen

Die S3-Leitlinie formuliert die folgenden **Statements** und **Empfehlungen:**

- Der Todeswunsch von Patienten mit einer nicht heilbaren Krebserkrankung ist als komplexes Phänomen mit individuell unterschiedlichen Ursachen, Ausprägungen und Konsequenzen zu betrachten.
- Patienten mit nicht heilbarer Krebserkrankung und einem Todeswunsch können zugleich einen Wunsch nach Leben in sich tragen. Im Zeitverlauf und hinsichtlich der Intensität können sich Todeswunsch und Lebenswille verändern.
- Bei Patienten mit einer nicht heilbaren Krebserkrankung sollte im Verlauf das Vorhandensein von Todeswünschen aktiv erfragt werden.
- Es gibt keinen Hinweis, dass das Ansprechen von suizidalen Gedanken zu deren Entstehung oder Steigerung führt.
- Bei Äußerung eines Todeswunsches bei Patienten mit einer nicht heilbaren Krebserkrankung sollen Verlauf, Ausprägung und subjektive Anlässe sowie mögliche Suizidgedanken, Suizidabsichten und Suizidpläne erfragt werden.
- Für die Erfassung von Todeswünschen bei Patienten mit einer nicht heilbaren Krebserkrankung können validierte Instrumente begleitend zum Gespräch angewendet werden.

9.4 Ziele für den Umgang mit Todeswünschen

Die S3-Leitlinie Palliativmedizin beschreibt für den Umgang mit Todeswünschen die folgenden **Ziele:**

- **Wahrnehmen und Erkennen:** Die Äußerung eines Todeswunsches von Patienten mit einer nicht heilbaren Krebserkrankung ist vom professionellen Begleiter wahrzunehmen und zu erkennen.
- **Verstehen:** Damit verbunden ist das Verstehen des Todeswunsches vor dem Hintergrund der medizinischen und psychischen Situation, der Persönlichkeit und Lebenserfahrung des Patienten. Es geht um einen empathischen, bedeutungsfindenden Prozess von Seiten der professionellen Begleiter im Gespräch mit dem Patienten, ggf. auch unter Einbezug der Angehörigen.
- **Kompetent begleiten:** Daraufhin ist es Aufgabe des professionellen Therapeuten, den Patienten mit einer nicht heilbaren Krebserkrankung und einem Todeswunsch zu begleiten, was nicht zwangsläufig das Ergreifen von direkten Maßnahmen, sondern womöglich nur das aktive Aushalten des Leides bedeutet, ohne eine Antwort darauf geben zu können oder gar den Todeswunsch zu beurteilen. In allen Situationen, wo dies möglich und erwünscht

ist, soll das im Todeswunsch enthaltene Leid durch konkrete Strategien und Techniken erleichtert werden.
- **Suizidprävention:** Die Prävention von Suizidalität, Suizidversuch und Suizid ist ein weiteres Ziel im Umgang mit Patienten mit einer nicht heilbaren Krebserkrankung und einem Todeswunsch.

Hinter Todeswünschen stecken häufig andere Themen, die es zu identifizieren gilt. Sie schließen sich nicht aus, sind veränderlich, oft besteht eine Ambivalenz zwischen Lebens- und Sterbewunsch und -wille. Aufgabe ist zunächst das **Interesse** der Betreuenden: Gibt es solche Wünsche, was verbirgt sich hinter den Wünschen, woher sind sie gespeist und was kann ggf. Lebenswünsche und -willen stärken? Oft braucht es Zeit für diese Gespräche und dafür, mit Situationen, die anfänglich ohne Perspektive erschienen, zurechtzukommen und die Verbindung zum Leben zu spüren.

Gleichzeitig bedarf es seitens der Betreuenden der **Bescheidenheit.** Kein Betreuender war je in der Situation einer fortgeschrittenen Erkrankung mit begrenzter Lebenserwartung und weiß, wie es ihm selbst in solch einer Situation ginge. Kein Betreuender ist je selbst gestorben. Betreuende können ihre Erfahrung aus dem Umgang mit zahlreichen Menschen in solchen Situationen in die jeweilige individuelle Betreuung einfließen lassen, nicht aber eigene Erfahrungen.

Zwar ist der Anspruch der Palliativmedizin, durch die Qualität der Betreuung möglichst keine Situationen entstehen zu lassen, in denen Patienten den Wunsch früher tot zu sein haben, als es der Verlauf der Erkrankung mit sich bringt, oder bei einem Todeswunsch durch die Betreuung Wege aufzuzeigen, sodass das Bedürfnis nach Realisierung des Todeswunsches nicht mehr besteht. Aber sie kann die Augen vor der Tatsache nicht verschließen, dass Todeswünsche bei Patienten vorliegen und dass es trotz qualifizierter palliativmedizinischer Betreuung Patienten gibt, deren Weg die Realisierung dieses Todeswunsches ist. Aber auch Palliativmedizin darf und hat die Aufgabe, **Grenzen** ihrer Betreuung aufzuzeigen und zu benennen. Das ist kein Vorenthalten von Behandlung. Medizinische Behandlung braucht zunächst eine Indikation.

9.5 Sterbebegleitung

Patienten sowie ihre An- und Zugehörigen auf dem Weg zum Sterben und im Sterben zu begleiten, ist Kernaufgabe der Palliativversorgung. Dafür und für Maßnahmen am Lebensende gibt es **Definitionen,** die in der Palliativversorgung Tätige kennen sollen. Sie basieren auf Empfehlungen des Ethikrates aus dem Jahr 2006.

- **Sterbebegleitung** (statt Sterbehilfe) beschreibt Maßnahmen der palliativen Begleitung am Lebensende, z. B. Pflege, medizinische Maßnahmen zur Symptomkontrolle oder seelsorgerliche Begleitung
- **Therapie am Lebensende** (statt indirekte Sterbehilfe): Dazu zählen alle medizinischen Maßnahmen – einschließlich palliativmedizinischer –, die in der letzten Phase des Lebens mit dem Ziel erfolgen, Leben zu verlängern und Leiden zu mildern. Dazu gehören auch solche, bei denen die Möglichkeit besteht, dass der natürliche Prozess des Sterbens verkürzt wird, ohne die eine Beherrschung belastender Symptome nicht möglich ist.
- **Sterbenlassen** (statt passive Sterbehilfe): Davon wird gesprochen, wenn eine lebensverlängernde medizinische Behandlung unterlassen wird und dadurch der durch den Verlauf der Krankheit bedingte Tod früher eintritt als dies mit der Behandlung aller Voraussicht nach der Fall wäre. Das Unterlassen kann darin bestehen, dass eine lebensverlängernde Maßnahme erst gar nicht eingeleitet wird, dass eine bereits begonnene Maßnahme nicht fortgeführt oder durch aktives Eingreifen beendet wird.
- **Beihilfe zur Selbsttötung:** Verschaffen Dritte jemandem ein todbringendes Mittel oder unterstützen sie ihn auf andere Weise bei der Vorbereitung oder Durchführung einer eigenverantwortlichen Selbsttötung, liegt Beihilfe zur Selbsttötung (assistierter Suizid) vor. Wenn dieser Dritte ein Arzt ist, handelt es sich um einen ärztlich assistierten Suizid. Suizid selbst ist nicht strafbar. Der Gesetzgeber hat 2015 im § 217 des Strafgesetzbuchs allerdings die geschäftsmäßige Förderung der Selbsttötung unter Strafe gestellt, das Bundesverfassungsgericht hat diesen Paragrafen 2020 für verfassungswidrig erklärt und aufgehoben.
- **Tötung auf Verlangen** (statt aktive Sterbehilfe): Wenn man jemandem auf dessen ernsthaften Wunsch hin ein tödlich wirkendes Medikament verabreicht oder sonst auf medizinisch nicht angezeigte Weise eingreift, um seinen Tod herbeizuführen, der krankheitsbedingt noch nicht eintreten würde, handelt es sich um Tötung auf Verlangen. Sie ist gemäß § 216 des Strafgesetzbuchs verboten.

In der Konsequenz ist die **Unterscheidung** zwischen **Suizidhilfe** (im bisherigen § 217 StGB geregelt) von **Tötung auf Verlangen** (im weiterhin gültigen § 216 StGB verboten) schwierig. Dies sei an folgendem **Beispiel** verdeutlicht: Wenn ein Suizidwilliger umfangreiche Hilfe in Anspruch nimmt, sich eine tödliche wirkende Substanz besorgen, einen venösen Zugang legen und eine Infusion anschließen lässt und dann die Klemme des Infusionsschlauchs selbst öffnet, damit die tödlich wirkende Substanz in seinen Körper gelangt und dort zum Tode führt, sind die Leistungen zuvor Suizidhilfe und keine Straftat. Wenn der Suizidwillige aber eine tödliche wirkende Substanz selbst besorgt, einen venösen Zugang selbst legt, eine Infusion selbst anschließt und am Schluss einen Helfenden bittet, die Infusionsklemme zu öffnen, ist das Tötung auf Verlangen und eine Straftat.

Die Grundsätze der Bundesärztekammer zur ärztlichen Sterbebegleitung führen aus: „Die Mitwirkung des Arztes bei der Selbsttötung ist keine ärztliche Aufgabe." Die Musterberufsordnung der Ärzte (MBO-Ä) regelt in § 16: „Ärztinnen

und Ärzte haben Sterbenden unter Wahrung ihrer Würde und unter Achtung ihres Willens beizustehen. Es ist ihnen verboten, Patientinnen und Patienten auf deren Verlangen zu töten. Sie dürfen keine Hilfe zur Selbsttötung leisten." In der Folge der Rechtsprechung des Bundesverfassungsgerichts zu § 217 StGB ist eine Debatte entstanden, ob das ärztliche Berufsrecht geändert werden soll oder sogar muss. Der 124. **Deutsche Ärztetag** hat den Passus „Sie dürfen keine Hilfe zur Selbsttötung leisten." aus der Musterberufsordnung gestrichen. Zudem betonte er aber, dass die **Mitwirkung** des Arztes bei der **Selbsttötung keine ärztliche Aufgabe** sei.

In Umfragen kann sich der überwiegende Teil der Ärzte nicht vorstellen, eine Assistenz zur Selbsttötung bei Patienten in fortgeschrittener Krankheitssituation und absehbar begrenzter Lebenserwartung zu leisten, ca. 20 % der Ärzte können sich dies als ärztliche Aufgabe vorstellen. Zur ärztlichen Bereitschaft zur Suizidassistenz bei Patienten ohne fortgeschrittene Erkrankungen existieren keine Daten. Das Bundesverfassungsgericht führt aus, dass das Recht, über das Ende des eigenen Lebens selbst entscheiden zu können und dafür Hilfe in Anspruch zu nehmen, nicht an bestimmte Erkrankungs- oder Lebenssituation geknüpft ist, solange Autonomie gegeben ist. Ob daraus aber abzuleiten ist, dass dies eine ärztliche Aufgabe sein soll, ist offen. Die Suizidassistenz als ärztliche Aufgabe zu definieren, würde auch bedeuten, dass sie in die ärztliche Aus- und Weiterbildung integriert wird, dass Studien durchgeführt werden, wie sie gut geleistet werden könne, dass Qualitätsstandards definiert werden und Abrechnungsziffern existieren. Das Bundesverfassungsgericht betont in seiner Urteilsbegründung, dass **niemand** zur **Suizidhilfe verpflichtet** werden kann.

Unabhängig davon, ob die Suizidassistenz als ärztliche Aufgabe definiert wird, gehört es zu den Aufgaben, bei Vorliegen eines Todeswunsches eine Abklärung vorzunehmen, was zu diesem Todeswunsch führt, und Alternativen aufzuzeigen (➤ Kap. 9.3). Die Bundesärztekammer hat dies in ihren Hinweise der Bundesärztekammer zum ärztlichen Umgang mit Suizidalität und Todeswünschen nach dem Urteil des Bundesverfassungsgerichts zu § 217 StGB näher ausgeführt.

9.6 Freiwilliger Verzicht auf Nahrungs- und Flüssigkeitsaufnahme

Eine Alternative zur (ärztlichen) Suizidassistenz ist der **freiwillige Verzicht auf Nahrungs- und Flüssigkeitsaufnahme** (FVNF). Darunter wird verstanden, dass Menschen (nicht notwendigerweise Patienten) sich bewusst und freiverantwortlich entscheiden, keine Nahrung und ggf. auch keine oder nur wenig Flüssigkeit mehr zu sich zu nehmen, obwohl sie dazu selbstständig in der Lage wären, mit dem Ziel, dadurch den eigenen Tod herbeizuführen.
Folgende Punkte sprechen dafür, den FVFN **als Alternative** aufzuzeigen:

- Viele Menschen stellen am Ende ihres Lebens das Essen und Trinken ein, weil sie keinen Hunger und keinen Durst mehr haben. Bei ihnen ist der Verzicht auf Nahrung und Flüssigkeit eine Folge des natürlichen Sterbeprozesses. Diese Menschen sterben nicht, weil sie nicht mehr essen und trinken, sondern sie essen und trinken nicht mehr, weil sie sterben.
- Die Einschränkung oder der Verzicht auf Essen und Trinken wird als Teil des Sterbeprozesses wahrgenommen, erfolgt allerdings meist nicht gezielt, um den eigenen Tod herbeizuführen.
- Ein FVNF ist ohne ärztliche Hilfe möglich. Die Behandlung der Beschwerden, die dabei auftreten können, kann eine palliativmedizinischen Betreuung erforderlich machen.
- Die Begleitung beim FVNF und die Behandlung von Beschwerden beim FVNF wird in der palliativen Situation als Aufgabe angesehen.
- Der FVNF könnte ein Angebot an Patienten sein, das Heft des Handelns in der Hand zu behalten.
- Der FVNF ist nur bei Freiverantwortlichkeit, Ernsthaftigkeit und Dauerhaftigkeit des Todeswunsches möglich.

Abzugrenzen ist der Verzicht auf Nahrungs- und Flüssigkeitsaufnahme als Ausdruck einer psychiatrischen Erkrankung, wie z. B. einer Anorexia.

Im Verlauf des FVNF können verschiedene **Symptome** auftreten (➤ Tab. 9.1). Zur Maßnahme der palliativen Sedierung wird auf ➤ Kap. 8 verwiesen. Insgesamt werden Maßnahmen der Therapiebegrenzung, der Beendigung von Therapien und des FVNF zu selten als Möglichkeit des Wahrnehmens von Autonomie thematisiert.

Die Debatte, ob es sich beim FVNF um einen Suizid handelt oder nicht, hat angesichts der Rechtsprechung des Bundesverfassungsgerichts zu § 217 StGB an Bedeutung verloren. Eine Pro- und Contra-Debatte haben Bernd Alt-Epping und Alfred Simon in der Zeitschrift für Palliativmedizin geführt.

Tab. 9.1 Symptome im Rahmen des freiwilligen Verzichts auf Nahrungs- und Flüssigkeitsaufnahme (FVNF), zeitlicher Verlauf und Empfehlung zur Linderung [H066-002]

Symptom	Verlauf (früh – mittel – spät)	Maßnahmen
Durst	• Früh: leicht • Mittel: stark • Spät: leicht	Mundpflege, künstlicher Speichel
Hunger	–	Nicht erforderlich
Dysurie	Besonders früh im Verlauf	Katheter, Analgetika
Schwäche	Im Verlauf zunehmend	Pflegerische Unterstützung
Delir	Im Verlauf zunehmend	Orientierende Maßnahmen, Antipsychotika, Benzodiazepine
Somnolenz	Spät im Verlauf	Nicht erforderlich

9

KAPITEL

10 Trauer: Abschiedssymphonie des Lebens

P. Tobias Titulaer

Kernaussagen

- Trauer bewegt sowohl den sterbenden Menschen als auch alle, die sich mit ihm auf den Weg machen.
- Es muss ein gutes Zusammenspiel aller Beteiligten sein, ineinander greifen.
- Jeder hat seine Melodie zu spielen.
- Es gilt, aufeinander zu achten, den je anderen „zum Klingen" zu bringen und gleichzeitig, auf sich selbst zu achten, sich selbst einzubringen, zu entfalten, seine eigene Melodie erklingen zu lassen.

10.1 Einleitung

„Abschiedssymphonie des Lebens", das klingt zunächst ungewöhnlich. Ich habe diesen Begriff von meinem Freund Bert van der Post übernommen, weil ich ihn passend finde. Eine Symphonie ist die **Komposition einzelner Elemente,** in der Musik das Zusammenspiel verschiedener Instrumente. Ähnlich ist es beim Sterben eines Menschen. Alle Beteiligten spielen ihre je eigenen „Melodien", die im besten Fall eine Harmonie ergeben, aber längst nicht immer. Zu diesem Symphonieorchester gehören viele Menschen, die ganz unterschiedliche „Instrumente" ganz verschieden spielen und somit unterschiedliche Klangfarben einbringen. Für diese Symphonie gibt es keine Generalprobe und sie kann auch nicht wiederholt werden. Das macht es für alle Beteiligten schwer.

Es wird die **bewusste** Abschiedssymphonie in den Blick genommen, denn für den Bereich der Palliativmedizin können alle plötzlichen Todesfälle und die damit verbundene Trauer außer Acht gelassen werden. In der Palliativmedizin greifen die Aufgaben der verschiedenen Begleiter und auch Angehörigen wesentlich intensiver ineinander als im kurativen Bereich der Medizin. Anders als dort, steht hier über allem der sterbende Mensch mit seinen Bedürfnissen. Aber auch der Angehörige wird in der Palliativmedizin ganz anders eingebunden und wertgeschätzt, was von enormer Wichtigkeit ist. Geht es doch auch wesentlich um ihn, ihm ein gutes Fundament für seinen langen und steinigen Weg durch die Trauer zu legen. Das soll nicht heißen, dass der Sterbende und auch der Angehörige in Samthandschuhe gepackt wird und alles machen, auch tyrannisieren, kann, was gelegentlich vorkommt. Der Sterbende gibt den Ton an, spielt die 1. Geige, aber auch die kann falsch spielen und das ganze Orchester manipulieren. Deshalb haben alle Begleiter in dieser für sie selbst schweren Lebenssituation gut für sich zu sorgen und gleichzeitig den sterbenden Menschen immer in einem besonderen Maß in ihrem Focus zu halten.

Im Rahmen des Gesamtthemas beschränke ich mich ausschließlich auf den Bereich der Trauer und der Begleitung vor dem Tod eines Menschen und unmittelbar danach. Hier werden die Grundlagen für einen guten, damit gesunden, oder auch schlechten, vielfach dann blockierenden, krankmachenden und mit Schuldgefühlen besetzten Weg gelegt. Deshalb ist es so wichtig, diesen Weg gut, helfend, stützend, gegebenenfalls auch korrigierend zu begleiten. Im Folgenden soll das Thema nicht wissenschaftlich theoretisch behandelt, sondern mit meinen Erfahrungen und auch Geschichten betrachtet werden, die ich im Laufe der Jahre gesammelt habe.

10.2 1. Geige: Trauer des sterbenden Menschen

Exemplarisch sollen drei Fallbeispiele vorgestellt werden.

FALLBEISPIEL

„Woran hängst Du eigentlich in Deinem Leben?", fragt mich der 29-jährige Patient vier Wochen vor seinem Tod. Nachdem ich ihm all die Dinge und Menschen aufgezählt habe, die mir wichtig und wertvoll sind, unterbricht er mich: „Dann wirst Du es einmal schwer haben, zu sterben. Ich hänge nur noch an meinem Hund. Und auch den werde ich loslassen können, wenn es so weit ist."
Ja, es hat sehr viel damit zu tun, woran das Herz eines Menschen hängt, wenn wir der Frage nachgehen, inwieweit Trauer einen sterbenden Menschen bewegt und auch belastet, bedrückt. Das muss nicht nur einen jungen Menschen betreffen. Denken Sie an einen alten Menschen, der genau weiß, dass sein zurückbleibender Lebenspartner ohne ihn im Alltag nicht zurechtkommen wird, dass dieser nach seinem Tod ins Heim umziehen muss und dass der

Tod ihm das Herz brechen wird. Da ist eine unsagbar große Trauer im Herzen des Sterbenden, die den Zurückbleibenden vielfach in einen ganz schweren Konflikt treibt. Versichere ich dem Sterbenden „Mach Dir um mich keine Sorgen. Ich komme schon zurecht.", könnte er diese Aussage auffassen, als sei er abgeschrieben, als sei die Zeit ohne ihn schon längst geplant. Brutal formuliert: Die Geliebte wartet schon vor der Tür, auch wenn dies überhaupt nicht intendiert ist. Versichere ich ihm „Du darfst mich nicht alleine lassen. Ich brauche Dich.", mache ich dem Sterbenden das Loslassen noch schwerer. Es ist eine enorme Gratwanderung, die der Angehörige hier immer wieder auszuloten hat und damit auch keine einmalige Aussage. Es gilt, mit dem Sterbenden zusammen – wenn dies noch möglich ist – einen Weg für den Zurückbleibenden zu suchen. Nur dann kann sich die Trauer lösen.

FALLBEISPIEL

„Wie kann Gott mir drei gesunde Kinder schenken und es mir dann verwehren, dass ich sie ins Leben hinein begleiten darf!" Diesen Satz der 36-jährigen Patientin habe ich auch 25 Jahre später noch im Kopf und er bewegt mich nach wie vor. Diese kann nicht in Frieden sterben, kann nicht nach dem Modell von Kübler-Ross in Phase 5 dem Tod friedlich entgegen gehen. Da ist ganz viel Trauer am Ende des viel zu kurzen Lebenswegs. Trauer, die drei kleinen Kinder, die sie lieb hat und die ihr Ein und Alles sind, nun alleine zu lassen, den Ehemann nicht weiter in der Erziehung unterstützen zu können, da ist einfach auch viel Trauer, aus diesem lieb gewonnenen und sinnerfüllten Leben nun brutal, ja grausam herausgerissen zu werden. Für mich war es damals sofort klar: Hier darf ich keine Antwort geben, denn es gibt keine. Und jeder Antwortversuch wäre stümperhaft, die Patientin hätte mich zu Recht herauswerfen müssen. Nein, hier ging es darum, ehrlich zu sein. Ich habe mich als Seelsorger zu ihr ans Bett gesetzt und mit ihr versucht, diese Frage stehen zu lassen, auszuhalten. Ich kann dieser Trauer, verbunden mit den Gefühlen von Wut, Enttäuschung und Niedergeschlagenheit, vielleicht auch Neid, nichts entgegensetzen. Denn es sind ja auch meine Fragen. Ich kann allen Beteiligten raten, miteinander in dieser schrecklichen Zeit des Abschieds und der Trauer ehrlich zu sein, sich nichts vorzuspielen, vielleicht auch miteinander zu weinen.

FALLBEISPIEL

„In meinem Leben komme ich nicht vor. Ich war immer nur für andere da, wurde gelebt. Jetzt wird mir dies bewusst, aber ich kann es nicht mehr ändern." Ein ganz bitteres Lebensresümee, das mir oft begegnet und mit einer ganz tiefen Trauer über ungelebtes Leben sowie einer bitteren Enttäuschung über die eigene Familie und Freunde und über sich selbst einhergeht. Keiner kommt zu Besuch, keiner hält die Hand. Sehr wahrscheinlich werden diese Menschen auch allein sterben, obwohl sie sich ihre Familie so sehr an der Seite wünschen. Sie wünschen sich, dass sie ein wenig der Liebe, die sie für andere hatten, zurückgeschenkt bekommen, dass sie ein wenig Dank und Anerkennung für all das, was sie getan haben und was immer selbstverständlich war, erhalten, doch nichts geschieht. Wie grauenvoll, wenn sie sich diese Trauer selbst nicht eingestehen können vor sich und denen, die sie beruflich begleiten, und diese schönreden müssen. „Ich habe allen gesagt, sie sollen mich nicht besuchen, denn ich möchte nicht, dass man mich so sieht."

„Meine Kinder können mich nicht besuchen, sie haben so viel zu tun. Ich möchte ihrer Karriere nicht im Wege stehen." Ähnlich einsam und allein sterben vielfach auch Menschen, die im Leben ziemlich egoistisch und egozentrisch lebten. Auch in ihnen wird vielfach eine große Trauer über den eigenen Lebensweg lebendig. Und auch sie brauchen vielfach „Ausreden" vor sich selbst und vor den Anderen. Für einen professionellen Begleiter ist es nicht immer ratsam, dieses Scheingerüst zu durchbrechen, denn dann nimmt man dem Menschen alles. Ob solch ein Mensch gut leben und in Frieden sterben kann, wage ich zu bezweifeln. Diese Menschen werden vielfach ihre Lebenslüge, ihre harte Enttäuschung und tiefe Trauer mit ins Grab nehmen.

Am Ende eines Lebens **spiegelt sich das ganze Leben,** verdichtet sich zum Schlussakkord und da kommt es nicht auf die Zahl der Jahre an, sondern einzig und allein darauf, wie ich gelebt habe. Menschen, die in ihrem Leben noch nie richtig gelebt haben, denen im Sterben erst bewusst wird, was sie alles verpasst haben, durchleben eine ganz tiefe Trauer um ungelebtes Leben und werden schwer sterben, weil ihnen bewusst wird, was sie verpasst haben, wie sie von anderen auch benutzt, vor deren Karren gespannt wurden und nicht einmal am Ende ihres Lebens einen kleinen Dank dafür erhalten. Hingegen habe ich junge Menschen in ihrem Sterben erlebt, welche die kurze Zeitspanne des Lebens so dicht und intensiv gelebt, entfaltet, ausprobiert und entdeckt haben, dass man nur staunen kann. Diese blicken meist dankbar zurück. Allerdings tragen sie die tiefe Trauer in sich, dass sie das Leben nicht weiterleben dürfen, denn sie haben ja noch so viele Pläne, Ideen und Ziele.

10.3 Dirigent: Trauer des sterbenden Seelsorgers

Immer wieder hört man im Umfeld der Medizin, Ärzte und Pflegepersonal seien die schlechtesten Patienten. Ich muss diese Gruppe für die Palliativmedizin um eine Personengruppe erweitern, um meine eigene Berufsgruppe, den Seelsorger. Ihm habe ich in der Abschiedssymphonie des Lebens kein eigenes Instrument zugeordnet, denn auch er ist ein **sterbender Mensch,** spielt also auch die 1. Geige. Wie oft hat er Menschen im Sterben begleitet, hat immer wieder gehört: „Ach, Herr Pfarrer, könnte ich nur glauben, dann wäre das Sterben nicht so schwer." Hier betrachte ich vornehmlich den Seelsorger, der dies in seinem Leben immer zum Anlass nahm, sich in der Abschiedssymphonie eines Menschen als **Dirigent** zu fühlen, den Taktstock in die Hand zu nehmen, die Bibel auf das Dirigentenpult zu legen und mit dem Dirigat zu beginnen. Meist kommt es ihm ganz gelegen, dass der zu begleitende Mensch zum einen nicht mehr weglaufen kann und zum anderen froh ist, Besuch zu bekommen. Ich nehme hier Men-

schen in den Blick, die in ihrem Leben stark getragen und fest in ihrem Glauben verwurzelt sind, diesen aber den zu begleitenden Sterbenden vielfach nicht nur angeboten, sondern in dem Vertrauen „aufdiktiert" haben: „Du musst nur glauben, dann stirbst Du leichter."

Wenn diese Seelsorger irgendwann selbst im Sterben liegen, muss man leider sehr oft erleben, dass sie merken: „Mein Glaube, den ich so vielen Menschen verkündet habe, bricht wie ein Kartenhaus zusammen. All die Sätze, die ich über Jahre gepredigt habe, wie ‚Du musst nur …' – es gelingt mir nicht. Ich kann mich an ihnen nicht festhalten. Mein Glaube trägt mich nicht." Diese Menschen trauern nicht nur darum, diese Welt und die Menschen verlassen zu müssen, sondern sie sind gebrochen, **zerbrochen** an sich selbst. Sie stellen schmerzlich fest, dass die Sätze, die sie immer hochgehalten haben, sie selbst nun aggressiv machen, weil sie von vielen Fragen und Ängsten überdeckt werden, die sie bei der Begleitung von Menschen nie stehenlassen konnten. Vielmehr haben sie sich zum Anwalt Gottes gemacht, konnten alle Fragen der Menschen beantworten oder sogar Gott verteidigen – und jetzt? Wie froh und dankbar bin ich, dass ich diesen Menschen in ihrer verzweifelten Trauer den Ausruf des ebenso verzweifelten Jesus am Kreuz anbieten kann: „Mein Gott, mein Gott, warum hast Du mich verlassen?"

Begleitet werden das Sterben und die Trauer dieser Menschen dann meist von starken **Schuldgefühlen** gegenüber all denen, die sie begleitet und eigentlich nie verstanden haben. Hinzu kommt die bohrende Frage: Was wird mich nach dem Tod erwarten? Bei diesen Begleitungen habe ich es oft als wohltuend erlebt, wenn ich meinerseits ganz behutsam genau das benenne, was der Seelsorger fühlt und was ihn belastet, quasi seinen Gefühlen und seiner Trauer eine Stimme gebe, in Worte fasse, was in ihm diffus herumschwirrt und ihn nicht zur Ruhe kommen lässt. Eines muss klar sein: Diese Disharmonie in eine ersehnte Harmonie auflösen, kann niemand. Jetzt empfindet er große Schuld gegenüber denen, die er begleitet hat. Ich sollte ihn nicht auf diese Schuld festnageln, sondern vielmehr mit ihm zusammen in diesem Trümmer- oder Scherbenhaufen seines Lebens und Glaubens, in dieser Trauer, suchen, was trägt, was Halt gibt, und ihn gegebenenfalls ermutigen, jetzt selbst die Fragen auszusprechen, die er bei denen erstickt hat, die er begleitete.

Eine Begleitung dieser Lebenstrauer ist nicht nur sehr mühsam, sondern oft für alle Beteiligten fast nicht zu ertragen, geht sie doch vielfach mit Aggressionen in sehr unterschiedlichen Ausprägungen, seelischen Schmerzen, die sich körperlich bemerkbar machen, und vielem mehr einher. Dass in einigen solchen Situationen Mediziner sehr früh sedieren, ist immer wieder zu beobachten. Ob dies hilfreich ist oder nicht, sei dahingestellt. Ich will es nicht bewerten, kann es aber aus meinen Erfahrungen gut verstehen.

10.4 2. Geige: Trauer des zurückbleibenden Angehörigen

Für den zurückbleibenden Menschen ist die Abschiedssymphonie des Sterbenden sehr wichtig, denn hier werden die Fundamente für den eigenen Weg durch die Trauer nach dem Tod des Sterbenden gelegt. Deshalb sind **Offenheit** und **Ehrlichkeit** im Umgang miteinander von enorm großer Bedeutung. Es ist allerdings darauf zu achten, dass gerade in dieser so entscheidenden Frage der Sterbende selbst die 1. Geige spielt, das heißt, dass es auch akzeptiert werden muss, wenn er sich verweigert, offen und ehrlich mit seinen Angehörigen zu sprechen. Vielleicht bedarf es hier eines Begleiters von außen, der zunächst Verständnis zeigt, dann aber auch Mut macht und hilft, der aufzeigt, dass der Sterbende seiner Familie keinen Gefallen tut, wenn er diese schonen möchte, denn dann schont man sich gegenseitig und muss verbittert feststellen, dass man sich am Ende des Lebens belogen und eine große Chance für alle vertan hat. Oft geht dies mit ganz viel Zeit einher, die man sich gegenseitig geben muss, und es braucht viel Geduld, Einfühlungsvermögen und Feinfühligkeit, weil sonst sehr viel zerbrochen werden kann.

Auch für die Trauer der Angehörigen gibt es keinen starren Rahmen und keine eindeutige Richtschnur. Für den Einen kann es gut und wichtig sein, ihn zu ermutigen, sich mehr **Zeit für den Sterbenden** und damit auch für sich zu nehmen, weil man das Gefühl hat, er versucht, vor sich und seiner Trauer wegzulaufen, die ihn später aber immer einholen wird. In Palliativeinrichtungen ist es deshalb selbstverständlich, dass für Angehörige ein Zusatzbett im Zimmer des Sterbenden aufgestellt wird, um eine möglichst wohnliche, private und vertraute Atmosphäre zu ermöglichen. Es kann aber durchaus auch sinnvoll sein, einen Angehörigen zu ermutigen, den Sterbenden auch mal alleine sein zu lassen und sich somit **Zeit für sich,** die eigenen Fragen und die eigene Trauer zu nehmen, aber auch um nicht zu stark zu klammern, was es dem Sterbenden unmöglich macht loszulassen. Für Begleiter wird dies vielfach nonverbal deutlich. Er betritt das Zimmer und hat das Gefühl, keine Luft zu bekommen.

Meist brauchen trauernde Familienangehörige viel **Hilfe** bei der **nonverbalen Kommunikation,** wenn der Sterbende sich nicht mehr äußern kann. Viele Menschen meinen, dass es hilfreich sei, dem Sterbenden die Hand zu halten, vergessen dabei aber, dass der Kreislauf des Sterbenden die Hand gar nicht mehr so stark durchblutet und die ihm gereichte Hand wie ein Backofen empfunden wird. Hilfreicher ist es, die eigene Hand unter die Hand des Sterbenden zu legen. So kann er die Hand spüren, die Hitze kann aber entweichen. Auch ist ein Streicheln der Arme eine zärtliche Geste, doch sollte darauf geachtet werden, nur mit und nicht gegen die Haarwurzeln zu streicheln, denn das würde nicht entspannen, sondern eine innere Unruhe erzeugen.

Den Angehörigen sollte auch erklärt werden, dass einzelne Sätze oder Phrasen, die der sterbende Mensch äußert, nicht kommentiert werden sollten. Der Sterbende lässt innerlich sein Leben an sich vorbeiziehen, was nicht unbedingt chronologisch passiert, und ihm kommen dabei vielfach Sätze oder Gedanken über die Lippen, die in seinem Leben wichtig waren (sog. Leitsätze).

All diese **Gesten und Rituale** sind dem Sterbenden im Abschied eine Hilfe, für den Zurückbleibenden sind sie später auf dem Weg durch die Trauer gute Stützen und Fundamente. Was hier versäumt wird, kann nicht nachgeholt werden. Ähnlich ist es natürlich auch direkt nach dem Tod. Hier sind Angehörige meist überfordert, schwirren doch auch viel zu viele Mythen in ihrem Kopf, die ich alle gar nicht aufzählen kann und will. Meist ist es ratsam zu bremsen, denn Angehörige neigen nach dem Tod dazu, in Hektik zu verfallen. Es gilt, ihnen klar zu machen, dass sie nun erst einmal alle Zeit haben, um sich zu verabschieden, um das Unbegreifliche zu begreifen. Es gilt vielfach, Berührungsängste zu nehmen. Vielleicht muss der Begleiter es vormachen, dass man den Verstorbenen berühren kann, ohne mit „Leichengift" infiziert zu werden. Vielleicht ist es ein Bedürfnis, ein Gebet zu sprechen, ruhig am Bett zu sitzen, sich zu bedanken, sich zu verabschieden, den Verstorbenen zu waschen, ihm seine Lieblingskleidung anzuziehen, vielleicht auch nur dabei zu sein, wenn professionelle Begleiter waschen und für die letzte Reise ankleiden. Hier sollte sehr viel Zeit sein und alles in Ruhe geschehen. Vielleicht möchte man noch eine Lieblingsmusik hören oder auch noch eine Nacht im Zimmer mit dem Verstorbenen zusammen sein.

Ein etwas ungewöhnlicher Wunsch wurde vor mehreren Jahren an mich herangetragen. Eine Dame bat mich: „Ich habe meinem Mann immer versprochen, dass er zuhause sterben darf. Diesen Wunsch konnte ich leider nicht erfüllen und er starb in der Klinik. Könnten Sie mir meinen verstorbenen Mann nach Hause bringen und in sein Bett legen, dann kann ich dort von ihm Abschied nehmen und er hat zumindest noch eine Nacht in seinem Bett verbracht, bevor er die letzte Reise antritt." Gerne habe ich ihr den Wunsch erfüllt, was gesetzlich durchaus korrekt ist. Anschließend wurde sie nicht von Schuldgefühlen geplagt, sie hätte den Wunsch ihres Mannes nicht erfüllt.

10.5 Blockflöte: Trauer des zurückbleibenden jungen Menschen

Eine Blockflöte im Symphonieorchester? Zu Zeiten, als Georg Friedrich Händel die Wassermusik schrieb, war es noch üblich, dass Blockflöten zum Einsatz kamen. Für niemanden war dies verwunderlich. Aber heute ist dies eine Seltenheit.

Ähnlich verhält es sich mit Kindern und ihrer Trauer. Früher wäre niemand auf die Idee gekommen, Kinder vom sterbenden oder gestorbenen Familienmitglied fernzuhalten. Jeder hatte selbstverständlich sein Recht zu trauern. Heute sind Kinder hier die Ausnahme. Viele haben keine Probleme damit, dass Kinder via Mattscheibe auf den ihnen zur Verfügung stehenden Medien jeden Tag virtuelle Tote zu Gesicht bekommen, aber in der Realität? Viele Menschen haben selbst mit 30 Jahren noch nie einen sterbenden oder verstorbenen Menschen gesehen. Je älter sie werden, desto größer ist die Schwelle, sind die Mythen, die sich um das Sterben ranken, und desto größer ist die Angst, den eigenen unbekannten und vielfältigen Gefühlen zu begegnen.

Früher wuchsen Kinder quasi auch mit dieser Seite des Lebens auf. Oft wurde der Verstorbene zu Hause „im guten Zimmer", das sonst nur zu den hohen Festtagen genutzt wurde, aufgebahrt. Da war es ganz normal, dass die Kinder während des Spielens mal kurz zu Opa reingingen und ihm erzählten, was ihnen auf dem Herzen lag. Doch heute?

Kinder, selbst Jugendliche, werden nicht nur vom Tod ferngehalten, sondern schon vom Sterben eines ihnen wichtigen und einmaligen Menschen. Immer wieder kann man hören: „Das macht man nicht, Kinder haben da nichts zu suchen. Das verkraften sie nicht." So ein Blödsinn. Kinder können da sehr gut für sich sorgen.

FALLBEISPIEL

Die 38-Jährige Patientin liegt in einem Einzelzimmer auf der Palliativstation. Ihr Mann und ihre drei Kinder Marion (9 Jahre), Mila (7 Jahre) und Max (5 Jahre) besuchen sie regelmäßig. Mehr und mehr wird allen klar, dass die Krankheit der Mutter dem Tod entgegengeht. Die Kinder sind alle auf ihre je eigene Weise eingebunden. Freitagnachmittag besuchen die Kinder zusammen mit ihrem Vater die Mutter. Die Trauer wegen des bevorstehenden Todes der Mutter verdichtet sich für alle auf ihre je eigene Art.

In der darauffolgenden Nacht ist die Patientin immer weniger ansprechbar. Die am Samstagmorgen mit ihrem Vater in die Klinik kommenden Kinder werden von mir darauf vorbereitet, dass ihre Mutter im Gegensatz zum gestrigen Besuch nicht mehr ansprechbar sei. „Ihr könnt die Mama streicheln, könnt ihr alles erzählen, was euch wichtig ist, sie hat nur die Augen geschlossen und kann euch nicht mehr antworten. Vielleicht erkennt ihr aber auf ihrem Gesicht noch eine Antwort auf das, was ihr sagt." Ich sehe in 6 traurige und fragende Augen. „Ihr entscheidet, ob ihr jetzt ins Zimmer geht oder später oder gar nicht. Keiner von uns Erwachsenen wird euch zu irgendetwas zwingen. Und es gibt kein besser oder schlechter. Wie ihr für euch entscheidet, so ist es richtig." Marion und Max entscheiden, sofort zur Mutter ins Zimmer zu gehen. Mila hingegen möchte in die Spielecke des Aufenthaltsraums gehen.

Nach ungefähr einer Stunde kommt Max aus dem Zimmer seiner Mutter. „Ich gehe mal zu Mila, um ihr zu sagen, dass das nicht so schlimm ist." Er kommt zurück und setzt sich wieder zu seiner Mutter ans Bett.

Nach einer weiteren Stunde kommt Mila auf mich zu: „Ich möchte gern, dass du und die Ärztin mit mir Memory spielen." Ich bin zunächst genauso überrascht wie die Ärztin. Schnell wird mir aber klar, dass Mila genau weiß, dass wir beide in den kommenden

Stunden für sie wichtige Begleitpersonen auf ihrem Weg durch die Trauer werden. Da ist es für sie ganz wichtig, dass wir zunächst einmal bereit sind, in ihre vertraute Welt des Spielens einzusteigen. Wir spielen dann ungefähr 30 Minuten Memory, ehe Mila plötzlich sagt: „Ich gehe jetzt zu Mama." „Möchtest du, dass ich mitgehe?" „Ja, das wäre schön." Ich gehe den Gang zusammen mit Mila entlang, sie an meiner Seite, sie gibt das Tempo vor. Wir kommen an die Zimmertür. Ich stehe nach wie vor neben ihr, weder vor noch hinter ihr. Stünde ich vor ihr, könnte sie nicht bestimmen, wann sie selbst die Tür öffnet, stünde ich hinter ihr, fühlte sie sich gedrängt. Sie holt tief Luft, drückt dann ganz langsam die Klinke der Tür hinunter, öffnet diese einen Spalt und bleibt dann wieder stehen. Sie muss zunächst die Luft des Raums atmen, die Atmosphäre wahrnehmen. Sie kann dabei die Mutter noch nicht sehen. Erst ungefähr eine Minute später betritt sie dann langsam den Raum und geht Schritt für Schritt auf die Mutter zu. Jetzt hat sie ihre Angst überwunden und kann sich wie ihre Geschwister an das Bett der Mutter setzen. Als die Mutter dann zwei Stunden später stirbt, sind alle Kinder und der Ehemann im Raum. Als ich zusammen mit der Ärztin das Zimmer betrete, kommt Mila sofort auf uns beide zu und klammert sich ganz eng an jeden von uns. Ein Wort ist hier völlig fehl am Platze. Wir schweigen.

Das Fallbeispiel zeigt sehr deutlich: Kinder haben einen ganz natürlichen (uns Erwachsenen oftmals leider abhanden gekommenen) **Sensus.** Sie nehmen sich von dem schmerzlichen Ereignis immer genau so viel, wie sie vertragen können. Wird es ihnen zu viel, wenden sie sich ab und tauchen in die ihnen vertraute Welt des Spielens ein. Macht man als Erwachsener genau diese Bewegung mit und lässt das **Kind den Rhythmus selbst bestimmen,** dann kann man ihm auf dem Weg ein guter Begleiter sein, vielleicht sogar viel vom Kind für den eigenen Trauerweg lernen. Wer sind wir Erwachsene denn, dass wir einem Kind verbieten, seine Trauer leben zu dürfen, dass wir es beschützen wollen, ihm aber die wichtigsten Bausteine auf dem Weg durch die Trauer vorenthalten? Wie soll ein Kind **Trauer leben,** wenn es all diese Erfahrungen nicht machen darf und man irgendwann zusammen mit ihm auf den Friedhof geht: „Da liegt Opa!"

Ich bin überzeugt, dass Kinder ab einem Alter von 3–4 Jahren selbst am besten wissen, wie sie ihre Trauer leben. Da grübeln Erwachsene, holen sich Rat von Fachleuten, wälzen schlaue Bücher oder befragen im Internet eines der zahlreichen Foren. Warum kommt keiner auf die nahe liegende Idee, das Kind selbst zu befragen? Kinder **spüren** deutlich, dass mit den erwachsenen Bezugspersonen etwas nicht stimmt, dass alle in der Familie traurig sind.

Nehmen wir also trauernde Kinder ernst, hören auf ihre Vorstellungen und Wünsche und gehen wir offen und ehrlich auf Fragen ein. Erwachsene müssen nicht alle Fragen beantworten, die Kinder stellen. Sie dürfen ruhig auch die Unwissenheit zugeben, vielleicht gibt das Kind sich aus der eigenen Fantasie bei manchen Fragen eigene Antworten. Für die eigene Trauer liegt oft eine große Chance darin, in die **Welt der Kinder** eintauchen zu können. So beispielsweise der 5-jährige Junge, der seinem Opa die geliebte Zigarre in den Sarg legte und plötzlich lauthals weinte, weil er das Feuerzeug vom Opa vergessen hatte. Auf meinen Einwand, er könne es dem Opa doch am folgenden Tag bringen und so lange würden wir dem Opa ein Feuerzeug von uns in die Hand geben, konnte er sich beruhigen. Oder das 7-jährige Mädchen, das seiner Oma ein Bild gemalt hatte, das diese im feinsten Sonntagskleid und mit einem Hut auf dem Kopf zeigt, wie sie einen Koffer in der Hand haltend auf der Rolltreppe in den Himmel fährt. Oder der 5-Jährige, der mit seinem Vater, seiner Schwester und mir hinter dem Sarg seiner verstorbenen Mutter hergehen musste und zu mir meinte: „Da hast Du aber eine schöne Schatztruhe für die Mama ausgesucht!"

Erklären Sie einem Kind von Anfang an, möglichst schon während der Krankheit und des Sterbens, offen und ehrlich, was geschieht. Gebrauchen Sie dabei **keine verschleiernden oder umschreibenden Begriffe** wie „er ist von uns gegangen" oder „er ist weggegangen". Sagen Sie konkret: „Er ist gestorben. Er ist tot." Auch wenn diese Wörter für das Kind noch nicht mit Inhalt gefüllt sind, so wird es sich den Inhalt erschließen.

Wichtig ist bei der Begleitung von Kindern auch, dass das **Kind selbst bestimmt,** dieses oder jenes zu tun oder zu lassen. Es darf selbst entscheiden, ob es den sterbenden Menschen besuchen möchte oder nicht. Diese Entscheidung kann sich im Laufe der Zeit ändern. Manchmal fällt es schwer, sich überhaupt zu entscheiden. Dann ist es hilfreich, die verschiedenen Wahlmöglichkeiten aufzuzeigen. Es ist durchaus nicht ungewöhnlich, wenn das Kind sich entschieden hat, etwas zu tun, dass es kurz vorher oder beispielsweise während der Trauerfeier seine Meinung ändert. Deshalb sollte im Vorfeld eine Alternative geplant werden, vielleicht ein Raum mit vertrauten Spielsachen oder Malutensilien. Eine dem Kind vertraute Person sollte greifbar sein. Das ist meist keine Person aus dem Familienkreis, sondern das Kind wählt gern einen „professionellen" Begleiter.

10.6 Basso continuo: Trauer der beruflich begleitenden Menschen

Trauer des Begleiters – darf das sein? Ist der Profi dann nicht völlig falsch, wenn er mitstirbt? Mitsterben ist nicht gefragt und auch nicht angezeigt, aber ein Profi, der in dieser Tätigkeit keine Trauer empfindet, der nicht gut im Kontakt zu seinen eigenen Gefühlen ist, der wirkt nicht nur kalt und abstoßend, sondern wäre hier genauso fehl am Platze wie einer mit einem ausgeprägten Helfersyndrom oder jemand, der selbst am Anfang eines eigenen Trauerwegs steht. Hier gilt es, die zu begleitenden Menschen zu schützen, aber auch die Begleitenden selbst. Lassen Sie mich dies an einem Bild

verdeutlichen: Menschen, die ins Eis eingebrochen sind, kann ich nur retten, wenn ich selber den festen Boden unter meinen Füßen bewahre. Springe ich zu ihnen ins Eis, gehen beide unter. Der Begleiter muss also **in sich gefestigt** sein, denn sonst kann er dem anderen keine Hilfe sein, sondern bewirkt genau das Gegenteil.

Die professionellen Begleiter spielen in dieser Abschiedssymphonie im Normalfall den Basso continuo, d. h., sie **begleiten** den sterbenden Menschen und seine Angehörigen, und helfen mit Erfahrung und Rat, dass Menschen den ihnen eigenen und für sie richtigen, stimmigen Weg gehen. Sie machen aufmerksam, wenn Angehörige oder der Sterbende in ihren Augen wichtige Aspekte außer Acht lassen oder bewusst ausblenden. Dazu bedarf es aber zunächst eines guten **Zuhörens.** Was bewegt den zu Begleitenden in diesem Moment? Welche Gedanken beschäftigen ihn jetzt? Dies kann sehr stark von himmelhoch jauchzend bis zu Tode betrübt schwanken. Es gilt, diese Schwingungen mitzugehen. „Kopf hoch!", kann wie eine Mauer wirken und den Begleiter für den Menschen bedrohlich wirken lassen, was ihn bei dieser Begleitung auf immer disqualifiziert.

Begleiter haben also eine ganz wichtige und wertvolle Aufgabe, die sie selbst auch stark belastet, bewegt und für den eigenen Lebensweg verändert. Nicht selten kommt es vor, dass durch diese berufliche Tätigkeit Freundschaften auseinanderbrechen oder auch Beziehungen auseinandergehen. Die meisten Begleiter resümieren, dass es die Tätigkeit ihnen wert sei. Aber auch hier liegt Trauer, handelt es sich doch um Abschiede im eigenen Leben, nicht durch den Tod eines Menschen bedingt, sondern durch die innere Veränderung von einem selbst.

Diese anspruchsvolle und verantwortungsvolle Tätigkeit bedarf einer guten Begleitung durch Außenstehende, beispielsweise der regelmäßig stattfindenden **Teamsupervision,** aber auch des regelmäßigen **Austausches untereinander.** Dafür muss Zeit sein. Viele Einrichtungen haben auch bestimmte Rituale entwickelt, um der eigenen Trauer Raum und Zeit zu geben. **Rituale** können hilfreich sein, dazu dürfen sie aber nicht erstarren oder festzementiert werden. Es darf nicht nur, sondern muss einen Unterschied geben, ob ein Mensch verabschiedet wird, der lange begleitet wurde und sich im Laufe der Zeit in die Herzen seiner Begleiter geschrieben hat, oder ob es ein Abschied für jemanden ist, der nur kurz begleitet wurde und zu dem überhaupt keine richtige Beziehung aufgebaut werden konnte. Es muss auch im Kreis der Begleiter verbalisiert werden dürfen, dass in Einzelfällen nicht nur der Mensch erlöst, sondern auch die Begleiter erlöst wurden. Über allem steht auch hier die **Ehrlichkeit** vor sich selbst und vor den Kollegen, die möglich sein muss, denn sonst wird das Arbeiten im Team auf Dauer zu einer zusätzlichen unerträglichen Belastung.

Als ein äußerst hilfreiches Ritual empfinde ich es, dass der verstorbene Mensch möglichst so lange in seinem Bett und Zimmer bleibt, bis sich auch alle Begleiter, denen es ein Bedürfnis ist, auf ihre je eigene Weise verabschiedet haben. Es kann auch eine Möglichkeit sein, ein Buch anzulegen, in das ein Foto des verstorbenen Menschen eingeklebt wird, das ihn zu Lebzeiten zeigt, und auf den folgenden Seiten haben dann alle Begleiter, die es möchten, die Gelegenheit, ein paar Zeilen unter dem Leitwort zu schreiben: „Was ich mir aus den Begegnungen mit X bewahren möchte."

Alle diese Rituale sollten auf eines achten: Sie dürfen nicht aufdringlich sein und sollten so angelegt sein, dass man sie sich nehmen, aber auch beiseitelegen kann, und dass man nicht ungewollt darauf gestoßen wird. Eine Fläche im Garten, an der Steine mit den Namen der Verstorbenen liegen, kann gut, aber auch bedrohlich sein. Eine Pinnwand im Eingangsbereich mit den Fotos der Verstorbenen kann abstoßend auf die, die kommen, wirken.

Für viele Pflegende in der Palliativmedizin ist es sehr wichtig, den verstorbenen Menschen noch einmal zu waschen, einzucremen, anzukleiden und in ein sauber gemachtes Bett zu legen, ihm vielleicht eine Blume in die Hand zu geben, also genau das in einer ausgeprägteren Form zu tun, was sie tagtäglich machen, jetzt in dem Bewusstsein, es einerseits ein letztes Mal und andererseits jetzt besonders schön zu machen, was vielleicht im Leid so nicht möglich war. Rituale sollten deshalb immer im Alltag eingebettet sein und Elemente des Alltags enthalten, denn sonst wirken sie fremd, damit abstoßend und sind nicht hilfreich.

10.7 Fazit

Trauer ist keine Krankheit, nicht gelebte oder unterdrückte Trauer kann aber auf Dauer sehr krank machen. Trauer hat ganz viele Facetten, ist nicht einfach ein Gefühl, sondern eine Vielzahl von Empfindungen. Mit diesen Gefühlen werden Menschen oft im Zusammenhang des Sterbens erstmals bewusst konfrontiert und können damit nicht umgehen, weil es fremd ist, weil in der Gesellschaft hierfür häufig kein Platz ist, kein Verständnis. Alle in diesem „Orchester" Tätigen brauchen Begleitung, Unterstützung, Ermutigung, aber auch Korrektur. Dafür sind professionelle Begleiter wichtig, die durch Erfahrung und Kompetenz helfen, einen guten und ehrlichen Weg durch die Trauer zu gehen, damit alle Gefühle in dieser Abschiedssymphonie leben können.

KAPITEL

11 Klinisch-ethische Grundlagen der Entscheidungsfindung am Lebensende

Jan Schildmann

Kernaussagen

- Indikationsstellung und informierte Einwilligung sind ethisch und rechtliche Voraussetzungen für Diagnostik und Therapie.
- Die Indikationsstellung ist mit ethisch relevanten Werturteilen bezüglich des möglichen Nutzens und Schadens medizinischer Maßnahmen verbunden.
- Die Gestaltung der Entscheidungsfindung lässt sich normativ-ethisch anhand der Modelle der paternalistischen, deliberativen, interpretativen und informativen Entscheidungsfindung unterscheiden.
- Ethische Unterstützungsangebote, wie z. B. Ethikfallberatungen, können einen Beitrag zur strukturierten Analyse und Entscheidungsfindung bei moralischer Unsicherheit beziehungsweise moralischen Konflikten bezüglich der angemessenen Versorgung von Patienten leisten.

11.1 Indikation und Patientenwille

Die Errungenschaften der modernen Medizin führen nicht nur zu einer ansteigenden Lebenserwartung, sondern haben auch zur Folge, dass in vielen Ländern weniger Menschen plötzlich und unerwartet sterben als dies in früheren Jahrhunderten der Fall war. Im Unterschied zu der Zeit vor der Entdeckung der Antibiotika und auch im Vergleich zu Ländern, in denen keine vergleichbare medizinische Versorgung existiert, stirbt die Mehrheit der Menschen in Deutschland und anderen industrialisierten Ländern heute gewissermaßen „erwartet". Vor diesem Hintergrund bieten moderne medizinische Maßnahmen – zumindest in einem gewissen Rahmen – einen **Handlungsspielraum** hinsichtlich der Gestaltung der letzten Lebensphase. Die zur Verfügung stehenden Mittel erfordern allerdings auch **Entscheidungen** über deren angemessenen Einsatz. Angesichts der Vielfalt an bestehenden **medizinischen Möglichkeiten** einerseits und der Pluralität an **Wertvorstellungen** andererseits ist es wenig überraschend, dass die gegenwärtige Handlungspraxis am Lebensende ein breites Spektrum umfasst. Dieses reicht von der Ausnutzung sämtlicher technischer Möglichkeiten auf der Intensivstation über den Einsatz von symptomlindernden Behandlungsmethoden auf der Palliativstation, im Hospiz oder zu Hause bis hin zu, allerdings in Deutschland wenigen Fällen, der assistierten Selbsttötung oder Tötung auf Verlangen.

Der **Patientenwille** und die **ärztliche Indikationsstellung** bilden die Grundlage für Entscheidungen über die Durchführung bzw. Begrenzung medizinischer Maßnahmen am Lebensende. Der Stellenwert des Patientenwillens, der Verantwortungsbereich von Arzt und Patient bei Entscheidungen über diagnostische und/oder therapeutische Maßnahmen sowie die Zuordnung der Kontrolle bei Entscheidungen in der Arzt-Patient-Beziehung (Locus of Control) sind Gegenstand einer Vielzahl ethisch-normativer Analysen in den letzten Dekaden.

Empirische Untersuchungen zeigen, dass viele Patienten mit schwerwiegenden bzw. lebensbegrenzenden Erkrankungen sich entweder eine gemeinsame Entscheidungsfindung mit ihrem Arzt wünschen oder die Verantwortung für Entscheidungen über weitere diagnostische und therapeutische Maßnahmen an den Arzt delegieren. Vor diesem Hintergrund kommt der Indikationsstellung in der klinischen Praxis eine zentrale Bedeutung für die Durchführung bzw. Begrenzung medizinischer Maßnahmen zu. Medizinische Maßnahmen, die aus ärztlicher Perspektive als indiziert erachtet bzw. empfohlen werden, werden auch in der letzten Lebensphase häufig umgesetzt.

In diesem Beitrag werden die **Entscheidungsfindung** am Lebensende und damit assoziierte **Herausforderungen aus klinisch-ethischer Perspektive** untersucht. Den Anfang bildet eine Darstellung der Bedeutung von Werturteilen bei der Indikationsstellung am Lebensende. Es folgt eine Charakterisierung von unterschiedlichen Vorgehensweisen bei der Entscheidungsfindung unter Berücksichtigung ethischer Kennzeichen. Den Abschluss bildet die Darstellung verschiedener Instrumente zur Vorausplanung von Behandlungsentscheidungen für den Fall der fehlenden Selbstbestimmungsfähigkeit. Einen Schwerpunkt dabei bildet das in Deutschland derzeit zunehmend zur Kenntnis genommene Konzept des „Advance Care Planning" (ACP).

11.2 Herausforderungen der Indikationsstellung

Die **ärztliche Indikationsstellung** ist Voraussetzung für die Durchführung diagnostischer oder therapeutischer Verfahren. Behandlungsmaßnahmen, die technisch nicht das angestrebte Ziel erreichen können, sind nicht indiziert. Ein Beispiel dafür ist eine Situation, in der eine nicht-invasive Beatmung nicht (mehr) für eine ausreichende Oxygenierung des Bluts sorgt. In diesem Fall muss geprüft werden, ob das Ziel mit einer anderen Behandlungsmaßnahme (z. B. invasive Beatmung) erreicht werden kann.

Die Indikationsstellung erfolgt vor dem **Hintergrund eines Therapieziels** (z.B. Linderung von Symptomen, Lebenszeitverlängerung). Die Formulierung von Therapiezielen basiert auf klinischen **Kenntnissen und Kompetenzen,** beinhaltet allerdings auch **Werturteile.** So halten wir in vielen Fällen die Lebenszeitverlängerung für ein wichtiges Therapieziel. Gerade in der letzten Lebensphase wird dieses aber auch in Frage gestellt. Die Verbesserung bzw. Aufrechterhaltung der Lebensqualität wird in manchen Fällen für so wichtig erachtet, dass eine Lebenszeitverkürzung durch eine medizinische Maßnahme im Rahmen der Indikationsstellung in Kauf genommen würde. Angesichts der in der Formulierung von Therapiezielen enthaltenen Werturteile ist es nicht verwunderlich, dass es gerade in der letzten Lebensphase zu unterschiedlichen Einschätzungen hinsichtlich der Therapieziele kommen kann. Damit verbunden können Unterschiede bei der Bewertung dessen sein, was als indiziert erachtet wird. So kommt es beispielsweise vor, dass innerhalb des Behandlungsteams Uneinigkeit darüber besteht, ob eine weitere „palliative" Chemotherapie sinnvoll ist oder ob nicht der Zeitpunkt für eine palliativmedizinische – auf die Linderung von Symptomen und die Bearbeitung psychosozialer Herausforderungen am Lebensende fokussierte – Behandlung gekommen ist.

Unterschiedliche Einschätzungen hinsichtlich der Indikation bestehen häufig dann, wenn die Chance für das Erreichen des Therapieziels klein ist oder wenn die Belastungen zum Erreichen des Ziels hoch sind. Die Bewertung von einer Chance als „zu klein" oder „gerade noch ausreichend" und einer Belastung als „gerade noch erträglich" oder „nicht akzeptabel" ist individuell verschieden. Erschwert wird die ärztliche Indikationsstellung in der letzten Lebensphase weiterhin dadurch, dass in vielen Fällen wenig relevante Evidenz als Entscheidungsgrundlage zur Verfügung steht. So sind die verfügbaren Daten aus klinischen Studien häufig nicht gut auf die vorliegende klinische Situation übertragbar, da die zugrunde liegenden Studien mit Patienten mit vergleichsweise gutem Allgemeinzustand durchgeführt wurden.

Ein Beispiel für die große Bedeutung von Werturteilen bei der Indikationsstellung in der Palliativmedizin sind Entscheidungen über die **Sedierung** in der letzten Lebensphase. Entsprechend der geltenden Leitlinien ist das Vorhandensein von „unerträglichem Leiden" Voraussetzung für die Indikationsstellung zur sog. „palliativen Sedierung". Das **Verständnis von Leiden** ist jedoch von anthropologischen und ethischen Prämissen abhängig, die wiederum in Werturteilen bei der Indikationsstellung zum Ausdruck kommen. So wird in der klinischen Praxis u. a. die Frage nach der Deutungshoheit über die Bestimmung von Leiden sowie die Kriterien zur Bestimmung von Leiden in Abhängigkeit vom jeweiligen Leidensbegriff unterschiedlich ausfallen.

Die **Deutungshoheit** über die **Bestimmung von Leiden** bezieht sich dabei auf die Frage, wer Leiden definiert. Wenn Leiden als eine Erfahrung verstanden wird, die ausschließlich dem leidenden Subjekt zugänglich ist, würde dies implizieren, dass nur die leidende Person definieren könnte, ob ein „unerträgliches Leiden" vorliegt. Leiden könnte demnach nicht durch eine dritte Person objektiviert werden. Wenn Leiden hingegen als objektiver Zustand beschrieben wird, besteht das Risiko, dass die Einschätzung des Patienten durch das Behandlungsteam systematisch übergangen wird. Leiden bzw. die damit begründeten Behandlungsmaßnahmen würden erst dann eingesetzt werden, wenn die objektiv durch Dritte zugänglichen Kriterien erfüllt wären.

Die **Definition der Kriterien für Leiden** bezieht sich auf die Frage, welche Symptome, Zustände und Erfahrungen in Betracht gezogen werden sollten, um festzulegen, ob das Leiden einer Person so beschaffen ist, dass eine Sedierung am Lebensende gerechtfertigt ist. Das Wort „Leiden" kann für verschiedenste Zustände und Erfahrungen verwendet werden: für Symptome wie körperlichen Schmerz und Atemnot, für soziale Bedingungen wie Einsamkeit und für existenzielle Erfahrungen wie das Gefühl von Bedeutungslosigkeit. Dabei ist zu berücksichtigen, dass manche Leidenszustände besser von außen beurteilt werden können als andere. Während beispielsweise das Leiden unter Atemnot mit der Atemfrequenz assoziiert werden kann, ist es schwieriger, das psychoexistenzielle Leiden von außen einzuschätzen.

Mit Blick auf diese Schwierigkeiten bei der Diagnostik wird in manchen Stellungnahmen empfohlen, die Sedierung nur als Maßnahme zur Linderung refraktären körperlichen Schmerzes und anderer somatischer Beschwerden einzusetzen. Dagegen werden im „Framework" der European Association of Palliative Care sowohl körperliche Symptome als auch psychologisches und existenzielles Leiden als potenzielle Indikationen für eine palliative Sedierungstherapie benannt.

Zusammenfassend kann festgehalten werden, dass die Indikationsstellung neben **medizinisch-fachlichen Urteilen** auch Anteile enthält, die auf **ethisch relevante Bewertungen** zurückgehen. Unterschiedliche persönliche Bewertungen von Nutzen und Schaden einer medizinischen Maßnahme im Rahmen der ärztlichen Indikationsstellung werden im klinischen Alltag allerdings häufig nicht explizit gemacht. Sie sind ein möglicher Faktor für Unterschiede bei der Indikationsstellung in vergleichbaren medizinischen Situationen.

Der Austausch über Werturteile, welche die Indikationsstellung möglicherweise beeinflussen, beispielsweise im Rahmen einer klinischen Ethikberatung, bietet die Möglichkeit, diese transparent in die Entscheidungsfindung einfließen zu lassen.

11.3 Vorgehensweisen bei der Entscheidungsfindung

Eine patientenorientierte Entscheidungsfindung in der letzten Lebensphase erfordert die **Berücksichtigung von Patientenpräferenzen** hinsichtlich des Wunsches nach Information und Einbeziehung in die Entscheidungsfindung. Die Abgrenzung idealtypischer Modelle der Entscheidungsfindung in der Arzt-Patient-Beziehung ist Gegenstand einer breit rezipierten Arbeit von Emanuel und Emanuel. Im Folgenden werden die **Modelle** der paternalistischen, informativen, interpretativen und deliberativen Entscheidungsfindung kurz vorgestellt (➤ Tab. 11.1).

- **Paternalistische Entscheidungsfindung:** Ziel der Entscheidungsfindung im paternalistischen Modell der Arzt-Patient-Beziehung, das in der Literatur auch als „hippokratisches Modell" bezeichnet wird, ist eine Entscheidung, die das gesundheitliche Wohl des Patienten bestmöglich fördert. Der Arzt trifft die Therapieentscheidung auf der Basis der ihm zur Verfügung stehenden Fachkenntnisse und seiner klinischen Erfahrung. Das Wohl des Patienten ist in diesem Modell objektiv bestimmbar. Die Autonomie des Patienten bezieht sich nach dem Verständnis dieses Modells auf die Zustimmung zur ärztlich empfohlenen Behandlung. Das ethische Prinzip der (in diesem Fall ärztlich definierten) Benefizienz (Wohltun) und die ärztliche Fürsorge stehen im Vordergrund.
- **Informative Entscheidungsfindung:** Die informierte, selbstbestimmte Entscheidung des Patienten auf der Basis möglichst umfassender medizinisch relevanter Kenntnisse und entsprechend seinen Wertvorstellungen ist das Ziel. Die Aufgabe des Arztes in dieser auch als „Konsumentenmodell" bezeichneten Arzt-Patient-Interaktion ist die Darlegung der für die Entscheidungsfindung relevanten Informationen. Die Präferenzen und Wertvorstellungen des Patienten bezüglich gesundheitsbezogener Entscheidungen sind nach diesem Modell bekannt und konstant. Die Wertvorstellungen des Arztes sollen die Entscheidung nicht beeinflussen. Das ethische Prinzip der Autonomie ist zentral.
- **Interpretative Entscheidungsfindung:** Ziel der Arzt-Patient-Interaktion entsprechend dieser Modellvorstellung ist die Umsetzung einer Entscheidung, die den Präferenzen des Patienten entspricht. Aufgabe des Arztes ist die Unterstützung des Patienten bei der Identifikation seiner Werte. Die Präferenzen des Patienten sind bei diesem Modell als teilweise unbewusst und unklar konzeptionalisiert. Demnach ist es Aufgabe des Patienten, sich mithilfe des Arztes seiner Werthaltungen bewusst zu werden, um eine Entscheidung zu treffen, die seinen Präferenzen am ehesten entspricht. Der Arzt steht dem Patienten bei der Suche nach dieser Entscheidung beratend zur Seite und implementiert die Entscheidung.
- **Deliberative Entscheidungsfindung:** Ziel der Arzt-Patient-Interaktion ist eine Entscheidung, die sowohl persönliche Werthaltungen des Patienten als auch gesundheitsbezogene, von ärztlicher Seite vertretene Werte berücksichtigt. Aufgabe des Arztes ist nach Übermittlung der für die Therapieentscheidungsfindung relevanten Informationen die Partizipation am Diskurs mit dem Patienten. Im Verlauf des Diskussionsprozesses sollen fachliche Informationen und gesundheitsbezogene sowie andere vom Patienten eingebrachte Wertvorstellungen benannt und abgewogen werden. Der Arzt soll den Patienten von gesundheitsrelevanten Werten überzeugen, die Entscheidung liegt letztlich aber beim Patienten.

Tab. 11.1 Modelle der Entscheidungsfindung im Überblick

Modell	Merkmale
Paternalistisch	Der Arzt trifft Entscheidung über die Therapie, der Patient stimmt zu.
Informiert	Der Patient entscheidet selbst nach einer Information über alle Möglichkeiten durch den Arzt.
Interpretativ	Der Arzt unterstützt den Patienten bei der Identifikation von für die Entscheidungsfindung relevanten Wertvorstellungen.
Deliberativ	Der Arzt informiert den Patienten. Es erfolgt eine Diskussion über die Therapie unter Berücksichtigung von Präferenzen des Patienten und ärztlichen Bewertungen.

Die idealtypische Abgrenzung dieser unterschiedlichen Entscheidungsfindungsmodelle erfolgt aus der ärztlichen Perspektive. Empirische Untersuchungen belegen, dass bei Patienten in der letzten Lebensphase neben Unterschieden hinsichtlich der Einwilligungsfähigkeit auch unterschiedliche Präferenzen hinsichtlich der Gestaltung der Entscheidungsfindung vorliegen. Eine patientenorientierte Gestaltung der Entscheidungsfindung erfordert, dass Ärzte die entsprechenden Präferenzen kennen und über die kommunikativen Kompetenzen verfügen, die Entscheidungsfindung entsprechend zu gestalten. Ein Kommunikationsmodell zur Umsetzung einer präferenzsensitiven Entscheidungsfindung stellt das „Shared Decision Making" (partizipative Entscheidungsfindung) dar. Während aus ethisch-normativer Perspektive unterschiedliche Varianten dieses Modells beschrieben wurden, können die evidenzbasierte Information, die Abwägung von medizinischem Nutzen und Risiken der Behandlungsoptionen sowie eine gemeinsam von Patient und Arzt verantwortete Entscheidungsfindung als weitgehend geteilte Kernelemente benannt werden.

11.4 Vorausverfügte Entscheidungen am Lebensende

Entscheidungen in der letzten Lebensphase müssen teilweise ohne die Möglichkeit der Einbeziehung des Patienten getroffen werden. Dies gilt beispielsweise für Entscheidungen bei Patienten mit einer fortgeschrittenen Demenzerkrankung. Für diesen Fall besteht die Möglichkeit, mittels **Patientenverfügungen** den Willen im Voraus zu bekunden. Vorausverfügte Willensbekundungen sind verbindlich, soweit sie sich auf die konkrete Situation anwenden lassen (BGB, Drittes Gesetz zur Änderung des Betreuungsrechts 2009). Weiterhin besteht die Möglichkeit, mit einer **Vorsorgevollmacht** oder **Betreuungsverfügung** eine Vertrauensperson zu benennen, die im Falle der eigenen Einwilligungsunfähigkeit rechtlich verbindlich stellvertretend in medizinische und pflegerische Maßnahmen einwilligen oder diese verweigern kann. Empirische Untersuchungen belegen jedoch, dass diese Instrumente in der klinischen Praxis von begrenztem praktischem Wert sind.

Ein **Problem** hinsichtlich der Umsetzung von **Patientenverfügungen** besteht darin, dass sich das Behandlungsteam, gerade in akuten Situationen, häufig allein vom klinischen Problem leiten lässt. Aber selbst dann, wenn Patientenverfügungen zur Kenntnis genommen werden, besteht oft die Schwierigkeit, dass diese sich nur begrenzt auf die konkret vorliegende Entscheidungssituation anwenden lassen. Als weitere wichtige strukturelle und organisatorische Gründe für Schwierigkeiten bei der Umsetzung von Patientenverfügungen werden die Komplexität der Entscheidungssituationen und die häufig nicht stabilen Patientenpräferenzen genannt. So relativieren Patienten nicht selten den schriftlich dokumentierten Wunsch eines Verzichts auf intensivmedizinische Maßnahmen, wenn im Gespräch deutlich gemacht wird, dass die kurzfristige Durchführung entsprechender Maßnahmen zu einer erheblichen und längerfristigen Verbesserung der Gesundheit führen kann. Schließlich kommt erschwerend hinzu, dass im hocharbeitsteiligen Gesundheitssystem häufig verschiedene Ärzte und weitere Berufsgruppen beteiligt sind, die sich im Rahmen kurzer Kontakte mit dem Patienten nur schwer ein angemessenes Bild von den Präferenzen und Werthaltungen verschaffen können. Gründe für die begrenzte Anwendbarkeit von Patientenverfügungen in der klinischen Praxis sind u. a.:

- Fehlende inhaltliche Konsistenz (verschiedene Formulare können widersprüchliche Angaben enthalten)
- Nicht mit den Angehörigen und Ärzten besprochen
- Nicht basierend auf besten medizinischen Informationen (z. B. über Prognose bei Reanimation)
- Nicht auf aktuelle Situation zugeschnitten bzw. aktualisiert
- Nicht anwendbar in Notfallsituationen
- Nicht übermittelt bei Krankenhauseinweisung oder Verlegung
- Nicht oder nicht erkennbar in den Akten abgelegt

11.5 Advance Care Planning (ACP)

Ausgehend von der Kritik an Patientenverfügungen, die ohne professionelle Begleitung erstellt werden, wurde in den letzten Dekaden das Konzept von ACP entwickelt. ACP ist der Versuch, den Präferenzen und Werthaltungen von Patienten, wie sie beispielsweise in einer Patientenverfügung dokumentiert sind, durch eine **prozessorientierte, komplexe Intervention in der klinischen Praxis** Geltung zu verschaffen. Im Rahmen von ACP wird auf der Prozessebene versucht, durch eine qualifizierte Begleitung, die Erstellung von Vorausverfügungen so zu verbessern, dass Präferenzen und Werthaltungen von Patienten in Bezug auf typische, in der klinischen Praxis auftretende Behandlungssituationen valide zum Ausdruck kommen. Auf einer systemischen Ebene wird durch die Einbeziehung unterschiedlicher Stakeholder (z. B. Hausärzte, Rettungsdienst) und den Aufbau von Strukturen (z. B. Zugriff auf Patientenverfügung, Qualitätssicherung) versucht, die Umsetzung des Patientenwillens, der in einer Patientenverfügung dokumentiert ist, zu verbessern.

In den letzten beiden Dekaden haben sich zunächst in den USA (z. B. Respecting Choices©) und wenig später in Australien (Respecting Patient Choices©, www.advancecareplanning.org.au) erste Projekte zur Umsetzung von ACP etabliert. Gemeinsam ist den Initiativen, die inzwischen auch an einzelnen Orten bzw. Regionen im deutschsprachigen Raum zu finden sind, die Prämisse, dass eine präferenzsensitive Gesundheitsversorgung in Situationen fehlender Selbstbestimmungsfähigkeit einen gemeinschaftlich gestalteten Prozess der gesundheitlichen Vorausplanung erfordert. Patientenverfügungen richten sich an verschiedene Behandlungsteams bzw. Vertreter der für die Behandlung und Pflege des Patienten zuständigen Gesundheitsberufe und Professionen. Damit sie wirksam umgesetzt werden können, müssen sie auf die jeweilige klinische Situation möglichst gut zugeschnitten und allen Akteuren bekannt sein. ACP, als interdisziplinär und interprofessionell gestalteter Prozess einer gesundheitlichen Vorausplanung, erfolgt angepasst an die jeweilige Situation (z. B. gesunder älterer Patient, chronisch kranker Patient, Patient in der letzten Lebensphase). Patienten werden zu definierten Zeitpunkten im Rahmen der gesundheitlichen Versorgung auf die Möglichkeit einer schriftlichen Vorausplanung angesprochen und bei Interesse darin unterstützt, ihre Wünsche in Bezug auf die zukünftige gesundheitliche Versorgung zu dokumentieren. In Gesprächen, die arbeitsteilig von Ärzten und in ACP ausgebildete Gesundheitsfachpersonen (Praxisassistenten, Sozialarbeiter, Pflegefachkräfte) angeboten und durchgeführt werden, werden Werte und Wünsche des Patienten ausführlich erhoben, auf die gesundheitliche Situation angepasst besprochen und für mögliche Notfall- und Krisensituationen vorausgeplant. Wenn es vom Patienten gewünscht und möglich ist, werden

Angehörige des Patienten und insbesondere der vorgesehene rechtliche Stellvertreter in den ACP-Prozess eingebunden.

Häufig wird für drei klinische Situationen, in denen Patienten möglicherweise nicht selbstbestimmungsfähig sind, vorausgeplant. Diese sind erstens der **Notfall,** zweitens der Zustand länger andauernder **fehlender Selbstbestimmungsfähigkeit mit unsicherer Prognose** und drittens der Zustand sicherer **dauerhafter fehlender Selbstbestimmungsfähigkeit** (z. B. Demenzerkrankungen). Gemeinsam mit dem Patienten werden mögliche klinische Situationen vorbesprochen und, im Einklang mit den Wertvorstellungen und Präferenzen des Patienten, zentrale Therapieziele formuliert (z. B. Lebenserhalt mit allen möglichen Maßnahmen, Lebenserhalt unter Ausschluss von bestimmten Maßnahmen oder bestmögliche Palliation). Zentrale Aufgabe der zuständigen gesprächsführenden Ärzte und ACP-Berater ist es, gemeinsam einen validen vernünftigen Plan zu entwickeln und auch vorauszuplanen. Will ein Patient, z. B. in einer Krisensituation, nicht mehr in ein Krankenhaus, hat aber beispielsweise ein erhöhtes Blutungsrisiko, muss möglichst genau festgelegt werden, was in der Situation einer Blutung getan wird. Dazu zählen die Bereitstellung von Notfallmedikamenten zuhause sowie Instruktionen für Patient und Bezugspersonen.

11.6 Ethikberatung als Unterstützungsangebot

Fehlende oder unzureichende Informationen über den Patientenwillen tragen häufig zu Unsicherheiten über das ethisch angemessene Vorgehen in der letzten Lebensphase bei. Entsprechend bilden ethische Unsicherheiten bzw. Konflikte bei der Entscheidungsfindung am Lebensende einen großen Anteil für Beratungsanlässe **für ethische Unterstützungsangebote** in der klinischen Praxis. Beispiele für solche Angebote sind **klinische Ethikkomitees (KEKs)** oder auch die ethische **Einzelfallberatung.** Die Entwicklung klinisch-ethischer Unterstützungsangebote nahm ihren Ausgangspunkt in den 1970er Jahren in den USA, die Einrichtung dieser wurde von der US-Rechtssprechung sowie von der US President's Commission for the Study of Ethical Problems in Medicine and Biomedical and Behavorial Research befürwortet. Weiterhin empfiehlt die mit der Akkreditierung US-amerikanischer Gesundheitseinrichtungen betraute Joint Commission on Accredition of Health Care Organizations (JCAHO) KEKs zur Bearbeitung ethischer Konflikte. Mehrfach durchgeführte empirische Untersuchungen belegen die zunehmende Verbreitung von Strukturen der klinischen Ethik in den USA. In Deutschland wurde die Einrichtung von KEKs 1997 in einer gemeinsamen Erklärung der beiden großen konfessionellen Krankenhausverbände (Deutscher Evangelischer Krankenhausverband und Katholischer Krankenhausverband Deutschlands 1997) empfohlen. Die Zentrale Ethikkommission bei der Bundesärztekammer (ZEKO) forderte in einer 2006 veröffentlichten Stellungnahme Krankenhäuser und andere Institutionen zur Versorgung von Kranken und der pflegebedürftigen Menschen in Deutschland zur Implementierung von Strukturen der klinischen Ethikberatung auf.

Wichtige **Aufgaben** der klinischen Ethikberatung sind die Identifizierung, Bearbeitung und, soweit möglich, Lösung ethischer Konflikte im Kontext der Versorgung von Patienten. Während in der Praxis unterschiedliche Beratungsangebote existieren, stellen die Anhörung aller für den entsprechenden Fall relevanter Parteien, die detaillierte Beschreibung des Falls, die Formulierung des ethischen Konflikts sowie das Aufzeigen von möglichen Handlungsoptionen gemeinsame Merkmale der Ethikberatung dar. Auf diese Weise könnten die im klinischen Alltag häufig impliziten Werturteile sowie individuelle Präferenzen und Prioritäten im Kontext von Behandlungsentscheidungen transparent und einem moralischen Diskurs zugänglich gemacht werden.

II Spezieller Teil

KAPITEL

12 Schmerz

Martin Steiner, Winfried Meißner

Kernaussagen

- Schmerztherapie braucht sorgfältige Anamnese und Befunderhebung.
- Interprofessionelle Teamarbeit liefert zusätzliche Hinweise und Therapieansätze aus Pflege, Physio-, Ergotherapie, Psychologie und sozialer Arbeit.
- Medikamentöse Behandlung orientiert sich an Empfehlungen von WHO und S3-Leitlinie Palliativmedizin (Schmerztherapie).
- Nicht medikamentöse Verfahren (Radiatio, Radionuklidtherapie, TENS u. a.) ergänzen die medikamentöse Behandlung.
- Therapieerfolg und potenzielle Nebenwirkungen müssen regelmäßig kontrolliert und die Behandlung den Bedürfnissen des Patienten angepasst werden.

12.1 Epidemiologie und Ätiologie

Die **Grunderkrankungen** von Palliativpatienten sind vielschichtig – sie reichen von Krebserkrankungen über kardiovaskuläre, pulmonale und gastrointestinale Krankheitsbilder bis hin zu schweren neurologischen Erkrankungen und Infektionserkrankungen wie AIDS. Bei einigen Grunderkrankungen berichten Betroffene besonders häufig über **Schmerzen** als ein führendes Symptom (➤ Tab. 12.1). Schmerzen führen dabei häufig zu verminderter Mobilität, Schlafstörungen und begrenzten Selbstversorgungsfähigkeiten. Sie begünstigen **sekundäre Komplikationen** durch Reduktion körperlicher Aktivität:

- Schmerzen beim Husten, Durchatmen → Sekretverhalt → Retentionspneumonie
- Schonhaltung → Gangunsicherheit → Sturz → Fraktur
- Schmerzen beim Aufstehen → vermehrte Bettlägerigkeit → Dekubitalulzera und gesteigertes Thromboserisiko

Tab. 12.1 Schmerzarten und -ursachen

Grunderkrankung	Mögliche Schmerzursache	Schmerzart	Mögliche Therapie
Solide Krebserkrankung	Lokale Gewebsfiltration	Nozizeptive (Dauer-)Schmerzen	Nicht-Opioide + Opioide
	Nerveninfiltration	Neuropathische Schmerzen (anfallsartig)	Koanalgetika: Antiepileptika, Antidepressiva
	Hepatische Metastasen	Viszeraler (Dauer-)Schmerzen, Leberkapselschmerz	Glucocorticoide + Nicht-Opioide + Opioide
	Ossäre Metastasen	Nozizeptive (Belastungs-)Schmerzen	Antiphlogistika + Opioide
Apoplex, zerebrale Blutung	Zentrale Schädigung	Neuropathische Schmerzen (anfallsartig)	Koanalgetika: Antiepileptika, Antidepressiva
Amyotrophe Lateralsklerose (ALS)	Muskuläre Spasmen durch Hyperreflexie	Nozizeptive Schmerzen (anfallsartig)	Zentrale Muskelrelaxanzien + Nicht-Opioide

12.2 Schmerzarten

Mechanismusabhängig können verschiedene Schmerzarten entstehen, die auch nebeneinander am gleichen Schmerzort auftreten können. Die Wirksamkeit der analgetischen Therapie ist auch vom zugrundeliegenden **Schmerzmechanismus** abhängig. Im Wesentlichen sind bei der palliativmedizinischen Behandlung 2 Schmerzarten bedeutsam (➤ Tab. 12.2):

- **Nozizeptive Schmerzen:**
  - **Somatische Nozizeptorschmerzen:** Schmerzen an Haut, Extremitäten oder Knochen und Sehnen als scharf-schneidend, hell, stechend und gut lokalisierbar beschrieben
  - **Viszerale Nozizeptorschmerzen** oder **Eingeweideschmerzen:** Magenschmerzen, Harnblasenkrämpfe, Gallen- und Nierenkoliken
  - Entstehen durch unmittelbare Reizung von Schmerzrezeptoren durch eine Gewebsverletzung (z. B. Druck, Temperatur, Ischämie)
  - Häufig Verstärkung unter Belastung (z. B. Bewegung, Husten, tiefes Einatmen)
  - Dumpf-drückend oder krampfartig, häufig nicht genau lokalisierbar
  - Gelegentlich Schmerzen in korrespondierenden Hautarealen (Head-Zonen)
  - Selten mit neurologischen Defiziten
- **Neuropathische Schmerzen:**
  - Entstehen durch Schädigung von Schmerzfasern/-bahnen peripher oder zentral durch Nervenkompression/-infiltration durch Tumor, metabolisch-toxische Nervenschäden (Diabetes mellitus, Urämie, Umweltgifte, [Chemotherapie]-Medikamente), Querschnittlähmung, Schlaganfall, Neurodegeneration (multiple Sklerose, amyotrophe Lateralsklerose) oder Infektion (Borreliose)
  - Brennend, bohrend, „Ameisenlaufen“, kribbelnd
  - Als Dauerschmerz oder einschießend für Sekunden bis Minuten, auch spontan ohne Auslöser auftretend
  - Im Innervationsgebiet definierter Nerven(gruppen), begleitend Dysästhesie, Hypästhesie, motorische Defizite (Minus-Zeichen) oder Hyperästhesie, Allodynie, Hyperalgesie (Plus-Zeichen)
  - Auftreten eher unabhängig von Belastung und Bewegung, aber Trigger möglich (z. B. kalter Luftzug für Trigeminusneuralgie)

Tab. 12.2 Diagnostische Kriterien nozizeptive versus neuropathische Schmerzen

Nozizeptiver Schmerz	Neuropathischer Schmerz
Gewebeläsion	Nervenläsion
Schmerz im Bereich der Läsion	Schmerz im Innervationsgebiet
Schmerzcharakter drückend, stechend	Schmerzcharakter brennend, bohrend, einschießend, „Ameisenlaufen“, „wie Stromstöße“
Belastungsabhängige Verstärkung	Auch spontan auftretend, häufig in Ruhephasen
Normale Schmerzverarbeitung	Hyperalgesie, Allodynie (Plus-Phänomen)
Selten sensomotorische Defizite	Oft sensible und/oder motorische Defizite (Minus-Phänomen)
Aktivierung des Vegetativums	Veränderung im Vegetativum, z. B. Hauttemperatur, Schwitzen und Perfusion

CAVE

Unterschiedliche Schmerzursachen und -arten erfordern differenzierte Therapien. Dafür sind eine gezielte Schmerzanamnese sowie Verlaufs- und Therapiekontrollen notwendig. Ziel der Schmerztherapie ist die subjektive Verbesserung der Lebensqualität des Patienten. Eine Übertherapie kann durch Nebenwirkungen die Lebensqualität beeinflussen.

12.3 Einflussfaktoren und Therapieziele

Auch in fortschreitenden oder fortgeschrittenen Erkrankungssituationen sollte, wenn immer medizinisch sinnvoll, neben einer analgetischen Behandlung eine **ursächliche Schmerzbehandlung** erwogen werden. So kann eine Stabilisierung von Wirbelkörperfrakturen oder eine reduzierte Nervenkompression zu einer deutlichen Schmerzlinderung führen.

Gleichzeitig wird Schmerz immer subjektiv erlebt und kann durch **vielfältige Faktoren** positiv wie auch negativ **beeinflusst** werden. So können soziale und familiäre Einbindung, Spiritualität und religiöse Wertevorstellungen genauso wie die vorherrschende Grundstimmung die Wahrnehmung von Lebensqualität und den Einfluss von Schmerzen auf die Lebensqualität entscheidend verändern (Total Pain; ➤ Abb. 12.1).

Einige Patienten fühlen sich bereits bei niedrigen Schmerzstärken erheblich beeinträchtigt und sind bereit, auch starke Nebenwirkungen einer Schmerztherapie hinzunehmen, andere Patienten fühlen sich dagegen auch durch stärkere Schmerzen nur gering belastet und äußern nur wenig Bedarf nach mehr Schmerztherapie. Eine bestimmte Schmerzstärke, ab der eine grundsätzliche Therapiebedürftigkeit besteht (sog. Cut-off-Wert, z. B. > NRS 3), existiert deshalb nicht.

INTERPROFESSIONELLES TEAM

Eine gute Schmerztherapie ohne interdisziplinäre und multiprofessionelle Behandlung ist nicht möglich. Die Professionen im Behandlerteam geben wichtige Hinweise zu Schmerzen und Wirksamkeit der Schmerztherapie. Jede Profession trägt zu deren Verbesserung bei. Durch regelmäßigen Austausch von Wahrnehmungen, Therapieansätzen und Verlauf wird der Behandlungserfolg für den Patienten optimiert.

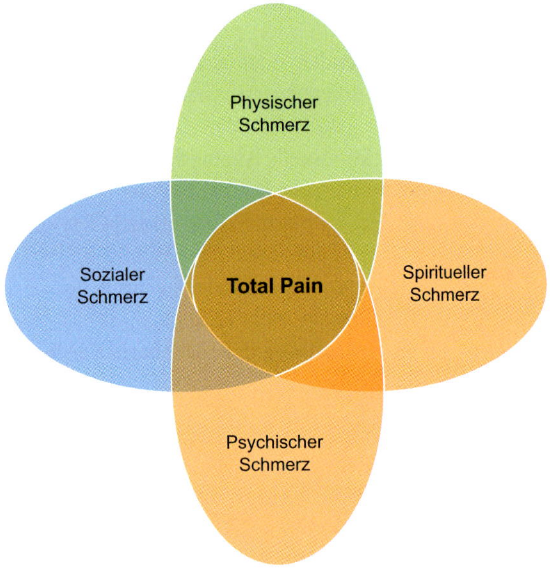

Abb. 12.1 Total Pain nach Cicely Saunders [L143]

Pflege

- Wahrnehmung von Defiziten durch Schmerzen
  - Aufstehen, Fortbewegen
  - An-, Auskleiden
  - Körperpflege
  - Ernähren, Trinken, Schlucken, Ausscheiden
- Wahrnehmung von Nebenwirkungen der Schmerzmittel
- Ausreichende Schmerzmittelgabe bei Bedarf, z. B. vor Pflegemaßnahmen und Physiotherapie

Physiotherapie, Ergotherapie

- Wahrnehmung von Einschränkungen der Mobilität und Aktivitäten des täglichen Lebens (ATL) durch Schmerzen
  - Aufstehen aus dem Liegen und Sitzen
  - Gleichgewicht, Rumpfstabilität
  - Fortbewegung in der Ebene, Treppensteigen
  - Feinmotorik, Koordination
  - Kommunikation
- Gezielte muskuläre Kräftigung, Gangschule, Gleichgewichtstraining, Rumpfkontrolle, Atemübungen, ATL-Training, Wahrnehmungsübungen, Transferübungen (Bett – Rollstuhl)
- Hilfsmitteltraining

Psychologe, Seelsorge

- Erkennen und Behandeln psychischen Belastungsfaktoren
- Entspannungsübungen, progressive Muskelentspannung (Jacobson)
- Stabilisierende Gesprächsführung
- Stärkung patienteneigener Bewältigungsstrategien
- Spirituelle Sorge
- Stärkung der sozialen Einbindung, Freunde, Familie

Soziale Arbeit

- Verstärkung von Schmerzen durch Wahrnehmung sozialer Not
- Sicherung der Lebenssituation, Rentenanträge, Krankengeld, Pflegegrad
- Organisation von Pflegehilfsmitteln (Rollator, Rollstuhl, Transferhilfen, Pflegebett)
- Organisation von Pflegediensten, ambulanter (ehrenamtlicher) Hospizdienst
- Kontakt und Unterstützung für Angehörige
- Organisation stationärer Pflege (Pflegeheim oder Hospiz)

Ärztliche Betreuung

- Koordination der einzelnen Professionen
- Diagnostik und interdisziplinäre Tätigkeit mit ärztlichen Spezialisten (Onkologe, Neurologe, Chirurg, Schmerztherapeut, Radiologe)
- Verordnung und Kontrolle von Medikamenten und anderen Behandlungsmaßnahmen
- Patienten- und Angehörigenkommunikation

Nach Anamnese, körperlicher Untersuchung und Erfassung der **individuellen Wünsche und Bedürfnisse** sollte zusammen mit dem Patienten ein Plan zur weiteren Diagnostik und Therapie der Schmerzen erarbeitet und regelmäßig überprüft werden. Der Patient kann am besten einschätzen, wie viel Schmerztherapie er benötigt und wie beeinträchtigend mögliche Nebenwirkungen empfunden werden. Einige Patienten lehnen die Einnahme von Schmerzmitteln aus Sorge vor Nebenwirkungen oder fehlender Alternativen bei Schmerzzunahme ab. Im Gespräch kann irrationalen Ängsten begegnet werden und gleichzeitig die individuelle Präferenz des Patienten Beachtung finden.

PATIENTENBERATUNG

Häufige Gründe bzw. Ängste von Patienten für die Ablehnung der Schmerzbehandlung sind:

- Angst vor Nebenwirkungen (Übelkeit, Erbrechen, Verstopfung)
- Angst vor fehlenden Alternativen bei Schmerzzunahme („Wenn ich jetzt schon Morphium gegen meine Schmerzen brauchen, was soll ich denn nehmen, wenn ich später noch schlimmere Schmerzen bekomme?")
- „Morphium bekommen nur Sterbende."
- „Opioide machen mich abhängig."

Das Erfragen von Ängsten und die Aufklärung zu Nebenwirkungen und Alternativen verbessern die Therapietreue.

12.4 Diagnostik von Schmerzen

FALLBEISPIEL

Die 46-jährige Patientin ist an einem Mammakarzinom erkrankt. Der Tumor ist hormonrezeptornegativ und initial bereits ossär metastasiert. Starke, stechende Schmerzen ohne Ausstrahlungen im unteren Rückenbereich durch Osteolysen an LWK 4 und 5, die der Patientin das Aufstehen und Gehen kaum noch möglich machten, hatten vor 6 Monaten zur Diagnose geführt, als auffiel, dass über den betroffenen Wirbelkörpern ein eng umschriebener Klopfschmerz ausgelöst werden konnte.

Seit 4 Monaten wird eine ambulante Chemotherapie durchgeführt, welche die Patientin auch gut verträgt. Zuvor hatte sie sich einer knochenstabilisierenden Radiatio der LWS unterzogen. Zur

Prophylaxe pathologischer Frakturen wird eine Behandlung mit Denosumab durchgeführt.
Zusätzlich wurden zur Schmerzbehandlung 4 × 1000 mg Metamizol und 2 × 8 mg Hydromorphon retard per os verschrieben. Bedarfsweise benötigt die Patientin 1–2× tgl. 2,6 mg unretardiertes Hydromorphon gegen Durchbruchschmerzen in der LWS mit guter Wirkung.
Seit etwa 2 Wochen klagt die Patientin über einschießende, krampfartige Schmerzen in beiden Unterschenkeln, besonders jedoch im linken Fuß. Auch schlafe ihr immer wieder das Gesäß ein. Der behandelnde Onkologe vermutet als Ursache eine Nervenschädigung des Plexus lumbalis durch die ossären Metastasen, durch die Radiatio oder eine Nebenwirkung der Chemotherapie. Er erhöht das retardierte Hydromorphon.
Nach weiteren 2 Wochen stürzt die Patientin zuhause und wird mit starken Schmerzen an Hüfte, Schulter und Arm durch den Rettungsdienst in die Notaufnahme gebracht. Frakturen können ausgeschlossen werden. Klinisch fallen jedoch eine Hüftbeugungsschwäche links > rechts sowie eine deutliche Reithosenhypästhesie auf. Bildgebend (CT und MRT) finden sich keine Hinweise auf Pathologien der Wirbelsäule, des Rückenmarks oder des Gehirns. Auf nähere Nachfrage berichtet die Patientin über eine Verschlechterung der Gehfähigkeit über die letzten 3–4 Wochen. Zusätzlich habe sie inzwischen unabhängig von Belastung und Bewegung brennende Dauerschmerzen im Gesäß und in den Beinen, wobei sich besonders die linke Gesäßhälfte ganz taub anfühle. Die Schmerzen seien besonders nachts fast unerträglich (NRS 8–9 von 10), sie könne deshalb kaum noch schlafen. Anamnese und Klinik deuten auf eine Meningeosis carcinomatosa hin, die durch eine umgehend durchgeführte Lumbalpunktion nachgewiesen werden kann.
Die Patientin wird in der onkologischen Abteilung zur Einleitung einer intrathekalen Chemotherapie stationär aufgenommen und anschließend zur weiteren Behandlung auf die Palliativstation verlegt. Die brennenden Schmerzen der Beine und des Rückens können schließlich mit einer koanalgetischen Kombinationstherapie aus Pregabalin und Amitriptylin sowie Celecoxib als Antiphlogistikum gut eingestellt werden. Opioide hatten gegen die neuropathischen Schmerzen der Patientin keine suffiziente Wirkung gezeigt. Die intrathekale Chemotherapie wird bei Normalisierung der Zellzahl und des Liquorproteins fortgesetzt. Unter einer intensiven physio- und ergotherapeutischen Beübung kann die Patientin nach 2 Wochen wieder stabil am Rollator gehen und nach Hause entlassen werden.

Das Beispiel zeigt, dass eine **differenzierte Schmerzanamnese,** besonders bei neuartigen Schmerzen, wichtige Hinweise auf sich verändernde Erkrankungen oder beginnende Komplikationen geben kann. Häufig können Patienten schleichend zunehmende, aber bedeutsame Beschwerden nur durch gezielte Nachfrage benennen. Umso wichtiger sind eine aufmerksame Anamneseerhebung und körperliche Untersuchung.

12.4.1 Schmerzerfassung

Bei erstmalig auftretenden oder sich stark verändernden Schmerzen ist eine differenzierte Anamneseerhebung notwendig:

- **Schmerzintensität:** visuelle Analogskala (VAS; ➤ Abb. 12.2), numerische Ratingbb-Skala (NRS; ➤ Abb. 12.2), verbale Rating-Skala (VRS; ➤ Abb. 12.2), Face-Pain-Skala® (➤ Abb. 12.2), Schmerzthermometer (als vertikale Skala z. B. bei Gesichtsfeldausfällen; ➤ Abb. 12.3)
- **Lokalisation, Ausstrahlung** in benachbarte Körperregionen
- **Schmerzqualität:** dumpf-drückend, stechend, brennend, einschießend, kribbelnd
- **Dauer** und **Häufigkeit** der Schmerzen: Dauerschmerz mit/ohne Schwankung im Tagesverlauf, Schmerzverstärkung für Minuten oder Stunden, mehrmals stündlich oder täglich, Schmerzanfälle für Sekunden bis Minuten
- **Schmerzverstärkende** und **schmerzlindernde Faktoren:** Verstärkung durch Belastung oder bestimmte Bewegungen, Zusammenhang mit Nahrungsaufnahme, unabhängig von äußeren Einflüssen, Verstärkung oder Linderung in Ruhe/Entspannungsphasen
- Regelmäßiges Auftreten **anderer Symptome** im Zusammenhang mit Schmerzen: Taubheit, Lähmungen, Faszikulation, Bewusstseinsstörungen, Übelkeit, Erbrechen, Durchfall, Obstipation, Singultus, Reflux
- **Eigenressourcen** zur Schmerzlinderung: Wärme, Kälte, Ablenkung, Ruhe, Schonhaltung, Massieren des Schmerzorts, TENS, Einreibungen, Analgetika
- **Neuropathische Schmerzen:** Schmerzattacken, periodisches Auftreten, Schmerzverstärkung unabhängig von äußeren Einflüssen, brennende, bohrende, einschießende, kribbelnde Schmerzen, Allodynie oder Hyperalgesie sind hinweisend; ergänzend können spezielle **Screeningfragebögen (z. B. painDETECT®)** eingesetzt werden

Auch **kognitiv eingeschränkte Menschen** sollen regelmäßig auf mögliche Schmerzen hin untersucht werden. Häufig werden Schmerzen als Auslöser von körperlicher Unruhe verkannt. Schmerzen können zudem ein Delir erheblich begünstigen. Ein Delir erhöht das Komorbiditäts- und Mortalitätsrisiko stark und verlängert die Krankenhausbehandlung. Hier geben körperliche Zeichen und Reaktionen wichtige Hinweise auf Stress durch Schmerzen:

- **Körpersprache:** Schonhaltung, Hinken, gebeugte Haltung, Nesteln, Unruhe, Hin- und Herpendeln des Oberkörpers
- **Emotionen und Entäußerungen:** Aggression, starke Stimmungswechsel, Tränen und plötzliches Weinen, Grimassieren, ängstlich-besorgte Mimik, Zusammen-

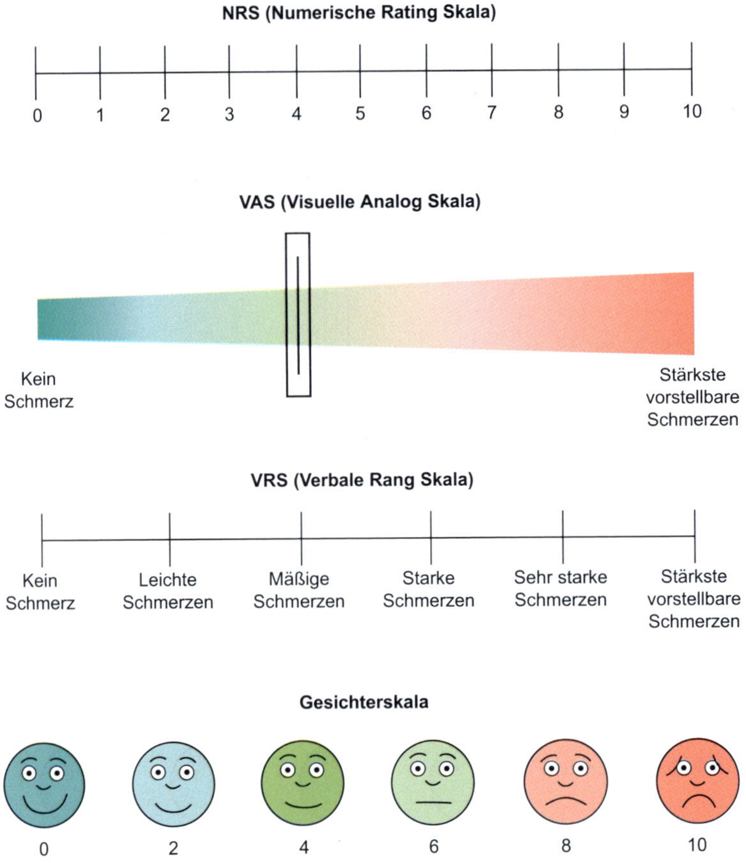

Abb. 12.2 Numerische Rating-Skala (NRS), visuelle Analogskala (VAS), verbale Rating-Skala (VRS) und Gesichterskala [L143]

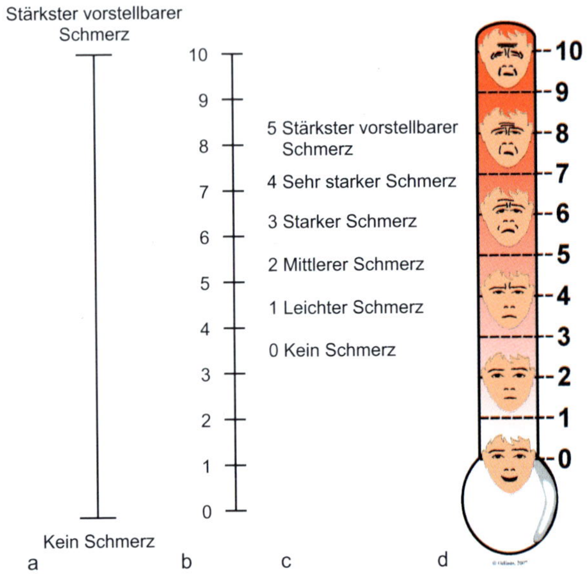

Abb. 12.3 Schmerzthermometer [G1214]

kneifen von Mund und Augen, angespannte Muskeln, lautes und langes Rufen, Seufzen, Ächzen, Stöhnen

- **Störung im Tagesablauf und täglichen Aktivitäten:** Schlafstörung, plötzliche Verweigerung von körperlicher Pflege und Nahrungsaufnahme
- **Vegetative Stresszeichen:** Schwitzen, Speicheln, Gesichtsrötung, Tachypnoe, Tachykardie, außergewöhnlich hoher Blutdruck und erhöhter Muskeltonus

Hilfreich ist dabei eine strukturierte Erfassung durch validierte Schmerzskalen für kognitiv eingeschränkte Patienten, wie BESD (➤ Abb. 12.4), BISAD oder ZOPA.

Im Verlauf sollen Schmerzstärke und Schmerzort **regelmäßig** erfasst werden:

- Im stationären Setting z. B. 3 × tgl.
- Ambulant jeweils über den Verlauf seit dem letzten Termin oder Hausbesuch

Die schmerzbezogene körperliche Untersuchung hat das Ziel, mögliche kausale Behandlungsmöglichkeiten von Schmerzen zu identifizieren und insbesondere zwischen nozizeptiven und neuropathischen Schmerzen zu differenzieren.

BESD

BEurteilung von Schmerzen bei Demenz

Beobachten Sie den Patienten/die Patientin zunächst zwei Minuten lang. Dann kreuzen Sie die beobachteten Verhaltensweisen an. Im Zweifelsfall entscheiden Sie sich für das vermeintlich beobachtete Verhalten. Setzen Sie die Kreuze in die vorgesehenen Kästchen. Mehrere positive Antworten (außer bei Trost) sind möglich. Addieren Sie nur den jeweils höchsten Punktwert (maximal 2) der fünf Kategorien.

Name des/der Beobachteten: ....

Ruhe

Mobilisation und zwar durch folgende Tätigkeit: ....

Beobachter/in: ....

1. Atmung (unabhängig von Lautäußerung)	nein	ja	Punktwert
• normal	☐	☐	0
• gelegentlich angestrengt atmen	☐	☐	1
• kurze Phasen von Hyperventilation (schnelle und tiefe Atemzüge)	☐	☐	
• lautstark angestrengt atmen	☐	☐	2
• lange Phasen von Hyperventilation (schnelle und tiefe Atemzüge)	☐	☐	
• Cheyne Stoke Atmung (tiefer werdende und wieder abflachende Atemzüge mit Atempausen)	☐	☐	
2. Negative Lautäußerung			
• keine	☐	☐	0
• gelegentlich stöhnen oder ächzen	☐	☐	1
• sich leise negativ oder missbilligend äußern	☐	☐	
• wiederholt beunruhigt rufen	☐	☐	2
• laut stöhnen oder ächzen	☐	☐	
• weinen	☐	☐	
Zwischensumme 1			

Pain Assessment in Advanced Dementia (PAINAD) Scale; Warden, Hurley, Volicer et al. 2003

Fassung Dezember 2008

Abb. 12.4 BESD (**BE**urteilung von **S**chmerzen bei **D**emenz) [W823]

BESD

Name des/der Beobachteten: ....

3. Gesichtsausdruck	nein	ja	Punktwert
• lächelnd oder nichts sagend	☐	☐	0
• trauriger Gesichtsausdruck	☐	☐	1
• ängstlicher Gesichtsausdruck	☐	☐	
• sorgenvoller Blick	☐	☐	
• grimassieren	☐	☐	2
4. Körpersprache			
• entspannt	☐	☐	0
• angespannte Körperhaltung	☐	☐	1
• nervös hin und her gehen	☐	☐	
• nesteln	☐	☐	
• Körpersprache starr	☐	☐	2
• geballte Fäuste	☐	☐	
• angezogene Knie	☐	☐	
• sich entziehen oder wegstoßen	☐	☐	
• schlagen	☐	☐	
5. Trost			
• trösten nicht notwendig	☐	☐	0
• Ist bei oben genanntem Verhalten ablenken oder beruhigen durch Stimme oder Berührung möglich?	☐	☐	1
• Ist bei oben genanntem Verhalten trösten, ablenken oder beruhigen nicht möglich?	☐	☐	2
Zwischensumme 2			
Zwischensumme 1			
Gesamtsumme von maximal 10 möglichen Punkten			__/10

Andere Auffälligkeiten:

....

....

....

....

Pain Assessment in Advanced Dementia (PAINAD) Scale; Warden, Hurley, Volicer et al. 2003

Fassung Dezember 2008

Abb. 12.4 (*Forts*)

12.4.2 Zusätzliche Diagnostik

Apparative Diagnostik stellt häufig eine erhebliche körperliche und psychische **Belastung** und einen schweren Eingriff in die körperliche Integrität der Patienten dar (➤ Tab. 12.3). Deshalb sind zusätzlich Diagnostiken nur gerechtfertigt, wenn sich daraus Konsequenzen für die weitere Behandlung ergeben. Von den Ergebnissen der Diagnostik sollen Einleitung, Umstellung oder Abbruch von Behandlungen abhängen. Die Bestätigung bekannter Diagnosen oder die Befriedigung diagnostischer Neugier sind kein Grund für invasive Diagnostik. **Ohne Behandlungskonsequenz** sollte **keine Diagnostik** erfolgen.

FALLBEISPIEL

Der 63-jährige Patient leidet seit 16 Monaten an einem pulmonal und hepatisch metastasierten Pankreaskopfkarzinom. Radiologisch wurde eine ossäre Metastase des linken Femurs nachgewiesen. Er wird mit einer Zweitlinien-Chemotherapie behandelt, die initial subjektiv gut vertragen wurde. Die Metastase wurde bestrahlt und stellt sich in den Verlaufskontrollen stabilisiert dar. Der Patient erhält zusätzlich ein Bisphosphonat.

Seit ca. 4 Wochen verschlechtert sich der Zustand des Patienten durch einen Progress der Krebserkrankung, dieser ist jetzt überwiegend bettlägerig (ECOG-Status 3). Die Fortführung einer systemischen Tumortherapie ist deshalb nicht möglich. Zusätzlich verschlechtert sich eine vorbestehende Herzinsuffizienz rapide. Der behandelnde Onkologe vermutet eine auf wenige Wochen begrenzte Lebenserwartung. Zur Verbesserung der Symptomkontrolle erfolgt die Mitbetreuung durch das örtliche SAPV-Team.

An diesem Morgen stürzt er Patient in der Häuslichkeit und hat danach starke Schmerzen in der linken Hüfte. Das SAPV-Team wird durch die Ehefrau zur Hilfe gerufen. Initial stellt sich der Patient bis auf die Hüftschmerzen bei der körperlichen Untersuchung unauffällig dar. Der SAPV-Arzt weist ihn aufgrund der starken Schmerzen und einer familiären Überforderungssituation zur weiteren Behandlung auf die örtliche Palliativstation ein. Bei Aufnahme zeigen sich eine abnorme Außenrotation und eine Beinlängenverkürzung des linken Beins, es besteht eine typische Klinik für eine Oberschenkelfraktur links. Der Patient wird traumatologisch vorgestellt. Der Konsiliarius hält eine pathologische Fraktur aufgrund der Klinik und des Vorbefunds für hochwahrscheinlich. Grundsätzlich wird eine Operation zur Verbesserung der Schmerzen und Lagerungsfähigkeit des Patienten erwogen. Zur genauen Klärung schlägt der Kollege eine CT vor, was für den Patienten jedoch durch Transport und Umlagerungen mit erheblichen Schmerzen und Belastungen verbunden wäre.
Im interdisziplinären Dialog (Traumatologie, Anästhesie, Onkologie und Palliativmedizin) wird deshalb zunächst die Operations- und Rekonvaleszenzfähigkeit des Patienten evaluiert und vor dem Hintergrund der rasch progredienten, malignen Grunderkrankung als fraglich eingeschätzt. Auch der Patient sieht sich aufgrund seiner Schwäche zu einer Operation körperlich kaum in der Lage. Alternativ wird eine konservative Behandlung unter Optimierung der Schmerztherapie vorgeschlagen. Im informierten Konsens wird mit dem Patienten vereinbart, auf eine weitere Bildgebung zu verzichten, da eine operative Behandlung der vermuteten Oberschenkelfraktur nicht möglich ist.
Bei dem Patienten wird zunächst vor Lagerungs- und Pflegemaßnahmen Morphin i.v. titriert, um eine ausreichende Analgesie zu erreichen. Die Schmerztherapie kann innerhalb weniger Tage auf eine Morphin-Pumpe mit PCA-Funktion (Patient Controlled Analgesia, Schmerzpumpe mit Bolusfunktion) umgestellt werden. Der Patient ist sogar mit Hilfe für kurze Zeit in den Pflegestuhl mobilisierbar. Eine Oralisierung der Analgetikatherapie gelingt jedoch nicht. Er wird zur weiteren Versorgung mit laufender Morphin-PCA unter Mitbetreuung durch das SAPV-Team ins örtliche Hospiz verlegt. Er verstirbt 2 Wochen später unter guter Symptomkontrolle an den Folgen des Pankreaskarzinoms.

Tab. 12.3 Belastungen durch medizinische Untersuchungen

Geplante Diagnostik	Belastung durch die Untersuchung
CT Thorax, Abdomen, Becken	• Anlage venöser Zugang für Kontrastmittel • Luftnot durch Flachlagerung • Schmerzen durch Lagerung, Umlagerung
MRT Wirbelsäule	• siehe CT Thorax, Abdomen, Becken • Schmerzen durch lange Liegedauer
Gastroskopie	• Durst, Mundtrockenheit durch Nüchternheit • Schmerzen und Schluckbeschwerden
Koloskopie	• Schwächung, Durchfall durch Abführmaßnahmen bzw. Darmvorbereitung • Rektale Schmerzen nach Untersuchung
Lumbalpunktion	• Schmerzen durch Lagerung • Körperliche Anstrengung durch Untersuchungsdauer • Schmerzen bei Punktion • Postpunktionelle Kopfschmerzen möglich
Elektrophysiologie	• Schmerzhafte Untersuchung • Lange Untersuchungszeiten

12.5 Schmerztherapie

Die Empfehlungen der **WHO** zur medikamentösen Therapie von Krebsschmerzen wurden erstmals 1986 veröffentlicht und liegen seit 2018 in einer aktualisierten Fassung vor. Daran orientiert und an die deutschen Verhältnisse angepasst sind die Empfehlungen zur Schmerztherapie aus der deutschen **S3-Leitlinie** Palliativmedizin, Kapitel „Tumorschmerz".

Die Empfehlungen zur medikamentösen Schmerztherapie des WHO-Stufenschemas beziehen sich auf **Tumorschmerzen.** Es gibt empirische Hinweise darauf, dass diese auch bei Patienten mit **Nicht-Tumorschmerzen** in einer **palliativen Situation** angewandt werden können. Die Langzeiteffektivität von Opioiden bei Nicht-Tumorschmerzen außerhalb palliativer Situationen ist jedoch eher gering.

12.5.1 Medikamentöse Schmerztherapie

Die Abhängigkeit von medizinischen Geräten und medizinischem Fachpersonal schränkt Patienten oft stark ein und kann dadurch oft ihre Lebensqualität verschlechtern. Die Therapie muss sich an den **Bedürfnissen und Autonomiewünschen des Patienten** orientieren.
Ziele der Schmerztherapie sind:
- Suffiziente Symptomkontrolle bei möglichst geringen unerwünschten Wirkungen
- Erhaltung bzw. Wiederherstellung von Funktionen, die durch Schmerzen beeinträchtigt werden
- Möglichst geringe Beeinträchtigung der Lebensqualität

Die Verordnung von **stufenweise an den Schmerz angepassten Analgetika** vermeidet Fehltherapien und Nebenwirkungen. Sie soll eine Basis aus **langwirksamen Analgetika** sowie eine **kurzwirksame Bedarfsmedikation** gegen Schmerzspitzen enthalten.

LEITLINIEN

Deshalb empfehlen die Leitlinien bei Schmerzen:
- Orale (oder transdermale) Gabe von Analgetika (by the mouth)
- Regelmäßige Gabe langwirksamer bzw. retardierter Analgetika (by the clock)
- Stufenplan angepasst an die Schmerzstärke (by the ladder)

Ursprünglich bestand das **WHO-Stufenschema** aus 3 Stufen (➤ Abb. 12.5):
- **Stufe I:** Nicht-Opioid-Analgetika
  - NSAR
  - Coxibe
  - Metamizol
  - Paracetamol

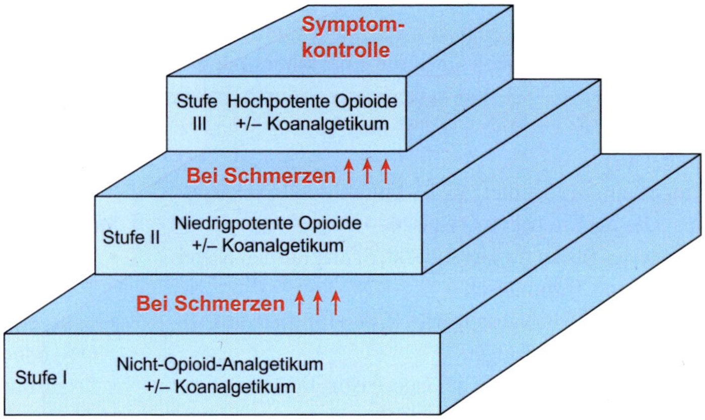

Abb. 12.5 Medikamentöse Schmerztherapie: Stufenschema nach WHO [W798/L143]

- **Stufe II:** Kombination mit niedrigpotenten Opioiden, falls die Schmerzlinderung nicht ausreicht
  - Tramadol
  - Tilidin
- **Stufe III:** wird damit keine ausreichende Schmerzstillung erreicht, werden die Opioide der Stufe II gegen hochpotente Opioide ausgetauscht
  - Morphin
  - Hydromorphon
  - Oxycodon
  - Fentanyl
  - Buprenorphin (Partialagonist)

Die strikte Trennung zwischen den WHO-Stufen II und III (niedrig- und hochpotente Opioide) wird heute nicht mehr gefordert. In vielen Fällen ist es sinnvoll, nach Stufe I gleich mit niedrigdosierten Opioiden der Stufe III fortzufahren, weil die niedrigpotenten Opioide bei einem Krankheitsprogresses meist ohnehin umgestellt werden müssen.

Koanalgetika und Adjuvanzien ergänzen in allen Stufen die Analgetikatherapie:

- Antikonvulsiva
- Antidepressiva
- Spasmolytika
- zentrale Muskelrelaxanzien
- Bisphosphonate

Tab. 12.4 Übersicht Nicht-Opioide

Wirkstoff	Dosierung	Wirkung	Anwendung, Besonderheiten	
Ibuprofen	400–800 mg alle 8–12 h (max. 1600 mg/d)	• Antiphlogistisch • Analgetisch • Antipyretisch	• Knochenschmerzen, Schmerzen bei Entzündung • Gefahr von Blutungen im Gastrointestinaltrakt, Infarkten und Nierenversagen	
Celecoxib	100–200 mg alle 12–24 h	• Antiphlogistisch • Analgetisch	• Knochenschmerzen • Erhöhtes, Risiko für gastrointestinale Blutungen, zerebrovaskuläre und kardiovaskuläre Ereignisse, Nierenversagen	Möglicherweise günstigeres Nebenwirkungsprofil als andere Coxibe und NSAR
Etoricoxib	60–90 mg alle 24 h			• Strenge Indikationsstellung bei erhöhtem kardiovaskulärem Risiko • Hypertone Entgleisungen möglich
Parecoxib	40 mg i. v.-Bolus alle 12–24 h			
Metamizol	500–1000 mg alle 6–8 h, (max. 4000 mg/d)	• Analgetisch • Spasmolytisch • Antipyretisch	• Eingeweideschmerzen, Koliken • Gefahr des Kreislaufkollapses bei schneller i. v.-Gabe und der Agranulozytose • Parenterale Gabe möglich	
Paracetamol	500–1000 mg alle 6–8 h (max. 4000 mg/d)	• Gering analgetisch • Antipyretisch	• Cave: Lebertoxizität • i. v.-Gabe möglich	

Nicht-Opioide

NSAR und **Coxibe** wirken über die Enzymhemmung der Cyclooxygenasen (COX) und vermindern dadurch Entzündungsprozesse als wichtigen Faktor nozizeptiver Schmerzen (➤ Tab. 12.4):

- Gut wirksam bei Schmerzen des Muskel- und Skelettsystems oder bei Knochenmetastasen
- Gesteigertes Risiko für Herzinfarkt, Schlageanfall, Nierenversagen und Thrombosen
- Bei NSAR zusätzlich gesteigertes Risiko für gastrointestinale Ulzera und Blutungen
- Verordnung möglichst nicht längerfristig, bei Ulkus-Anamnese in Kombination mit Protonenpumpeninhibitoren (PPI)

Metamizol ist besser wirksam bei viszeralen Schmerzen sowie Koliken und zeigt zusätzlich eine gute antipyretische Wirkung (➤ Tab. 12.4):

- Oral und parenteral applizierbar, nur langsame i. v.-Gabe → Gefahr des Kreislaufzusammenbruchs
- Spasmolytische Wirkung
- Risiko der Agranulozytose
  - Anzeichen: plötzliches Fieber, Schüttelfrost, schweres Krankheitsgefühl, Stomatitis aphthosa, Schleimhautnekrosen, Angina tonsillaris, Schmerzen beim Schlucken
  - Empfehlung: Absetzen von Metamizol und Blutbildkontrolle, ggf. Infektionsprophylaxe

Paracetamol (➤ Tab. 12.4):

- Sehr schwache analgetische Wirkung
- Gut fiebersenkend wirksam
- Reservesubstanz bei Kontraindikationen gegen NSAR, Coxibe und Metamizol

Opioide

Sowohl die schmerzstillende Wirkung der Opioide als auch die Nebenwirkungen werden über Effekte an zentralen und peripheren Opioid-Rezeptoren vermittelt. Einige Nebenwirkungen unterliegen im Behandlungsverlauf einer gewissen Toleranzentwicklung (Abnahme der Nebenwirkungen mit der Einnahmedauer). Eine opioidinduzierte Obstipation ist jedoch meist dauerhaft behandlungsbedürftig.

Niedrigpotenten Opioide (WHO-II-Stufe)

Tramadol und **Tilidin/Naloxon:**

- Ab p. o.-Dosis 400–600 mg/d nur Zunahme von Nebenwirkungen ohne Steigerung der Schmerzlinderung (Maximaldosis)
- Kommen bei moderaten Schmerzen zur Anwendung
- Tramadol zeigt auch Wirksamkeit gegen neuropathische Schmerzen
- Genetische Polymorphismen können zu verminderter oder erhöhter Wirksamkeit von Tramadol führen
- Verschreibung ohne Betäubungsmittelrezept, Ausnahme sind Tilidin/Naloxon-Tropfen

Hochpotente Opioide (WHO-III-Stufe)

Morphin, Hydromorphon, Oxycodon, Fentanyl:

- Auch in hohen Dosierungen noch weiter zunehmende analgetische Wirkung
- Kein relevanter Wirkunterschied zwischen Morphin, Oxycodon und Hydromorphon → Verordnung je nach Erfahrung und Kenntnis gleichermaßen möglich
- Transdermales Fentanyl oder Buprenorphin bei fehlender p. o.-Aufnahmefähigkeit als Schmerzpflaster möglich, jedoch schlechte Resorption bei Zentralisierung und Kachexie

PATIENTENBERATUNG

Opioide können zu

- Verminderter Reaktionsfähigkeit
- Eingeschränkter Tauglichkeit bei Fahr-, Steuer- und Überwachungstätigkeit

während der Einstellungs- oder Umstellungsphase führen, v. a. bei Einnahme von kurzwirksamen Präparaten (besonders nasales/bukkales Fentanyl). Dazu sind eine **ausdrückliche Aufklärung** und Dokumentation notwendig. Bei beruflicher Tätigkeit unter dauerhafter Opioid-Therapie sollte eine arbeitsmedizinische Vorstellung erfolgen.

Opioide verursachen **keine Schäden** an:

- Leber
- Nieren
- Magen-Darm-Trakt

Nebenwirkungen wie Müdigkeit, Übelkeit, Erbrechen oder Schwindel lassen nach kurzer Behandlungszeit nach. Eine opioidinduzierte Obstipation bleibt meist dauerhaft behandlungsbedürftig. Schwere Nebenwirkungen wie tiefe Sedierung oder Atemlähmung sind selten, da Schmerzen und Luftnot ein starker Weckreiz und Atemantrieb sind – wer Schmerzen hat, holt auch Luft. Dies gilt aber nur, solange Opioide gewissenhaft bis zur Linderung des Schmerzes (nicht Schmerzfreiheit!) titriert und keine weiteren atemdepressiven Substanzen wie Benzodiazepine verabreicht werden.

Eine fachgerechte Opioid-Behandlung führt nur **selten** zu **psychischer Abhängigkeit** (Sucht). Ein **plötzliches Absetzen** von Opioiden verursacht **körperliche Entzugsbeschwerden** – daher ist eine schrittweise Beendigung der Opioid-Behandlung notwendig.

Basismedikation mit Opioiden

Grundsätzlich sollen **regelmäßig langwirksame** (retardierte) Opioide als Basismedikation verordnet werden (➤ Tab. 12.5), z. B.

- 2 × 4 mg Hydromorphon retard p. o. (Palladon retard®)
- 2 × 30 mg Morphin retard (MST®)
- 2 × Oxycodon/Naloxon 20/10 mg (Targin 20/10®)
- Fentanyl-Pflaster (TTS) 25 µg/h, Wechsel alle 3 Tage (Durogesic SMAT®)

Eine **Kombination** von mehreren retardierten Opioiden, ob als Tabletten oder Pflaster, ist grundsätzlich **nicht sinnvoll.**

Tab. 12.5 Beispiel-Dosierung von Opioid-Bedarfsmedikamenten

Langwirksames Basisopioid	Tagesdosis	Unretardierte Opioid-Bedarfsmedikation
Hydromorphon 2 × 4 mg (Palladon retard®)	8 mg Hydromorphon retard	1,3 mg Palladon akut®, Sperrzeit 1–2 h
Morphin retard 2 × 60 mg	120 mg Morphin retard	20 mg Morphin Tropfen, Sperrzeit 1–2 h
Oxycodon retard 2 × 30 mg (Oxygesic retard®)	60 mg Oxycodon retard	10 mg Oxygesic akut®, Sperrzeit 1 h

Bedarfsmedikation mit Opioiden

Bei **Schmerzspitzen** des Patienten:

- Zusätzlich schnellwirksame Opioide als Bedarfsmedikation von $^{1}/_{10}$–$^{1}/_{6}$ der Tagesdosis (➤ Tab. 12.5)
- Dabei – je nach Pharmakokinetik – eine Wartefrist von 0,5–2 h zwischen den Bedarfsdosen einhalten (Sperrintervall)
- Gleichzeitige Einnahme von schnellwirksamer Bedarfsdosis und langwirksamem Basisopioid ist zulässig (z. B. gleichzeitige Einnahme von 4 mg Hydromorphon ret. + 1,3 mg Hydromorphon unretardiert)
- In der Regel keine Begrenzung der abforderbaren Bedarfsgaben (z. B. max. 3 x/d)
- Wenn die Bedarfsdosis häufiger eingenommen wird (z. B. > 5–6 x/d), eine Steigerung der Basismedikation erwägen
- Vor potenziell schmerzhaften Maßnahmen (z. B. Verbandwechsel, Mobilisation) vorbeugende Gabe der Bedarfsmedikation (Dauer des Wirkeintritts beachten – unretardiertes Morphin p. o. ca. 15–20 min.)

Opioide bei neuropathischen Schmerzen

Im Gegensatz zu Nicht-Opioid-Analgetika können Opioide auch bei neuropathischen Schmerzen eingesetzt werden. Insbesondere für **Tramadol, Tapentadol, Oxycodon** und **L-Methadon** liegen theoretische und/oder klinische Hinweise für eine Wirksamkeit vor. Speziell L-Methadon sollte jedoch aufgrund seiner pharmakologischen Besonderheiten mit einer stark variierenden Pharmakokinetik und der damit verbundenen, schwer abschätzbaren Halbwertzeit nur von erfahrenen Behandlern verordnet werden.

CAVE

Nicht-Opioid-Analgetika sind bei neuropathischen Schmerzen meist wirkungslos. Auch Opioide gehören nicht zu den Substanzen der 1. Wahl.

Opioid-Rotation

Unter Umständen leiden Patienten bei der Anwendung eines bestimmten Opioids unter ausgeprägten, nicht beherrschbaren **Nebenwirkungen,** ohne eine ausreichende Schmerzlinderung zu erfahren. Aber auch wenn der Schmerz grundsätzlich opiatsensibel ist, können Nebenwirkungen eine Dosissteigerung auf ein wirksames Niveau verhindern. Dabei sind Obstipation, Übelkeit und zentralnervöse Nebenwirkungen mit Verwirrtheit, Unruhe oder Myoklonien besonders problematisch.

Hier hilft bisweilen eine **Umstellung auf ein anderes Opioid** – die Opioid-Rotation. Dabei wird das verordnete Opioid in äquipotenter Dosis auf ein alternatives Opioid umgestellt (➤ Tab. 12.6). Um Überdosierungen zu vermeiden, kann eine relative Dosisreduktion, z. B. um 20–30 %, für besonders empfindlich reagierende Patienten sinnvoll sein. Erfolgt die Opioid-Rotation während einer Phase besonders starker Schmerzen und erhöhten Opioid-Bedarfs, kann auf die Dosisreduktion zur Umstellung verzichtet werden.

Tab. 12.6 Opioid-Umrechnungstabelle – Äquipotenzdosen

Wirkstoff	Dosierung in mg (Tagesdosis)								
Tramadol (oral)	150	300	450	600					
Tilidin/Naloxon (oral)	150	300	450	600					
Morphin (oral)	30	60	90	120	150	180	240	300	600
Morphin (s. c., i. v.)	10	20	30	40	50	60	80	100	200
Hydromorphon (oral)	4	8	12	16	20	24	32	40	80
Hydromorphon (s. c., i. v.)	2	4	6	8	10	12	16	20	40
Oxycodon (oral)	15	30	45	60	75	90	120	150	300
Piritramid (i. v.)	15	30	45	60	75	90	120	150	300
Fentanyl TTS (µg/h)	12	25	37,5	50	62,5	75	100	125	250
Buprenorphin TTS (µg/h)	35	52,5	70	87,5	105	140	157,5	175	

Nach Beginn einer Fentanyl- oder Buprenorphin-Pflaster-Therapie entstehen frühestens nach 12–18 Stunden ausreichende Medikamentenblutspiegel. Wird das Pflaster entfernt, bleiben über viele Stunden weiterhin hohe Medikamentenspiegel nachweisbar. Fehlendes Unterhautfettgewebe verhindert eine suffiziente, transdermale Medikamentenaufnahme – trotz hoher Applikationsdosen kommen bei kachektischen Patienten teilweise nur niedrige Wirkspiegel zustande.

Koanalgetika

Bei vorwiegend **neuropathischen Schmerzen** sind die klassischen Nicht-Opioide (Paracetamol, Metamizol, NSAR) i. d. R. unwirksam. Dagegen sollten vorwiegend Substanzen aus folgenden Gruppen eingesetzt werden.

Antikonvulsiva

- **Calciumkanal-Blocker** (Gabapentin, Pregabalin):
  - Brennschmerzen
  - Kribbelparästhesien, Dysästhesien
  - Allodynie (normalerweise nicht schmerzhafte Reize werden als schmerzhaft empfunden, z. B. Schmerzen durch leichtes Bestreichen der Haut, Bettdecke auf den Füßen)
  - Pregabalin und inzwischen auch Gabapentin sind auch als Saft verfügbar (erleichterte Gabe über PEG bzw. Ernährungssonde)
- **Natriumkanal-Blocker** (Carbamazepin, Oxcarbazepin):
  - Zugelassen bei Trigeminusneuralgie
  - Gegebenenfalls bei einschießenden neuropathischen Schmerzen anderer Genese

Tri-, tetrazyklische Antidepressiva und SSNRI

Tri-, tetrazyklische Antidepressiva (Amitriptylin, Mirtazapin) und selektive Serotonin-Noradrenalin-Wiederaufnahmehemmer (SSNRI; Duloxetin):
- Zusätzlich schlaffördernd
- Nebenwirkungen: Müdigkeit, anticholinerge Nebenwirkungen (Mundtrockenheit, Sehstörungen, Schwindel)
- Verzögerter Wirkeintritt teilweise nach 2–3 Wochen

Neuroleptika

Neuroleptika (Levomepromazin) sind keine Analgetika im engeren Sinne, können jedoch begleitend eingesetzt werden:
- Breites Wirkspektrum:
  - Sedierend bei Angst, Unruhe, Schlafstörungen
  - Juckreizstillend
  - Antiemetisch
  - Koanalgetisch bei neuropathischen Schmerzen in niedrigen Dosierungen
- Orale und parenterale Applikation möglich

CAVE

Levomepromazin kann durch seine antidopaminerge und anticholinerge Wirkung Beschwerden eines Parkinson-Syndroms verstärken oder ein medikamenteninduziertes Parkinsonoid-Syndrom auslösen.

Kortikosteroide

Kortikosteroide (Dexamethason, Methylprednisolon) wirken
- Antiphlogistisch und antiödematös bei
  - Tumor-, Nervenkompression, Nervenplexusinfiltration
  - Lymphangiosis neoplastica
  - Leberkapselspannungsschmerz
  - Hirndruck (ZNS-Metastasen)
- Antiemetisch bei zentraler und medikamenteninduzierter Übelkeit
- Appetitsteigernd
- Stimmungsaufhellend

Die Gabe sollte nur **kurzzeitig,** aber **hochdosiert** erfolgen, z. B. Dexamethason 1 × 12–24 mg für 4–5 Tage.

Nebenwirkungen:
- Steroiddiabetes mit Blutzuckerentgleisung (Blutzuckerkontrollen)
- Risiko für gastrointestinale Ulzera (Verordnung von PPI oder H_2-Blockern)
- Schlafstörungen und psychotische Beschwerden möglich

Bisphosphonate und Denosumab

Bisphosphonate und Denosumab (XGEVA®; RANK-Ligand-Antagonist) spielen in der palliativen Schmerztherapie eine untergeordnete Rolle, sind aber von **prophylaktischer Bedeutung.**
- Indikationen: Osteolysen, ossäre Metastasen (→ verringerte Frakturgefahr)
- Kontraindikation: Niereninsuffizienz
- Gefahr von Kiefernekrosen (große zusätzliche Belastung durch vorherige Zahnsanierung)

Auch bei der Behandlung einer **tumorassoziierten Hyperkalzämie** sind Bisphosphonate sehr wichtig.

Lidocain

Transdermales Lidocain (Versatis®) ist zur Behandlung von Post-Zoster-Neuralgien zugelassen, kann jedoch auch bei anderen topischen, neuropathischen Schmerzen gut wirksam sein.

Die **intravenöse Anwendung** von Lidocain im individuellen Heilversuch bei therapieresistenten Schmerzzuständen, Phantomschmerzen und anderen neuropathischen Schmerzen kann im Einzelfall eine gute Linderung verschaffen. Unter Beachtung einer möglichen arrhythmogenen Wirkung (Herz-Kreislauf-Überwachung) ist folgendes Schema anwendbar:

- 1–1,5 mg/kg KG (ca. 70–100 mg) über 10 min. i. v.
- Anschließend 1–1,5 mg/kg KG (ca. 70–100 mg) über 60 min. i. v.

Die Anwendung kann im Abstand von 1–2 Tagen wiederholt werden und sollte unter **EKG-Monitoring** erfolgen.

Cannabinoide

Cannabinoide zeigen bei bestimmten Neuropathien (multiple Sklerose, amyotrophe Lateralsklerose) analgetische Effekte, sind jedoch nicht Mittel der 1. Wahl. Daneben werden antiemetische und appetitsteigernde Effekte beschrieben. Eine Verordnung auf BtM-Rezept ist möglich. Eine Kostenerstattung durch die Krankenversicherung bedarf der vorherigen Antragstellung.

12.5.2 Nichtmedikamentöse Schmerztherapie

Nichtmedikamentöse Schmerzbehandlungen sind ein wichtiger Baustein einer guten Schmerztherapie.

Strahlentherapie und Radionuklidtherapie

Eine **Strahlentherapie** von ossären Metastasen oder Tumorgewebe kann wirkungsvoll Schmerzen durch Tumorkompression von Organen und Nerven verbessern. Gleichzeitig erfordert sie für eine gute Verträglichkeit ausreichend körperliche Reserven (ECOG-Status 2 oder besser).

Beim Vorliegen einer schmerzhaften, diffus osteoplastischen Metastasierung kann eine **Radionuklidbehandlung** indiziert sein.

CAVE

Beide Verfahren können eine relevante, transfusionsbedürftige **Knochenmarktoxizität** erzeugen.

Physikalische und psychische Maßnahmen

Wirksame nicht-medikamentöse Supportivbehandlungen sind:

- Aktivierende Krankengymnastik
- Manuelle Therapie
- Entspannungsverfahren (Autogenes Training, progressive Muskelentspannung)
- TENS (transkutane elektrische Nervenstimulation)
- Akupunktur
- Hypnose

PATIENTENBERATUNG

TENS zeigt eine ähnlich gute Schmerzlinderung wie Metamizol oder Ibuprofen. Gegen neuropathische Schmerzen ist sie gut wirksam und verträglich. Sie erfordert nur wenig körperliche Kräfte und Reserven.

Vorsicht bei einem **Herzschrittmacher** – ggf. sollte eine Absprache mit Kardiologen erfolgen.

12.5.3 Invasive Schmerztherapie

In seltenen Fällen sind auch im palliativen Setting invasive Schmerztherapien wie **Peridural-, Plexuskatheter** oder **intrathekale Schmerzpumpen** notwendig. Dies ist immer dann erforderlich, wenn

- Schmerzen zu einem signifikanten Teil auf körperliche Ursachen zurückführbar sind,
- trotz differenzierter Schmerztherapie keine ausreichende Schmerzlinderung eintritt,
- eine weitere Dosissteigerung zu starken Nebenwirkungen führt (z. B. Müdigkeit durch Opioide),
- eine palliative Sedierung nicht indiziert oder gewünscht ist,
- das invasive Verfahren erfolgversprechend und nicht zu belastend ist sowie
- Nebenwirkungen und Risiken vernachlässigbar sind.

Eine Betreuung von Patienten mit Schmerzkathetern erfolgt meist stationär durch Schmerztherapeuten, ist aber grundsätzlich auch ambulant, z. B. durch versierte SAPV-Teams, durchführbar.

FALLBEISPIEL

Eine 55-jährige Patientin ist seit wenigen Wochen an einem ossär metastasierten Bronchialkarzinom erkrankt. Im kurzen Verlauf kam es durch eine diffuse Wirbelkörpermetastasierung mit intraspinalem Tumorwachstum zu einer progredienten Querschnittsymptomatik, die zunächst operativ durch eine Laminektomie und Tumordekompression auf BWK 7–9 behandelt wurde. Anschließend wurde zur Verhinderung eines fortschreitenden Querschnitts eine Radiatio der Hals- und Brustwirbelsäule begonnen; geplant sind 14 Bestrahlungen. Der Querschnitt bleibt jedoch im Verlauf bestehen. Am Morgen des 10. Bestrahlungstags kommt es beim Umlagern zu einer pathologischen Femurfraktur links. Eine operative Frakturversorgung ist aufgrund der weit ausgedehnten ossären Metastasen im linken Femur nicht möglich. Die Bestrahlung wird abgebrochen und die Patientin erhält eine intensivierte, parenterale Schmerztherapie mit Parecoxib und Hydromorphon.

Im Verlauf berichtet die Patientin bei Lagerungs- und Pflegemaßnahmen über unerträgliche Schmerzen im Bereich des Oberschenkelbruchs. Gleichzeitig tritt unter einer Erhöhung der Opioid-Dosierung eine so große Müdigkeit ein, dass sie nicht mehr am Alltagsleben teilnehmen kann.

Zur Schmerztherapie wird im Ärzteteam eine Regionalanästhesie mit Katheter und Schmerzpumpe diskutiert. Aufgrund der Frakturausdehnung wäre eine periphere Regionalanästhesie nur durch eine Kombination von Femoralis- und proximalem Ischiadikuskatheter möglich; vorteilhaft sind die mögliche lange Liegedauer und geringe Komplikationsgefahr, nachteilig die vergleichsweise komplizierte und belastende Anlageprozedur sowie unsicherere Erfolgsaussichten. Alternativ ist die Anlage eines Periduralkatheters (PDK) möglich; nachteilig ist eine höhere Komplikationswahrscheinlichkeit bei längerer Liegedauer mit möglichen Rückenmarksschäden.
Im informierten Konsens entscheiden sich die Ärzte und die Patientin für die Anlage eines getunnelten PDK, da das Risiko eines verschlechterten Querschnitts als vernachlässigbar bewertet wird – bei der Patientin liegt bereits ein Querschnitt ohne Besserung unter laufender Behandlung vor. Nach Anlage des lumbalen PDK und der Gabe von Ropivacain bessern sich die lagerungsbedingten Schmerzen innerhalb von wenigen Minuten und bleiben auch im Verlauf der nächsten Wochen unter Dauertherapie mit Ropivacain 2 % (8–10 mg/h per Pumpe) gut kontrolliert. Die Patientin kann sogar mit Hilfe in einen Pflegestuhl mobilisiert werden. Der PDK wird im Verlauf noch 2-mal gewechselt. Nach 3 Wochen gehen die Schmerzen durch sekundäre Defektheilung soweit zurück, dass der PDK entfernt wird. Die Patientin kann in die Häuslichkeit entlassen werden.

12.6 Pharmakologische Aspekte

12.6.1 Retardierte und unretardierte Präparate

Besonders Opioide zur oralen/enteralen Einnahme werden als Präparate mit retardierter (verzögerter) oder unretardierter (schneller) Wirkstofffreisetzung angeboten.

Dabei sind **retardierte Präparate** als **Basismedikament** zur **Erhaltung des Wirkspiegels** gedacht. Nach Einnahme dauert aufgrund der verzögerten Wirkstofffreisetzung der Eintritt der Wirkung vergleichsweise lang. Auch Dosisänderungen werden erst verzögert wirksam. So tritt die Wirkung eines Fentanyl-Pflasters erst nach mehreren Stunden (bis zu 12 Stunden) ein, retardierte Hydromorphon-Tabletten wirken meist erst nach 1–2 Stunden.

CAVE

Die Kombination mehrerer retardierter Opioide (z. B. Fentanyl-Pflaster + Palladon retard®) ist nicht sinnvoll.

Dagegen wirken **unretardierte Medikamente** ohne Zeitverzug, also zügig und sind zur **Behandlung von Schmerzspitzen** als **Bedarfsmedikament** gedacht. Wirkeintritt und Wirkdauer hängen dabei von der Einnahmeart und dem Wirkstoff ab. Vor der **erneuten Einnahme** sollte zur Sicherheit eine **Sperrfrist,** meist 1–2 Stunden, eingehalten werden. Die Wirkdauer unretardierter Opioide beträgt häufig nur zwischen 0,5 und 1,5 Stunden. Morphin-Tropfen wirken zwar erst nach 15–20 Minuten, die Wirkdauer ist jedoch mit 1–2 Stunden relativ lang. Fentanyl Buccaltabletten wirken dagegen schon nach 7–10 Minuten, dafür lässt die Wirkung schon nach 30–45 Minuten deutlich nach. Die Dosis der unretardierten Bedarfsmedikation beträgt $^1/_{10}$–$^1/_6$ der Opioid-Tagesdosis.

12.6.2 Parenterale Präparate

CAVE

Beim Umsetzen von Opioiden von oral auf parenteral (z. B. s. c.) an die Dosi**s**reduktion denken.

Werden Medikamente intravenös, subkutan oder intramuskulär, also parenteral, gegeben, tritt die **Wirkung ohne Verzögerung** ein. Wirkung und Nebenwirkungen hängen dann besonders stark von der **Dosis** ab. Soll hier eine längerfristige Wirkung wie bei retardierten Tabletten erreicht werden, ist eine Dauergabe in niedriger Dosierung (z. B. als Medikamentenpumpe) notwendig.

Häufig wirken Medikamente nach oraler Aufnahme durch Verstoffwechselung weniger stark als bei parenteraler Gabe (geringere orale Bioverfügbarkeit). Deshalb muss bei parenteraler Gabe meist eine **Dosisreduktion** erfolgen. Beispiele:

- 10 mg Morphin p. o. → 3–5 mg Morphin s. c.
- 8 mg Hydromorphon p. o. → 1–2 mg Hydromorphon s. c.

12.6.3 Pharmakotherapie bei Organinsuffizienz

Pharmaka weisen spezifische Eigenschaften für Aufnahme und Ausscheidung auf, die beim Vorliegen von Organinsuffizienzen der Abbauwege besondere Beachtung finden müssen. Allgemein potenzieren sich durch die Verordnung mehrerer Medikamente auch die Wechsel- und Nebenwirkungen.

Dabei weist **Morphin** als im palliativmedizinischen Setting häufig verordnetes Medikament noch eine Besonderheit beim Abbau auf. Es wird zunächst **hepatisch verstoffwechselt.** Der dabei entstehende, aktive Metabolit Morphin-6-Glucoronidid zeigt noch eine Opioid-Wirkung, wird aber **renal ausgeschieden.** Dies kann bei hochgradiger **Niereninsuffizienz** (GFR > 30 ml/min) zu einer **Opioid-Überdosierung** führen.

Das ebenfalls häufig eingesetzte **Pregabalin** hat an sich zunächst keine toxischen Eigenschaften, kann aber bei höhergradiger **Niereninsuffizienz** zu starker Müdigkeit, Sehstörungen und Schwindelgefühlen führen, sodass eine Dosisreduktion notwendig wird.

12.7 Behandlung von Nebenwirkungen

12.7.1 Opioidinduzierte Obstipation

Obstipation ist für Patienten mit fortgeschrittenen Erkrankungen ein häufig wiederkehrendes Problem, das besonderer Aufmerksamkeit bedarf. Medikamente, und besonders **Opioide,** aber auch Koanalgetika wie **Pregabalin** oder **Antidepressiva,** können die Obstipationsbeschwerden erheblich verstärken und im schlimmsten Fall sogar zu einem Ileus durch Koprostase führen

Behandlung der opioidinduzierten Obstipation (OIC):

- Allgemeine Maßnahmen: ausreichende Trinkmenge, Bewegung, kein Verzicht auf den gewohnten Kaffee oder Rauchen
- Orale Laxanzien regelmäßig, z. B. Macrogol, Na-Picosulfat oder Lactulose
- Kombination von Laxanzien mit verschiedenen Wirkweisen, z. B. Macrogol und Na-Picosulfat (➤ Tab. 12.7)
- Spezifische Behandlung z. B. mit Naloxegol
- Bei chronischer Obstipation zusätzlich Prucaloprid oral

Bei Stuhlverhalt über 4–5 Tagen sollten zusätzliche Maßnahmen wie Suppositorien, Klysmen und Einläufe verordnet werden. Grundsätzlich kann auch eine Rotation auf Opioide mit fester Naloxonkombination (Tilidin/Naloxon oder Oxycodon/Naloxon – Targin®) sinnvoll sein.

CAVE

Eine opioidinduzierte Obstipation unterliegt **keiner Toleranzentwicklung** und muss daher meist dauerhaft behandelt werden. Ein Stuhlverhalt über länger als 3–5 Tage ist grundsätzlich behandlungsbedürftig.

Sollte es bereits zu **Ileuszeichen** gekommen sein, ist ggf. ein Behandlungsversuch mit parenteralen Acetylcholinesterase-Hemmern, z. B. Distigmin oder Neostigmin, möglich, bei opioidinduzierter Komponente auch vorsichtig mit Methylnaltrexon 8–12 mg s. c. **Cave:** Bei mechanischem Ileus ist eine Darmperforation möglich.

12.7.2 Opioidinduzierte Übelkeit und Erbrechen

Viele Patienten berichten zu Beginn einer Opioid-Behandlung über Übelkeit und Erbrechen. Typisch ist dabei im Gegensatz zur gastrointestinalen Passagestörung (Subileus oder Ileus) eine anhaltende Übelkeit, die sich nach dem Erbrechen nicht bessert. Übelkeit durch Opioide bessert sich meist innerhalb weniger Tage durch **Gewöhnungseffekt** von selbst.

Tab. 12.7 Übersicht über die Laxanzien

<table>
<tr><th>Wirkstoff</th><th>Wirkweise</th><th>Handelsname</th><th colspan="2">Anwendung/Dosierung</th></tr>
<tr><td>Flohsamen
Leinsamen
Trockenobst</td><td>Quellstoffe
Füllstoffe
Ballaststoffe</td><td>Mucofalc®</td><td colspan="2">• Bis 3 × tgl.
• Auf ausreichende Trinkmenge achten</td></tr>
<tr><td>Lactulose-Sirup</td><td rowspan="3">Osmotische Laxanzien</td><td>Bifiteral®</td><td colspan="2">3 × 5–10 ml tgl.</td></tr>
<tr><td>Glaubersalz, Bittersalz</td><td>–</td><td colspan="2">Keine Empfehlung bei möglichen Elektrolytverschiebungen</td></tr>
<tr><td>Macrogol (PEG = Polyethylenglykol)</td><td>Movicol®</td><td colspan="2">• Bis 3 Beutel tgl.
• Auf ausreichende Trinkmenge achten</td></tr>
<tr><td>(Salinische) Klysmen</td><td></td><td>Microlax®, Klysma salinisch®</td><td colspan="2">• Bedarfsweise rektal
• Wirkeintritt nach 15–30 min.</td></tr>
<tr><td>Na-Picosulfat</td><td rowspan="4">Hydragog → Wassereinstrom in den Darm</td><td>Laxoberal®</td><td>5–15 mg zur Nacht als Tropfen</td><td rowspan="3">• Dauer bis zum Wirkeintritt 6–8 h
• Wirkort Dickdarm!</td></tr>
<tr><td>Bisacodyl</td><td>Dulcolax® Dragees</td><td>5–10 mg zur Nacht (1–2 Drg.)</td></tr>
<tr><td>Sennesblätter</td><td>Diverse Tees</td><td>Zur Nacht</td></tr>
<tr><td>Rizinusöl</td><td>–</td><td colspan="2">Nicht empfohlen</td></tr>
<tr><td>Prucaloprid</td><td>Agonist an $5HT_4$-Rezeptoren am Darm, prokinetisch</td><td>Resolor®</td><td colspan="2">1–2 mg morgens als Tablette</td></tr>
<tr><td>Naloxegol</td><td>Peripherer Opioid-Antagonist</td><td>Moventig®</td><td colspan="2">12,5–25 mg morgens als Tablette</td></tr>
<tr><td>Naloxon</td><td>Peripherer Opioid-Antagonist</td><td>Naloxon-Lösung NRF</td><td colspan="2">• 3 × 5–10 mg oral
• Ab 30 mg tgl. systemische Wirkung mit Schmerzzunahme möglich</td></tr>
<tr><td>Methylnaltrexon</td><td>Peripherer Opioid-Antagonist</td><td>Relistor®</td><td colspan="2">• 6–12 mg s. c., Wirkeintritt nach 30–45 min.
• Rescue-Medikation
• Bauchkrämpfe bis Erbrechen möglich</td></tr>
</table>

Grundsätzlich empfiehl sich bei Behandlungsbedarf jedoch die Verordnung von **Dopaminantagonisten** wie MCP oder Haloperidol. Auch Levomepromazin kann in niedrigen Dosierungen gut wirksam sein.

12.7.3 Müdigkeit durch Opioide, Opioid-Überdosierung

Zu Beginn einer Opioid-Behandlung sind Benommenheit oder Müdigkeit häufige Begleiterscheinungen, die jedoch innerhalb kurzer Zeit durch **Gewöhnung** von selbst zurückgehen, sodass die meisten Patienten sich nicht mehr beeinträchtigt fühlen.

Bei schrittweiser Dosissteigerung und oraler Anwendung sind schwere **Opioid-Überdosierungen** mit tiefer Sedierung und Ateminsuffizienz **sehr selten.** Schmerzen sind ein starker Weckreiz und Atemantrieb – bei Restschmerzen ist eine Atemlähmung deshalb kaum zu befürchten.

Grundsätzlich kann bei einer Opioid-Überdosierung **Naloxon** als **Opioid-Antagonist,** vorzugsweise intravenös gegeben werden. Aber auch eine subkutane oder intramuskuläre Applikation ist möglich. Nach Naloxongabe muss mit Entzugssymptomen (starke Schmerzen, Bauchkrämpfe, Unruhe, Verwirrtheit) gerechnet werden.

KAPITEL

13 Respiratorische Symptome

Sebastian Schiel

Kernaussagen

- Beschwerden der Atmung sind in der palliativen Situation regelmäßig vorzufinden. Am häufigsten finden sich Atemnot, Hustenreiz und in der Terminalphase eine Rasselatmung.
- Respiratorische Symptome sind gut behandelbar und sollten unbedingt wahrgenommen und adäquat behandelt werden.

Atemnot

- Atemnot ist ein Symptom mit hohem Leidensdruck.
- Atemnot ist ein mehrdimensionales Beschwerdebild.
- Atemnot ist ein subjektives Gefühl und nicht mit Hypoxie zu verwechseln.
- Sauerstoff ist bei der Behandlung von Atemnot nicht indiziert, wenn keine Hypoxie vorliegt.
- Mittel der Wahl gegen Atemnot sind Opioide.
- Angst, durch eine Opioid-Überdosierung Schaden anzurichten, ist unbegründet.

Hustenreiz

- Hustenreiz ist ein stark belastendes Symptom.
- Es besteht die Gefahr der Erschöpfung.
- Hustenreiz kann eine ursächliche Therapie oder rein symptomlindernde Maßnahmen erforderlich machen.
- Je nach Kräftezustand des Patienten gelingt ein Abhusten. Dies ist für die gewählte Therapie maßgeblich: Abhusten erleichtern oder Hustenreiz stillen.

Rasselatmung

- Die Rasselatmung ist für das Umfeld belastend, nicht aber für den Patienten. Sie ist kein Zeichen für eine Dyspnoe und kann pharmakologisch gut reduziert werden.

13.1 Epidemiologie

Dyspnoe als subjektiv empfundenes Gefühl der Atemnot empfinden bei fortgeschrittenen Tumorerkrankungen bis zu 3 von 4 Patienten, wobei die Lokalisation des Primärtumors und die Tumorausdehnung für die Inzidenz maßgeblich sind. Patienten mit terminaler Herz- und Niereninsuffizienz, aber auch mit neurodegenerativen Systemerkrankungen erleben in bis über 80 % eine Atemnot. Bei Patienten mit COPD, die in nahezu 100 % unter schwerer Atemnot leiden, stellt die respiratorische Symptomatik ebenfalls eine palliativmedizinisch zu versorgende Aufgabe dar.

Hustenreiz ist ein Symptom, das abhängig von der Grunderkrankung vorkommen und für den Pateinten sehr quälend sein kann. Über ⅔ der Patienten mit einem Lungenkarzinom leiden unter Husten. Dauerhafter Husten führt zur körperlichen Erschöpfung des ohnehin geschwächten Patienten.

Eine **Rasselatmung** findet sich in der Terminalphase sehr häufig. Bei etwa der Hälfte bis zu 90 % der Sterbenden kann man dieses Phänomen beobachten.

13.2 Atemnot

DEFINITION

Atemnot ist ein subjektives Gefühl, das nicht apparativ messbar ist und mit Gefühlen von Angst und Panik verknüpft ist.

Atemnot ist eng mit quälenden psychischen Symptomen bis hin zu Todesangst verbunden, wobei eine enge Wechselwirkung der Symptome besteht. Dieser Zusammenhang ist besonders wichtig, wenn man über die Behandlung von Dyspnoe spricht. Atemnot und die damit verbundene Angst überträgt sich ebenfalls auf die umgebenden Personen und Angehörigen und wird als besonders quälend empfunden.

Man kann insgesamt **drei Dimensionen** von Luftnot betrachten:

- Die subjektive emotionale Belastung
- Das sensorische Erleben, also der Schweregrad der Atemnot
- Die Beeinträchtigung im Alltag durch die Luftnot

FALLBEISPIEL

Eine 69-jährige Patientin mit pulmonal metastasiertem Kolonkarzinom ist seit mehreren Wochen bettlägerig und voll pflegebedürftig. Sie liegt angestrengt atmend und sichtbar angstgezeichnet auf dem Rücken und traut sich kaum, sich im Bett zu drehen. Jede Bewegung führt zu erheblicher Verschlechterung der Luftnot. Ihre Möglichkeiten, am Familienleben teilzunehmen und sich mit anderen auszutauschen, sind stark eingeschränkt. Die sonst redselige Dame kann sich wegen ihrer Kurzatmigkeit kaum verbal mitteilen. Die Lebensqualität ist gering.

Die Ursache der Atemnot findet sich in den Folgen der Grunderkrankung und der dadurch bedingten Beteiligung der Lunge. Eine Möglichkeit zur Behandlung der Ursache besteht nicht. Bereits am nächsten Tag nach Therapiebeginn mit einem Opiat wartet die Patientin auf der Bettkante sitzend und berichtet voller Freude davon, zum ersten Mal seit langem allein im Bad gewesen zu sein und die Morgentoilette geschafft zu haben. Sie spricht unangestrengt und in ganzen Sätzen.

Durch symptomatische Therapie der Atemnot mit einem Opiat wird der Teufelskreis aus quälender Atemnot und Angst durchbrochen. Insbesondere ist die Patientin wieder dazu in der Lage, sich ohne Luftnot zu bewegen und in gewohnter Art und Weise mit der Umwelt zu interagieren.

13.2.1 Diagnostik

Atemnot korreliert nicht mit den Ergebnissen **objektiver Messverfahren** (Sauerstoffpartialdruck [SpO_2], Lungenfunktionsmessung, Blutgasanalyse), kann aber mittels der subjektiven Beurteilung des Patienten erfasst und abgebildet werden. Dies kann durchaus hilfreich sein, um das Ausmaß der Beeinträchtigung einschätzen und verfolgen zu können.

Wichtige **anamnestische Informationen** sind:

- Zeitlicher Verlauf und Ausprägung der Symptomatik
- Abhängigkeit von physischer bzw. psychischer Belastung
- Vorhersehbare Faktoren, welche die Luftnot verschlechtern
- Unvorhersehbare Atemnotattacken
- Einfluss von Körperposition bzw. Lagerung

Die Erfassung der **subjektiven Last** durch Atemnot kann mit Hilfe vereinfachter Instrumente erfolgen. Es bieten sich **kategoriale Instrumente** an, die eine Einordnung in „leicht, moderat, schwer“ vorsehen, oder aber **numerische bzw. visuelle Analogskalen,** wie sie auch bei der Beurteilung der Schmerzwahrnehmung Anwendung finden. Auch solche Instrumente sind gut geeignet, die mehrere in der palliativen Situation häufige Symptome (Schmerz, Übelkeit, Angst etc.) parallel erfassen, z. B. der Basisbogen HOPE/MIDOS. Eine **wiederholte Beurteilung** ist ebenso sinnvoll wie ggf. eine **Fremdeinschätzung.**

LEITLINIEN

Dokumentationshilfen finden sich im Downloadbereich der Deutschen Gesellschaft für Palliativmedizin (www.dgpalliativmedizin.de/category/3-pba-dokumentationshilfen.html).

Ein orientierender, aber richtungweisender und rascher diagnostischer Marker für die **Ausprägung** einer Dyspnoe ist es, festzustellen, inwieweit sich der Patient **ohne Anstrengung unterhalten** kann. Sind Pausen im Redefluss notwendig? Je ausgeprägter die Luftnot ist, desto geringer ist die Möglichkeit, unangestrengt zu sprechen.

13.2.2 Klinische Evaluation

Ziel der klinischen Evaluation ist es abzuschätzen, inwieweit behebbare Ursachen der Atemnot vorliegen, also eine **ursächliche Therapie** eine Option darstellt. Ist dies nicht der Fall bzw. ist eine ursächliche Therapie nicht möglich oder verbietet sie sich, ist eine **symptomatische Therapie** erforderlich. Basis stellt die klinische Untersuchung des Patienten dar.

Die Festlegung des Therapieziels ist die Grundlage aller weiteren Maßnahmen. In der palliativen Situation im engeren Sinne geht es um Lebensqualität. Potenziell belastende Untersuchungen und Behandlungen sind also nicht indiziert, wenn sie nicht sicher zur Verbesserung der Symptomlast beitragen. Somit sind zwar auch alle verfügbaren weiterführenden diagnostischen Maßnahmen (Sonografie, Röntgen, CT usw.) theoretisch möglich, die Gesamtsituation erfordert jedoch ein **genaues Abwägen** zwischen Schaden und Nutzen für den Patienten. Dies gilt in besonderem Maße für die ambulante Betreuung, bei der weiterführende diagnostische Maßnahmen möglicherweise eine Einweisung, i. d. R. aber zumindest einen Krankentransport bedeuten würden.

13.2.3 Ursachen respiratorischer Symptome

Wenn das definierte Therapieziel eine **symptomorientierte Behandlung** zur Maximierung von Lebensqualität ist, so sind Maßnahmen erlaubt, die eine belastende Symptomatik reduzieren und dem Befinden des Pateinten nicht schaden. Beispielsweise kann es bei einem palliativ behandelten Patienten mit dem Therapieziel einer symptomatischen Behandlung zielführend sein, eine Pneumonie mittels Antibiotika zu behandeln, was aber keinen Automatismus darstellen sollte. Leidet der Patient unter Symptomen, die dadurch entstehen, also unter Fieber, Luftnot oder Ähnlichem, ist eine Therapie mit einem Antibiotikum, sofern sie keine zusätzliche Belastung darstellt (z.B. gastrointestinale Nebenwirkungen) indiziert. Leidet er jedoch nicht oder sind die Symptome durch eine reine symptomatische Therapie gut beherrschbar, ist eine Antibiotikagabe kontraindiziert. Da eine antibiotische Behandlung einer Pneumonie neben einer symptomatischen Therapie eine lebensverlängernde Maßnahme sein kann, kann die Abwägung schwierig sein, wenn seitens des aktuell nicht einwilligungsfähigen Patienten vorab keine lebensverlängernden Maßnahmen gewünscht wurden.

Mögliche **ursächlich therapierbare Dyspnoeursachen** finden sich in ➤ Tab. 13.1. Durch die Therapie der angegebenen Ursachen nimmt die Symptomlast ab und der Eingriff ist indiziert, wenn keine Kontraindikationen vorliegen.

Tab. 13.1 Mögliche Ursachen (Beispiele) für Atemnot und entsprechende ursächlichen Therapieoptionen

Ursache	Therapie
Anämie	Transfusion
Bronchiale Obstruktion	Inhalative Sympathomimetika, Kortikoide
Infektion	Antibiotikatherapie
Atemwegsobstruktion durch Tumor	Intervention (bronchoskopisch, operativ, Strahlentherapie)
Pleuraerguss	Punktion, Drainage
Perikarderguss	Punktion
Pulmonale Stauung	Diuretika

FALLBEISPIEL

Eine Patientin befindet sich in der Terminalphase und ist im Tagesverlauf nur wenige Augenblicke bei Bewusstsein. Sie entwickelt Husten und Fieber bis 39 °C. Auskultatorisch finden sich klingende, feinblasige Rasselgeräusche basal als klinische Zeichen einer Pneumonie. Die Patientin ist symptomfrei, leidet nicht unter zusätzlicher Dyspnoe, das Fieber hat keinen Einfluss auf ihr Wohlbefinden und sie ist gut symptomkontrolliert. In diesem Fall ist eine Antibiotikagabe kontraindiziert.

Sollte die gleiche Patientin im Zusammenhang mit der akuten Infektion für sie belastende Symptome wie Luftnot entwickeln und eine Antibiotikagabe diese ohne zusätzliche Last und zum Vorteil für die Patientin reduzieren, wäre sie indiziert.

Wichtig ist in diesem Zusammenhang auch der Blick in die Patientenverfügung: Manche Patienten schließen für diese Lebensphase dezidiert bestimmte Therapien aus, so auch die Gabe von Antibiotika.

13.2.4 Therapie

Je weiter ein Grundleiden vorangeschritten ist, desto geringer ist die Chance, Ursachen vorzufinden, deren Beseitigung für den Patienten in einem vertretbaren Verhältnis von Nutzen und Schaden, also Belastung, steht. Nicht jede **Pleurapunktion** ist indiziert, wenn der Patient nicht eindeutig profitiert. Wenn das Therapieziel Lebensqualität ist, ist es erforderlich, jede Maßnahme, auch wenn sie medizinisch möglich und möglicherweise auch indiziert ist, abzuwägen. Nicht zuletzt entscheidet der mündige Patient, welche Eingriffe und Maßnahmen er überhaupt zulässt. Seine Entscheidung gegen eine Maßnahme ist (auch juristisch) bindend. Nicht immer (in der Realität sogar selten) ist die Ursache der Atemnot behebbar. Dann muss diese gut symptomatisch behandelt werden, was auch gelingen sollte.

CAVE

Das Gefühl der Atemnot hängt **nicht mit der Sauerstoffsättigung** zusammen. Seltene Ausnahmen sind eine echte Hypoxämie mit einem pO_2 < 55 mmHg und bestimmte Formen der COPD. Verantwortlich für das Gefühl von Atemnot sind **CO_2** und seine **Wirkung im ZNS.** An diesen Punkten setzt die symptomatische Therapie entsprechend an.

➤ Abb. 13.1 zeigt den differenzialtherapeutischen Weg bei der Behandlung von Atemnot im palliativen Setting. Behebbare Ursachen sollten unter Abwägung der Vorteile für den Patienten behandelt werden. Neben allgemeinen und nichtmedikamentösen Maßnahmen kommen spezifische pharmakologische Interventionen zum Einsatz.

Allgemeinmaßnahmen

Sowohl der Umgebung des Kranken als auch dem Patienten selbst ist es möglich, bewusst auf die Angst Einfluss zu nehmen, welche die Atemnot begleitet und verschlimmert. Durch **Reduktion der Angst** verringert sich das Gefühl der Luftnot. Daran können sich alle Personen, die Kontakt zum Patienten haben, beteiligen. Grundlage ist die **Edukation** über den Zusammenhang zwischen Luftnot und den begleitenden unangenehmen Affekten. Die unter Angst auftretende Tachypnoe ist unökonomisch. Es findet kein suffizienter Gasaustausch statt. Geringe Atemvolumina „pendeln" in den Atemwegen hin und her. Kommt die Atmung zur Ruhe, wird

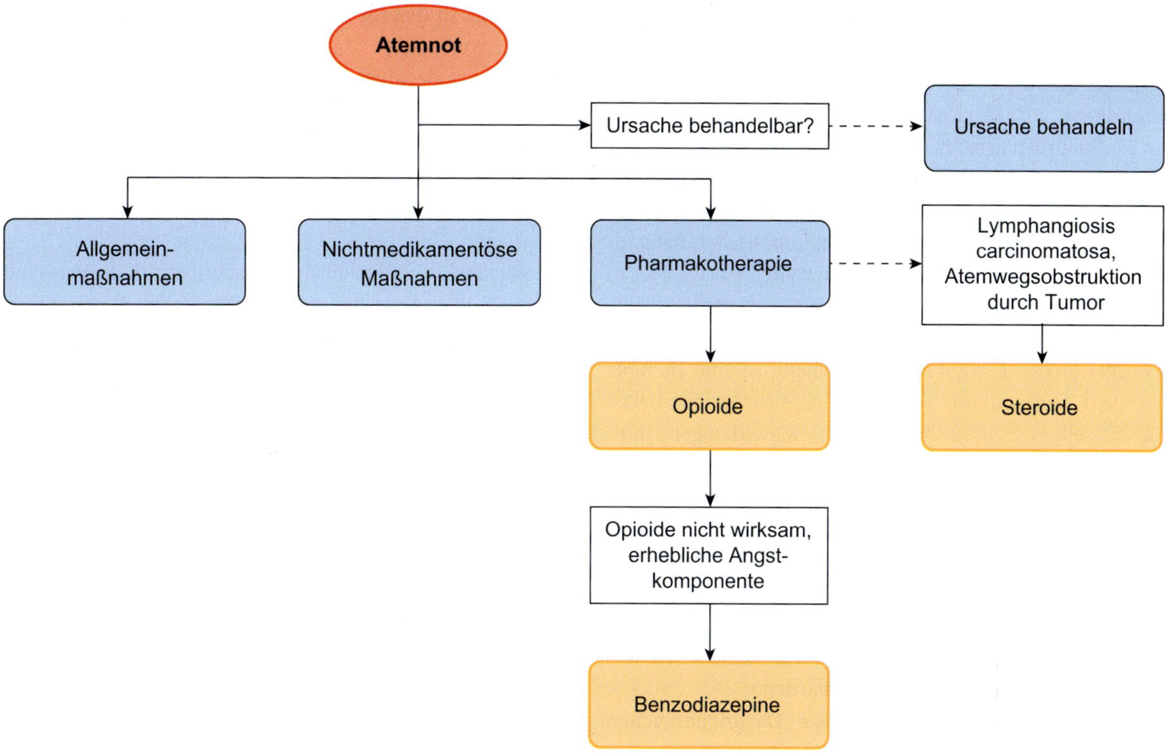

Abb. 13.1 Therapie der Atemnot: Übersicht [L143]

wieder tiefer und ruhiger ein- und ausgeatmet und auch mehr CO_2 abgeatmet. Dadurch wird der Atemantrieb wiederum reduziert. Es resultiert eine Verbesserung des Gasaustausches mit Reduktion von Luftnot und konsekutiv einer nachfolgenden Reduktion der Angst. Der Teufelskreis wird durchbrochen.

Nicht medikamentöse Maßnahmen

Jeder weiß von sich selbst, dass „frische Luft" ein äußerst positiver Aspekt hinsichtlich des Gefühls sein kann, besser Luft zu bekommen, obwohl sich die physiologisch wirksame Beschaffenheit der Luft, die man atmet, objektiv betrachtet nicht ändert. Kühle Luft ist angenehmer als warme. Diese kann beispielsweise gut mit einem **Ventilator** erzeugt werden, der auf das Gesicht des Patienten gerichtet ist. Die Intensität darf dabei nicht unangenehm sein.

EVIDENZ

Kleine Handventilatoren sind günstig und können dem Pateinten eine Autonomie dabei verschaffen, sich mit „frischer Luft" zu versorgen. Etwas selbst kontrollieren zu können, bedeutet eine Reduktion von Angst. Somit begegnet man dem Symptom Luftnot mit Hilfe eines Handventilators auf mehreren Ebenen.

Ein weiterer Ansatz zielt auf die **Aktivierung der Atemhilfsmuskulatur.** Dies kann insbesondere dann sehr hilfreich sein, wenn der Patient mobilisiert werden soll. Das Abstützen auf den Handlauf z. B. eines **Rollators** hat nicht nur eine stabilisierende Funktion, sondern fixiert den Thorax und macht einen besseren Einsatz der Atemhilfsmuskulatur möglich. Gerade die Phasen der Mobilisierung können kritische Nadelöhre sein, während oder in Folge derer Atemnotkrisen auftreten können.

EVIDENZ

Eine besondere Bemerkung verdient die Anwendung von Sauerstoff bei Luftnot: Die Erkenntnis, dass der Sauerstoffgehalt des Bluts bis auf seltene Ausnahmen keine Rolle bei der Entstehung einer Atemnot spielt, ist von besonderer Bedeutung, was den Stellenwert einer Sauerstoffgabe bei der Therapie von Luftnot angeht. Denn auch eine O_2-Gabe kann unerwünschte Wirkungen haben: Sie führt zu ausgetrockneten Schleimhäuten, reduziertet die Mobilität und es besteht Explosionsgefahr, wenn gleichzeitig geraucht wird. (COPD-Patienten rauchen meist, auch wenn sie schon weit fortgeschritten erkrankt sind.) Daher sollte **Sauerstoff bei Atemnot nicht gegeben** werden.

LEITLINIEN

Sauerstoff sollte nicht zur Linderung von Atemnot bei nicht-hypoxämischen Patienten eingesetzt werden.

Medikamentöse Behandlung

So quälend die Symptomatik der Atemnot für den Patienten ist und so unerträglich es ist, diese Atemnot beim Patienten zu erleben, so **gut** ist dieses Symptom i. d. R. zu **behandeln.** Mittel der Wahl sind Opioide; andere Substanzen wie Benzodiazepine oder Kortikoide sind nur in Ausnahmefällen indiziert. Genauso wie bei der suffizienten Therapie von Schmerzen ist es eine Frage der ausreichenden **Dosierung,** den Patienten beschwerdefrei zu bekommen. Diese **Beschwerdefreiheit** ist meist möglich und soll Ziel der Behandlung sein. Auf die Anwendung von Opioiden sollte nicht aus Angst vor Überdosierung oder Nebenwirkungen verzichtet werden.

Opioide

Mittel der Wahl bei der symptomatischen Behandlung von Atemnot sind Opioide. Da die Atemnot nicht durch Hypoxie, sondernd durch die Wirkung des nicht ausreichend abgeatmeten CO_2 entsteht, erklärt sich so auch die hervorragende Wirkung von Opioiden bei diesem quälenden Symptom. Die **Stimulierbarkeit des Atemzentrums durch CO_2** wird durch Opioide über μ-Rezeptoren **reduziert,** die Atemfrequenz sinkt, die Exspiration erfolgt verzögert, respiratorische Pausen nehmen zu. Die Empfindung von Luftnot wird reduziert und kann ganz eliminiert werden, der vegetative Stress nimmt deutlich ab. Das Angstniveau sinkt durch diesen Effekt indirekt und durch die psychotrope Wirkung der Opioide direkt. Die Atmung wird ökonomisiert, **CO_2** wird **besser abgeatmet.** Es entstehen eine Reihe synergistischer Effekte, die sich positiv auf die Atmung auswirken. Die Atemnot lässt nach, verschwindet bei ausreichender Dosierung ganz, wobei die Sauerstoffsättigung nicht sinkt und der pCO_2 nicht ansteigt.

EVIDENZ

Keine Angst vor einer opiatinduzierten Atemdepression! Bei sachgemäßem Umgang mit dem Opioid wird es nicht dazu kommen. Diesbezüglich gibt es eine Reihe an Untersuchungen, die dies belegen konnten.

Welches Opioid zur Behandlung eingesetzt wird, ist dem Anwender frei überlassen. Es gibt bei der Wahl der Opioide grundsätzliche Überlegungen, die eine Rolle spielen, wie Begleiterkrankungen, welche die Verstoffwechselung und Elimination der Substanz verändern. Zum Beispiel hat Fentanyl bei Niereninsuffizienz Vorteile und kann selbst bei terminaler Niereninsuffizienz gegeben werden. Vorsicht ist allerdings bei schwerer Leberinsuffizienz und vorbestehender zentralnervöser Erkrankung geboten; delirante Syndrome sind unter Fentanyl nicht selten. Insgesamt benötigt man zur Therapie der Atemnot **geringere Opioiddosen** als in der Schmerztherapie.

Opioide sollten v. a. bei Patienten mit **Ruhedyspnoe** eingesetzt werden. Tritt die Atemnot lediglich unter Belastung auf, limitiert sich diese i. d. R. selbst, bevor die Wirkung eines (kurzwirksamen und schnell wirkenden) Opioids eintritt. Bei oraler Therapie sollte das Ziel die Versorgung mit einer ausreichenden Menge eines lang wirksamen Opioids sein (retardierte Präparate), wenn die Zieldosierung ermittelt ist.

Exemplarisch ein **Anwendungsbeispiel** für Morphin oral: Beginn mit 4-stündlich 2,5 mg unretardiertem Morphin p. o., Titration um jeweils ⅓ zusätzlich. Wenn eine orale Applikation nicht mehr möglich ist, würden den 15 mg Morphin/24 h p. o. eine Subkutandosis von ca. 5 mg/24 h (Umrechnungsfaktor Morphin oral → Morphin s. c./i. v. = 3 : 1) entsprechen und somit 1–2 mg als subkutane Einzelgaben alle 6 Stunden. Erfahrungsgemäß sind dies aber Dosen, die sich am unteren Rand der Wirksamkeit befinden. Auch 5 mg Morphin s. c. fügen dem Patienten keinen Schaden zu und wirken möglicherweise sicherer und die Wirkung hält länger an.

Die Kombination einer **lang wirksamen Basismedikation** zur Behandlung der Ruhedyspnoe mit der Bereitstellung einer **kurz- und schnellwirksamen Bedarfsmedikation** für den Fall einer Dyspnoeattacke befreit den Patienten von der belastenden Atemnot und reduziert die Angst vor einer drohenden Atemnotkrise. Patienten haben oft Angst davor zu ersticken; diese Angst kann ihnen genommen werden, wenn sie einmal erfahren, wie effektiv die Atemnot beseitigt werden kann.

Benzodiazepine

Benzodiazepine haben ihren Stellenwert in der Behandlung der Atemnot lediglich dann, wenn **Opioide nicht den gewünschten Erfolg** zeigen. Allerdings ist Vorsicht geboten: Versagen die Opioide wirklich oder ist die Dosierung nicht ausreichend? Auch gibt es immer wieder Patienten, bei denen ein bestimmtes Opioid versagt, ein Wechsel der Substanz (Opiatrotation) jedoch den gewünschten Erfolg zeigt. Man muss bedenken, dass Benzodiazepine **sedierend** wirken, d. h., dass der Patient möglicherweise nach wie vor unter Atemnot leidet, dies aber nicht mehr adäquat artikulieren kann. Somit haben Benzodiazepine lediglich eine **Indikation bei ausgeprägter Angstkomponente.** Dann bewirken sie indirekt eine Abnahme der Luftnot. Darüber hinaus sind sie nicht zur Behandlung der Atemnot geeignet.

FALLBEISPIEL

Eine junge Patientin mit metastasiertem Zervixkarzinom klagt immer wieder über ein Gefühl von Dyspnoe. Sie ist insgesamt durch den raschen Krankheitsprogress erheblich psychisch belastet, die Auseinandersetzung mit der Erkrankung fällt ihr sehr schwer. Es finden sich keine objektivierbaren Ursachen für die angegebene Luftnot, es imponiert jedoch ein deutlich wahrnehmbares Gefühl von regelrechter Panik. Die Patientin hat große Angst. Diese

Angst betrifft bei näherer Betrachtung nicht die Luftnot, sondern beherrscht die Patientin augenblicklich generell.
In diesem Fall führt die niedrigdosierte Gabe eines gut anxiolytisch wirksamen Benzodiazepins (z.B. Lorazepam, 3 × 0,5 mg) zu einer deutlichen Reduktion der Angst und gleichzeitig zu einem Sistieren der Luftnot, die Ausdruck der affektiven Anspannung war und drohte, in eine regelrechte Hyperventilation zu münden. Grundsätzlich ist die Angst in diesem Fall ein Gefühl, das situationsadäquat ist und somit auch nicht per se abgestellt werden sollte. Nur verhindert die Tatsache, in dieser Panik gefangen zu sein, eine Auseinandersetzung mit der eigenen Situation. Dies wird nun erleichtert.
Dies ist ein Beispiel, bei dem Benzodiazepine Mittel der Wahl bei dem vordergründigen Symptom Luftnot sind.

Glukokortikoide

Kortikosteroide besitzen, neben vielen anderen in der Palliativmedizin hilfreichen Effekten, wie eine stimmungsaufhellende Wirkung oder Appetitsteigerung, eine **abschwellende Wirkung.** Diese kann in wenigen Einzelfällen bei der Therapie von Luftnot ausgenutzt werden. Ausreichende Evidenz über eine Wirksamkeit existiert bei einer **Lymphangiosis carcinomatosa** und bei direkten Auswirkungen des Tumors auf die Atemwege, wenn durch ein **Abschwellen der Tumormasse** die Ventilation verbessert wird. Dies kann bei Metastasen oder Primärtumoren im Bereich der Bronchien oder bei Raumforderungen im Mediastinum der Fall sein.

FALLBEISPIEL

Ein Patient mit weit fortgeschrittenem Hypopharynxkarziom erfährt zunehmend eine Dyspnoe durch die Konstriktion der Trachea durch den Primärtumor. Mittels einer täglichen Gabe von 8 mg Dexamethason (zunächst oral, solange der Patient noch etwas schlucken kann, später als Bestandteil der parenteralen Pharmakotherapie) kommt es zumindest für einige Wochen zu einem Abschwellen des Begleitödems des Tumors und somit zu einer für den Patienten deutlich wahrnehmbaren verbesserten respiratorischen Situation.

13.3 Hustenreiz

Wenn der Patient die Kraft hat abzuhusten, ist es sinnvoll, ihm das **Abhusten** zu erleichtern – so wie jedem Erkrankten mit einem Atemwegsinfekt. Dies kann durch das **Vernebeln von physiologischer NaCl-Lösung** erfolgen. Medikamentös kommen alle erdenklichen Phytopharmaka oder aber synthetische **Protussiva** in Frage, die den zähen Schleim verflüssigen und das Abhusten erleichtern. **Acetylcystein** (ACC) löst die Bindung zwischen Muzinpolymeren des zähen Schleims und führt so zu dessen Verflüssigung, der Wirkmechanismus von **Ambroxol** ist nicht ganz geklärt. Beide Substanzen bieten sich zur Unterstützung des Abhustens an. ACC gibt es auch als Trinkbrause, Ambroxol als Saft, Tropfen und retardiert als Kapseln. Voraussetzung ist immer eine **ausreichende Flüssigkeitsbilanz,** die ein Abhusten erst ermöglicht.

Als **Antitussiva** zur Hemmung des Hustenreizes bei unproduktivem Husten stellen **Opiate** die Mittel der Wahl dar. Sie unterdrücken den Hustenreiz durch direkte Effekte auf die Hustenzentren der Medulla oblongata. Darüber hinaus spielen möglicherweise µ-Opioid-Rezeptoren am N. vagus eine Rolle. Bekanntester Vertreter ist **Codein** bzw. **Paracodein,** das sinnvoll ist, wenn keine gleichzeitige suffiziente Analgesie erwünscht ist. Codein ist ein Prodrug. Es entfaltet seine analgetische Wirkung über die Wirkung des aktiven Metaboliten Morphin, der zu etwa 10 % durch Demethylierung unter Beteiligung des Enzyms CYP2D6 in der Leber entsteht. Aufgrund eines genetischen CYP2D6-Polymorphismus kann die Codeinwirkung unterschiedlich stark ausfallen. Es wird daher der primäre Einsatz von Morphin empfohlen. Die antitussive Potenz ist bei den folgenden Opiaten ansteigend: Oxycodon, Codein, Dihydrocodein, Hydrocodon, Morphin und Levomethadon.

Beschrieben ist darüber hinaus eine periphere antitussive Wirkung von **vernebelten Lokalanästhetika,** die nach einer Einmalanwendung über einen langen Zeitraum wirksam sein sollen. Diese Option ist jedoch wenig untersucht und nebenwirkungsbehaftet (Aspiration, Bronchospasmen). Es sollte daher aufgrund der geringen Evidenz als **Reserveoption** betrachten werden.

13.4 Rasselatmung

Bei ca. jedem zweiten terminal erkrankten Patienten kommt es zu einem charakteristischen und für die Außenstehenden eindrucksvollen Phänomen, der Rasselatmung, laienhaft auch als „Todesrasseln" bezeichnet. Grund hierfür ist Flüssigkeit, i. d. R. Speichel, die sich im **Hypopharynx** ansammelt und nicht mehr abgehustet wird. Für den präfinalen Patienten, der i. d. R. nicht mehr bei Bewusstsein ist, ist dieses Symptom mit **keiner subjektiven Belastung** verbunden. Insbesondere verursacht diese Flüssigkeitsansammlung **keine Atemnot.** Sollte der Patient jedoch bei Bewusstsein sein und Atemnot entstehen, kommen Opioide zum Einsatz.

13.4.1 Nichtmedikamentöse Maßnahmen

Nichtmedikamentöse Maßnahmen beinhalten das **Lagern** des Patienten auf die Seite, um das Abfließen des Sekrets zu unterstützen, wenn Speichel im Hypopharynx die Ursache ist. Eine weitere Ursache für die Rasselatmung kann ein Lungenödem sein. Dann ist die Oberkörper-Hochlagerung hilfreich. Entscheidend ist, die Umstehenden über das Phänomen **aufzuklären** und zu betonen, dass es für den Sterbenden nicht belastend ist.

Was bei Patienten in der Terminalphase grundsätzlich gilt, ist im Zusammenhang mit der Rasselatmung noch einmal von besonderer Bedeutung: Falls eine **parenterale Flüssigkeitssubstitution** erfolgt, ist diese auf ein Minimum zu **reduzieren.** Sie sollte lediglich als Trägersubstanz für die Medikamentenapplikation fungieren. Dafür genügen 250 ml physiologische NaCl-Lösung. Die Gabe freier Flüssigkeit bewirkt neben einer Zunahme des terminalen Rasselns z. B. die Entstehung eines Lungenödems mit Atemnot und belastet den Patienten.

13.4.2 Medikamentöse Behandlung

Die Rasselatmung kann behandelt werden, indem die Sekretion gehemmt wird. Zum Einsatz kommen **antimuskarinerge Substanzen.** Diese Therapie erfolgt jedoch i. d. R. nicht zur Symptomreduktion einer subjektiven Symptomatik beim Patienten, sondern zur **Entlastung der Umgebung,** also insbesondere der ohnehin in der Situation hoch belasteten Angehörigen. Somit kann man die Behandlung rechtfertigen, dem Patienten entsteht hierdurch kein Schaden und die Entlastung der Umgebung wirkt sich wiederum indirekt auf das Befinden des Sterbenden aus. In dieser Phase des Lebens ist es von Bedeutung, dass auch die Angehörigen entspannt und somit eher in der Lage sind, den Sterbenden loszulassen.

Die einzelnen Präparate (➢ Tab. 13.2) haben jeweils Vor- und Nachteile. Klarer Vorteil von **Butylscopalamin** ist, dass es meist als Notfallmedikament verfügbar ist, ein Nachteil ist aber, dass es im Gegensatz zum **Glycopyrronium** die Blut-Hirn-Schranke passiert. Dadurch kann es bei Patienten, die bei Bewusstsein sind, und insbesondere, wenn diese zentralnervös vorgeschädigt sind, zur Entwicklung oder einer Verschlechterung eines vorbestehenden Delirs kommen. Glycopyrronium ist teurer und weniger breit vorrätig als Butylscopalamin, hat diese Nebenwirkung jedoch nicht. Auch **Atropin Augentropfen** kann man anwenden, wenn eine sublinguale Gabe gewünscht wird.

Es gibt eine Reihe Präparate unterschiedlicher Konzentration. Von Glycopyrronium beispielsweise ist eine 0,01%-ige orale Lösung verfügbar. Hier würde man 100 µg (1 ml) alle 6 Stunden s. l. geben.

Tab. 13.2 Medikamentöse Therapie der Rasselatmung (Subkutangabe)

Präparat	Initialdosis	Dosis in 24 h
Butylscopalamin (Buscopan®)	20 mg (1 Amp.)	20–120 mg
Glycopyrronium (Robinul®)	200 µg (1 Amp.)	600–1200 µg
Atropin	400 µg	1200–2000 µg

FALLBEISPIEL

Ein 39-jähriger Patient mit Glioblastoma multiforme befindet sich in der Terminalphase. Sein Gesichtsausdruck wirkt angestrengt und er schwitzt. Es findet sich eine Tachypnoe, wobei er gleichzeitig nach Luft zu schnappen scheint.

Die Familie begleitet den Sterbenden auf dem letzten Weg: seine Ehefrau, seine Mutter, seine Schwester und seine beiden 10 und 12 Jahre alten Söhne. Es kommt zu einem für das Umfeld immer schlechter ertragbaren, lautem Rasseln bei der Atmung, was den Eindruck verstärkt, der Patient würde schlecht Luft bekommen und sich quälen.

In diesem Fall finden sich klinische Zeichen, die scheinbar auf eine Atemnotsituation hinweisen, wobei jedoch das Rasseln der Atmung hierfür kein Symptom ist. Es signalisiert, dass der Sterbeprozess fortgeschritten ist und der Patient das Sekret nicht mehr abhustet, ohne jedoch darunter zu leiden. Anders ist die Symptomatik einzuschätzen, die deutlich auf die Luftnot hinweist: Der Patient ist angestrengt und leidet offenbar unter subjektiver Luftnot.

Mit einer Gabe von 2,5 mg Morphin s. c. kann die Atemnot rasch durchbrochen werden, der Patient entspannt sich, die Atmung wird ruhiger, langsamer und tiefer. Die vegetativen Anzeichen der Anstrengung (Schwitzen) verschwinden, die mimische Muskulatur entspannt sich. Der Patient wirkt friedlich ruhend.

Unverändert findet sich jedoch die Rasselatmung. Die Aufklärung der Familie darüber, dass es sich dabei um ein typisches Phänomen in der letzten Lebensphase handelt, unter dem der Patient nicht leidet, kann das Unbehagen der Angehörigen nicht beseitigen. Auch bei erfolgreicher Behandlung der Atemnot wird diese als Kampf wahrgenommen. 1 Ampulle (200 µg/1 ml) Glycopyrronium (Robinul®) s. c. 3 × tgl. führt rasch zu einer deutlichen Reduktion der Sekretion und zu einem sistieren der Rasselatmung. Auf den ersten Blick betrachtet scheint es für den Patienten unerheblich, da er unter der Rasselatmung nicht leidet, bei genauerer Betrachtung jedoch führt es zu einer Veränderung des gesamten Settings, was der Patient wiederum möglicherweise wahrnimmt und beim Prozess des Loslassens eine nicht unerhebliche Rolle spielt.

KAPITEL

14

Sebastian Schiel, Ulrich Wedding

Gastrointestinale Symptome

Kernaussagen

- Gastrointestinale Symptome bei Patienten in palliativen Behandlungssituationen sind vielfältig und häufig.
- Sie können auf direkte Manifestation der Grunderkrankung zurückzuführen sein, erkrankungsassoziiert auftreten oder aber auch unabhängig davon sein.

Übelkeit und Erbrechen

- Die subjektive Belastung durch Übelkeit ist häufig größer als die durch Erbrechen.
- Für die Therapie ist die Zuordnung zu potenziellen Ursachen sinnvoll.
- Der Applikationsweg sollte so gewählt werden, dass er trotz Erbrechen sicher ist.

Singultus

- Singultus ist i. d. R. selbstlimitierend.
- Die Ursache ist oft schwer eruierbar.
- Ein persistierender Singultus (> 48 Std.) kann mit Insomnie und Depression einhergehen.

Diarrhö

- Diarrhö ist nicht selten iatrogen bzw. medikamentös induziert.
- Neben ursächlichen Therapien ist auf ausreichende Hydratation zu achten.

Obstipation

- In der Palliativsituation liegt häufig eine sekundäre Obstipation vor.
- Ziel ist eine Defäkation ca. alle 3 Tage.
- In der Terminalphase sind laxierende Maßnahmen einzustellen.
- Die opiatindizierte Obstipation bedarf einer primären und sekundären Prophylaxe.

Ileus

- Aufgrund von verschiedenen Therapieansätzen ist die Unterscheidung von mechanischem und paralytischen Ileus wichtig.
- Bei mechanischem Ileus sollen keine Prokinetika gegeben werden.
- Die maligne intestinale Obstruktion (MIO) stellt in der Palliativmedizin eine häufige Komplikation dar.

Aszites

- Das Auftreten eines Aszites bei Malignomen ist i. d. R. prognostisch ungünstig.
- Häufigste Ursache bei Palliativpatienten ist eine Peritonealkarzinose.
- Die Therapie erfolgt immer palliativ.

Ikterus

- Eine kausale Therapie kann bei bestimmten Ursachen erwogen werden.
- Eine Hyperbilirubinämie kann zu quälendem Juckreiz führen.

14

14.1 Übelkeit und Erbrechen

Übelkeit und Erbrechen sind häufige und belastende Beschwerden von Patienten in einer palliativen Behandlungssituation. Sie sind eigenständige, häufig aber kombiniert auftretende Symptome.

LEITLINIEN

Folgende Dokumente geben ergänzende Informationen zu Ursache, Erfassung, Differenzialdiagnostik und Therapie:
- S3-Leitlinie Palliativmedizin, Kapitel Übelkeit und Erbrechen (nicht tumortherapieassoziiert)
- S3-Leitlinie Supportive Therapie, Kapitel Tumortherapie induzierte Nausea und Emesis
- SOP – Übelkeit und Erbrechen bei Palliativpatienten der Arbeitsgemeinschaft Palliativmedizin der von der Deutschen Krebshilfe geförderten Comprehensive Cancer Center (CCC)

14.1.1 Ätiologie

Übelkeit und Erbrechen können auf verschiedenen anatomischen, physiologischen und pathophysiologischen Ebenen ihren Ausgang nehmen. Beteiligte **anatomische Strukturen** können sein:
- ZNS mit der Chemorezeptortriggerzone der Area postrema
- Brechzentrum im Hirnstamm
- Zerebraler Kortex
- Vestibularorgan
- Peripher vagale Afferenzen
- Gastrointestinaltrakt

Beteiligte Zytokine, Transmitter bzw. **Rezeptoren** sind:
- Muskarinische Acetycholinrezeptoren (mACh)
- Histamin-Rezeptoren (H_1-Rezeptoren)
- Dopamin-Rezeptoren (D_2-Rezeptoren)
- Serotonin-Rezeptoren ($5HT_2$-, $5HT_3$-, $5HT_4$-Rezeptor)
- Neurokinin-Rezeptoren (NK1-Rezeptoren)

14.1.2 Differenzialdiagnostik

Die Erfassung von Übelkeit und Erbrechen sollte Bestandteil von jedem Screening auf palliativen Versorgungsbedarf sein. Aufgabe ist es, zunächst die subjektive Belastung durch das Symptom zu eruieren und durch **differenzierte Anamnese** eine mögliche Zuordnung zu behandelbaren Ursachen vorzunehmen (➤ Tab. 14.1).

Die subjektive Belastung von Übelkeit ist häufig größer als die durch Erbrechen. Übelkeit ist oft ein anhaltendes Gefühl, während Erbrechen kurzzeitig auftritt. Das steht im Widerspruch zu dem vom Umfeld wahrnehmbaren Erbrechen und der nicht wahrnehmbaren Übelkeit.

Tab. 14.1 Differenzialdiagnostik von Übelkeit und Erbrechen

Anamnestische Angabe	Mögliche Ursache
• Intermittierendes Erbrechen • Erbrechen bessert Übelkeit • Völlegefühl bereits nach kleinen Mahlzeiten • Epigastrischer Druckschmerz • Schluckauf	• Verzögerte Magenentleerung • Lokal fortgeschrittener Tumor • Opiate • Anticholinergika • Gastoenterostomie • Autonome Neuropathie (bei Diabetes mellitus, Alkoholabusus, Morbus Parkinson, chronischer Niereninsuffizienz)
• Dysphagie • Thorakaler oder epigastrischer Schmerz • Reflux • Husten	• Refluxösophagitis • Passagestörung Ösophagus/gastroösophagealer Übergang
• Persistierende Übelkeit • Wenig Besserung nach Erbrechen	• Metabolisch • Medikamente (Opiate, Antibiotika, Antidepressiva, Digitalis) • Ausgedehnte Krebserkrankung • Sepsis • Leberversagen • Nierenversagen • Hyperkalzämie, Hypomagnesiämie, Hyponatriämie
• Intermittierendes Erbrechen, das gelegentlich Übelkeit bessert • Kolikartige Bauchschmerzen • Obstipation	• Hoher Darmverschluss • Mechanischer Ileus • Peristaltisches Versagen (autonome Neuropathie, Peritonealkarzinose)
• Übelkeit vermehrt morgens • Kopfschmerzen • Nackensteifigkeit	• Zerebrale Erkrankung • Hirndruck • Hirnmetastase • Angst
• Übelkeit vermehrt bei Bewegung • Schwindel • Schwerhörigkeit	• Vestibuläres System • Reisekrankheit • Läsion Schädelbasis, Hirnstamm, Vestibularorgan

14.1.3 Therapie

Da Übelkeit und Erbrechen Symptome so vieler unterschiedlicher Ursachen sein können, eine detaillierte Diagnostik zeitaufwendig und belastend und daher ihr Stellenwert im palliativen Kontext immer wieder kritisch zu hinterfragen ist, soll die Einleitung einer **symptomatischen** Therapie nicht durch eine mögliche weitere Diagnostik und ggf. kausale Therapie verzögert werden.

Für symptomatische und kausale Therapieansätze ist die Zuordnung der Symptome Übelkeit und Erbrechen zu **potenziellen Bereichen der Ursache** sinnvoll (➤ Tab. 14.2):
- Medikamentös induziert
- Metabolisch

Tab. 14.2 Symptomatische medikamentöse Therapie basierend auf Annahmen zur Ursache (MCP = Metoclopramid)

Vermutete Ursache	Medikamentöse Therapie
Inkomplette Darmobstruktion, paralytischer Ileus	• Haloperidol und Dexamethason • Stimulation MCP oder Neostigmin
Komplette Darmobstruktion	• Haloperidol und Dexamethason • Butylscopolamin • Ggf. antisekretorisch Octreotid
Gastroparese	MCP
Medikamentös induziert	• $5HT_3$-Antagonist • NK_1-Antagonist
Metabolisch induziert	• Haloperidol • MCP • Levomepromazin
Intrakranial	Dexamethason
Vestibulär	• Butylscopolamin-Pflaster • Levomepromazin
Psychogen, psychosozial	Lorazepam
Unklare Ursache	• MCP • $5\text{-}HT_3$-Antagonist • Haloperidol

- Gastrointestinal
- Zentral
- Psychogen bzw. psychosozial
- Andere

Die in ➤ Tab. 14.2 genannten Medikamente sind z. T. für die Indikation nicht zugelassen. Der **Applikationsweg** sollte zum einen so gewählt werden, dass trotz Übelkeit und Erbrechen eine sichere Applikation erfolgen kann, zum anderen so, dass möglichst eine Applikation im häuslichen Setting möglich ist und nicht der Patient in der Klinik die Erfahrung macht, dass ein Medikament intravenös gegeben ihm gut gegen Übelkeit hilft, die Art der Applikation nach Entlassung aber nicht realisiert werden kann. Bei unzureichendem Ansprechen auf eine medikamentöse Therapie mit einer Substanz können zwei Substanzen mit unterschiedlichem pharmakologischen Ansatz kombiniert werden. Allerdings ist die Evidenz aus wissenschaftlichen Studien dazu gering. Medikamentöse Ansätze sollten durch nicht medikamentöse ergänzt werden. Zu kausalen Therapieansätzen wird auf weiterführende Literatur verwiesen.

14.2 Singultus

DEFINITION

Es handelt sich beim Singultus oder **Schluckauf** um meist periodische Kontraktionen des Zwerchfells und der Interkostalmuskulatur, gefolgt von einem schlagartigen Glottisschluss, was zum typischen Phänomen des „Hicks" führt. In der Regel ist ein Singultus selbstlimitierend. Besteht er über 48 Stunden spricht man von einem „persistierenden Singultus". Dieser ist belastend und mit Komorbiditäten wie Insomnie und Depression verbunden. Aufgrund der Behinderung der Nahrungsaufnahme kann es auch zu Exsikkose, Anorexie und damit verbundenem Gewichtsverlust kommen.

14.2.1 Ätiologie

Die Ursachen sind mannigfaltig und oft schwer identifizierbar, i. d. R. sind Reizungen der **Afferenzen des N. vagus** oder des **N. phrenicus** der Grund (➤ Tab. 14.3). Auch **zentralnervöse** Störungen könne zum Singultus führen. Als häufigste Ursache gilt die Überdehnung des Magens, aber auch medikamentöse, metabolische Ursachen oder ZNS-Tumoren kommen in Frage.

14.2.2 Therapie

Wenn der Singultus nur wenige Minuten besteht, kann ein Versuch mit **Hausmitteln** hilfreich sein:

- Pharyngeale Stimulation durch
  - Gurgeln mit oder Trinken von Pfefferminztee oder Eiswasser
  - Essen von 2 Teelöffeln Zucker
  - Ziehen an der Zunge
  - Massage des weichen Gaumens
- Erhöhung der CO_2-Konzentration, was den Singultusreflex am Hirnstamm reduziert durch Luftanhalten oder Rückatmen

Tab. 14.3 Ursachen eines Singultus

Pathophysiologischer Mechanismus	Ursache
Reizung des N. vagus	• Abdominale Äste: Magenblähung (häufigste Ursache), Aerophagie, Gastritis, sehr kaltes oder heißes Essen, Hepatomegalie, Pankreatitis, Peritonitis, Tumor • Thorakale Äste: Pneumonie • Laryngeale, pharyngeale, aurikuläre, meningeale Äste • Psychogen
Reizung des N. phrenicus	• Subphrenischer Abszess, Mediastinal-, Halstumor • ZNS: Hirndruck, Hirnstammläsion, Insuffizienz der A. basilaris, Enzephalitis • Toxisch: Alkohol, Urämie, Infektionen • Psychogen

Empirisch belegt sind folgende **medikamentöse** Therapieversuche:

- Metoclopramid bis 40 mg/d
- Zentral antidopaminerge Substanzen: Haloperidol 5–10 mg, Levomepromazin 10–25 mg p. o. oder 5–10 mg s. c. alle 8 Std.
- Muskelrelaxanzien: Baclofen oral 15–30 mg/d, Nifedipin 30–60 mg/d
- Midazolam über Spritzenpumpe
- Antikonvulsiva: Carbamazepin 200 mg p. o. 3 × tgl.
- Dexamethason 8–12 mg/d p. o.

Weitere vereinzelte Berichte über die Wirksamkeit liegen von Nefopam, Lidocain, Ketamin, Methylphenidat, Carvedilol und Chlorpromazin vor.

14.3 Diarrhö

DEFINITION

Allgemein gilt als Definition von Durchfall eine gesteigerte Stuhlfrequenz auf mehr als 3 Stuhlgänge/Tag, ein Wassergehalt von mehr als 75 % bzw. eine Stuhlmenge von mehr als 250 g.

14.3.1 Ätiologie

Grundsätzlich lassen sich aufgrund des zugrunde liegenden Pathomechanismus eine **osmotische, malabsorptive, hypermotile, exsudativ-entzündliche** und **sekretorische Diarrhö** unterscheiden. In der Palliativmedizin spielen dabei nicht selten die zur letzten Gruppe gehörigen, iatrogenen, durch Therapie mit **sekretorischem** Mechanismus (z. B. Bisacodyl) verursachten Diarrhöen eine Rolle. Eine Reihe weiterer **Medikamente** verursacht potenziell Durchfalle, v. a. Antibiotika, Zytostatika, Diuretika und orale Antidiabetika.

Daneben finden sich direkt **tumorbedingte** (sekretorische Diarrhö bei Kolonkarzinom), durch **Malabsorption** (z. B. nach Organresektionen, als Steatorrhö bei Pankreaskarzinom, bei Schleimhautschäden als Bestrahlungsfolge) und **infektiöse** Ursachen (z. B. pseudomembranöse Kolitis nach Antibiotikatherapie). Auch **Sondennahrung** kann eine Diarrhö verursachen.

Tab. 14.4 Spezifische Therapie bei Diarrhö [W881-008]

Ursache	Medikament	Handelsname, Dosis	Nebenwirkungen, Hinweise
Cholagene Diarrhö	Cholestyramin	Quantalan 50® 1–2 Btl./d	Oberbauchbeschwerden, Meteorismus, Übelkeit, Sodbrennen
Steatorrhö	Substitution von Pankreasenzymen	Kreon® 2–8 Kps. zu den Mahlzeiten	Dosis individuell sehr unterschiedlich, Wirkungsverbesserung evtl. durch vorherige Gabe eines H_2-Blockers
Strahlenenteritis	ASS	Aspirin® 300 mg alle 4 h, bis 4 g/d	Cave: Thrombozytenaggregationshemmung → erhöhte Blutungsgefahr bei intestinalen Tumoren
	Hydrocortison rektal	Colifoam® Schaum 1–2 × tgl.	
Karzinoid	Octreotid	Sandostatin® s.c. 50–200 µg 2 × tgl., max. 1500 µg/d	Sehr teuer
	Loperamid	Imodium® 1–2 Kps. nach jedem Stuhlgang	Bei Schluckstörung s. l.
Enterokolische Fisteln	Octreotid	Sandostatin® s.c. 50–200 µg 2 × tgl., max. 1500 µg/d	Geringes Ansprechen, oft hohe Dosen
Pseudomembranöse Kolitis	Vancomycin	Vancomycin Lilly® 125 mg alle 6 h	Nach jeder Antibiotikatherapie möglich
	Metronidazol	Clont® 400 mg alle 8 h	Möglichst vorher mikrobielle Sicherung von *Clostridium difficile*

14.3.2 Therapie

Wenn möglich, sollte eine **ursächliche** Therapie erfolgen. Grundsätzlich kommen Allgemeinmaßnahmen wie ausreichende **Rehydration** und **stopfende Kost** in Frage. Pharmakotherapeutisch kommen insbesondere Opioide zum Einsatz. Mit **Loperamid** liegt ein Opioid vor, das praktisch nicht resorbiert wird und nicht zentral wirksam ist. Nach jedem ungeformten Stuhlgang werden 2 mg gegeben, wobei eine Tageshöchstdosis von 16 mg außerhalb von z. B. antineoplastischen Therapien nicht überschritten werden sollte. Zur spezifischen Therapie bei Diarrhö ➤ Tab. 14.4.

14.4 Obstipation

DEFINITION

Definiert ist die Obstipation durch weniger als 3 Stuhlgänge/Woche und eine harte Konsistenz des Stuhls. Physiologisch schwankt die individuelle Stuhlfrequenz dabei erheblich zwischen mehrfach täglich und alle paar Tage.

Die **chronische** Obstipation stellt ein im palliativmedizinischen Kontext häufig anzutreffendes Symptom dar. 40–50 % der Patienten mit einer fortgeschrittenen Krebserkrankung klagen über Obstipation. Sie ist oft mit einem erheblichen Leidensdruck verbunden. Eine **akute** Obstipation ist häufig ein kurzzeitiges und vorrübergehendes, oft situativ bedingtes Phänomen und bedarf i. d. R. keiner Therapie.

14.4.1 Ätiologie

CAVE

Paradoxe Diarrhö: Bei Kotansammlungen oder Tumoren, die das distale Kolon bzw. Rektum ausfüllen, kommt es zum Austritt von flüssigem Stuhlgang. Dieser kann den obstruierenden Prozess passieren. Es entsteht klinisch der Eindruck einer Diarrhö.

Ursachen einer Obstipation können sein:

- **Primäre** (funktionelle) Obstipation:
  - **Normal Transit Constipation** (NTC): Mit 60 % die häufigste der primären Ursachen. Die Genese ist unklar.
  - **Slow Transit Constipation** (STC): 15 % der primären Obstipationen. Die Ursache ist eine intestinale Neuropathie, wodurch die Kolontransitzeit steigt.
  - **Beckenbodensynergie:** 25 % der primären Obstipationen. Dabei kommt es zum paradoxen Anspannen des Analsphinkters bei der Defäkation.
- **Sekundäre** Obstipation:
  - **Exogen:** Verantwortlich hierfür sind äußere Ursachen. Bei dieser Form der sekundären Obstipation handelt es sich um den häufigsten Ursachenkomplex in der Palliativmedizin. Hauptursachen sind ein reduzierter Allgemeinzustand mit einseitiger und Mangelernährung, Bewegungsmangel, obstipierende Medikamente und psychogene Faktoren. Insbesondere obstipierende Medikamente spielen regelmäßig eine Rolle im Zusammenhang mit dem klinischen Bild der Obstipation. So klagen ungefähr 90 % der mit **Opioiden** behandelten Patienten über eine Obstipation. Opioide hemmen die Propulsion des Darmes, wirken antisekretorisch sowie absorptiv und entziehen der Stuhlmasse somit Flüssigkeit. Im Gegensatz zu anderen Opioidnebenwirkungen kommt es bei der Obstipation zu keiner Toleranzentwicklung.
  - **Systemische Erkrankung:** Zum Beispiel bei neurodegenerativen Erkrankungen, autonomer Neuropathie oder Hypothyreose.
  - **Mechanische Ursachen:** Tumoren oder Briden können durch Kompression des Darmlumens zu einem Passagehindernis werden.

14.4.2 Therapie

Allgemein gilt:

- Medikation kritisch auf obstipierende Substanzen hin überprüfen
- Kolonmassage
- Ballaststoffreiche Ernährung, ausreichende Flüssigkeitszufuhr (Obstsäfte)
- Phytotherapeutische Zubereitungen
- Zeitdruck bei der Defäkation vermeiden, persönliche Gewohnheiten berücksichtigen
- Laxanzien sollten großzügig und unter Opioidtherapie bereits prophylaktisch verordnet werden

Ziel sollten eine entlastende Defäkationen **ca. alle 3 Tage** sein, nicht jedoch eine tägliche Frequenz. In der **Terminalphase** sollten laxierende Maßnahmen **eingestellt** werden, da der Patient davon nicht mehr profitiert und die Belastung durch das Abführen vermieden werden sollte.

Bei der Therapie der Obstipation kommen Präparate mit verschiedenen **Wirkmechanismen** zum Einsatz (➤ Tab. 14.5):

- **Osmotisch** wirksame Laxanzien stimulieren die Darmperistaltik durch Wasserretention in der Fäzes. Es kommt zur Volumenzunahme und verbessertem Transport im Darmlumen.
- **Stimulierende** Substanzen kehren den Flüssigkeits- und Elektrolytaustausch in der Darmmukosa um. Sie wirken antiabsorptiv und sekretagog. Es kommt zur Volumenzunahme des Stuhls und zur Aufweichung.
- **Gleitmittel** weichen den Stuhl auf und erhöhen die Gleitfähigkeit.
- **Salinisch** wirksame Laxanzien sind osmotisch wirksam. Orale Applikationsformen sind bei Palliativpatienten wegen des ungünstigen Wirkungs-/Nebenwirkungsprofils nicht indiziert, als Klistier jedoch in der Praxis gut anwendbar.
- **Quellmittel** werden nur zu einem kleinen Teil verdaut und resorbiert. Dadurch kommt es zu einer Flüssigkeitsbindung im Darm und dadurch zu einer Erhöhung der Stuhlmasse. Dies führt zur Dehnung der Darmwand mit reflektorischer Kontraktion. Der Quellvorgang erfordert eine ausreichende Flüssigkeitszufuhr, was bei palliativen Patienten nicht immer gewährleistet ist. Hier ist Vorsicht geboten, da es sonst zu einem Ileus kommen kann.
- **Peripher wirksame Opioidrezeptorantagonisten** (periphere acting μ-opioid-rezeptor-antagonists = PAMORA) heben durch Antagonismus am Rezeptor die lokale

14

Tab. 14.5 Laxanzien

Hauptwirkstoff	Handelsname	Applikation	Dosierung	Wirkungseintritt	Bemerkungen, Nebenwirkungen (NW)
Osmotische Laxanzien					
Lactulose	Bifiteral®	Oral	10–30 ml	8–10 h (bis zu 48 h)	NW: Blähungen und Völlegefühl für einige Zeit
Macrogol	Movicol®	Oral	13–40 g (1–3 Btl. i. je 125 ml Wasser)	• Initial: 2–3 Tage • Erhaltung: 8–24 h	• Sehr gute Verträglichkeit • Bei Koprostase bis zu 8 Btl. tgl. bilanzneutral, keine klinisch relevante Wasser- und Elektrolytverschiebung • Nachteil: große Flüssigkeitsmenge
Natriumhydrogencarbonat	Lecicarbon®	Rektal	1–2 Supp.	15–60 min.	Wirkung durch Freisetzung von CO_2 nach Aufnahme von Wasser
Sorbit	Mikroklist®, Yal®	Rektal	1 Klistier	15–60 min. (bis zu 48 h)	Kann oft nicht „gehalten" werden
Stimulierende Laxanzien					
Senna	Pursennid®	Oral	2–4 Drg.	8–12 h	Nicht bei gastrointestinaler Obstruktion
	Liquidepur®	Oral	5–20 ml	8–12 h	
Natriumpicosulfat	Laxoberal®	Oral	10–40 Tr.	6–12 h	Nicht bei gastrointestinaler Obstruktion
Bisacodyl	Dulcolax®	Oral/rektal	10 mg/1–2 Supp.	8–12 h/15–60 min.	Bei Subileus Schmerzen möglich
Gleitmittel					
Docusat	Potsilo® Na	Oral	25–50 mg	Stunden bis Tage	• Nur in Kombination mit Bisacodyl erhältlich • Docusat: keine NW
Paraffin	In Obstinol M®	Oral	10–30 ml	8–12 h	Nachteil: Geschmack
Glycerol	Glycilax®	Rektal	1–2 Supp.	15–60 min.	Gute Verträglichkeit
Docusat-Natrium	In Norgalax®	Rektal	1 Klistier	15–60 min.	Kann oft nicht „gehalten" werden
Salinische Laxanzien					
Natriumdihydrogenphosphat	Practo-Clyss®	Rektal	1 Klistier	10–60 min.	Wegen kleinen Volumens gut zu „halten"
Quellmittel					
Flohsamenschalen	Agiolax®, Metamucil®	Oral	20–30 g	Mehrere Tage	• Auf ausreichende Flüssigkeitszufuhr achten • Nicht indiziert bei opioidbedingter Obstipation

Opioidwirkung am Darm auf, ohne zentral eine Wirkung zu entfalten. Sie sind Mittel der Wahl, wenn osmotisch wirksame Laxanzien nicht ausreichend wirken. Sie sind oral verfügbar.

Das **therapeutische Vorgehen** beschreibt ➤ Abb. 14.1. Dabei sollten die zur Verfügung stehenden medikamentösen und nicht medikamentösen Maßnahmen parallel, die medikamentösen Optionen aufeinander aufbauend genutzt werden.

14.5 Ileus

DEFINITION

Aufgrund einer mechanischen Ursache (**mechanischer** Ileus) oder einer Motilitätsstörung (**paralytischer** Ileus) kommt es zu einer Reduktion bzw. Aufhebung der Darmpassage. Der mechanische Ileus kann vollständig oder inkomplett sein **(Subileus)** und nach der Lokalisation in Dünn- und Dickdarmileus unterschieden werden.

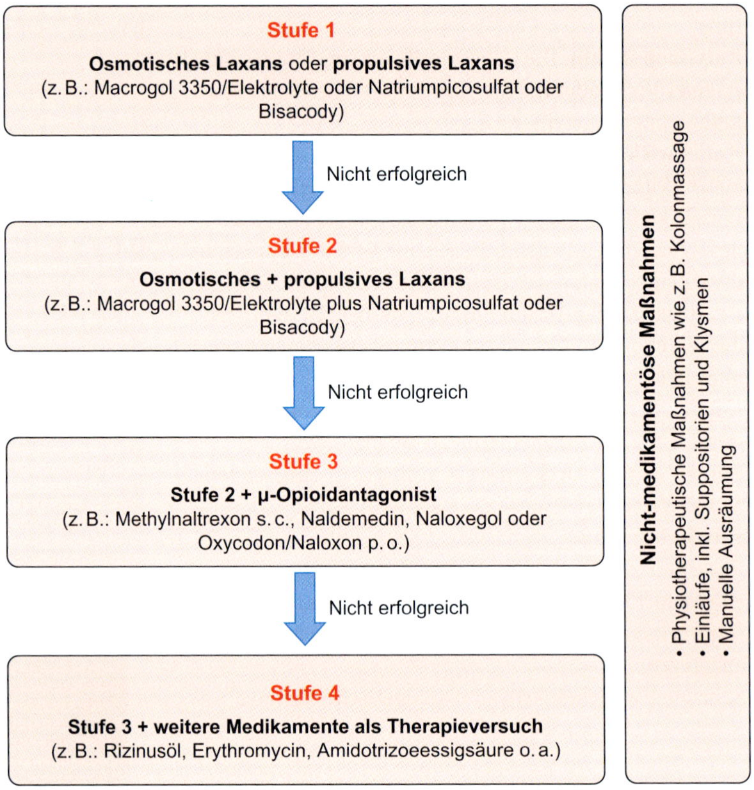

Abb. 14.1 Stufenschema zur Therapie der Obstipation [W881-008/L143]

14.5.1 Ätiologie

- **Mechanischer** Ileus: **Passagehindernis**
  - Im Darmlumen: z. B. Tumoren, Kotsteine, Fremdkörper
  - Durch Kompression von außen: z. B. Briden, Hernien, Raumforderungen
  - Durch Veränderungen der Darmwand selbst: z. B. Vernarbungen, Schwellungen
- **Paralytischer** Ileus: i. d. R. **sekundäre Paralyse** durch
  - Medikamentös-toxische Ursachen: z. B. Opiate
  - Metabolische Ursachen: z. B. Urämie
  - Neurogene Ursachen
  - Vaskuläre Ursachen
  - Peritonitische Reizung: z. B. Manipulation bei Operationen, Entzündungen

14.5.2 Klinik

Die **Symptomatik** eines Ileus ist gekennzeichnet durch:
- (Kolikartige) Bauchschmerzen
- Schwallartiges Erbrechen
- Stuhl-, Windverhalt

Dabei unterscheidet sich das klinische Bild je nach Lokalisation des Ileus. So kommt es beim hohen **Dünndarmileus** eher zu schwallartigem Erbrechen, jedoch nicht so häufig zum Stuhlverhalt, wobei beim **tiefen Ileus** zunächst ein Stuhlverhalt imponiert und erst später Erbrechen einsetzt. Dann jedoch kann es zum erheblich belastenden Stuhlerbrechen **(Miserere)** kommen.

Prognostisch von Bedeutung ist, dass jeder vollständige mechanische Ileus zur Ischämie der Darmwand und zur **Nekrose** führt.

14.5.3 Therapie

Allgemeine Therapiemaßnahmen bestehen in
- Nahrungskarenz
- Flüssigkeitssubstitution
- Magensonde bei Erbrechen (Ablauf-PEG erwägen)
- Antiemetika
- Analgesie

Mechanischer Ileus:
- **Operation:** Eine operative Intervention ist stets in Erwägung zu ziehen, kommt jedoch für viele Patienten in der palliativen Situation nicht in Frage. Voraussetzung dafür ist ein guter Allgemeinzustand des Patienten bei guter OP-Prognose.
- **Gastrografin®-Passage:** Wasserlösliches Kontrastmittel wird über eine Magensonde appliziert. Beim inkompletten mechanischen Dünndarmileus kommt es in bis zu

80 % zu einem Abführerfolg und zur klinischen Besserung.
- **Butylscopolamin:** Die Gabe von 40–120 mg/Tag s. c. führt zu einer Verminderung der gastrointestinalen Sekretion und wirkt spasmolytisch.
- **Antiemetika:** Verschiedene Antiemetika mit unterschiedlichen Wirkmechanismen können in Kombination zum Einsatz kommen (außer Prokinetika, z. B. Metoclopramid), bei schwerem Erbrechen kann Octreotid, ein Somatostatinanalogon, in der Dosierung 2–3 × tgl. 0,05–0,1 mg s. c. (max. 0,6 mg/d) zum Einsatz kommen. Es reduziert die Sekretion von Magen- und Pankreassekreten und die intestinale Motilität.
- **Kortikosteroide:** Darüber hinaus kann mit Kortikosteroiden (z. B. Dexamethason 20–60 mg/d) versucht werden, ein Passagehindernis, z. B. durch Tumorödem, zu reduzieren.

Paralytischer Ileus:
- **Prokinetische Maßnahmen:** Zum Beispiel durch Gabe von Metoclopramid (MCP) in Kombination mit Neostigmin kann versucht werden, die Magen-Darm-Passage anzuregen.
- Suffiziente **antiemetische** und **analgetische** Therapie

14.5.4 Exkurs: maligne intestinale Obstruktion (MIO)

Die MIO wird als eigene Entität betrachtet. Von ihr spricht man, wenn bei einem Patienten mit **Malignom und Peritonealkarzinose** Symptome eines Darmverschlusses klinisch apparent werden. Sie hängen von der Höhe der MIO ab (➤ Tab. 14.6). Sie kommt bei 5–43 % aller Patienten mit primär abdominaler oder abdominal metastasierter maligner Grunderkrankung vor und findet sich bei ca. 15 % aller Patienten im Terminalstadium auf einer Palliativstation. Sie stellt somit eine häufige Komplikation dar. 60 % der Obstruktionen finden sich im Dünndarm, 33 % im Dickdarm, häufig liegen Kombinationen aus mechanischen Ursachen und paralytischer Genese vor.

Tab. 14.6 Höhe der MIO und Schwere der Symptome

Lokalisation der Obstruktion	Erbrechen	Schmerzen	Blähungen
Magneausgang, Duodenum	+++ Meist unverdautes Essen	+	Nein
Dünndarm	+	+++ Kolikartig, Epigastrium, umbilikal	+
Dickdarm	(++) Spätes Symptom, bis zum Miserere	+ Paraumbilikal, Unterbauch	+++

14.6 Aszites

DEFINITION

Bei einem Aszites handelt es sich um eine Flüssigkeitsansammlung in der freien Bauchhöhle (➤ Abb. 14.2, ➤ Abb. 14.3), wobei sich bei einem Gesunden bis zu 50 ml Flüssigkeit finden. Bei vielen Tumorerkrankungen (v. a. bei Peritonealkarzinose ➤ Abb. 14.4, Lebermetastasen, Endometrium-, Magen-, Pankreaskarzinom) kommt es in bis zu 50 % der Fälle zur Ausbildung eines Aszites, beim Ovarialkarzinom sogar in bis zu 80 %.

Die Zusammensetzung des Aszites hängt von dessen Genese ab. So hat bei einem Gesunden die intraabdominale Flüssigkeit einen Proteingehalt von 25 % der Plasmakonzentration, ein maligner Aszites von 85 %.

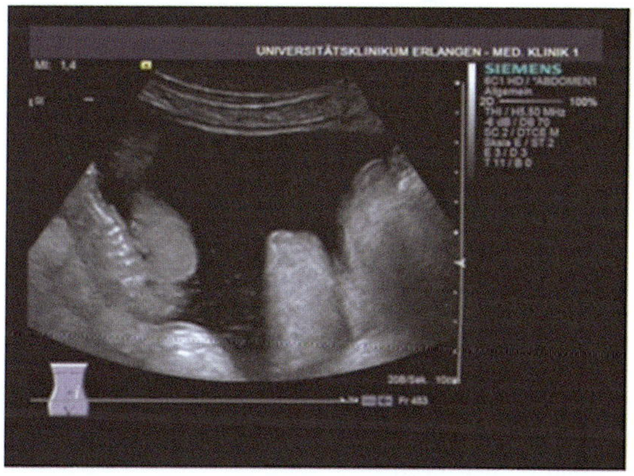

Abb. 14.2 Aszites in der Abdomensonografie [T335]

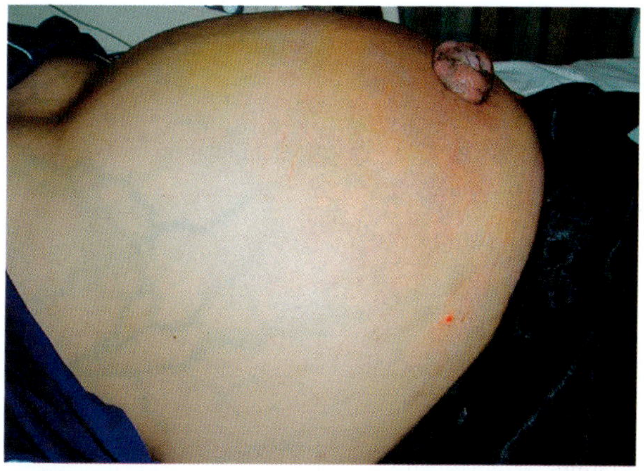

Abb. 14.3 Abdomen mit Aszites [E355-026]

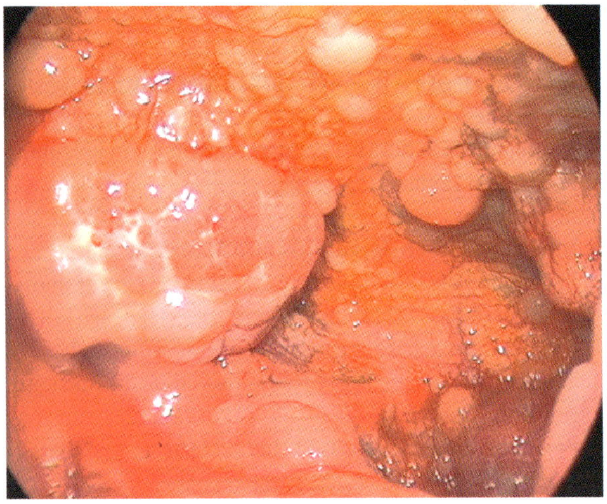

Abb. 14.4 Peritonealkarzinose [M453]

14.6.1 Ätiologie

Ursachen eines Aszites können sein:

- **Portale Hypertension** bei Leberzirrhose, Rechtsherzinsuffizienz, ausgeprägte Lebermetastasierung
- **Entzündlich** im Rahmen einer Peritonitis oder bei Pankreatitis
- **Hypoproteinämie** bei nephrotischem Syndrom oder exsudativer Enteropathie
- Maligner Aszites (10 % der Aszitesfälle) durch **exsudative Tumorabsiedlung** und **subdiaphragmale lymphatische Stauung**

➤ Abb. 14.5 gibt einen Überblick über die differenzialdiagnostischen Überlegungen zur Eingrenzung der Genese des Aszites. Maßgeblich dabei ist die laborchemische Analyse des Aszitespunktats.

Je nach pathophysiologisch verantwortlicher Lokalisation kann ein maligner Aszites **klassifiziert** werden:

- Zentral: ausgeprägte Leberinfiltration mit portaler Hypertension und Kompression der Lymphabflusswege
- Peripher: Peritonealkarzinose mit Blockade des Lymphabflusses und erhöhter Gefäßpermeabilität durch vasoaktive Substanzen, die von Tumorzellen gebildet werden
- Mischtyp: Elemente des zentralen und peripheren malignen Aszites
- Chylös: Obstruktion der Lymphabflusswege

14.6.2 Klinik

Je nach Volumen geht ein Aszites mit folgenden **Symptomen** einher:

- Abdominales Spannungsgefühl
- Dyspepsie
- Übelkeit, Erbrechen
- Dyspnoe

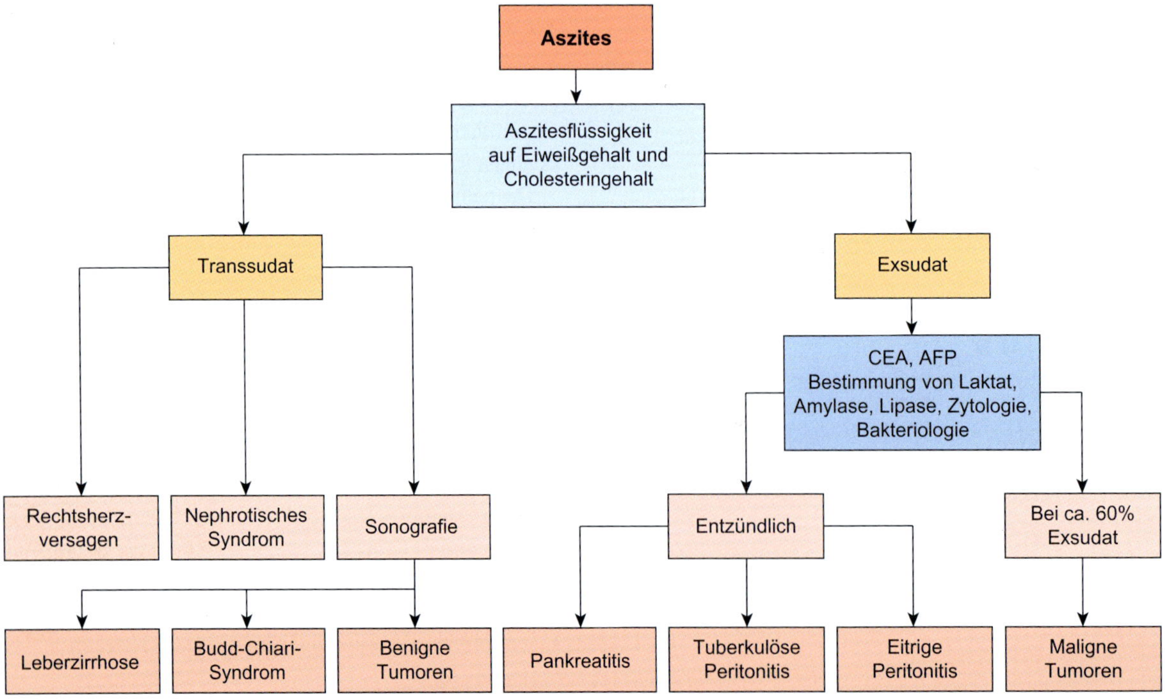

Abb. 14.5 Differenzialdiagnostik bei Aszites [L143]

- Refluxsymptomatik
- Ödeme der unteren Extremitäten

Die **mittlere Überlebenszeit** beim Auftreten eines Aszites bei malignen Tumoren beträgt 2–5 Monate. Eine Ausnahme stellt das Ovarialkarzinom mit wesentlich längeren Überlebenszeiten dar.

14.6.3 Therapie

Die Therapie erfolgt immer **palliativ** (Ausnahme: peritonealer Befall bei malignen Lymphomen) und grundsätzlich unabhängig davon, ob eine maligne oder nichtmaligne Genese vorliegt.

Eine **Flüssigkeitsrestriktion** auf 1,5 l/d sowie die Gabe von **Spironolacton** 50–200 mg/d und evtl. Furosemid sind nur bei **portaler Hypertension** sinnvoll, bei Peritonealkarzinose hingegen nicht. Vielversprechende Berichte mit **Octreotid s.c.,** einem synthetischen Analogon des Peptidhormons Somatostatin, liegen vor.

Diagnostische Punktionen mit zytologischer, mikrobiologischer und laborchemischer Untersuchung sind bereits früh bei neu aufgetretenem Aszites sinnvoll. (Wiederholte) **therapeutische Punktionen** führen zu einem raschen Symptomrückgang, allerdings auch zu einem größeren Eiweißverlust, schlimmstenfalls auch zur Entwicklung eines hepatorenalen Syndroms. Es werden bis zu 5 l Aszitesflüssigkeit abgelassen, wobei auf die Kreislaufsituation beim Patienten geachtet werden muss; manchmal können Patienten dabei auch von der gleichzeitigen Gabe von **Humanalbumin** profitieren. Häufig kommt es zu gekammerten Aszitesanteilen und Septierungen, die eine Drainage erschweren. Im Abdomen verbleibende **implantierbare Drainagesysteme** und **untertunnelte Katheter** können eine sinnvolle Alternative zur wiederholten Punktion darstellen.

14.7 Ikterus

DEFINITION

Als Folge einer Hyperbilirubinämie kommt es zu einer Gelbfärbung von Haut, Schleimhäuten, inneren Organen und Körperflüssigkeiten. Sichtbar wird ein Ikterus i.d.R. ab einer Bilirubinkonzentration von 2 mg/dl als Sklerenikterus und ab 3 mg/dl als Gelbfärbung der übrigen Haut.

14.7.1 Ätiologie

Je nach **Lokalisation** des ursächlichen Mechanismus werden unterschieden:

- **Prähepatischer Ikterus:** vermehrter Anfall von Bilirubin (z.B. durch Hämolyse); z.B. bei: Morbus haemolyticus neonatorum
- **Intrahepatischer Ikterus:** gestörte Aufnahme von Bilirubin in die Leberzelle bzw. verminderte Glucoronidierung vor, sodass Bilirubin nur vermindert ausgeschieden werden kann; z.B. bei hepatozellulärer Schädigung bei Tumorinfiltration, viraler Hepatitis, toxisch-medikamentöser Hepatitis oder Leberzirrhose
- **Posthepatischer (cholestatischer) Ikterus:** Cholestase durch ein Abflusshindernis in den (extrahepatischen) Gallenwegen; z.B. bei Pankreaskarzinom

Je nach Laborkonstellation lassen sich die **Ursachen** des Ikterus eingrenzen. Ein entsprechender Algorithmus ist in ➤ Abb. 14.6 dargestellt.

14.7.2 Klinik

Klinisch kommt es, abhängig von der Genese des Ikterus, zu

- Dunklem Urin
- Entfärbtem Stuhl
- Juckreiz durch die Ablagerung der Gallensäuren in der Haut zu, der im Rahmen der Symptomkontrolle bei palliativmedizinischer Therapie von besonderer Bedeutung ist

14.7.3 Therapie

Falls möglich, kann eine kausale Therapie durch palliative Chemotherapie oder antibiotische Therapie bei **Cholangitis** erwogen werden.

Die palliative Therapie der **biliären Obstruktion** kann bei ausreichender Gesamtprognose durch Anlage einer biliodigestiven Anastomose bzw. mittels endoskopischer Ableitung der Gallenwege erfolgen.

Zur symptomatischen Therapie des **Pruritus** können verschiedene Strategien erwogen werden. Zunächst muss man feststellen, dass sich zahlreiche „klassische" Antipruriginosa meist als wirkungslos erweisen (z.B. Antihistaminika). Als wirksam erwiesene medikamentöse Optionen bei Juckreiz sind:

- Cholestyramin 3–4 × tgl. 4 g (bindet Gallensäuren im Darm und ist daher nur bei posthepatischem Ikterus mit inkomplettem Verschluss sinnvoll)
- Rifampicin 1 × tgl. 75 mg bis 2 × tgl. 300 mg
- Serotoninwiederaufnahmehemmer (z.B. Sertralin 50–100 mg/d)

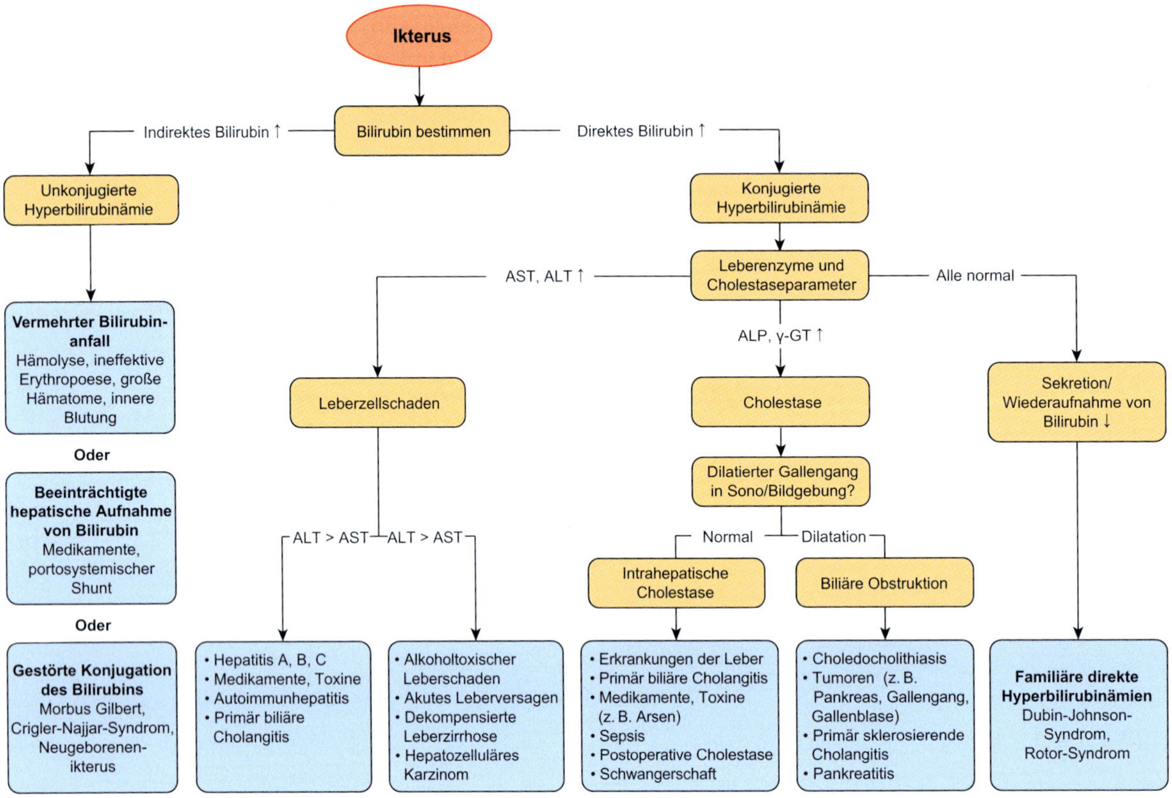

Abb. 14.6 Laborkonstellationen bei Ikterus [L143]

- Serotoninantagonisten (z. B. Ondansetron 4–8 mg/d p. o.)
- Naltrexon 2 × 12,5 mg bis 2 × 50 mg (nur bei Patienten, die keine Opioide erhalten)

14.7.4 Exkurs: hepatische Enzephalopathie (portosystemische Enzephalopathie)

Dabei handelt es sich um einen **neuropsychiatrischen Symptomenkomplex bei Leberaffektionen.** Ein wesentlicher, jedoch nicht der einzige maßgebliche Faktor wird einem **erhöhten Serum-Ammoniak** beigemessen, das nicht mehr adäquat hepatisch zu Harnstoff metabolisiert wird und im Gehirn zytotoxisch wirkt. So schwellen Astrozyten ödematös an, was trotz des Versuchs der Kompensation durch Gegenmechanismen zur **Hirndrucksymptomatik** mit zunehmender **Enzephalopathie** führt. Ammoniak entsteht durch intestinale Bakterien beim Eiweißabbau. Eine hohe Proteinbelastung, z. B. bei gastrointestinaler Blutung oder Infektionen, prädestiniert zu einer Enzephalopathie. Bei der hepatischen Enzephalopathie kommt es zu zunehmenden zentralnervösen Symptomen (➤ Tab. 14.7). Das Vollbild stellt das **Coma hepaticum** dar. Differenzialdiagnostisch sind alle anderen organischen Psychosyndrome zu erwägen.

Tab. 14.7 Klassifikation der hepatischen Enzephalopathie [F220-004]

Stadium	Bewusstseinslage	Neuropsychiatrische Symptome	Neurologische Symptome
0	Normal	Defizite in Aufmerksamkeit, visuell-räumlicher Wahrnehmung, Geschwindigkeit der Informationsverarbeitung	Keine
1	Leichtgradige mentale Verlangsamung, Müdigkeit	Eu-, Dysphorie, Reizbarkeit und Angst, reduzierte Aufmerksamkeit, Rechenschwäche	Gestörte Feinmotorik (beeinträchtigtes Schreibvermögen, Fintertremor)
2	Verstärkte Müdigkeit, Apathie, Lethargie	Leichte Persönlichkeitsstörung, minimale Desorientiertheit bezüglich Ort und Zeit, inadäquates Verhalten	Flapping tremor/Asterixis, Ataxie, verwaschene Sprache
3	Somnolenz	Aggressivität, ausgeprägte Desorientiertheit bzgl. Ort und Zeit, Verwirrtheit	Rigor, Krämpfe, Asterixis
4	Koma	–	Hinrdruckzeichen

Therapie

Therapeutisch kommt **Lactulose** (60–120 mg) mit dem Ziel von 2–3 weichen Stühlen pro Tag zum Einsatz. Absicht ist die Reduktion der intestinalen bakteriellen Ammoniakbildung durch Umstellung der Darmflora. Lactulose wird im Darm bakteriell abgebaut, der pH-Wert sinkt und Ammoniak wird zu Ammonium überführt.

Eine **Antibiotika(kombinations)therapie** mit schlecht resorbierbaren Antibiotika und somit einer Reduktion der Darmflora mit dem Ziel der Reduktion der Ammoniakbildung wird widersprüchlich diskutiert. Es kommen Neomycin, Metronidazol, Vancomycin oder Rifampicin zum Einsatz.

Ornithin-Aspartat (18–27 g/d p. o. bzw. 30–40 g/d i. v.) wirkt sich über eine Beschleunigung des Harnstoffzyklus günstig auf den Ammoniakhaushalt aus.

KAPITEL

15 Fatigue

Stefan Fuxius

Kernaussagen

- Fatigue ist das häufigste Symptom einer Tumorerkrankung bzw. -therapie und nach Schmerzen, Schlafstörungen, Appetitlosigkeit und Übelkeit das am meisten belastende.
- Bagatellbelastungen führen zu inadäquater Erschöpfung mit Funktionseinschränkung.
- Die Wahrnehmung der Symptome ist individuell hochgradig variabel.
- Kürzere Überlebenszeiten und eine erhöhte Sterblichkeit sind bei Vorhandensein der Symptome nachgewiesen.
- Es gibt 3 Qualitäten von Fatigue:
  - Somatische Qualität: reduzierte körperliche Leistungsfähigkeit mit inadäquater Erholung
  - Sensorische, affektive Qualität: Gefühl der Energielosigkeit, Angst, Depression, Interessenverlust, Rückzugstendenzen
  - Kognitive Qualität: Gedächtnisstörungen, reduzierte Aufmerksamkeit
- Fatigue hat erhebliche Auswirkungen auf die individuelle Lebensqualität, das soziale Umfeld und die Volkswirtschaft.
- Die Ursachen sind komplex und multikausal, die Symptome unspezifisch und variabel.
- Es gibt kaum eine systematische Erfassung der Beschwerden (keine nosologische Einheit).
- Hauptziele einer Exploration sind die Identifizierung behandelbarer Ursachen und Einflussgrößen, die dann therapiert werden können (z. B. Anämie, Schilddrüsenunterfunktion, Elektrolytverschiebungen, Medikamentennebenwirkungen, Depression).
- Fatiguepatienten können von regelmäßigem aerobem Kraft- und Ausdauertraining, psychoedukativen Verfahren, Strategien zum effektiven Energiemanagement sowie einer energieadaptierten Tagesstruktur profitieren.
- Medikamentöse Interventionen können hilfreich sein, sollten aber zeitlich begrenzt unter Beachtung der Nebenwirkungen erfolgen.
- Die Behandlung der Fatigue sollte zum Lebensende unterbleiben, da es dadurch sogar zu einer vermehrten Belastung der Patienten kommen kann.

15.1 Definition und Epidemiologie

DEFINITION

Viele Versuche, das Wesen von Fatigue zu erfassen, wurden bereits unternommen. Das Problem selbst ist seit langem unter diversen Bezeichnungen bekannt, im späten 19. Jahrhundert unter dem Begriff „Asthenie" auch zunehmend charakterisiert. Der Ausdruck „Fatigue" ist hauptsächlich im französischen und angelsächsischen Sprachraum bekannt, aber auch dort nicht definitorisch festgelegt. Eine zufriedenstellende Definition des Begriffes Fatigue bzw. einer hier v. a. diskutierten tumorassoziierten Fatigue (**CrF** = Cancer related Fatigue), lässt sich bis heute nicht finden. Allerdings heben die diversen Versuche jeweils unterschiedlichen Aspekte besonders hervor:

- Die European Association for Palliative Care (EAPC) definiert als Fatigue die subjektiv empfundene **Trias** von **Müdigkeit, Schwäche** und **Energiemangel.**
- Für das National Comprehensive Cancer Network (NCCN) zeichnet sich eine tumorbedingte Fatigue durch ein als **besorgniserregendes, anhaltendes, subjektives Gefühl** von **körperlicher, emotionaler und/oder kognitiver Müdigkeit oder Erschöpfung** mit Bezug zur Tumorerkrankung oder -behandlung aus, das nicht im Verhältnis zu aktuellen Aktivitäten steht und die übliche Funktionsfähigkeit beeinträchtigt.
- Auch andere Beschreibungen nach Beeinträchtigung der Funktionalität, psychischer Stimmung, Kraft oder Aktivität sind gebräuchlich, gerade auch im Hinblick auf entsprechende Fragebögen. In Amerika werden z. B. vermehrt die **Kriterien der America Fatigue Coalition** für die Definition der tumorbedingten Fatigue eingesetzt, auf die auch die deutsche S3-Leitlinie Palliativmedizin verweist (➤ Tab. 15.1).

15

Tab. 15.1 Kriterien der Fatigue nach der Fatigue Coalition. A1 und mindestens 5 der Kriterien A2–A11 müssen an den meisten Tagen von mindestens zwei konsekutiven Wochen im letzten Monat präsent sein. Die Symptome lösen klinisch eine signifikante Belastung oder Beeinträchtigungen im sozialen, beruflichen oder anderen wichtigen Funktionsbereichen aus. Der Nachweis, dass die Symptome eine Folge einer Tumorerkrankung oder -behandlung sind, erfolgt aus der Anamnese, körperlichen oder Laboruntersuchung. Die Symptome sind nicht primär als Folge einer psychischen Komorbidität wie Depression, Somatisierungsstörungen oder Delir zu werten. [F201-051]

Kriterium	Symptome
A1	Signifikante Fatigue, Energiemangel, gesteigerter Bedarf an Ruhepausen, der nicht im Verhältnis zur aktuellen Aktivität steht
A2	Allgemeine Schwäche, Schwere der Gliedmaßen
A3	Verringerte Aufmerksamkeit oder Konzentrationsfähigkeit
A4	Motivationsmangel, fehlendes Interesse an üblichen Aktivitäten
A5	Schlaflosigkeit oder vermehrte Schläfrigkeit/Schlafsucht
A6	Schlaferleben als nicht erfrischend oder nicht erholsam
A7	Gefühlte Anstrengung, um Inaktivität zu überwinden
A8	Ausgeprägte emotionale Reaktion auf das Gefühl von Fatigue (z. B. Traurigkeit, Frustration, Gereiztheit)
A9	Schwierigkeiten mit der Bewältigung der Alltagsaufgaben aufgrund des Gefühls von Fatigue
A10	Schwierigkeiten mit dem Kurzzeitgedächtnis
A11	Nach Anstrengung Unwohlsein über mehrere Stunden

Genaue Aussagen sind schwierig, da es sich bei der CrF um **keine nosologische Einheit** handelt und die Erfassung mittels Fragebögen immer nur Teilaspekte widerspiegeln kann. Fatigue betrifft alle Bevölkerungen, kann zu **jedem Zeitpunkt der Erkrankung** auftreten, zeitlich begrenzt oder persistierend sein und in einzelnen Fällen auch noch Jahre nach Abschluss einer erfolgreichen Therapie vorhanden sein. Die Stärke der Beschwerden korreliert dabei mit der Wahrscheinlichkeit ihrer Persistenz nach Abschluss der Therapie.

Das körperliche Wohlbefinden ist in über 50 % durch die CrF, die Arbeitsfähigkeit zumindest zeitweilig bei ca. 60 % der Patienten eingeschränkt. Bereits 32 % der Krebspatienten zeigen eine Fatigue bei stationärer Aufnahme, 40 % bei Entlassung und 36 % noch 6 Monate später. Bei 48 % der Patienten lassen sich auch noch 2 Jahre nach Abschluss der Erstbehandlung CrF-Beschwerden nachweisen, bei 12 % sogar mit starker Ausprägung.

15.2 Ätiologie

Aus heutiger Sicht geht man von komplexen und multikausalen Vorgängen aus, die zu einer Tumorfatigue führen. Im Einzelfall ist deren Trennung schwierig.

Auslösender Faktor der Tumorfatigue dürfte in erster Linie die Grunderkrankung mit dem psychischen Stress der Diagnose und Symptomatologie sein. Auch die sich daraus ergebenden Interventionen wie Operation, Bestrahlung und systemische Therapie dürften verstärkend wirken. **Prädisponierende Faktoren** wie Begleiterkrankungen, genetische Faktoren und bisher ungeklärte Symptome addieren sich zu **chronifizierenden Komponenten,** z. B. das Zuschreiben von psychischen Symptomen oder psychischen Alterationen bzw. Verhaltensänderungen (Krankschreibungen, Arbeitsbeendigungen, Selbsthilfegruppen etc.).

Pathophysiologisch werden die folgenden Faktoren **diskutiert:**

- Dysregulation inflammatorischer Zytokine.
- Störung hypothalamischer Regelkreise.
- Veränderung im serotoninergen System des ZNS.
- Störung der zirkadianen Melatoninsekretion des Schlaf-wach-Rhythmus.
- Genpolymorphismen für Regulationsproteine der oxidativen Phosphorylierung der Signaltransduktion in B-Zellen, der Expression proinflammatorischer Zytokine und des Katecholaminstoffwechsels.
- Veränderungen in kortikalen und spinalen Zentren der Sensomotorik, der muskulären Erregung und des Energiestoffwechsels (diskutiert bei stark verminderter körperlicher Leistungsfähigkeit): Durch einen Reflexbogen mit vagaler afferenter Stimulation kommt es möglicherweise zu einem Abbau quergestreifter Muskulatur.

15.3 Klinik

Fatigue kann in einer primären oder sekundären Form auftreten:

- Die **primäre** Form wird dabei als Teil des inflammatorischen Tumorgeschehens mit Verbundenheit zur Kachexie, Anorexie und Depression gesehen.
- Die **sekundäre** Form ist Folge von Tumorsymptomen, Tumortherapie oder Komorbiditäten.

Die Symptomatik der **CrF** lässt nach Glaus [5] **3 Hauptqualitäten** erkennen:

- **Somatische Qualität:** Dazu zählen eine reduzierte körperliche Leistungsfähigkeit, Beinschwere, Schlafprobleme

(Insomnie, Hypersomnie) und eine erhebliche Erschöpfung über mehrere Stunden nach körperlicher Bagatellbelastung mit inadäquater Erholung.
- **Sensorische/affektive Qualität:** Sensorische Qualitäten beinhalten Schwächegefühl, Gefühl der Energielosigkeit gemischt mit Traurigkeit, Angst, Frustration und Depression. Affektiv führt dies zu einem allgemeinen Energie- und Interessenverlust, zu Motivationsmangel, -verlust und Rückzugstendenzen.
- **Kognitive Qualität:** Diese umfasst z. B. Gedächtnis-, Konzentrationsstörungen, Sprachschwierigkeiten und reduzierte Aufmerksamkeit.

Glaus [5] betont die qualitativen Unterschiede von alltäglicher gegenüber tumorbedingter Fatigue, die eben den Körper (physisch), die Emotionen (affektiv) und die kognitiven Funktionen (mental) beeinflusst, für mehrere Wochen anhält und mit Ruhe oder Schlaf nur teilweise oder gar nicht erleichtert wird. Müdigkeit stellt bei Gesunden dagegen ein physiologisches Regulativ dar, das physische oder psychische Anstrengungen beantwortet, als angenehm und normal empfunden sowie durch Ruhe behoben werden kann.

Fatigue stellt das **häufigste Symptom** einer **Tumorerkrankung bzw. -therapie** dar. Sie ist dabei **kein tumorspezifisches Symptom,** sondern kann bei einer Vielzahl von fortgeschrittenen Erkrankungen auftreten, z. B. bei chronischer Nieren-, Lungen-, Herz-, Leberinsuffizienz oder neurologischen Erkrankungen.

Die **Wahrnehmung der Symptome** ist **subjektiv** und **hochgradig variabel,** gilt aber nach Schmerzen, Schlafstörungen, Appetitlosigkeit und Übelkeit als die am meisten belastende Symptomatologie einer schweren bzw. malignen Erkrankung. Sie mindert die Lebensqualität und schränkt die Leistungsfähigkeit der Patienten erheblich ein. Prospektive Studien zeigten bei Vorhandensein der Symptome einer CrF kürzere Überlebenszeiten mit erhöhter Sterblichkeit. **Beeinflussende Faktoren** sind dabei die Erkrankung selbst (Stadium der Erkrankung, Befallsmuster, Zytokinausschüttung etc.), die Krankheitskomplikationen (metabolische Veränderung, Anämie, Ernährungsprobleme, Depressionen, etc.) und die Folgen der angewandten Therapien.

Die **Auswirkungen** sind erheblich und reichen von kaum merklichen Beschwerden bis hin zur Erwerbsunfähigkeit mit persönlichen und volkswirtschaftlichen Konsequenzen. Davon sind nicht nur die Patienten, sondern auch deren soziales Umfeld betroffen. Im krassen Gegensatz dazu steht die kaum systematische Erfassung der Beschwerden. Gründe finden sich bei den Betroffenen, die nicht klagsam erscheinen und sich mit ihrer Erkrankung abfinden wollen, wie auch bei den Behandlern, die ihre diagnostische und therapeutische Hilflosigkeit kennen und keine unnötige Zeit dafür opfern wollen.

15.4 Diagnostik

Eine Vielzahl von **Fragebögen** wurde entwickelt, von ausführlichen Versionen mit 47 Fragen (FACT-F: Functional Assessment of Cancer Therapie – Fatigue) bis zu deutlich schlankeren Instrumenten (BFI: Brief Fatigue Inventory). Als eine einfache Orientierung helfen aber auch zwei **visuelle Analogskalen** (VAS), welche die Intensität der Beschwerden (0 = nicht müde, 10 = stärkste Müdigkeit) und die Auswirkung der CrF auf verschiedene Lebensbereiche (0 = keine Auswirkungen, 10 = stärkste Auswirkungen) messen (➤ Abb. 15.1). Als Diskriminierungsschwelle zählen dabei für die Intensität Werte von 4 und höher, für die Auswirkung Werte von 5 und höher und deuten auf eine relevante Belastung, die einer weiterer Exploration bedarf.

Die **Exploration** einer Fatigue sollte heutzutage **selbstverständlich** sein. Das Ausmaß der Exploration dürfte allerdings in Realität erheblich variieren. Erschwerend wirkt dabei, dass die Symptome einer CrF unspezifisch sind, selbst eingeschätzte Beschwerden das Krankheitsbild definieren, die Betroffenen nicht krank aussehen müssen sowie Art und Ausprägung der Beschwerden von Patient zu Patient variieren und sich im Laufe der Zeit auch verändern können. Verlässliche Labor- und Funktionstests existieren nicht.

Hauptziel der Exploration ist es, **behandelbare Ursachen und Einflussgrößen** zu identifizieren, z. B. eine Anämie, Schilddrüsenunterfunktion, Elektrolytverschiebungen, Medikamentennebenwirkungen oder eine Depression. Nach wie vor steht die Anamnese an erster Stelle, gefolgt von einer körperlichen Untersuchung und einem orientierenden Basislabor. Weiterführende Labor- und apparative Untersuchungen sind wenig sinnvoll oder von den gefundenen Ergebnissen abhängig.

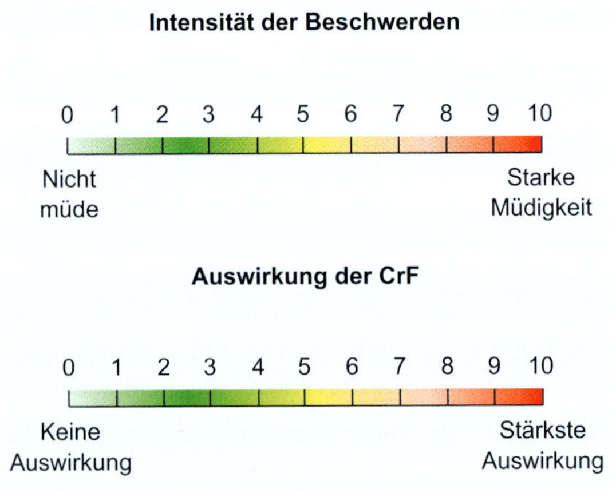

Abb. 15.1 VAS für die Intensität der Beschwerden (oben) und die Auswirkung der CrF auf verschiedene Lebensbereiche (unten) [L143]

Häufig finden sich keine eindeutigen somatischen, psychosozialen oder sonstigen Ursachen, sodass eine kausale Therapie schwierig ist. Dennoch sollten die Symptome ernst genommen und ggf. **reexploriert** werden, um im Verlauf keine therapierbaren Ursachen zu übersehen. Dies ist umso wichtiger, da eine objektive Messung nicht möglich ist und Messungen des Verlaufs wenigstens Hinweise auf Veränderungen geben können. Entsprechend sollte im Verlauf die Intensität der Therapie angepasst werden.

15.5 Differenzialdiagnostik

Wichtig ist die Differenzierung einer CrF von einer **Depression.** Nach derzeitigen Erkenntnissen zeigt nur etwa ⅓ der Patienten mit einer ausgeprägten Tumorfatigue eine gleichzeitige depressive Störung im Sinne einer Major-Depression. Im Alltag kann der **2-Fragen-Test** helfen:

- Fühlten Sie sich im letzten Monat häufig niedergeschlagen, traurig, bedrückt oder hoffnungslos?
- Hatten Sie im letzten Monat deutlich weniger Lust und Freude an Dingen, die Sie sonst gerne tun?

Wenn beide Fragen mit „ja" beantwortet werden, besteht eine hohe Wahrscheinlichkeit einer depressiven Störung.

15.6 Therapie

Ziel ist es, verstärkende Faktoren der Tumorfatigue zu mindern, individuelle Anleitungen für den Umgang mit ihr zu geben, die vorhandenen Kräfte und Ressourcen zu aktivieren, Verständnis für die Situation zu zeigen und dem Patienten diese zu erklären. Wesentlich ist dabei eine deeskalierende Darlegung der Tumorfatigue und der Einsatz von evidenzbasierten Therapien. In ➤ Abb. 15.2 ist ein möglicher Algorithmus von kausalen und/oder symptomatischen Therapiemöglichkeiten zusammengefasst, wie er ähnlich auch in der aktuellen S3-Leitlinie Palliativmedizin publiziert wurde.

Geht man von einem multifaktoriellen Geschehen aus, gilt es, zuerst die behandelbaren **Auslöser** zu identifizieren. Je früher diese festgestellt werden, desto eher kann eine **kausale Therapie** durchgeführt werden, um so einer möglichen Chronifizierung entgegenzuwirken. Die Kombination verschiedener Behandlungsansätze dürfte dabei entscheidend sein und muss sich immer an den vom Patienten geschilderten Beschwerden ausrichten. Die Einbeziehung des Umfelds ist dabei Voraussetzung.

CAVE

Die **Therapie der Fatigue** sollte **am nahen Lebensende unterbleiben,** da Aufwand und Resultat in keinem sinnvollen Verhältnis stehen und Symptome des Leidens durch etwaige Korrekturen zur Fatigueverbesserung dann sogar vermehrt empfunden werden können. Überhaupt muss immer abgewogen werden, inwieweit mögliche Maßnahmen zur Korrektur fatigueassoziierter Zustände dem Erkrankten auch wirklich nützen.

15.6.1 Nichtmedikamentöse Maßnahmen

Zu den nichtmedikamentösen Strategien zählen allgemeine Maßnahmen, **Energie zu sparen** und **Prioritäten zu setzen.** Planbare Aktivitäten sollten zu Zeiten der größtmöglichen Energiekapazität erfolgen, das Aktivitätstempo muss der Situation des Patienten angepasst werden. Die Patienten sollten sich auf eine Aktivität beschränken und Ruhepausen einplanen. Delegierbare Tätigkeiten sollten auch delegiert werden. Der Nachtschlaf sollte, wenn möglich, nicht unterbrochen werden (Schlaftherapie; Erhaltung eines Tagesrhythmus).

Spezifisch kann nach Ausschluss gefährdender Faktoren (kardial, ossär) eine Aktivitätszunahme bzw. ein **körperliches Training** geplant werden, z. B. durch einen individuellen Übungsplan, Physiotherapie oder Rehabilitationsmaßnahmen. Die Datenlage dazu hat sich in letzter Zeit erheblich verbessert. Geeignet ist ein regelmäßiges aerobes Ausdauer- und Krafttraining, das mit geringer Belastung begonnen wird, etwa 5–6 × tgl. 2–5 Minuten. Ziel sind 30 (–60) Minuten moderater körperlicher Aktivität an allen Wochentagen. Bei Schmerzen, floriden Infekten, instabiler Angina pectoris oder schlecht eingestelltem Diabetes mellitus sollte kein körperliches Training durchgeführt werden.

Die fehlende Kraft der Patienten wird häufig von Angehörigen der Patienten der Appetitlosigkeit zugeschrieben. Eine verstärkte Nahrungsaufnahme hat aber nachgewiesenermaßen keinen Effekt auf die Schwäche. Darüber gilt es Patienten und Angehörigen aufzuklären. Gegebenenfalls ist aber eine frühzeitige **Ernährungsberatung** sinnvoll. Wichtige Zytokine spielen sowohl bei der Fatigue als auch bei der Kachexie eine fatale Rolle (IL-2, IL-6, TNF). Bei einer diesbezüglich gewünschten Intervention ist die Einleitung entsprechender Maßnahmen umso erfolgsversprechender, je früher sie begonnen wird.

Psychosoziale Interventionen, z. B. als psychoedukatives Verfahren im Sinne einer kognitiven Verhaltenstherapie, werden ebenfalls empfohlen. Psychoonkologisch können Stressmanagement (mindfullness-based stress-reduction) und Entspannungstechniken unterstützen. Ebenso helfen naturheilkundliche Verfahren, Massage und Yoga.

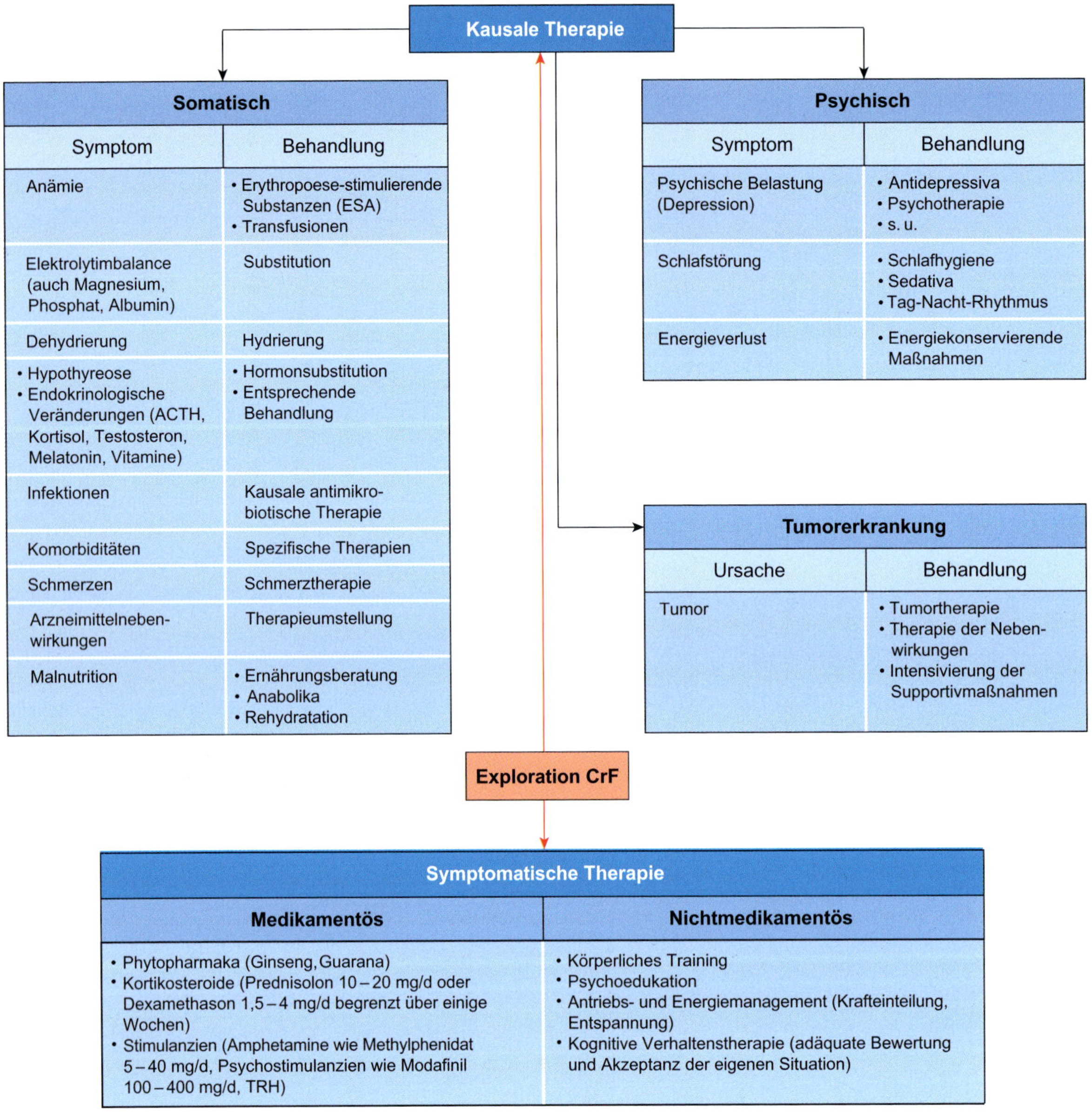

Abb. 15.2 Algorithmus von kausalen und/oder symptomatischen Therapiemöglichkeiten [L143]

15.6.2 Medikamentöse Maßnahmen

Zu den medikamentösen Maßnahmen zählen neben den Therapeutika zur Korrektur der **somatischen Probleme** (z. B. hämatopoetische Wachstumsfaktoren, Hormone wie Schilddrüsenhormone, Schmerztherapeutika) möglicherweise Phytopharmaka, Kortikoide oder Amphetamine bei sehr unterschiedlichen Evidenzleveln (z. B. keine Wirkung von Kortikoiden auf die Fatigue bei Morbus Hodgkin). Als Phytopharmaka kommen u. a. Ginseng, Guarana zum Einsatz. **Kortikoide** sollten nicht zu lange angewandt werden. **Amphetamine** wie Methylphenidat (Ritalin®, Achtung Dosierung titrieren von 2 × 5 mg/d bis max. 2 × 30 mg/d) oder **Psychostimulanzien** wie Modafinil (Vigil®, 2 × 100 mg/d bis max. 2 × 200 mg/d) können versucht werden, sollten aber beide frühmorgens und mittags eingenommen werden (wegen des Nachtschlafs). **Megestrolacetat** kann in Dosen von 100–400 mg eine Anorexie/Kachexie verbessern, aber auch eine Fatigue (Zulassung in Deutschland in dieser Indikation nur beim Mamma- und Endometriumkarzinom).

Bedeutsam sind auch das Erkennen einer eventuellen (reaktiven) Depression und die in dieser Situation vornehmlich medikamentöse Behandlung von dieser durch einen Therapieversuch mit z. B. **Citalopram** (10–20 mg über max. 8 Tage zur Diagnostik, bei Ansprechen dann länger). Bei einer Fatigue ohne Depression scheinen trizyklische Antidepressiva nicht zu wirken, aber auch nicht alle Serotonin-Reuptake-Inhibitoren (z. B. nicht Paroxetin).

KAPITEL

16 Mangelernährung, Sarkopenie und Kachexie

Jann Arends

Kernaussagen

- Die Bedeutung der Ernährung ist während des Krankheitsverlaufs nicht gleichbleibend, sondern bedarf der kontinuierlichen Anpassung an die Krankheitssituation.
- Hunger, Sarkopenie und Kachexie sind zu unterscheiden und bedürfen unterschiedlicher Maßnahmen.
- Patienten mit einer fortgeschrittenen malignen Erkrankung sollten wegen des hohen Risikos für eine Mangelernährung, der meist fehlenden Symptomatik und der Schwierigkeiten, einen entstandenen Mangel wieder auszugleichen, regelmäßig auf das Vorhandensein einer Mangelernährung untersucht werden.
- Den größten Stellenwert haben Ernährungsinterventionen in der Phase der stabilen Erkrankung (Phase A).
- Der modifizierte Glasgow Prognostic Score (mGPS) ist ein einfacher, gut etablierter und prognostisch sehr zuverlässiger Index zur Beurteilung der Kachexie.

16.1 Überblick

Die palliative Situation erstreckt sich über ein sehr weites Spektrum von der ersten Diagnose einer nicht mehr heilbaren Metastasierung, die aber als solche nicht direkt lebensbedrohlich ist, über die fortgeschrittene Erkrankungsphase mit schweren Beeinträchtigungen bis zu den letzten Lebenstagen und -stunden in der Sterbephase. Die **Bedeutung der Ernährung** ist aber während dieser Zeit **nicht gleichbleibend;** der Stellenwert der Ernährung ist hoch, wenn noch eine längere Lebensspanne zu erwarten ist, nimmt aber in der Folge ab und Erwägungen zur Ernährung spielen in der letzten Lebensphase keine Rolle mehr. Dies ist eine entscheidende Erkenntnis, die den Umgang mit Ernährungsfragen schwierig macht und eine andauernde Einschätzung des Erkrankungsverlaufs und regelmäßigen Austausch mit den Betroffenen erfordert.

16.2 Energie- und Nährstoffbedarf im Erkrankungsverlauf

Eine Mangelernährung entwickelt sich häufig im Verlauf einer Tumorerkrankung und dies umso öfter und ausgeprägter, je weiter die Erkrankung fortschreitet. Dabei ist es relevant, dass eine Mangelernährung selbst **keine direkten Beschwerden** auslöst und damit nicht wie Schmerzen oder Übelkeit nach möglichst rascher Abhilfe drängt. Die Auszehrung und der allmähliche Ressourcenverlust einer Mangelernährung sind aber indirekt wirksam; **Folgen** davon sind:

- Behinderung der Nahrungsaufnahme und -verdauung
- Einschränkung der Leistungsfähigkeit
- Veränderung des Körperbilds
- Störung der Konzentrationsfähigkeit und der Erinnerung
- Einschränkung der emotionalen Schwingungsfähigkeit

Eine Mangelernährung reduziert jedoch nicht nur die Leistungsfähigkeit und die Lebensqualität, sondern auch die allgemeine Widerstandsfähigkeit gegenüber Infektionen sowie die Toleranz für antitumorale Therapien; Mangelernährte haben eine **ungünstigere Erkrankungsprognose** und eine **verminderte Überlebenszeit** verglichen mit normal ernährten Patienten.

PATIENTENBERATUNG

Es ist für Patienten und Angehörige besonders wichtig zu wissen, dass eine Ernährungstherapie die Lebensqualität und Prognose mangelernährter Personen günstig beeinflussen kann.

Während Schmerzen und andere belastende Symptome rasch entstehen können, verläuft der **Prozess einer Mangelernährung** meist **langsam.** In der Folge großer Operationen oder schwerer Infekte kann es in einzelnen Fällen über Tage bis Wochen zu einem raschen Gewichts- und Muskelverlust

kommen, viel häufiger sind jedoch schleichende Verläufe über mehrere Wochen oder sogar Monate. Diesen Unterschieden in der Entstehung stehen ähnliche Unterschiede in den Behandlungsmöglichkeiten gegenüber. Während sich z. B. Schmerzen und Nausea – wenn auch nicht immer, aber doch häufig – durch den Einsatz potenter Verfahren rasch kontrollieren lassen, ist das **Beheben** einer Mangelernährung in der palliativen Situation ausgesprochen **schwierig,** in jedem Fall **langwierig** und oft gar **nicht möglich.** Die wirksamste Option besteht in vielen Fällen v. a. in einem möglichst **frühen Behandlungsbeginn,** noch bevor sich eine fassbare Mangelernährung manifestiert, und in einer **kontinuierlichen Begleitung,** die einen weiteren Gewichts- und Leistungsverlust verhindert oder zumindest minimiert.

Diese Zusammenhänge verdeutlichen, dass die Wirksamkeit einer Ernährungsbehandlung realistisch im Licht der aktuellen Erkrankungssituation eingeschätzt werden muss und dass keine raschen Veränderungen des Ernährungszustands erwartet werden dürfen. Eine grobe Einteilung der Bedürfnisse und **Behandlungskonzepte** aus Sicht der Ernährungsmedizin während der **unterschiedlichen Phasen** einer unheilbaren Erkrankung zeigt ➤ Abb. 16.1.

16.2.1 Phase A: onkologisch palliative Situation

Der Schwerpunkt der ernährungsmedizinischen Aufmerksamkeit liegt auf der **onkologisch palliativen Situation** (➤ Abb. 16.1 Phase A) bei therapeutisch weitgehend **kontrolliertem Tumor** und nur **mäßiger Beeinträchtigung des Allgemeinbefindens.** In dieser Situation spielt die Erhaltung des Ernährungszustands und der körperlichen Verfassung eine wesentliche Rolle für die anhaltende körperliche, aber auch psychologische Therapietoleranz. Die **Ernährungstherapie** hat hier eine relevante Stellung als essenzielle Komponente einer therapiebegleitenden supportiven Therapie. Erst die Ermöglichung einer optimalen physischen, psychischen und spirituellen Verfassung gewährleistet die beste Wirksamkeit bei geringsten Belastungen der jeweils gewählten onkologischen Therapie. Dieses Verständnis wird auch als „paralleler Therapiepfad" bezeichnet, der die Bedeutung der Ernährung im Konzert der weiteren Supportivverfahren im gesamten Behandlungsverlauf auf die gleiche Ebene und an die Seite der hämatologisch-onkologischen antineoplastischen Therapiewege stellt.

Zur Stabilisierung und Stärkung der Körperressourcen und insbesondere der Muskelmasse sowie der Leistungsfähigkeit müssen durchgehend folgende Punkte sichergestellt werden:

- Ausreichende **Versorgung mit Energie und Nährstoffen,** v. a. Eiweiß und Mikronährstoffen
- **Kontrolle der Stoffwechsellage,** insbesondere der Marker einer systemischen Entzündungsreaktion als Zeichen einer aktivierten Katabolie, und ggf. geeignete Gegenmaßnahmen
- Anregung und Anleitung zur regelmäßigen **körperlichen Aktivität** und zu **Muskeltraining**
- **Psychologische und soziale Unterstützungsangebote** zur Linderung psychosozialer Stressoren

16.2.2 Phase B: rasch progrediente Tumorerkrankung

Ist trotz adäquater Therapie bei rasch progredienter Tumorerkrankung mit zunehmender Leistungseinschränkung (➤ Abb. 16.1 Phase B) von einer nur noch begrenzten Überlebensprognose auszugehen, **sinkt** der **Stellenwert ernährungsmedizinischer Maßnahmen.** Dies beruht auf der Erkenntnis, dass keine Ernährungstherapie für sich das Fortschreiten einer Tumorerkrankung aufhalten kann. Es ist jedoch entscheidend, dass diese Übergangsphase individuell stark variieren kann und dass **Ernährungsmaßnahmen** immer dann berechtigt sind und angeboten werden müssen, **solange antitumorale Behandlungen** erfolgen. Dies lässt sich damit begründen, dass bei fortgesetzten Belastungen durch eine Tumortherapie dem Patienten alle verfügbaren supportiven Maßnahmen zustehen sollen. Auch ohne antitumorale Therapie ist es erforderlich, die Möglichkeit und – die im Einzelfall ggf. eingeschränkte oder sogar

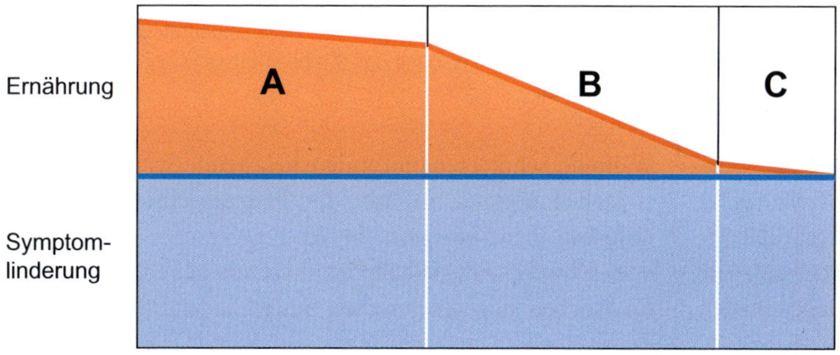

Abb. 16.1 Phasen der palliativen Situation und die Bedeutung der Ernährung. **A** Palliative Situation, stabiler Allgemeinzustand, ggf. palliative Antitumortherapie: Ernährung erforderlich. **B** Trotz Therapie progrediente Tumorerkrankung, abnehmender Allgemeinzustand: Bedeutung der Ernährung schwindet. **C** Sterbephase: kein Ernährungsbedarf. Symptomlinderung ist in allen Phasen erforderlich. [L143]

fehlende – Wirksamkeit ernährungsmedizinischer Interventionen dem Patienten und ggf. seinem Umfeld verständlich zu erläutern, um in wiederholten Gesprächen zu einer einvernehmlichen Entscheidung für oder gegen Ernährungsmaßnahmen zu gelangen.

Dabei sind, je weiter und rascher die Erkrankung fortschreitet, v. a. **milde Ernährungsintervention** wie Beratungen und ggf. **Trinksupplemente** zu bevorzugen. Enterale und parenterale Ernährungsformen sollten als invasivste Möglichkeiten am ehesten mobilen Patienten angeboten werden, die eine antitumorale Therapie erhalten, und Situationen vorbehalten bleiben, wenn die normale Nahrungsaufnahme nicht möglich ist oder nicht toleriert wird. Der Stellenwert einer additiven „supplementierenden" künstlichen Ernährung bei Patienten, die noch Nahrung zu sich nehmen, ist bisher nicht gesichert und muss individuell erläutert und abgesprochen werden.

Unabhängig von auf die Energie- und Nährstoffversorgung zielenden ernährungsmedizinischen Ansätzen ist es von grundlegender Bedeutung, allen Patienten während des gesamten Erkrankungsverlaufs **symptomorientierte Hilfe und Erleichterungen** anzubieten (➤ Abb. 16.1). Dies betrifft u. a. ernährungsrelevante Symptome wie Übelkeit, Dysphagie, Mukositis, gastrointestinale Ulzera, Blähungen, Diarrhö und Motilitätsstörungen, mit z. B. Stenosesymptomatik und Erbrechen. Für die Betroffenen und ihre Angehörigen spielt es eine große Rolle, ob die im Körper ablaufenden Prozesse sinnvoll eingeordnet werden können. So kann eine tumorassoziierte Anorexie zu kaum beherrschbaren Belastungen zwischen Tumorpatient und sorgenvollem Partner oder Betreuenden führen, wenn die anorexieauslösenden tumorinduzierten Stoffwechselveränderungen nicht bekannt sind oder nicht verstanden werden und als „Unwille zur Kooperation" oder „Defätismus" missgedeutet werden. Bei der Begleitung dieser zunehmend mangelernährten Personen sollte auf Anzeichen solcher Missverständnisse geachtet und in verständlicher Sprache sollten diese letztlich endogen gesteuerten Prozesse erläutert und die Betroffenen auf weitere bevorstehende Veränderungen vorbereitet werden.

16.2.3 Phase C: Lebensende

Am Ende des Lebens (➤ Abb. 16.1 Phase C) **verlieren** auf **Energie- und Nährstoffversorgung** gerichtete Maßnahmen ihre **Bedeutung.** Hierin stimmen die Bundesärztekammer (Grundsätze zur ärztlichen Sterbebegleitung) und nationale (Deutsche Gesellschaft für Ernährungsmedizin) sowie internationale (European Society for Clinical Nutrition and Metabolism, ESPEN) Fachgesellschaften überein. Bei Sterbenden kann die inadäquate Zufuhr von Nahrung und Flüssigkeit symptomatische Stoffwechselbelastungen auslösen, sodass Zurückhaltung und ein äußerst behutsames Vorgehen zu empfehlen sind.

Davon unbenommen ist ein primär symptomorientiertes Vorgehen, zu dem das Stillen von Durst und Hunger gehört; allerdings äußern Sterbende nur selten Durstgefühle und sehr selten Hunger. Es sei beispielhaft erwähnt, dass eine sorgfältige Mundpflege mit Entfernung von Borken ein Durstgefühl am Lebensende oft wirksamer vermindern kann als größere Trinkmengen oder gar Flüssigkeitsinfusionen.

16.3 Pathophysiologie: Mangelernährung, Sarkopenie und Kachexie

16.3.1 Normalzustand

Eine Ernährungsbetreuung – oder umfassender betrachtet eine Ressourcenbetreuung – wird durch das Verständnis der zugrundeliegenden pathophysiologischen Veränderungen erleichtert. So beruhen ein stabiles Körpergewicht und konstante Körperkompartimente auf einer **ausgewogenen Stoffwechselbilanz** mit vergleichbarer **Zufuhr an Nahrung** sowie dem **Verbrauch** und der **Abnutzung** für die täglichen Lebensprozesse (➤ Abb. 16.2a).

16.3.2 Hungerzustand

Die alleinige **Verminderung der Nahrungszufuhr** entspricht den Veränderungen des Hungerzustands, solange die körperliche Leistungsfähigkeit im Wesentlichen erhalten bleibt und die Stoffwechsellage nicht durch begleitende katabole Erkrankungszustände verändert wird (➤ Abb. 16.2b). Laborchemisch ist dies an Normalwerten für typische Inflammationsmarker wie C-reaktives Protein und Albumin erkennbar. Es resultiert eine **Abnahme des Körpergewichts** bei oft nur geringer Verminderung der Muskelmasse sowie bei erhaltenem Appetit bzw. Hungergefühl und Vigilanz.

Bei Tumorerkrankungen treten solche Hungerzustände am ehesten bei tumorassoziierten Stenosen im Gastrointestinaltrakt auf, solange keine ausgedehnte Metastasierung vorliegt. Als **Therapiekonzept** gelten eine am Bedarf orientierte Energie- und Nährstoffzufuhr sowie die Unterstützung regelmäßiger Körperaktivität.

16.3.3 Sarkopenie

Kommt es bei erhaltenem Appetit und fehlenden Stoffwechselveränderungen zur **Einschränkung** primär der **körperlichen Aktivität,** führt das Fehlen anaboler Reize zu einem allmählichen **Verlust von Muskelmasse** (➤ Abb. 16.2c).

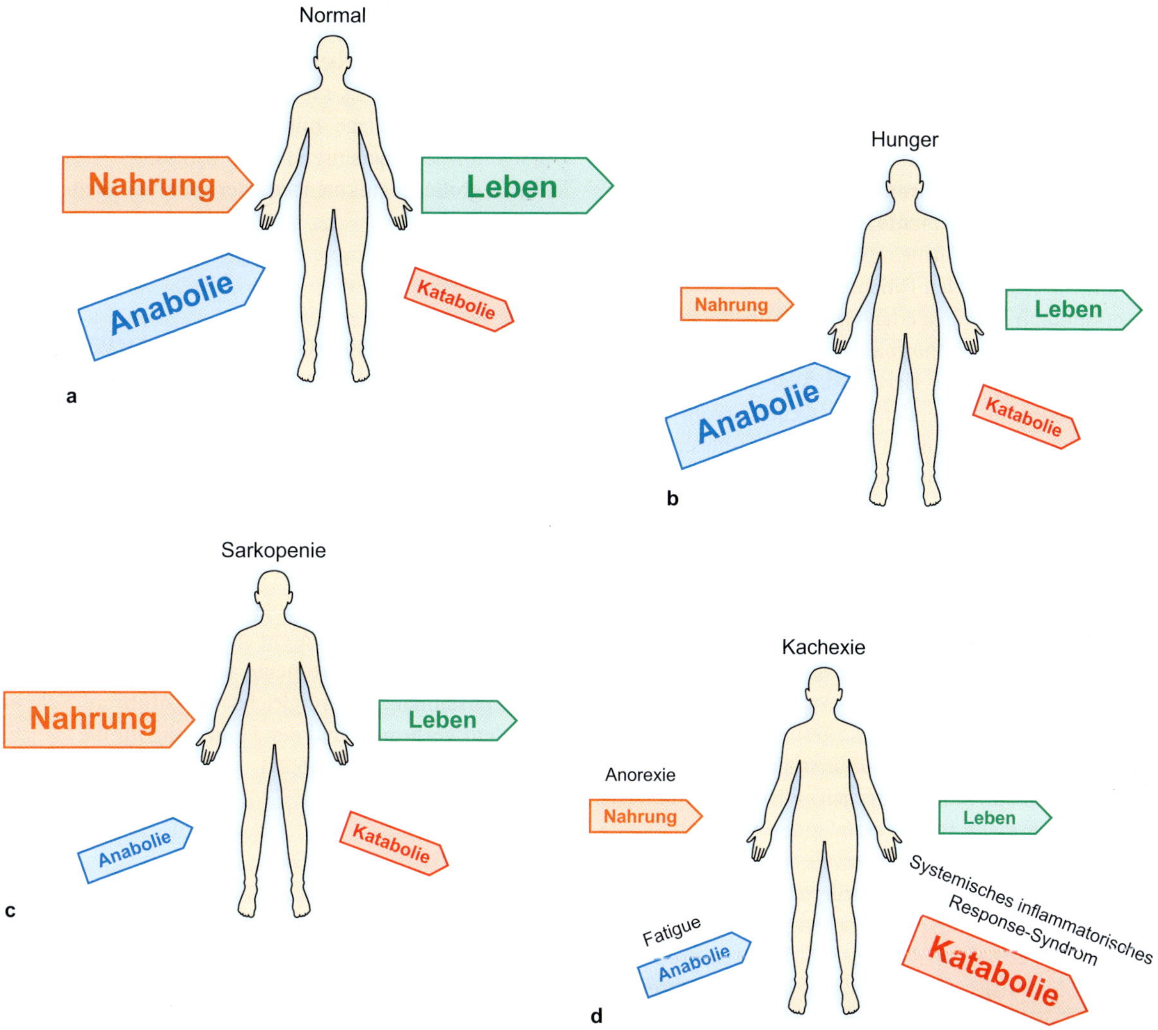

Abb. 16.2 Veränderungen der Stoffwechselprozesse bei unterschiedlichen Formen der Mangelernährung. **a** Normalzustand. **b** Hungerzustand. **c** Sarkopenie. **d** Kachexie. [L143]

Bei erhaltener normaler Nahrungszufuhr kann das Körpergewicht durch eine Zunahme der Körperfettmasse stabil bleiben und es resultiert allein eine Verschiebung im Verhältnis der Körperkompartimente sowie eine ständig **abnehmende Leistungsfähigkeit.** Sinkt die Muskelmasse unter einen Grenzwert, der häufig als die 5. Perzentile einer alters- und geschlechtsspezifischen Vergleichspopulation genommen wird, sind die Kriterien einer **Sarkopenie** erfüllt.

Eine isolierte Sarkopenie findet sich v. a. bei chronisch verlaufenden Malignomen ohne Beteiligung des Magen-Darm-Trakts, z. B. einem Prostatakarzinom, sowie bei geriatrischen, gebrechlichen und bei durch Schmerzen oder andere Beschwerden körperlich eingeschränkten Patienten. Als komplizierende Erkrankung ist eine Sarkopenie fast regelmäßig Begleiterscheinung einer ausgeprägten Mangelernährung vom Hungertyp sowie bei einer Kachexie.

16.3.4 Kachexie

Sind bei fortgeschrittener Tumorerkrankung immunologische Abwehrprozesse bereits so weit involviert, dass es zum systemischen inflammatorischen Response-Syndrom **(SIRS)** kommt, sind bei einem **deutlichen Gewichtsverlust** die Kriterien einer **Kachexie** erfüllt (➤ Abb. 16.2d). Solange kein relevanter Gewichtsverlust (5 % des Körpergewichts) eingetreten ist, kann von einer **Präkachexie** gesprochen werden.

Die tumorassoziierten metabolischen Veränderungen induzieren katabole Prozesse insbesondere in der Skelettmuskulatur und lösen eine Anorexie und Fatigue über Reaktionen im ZNS aus. Dieses in der Evolution primär als Reparatursyndrom konzipierte komplexe Reaktionsmuster führt bei nicht eintretender Heilung zu einem chronischen Gewebeverlust durch **Anorexie** und **Katabolie** und

zunehmender Leistungsschwäche durch die zusätzliche **Fatigue-Komponente.**

Das Ausmaß der Stoffwechselbelastung kann anhand der laborchemischen Veränderungen der inflammatorischen Marker abgeschätzt werden. Als einfacher, aber gut etablierter und prognostisch sehr zuverlässiger Index gilt der **modifizierte Glasgow Prognostic Score (mGPS):**

- 0 Punkte = günstig: CRP im Normbereich, Albumin im Normbereich
- 1 Punkt = intermediär: CRP erhöht, Albumin im Normbereich
- 2 Punkte = ungünstig: CRP erhöht, Albumin erniedrigt

Die Therapie einer Kachexie ist schwierig und zeigt weniger Erfolgsaussichten als die einer Mangelernährung vom reinen Hungertyp, v. a. wenn ein mGPS von 2 vorliegt. Ursachen sind die komplexe Pathophysiologie mit den meist nur eingeschränkt behandelbaren katabolen Stoffwechselveränderungen. Eine wirksame Tumortherapie mit Abklingen der Inflammationsreaktion würde die Situation erheblich verbessern. Gelingt dies nicht, müssen – wenn eine Therapie angesichts der gesamten Erkrankungssituation sinnvoll und gewünscht ist – mehrere **Therapiekomponenten** ineinandergreifen:

- Behandlung aller gastrointestinalen Beschwerden und Störungen, welche die Nahrungsaufnahme behindern
- Sicherung einer am Bedarf orientierten Nahrungszufuhr unter abgestuftem Einsatz der verfügbaren Behandlungsmöglichkeiten (➤ Kap. 16.6)
- Behandlung chronischer Schmerzen
- Psychologische und soziale Unterstützung
- Motivation und Anleitung zu regelmäßiger körperlicher Aktivität

16.4 Diagnostik

Wegen des hohen Risikos für eine Mangelernährung, der meist fehlenden Symptomatik und der Schwierigkeiten, einen entstandenen Mangel wieder auszugleichen, wird generell empfohlen, alle Patienten mit einer fortgeschrittenen malignen Erkrankung regelmäßig auf das Vorhandensein einer Mangelernährung zu untersuchen. Für ein solches **Mangelernährungsscreening** sind mehrere Verfahren validiert, die rasch und mit wenig Aufwand sowohl für ambulante als auch stationäre Patienten eingesetzt werden können. Das von der europäischen Gesellschaft für Klinische Ernährung (ESPEN) empfohlene Screeningtool **Nutrition Risk Screening 2002** (NRS 2002) in der für onkologische Patienten vereinfachten Version erfordert die Bewertung von 3 Kriterien:

1. Laufende Tumortherapie oder erniedrigtes Albumin (mGPS = 2): 1 Punkt
2. Alter > 70 Jahre: 1 Punkt
3. Eingeschränkter Ernährungsstatus
   a) Gewichtsverlust > 5 % in 3 Monaten oder Nahrungsaufnahme auf < ¾ des Üblichen reduziert: 1 Punkt
   b) Gewichtsverlust > 5 % in 2 Monaten oder Nahrungsaufnahme auf < ½ des Üblichen reduziert: 2 Punkte

Ergeben sich 2 Punkte, besteht ein Mangelernährungsrisiko und es sollten eine differenziertere Untersuchung der Ernährungssituation, eine professionelle Ernährungsberatung und ggf. weitere ernährungstherapeutische Maßnahmen erfolgen.

Als **Basisuntersuchung** zur Einschätzung des **Ausgangszustands** sollten folgende Faktoren erfasst werden:

- Dokumentation des Gewichtsverlaufs über die letzten 6 Monate
- Abschätzung der täglichen Energieaufnahme
- Erfassung ernährungsrelevanter Symptome mit Einfluss auf die Nahrungsaufnahme
- Inflammationsmarker CRP und Albumin sowie Bestimmung des mGPS
- Einstufung des Leistungsindex nach WHO bzw. ECOG (Eastern Cooperative Oncology Group)
- Wenn immer möglich, Abschätzung der Körpermuskelmasse (mittels Anthropometrie, Bioimpedanzanalyse oder Computertomografie)

16.5 Ernährungstherapie

Die Ernährungstherapie ist eine komplexe Angelegenheit. Zum einen ernährt sich jeder Mensch seit klein auf, jeder weiß irgendwie Bescheid, hat viel erlebt und gehört; Familienangehörige, Freunde, Bekannte, Zeitschriften, Fernsehen und das Internet sind voll mit Ratschlägen, was zu tun und was zu lassen sei. Das Problem liegt deshalb meist in der sinnvollen Auswahl aus der Überfülle an Ratschlägen, um zu überzeugenden, aber auch umsetzbaren und verträglichen Empfehlungen zu gelangen. Zum anderen sind Änderungen im Ernährungsmuster jedoch gerade deshalb schwierig umsetzbar, weil die individuellen Ess- und Trinkgewohnheiten – und auch Rituale – über Jahrzehnte eintrainiert sind und kaum durch kurze Anweisungen langfristig geändert werden können. Gerade die längerfristige Perspektive macht aber das Essenzielle der Ernährung aus; sie betrifft komplexe und teils zeitaufwändige tägliche Abläufe in Bezug auf Produktauswahl, Einkauf, Zubereitung und Verzehr und berührt vielfache psychologische Assoziationen und soziale Interaktionen. Diese **Langfristigkeit** und **Komplexität** lassen es deutlich schwieriger erscheinen, Ernährungsabläufe dauerhaft zu verändern, als eine medikamentöse Therapie – sei sie intravenöse oder oral – zu verabreichen.

Die unerlässliche Grundkomponente einer Ernährungstherapie ist deshalb die vertrauenerweckende **Informationsübermittlung** und **Beratung,** die in einen respektvollen und detaillierten Austausch zu den bisherigen Essgewohnheiten eingebettet sein muss. Dies erfordert eine ausgezeichnete Schulung in Ernährungswissen, kompetenter Gesprächsführung und Empathie sowie Erfahrungen im Umgang mit den auftretenden Problemen. Aus diesem Grund empfehlen die relevanten Fachgesellschaften für alle Patienten mit maligner Erkrankung, ganz besonders aber beim Auftreten einer Mangelernährung, regelmäßig wiederholte und ausreichend ausführliche Beratungen durch **professionelle Ernährungsfachkräfte,** d. h. Diätassistenten, Ernährungswissenschaftler oder Ökotrophologen.

Reichen **Änderungen des Ernährungsverhaltens** nicht aus, um den Nahrungsbedarf zu sichern, können zusätzlich kommerzielle **Trinknahrungen** angeboten werden. Ist bereits erkennbar, dass eine normale Ernährung nicht möglich ist, z. B. bei anhaltender Nausea, Erbrechen, Dysphagie, abdominalen Schmerzen, müssen Formen der **enteralen Sondenernährung** und **parenteralen Ernährung** erwogen werden.

Bei allen Ernährungsproblemen ist eine durchgehende **professionelle Begleitung** zu fordern, welche die Betroffenen bei der Planung der Abläufe, der Logistik und bei auftretenden Problemen unterstützt. Schließlich sollten bei Beginn einer Ernährungstherapie möglichst klare und verständliche und für die Betroffenen relevante Ziele der Betreuung erläutert und vereinbart werden. Diese können die Ess- und Trinkmengen, den Verlauf des Körpergewichts und v. a. die Leistungsfähigkeit, aber auch die Akzeptanz antitumoraler Therapien und die Widerstandsfähigkeit gegenüber Infektionen und anderen Komplikationen betreffen. In vereinbarten Abständen sollten der Verlauf der Ernährung und der Ernährungszustand sowie die Erreichbarkeit der vereinbarten Ziele überprüft und gemeinsam besprochen werden.

16.6 Ernährungskonzepte

Ganz wesentlich ist, dass Konzepte zur Ernährung immer als ein Dreiklang aus **Nahrungszufuhr, körperlicher Bewegung** und **metabolischem Muster** zu sehen sind (➤ Abb. 16.3). Für den Erhalt oder eine Verbesserung der Körperreserven sind sowohl eine ausreichende Nahrungsaufnahme, eine regelmäßige Körperaktivität sowie ein möglichst anabol gestimmter Stoffwechsel erforderlich. Mangelt es an einer oder sogar mehreren dieser Komponenten, kommt es zu Gewichts-, Muskel- und Leistungsverlusten. Ernährungsinterventionen müssen deshalb auf eine **Normalisierung aller dieser Komponenten** zielen.

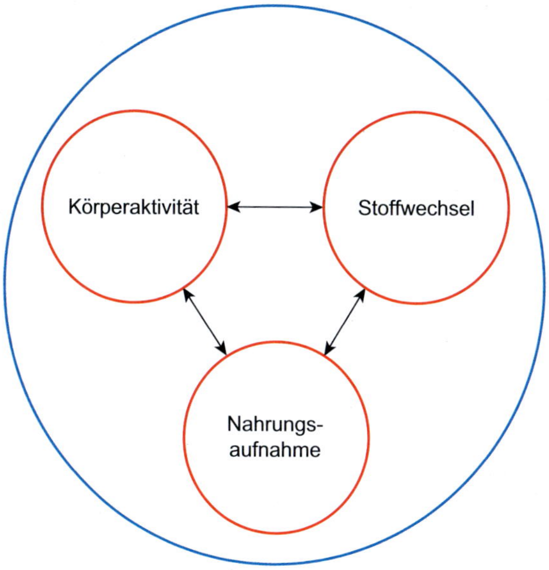

Abb. 16.3 Interaktion von Nahrungsaufnahme, Körperaktivität und Stoffwechsel [L143]

16.6.1 Nahrungsaufnahme

Nahrungsbedarf

Für den **Nahrungsbedarf** gibt es unterschiedliche Vorgaben, die jeweils auf Schätzungen und im Rahmen von Studien auch auf Stoffwechselmessungen beruhen. Als grobe Faustregel können die folgenden Werte gelten:

- **Energie:** 30 kcal/kg Körpergewicht pro Tag
- **Eiweiß:** 1,2 g/kg Körpergewicht pro Tag
- **Mikronährstoffe** (Vitamine und Spurenelemente): Tagesbedarf nach D-A-CH (Referenzwerte für Deutschland, Österreich, Schweiz)

Der pro Körpergewicht berechnete **Energiebedarf** liegt zwar überwiegend im Bereich zwischen 25–35 kcal/kg, hängt jedoch zum einen von Geschlecht, Alter und Körperstatur, zum anderen vom Energieumsatz durch Muskelaktivität sowie von der Aktivierung kataboler Stoffwechselprozesse ab. Deshalb ist der individuell anzusetzende Energiebedarf innerhalb dieses Bereichs unterschiedlich (➤ Tab. 16.1). Wichtig ist, dass ein durch Körperaktivität gesteigerter Energiebedarf ersetzt werden soll. Allerdings kann bei einem durch katabole Stoffwechselprozesse gesteigerten Energieumsatz eine hohe Nahrungszufuhr oft nicht vom Körper verarbeitet werden, sodass die Situation schwieriger ist und eine Stoffwechselregulierung angestrebt werden sollte. Ebenso ist zu beachten, dass bei fortschreitender Erkrankung und abnehmender Aktivität der Energie- und Nahrungsbedarf abnimmt und eine überhöhte, ggf. künstliche Nahrungszufuhr zu vermeiden ist.

Tab. 16.1 Faktoren, die den Energiebedarf beeinflussen

Energiebedarf niedriger bei	Energiebedarf höher bei
Frauen	Männern
Älteren Menschen	Jüngeren Menschen
Übergewicht (hoher BMI*)	Untergewicht (niedriger BMI*)
Geringer Aktivität (hoher ECOG-Score**)	Viel Aktivität (niedriger ECOG-Score**)
Normaler Stoffwechsellage	Systemischer Inflammation

* BMI = Body Mass Index = Körpergewicht/Körperlänge^2
** Leistungsindex nach ECOG und WHO

Der **Proteinbedarf** pro Tag ist bei den meisten chronischen Erkrankungen höher als bei Gesunden und wird mit mindestens 1,2 g/kg KG, aber auch höher angegeben. Bei Beratungen sollen **eiweißreiche Lebensmittel** empfohlen werden, ggf. können 10–30 g Eiweiß in Form von **Proteinpulver** zugegeben und in Speisen eingemischt oder eingerührt werden.

Der normale Bedarf an **Vitaminen und Spurenelementen** ist nur für die gesunde Bevölkerung bekannt und wird i. d. R. mit der üblichen Nahrung abgedeckt. Der Bedarf bei unterschiedlichen Erkrankungen, Verlaufsformen und Stadien ist dagegen nicht bekannt, sodass nicht angegeben werden kann, ob und um welchen Faktor sich der Bedarf bei Tumorpatienten in unterschiedlichen Erkrankungsphasen ändert. Nationale und internationale Leitlinien empfehlen deshalb, sich am **Bedarf der gesunden Bevölkerung** zu orientieren, diesen Bedarf jedoch sicherzustellen. Diese Empfehlungen beziehen sich allerdings primär auf künstliche Ernährungsformen mit enteraler und/oder parenteraler Ernährung. Eine routinemäßige Applikation von Mikronährstoffpräparaten wird nicht empfohlen; dagegen sollte ein diagnostizierter Nährstoffmangel ausgeglichen werden.

Ernährungsinterventionen

Ist die Nahrungsaufnahme unzureichend, sollten alle **Störungen,** welche die Nahrungsaufnahme behindern, **angegangen** und so weit wie möglich gelindert werden. Dies betrifft u. a. chronische Schmerzen, psychosoziale Belastungen, Übelkeit, Dysphagie, gastrointestinale Läsionen, Motilitätsstörungen, Stenosen, abdominale Krämpfe, Blähungen und Diarrhö. Erst wenn diese Störungen kontrolliert sind, kann eine Ernährungstherapie die volle Wirksamkeit erreichen.

Ernährungsinterventionen sollen stets mit der am wenigsten invasiven Form beginnen. Deshalb soll allen Patienten mit einer malignen Erkrankung eine initiale professionelle **Ernährungsberatung** angeboten werden, die bei dem Risiko für oder bei bestehender Mangelernährung nach Bedarf mehrfach wiederholt und auf den individuellen Bedarf zugeschnitten werden muss. Eine Ernährungsberatung wird sich mit dem bisherigen Ernährungsverhalten auseinandersetzen, die aktuellen ernährungsbeeinflussenden Beschwerden sowie die Differenz zwischen Aufnahme und mutmaßlichem Bedarf erfassen. Die Herausforderung jeder Ernährungsberatung ist dann, individuell relevante Informationen und ausreichende Motivation zu vermitteln, um die Nahrungsaufnahme so zu beeinflussen, dass der Bedarf möglichst nachhaltig erfüllt werden kann.

Neben Änderungen der **Häufigkeit, Größe** und **Abfolge der Mahlzeiten** spielen die **Auswahl** und **Kombination** von Lebensmitteln sowie eine **mögliche Anreicherung** der Speisen bevorzugt mit Proteinträgern und Fetten eine wichtige Rolle. Während Fette gerade bei Anorexie wegen der hohen Energiedichte und der auch bei Inflammation erhaltenen Verwertbarkeit günstig sind, können Kohlenhydrate etwas in den Hintergrund treten. Letztlich muss ein Kostvorschlag aber akzeptiert und beibehalten werden, sodass das individuelle Geschmacks- und Essverhalten immer einbezogen werden müssen.

Als zusätzliche Möglichkeiten der Nahrungszufuhr stehen Trinknahrungen und enterale sowie parenterale Ernährungsinterventionen zur Verfügung. **Trinknahrungen** gehören zu den bilanzierten Diäten und sind diätetische Lebensmittel zur ausschließlichen oder ergänzenden Ernährung. Sie können angeboten werden, wenn die normale Ernährung allein nicht ausreicht, um den Bedarf zu decken. Trinknahrungen werden in unterschiedlichen Konsistenzformen, Geschmacksrichtungen und Konzentrationen angeboten. Wegen der oft persistierenden geschmacklichen Hürden ist es zu empfehlen, eher höherkonzentrierte Produkte (≥ 1,5 kcal/ml) zu wählen, vor dem Verzehr zu kühlen und die Produkte ggf. zum Zumischen von Speisen einzusetzen. In keinem Fall darf der Einsatz einer Trinknahrung dazu führen, dass normale Nahrung in entsprechender Menge weggelassen wird. Allerdings ist die Angebotspalette heute so groß, dass es sich lohnt, mehrere Produkte auszuprobieren, um eine individuell akzeptierte Auswahl zu finden. Eine geschickte Kombination aus normaler Nahrung und Trinknahrungen als Zwischenmahlzeiten kann dann zum Ausgleich der Nahrungsbilanz beitragen.

Wird eine bedarfsgerechte Nahrungszufuhr angestrebt, aber eine ausreichende Menge auf normalem Weg nicht toleriert, kann bei einem Problem im oberen Gastrointestinaltrakt (zumeist oberhalb des Jejunums) eine **enterale Sondenernährung** erwogen werden. Wichtige Indikationen sind Tumoren im Kopf-Hals-Bereich oder im Bereich von Ösophagus, Magen oder Duodenum mit Stenosen der Schluckstraße, Dysphagie oder postprandial frühem Erbrechen. Zur Ernährung kommen transnasale sowie endoskopisch, radiologisch oder chirurgisch eingelegte perkutane Sonden in Frage, die bis in den Magen, das Duodenum oder sogar das Jejunum reichen.

Bei der enteralen Sondennahrung sind aus Gründen der Verträglichkeit i. d. R. normokalorische (1 kcal/ml) und (außer bei sehr dünnlumigen Sonden) ballaststoffhaltige Normalkostformen zu bevorzugen. Bei Sondenlage im Magen *kann*, bei Lage im Dünndarm *muss* die Applikation langsam kontinuierlich, am günstigsten pumpengesteuert, über etwa 12–18 Stunden pro Tag erfolgen. Um die gewünschte Energiezufuhr zu erreichen, wird initial mit geringen Infusionsraten (10–25 ml/h) begonnen und über mehrere Tage bis auf 150–250 ml/h gesteigert. Eine regelmäßige Überwachung ist erforderlich; zu achten ist auf Reflux- und Aspirationszeichen, eine Evaluation des Abdomens sowie des Residualvolumens am Ort der Nahrungsinfusion. Um den Flüssigkeitsbedarf zu decken, muss neben der Sondennahrung Flüssigkeit über die Sonde appliziert werden; bei Magensonden kann stilles Mineralwasser, bei Dünndarmsonden muss hygienisch einwandfrei NaCl 0.9 % oder Aqua ad. Inj. verwendet werden; diese Spülungen tragen gleichzeitig dazu bei, die Sonden frei von Verstopfungen zu halten.

Bei nicht behebbaren erheblichen Störungen des Dünndarms (z. B. Peritonealkarzinose mit Dysmotilität oder multiplen Stenosen) kann eine **parenterale Ernährung** (PE) erwogen werden. Als Voraussetzung ist ein permanenter zentralvenöser Zugang erforderlich. Wegen der mit einer PE verbundenen Belastungen durch die Nahrungszufuhr, des hohen Risikos gefährlicher Komplikationen (v. a. Infekt, Sepsis, Thrombose) sowie des finanziellen und logistischen Aufwands ist die Entscheidung für oder gegen eine solche Ernährungsform gemeinsam mit dem Betroffenen angesichts der zu erwartenden Verbesserung der Situation und der zu erwartenden verbleibenden Lebenszeit abzuwägen. Eine PE sollte durch ein professionelles Betreuungsteam vorbereitet und durchgehend begleitet werden sowie möglichst als **All-in-One-Konzept** erfolgen, d. h. als Infusion aus einem ggf. mehrkammerigen, aber einzelnen Gesamtbeutel, und nicht aus separat angeschlossenen multiplen Nährstoffflaschen. Die Zufuhr von Aminosäuren, Glukose und Fett muss sich jeweils an maximal tolerierte und offiziell festgelegte Infusionsgeschwindigkeiten halten; die Infusion des gesamten Tagesbedarfs erfordert deshalb i. d. R. 12–15 Stunden. Zusätzlich müssen bei kompletter PE Vitamine und essenzielle Spurenelemente in Höhe des jeweiligen Tagesbedarfs zugefügt werden. Um ein risikobehaftetes Refeeding-Syndrom zu vermeiden, darf eine PE als alleinige Ernährung nur schrittweise über mehrere Tage gesteigert werden.

Die **Überwachung** einer PE erfordert:

- Beachtung des allgemeinen Wohlbefindens
- Täglich ausreichende Urinmenge > 1 l
- Kontrolle der Substratspiegel im Blut (Glukose < 180 mg/dl, Triglyzeride < 400 mg/dl, Harnstoff < 30 mg/dl)
- Kontrolle von Elektrolyten, Leberwerten, Gerinnung, Kreatinin
- Aufmerksamkeit für frühe Zeichen eines Katheterinfekts oder einer Katheterthrombose

Vor Einleitung einer PE muss besprochen werden, welche Parameter dadurch beeinflusst werden sollen; in der Folge ist regelmäßig zu prüfen, ob der Verlauf diesen Erwartungen entspricht und ob und ggf. in welcher Form die PE fortgeführt werden soll.

16.6.2 Körperaktivität, Muskeltraining

Zur Unterstützung von Erhalt und Aufbau der **Körpermuskelmasse** ist eine **regelmäßige Muskelaktivität** erforderlich. Leitlinien fordern für mangelernährte Patienten die Einweisung in und die wirksame Motivation zu regelmäßigem Muskeltraining durch professionelle Bewegungstherapeuten. Dabei können pro Woche 3–4 Einheiten von etwa 30–60 Minuten Ausdauertraining (aerobes Training) und 2–3 Einheiten Kraft-/Widerstandstraining (anaerobes Training) durchgeführt werden. Die Belastung muss unbedingt individuell der Leistungsfähigkeit angepasst werden; der Körper darf weder überlastet, noch soll er unterfordert werden. Da sich auch abhängig von der Grunderkrankung Einschränkungen ergeben, müssen die empfohlenen Übungen gut geplant und abgesprochen und nach Möglichkeit immer professionell begleitet werden. Die Vorteile eines regelmäßigen Übungsprogramms sind eine Verbesserung der Lebensqualität, der körperlichen Leistungsfähigkeit und der Stoffwechsellage.

16.6.3 Stoffwechsel

Ein in palliativen Situationen oft kataboler Stoffwechsel erschwert den Erhalt der Körpermuskelmasse (anabole Resistenz). Als Gegenmaßnahmen sind eine ausreichende **Protein**- und **Energiezufuhr** und ein auf die individuelle Leistungsfähigkeit abgestimmtes **Muskeltraining** zu empfehlen. Liegt eine messbare tumorassoziierte systemische Inflammationsreaktion vor, kann durch eine wirksame **antitumorale Therapie** eine Verbesserung der Stoffwechsellage und des Allgemeinbefindens erreicht werden. Sind keine wirksamen Antitumor-Therapien verfügbar oder tolerabel, können probatorisch **antiinflammatorische Substanzen** sowie Präparate mit dem Ziel einer **Appetitverbesserung** gegeben werden:

- Langkettige Omega-3-Fettsäuren aus Fischöl (Eicosapentaensäure 1,5 g/d) oder mit Omega-3-Fettsäuren angereicherte Trinknahrungen
- Kortikosteroide (Prednisolon 20 mg, Dexamethason 4 mg/d), allerdings möglichst nicht länger als 2–3 Wochen
- Gestagene (Megestrolacetat 160 mg/d) unter Beachtung des Thromboembolierisikos

Neuere Ansätze befinden sich in der Prüfung, sind allerdings bisher nicht zugelassen und verfügbar.

KAPITEL

17 Neurologisch-psychiatrische Probleme

Christoph Preul

Kernaussagen

Intrakranielle Druckerhöhung

- Bei zunehmender intrakranieller Raumforderung kann es zur Herniation von Hirngewebe kommen.
- Typische Symptome sind Kopfschmerzen, Übelkeit, Erbrechen, fokalneurologische Störungen, epileptische Anfälle, kognitive Einschränkungen, Depression, Angst und Schläfrigkeit neben therapiespezifischen Nebenwirkungen der Operation, Bestrahlung und Chemotherapie.
- Therapieoptionen bestehen in der Palliativsituation in der Gabe von Dexamethason und ggf. einer Operation zur Druckentlastung.

Delir und Verwirrtheitszustände

- Das hypoaktive Delir wird leicht übersehen.
- Eine symptomatische Therapie des Delirs kann mit Neuroleptika gestaltet werden. Ferner sind nichtmedikamentöse Therapieansätze erforderlich.
- Der Therapieerfolg ist von der Behandlung der zugrundeliegenden Ursache abhängig.
- Ein ganz entscheidender Faktor liegt in der Delirprävention.

Depression

- Eine Depression mit eigenem Krankheitswert ist von einer an sich gesunden Trauerreaktion abzugrenzen.
- Bei einer strukturellen Schädigung des Gehirns kann eine Depression durch den Strukturdefekt selbst hervorgerufen sein.
- Die Therapie der Depression besteht aus nichtmedikamentösen und medikamentösen Ansätzen. Das anticholinerge Nebenwirkungsprofil vieler Antidepressiva ist zu berücksichtigen.

Angst

- Angst ist in der palliativen Situation am Lebensende nachvollziehbar und normal. Eine medikamentöse Therapie sollte Anwendung finden, wenn die Angst per se Krankheitswert bekommt und das Leben in hohem Maße bestimmt.
- Bei der Therapie der Angststörung ist der verzögerte Wirkungseintritt von Antidepressiva zu beachten, flankierend kann mit Benzodiazepinen behandelt werden.

Epileptische Anfälle

- In der palliativen Situation treten überwiegend fokale Anfälle auf.
- Mit zunehmendem Alter des Patienten steigt das Risiko für nichtkonvulsive Anfälle. Diese werden häufig nicht erkannt.
- Die Therapie sollte so gestaltet werden, dass ein Krankenhausaufenthalt möglichst vermieden werden kann und die Lebensqualität nicht eingeschränkt ist.
- Eine sorgfältige Risiko-Nutzen-Abwägung vor Etablierung einer antiepileptischen (Dauer-) Therapie ist erforderlich.

17.1 Intrakranielle Druckerhöhung

DEFINITION

Der intrakranielle Druck (intracranial pressure, ICP) ist der Druck, der innerhalb des Schädels besteht. Er entspricht dem Druck, der aufgewendet werden muss, um das Heraustreten von Liquor über eine Punktionskanüle aus dem Liquorraum in horizontaler Körperlage zu verhindern. Der normale ICP liegt unter 10 mmHg. Eine Steigerung des intrakraniellen Drucks tritt ein, wenn sich eines der intrakraniellen Kompartimente innerhalb des starren Schädels (1500–1700 ml Binnenvolumen, davon ca. 80 % Hirnparenchym und jeweils ca. 10 % Liquor und Blut) vergrößert. Mit Aufbrauchen der Reserveräume des Blut- und des Liquorkompartiments steigt der Druck exponentiell an.

17.1.1 Einordnung

Ein erhöhter intrakranieller Druck ist immer lebensbedrohlich und bedarf an sich einer intensivstationären neurologischen oder neurochirurgischen Behandlung. Im palliativmedizinischen Kontext wird die **Entscheidung** zu einer intensivmedizinischen Behandlung nur dann sinnvoll sein, wenn die damit verbundenen Konsequenzen konzeptuell vom Patienten, den Angehörigen und dem Behandlerteam mit getragen werden. Diese **Konsequenzen** schließen auch eine Beatmungstherapie mit Hyperventilation, die Anlage von liquorableitenden Verfahren oder druckentlastende Operationen am Gehirn ein.

Eine in der Palliativsituation auftretende plötzliche Hirndrucksymptomatik sollte Anlass zu einer **umgehenden Diagnostik** mittels zerebraler Bildgebung sein. In Abhängigkeit von der Schwere und Dignität des Befunds und in Abhängigkeit von der zu erreichenden Lebensqualität des Patienten wird man sich aktiv für oder gegen eine druckentlastende operative Therapie entscheiden müssen.

FALLBEISPIEL

36-jähriger Patient mit multipler intrakranieller Metastasierung eines malignen Melanoms am Rücken. Im Gehirn finden sich über 20 Metastasen, eine davon führt zu einer zunehmenden Verlegung des Aquaeductus cerebri mit bereits bestehenden Zeichen eines Liquoraufstaus. Eine palliative Bestrahlung ist bereits durchgeführt worden. Der Patient ist rechts halbseitig gelähmt, die verbale Kommunikation ist durch eine der Hemisymptomatik geschuldeten Dysarthrie sehr eingeschränkt möglich. Es besteht Einvernehmen zwischen Patient, Angehörigen und SAPV-Team, den Patienten nicht mehr in die Klinik zu bringen und auf eine liquorableitende Therapie zu verzichten. Es erfolgt eine konservative symptomatische Therapie der Hirndrucksymptomatik im Rahmen der SAPV-Behandlung.

17.1.2 Ursachen

Intrakranielle Druckerhöhungen können entstehen durch

- **Diffuse Hirnschwellung:** z. B. durch ein schweres Trauma, bei Intoxikationen (CO_2), als Medikamenteneffekte (Chemotherapeutika), nach Reanimation, bei metabolischen Störungen wie einer hepatischen Enzephalopathie, einer bakteriellen Meningoenzephalitis oder subarachnoidalen Blutung
- **Lokale Raumforderungen:** z. B. als Folge von Tumorerkrankungen des Gehirns (primäre ZNS-Tumoren wie anaplastische Astrozytome und Glioblastome), Metastasen, Lymphomen, Abszedierungen, jeder Form einer intrakraniellen Blutung (epidurales Hämatom, subdurales Hämatom, Hirnmassenblutung, Tumoreinblutung)

17.1.3 Symptomatik

Bei einer zunehmenden intrakraniellen Raumforderung drohen über meist axiale Massenverschiebungen **Einklemmungssyndrome.** Es kann zur Herniationen von Hirngewebe an der Falx cerebri, zur Herniation des Uncus hippocampi am Tentorium, zur transtentoriellen Einklemmung sowie zur foraminalen Einklemmung am Foramen occipitale magnum kommen. **Klinisch** sind am Patienten eine Verschlechterung der Bewußtseinslage, eine einseitige Mydriasis oder Okulomotoriusparese durch Schädigung des N. oculomotorius an der Klivuskante sowie das Auftreten von Krampfanfällen zu bemerken. Zusätzlich können Veränderungen der motorischen Fähigkeiten und des Reflexstatus (z. B. Auftreten einer Hemiparese mit Pyramidenbahnzeichen) nachzuweisen sein. Zeichen einer weiteren kraniokaudal gerichteten Schädigung sind eine Cheyne-Stokes-Atmung, das Auftreten von Beuge- oder Strecksynergismen und schließlich das sukzessive Ausfallen von Hirnstammreflexen. Eine Stauungspapille ist kein frühes Zeichen einer intrakraniellen Druckerhöhung.

Typische Symptome bei hirneigenen hochgradigen **Gliomen** sind Kopfschmerzen, Übelkeit, Erbrechen, fokalneurologische Störungen, epileptische Anfälle, kognitive Einschränkungen, Depression, Angst und Schläfrigkeit neben therapiespezifischen Nebenwirkungen der Operation, Bestrahlung und Chemotherapie.

17.1.4 Therapie

Im Verlauf intrakranieller Tumorerkrankungen wird sich der Palliativmediziner mit einer Vielzahl von neurologischen und nichtneurologischen Problematiken beschäftigen müssen, ins-

besondere wenn die Optionen einer Tumortherapie ausgereizt sind. Neben der neurologischen Verschlechterung sind psychologische, soziale und affektive Belange zu berücksichtigen und erfordern eine multidisziplinäre Annäherung an die Problemkonstellation. **Ziel** ist die Symptomlinderung bei Erreichen oder Aufrechterhalten einer akzeptablen Lebensqualität des Patienten. Der frühe Einsatz einer palliativmedizinischen Versorgung hat sich als lebensverlängernd, symptomlindernd und lebensqualitätssteigernd bei verminderter Hospitalisierung des Patienten herausgestellt.

Für die Behandlung der **Kopfschmerzen,** die durch einen erhöhten intrakraniellen Druck versursacht sind, haben sich Kortikosteroide, insbesondere **Dexamethason,** unter Komedikation mit einem Magenschutz als hilfreich erwiesen. Nach inital höheren Dosen kann nach ca. einer Woche eine Dauertherapie mit 4 mg Dexamethason pro Tag etabliert werden. In den letzten Lebenstagen des Patienten hat sich das Absetzen der Medikation als nicht nachteilig in Bezug auf das Wiederauftreten von Symptomen und als vorteilhaft im Sinne eines nichtprolongierten Sterbeprozesses erwiesen. In therapierefraktären Fällen gegenüber Kortikosteroiden kann eine Therapie mit **Mannitol** oder eine palliativmedizinisch indizierte **Ventrikeldrainage** oder **Shuntanlage** erwogen werden. Bei leptomeningealer Metastasierung einer systemischen Krebserkrankung mit konsekutivem Hydrozephalus fand sich in – allerdings kleinen – Fallserien eine gute Wirksamkeit im Hinblick auf die Symptomlinderung und die Verlängerung des Gesamtüberlebens.

Krampfanfälle treten mit einer Prävalenz von über 50 % bei Patienten mit hochgradigen Gliomen auf. Therapiemöglichkeiten bestehen in der Gabe von **Benzodiazepinen,** die auch intranasal, rektal oder bukkal verabreicht werden können. Alternativen stellen die intravenöse Gabe von **Levetiracetam** oder die intramuskuläre Gabe von **Phenobarbital** dar.

CAVE

Viele antiepileptische Medikamente werden Cytochrom-p-450 abhängig abgebaut und können damit die Wirkung von Dexamethason verändern. Levetiracetam ist z. B. diesbezüglich weniger kritisch zu sehen.

Eine **Depression** tritt bei Hirntumorpatienten häufig auf. Eine erhöhte Vulnerabilität besteht zum Zeitpunkt der Diagnosestellung und mit dem Auftreten eines ersten Rezidivs. Vorbestehende psychiatrische Erkrankungen und weibliches Geschlecht erhöhen das Risiko für die Entwicklung einer Depression. Die Depression führt zu einer erheblichen Einschränkung der Lebensqualität der Patienten. Eine adäquate Pharmakotherapie mit **Antidepressiva** sollte angestrebt werden, zusätzlich sind multimodale **psychologische Interventionen** wie psychotherapeutische Ansätze und kognitiv-behaviorale Therapien möglich. Eine Kombination aus passender Therapiekonzeptbildung, psychologischen Interventionen und guter Kommunikation zwischen Patient und Palliativteam ist im Hinblick auf die Reduktion von Stress, Angst und Depression positiv zu bewerten (➤ Kap. 17.3).

Kognitive Störungen sind bei Hirntumorpatienten häufiger als bei anderen Tumorerkrankungen, vermutlich als Folge des Tumors selbst, aber auch durch eine Operation und Radio-Chemotherapie. Der Einsatz von Psychostimulanzien oder Acetylcholinesterase-Inhibitoren ist kritisch zu sehen. Eine Verbesserung der kognitiven Performanz kann durch **Kortikosteroide** erreicht werden; gerade jüngere Patienten können von einer kognitiven Rehabilitation und Virtual-Reality-Training profitieren.

Ein **Delir** tritt bei bis zu 90 % der Hirntumorpatienten in den letzten Tagen und Wochen vor dem Tod auf. Das Risiko für ein Delir wird durch Benzodiazepine, Kortikosteroide und den Einsatz von Opioiden erhöht. Grundsätzlich sollten delirbegünstigende Faktoren so gut wie möglich angepasst werden; Evidenz gibt es z. B. für Opioidmedikation, ungünstig sind vermutlich u. a. auch Polypharmazie, Mobilitätseinschränkungen und Kathetergebrauch. Zur Delirtherapie sind **Antipsychotika** wie Olanzapin, Aripiprazol, Risperidon und Haloperidol geeignet (➤ Kap. 17.2).

17.2 Delir und Verwirrtheitszustände

DEFINITION

Nach DSM V definiert sich ein Delir über folgende Symptome bzw. Bedingungen:

- **Störung der Aufmerksamkeit:** reduzierte Fähigkeit, die Aufmerksamkeit auf bestimmte Stimuli zu richten, aufrechtzuerhalten und woanders hin zu wenden, sowie eine Störung der bewussten Wahrnehmung
- **Akuter bis subakuter Beginn, variabler Verlauf:** Entwicklung des Störungsbilds innerhalb einer kurzen Zeitspanne (Stunden, Tage), erkennbar durch akute Änderung der normalen Aufmerksamkeit und Bewußtseinslage sowie Fluktuation der Symptomatik im Tagesverlauf
- **Zusätzliche Störung der Kognition:** z. B. Gedächtnis, Orientierung, Sprache, visuell-räumliche Fähigkeiten, Wahrnehmung
- **Vorbestehende oder sich entwickelnde neurokognitive Störungen,** welche die Aufmerksamkeitsstörungen und zusätzlichen kognitiven Störungen erklären können, **dürfen nicht vorliegen** und es darf keine schwere Bewusstseinsstörung, z. B. ein Koma, bestehen
- **Vorliegen eines relevanten medizinischen Krankheitsfaktors:** Aus Anamnese, Untersuchungsbefund oder Laborparametern lässt sich ein direkter physiologischer Zusammenhang zu einer Erkrankung, zu einer Medikamentenintoxikation oder einem Absetzen einer Medikation oder zu einer Exposition gegenüber einem Toxin ableiten oder es besteht eine multifaktorielle Ätiologie

17.2.1 Epidemiologie und Einordnung

Das Delir tritt in der Allgemeinbevölkerung gehäuft bei älteren hospitalisierten Patienten mit einer Inzidenz von 14–56 % auf. Es geht mit einem erheblich erhöhten Mortalitätsrisiko einher, das langfristig nach einem Delir verdoppelt ist. Bei einer vorbestehenden Demenz ist das Risiko für ein Delir deutlich erhöht. Auch andersherum besteht eine Risikoerhöhung: Patienten, die im Zusammenhang mit einer Hospitalisierung ein Delir entwickelt haben, haben ein erhöhtes Risiko für die spätere Entwicklung einer Demenz. Als mögliche pathogenetische Faktoren der Erkrankung werden inflammatorische Prozesse sowie ein cholinerges Defizit neben einem veränderten zerebralen Stoffwechsel diskutiert.

In der palliativen Situation wird die Prävalenz zwischen 13 und 88 % angegeben, mit zunehmender Häufung in der terminalen Lebensphase. Das Delir ist eines der häufigsten Symptome im Krankheitsverlauf eines Palliativpatienten.

FALLBEISPIEL

Ein 72-jähriger Patient mit bekannter Demenz vom Lewy-Körperchen-Typ erkrankte an einem diffusen großzelligen B-Non-Hodgkin-Lymphom der Nasennebenhöhlen rechts. Die Lebensqualität des Patienten war zuvor durch die Demenzerkrankung nur wenig eingeschränkt, längere Spaziergänge waren möglich, Halluzinationen bestanden nicht. Ein Parkinsonsyndrom war nur milde ausgeprägt. Bereits einige Jahre zuvor hatte eine Auslandsreise, bei welcher der Patient bei einem Krankenhausaufenthalt antipsychotisch behandelt worden war, ein prolongiertes Delir nach sich gezogen.
Die Diagnose des lokal raumfordernden Lymphoms wurde bioptisch gestellt. Im Anschluss an die Biopsie erkrankte der Patient an einem anfangs hyperaktiven, später zunehmend hypoaktiven Delir. Die initial psychiatrische Behandlung wurde auf der palliativmedizinschen Station fortgesetzt. Die Delirbehandlung gestaltete sich schwierig, da einerseits zur Behandlung des Tumors Dexamethason verabreicht werden musste, andererseits bei einer Demenz vom Lewy-Body-Typ ein paradoxes Ansprechen auf Neuroleptika berücksichtigt werden muss. Unter Medikation mit Quetiapin und zeitweise einem Benzodiazepin konnte das Delir soweit behandelt werden, dass im Einvernehmen mit dem Patienten und der als Betreuerin eingesetzten Ehefrau ein Therapieversuch mit einer Chemotherapie nach dem mini-R-CHOP 21-Schema mit zusätzlicher Gabe von Filgrastim unternommen wurde. Der Therapieansatz war bezüglich des Non-Hodgkin-Lymphoms kurativ. Nach 2 Zyklen der Chemotherapie hatte sich das Delir weiter verschlechtert. Nach intensiver Rücksprache mit der Ehefrau entsprach ein Fortführen der Chemotherapie aufgrund der durch sie verursachten Verschlechterung des Delirs auch nicht mehr dem mutmaßlichen Willen des Patienten. Gemeinsam wurde die Entscheidung zur Beendigung der Chemotherapie während des noch immer bestehenden Delirs getroffen. Der Patient verstarb ca. 2 Monate später im Rahmen der Hospizbehandlung.

17.2.2 Ursachen

Prädisponierend sind u. a. höheres Alter über 60, vorbestehende Demenz, vorbestehende strukturelle Schädigung des Gehirns, Abhängigkeitserkrankungen (Alkohol, Drogen, Medikamente), Depression, kombinierte Einnahme verschiedener Medikamente, Schlafmangel, ungewohnte Umgebung und soziale Isolation. Wenn als zusätzlicher Faktor eine weitere **exogene Noxe** hinzukommt, z. B. ein Volumenmangel, ein operativer Eingriff, eine Elektrolytverschiebung, akute Infekte oder ein Organversagen, kann es in der Addition der Prädisposition plus einer exogenen Noxe zu einem Delir kommen.

In der Palliativsituation spielen **Medikamente,** die ein Delir begünstigen, eine besondere Rolle. Dazu zählen Wirkstoffe mit anticholinergen Nebenwirkungen wie Antihistaminika, Trizyklika, dopaminerge Substanzen, Diuretika, Laxanzien, Digitalispräparate, Glukokortikoide, Antiepileptika, Benzodiazepine, Antibiotika und Lithium.

In einem aktuellen systematischen Review und einer Metaanalyse über 28 Studien konnten beeinflussbare **Risikofaktoren** für ein Delir identifiziert werden. Schlechter Allgemeinzustand und Opioideinsatz waren hier positiv mit einem Delir assoziiert, schwächere Evidenzen fanden sich für u. a. Dehydratation, Hypoxämie und Infektionen.

17.2.3 Diagnostik

Nach Klinik und Verlauf unterscheidet man folgende **psychomotorische Subtypen** des Delirs:

- Hyperaktiver Typ: Häufigkeit 25–40 %, erhöhte Vigilanz, Unruhe, Irritabilität, Unkooperativität, erhöhte Schreckhaftigkeit, Herumwandern stehen im Vordergrund
- Hypoaktiver Typ: geprägt von beeinträchtigtem Bewusstsein, verlangsamten Bewegungen, Lethargie, fehlender Einsicht
- Gemischter Typ: besitzt Charakteristika beider vorgenannter Subtypen (vermutlich überwiegender Anteil)
- Nichtmotorischer Typ: Fehlen hypo- und hyperaktiver Symptome

Von hoher differenzialdiagnostischer Bedeutung ist das Erkennen der **Ursache** des Delirs. Die Therapie kann nur mit einer erfolgreichen Behandlung der auslösenden Ursache gelingen. Dazu gehören das Erkennen und Behandeln von:

- Infektionen
- Sepsis
- Metabolischen Entgleisungen
- Hypoxie
- Mangelzuständen (Vitamine)
- Anämien
- ZNS-Erkrankungen
- Medikamentenintoxikationen oder -entzügen
- Endokrinopathien
- Akuten kardiovaskulären Ereignissen

- Renalen oder hepatischen Enzephalopathien
- Elektrolytentgleisungen (z. B. Hyperkalzämie bei Tumorpatienten)

Differenzialdiagnosen sind z. B. der nichtkonvulsive Status epilepticus, Angst z. B. bei nichtkommunikativen Patienten oder Agitation durch Schmerzen.

Für die **Bedside-Diagnostik** stehen einige einfach zu handhabende Screeningtools zur Verfügung, z. B. der Nursing-Delirium Screening Scale (Nu-DESC), für den es auch eine Validierung und Übersetzung für den deutschen Sprachraum gibt. Der Test ist binnen 2 Minuten durchführbar. Als diagnostisches Instrument für ärztliches Personal eignet sich der Confusion Assessment Method.

17.2.4 Therapie

Im Vordergrund der Delirbehandlung sollte die Ausschaltung bzw. Therapie des zugrundeliegenden **ätiologischen Faktors** stehen, insbesondere der Verzicht auf Delir-begünstigende Medikamente, der Ausgleich der Volumensituation und der Elektrolyte sowie die Substitution von Vitaminmangelzuständen. Ein delirantes Syndrom oder Verwirrtheit und Unruhe allein stellen nicht unbedingt eine Indikation für eine medikamentöse Therapie dar. Die Verwendung von Neuroleptika oder Benzodiazepinen sollte primär ausgeprägten neuropyschiatrischen Symptomen im Rahmen eines hyperaktiven Delirs vorbehalten bleiben.

Unter den typischen Antipsychotika gilt **Haloperidol** als Mittel der Wahl, das Medikament wirkt als Inhibitor am D2-Rezeptor. Unter der Therapie mit Haloperidol sollten QT-Zeit-Verlängerung und die Entwicklung extrapyramidalmotorischer Nebenwirkungen Beachtung finden.

Atypische Neuroleptika binden (zusätzlich) an 5-HT2A-D2-Rezeptoren mit unterschiedlicher Affinität zum Rezeptor. Olanzapin hat sich als sicher und wirksam erwiesen, wobei das Ansprechen auf das hypoaktive Delir gering ist. Risperidon scheint in der Wirksamkeit vergleichbar zu Haloperidol und Olanzapin zu sein, und zwar unabhängig vom Schweregrad der unterliegenden Erkrankung. Auch Quetiapin kann zur Symptomkontrolle eingesetzt werden. Aripiprazol hat eine partiell agonistische 5-HT1A- und D2-Wirkung und kann bei der Behandlung des hypoaktiven Delirs zum Einsatz kommen.

Dexmedetomidin ist ein potenter α_2-Rezeptor-Agonist mit analgetischen und sedierenden Eigenschaften. Es wirkt sympatholytisch und anxiolytisch. Das Medikament wird oft bei therapierefraktären Delirien eingesetzt, im Kontext der Palliativmedizin besteht keine ausreichende Datenlage.

Acetylcholinesterasehemmstoffe wie Donepezil oder Rivastigmin haben sich als nicht (ausreichend) wirksam erwiesen.

Zu **Methylphenidat** und **Modafinil** als Psychostimulanzien liegt keine ausreichende Datenlage vor.

Benzodiazepine sollten, wenn überhaupt, sehr vorsichtig eingesetzt werden. Hier besteht das Risiko einer paradoxen Agitation.

Nichtmedikamentöse Interventionen und Prävention:

- Schaffen einer sicheren und vertrauten Umgebung: Einbettzimmer, Verminderung von Lärm und Störgeräuschen, gute Beleuchtung, Vorhandensein von persönlichen Gegenständen und Bildern, z. B. von Vertrauten, Verwandten, Bekannten, ggf. Verwendung von Brille und Hörgerät
- Hilfen zur räumlichen und zeitlichen Orientierung: wiederholtes Nennen von Datum und Zeit, Kalender, gut ablesbare Uhr
- Gute Information des Patienten über geplante Maßnahmen
- Angehörigenbesuche
- Einhalten von Zeitplänen und Routinen
- Ausbildung des Pflegepersonals im Umgang mit Delirpatienten

17.3 Depression

17.3.1 Epidemiologie und Einordnung

In der Palliativmedizin sind depressive Verstimmungen häufig. Oft ist eine Depressionserkrankung bereits als Komorbidität vorbestehend. Die Prävalenz liegt bei palliativmedizinischen Patienten bei rund 25 % und die Schwere der Depression nimmt mit dem Fortschreiten der Erkrankung zu. Die **Abgrenzung** einer Depression oder depressiven Episode von an sich gesunden Reaktionen der Trauer, z. B. um einen Funktionsverlust, ist sehr schwierig. In der Terminologie der psychiatrischen Erkrankungen werden pathologische Trauerreaktionen und pathologisches Verhalten dem Kapitel der Anpassungsstörungen zugeschrieben. Dabei ist differenzialdiagnostisch bedeutsam, dass Anpassungsstörungen und Trauerreaktionen als hervorstechendes Merkmal eine kurze oder längere depressive Reaktion oder eine Störung anderer Gefühle und des Sozialverhaltens erzeugen. Die Anpassungsstörung ist im Sinne einer conditio sine qua non an das Vorhandensein einer auslösenden akuten schweren Belastung oder eines kontinuierlichen Traumas gebunden.

Im Falle einer **strukturellen Schädigung** des Gehirns, z. B. bei hirneigenen Tumorerkrankungen, abgelaufenem Schlaganfall oder Metastasierung, kann auch eine organische Depression vorliegen. In diesem Fall hat die Stimmungsstörung ihr Korrelat in der Strukturschädigung selbst.

LEITLINIEN

Zur Differenzialdiagnostik der Depression gibt die S3-Leitlinie Palliativmedizin des Leitlinienprogamms Onkologie eine konsensbasierte Empfehlung: Bei Patienten mit einer nicht heilbaren Krebserkrankung und mit einer depressiven Symptomatik soll differenzialdiagnostisch überprüft werden, ob diese Symptomatik einer Anpassungsstörung, einer Dysthymie, einer depressiven Episode, einer organisch depressvien Störung oder einer Trauerreaktion zuzuordnen ist.

17.3.2 Diagnostik

Nach ICD-10 unterscheidet man
- **Hauptsymptome:**
  - Depressive, gedrückte Stimmung
  - Interessenverlust und Freudlosigkeit
  - Verminderung des Antriebs mit erhöhter Ermüdbarkeit und Aktivitätseinschränkung
- **Zusatzsymptome:**
  - Verminderte Konzentration und Aufmerksamkeit
  - Vermindertes Selbstwertgefühl und Selbstvertrauen
  - Schuldgefühle und Gefühle von Wertlosigkeit
  - Negative und pessimistische Zukunftsperspektiven
  - Suizidgedanken, erfolgte Selbstverletzungen oder Suizidhandlungen
  - Schlafstörungen
  - Verminderung des Appetits

Für die **Diagnose** müssen mindestens 2 Hauptsymptome über mehr als 2 Wochen anhalten. Der Schweregrad der depressiven Episode richtet sich nach der Anzahl der zusätzlich erfüllten Zusatzkriterien: leichte Episode = 2 Zusatzkriterien, mittelschwere Episode = 3–4 Zusatzsymptome und schwere Episode = 4 Zusatzsymptome bei drei erfüllten Hauptsymptomen. Die Diagnosefindung kann auch in der Palliativsituation durch geeignete Erfassungsinstrumente in Form von Fragebögen ergänzt werden. Diese sind aber nicht immer pragmatisch einsetzbar und führen zu einer zusätzlichen Belastung des Patienten. Die genannten Kriterien müssen im Gespräch mit dem Patienten ggf. aktiv erfragt werden.

LEITLINIEN

Zur Erkennung einer Depression bei Patienten mit einer nicht heilbaren Krebserkrankung kann das Zwei-Fragen-Screening eingesetzt werden:
1. Fühlten Sie sich im letzten Monat häufig niedergeschlagen, traurig bedrückt oder hoffnungslos?
2. Hatten Sie im letzten Monat deutlich weniger Lust und Freude an Dingen, die Sie sonst gerne tun?

Als **Screening-Instrument** ist z. B. auch der Hospital Anxiety and Depression Scale (HADS-D) einsetzbar, der auf Basis einer Selbstbeurteilung die Ausprägung ängstlicher und depressiver Symptomatik in der vergangenen Woche erfasst. Dabei werden auf 2 Subskalen je 7 Items abgefragt.

17.3.3 Therapie

Zur Therapie eignen sich nichtmedikamentöse und medikamentöse Verfahren. Eine erste Entlastung können Patienten bereits durch das **Gespräch** mit einer Vertrauensperson aus dem Behandlungsteam erfahren. Dies sollte empathisch und unterstützend sein, positive Denkanstöße sollten aufgegriffen oder vermittelt werden, ungünstige Denkweisen sollte man aufzulösen versuchen. Es konnte gezeigt werden, dass Patienten mit einer fortgeschrittenen Krebserkrankung und begleitender Depression von einer **frühen palliativmedizinischen Intervention** profitieren.

Zur medikamentösen Therapie sollten **moderne Antidepressiva** eingesetzt werden. Trizyklika sind aufgrund ihres anticholinergen Nebenwirkungsprofils (Cave: Obstipation, Mundtrockenheit, Delirrisiko, erhöhte Krampfbereitschaft) eher ungeeignet, können aber im Einzelfall z. B. zur Ausnutzung der koanalgetischen Komponente durchaus indiziert sein. Günstiger sind **Wiederaufnahmehemmer von Serotonin (SSRI) und/oder Noradrenalin (SNRI)** zu bewerten, Citalopram (SSRI) und Duloxetin (SNRI) z. B. haben keine anticholinerge Wirksamkeit.

Ein Nachteil der Antidepressiva ist sicher der verzögerte Wirkungseintritt nach 2–4 Wochen. Für eine schnelle Wirksamkeit kämen daher **Psychostimulanzien** wie Methylphenidat in Frage. Für diese Indikation besteht für Methylphenidat allerdings keine Zulassung, sodass Off-Label rezeptiert werden muss. Die Indikation für die Verwendung solcher Substanzen sollte äußerst kritisch gestellt werden.

CAVE

Die anticholinergen Nebenwirkungen der trizyklischen Antidepressiva müssen beachtet werden:
- Obstipation
- Mundtrockenheit
- Delirrisko
- Erhöhte Krampfbereitschaft

Daher sollten SSRI oder SNRI bevorzugt werden.

17.4 Angst

DEFINITION

Die Angst des Palliativpatienten wird von psychiatrischen Definitionen der Angststörung, der phobischen Störung, der Panikstörung oder der generalisierten Angststörung etc. nicht erreicht. Am ehesten wären hier die Kategorien der Anpassungsstörung und der Reaktion auf eine akute schwere Belastung anwendbar.

17.4.1 Einordnung

In einer palliativen Situation ist Angst nachvollziehbar – die Angst des Patienten vor dem Tod, vor Würdeverlust, vor Kontrollverlust, vor Abhängigkeit, vor unkontrollierbaren Schmerzen. Die Angst erfasst aber auch Angehörige und Mitarbeiter des Behandlungsteams – Angst, z. B. die Situation medizinisch und emotional nicht beherrschen zu können, oder vor Überforderung.

Maio [22] thematisiert in seinen Ausführungen im Epilog „Was könnte ein gutes Sterben sein?" das Kontroll- und das Autonomiebedürfnis des „modernen" Menschen. Einige Gedanken sollen herausgegriffen werden, die, obwohl im Kontext geschrieben, hier alleine stehen sollen:

- Das Sterben ist eine Lebensphase, die gerade dadurch charakterisiert ist, dass sie sich der absoluten Kontrollierbarkeit entzieht.
- Es fehlt in der modernen Gesellschaft eine alte Tugend, die Tugend der Gelassenheit, der Zuversicht auf das, was kommen wird.
- Der moderne Mensch ist kein Mensch der Zuversicht, sondern ein Mensch der Angst, gerade deswegen, weil er alles kontrollieren möchte und zugleich mit Bangen erahnt, dass es ihm nicht gelingen wird, die wesentlichen Inhalte des Lebens, wie gerade das Sterben, ganz im Griff zu haben.

17.4.2 Therapie

In der palliativmedizinischen Situation wird Angst nur dann therapiebedürftig, wenn sie per se eine **Krankheitsbelastung** darstellt, also nicht kontrollierbar und vollständig bestimmend ist. In einem solchen Fall können als Mittel der ersten Wahl **Citalopram** oder **Sertralin** eingesetzt werden. Es sollte mit einer niedrigen Dosis begonnen werden. Aufgrund des verzögerten Wirkungseintritts kann eine Anxiolyse, z. B. mit einem Benzodiazepin, flankierend in den ersten Wochen eingesetzt werden. Parallel sollten nichtmedikamentöse Strategien der **Gesprächsführung** und eventuell der **Verhaltenstherapie** erwogen werden.

17.5 Epileptische Anfälle

DEFINITION

Ein epileptisches Syndrom (Epilepsieerkrankung) ist eine periodisch auftretende Funktionsstörung des Gehirns mit exzessiver neuronaler Entladung infolge gesteigerter neuronaler Erregung oder Nachlassen hemmender Einflüsse. Die Störung ist multifaktoriell und polyätiologisch.

17.5.1 Einordnung

Die Behandlung epileptischer Anfälle in der Palliativsituation stellt eine besondere Herausforderung dar. In der Palliativsituation überwiegen fokale Anfallsereginisse deutlich. In den meisten Fällen liegt eine Erkrankung des Gehirns zugrunde. Häufige Ursachen sind primäre oder sekundäre Tumoren des Gehirns (Gliom, Metastasen anderer Primärtumoren). Auch Elektrolytverschiebungen, Substanzentzug oder Hirndruck sind mögliche Ursachen für ein Anfallsereignis.

Idealerweise sollte die Behandlung einen stationären **Krankenhausaufenthalt vermeiden,** denn die Lebensqualität des Patienten sollte so wenig wie möglich durch die Behandlung eingeschränkt werden. Sie muss u. a. auch durch spezielle **Applikationsformen praktikabel** und zielführend sein.

Epileptische Anfälle bei Palliativpatienten bekommen damit vielmehr den Charakter einer **symptomatischen Behandlung,** eine vollständige apparative Abklärung der Genese der Epilepsien und EEG-Diagnostik rücken im Stellenwert nach hinten. Bei Neuauftreten von epileptischen Anfällen bei palliativen Patienten kann eine weiterführende Diagnostik mittels cMRT, cCT oder Lumbalpunktion zwar Hirnmetastasen, eine Meningeosis carcinomatosa, Tumorprogress oder einen Schlaganfall nachweisen, erfolgen sollte diese Diagnostik aber nur, wenn sich auch weitere therapeutische Konsequenzen daraus ergeben.

17.5.2 Einteilung

Aus therapiepragmatischen Gründen hat sich die Klassifikation der Internationalen Liga gegen Epilepsie (ILAE) von 1989 bewährt. Demgegenüber stehen neuere Klassifikationen, die auch konzeptionell überarbeitet wurden, im klinischen Alltag aber noch nicht konsequente Umsetzung erfahren. Für die palliative Situation wird deshalb die **ILAE-Klassifikation** von 1989 zugrunde gelegt.

Unterschieden wird zwischen generalisierten Anfällen, lokalisationsbezogenen Anfällen (fokal oder partiell) und nicht klassifizierbaren Anfällen:

- Anfälle mit **generalisiertem Beginn** können durch motorische Entäußerungen mit tonischen, klonischen,

tonisch-klonischen, myoklonischen, astatischen Symptomen, aber auch durch nichtmotorische Symptome wie Absencen charakterisiert sein.

- **Anfälle mit fokalem Beginn** sind Anfälle fokalen Ursprungs mit erhaltenem oder beeinträchtigtem Bewusstsein. Sie können sich im Rahmen einfach-fokaler Anfälle mit fokal-motorischen Symptomen, Auren oder Automatismen äußern. Fokale Anfälle können sekundär generalisieren.
- **Nicht klassifizierbare Anfälle** sind nicht eindeutig zuzuordnen. Sie können motorische und nichtmotorische Anteile enthalten ohne eindeutige Merkmale fokaler oder generalisierter Anfälle.

Unter **Gelegenheitsanfällen** bzw. **akuten symptomatischen Anfällen** versteht man situativ abhängige epileptische Anfälle mit zeitlichem Bezug zu einem **unmittelbaren Auslöser.** Diese Provokatoren können Fieber oder die Einnahme zentralnervös wirksamer Medikamente sein. Akute Erkrankungen des ZNS wie Infekte, zerebrovaskuläre Ereignisse oder Traumata sind als begünstigend anzusehen. Gelegenheitsanfälle sind per definitionem nicht mit einer Epilepsie-Erkrankung gleichzusetzen. Ihre Prognose ist günstig. Ein Gipfel der Auftretenshäufigkeit findet sich jenseits des 60. Lebensjahrs, fokale Entäußerungen sind deutlich häufiger (60–70 %) als bei generalisierten Anfällen (20–30 %). Anfälle nach Schlafentzug sind ebenfalls möglich, erfüllen aber nicht die Kriterien der akuten symptomatischen Anfälle.

Weitere Unterscheidungskriterien:

- Anhand der **Ätiologie** unterscheidet man zwischen idiopathischen (genetische Komponente), symptomatischen (struktur- oder läsionsbezogen) oder kryptogenen (unklassifizierbar) Anfällen.
- Anhand der **Anfallshäufigkeit** in einem umschriebenen Zeitraum unterscheidet man einen einzelnen Anfall von einer Serie von Anfällen (kurz hintereinander auftretende Anfälle mit interiktal vollständiger Erholung bzw. Wiedererlangung des Bewusstseins).
- Von einem **Status epilepticus** spricht man bei einem prolongierten epileptischen Anfall bzw. bei rezidivierenden, d. h. mindestens 2 epileptischen Anfällen, ohne zwischenzeitliches Wiedererlangen des Bewusstseins.

17.5.3 Diagnostik

Diagnostisch ist die genaue semiologische **Beschreibung des Anfallsereignisses** bedeutsam. Mit zunehmendem Alter nehmen klonische Komponenten im Anfallsgeschehen ab, **nichtkonvulsive Status epileptici** nehmen zu. Hieraus erwächst eine Gefahr der Fehldiagnose bzw. fehlerhaften Einordnung insbesondere bei einer Erstmanifestation eines Anfallsgeschehens. Es ist anzunehmen, dass eine hohe Zahl an epileptischen Anfällen unerkannt bleibt, wenn sich Anfälle ohne konvulsive Entäußerung nur durch z. B. eine Bewusstseinseinschränkung oder geringgradige Blickpräferenz zeigen (z. B. Differenzialdiagnose eines hypoaktiven Delirs). Für die Zuordnung sind daher Informationen des Patienten und eventueller Zeugen des Anfalls hinzuzuziehen. Insbesondere bei nichtkonvulsiven Status epileptici kann eine **apparative EEG-Diagnostik** erforderlich sein.

Eine **Labordiagnostik** kann Differenzialdiagnosen eines epileptischen Anfalls ausschließen, insbesondere ist auf Blutzuckerentgleisungen, Elektrolytstörungen, Anämie und eine Hyperammonämie zu achten. Die Bestimmung der Creatinkinase ist vermutlich bei Palliativpatienten (Verminderung der Muskelmasse) unzuverlässig.

17.5.4 Therapie

Die Wahl einer geeigneten Therapie sollte die **Wünsche des Patienten** im Sinne einer partizipativen Entscheidungsfindung berücksichtigen, dessen Lebensqualität möglichst wenig eingeschränkt werden sollte. Dafür ist auch eine **geeignete Applikationsform** ausschlaggebend. **Interaktionen** mit eventuell anderen Arzneimitteln müssen berücksichtigt werden. Im **Nebenwirkungsprofil** der Medikamente sollte darauf geachtet werden, kognitive Einschränkungen oder sedierende Effekte zu vermeiden.

Während eines **epileptischen Anfalls** sollte darauf geachtet werden, dass der Patient vor Verletzungen geschützt wird (z. B. Kopf unterpolstern). Das Einbringen eines Gummikeils zwischen die Kiefer ist obsolet. Nach einem generalisierten Anfall ist eine stabile Seitenlagerung empfohlen, ein Aspirationsschutz erfolgt durch Ausräumen von Blut oder Speichel aus dem Mundraum. In der postiktalen Umdämmerungsphase kann der Patient orientierungslos sein und muss entsprechend behutsam begleitet werden. Postiktal kann ein Benzodiazepin z. B. sublingual gegeben werden, um den Übergang in einen Status epilepticus zu unterbinden.

Für die Therapie **fokaler Epilepsien** bieten sich verschiedene Monotherapeutia an, z. B. Carbamazepin, Levetiracetam, Lamotrigin und Zonisamid, wobei Levetiracetam sich zunehmend als Medikation der ersten Wahl etabliert. Die Auswahl des Medikaments sollte v. a. im Hinblick auf die Praktikabilität und die unerwünschten Wirkungen bzw. Interaktionen erfolgen. Falls eine hohe Anfallsfrequenz besteht oder die Aufdosierung zu lange dauert, kann überbrückend ein Benzodiazepin eingesetzt werden, z. B. Lorazepam oder Midazolam. Die Therapie des **Status epilepticus** folgt einem Stufenschema. Man unterscheidet:

- **Frühphase** (5–10 Minuten Dauer): Bei Patienten mit bekannter Epilepsie besteht oft ein Crescendo in Anfallsfrequenz und Schwere des Anfalls. Bei nicht vorbestehender Epilepsieerkrankung fehlt dieses Muster meistens. Der Status epilepticus kann mit einem Benzodiazepin

unterbrochen werden. Lorazepam ist intravenös und sublingual applizierbar, Diazepam bietet die Möglichkeit der rektalen Applikation. Midazolam bietet viele alternative Applikationswege – subkutan, intramuskulär, intranasal und bukkal – und bietet sich damit in der Palliativmedizin an.

- **Etablierter Status epilepticus** (10–30 Minuten Dauer) mit kontinuierlicher Anfallsaktivität oder intermittierender Aktivität ohne Wiedererlangen des Bewußtseins zwischen den Anfällen. Der etablierte Status epilepticus erfordert die Anwendung intravenöser Antiepileptika. Hier kommen z. B. Levetiracetam, Phenytoin oder auch Valproinsäure in Frage. Levetiracetam kann auch subkutan appliziert werden.
- **Refraktärer Status epilepticus** (30–60 Minuten Dauer): Die motorische Aktivität nimmt ab, der Patient ist komatös, die antiepileptische Therapie hat (bisher) keinen Erfolg gebracht.
- **Superrefraktärer Status epilepticus:** Die Anfälle bleiben trotz maximaler Therapie mit intravenösen Anästhetika über 24 Stunden bestehen. Refraktärer und superrefraktärer Status epilepticus sind sicher im ambulanten Bereich nicht behandelbar, da eine Intubation und Beatmung erforderlich sind. Zum Einsatz kommen Sedativa wie Barbiturate, Propofol oder Midazolam, beim superrefraktären Status auch Ketamin.

17.5.5 Spezielle Empfehlungen

- In den meisten Fällen sind epileptische Anfälle selbstlimitierend. Die Verabreichung von Antiepileptika zur akuten Anfallsbehandlung ist i. d. R. nur bei einem Status epilepticus oder einer Serie von Anfällen erforderlich.
- Die Akutgabe von Benzodiazepinen kann aufgrund der Umverteilung im Körperfettgewebe das Bewusstsein insbesondere beim Palliativpatienten für längere Zeit einschränken. Lorazepam und Midazolam sind in gleicher Weise effektiv.
- Die initiale Gabe sollte niedrig dosiert gewählt werden. Falls erforderlich, kann die Gabe wiederholt werden.
- Bei der Behandlung eines Status epilepticus im Krankenhaus bei einem Palliativpatienten kann die gesamte Bandbreite der auch intravenös zu verabreichenden Antiepileptika zum Einsatz kommen. Hier können nach initialer Benzodiazepingabe auch Levetiracetam oder Lacosamid i. v. Verwendung finden. Bei therapierefraktären Status epileptici kommen Propofol, Barbiturate oder Midazolam unter intensivmedizinischer Überwachung als Narkotika in Frage.
- Bei der Versorgung des Patienten zu Hause oder im Hospiz kann eine alternative Applikationsform von Midazolam oder Lorazepam bukkal oder auch Midazolam intramuskulär gewählt werden. Auch rektale Gaben einiger Antiepileptika sind möglich. Vorteilhaft ist, dass diese Medikamente auch z. B. von Familienangehörigen appliziert werden können.
- Brivaracetam, Lacosamid und Levetiracetam stehen jeweils als i. v.-Präparation, als Lösung zum Einnehmen oder als Tablette zur Verfügung. Die subkutane Gabe von Levetiracetam ist möglich (Off-label).
- Beim Verdacht auf einen nichtkonvulsiven Status epilepticus kann das Ansprechen auf eine antikonvulsive Therapie als Diagnostikum gewertet werden. Eine probatorische Gabe eines Antiepileptikums ist gerechtfertigt.

III Palliativversorgung bei speziellen Krankheitsverläufen

KAPITEL

18 Palliativmedizinische Ansätze bei Patienten mit soliden Tumoren und hämatologischen Erkrankungen

Christiane Wiedemann, Julia Kunz, Stefan Fuxius

Kernaussagen

- Kerndilemma: Ist „dem Leben mehr Tage geben" ein verbotenes Ziel in der Palliativmedizin und/oder ist „den Tagen mehr Leben geben" ein unbekanntes Ziel in der onkologischen Therapie?
- Die palliative Tumortherapie kann der Lebensverlängerung, aber auch der Symptomkontrolle und Erhaltung der Lebensqualität dienen.
- Bei der Therapieentscheidung sollte dem Ziel Rechnung getragen werden, bei möglichst geringer Therapiemorbidität einen möglichst großen Therapieerfolg zu erzielen.
- Eine eingehende Aufklärung (sofern vom Patienten nicht abgelehnt – „Recht auf Nichtwissen") über die verschiedenen Therapiealternativen und die Prognose sollte vor Beginn einer Behandlung in einem offenen Gespräch mit dem Patienten und den Angehörigen erfolgen. Nur ein aufgeklärter Patient kann eine ausgewogene Entscheidung für sich treffen.
- Der Wunsch des informierten Patienten ist bei der Festlegung des Therapieziels zu berücksichtigen und sollte ein wesentliches Entscheidungskriterium darstellen.
- Regelmäßige interdisziplinäre Besprechungen aller an der Therapie beteiligten Fachdisziplinen sollten zur Festlegung der weiteren Therapieziele erfolgen. Vor jeder neuen Tumortherapie sollte das Therapieziel festgelegt werden.
- Eine zusätzliche psychosoziale Betreuung kann den Patienten entlasten und sollte angeboten werden.
- Eine palliative tumorspezifische Therapie ist gerechtfertigt, solange eine Symptomlinderung bzw. -kontrolle erreicht wird, die Tumorrückbildung anhält, die Lebensqualität (Schmerzreduktion, Appetit, Symptomkontrolle, Leistungssteigerung etc.) therapiebedingt nicht schwerwiegend eingeschränkt wird und der Patient eine Therapie wünscht.
- Das Prinzip Hoffnung kann zur Steigerung der subjektiven Lebensqualität beitragen.

18.1 Epidemiologie

Tumorerkrankungen stellen nach Herz-Kreislauf-Erkrankungen die **zweithäufigste Todesursache** in den westlichen Industrienationen dar. In Deutschland waren 2019 Tumorerkrankungen für ¼ aller Todesfälle verantwortlich. In den kommenden Jahren ist mit einer Zunahme, insbesondere älterer Patienten zu rechnen, die an Krebs erkranken und daran sterben. Gegenüber 2012 wird die Zahl der krebsbedingten Todesfälle um ca. 75000 in der Gruppe der über 65-Jährigen ansteigen.

➤ Tab. 18.1 gibt Neuerkrankungshäufigkeit (Inzidenz), Sterbehäufigkeit (Mortalität), Prävalenz und Überlebensraten für Krebserkrankungen in Deutschland wieder. Für das Jahr 2020 wurden 509780 Krebsneuerkrankungen und 226680 Krebstodesfälle erwartet. Zudem wird von einer 5-Jahresprävalenz von 1665000 und einer 10-Jahresprävalenz von 2881400 Menschen ausgegangen. ➤ Tab. 18.2 zeigt die Inzidenz und Mortalität des Malignombefalls der verschiedenen Organe für das Jahr 2016 in Deutschland auf.

Tab. 18.1 Inzidenz, Mortalität, Prävalenz und die Überlebensrate für Krebserkrankungen in Deutschland [X221-043]

	Frauen	Männer	Frauen	Männer	Frauen	Männer
Inzidenz	2015		2016		Prognose für 2020	
Neuerkrankungen	235410	259320	233570	258520	242260	267520
Rohe Erkrankungsrate[1]	567,1	645,5	559,6	636,7	582,8	661,3
Standardisierte Erkrankungsrate[1, 2]	353,0	430,4	348,3	422,9	345,0	414,3
Mittleres Erkrankungsalter[3]	69	70	69	70		
Mortalität	2015		2016		Prognose für 2020	
Sterbefälle	103071	122452	105219	124608	104077	122603
Rohe Sterberate[1]	248,3	304,8	252,1	306,9	248,5	300,7
Standardisierte Sterberate[1, 2]	124,2	189,1	125,1	188,3	123,0	181,4
Mittleres Sterbealter[3]	76	74	76	75	76	75
Prävalenz und Überlebensraten			5 Jahre		10 Jahre	
Prävalenz			824800	840200	1444100	1437300
Absolute Überlebensrate (2015–2016)[4]			58	50	47	38
Relative Überlebensrate (2015–2016)[4]			65	59	61	54

[1] Je 100000 Personen.
[2] Altersstandardisiert nach alter Europabevölkerung.
[3] Median.
[4] In Prozent (niedrigster und höchster Wert der einbezogenen Bundesländer).

18.2 Grundsätzliche Therapieerwägungen

Trotz der Fortschritte im Bereich der Krebsforschung im Laufe der letzten Jahre werden nach wie vor viele Patienten nicht von ihrer Krankheit geheilt. Bei ihnen tritt neben dem Therapieziel der Symptomkontrolle das der **Lebensverlängerung** und des Erhaltens der **Lebensqualität** in den Vordergrund.

Zielgerichtete Therapien, Immuntherapien und lokale Therapieverfahren ergänzen und ersetzen zum Teil die herkömmlichen Chemotherapien. Selbst in der metastasierten Situation können Überlebenszeiten von teilweise deutlich mehr als 5 Jahren unter Erhalt der Lebensqualität erreicht werden (z. B. bei myelodysplastischem Syndrom, CML, CLL, Mamma-, Lungenkarzinom). Durch **bessere Verträglichkeit der Therapien** und eine verbesserte **Supportivtherapie** können oft mehrere Therapielinien verabreicht werden. Einige Therapieformen kommen auch für ältere oder gebrechliche Patienten in Betracht, die für eine konventionelle Chemotherapie nicht geeignet sind, und können einer rein unterstützenden Behandlung überlegen sein. Wichtig sind eine sorgfältige Aufklärung und eine **engmaschige klinische Kontrolle,** um mögliche Therapienebenwirkungen rechtzeitig zu erkennen. Verglichen mit anderen **chronischen Erkrankungen,** z. B. der fortgeschrittenen Herzinsuffizienz (NYHA IV: durchschnittliche Überlebenszeit 6 Monate) oder der fortgeschrittenen COPD (Lebenserwartung von ca. 3–5 Jahren bei COPD III/IV), ist die Lebenserwartung bei einigen fortgeschrittenen Tumorerkrankungen mit den heute zur Verfügung stehenden Therapien gleichwertig oder sogar höher.

Trotz der Therapieerfolge sollten in der Palliativsituation nicht erst in den letzten Lebenswochen, sondern bereits zu einem **früheren Zeitpunkt palliativmedizinische Gesichtspunkte und Therapiemaßnahmen** in die onkologische Standardbehandlung integriert werden.

LEITLINIEN

Die Einbeziehung palliativmedizinischer Maßnahmen in die onkologische Standardbehandlung fordern auch die Fachgesellschaften in den Empfehlungen der S3-Leitlinie Palliativmedizin:

- „Alle Patienten mit einer Krebserkrankung sollen unabhängig vom Krankheitsstadium Zugang zu Informationen über Palliativversorgung (z. B. durch Auslage von Flyern) haben."
- „Allen Patienten soll nach der Diagnose einer nichtheilbaren Krebserkrankung Palliativversorgung angeboten werden, unabhängig davon, ob eine tumorspezifische Therapie durchgeführt wird."
- „Patienten soll nach der Diagnose einer nichtheilbaren fortgeschrittenen Krebserkrankung ein Bedarfsassessment durch ein SPV-Team ambulant oder stationär angeboten werden."

Auch die enge wechselseitige Verbindung von palliativmedizinischer und onkologischer Versorgung wird durch die Empfehlungen der S3-Leitlinie Palliativmedizin unterstrichen:

- „Spezialisierte Palliativversorgung soll in onkologische Entscheidungsprozesse integriert werden, z. B. durch Beteiligung an interdisziplinären Tumorkonferenzen."
- „Patienten mit einer nichtheilbaren Krebserkrankung, die in Strukturen der spezialisierten Palliativmedizin betreut werden

Tab. 18.2 Geschätzte Anzahl der Krebsneuerkrankungen (Inzidenz) und der Krebssterbefälle in Deutschland im Jahr 2016 und das Verhältnis von Sterbefällen zu Neuerkrankungen für onkologische Organerkrankungen [X221-043]

Art	Inzidenz			Mortalität			Verhältnis Gesamtmortalität zu Gesamtinzidenz
	Frauen	Männer	Gesamt	Frauen	Männer	Gesamt	
Lunge	21500	35960	57460	16481	29324	45805	79,7
Darm	25990	32300	58290	11397	13411	24808	42,6
Mamma	68950	710	69660	18570	166	18736	26,9
Pankreas	9190	9180	18370	9044	9008	18052	98,3
Prostata		58780	58780		14417	14417	24,5
Magen	5840	9300	15140	3861	5370	9231	61,0
Leber	2750	6220	8970	2625	5411	8036	89,6
ZNS	3460	3970	7430	2816	3320	6136	82,6
Harnblase	4250	12220	16470	1897	4049	5946	36,1
Ösophagus	1740	5540	7280	1245	4434	5679	78,0
Ovar	7350		7350	5486		5486	74,6
Mundboden und Rachen	4180	9720	13900	387	4070	5457	39,3
Nieren	5360	9280	14640	2074	3280	5354	36,6
Gallenblase und Gallengänge	2740	2550	5290	2113	1562	3675	69,5
Melanom	11150	12090	23240	1226	1700	2926	12,6
Uterus	11090		11090	2600		2600	23,4
Sarkom	1970	2270	4240	901	859	1760	41,5
Zervix	4380		4380	1562		1562	35,7
Mesotheliom	280	1060	1340	287	1193	1480	110,4
Kehlkopf	510	3130	3640	227	1247	1474	40,5
Vulva	3330		3330	937		937	28,1
Hautkrebs (ohne Melanom)	107020	122730	229750	378	520	898	0,4
Schilddrüse	5280	2500	7780	390	286	676	8,7
Dünndarm	1270	1350	2620	325	341	666	25,4
Anus	1320	830	2150	308	204	512	23,8
Hoden		4120	4120		140	140	3,4
Gesamt	310900	345810	656710	88137	104312	192449	29,3

(Palliativstation, ambulante spezialisierte Versorgung wie SAPV), sollen Zugang zu onkologischer Beratung haben."

- „Bei einer nichtheilbaren Krebserkrankung sollen die physischen, psychischen, sozialen und spirituellen Bedürfnisse sowie die Belastungen und Informationsbedürfnisse der Patienten und Angehörigen wiederholt und bei einer Änderung der klinischen Situation erfasst werden."

CAVE

Trotz der zunehmenden Bestrebungen, eine möglichst umfangreiche **Aufklärung** über die Krankheitssituation und eine frühzeitige Integration der palliativmedizinischen Versorgung anzubieten, sollte aber auch dem Recht des Patienten auf **Nicht-wissen-Wollen** Rechnung getragen werden, wenn dies der Patient wünscht und eine Aufklärung über die Prognose und palliativmedizinische Behandlungsmöglichkeiten ablehnt.

Behandler sollten in einer palliativen Krankheitssituation über die Für und Wider der zur Verfügung stehenden **Therapiealternativen** und die **Prognose** der Erkrankung informiert sein, um die Patienten und, sofern gewünscht, auch deren Angehörige in die Therapieentscheidungen miteinbeziehen zu können und dem Therapiewunsch des aufgeklärten Patienten Rechnung zu tragen.

INTERPROFESSIONELLES TEAM

Therapieentscheidungen sollten **interdisziplinär** getroffen werden, da häufig nur die Zusammenarbeit verschiedener Fachdisziplinen eine optimale palliative Versorgung garantiert. Neben dem behandelnden Onkologen und der Palliativmedizin sollten idealerweise entsprechend den Erfordernisse u. a. auch Pflegende, Strahlen-, Schmerztherapeuten, Chirurgen, Sozialdienst, Psychologen und Seelsorger das Therapieteam durch ihre Expertise unterstützen.

Eine **palliative tumorspezifische Therapie** erscheint gerechtfertigt und **indiziert,** solange

- Symptomlinderung bzw. -kontrolle besteht,
- Tumorrückbildung bzw. -kontrolle besteht,
- die Lebensqualität die Auswirkungen der Therapienebenwirkungen überwiegt oder
- der Patient einen Therapiewunsch äußert.

Voraussetzung für die Festlegung eines Therapiekonzepts ist eine **exakte Diagnosestellung** durch eine **histologische Sicherung** und **Staginguntersuchungen** zur Erfassung der Krankheitsausbreitung. Bei der **Auswahl der Therapie** sollten neben der Diagnose folgende Punkte berücksichtigt werden:

- Patientenwunsch
- Allgemeinzustand des Patienten
- Begleiterkrankungen
- Alter
- Vortherapien und deren Verträglichkeit
- Zu erwartende Wirksamkeit der Therapie

Je nach Wachstumsdynamik des Tumors und bestehender Symptomatik kann eine rasche Therapieeinleitung oder aber auch ein zuwartendes Verhalten gerechtfertigt sein. Selbst wenn es initial unter Therapie zu einer Verschlechterung der Lebensqualität kommt, gelingt doch zumeist eine Stabilisierung im weiteren Verlauf zugunsten einer längeren Zeit mit höherer Lebensqualität gemessen an der Gesamtüberlebenszeit (➤ Abb. 18.1).

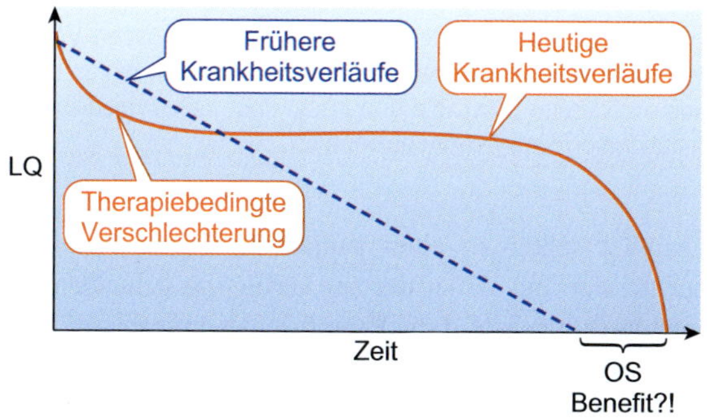

Abb. 18.1 Onkologischer Therapieverlauf früher und heute (LQ = Lebensqualität; OS = Overall Survival – Gesamtüberlebenszeit; t = Zeit) [L231]

18.3 Therapieoptionen

Im Folgenden soll der Einsatz von **medikamentösen Systemtherapien** sowie **lokaltherapeutischen Maßnahmen** bei malignen Tumoren im nicht-heilbaren Stadium erläutert werden. Stand noch vor wenigen Jahren lediglich die Chemotherapie zur systemischen antineoplastischen Behandlung eines Tumorleidens zur Verfügung, werden die Behandlungsoptionen heute durch den Einsatz zielgerichteter Therapien, Hormon- und Immuntherapien ergänzt. Des Weiteren stehen lokoregionäre Chemotherapien, Strahlen-, Kryo- und Lasertherapie sowie chirurgische Therapiemaßnahmen zur Verfügung, die als Therapieoptionen, insbesondere auch zur Symptomkontrolle, in der palliativen Therapieplanung ihren Stellenwert haben und im Therapieangebot berücksichtigt werden sollten.

Das Nebenwirkungsspektrum dieser Therapien unterscheidet sich von dem der Chemotherapien und stellt daher häufig auch bei älteren, im Allgemeinbefinden reduzierten Patienten eine nicht selten auch vielversprechende Therapiealternative oder Ergänzung dar.

18.3.1 Chemotherapie

Das Prinzip der Chemotherapie ist die Hemmung der Teilungsfähigkeit von Tumorzellen. Besonders effektiv wird die Teilung maligner Zellen verhindert, da diese einer besonders raschen Zellteilung unterliegen. Aber auch gesunde, sich schnell teilende Körperzellen können von einer Chemotherapie beeinflusst werden (Beispiele: Haarwurzelzellen → Alopezie; Schleimhautzellen → Mukositis, Obstipation).

Eine Chemotherapie kann als **adjuvante, kurativ intendierte** oder **palliative** Therapie, als **alleinige** Therapie oder im **multimodalen** Konzept eingesetzt werden. Ziel einer palliativen Chemotherapie sind neben der **Lebensverlängerung** die **Symptomkontrolle** und **Linderung tumorbedingter Symptome.** Daher hat der Einsatz der Chemotherapie auch heute noch bei vielen Tumorerkrankungen im Rahmen eines palliativen Therapiekonzepts seine Berechtigung.

PATIENTENBERATUNG

Der Einsatz einer **Chemotherapie** zur Symptomkontrolle bzw. -linderung kann, sofern indiziert, auch auf der **Palliativstation** möglich und sinnvoll sein. Therapieindikation und Ziele sollten durch das Palliativteam im Verlauf immer wieder neu bewertet werden.

In Anbetracht der fehlenden Möglichkeit einer Kuration sollte der **Lebensqualität** des Patienten eine besondere Relevanz bei der Auswahl der Therapie eingeräumt werden.

Vor Einleitung einer **palliativen Chemotherapie** sollten

- eine ausführliche, ehrliche **Aufklärung** des Patienten über Prognose, Therapieziele, Nebenwirkungen und Therapiealternativen erfolgen,
- die **Therapieindikation** nach ausführlicher Aufklärung des Patienten über Therapie, Therapieziel und mögliche Alternativen individuell **vom Arzt** gestellt werden,
- der **Behandlungswunsch des Patienten** berücksichtigt werden und die **Therapieentscheidung gemeinsam** getroffen werden sowie
- eine **sorgfältige Auswahl der Zytostatika** im Hinblick auf mögliche Nebenwirkungen, Therapieeffekt, -ziel, Vortherapien und Allgemeinzustand des Patienten erfolgen.

Während der **Chemotherapie** sollten

- **supportive Therapiemaßnahmen,** z. B. die Gabe von Antiemetika, Laxanzien oder Wachstumsfaktoren, zur Vermeidung von Nebenwirkungen, zur Verbesserung der Compliance und zum Erhalt der Lebensqualität großzügig und frühzeitig eingesetzt werden,
- eine **Streckung der Therapieintervalle** und eine **Dosisreduktion** in Abhängigkeit von Verträglichkeit, Alter des Patienten und Komorbidität erwogen werden,
- ein **engmaschiges Monitoring** (Laborkontrollen, Anamnese, körperliche Untersuchung) von möglichen Nebenwirkungen möglich sein und
- eine **Therapieumstellung** bzw. ein **Therapieabbruch** im Falle einer deutlichen Reduktion der Lebensqualität nach Rücksprache mit dem Patienten erfolgen.

FALLBEISPIEL

Eine bei Diagnosestellung 43 Jahre alte Patientin, verheiratet, Mutter von 3 Kindern, Raucherin (20 PY), stellte sich erstmalig vor 7 Jahren bei symptomatischem, neu diagnostiziertem Adenokarzinom der Lunge im Stadium IV (bipulmonale Metastasen) zur Einleitung einer antineoplatischen Therapie vor. Im Rahmen damals erfolgter EGFR- und EML-4-ALK-Mutationsanalysen zeigten sich keine therapierbaren Mutationen (eine NGS-Panel-Sequenzierung war damals noch nicht üblich bzw. verfügbar). Ein PD-L1-Status wurde nicht erhoben, da damals noch keine Immuntherapien eingesetzt wurden.

Es erfolgte die Gabe einer herkömmlichen Chemotherapie mit Cisplatin und Pemetrexed über 4 Zyklen. Darunter zeigte sich die initiale Dyspnoesymptomatik rückläufig. Außerdem ließ sich im CT eine Tumorverkleinerung dokumentieren.

Seither wird der Patientin eine Erhaltungstherapie mit dem Zytostaktikum Pemetrexed jeweils im Abstand von 4 Wochen per infusionem seit mehr als 6 Jahren verabreicht. Die Patientin kann am Alltagsgeschehen teilnehmen und ist weitgehend symptomfrei. Im Falle eines Progresses sollte eine ausführliche NGS-Paneltestung erfolgen, da mittlerweile aufgrund des Therapiefortschritts einige therapierbare Mutationen bekannt geworden sind, die initial nicht getestet wurden. Des Weiteren besteht die Option einer Immuntherapie und weiterer Kombinationstherapien oder lokaler Therapieverfahren je nach Ort und Ausmaß des dann ggf. in Zukunft nachweisbaren Progresses.

Wie im Fallbeispiel beschrieben, kommt es immer häufiger zur **Chronifizierung** palliativer onkologischer Erkrankungen. Der dabei notwenige therapeutische Aufwand und der lebensqualitative Preis (Nebenwirkungen von Therapien, aber auch Erkrankungen) ist individuell sehr unterschiedlich. Lag in den 90iger-Jahren die Überlebenszeit eines Patienten mit metastasiertem Kolonkarzinom bei 6–9 Monaten, liegt diese heute bei durchschnittlich 33 Monaten.

Ein weiteres Beispiel für den medizinischen Fortschritt in der palliativen medikamentösen Tumortherapie stellt das ALK-positive nichtkleinzellige Lungenkarzinom dar. Seit Einführung der ALK-Inhibitoren können Patienten, die vor Zulassung der zielgerichteten Therapie eine durchschnittliche Lebenserwartung von 4 Monaten hatten, nun weitgehend nebenwirkungsarm in einigen Fällen über mehr als 10 Jahre behandelt werden.

18.3.2 Lokoregionäre Therapieverfahren bei Oligometastasierung

Lokoregionäre Therapieverfahren spielen gerade in der Palliativmedizin eine große Rolle. Sie tragen dazu bei, punktuell Probleme (oft Schmerzen oder destruktives Wachstum) möglichst rasch und nachhaltig zu beeinflussen. Im weiteren Sinne gehören zu den lokoregionären Verfahren auch die Chirurgie und die Strahlentherapie, die im begrenzten Stadium kurativ intendiert sind. Im palliativen Sinn bei vorliegender Metastasierung dienen sie zur Behandlung eines **lokalisierten Problems ohne kurative Intention.**

PATIENTENBERATUNG

Die Senkung der Gesamttumorlast kann nicht nur ein lokales Problem verbessern, sondern auch systemische Auswirkungen haben, bis hin zur Verlängerung von progressionsfreiem Überleben und sogar dem Gesamtüberleben, was besonders im Falle einer Oligometastasierung nachgewiesen ist.

So hat sich in den letzten Jahren z. B. die Bestrahlung ossärer Metastasen beim metastasierten Prostatakarzinom (zunehmend auch in den frühen Stadien) mit großen Erfolgen durchgesetzt. Systemische Therapien können dadurch beibehalten oder deren Wechsel hinausgezögert werden, was u. U. geringere therapieassoziierte Nebenwirkungen zur Folge hat. Aus diesem Grunde werden lokoregionäre Verfahren immer bedeutsamer und v. a. auch weiterentwickelt.

In der Palliativmedizin kommen **chirurgische Maßnahmen** aufgrund ihrer immanenten Morbidität seltener zur Anwendung. Stattdessen hat die **Strahlentherapie** wegen ihrer geringeren Morbidität einen höheren Stellenwert, weswegen sie gesondert besprochen wird (➤ Kap. 18.3.4).

18

Interessanterweise können aber u. a. **systemische Therapien lokoregionär** eingesetzt werden:

- Bei der **TACE** (transarterielle Chemoembolisation) werden kathetergesteuert Tumorgefäße sondiert, gezielt mit winzigen Partikeln (Mikrosphären) verschlossen („embolisiert") und ggf. im Stromgebiet davor dann mit Chemotherapeutika lokal angereichert. Die TACE kommt v. a. beim hepatozellulären Karzinom und bei einzelnen Lebermetastasen zum Einsatz. Sie kann bei inoperablen und nur schwierig zu bestrahlenden Tumoren zur Tumorverkleinerungen führen und somit zur Schmerzlinderung beitragen.
- Bei der **SIRT** (selektive interne Radiotherapie) handelt es sich um eine nuklearmedizinische Methode, bei der die eingebrachten Mikrosphären radioaktiv sind. Diese Methode kommt v. a. bei gut durchbluteten Tumoren bzw. Metastasen der Leber zum Einsatz, wenn eine TACE, eine RFA oder eine MWA nicht angewendet werden können.
- Insbesondere bei einer oligometastasierten Erkrankung oder bei Inoperabilität, z. B. aufgrund von Komorbiditäten, kann zur Behandlung von Lungen- oder Lebertumoren bzw. -metastasen ein ablatives Verfahren, z. B. eine **MWA** (Mikrowellenablation) oder eine **RFA** (Radiofrequenzablation) zum Einsatz kommen. Bei beiden Verfahren wird eine Sonde CT-gesteuert perkutan in den Tumor eingebracht und Tumorgewebe durch Hitze zerstört. Bei der MWA entsteht die Hitze durch elektromagnetische Schwingungen, bei der RFA durch hochfrequente Radiowellen [1]. Eine Ablation mittels Kälte **(Kryoablation)** oder Laser **(Laserablation)** kommt seltener zum Einsatz, z. B. bei kutanen Metastasen, die **PDT** (photodynamische Therapie) bei oberflächlichen nichtmelanozytären Hauttumoren.
- Die **IRE** (irreversible Elektroporation) stellt eine neuere Methode dar. Sie basiert auf der Generierung von sehr starken (mehrere tausend Volt) und gleichzeitig sehr kurzen (wenige Mikrosekunden) örtlich begrenzten elektrischen Impulsen im Tumorgewebe. Dadurch kommt es zu einer dauerhaften Öffnung der Zellmembranen, was schließlich zum Absterben der Zellen im definierten Therapiebereich führt. Dieser Vorgang entspricht einem induzierten natürlichen Zelltod (Apoptose) im behandelten Gewebe.
- Eine **Chemotherapie** kann auch **in vorbestehende Körperhöhlen** eingebracht werden (z. B. Pleura, Bauch, Blase, Liquor) und dort lokal wirken. Wird die Chemotherapie dabei auf etwa 42 °C erwärmt, spricht man z. B. im Bereich des Abdomens von einer **HIPEC** (hypertherme intraperitoneale Chemotherapie). Diese kann lokal die Ausbreitung einer Peritonelalkarzinose verlangsamen. Eine Weiterentwicklung stellt die **PIPAC** (Pressurized Intraperitoneal Aerosol Chemotherapy) dar. Chemotherapeutika werden dabei im Rahmen einer Bauchhöhlenspiegelung über eine speziell konzipierte Düse vernebelt und mit leichtem Überdruck über 30 Minuten in der geschlossenen Bauchhöhle angewendet.
- Die **APC** (Argon-Plasma Koagulation) wird zur Stillung von Blutungen nach Biopsien oder bei Tumorblutungen, aber auch zur Gewebeabtragung bei In-Stent-Tumorwachstum, z. B. beim Ösophagus- oder Lungenkarzinom, im Rahmen einer Gastroskopie oder Bronchoskopie eingesetzt.

Alle diese Methoden sind zwar logistisch aufwendig, können und sollten aber lebensqualitativ verbessernd (z. B. weniger Aszitesbildung und dadurch weniger Punktionen) palliativ sinnvoll eingesetzt werden.

FALLBEISPIEL

Eine 65-jährige Patientin stellte sich aufgrund anhaltender Diarrhö zunächst hausärztlich vor. Sonografisch fielen mehrere Raumforderungen in der Leber auf. Die histologische Sicherung ergab einen neuroendokrinen Tumor G2, am ehesten pulmonalen Ursprungs, mit einem Ki67 von 10 %. Es wurde eine Therapie mit dem Somatostatinanalogon Lanreotid begonnen. Hierunter blieben die Leberherde zunächst größenkonstant. Eine DOTATOC-Therapie kam bei Somatostatinrezeptor-Negativität der Leberherde nicht infrage.

Im weiteren Verlauf kam es zu einer Krankheitsprogression, sodass zunächst eine atypische Lebersegmentresektionen, später auch eine Hemihepatektomie und außerdem mehrere thorakale Operationen mit Pleurektomie und Lungenkeilresektionen durchgeführt wurden. Als schließlich in der DOTATOC-PET/CT eine Somatostatinrezeptor-positive Raumforderung in der Schilddrüse auffiel, wurde eine Thyreoidektomie durchgeführt, die ein medulläres Schilddrüsenkarzinom als Primärtumor ergab. Es wurde eine systemische Therapie mit dem Multityrosinkinaseinhibitor Vandetanib eingeleitet.

Im langjährigen Verlauf wurden bei Oligopression noch weitere lokale Therapieverfahren angewandt, u. a. eine MWA einer Lebermetastase und die Bestrahlung zweier Wirbelkörpermetastasen. Die Therapie mit Vandetanib wurde zunächst fortgeführt, im weiteren Verlauf wurde dann bei nachgewiesener somatischer RET-Mutation auf Selpercatinib umgestellt. Dies alles geschah im Konsens mit der Patientin und mit einer für sie akzeptablen Lebensqualität.

18.3.3 Immuntherapie

Dem Einsatz von **Immuncheckpointinhibitoren** kommt bei der Behandlung vieler unterschiedlicher Tumorentitäten mittlerweile eine große Bedeutung zu. So konnte z. B. bei der Behandlung des fortgeschrittenen hepatozellulären Karzinoms gezeigt werden, dass Patienten, die in der Zweitlinie mit Pembrolizumab behandelt wurden, hinsichtlich des Nutzen-Risiko-Profils von der Behandlung profitierten. Je nach Zulassungsstatus werden die immunmodulatorischen Medikamente in Form von Monotherapien, aber auch in Kombination mit anderen Checkpointinhibitoren oder Chemotherapien verabreicht.

Verglichen mit herkömmlichen Chemotherapien gelten Therapien mit Immuncheckpointinhibitoren als insgesamt **besser verträglich.**

EVIDENZ

So zeigte eine Arbeit am Beispiel der Therapie des fortgeschrittenen Urothelkarzinoms, dass Checkpointinhibitoren aufgrund ihres günstigen Toxizitätsprofils im Vergleich zu herkömmlichen Chemotherapien häufig auch noch verschrieben werden, um Patienten mit schlechtem Performance-Status nach Versagen anderer Therapieregime in fortgeschrittenem Lebensalter zu behandeln [2].

Unter alleiniger Checkpointinhibitortherapie können typische **Nebenwirkungen** der Chemotherapie wie Immunsuppression, Übelkeit, Erbrechen und Alopezie **vermieden** werden. Zwar lassen sich unter Einsatz von PD1-/PD-L1-Antikörpern in über 70 % der Fälle (unter Kombination mit CTLA-4-Antikörpern in über 90 % der Fälle) Nebenwirkungen nachweisen, schwerwiegende, den Patienten deutlich beeinträchtigende Nebenwirkungen jedoch nur in bis zu 20 % der Fälle (tödliche Nebenwirkungen in unter 3 % der Fälle) [3].

Anders als herkömmliche Chemotherapien beeinträchtigen Immuntherapien nicht den Zellteilungsprozess, sondern bewirken eine **Aktivierung körpereigener Immunzellen,** sodass diese Krebszellen detektieren und zerstören können. Die Wirkweise von Checkpointinhibitoren bedingt jedoch auch mögliche Therapienebenwirkungen, die zu einer **überschießenden Aktivierung des körpereigenen Immunsystems** und einer daraus entstehenden Autoimmunreaktion führen können.

CAVE

Autoimmune Nebenwirkungen können sich an allen Organsystemen manifestieren und treten gehäuft im ersten halben Jahr einer Immuntherapie auf. Allerdings gibt es auch Fallbeschreibungen, in denen Nebenwirklungen bis zu einem Jahr nach Beendigung einer Immuntherapie auftraten.

Besonders häufig treten Hautreaktionen (46–62 %), Autoimmunkolitis (22–48 %), Endokrinopathien, z. B. Hypophysitis, Adrenalitis, Thyreoiditis (12–34 %), Autoimmunhepatitis (7–33 %), Pneumonitis (3–8 %), Myokarditis (5 %) und Nephritis (1–7 %) auf. Auch neurologische Nebenwirkungen (1–5 %) werden beschrieben.

Um entsprechende Nebenwirkungen **frühzeitig** zu erkennen und zu behandeln, trägt ein **sorgfältiges klinisches Monitoring,** bestehend aus Anamnese und Laborkontrollen (Blutbild, Elektrolyte, Kreatinin, Transaminasen, Lipase, Creatinkinase, Schilddrüsenwerte) zur Therapieverträglichkeit bei und sollte regelmäßig vor Therapiegabe erfolgen. Eine **ausführliche Aufklärung** des Patienten über etwaige mögliche Nebenwirkungen, die Aushändigung eines Patientenpasses und die **Miteinbeziehung der betreuenden Hausärzte und palliativmedizinisch tätigen Kollegen** ist unabdingbar und trägt dazu bei, etwaige Nebenwirkungen schnell erkennen und behandeln zu können und somit eine gute Therapieverträglichkeit bei überschaubarem Therapierisiko zu gewährleisten. Eine detaillierte Auflistung möglicher autoimmuner Nebenwirkungen und deren Therapie lässt sich z. B. in den ESMO-Guidelines nachlesen [4].

FALLBEISPIEL

Ein bei Diagnosestellung 50 Jahre alter Patient, Raucher (35 PY), stellte sich erstmalig vor 5 Jahren bei symptomatischem, neu diagnostiziertem Adenokarzinom der Lunge im Stadium IV (zerebrale Metastasen) vor.

Bei singulärer zerebraler Metastasierung erfolgte zunächst eine Metastasenexstirpation. Anschließend wurde eine Chemotherapie mit Carboplatin und Pemetrexed über 6 Zyklen verabreicht. Bei hierunter stabiler Tumorsituation entschloss man sich zur Fortführung einer Erhaltungstherapie mit Pemetrexed im Abstand von jeweils 3 Wochen über insgesamt 10 Zyklen.

Nachdem sich im Rahmen der Verlaufskontrolle jedoch eine Zunahme der hilären Lymphknoten rechts und des Primärtumors im rechten Unterlappen gezeigt hatte, entschied man sich für eine Umstellung der Therapie auf eine alleinige Immuntherapie mit Atezolizumab. Zunächst zeigte sich nach 4 Gaben der Immuntherapie ein deutliches Therapieansprechen mit partieller Remission pulmonal. Im Verlauf kam es jedoch 6 Monate nach Umstellung auf Atezolizumab zu einer Oligoprogression zerebral, die eine Einzeitbestrahlung dreier neu diagnostizierter Hirnmetastasen nötig machte. Die Immuntherapie wurde im Anschluss fortgeführt. Es kam zu einer kompletten pulmonalen Remission, sodass die Therapie bis dato seit nun 3½ Jahren in 3-wöchentlichen Abständen ambulant fortgeführt werden kann und vom Patienten gut vertragen wird.

18.3.4 Radiotherapie

Die Strahlentherapie stellt in der onkologischen Therapie ein wichtiges Instrument zur Tumorverkleinerung, Tumorvernichtung, Symptomkontrolle (z. B. bei Schmerzen, Stenosen) und Remissionsverlängerung dar. Häufig wird die Strahlentherapie im Rahmen multimodaler Konzepte in Kombination mit anderen Therapieverfahren wie einer Chemotherapie oder Operation eingesetzt. In der Palliativtherapie kann die Radiatio effektiv zur **Schmerzlinderung** und **Kontrolle anderer Symptome** eingesetzt werden.

Typische Beispiele hierfür sind:

- Bestrahlung schmerzhafter und/oder instabiler Knochenmetastasen
- Bestrahlung symptomatischer Hirnmetastasen (bei Hirndruck)
- Bestrahlung bei oberer Einflussstauung, Atemnot
- Bestrahlung komprimierender bzw. stenosierender Prozesse von Hohlorganen (z. B. Ösophagus-, Bronchial-, Magenkarzinom)
- Bestrahlung bei drohender Rückenmarkskompression
- Bestrahlung bei drohender Exulzeration von Tumoren/Hautmetastasen
- Bestrahlung bei blutenden Tumoren
- Bestrahlung bei Druckgefühl oder Schmerzen von Weichteiltumoren

Ionisierende Strahlen rufen **Erbgutschäden** an den zu bestrahlenden Zellen hervor. Durch die dadurch verhinderte Zellteilung kommt es zu einer Zerstörung der bestrahlten Zellen. Da die Wirkung der Strahlentherapie nicht spezifisch ist, können auch gesunde Zellen geschädigt werden. Während gesunde Zellen jedoch einen Reparaturmechanismus besitzen, der im besten Falle die hervorgerufenen Erbgutschäden repariert, verfügen Tumorzellen nur eingeschränkt über die Möglichkeit zur Reparatur der durch Bestrahlung hervorgerufenen Schäden, was zu einer Zerstörung des Tumors durch ionisierende Strahlen führt. Um benachbarte Strukturen zu schützen, wird vor Durchführung der Bestrahlung ein **eng begrenztes Zielvolumen** gewählt, das unter Schonung des umgebenden gesunden Gewebes bestrahlt wird. Der Zelltod der bestrahlten Tumorzellen tritt innerhalb einer unterschiedlich langen Zeit nach Radiatio ein, sodass erste Effekte zwar bereits während Radiatio zu beobachten sind, ein endgültiges **Ergebnis** jedoch oft erst bis zu **6–8 Wochen nach Abschluss der Radiatio** beurteilt werden kann.

CAVE

Häufig kommt es zu Beginn der Bestrahlung zunächst zu einer kurzfristigen Verschlechterung durch entzündliche Reaktionen im Bereich des bestrahlten Gebiets, z. B. zu einer Zunahme eines Hirnödems.

18

Die **Effektivität** einer Bestrahlung ist u. a. abhängig von:

- Histologie des Tumors
- Sauerstoffversorgung des Tumors
- Größe und Lokalisation des Tumors
- Zeitlicher Dosisverteilung

Einflussfaktoren auf Indikation und Möglichkeit zum Einsatz einer palliativen Radiatio sind:

- Allgemeinzustand (ist der Patient transport- und lagerungsfähig?)
- Patientenwunsch
- Vortherapien (kumulative Strahlendosis)
- Tumorausdehnung und -lokalisation
- Erwartete Nebenwirkungen (Nutzen-Risiko-Abwägung)
- Erwartete Überlebenszeit
- Strahlensensibilität des Tumors

Mögliche **Nebenwirkungen** der Strahlentherapie sind:

- Akut (während und bis 3 Monate nach Radiatio):
  - Tumorlysesyndrom bei großen und strahlensensiblen Tumoren
  - Knochenmarkdepression
  - Mukositis, Enteritis, Pollakisurie, Zystitis, Übelkeit, Erbrechen, Enteritis, Diarrhö, Pneumonitis
- Subakut (Monate bis Jahre nach Radiatio):
  - Zweitkarzinom
  - Fibrose
  - Pneumonitis
  - Beeinträchtigung kognitiver Funktionen

Die akuten Nebenwirkungen der palliativen Radiatio können meist gering gehalten werden durch

- Angepasste Dosierung und Fraktionierung
- Gabe von Antiemetika bei Bestrahlung des Gastrointestinaltrakts
- Gabe von Steroiden zur Ödemprophylaxe bei ZNS-Bestrahlung
- Flüssigkeitsgabe zur Vermeidung eines Tumorlysesyndroms
- Regelmäßige Blutbildkontrollen bei Bestrahlung des Knochenmarks

Perkutane Strahlentherapie

- **Konventionelle Strahlentherapie:** Zum Beispiel nach brusterhaltender Operation bei Mammakarzinom.
- **Konformationsbestrahlung:** Das Strahlenfeld wird unter Zuhilfenahme von Filtern und Blenden an Tumorform und -größe angepasst, um das umliegende gesunde Gewebe nicht zu schädigen, z. B. bei Tumoren, die in der Nähe lebenswichtiger und/oder besonders strahlensensibler Organe liegen.
- **Intensitätsmodulierte Strahlentherapie (IMRT):** Eine kontinuierliche Veränderung der Einstrahlrichtung bewirkt, dass die Strahlen zwar permanent durch den Tumor laufen, aber das mitbestrahlte gesunde Gewebe variiert, z. B. bei Hirn-, Kopf-Hals-, gastrointestinalen Tumoren, Prostatakarzinom.
- **Stereotaktische Bestrahlung** (Gamma Knife, Cyber Knife, Strahlenchirurgie): Es erfolgt eine präzise Bestrahlung des Tumors aus verschiedenen Einstrahlwinkeln mit hohen Energiedosen unter weitgehendem Schutz des umgebenden Gewebes, z. B. bei Hirn-, Kopf-Hals-, Lebertumoren, Prostatakarzinom, Lungentumoren und -metastasen, Wirbelsäulenmetastasen.
- **Ionentherapie** (Protonen-, Schwerionenbestrahlung): Dies ist eine besonders effektive, hochpräzise und nebenwirkungsarme Form der Bestrahlung. Durch Variieren der Strahlenenergie kann die Tiefe der Dosisverteilung gesteuert werden. Besonders geeignet zur Bestrahlung von Tumoren, die nah an empfindlichen Geweben liegen (z. B. im Bereich des Sehnervs oder des Darms). Die biologische Wirkung von Schwerionen ist außerdem besonders stark und eignet sich gut, um Tumoren zu bestrahlen, die gegenüber einer herkömmlichen Strahlentherapie als eher unempfindlich gelten, z. B. Chondrosarkom, Speicheldrüsentumoren.
- **Intraoperative Radiotherapie** (IORT): Die Bestrahlung des Tumorbetts erfolgt während der Operation unter Sicht nach Entfernung der Tumormassen, z. B. bei brusterhaltender Operation bei Mammakarzinom.

Brachytherapie

Bei der Brachytherapie wird eine **radioaktive Strahlenquelle mit geringer Reichweite direkt am Tumor** oder im Bereich der Resektionshöhle platziert. Die Verweildauer oder die Halbwertszeit des Radionuklids bestimmt die Strahlendosis. Auf diese Weise gelingt es, hohe Strahlendosen direkt am Tumor zu applizieren, ohne das umgebende Gewebe stark zu schädigen. Anwendung findet die Brachytherapie z. B. bei der Behandlung von Sarkomen, Kopf-Hals-Tumoren, Prostatakarzinomen oder Uterustumoren.

Eine Form der Brachytherapie ist das **Afterloading.** Nachdem der Tumor mit Hohlnadeln präpariert ist, werden Strahlungsquellen eingebracht, die über einen kurzen Zeitraum hohe Strahlendosen direkt am Tumor abgeben. Einsatz findet das Afterloading z. B. beim Zervixkarzinom.

Theranostische Therapie (nuklearmedizinische Strahlentherapie)

Durch Verwendung radioaktiver Substanzen, die in Form von Injektionen in den Körper eingebracht werden, können z. B. Knochenmetastasen behandelt werden (**Endoradiotherapie** oder **Theranostik** aus den beiden Begriffen Therapie und Diagnostik). Ausgedrückt wird damit die zunehmend engere Verzahnung von Diagnostik und Therapie und beschreibt das Vorgehen, eine Krankheit mit einem diagnostischen Radiopharmakon bildgebend darzustellen und den Patienten mit einem chemisch ähnlichen therapeutisch wirksamen Radiopharmakon zu therapieren, wenn sich eine ausreichende Anreicherung des Radiopharmakons im Tumorgewebe belegen lässt.

Für die **Bildgebung** werden **Isotope** eingesetzt, bei deren Zerfall **Gammastrahlung** entsteht, die den Körper des Patienten durchdringt und mittels PET (Positronen-Emissions-Tomografie) und SPECT (Single Photon Emission Computed Tomography) nachgewiesen werden kann.

In der **Therapie** werden **Beta-** und **Alphastrahlen** verwendet. Diese Strahlung wird im Gewebe nahezu vollständig absorbiert und kann deshalb eingesetzt werden, um Tumoren selektiv zu bestrahlen. Für die Behandlung von Schilddrüsenerkrankungen ist dieser Ansatz seit Langem bekannt (Radio-Jod-Therapie). Aufgrund enormer Fortschritte in der Entwicklung neuer Radiopharmaka und verbesserter Kamerasysteme werden nuklearmedizinische Verfahren bei einer ganzen Reihe von Tumorerkrankungen zunehmend klinisch eingesetzt und nehmen bei einigen dieser Erkrankungen eine Schlüsselstellung in Diagnostik und Therapie ein. So stellt die Kombination aus molekularer Bildgebung beim metastasierten Prostatakarzinom mit ^{68}Ga- oder ^{18}F-markierten, prostataspezifischen Membranantigen (prostate specific membrane antigen; PSMA)-Inhibitoren in der PET und der molekularen Radiotherapie mit Lu-177-markierten Derivaten (Radioliganden-Therapie) den nächsten Meilenstein der personalisierten Nuklearmedizin dar [5].

18.3.5 Zielgerichtete Tumortherapie

Die zielgerichtete Tumortherapie (targeted therapy) adressiert bestimmte **biochemische Abläufe** in der Tumorzelle. Dabei werden **Zielmoleküle** (drug targets) **gehemmt** oder **ausgeschaltet,** von denen das Wachstum bzw. Überleben der Tumorzellen abhängt. Molekulargenetische Untersuchungen zeigen, ob eine zielgerichtete Therapie, z. B. mit einem monoklonalen Antikörper, einem Chemoimmunkonjugat, einem Tyrosinkinaseinhibitor oder einem Serin-/Threonin-Kinasehemmer, erfolgversprechend ist.

Historisch gesehen gehören die **antihormonellen Therapien** beim Mamma- und Prostatakarzinom zu den ersten zielgerichteten Therapien. Bei diesen von hormonabhängigen Drüsen abstammenden Neoplasien unterliegen die Tumorzellen zumindest anfänglich noch einer gewissen hormonellen Kontrolle, entsprechend dem Ursprungsgewebe, aus dem sie abstammen. Dieser Einfluss lässt jedoch mit zunehmender Entdifferenzierung nach. In der Phase der Hormonabhängigkeit können einige Substanzen hemmend in die Regelkreise eingreifen und das Wachstum bremsen. Hauptnebenwirkungen dieser Substanzen sind dabei Libidoverlust, Hitzewallungen und Osteoporose.

Aktuell kommen immer mehr zielgerichtete Therapien in die Zulassung, häufig auch schon als Erstlinientherapie bei soliden Tumoren. Diese Therapien und insbesondere die **Tyrosinkinaseinhibitoren** zeigen bei recht gutem Ansprechen oft auch eine vertretbare Toxizität. Ein weiterer Vorteil gegenüber einer Chemotherapie liegt in der häufig oralen Gabe. Eine Therapie mit Tyrosinkinaseinhibitoren kann, ggf. in Dosisreduktion, auch für betagte Patienten erwogen werden und einer rein supportiven Therapie überlegen sein. Wichtig sind eine sorgfältige Aufklärung und eine engmaschige klinische Kontrolle, um Nebenwirkungen rechtzeitig zu erkennen [6], [7].

FALLBEISPIEL

Eine 85-jährige Patientin mit pleural metastasiertem nichtkleinzelligem Lungenkarzinom stellte sich in der onkologischen Ambulanz zur Therapieevaluation vor. Aufgrund eines rezidivierenden Pleuraergusses war zuvor ein PleurX-Katheter eingelegt worden.

Bei Nachweis einer BRAF-V600-Mutation wurde die Patientin bezüglich einer zielgerichteten Therapie mit Dabrafenib/Trametinib beraten. Bei bestehendem Therapiewunsch und unterstützendem familiären Umfeld wurde einvernehmlich, auch mit den Angehörigen, eine Therapie in Dosisreduktion (50 % der Gesamtdosis) begonnen. Zu Beginn der Therapie erfolgte zur Beurteilung der Therapieverträglichkeit eine engmaschige ambulante Kontrolle.

Klinisch profitierte die Patientin bereits bei der ersten Verlaufskontrolle deutlich von der Therapie. Die erste CT-Kontrolle nach 2 Monaten zeigte ein sehr gutes Therapieansprechen mit rückläufiger Pleurakarzinose und wiedereröffneten Atelektasen. Der PleurX-Katheter konnte entfernt werden. Seit nunmehr 9 Monaten profitiert die Patientin bezüglich Tumorkontrolle und Lebensqualität von der bisher nebenwirkungsfreien Therapie.

18.3.6 Chirurgische Maßnahmen

Auch im Rahmen einer palliativen Versorgung haben chirurgische Maßnahmen einen Stellenwert. Zu den allgemeinen palliativen Therapieverfahren zählen z. B. die Einlage von **Kathetern** bei therapierefraktärem Aszites, die **Drainage** eines Pleura- oder Perikardergusses oder eine **PTCA** (perkutane transhepatische Cholangiodrainage).

Des Weiteren sind auch die Einlage von **Ernährungskathetern** mittels perkutaner endoskopischer Gastrostomie oder Jejunostomie und die Implantation von **Portkathetern** zu den palliativmedizinischen chirurgischen Eingriffen zu rechnen. Ein maligner Pleuraerguss kann ggf. mittels **VATS** (videoassistierte Thorakoskopie) und **Pleurodese** behandelt werden.

Auch die **Anlage eines Stomas** kann zur Erhaltung der Lebensqualität einen Beitrag leisten. In vielen Fällen können tumorassoziierte Komplikationen, z. B. Blutungen und Stenosen, durch wenig invasive Maßnahmen wie endoskopische Verfahren behandelt werden. Dazu zählen z. B. endoskopische Interventionen zur Anlage von **Ernährungssonden** oder Implantationen von endovaskulären, endotrachealen oder intestinalen **Stents.**

Auch **Operationen** zur Lösung von Verwachsungen können die Lebensqualität verbessern. Ist eine endoskopische Intervention zur Behandlung einer akuten Komplikation nicht erfolgreich einzusetzen, kann z. B. bei einer Tumorblutung in der Lunge aufgrund einer Tumorzerfallshöhle eine palliative Lobektomie indiziert sein. Doch auch größere geplante bzw. elektive Operationen, z. B. eine palliative Ösophagusresektion, eine palliatve Rektumextirpation oder eine palliative Hemikolektomie, und **Bypassverfahren,** z. B. bilio-digestive Anastomosen, ein Magen- oder Kolonbypass, können in palliativer Intention sinnvoll sein [8].

Palliative chirurgische Eingriffe bei ausgedehnter Tumormanifestation **(Debulking-Operationen),** z. B. bei einem intraperitoneal fortgeschrittenem Ovarialkarzinom, können die Folgen der Raumforderung durch den Tumor reduzieren und somit zur Verbesserung von Lebensqualität durch Beschwerdelinderung beitragen, wenn der Tumor die Nahrungsaufnahme oder die Atmung einschränkt.

PATIENTENBERATUNG

All diese Maßnahmen sind immer hinsichtlich der physischen und psychischen Belastung für den Patienten sorgfältig abzuwägen.

18.3.7 Orthopädisch-unfallchirurgische Maßnahmen

Zu den konservativen Maßnahmen gehört die Versorgung mit **Orthesen,** die insbesondere bei Osteolysen der Wirbelsäule zur Stabilisierung und somit zur Frakturvermeidung und Schmerzlinderung beitragen. Die Bereitstellung von **Unterarmgehstützen** oder **Rollatoren** dient zur Entlastung der Extremitäten.

Auch eine unfallchirurgische Behandlung kann zu den die Lebensqualität verbessernden Maßnahmen zählen, z. B. eine **Spondylodese** zur Stabilisierung der Wirbelsäule oder eine **prothetische Versorgung** bei einem Tumor oder einer pathologischen Fraktur einer Extremität.

18.3.8 Plastisch-chirurgische Maßnahmen

Der plastischen Chirurgie kommt im Rahmen der palliativmedizinischen Behandlung z. B. bei entstellenden, **ulzerierend wachsenden Tumoren, Tumorzerfallshöhlen** und **Dekubitalulzera** eine besondere Bedeutung zu. Durch die plastische Chirurgie kann auch bei Defektdeckung nach Entfernung von Haut- oder Weichteiltumoren sowie bei Zytostatikaparavasaten ein großer Beitrag zur Lebensqualität geleistet werden [9].

18.4 Studien in der Palliativmedizin

Klinische Studien sind zur **Entdeckung** und **Weiterentwicklung** von Arzneimitteln, therapeutischen Vorgehensweisen oder Medizinprodukten notwendig und dienen der Überprüfung ihrer Wirksamkeit sowie der Sicherheit der Patienten. Sie sind eine Form der experimentellen Erhebung und werden mit gesunden Probanden oder Patienten auf **freiwilliger Basis** durchgeführt. Sie translozieren (übertragen) präklinische oder klinische Ergebnisse in die Patientenbe-

handlung und sind Voraussetzung für eine behördliche Arzneimittel- oder Produktanerkennung bzw. eine **Veränderung der bisherigen Vorgehensweisen** (Leitlinien) durch die Fachgesellschaften.

Zur **Durchführung** von Studien bedarf es anerkannter Institutionen, ausreichender Voraussetzungen für eine sichere Durchführung und zwingend eines Ethikvotums der zuständigen Ethikkommission. Zur Minimierung von Störfaktoren erfolgt die Durchführung unter kontrollierten Bedingungen, die durch die Aufsichtsbehörden regelmäßig begutachtet werden.

Auch in der **palliativmedizinischen Situation** werden Studien immer wichtiger. Sie kontrollieren das bisherige und verbessern das zukünftige Vorgehen. So konnte gezeigt werden, dass eine Chemotherapie beim Ovarialkarzinom nur sinnvoll ist, wenn die Verschlechterung durch das Karzinom zu klinischen Symptomen führt. Behandelt man nach Bild-Befunden oder Laborwerten, bekommen die Patientinnen mehr Chemotherapie mit Nebenwirkungen, leben aber nicht länger. Die frühzeitige palliativmedizinische Versorgung von Patienten mit weit fortgeschrittenem Lungenkarzinom bessert nicht nur die Lebensqualität, sondern auch die Lebenserwartung [10]. Das Erkennen des richtigen Zeitpunktes, an dem antitumoröse Therapien zugunsten rein supportiver Maßnahmen beendet werden sollten, ist dabei die große Kunst (und eben keine Wissenschaft) und muss im Alltag immer wieder neu gefunden werden. Es gibt dafür keine verlässlichen Messparameter; man sollten aber versuchen, mittels Studien welche zur Optimierung der Vorgehensweisen zu finden.

Unterschiedliche Fragestellungen machen **verschiedene Studienformen** notwendig. Diese führen zu unterschiedlichen Graden von Evidenzen, womit die Aussagefähigkeit der Studien verdeutlicht werden soll. Obwohl sich die Überlebensaussichten von Krebspatienten in Deutschland in den letzten 30 Jahren verbessert haben, ist die Prognose bei den meisten Tumoren immer noch schlecht und in der palliativmedizinischen Situation **fehlen verlässliche Daten,** sodass in diesem Bereich größtenteils noch intuitiv gehandelt wird.

Weiterentwicklung der Studien

Die herkömmlichen Vorgehensweisen zum Erkenntnisgewinn dauern in Anbetracht der heutigen Bedürfnisse zu lange. Fragestellungen, Methoden und Formen des Ansprechens haben sich geändert und die bisherigen Vorgehensweisen stoßen an ihre Grenzen. Die **Entwicklung neuer Formen des Erkenntnisgewinns** sind notwendig.

Molekulare und **genetische Charakteristika** liefern Hinweise auf Prognose und Ansprechen bestimmter Therapien. Dadurch hat der empirische Nachweis durch traditionelle Studien an Bedeutung verloren.

Basierend auf Untersuchungen des Genoms, Transkriptoms, Epigenoms und Proteoms erfolgt die **Einteilung** in immer kleinere **Subgruppen** (Präzisionsmedizin). Die therapeutische Relevanz ist aktuell noch eingeschränkt, wächst aber stetig. Es werden vermehrt Medikamente zugelassen, die auf genau definierte Zielstrukturen und Veränderungen abzielen, also entitätsübergreifend wirken. Sie nutzen die Tatsache, dass identische Zielmoleküle bei unterschiedlichen Tumorentitäten auffindbar sind. Manchmal führt das heute schon bei weit fortgeschrittenen palliativen Situationen zu einer überraschenden Besserung und Patienten können davon sogar über Jahre profitieren (z. B. ALK-Inhibitoren, NTRK-Fusionsinhibitoren). Umgekehrt können Chemotherapien, die bei bestimmten Subgruppen ineffektiv sind, durch solche Erkenntnisse vermieden werden.

Die Analyse von **„real world data"** aus Routinedatenbeständen (Register) kann helfen, die in den klassischen Studien nicht repräsentierten Populationen zu identifizieren und die Bedeutung lebensqualitativer Daten weiter zu betonen. Die gewonnenen Erkenntnisse sollen nicht nur die praktische Umsetzung der Leitlinien unterstützen, sondern auch als Fundament zur Etablierung von neuen individualisierten Studien- sowie Handlungskonzepten dienen.

Lebensqualität im Fokus

Zunehmend werden auch die **Selbstberichte der Patienten** (patient-reported outcomes, PRO) berücksichtigt. Sie rücken die Sichtweise der Patienten in den Mittelpunkt, die bisher nur unzureichend beachtet wurde. Auch auf diese Weise werden tiefergehende Möglichkeiten zur Individualisierung der Behandlungsstrategie geschaffen. Bereits in aktuellen Studien wird zunehmend demonstriert, dass die systematische Überwachung der Lebensqualität von Patienten die Arzt-Patienten-Kommunikation, das Symptommanagement, die Patientenzufriedenheit und das Gesamtüberleben positiv beeinflussen kann. Systematische Erhebungen, ob und wie stark sich Erkrankungen und Therapien auf die Lebensqualität auswirken, fehlen im medizinischen Versorgungsalltag.

Ausblick

Methodologisch werden randomisierte kontrollierte Studien an Bedeutung verlieren, da in ihnen die Kausalität zugunsten der Korrelation vernachlässigt wird, was mit zunehmendem Erkenntnisgewinn der Kausalität ethische Probleme aufwirft (Behandlung zu vieler Non-Responder). Eine evidenzbasierte Medizin muss sich auch methodologisch weiterentwickeln.

Pragmatische Plattformstudien zeigen schon heute eine deutlich bessere Vorhersagegenauigkeit ausgehend von einer Hypothesengenerierung auf dem Boden der Bioinformatik

in Verbindung mit retrospektiven Daten, Real-World-Daten sowie dynamisch-adaptiven Studiendesigns. Die Erweiterung um eine vierte Evidenzhierarchie wird notwendig. Dies könnte die Entwicklung neuer Medikamente beschleunigen, die Studienkosten senken (und damit auch die Medikationskosten) und die Vorhersagegenauigkeit erhöhen. Die Rahmengebung dazu wird eine der wesentlichen zukünftigen gesundheitspolitischen Aufgaben sein.

KAPITEL

19 Palliativmedizinische Ansätze bei Herz-, Lungen-, Leber- und Nierenerkrankungen

Johannes Bükki

Kernaussagen

- Belastende Symptome treten bei nichtmalignen, internistischen Erkrankungen so häufig wie bei Krebserkrankungen auf.
- Der Zugang zu Palliative Care ist erschwert durch:
  - Fokus der Versorgung auf kurative und/oder organspezifische Maßnahmen
  - Informationsdefizite im Gesundheitswesen bezüglich Palliative Care
  - Variable und schwer vorhersehbare Krankheitsverläufe
  - Beschränkung mancher Palliativangebote (z. B. stationäres Hospiz) auf Patienten mit absehbarer Prognose
- Zentrales Problem ist die Unterversorgung bezüglich der Symptomkontrolle von Patienten mit nichtmalignen Erkrankungen.

19.1 Einleitung

Die Entwicklung neuartiger operativer, interventioneller und medikamentöser Verfahren ermöglicht eine gezielte, individualisierte Behandlung fortgeschrittener, nicht kurativ behandelbarer Erkrankungen. Parallel dazu ist jedoch eine gute Symptomkontrolle und kontinuierliche (nicht fragmentierte) Versorgung notwendig – unabhängig von Ursache und Stadium dieser Erkrankungen. Dies wird sowohl von den beteiligten Versorgungsstrukturen als auch von den Betroffenen selbst zunehmend so gesehen. Begünstigend wirken für diese Entwicklung:

- Zunehmende Betonung der Patientenautonomie mit gemeinsamer Entscheidungsfindung (shared decision making)
- Robuste Evidenz für Palliative Care-Interventionen bezüglich der Lebensqualität in verschiedenen Bereichen, die zu entsprechenden Empfehlungen der Fachgesellschaften führten (z. B. Onkologie: S3-Leitlinien Palliativmedizin 2019)
- Ressourcenschonende Effekte von Palliative Care (z. B. durch Vermeiden unnötiger Diagnostik am Lebensende)

Die bisherige Erfahrung zeigt, dass auch Patienten mit Organversagen am Lebensende nicht immer gemäß ihren Präferenzen behandelt werden. Viele von ihnen versterben im Krankenhaus anstatt – wie oft gewünscht – zuhause. ➤ Abb. 19.1 zeigt die Diskrepanz zwischen bevorzugtem

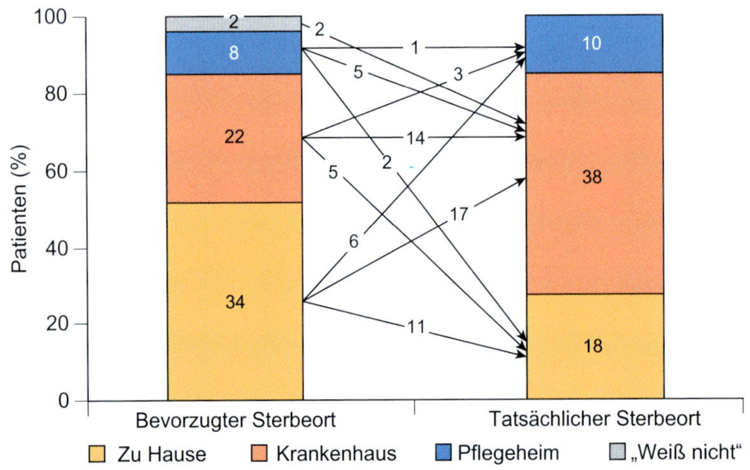

Abb. 19.1 Bevorzugter und tatsächlicher Ort des Versterbens [F239-002/L143]

und tatsächlichem Sterbeort bei 66 niederländischen Patienten mit chronisch obstruktiver Lungenerkrankung (COPD), Nierenversagen und Herzinsuffizienz.

Das folgende Kapitel zeigt am Beispiel häufiger nichtmaligner, aber doch zum Tode führender Erkrankungen Eckpunkte einer umfassenden Palliativversorgung auf. **Kernelemente** einer **palliativen Versorgung** bei diesen Erkrankungen sind:

- **Rechtzeitige Indikationsstellung** einer palliativen Versorgung: Dies ist dann besonders schwierig, wenn auf „Einbrüche" des Allgemeinzustands regelmäßig eine Verbesserung folgt und übersehen wird, dass es sich um eine terminale Erkrankung handelt (➤ Abb. 19.2).
- Gemeinsame **Festlegung der aktuellen Therapieziele** nach Assessment der Symptome und Bedürfnisse
- Entsprechende **Anpassung bzw. Reduktion der diagnoseorientierten Maßnahmen**
- Priorisierung einer begleitenden, **symptomorientierten Therapie**
- **Verständliche Information** aller Beteiligten und Einbindung der beteiligten Fachdisziplinen (integrierte Versorgung)

19.2 Kardiale Erkrankungen

19.2.1 Grundlagen

Primäre und sekundäre **Erkrankungen des Herzens** unterschiedlichster Ätiologie können in eine gemeinsame Endstrecke, eine **Herzinsuffizienz,** münden:

- Angeborene Fehlbildungen des Herzens
- Inoperable Klappenvitien
- Kardiomyopathien (idiopathisch, neoplastisch, infektiös, medikamentös-toxisch)
- Koronare Herzerkrankung
- Refraktärer Perikarderguss
- Arterielle und pulmonale Hypertonie

Stabile und instabile Phasen wechseln sich bei diesen Erkrankungen ab; die Prognose ist je nach Ursache und Komorbidität sehr variabel. Falls keine Organersatztherapie vorgesehen ist, ist die Letalität hoch.

Man unterscheidet zwischen einer akuten Herzinsuffizienz (z. B. bei kardiogenem Schock) und den für die Palliativversorgung relevanteren, **chronischen Formen.** Letztere werden nach Ätiologie und Klinik weiter unterteilt in Herzinsuffizienz mit reduzierter (HFrEF) oder erhaltener (HFpEF) linksventrikulärer Funktion sowie in Links-, Rechts- oder globale Herzinsuffizienz. Dies spielt für die palliative Versorgung jedoch eine eher untergeordnete Rolle.

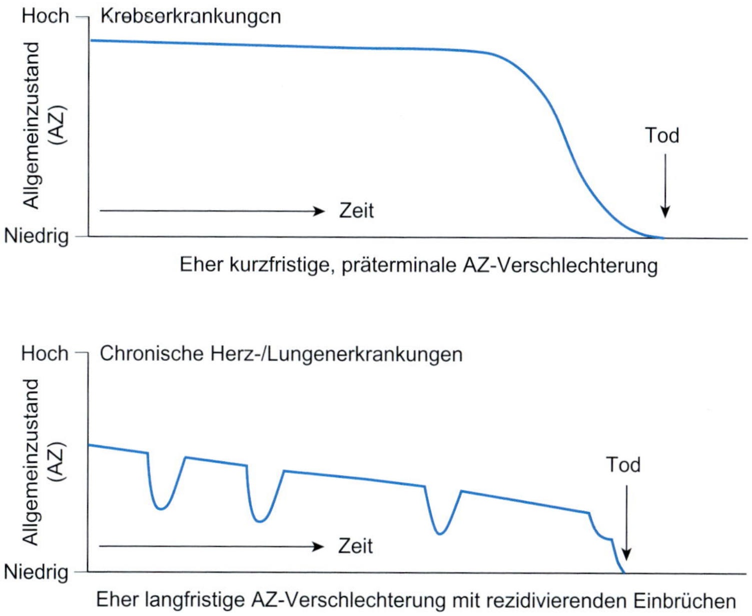

Abb. 19.2 Typische Krankheitsverläufe bei Krebs-, Herz- und Lungenerkrankungen [L143]

19.2.2 Herzinsuffizienz

Phasen und Verlauf

Gebräuchlich ist die auf subjektiver Einschätzung beruhende **NYHA-Klassifikation:**

- **Stadium I:** keine Beschwerden (Müdigkeit, Dyspnoe, Palpitationen) bei körperlicher Belastung
- **Stadium II:** leichte Einschränkungen; Beschwerden nur bei starker körperlicher Belastung
- **Stadium III:** starke Einschränkungen; Beschwerden bei leichter körperlicher Tätigkeit (z. B. Ankleiden)
- **Stadium IV:** Beschwerden in Ruhe

Vom **therapeutischen Standpunkt** aus betrachtet durchläuft das Syndrom der Herzinsuffizienz die folgenden **Stadien**:

- **Chronische Phase** (NYHA I–III): In der Regel stehen aktive Therapien und ein regelmäßiges Monitoring gemäß Therapieleitlinien im Vordergrund. Ziele sind Lebensverlängerung, Symptomkontrolle und Erhaltung der Selbständigkeit. In diese Phase fällt auch die umfassende Aufklärung über Diagnose, Ursachen, Behandlungsoptionen, möglichen Verlauf und Prognose.
- **Palliative Care-Phase** (i. d. R. NYHA III–IV): Ein erstes Anzeichen können sich häufende stationäre Einweisungen sein (Drehtüreffekt). Das vorrangige therapeutische Ziel besteht ab jetzt darin, durch Intensivierung der Symptomkontrolle, psychosoziale Begleitung und Sicherstellung einer kontinuierlichen Versorgung eine möglichst hohe Lebensqualität zu erhalten. Dazu müssen die beteiligten Fachrichtungen (Allgemeinmedizin, Kardiologie, Palliativversorgung) koordiniert und ggf. weitere Berufsgruppen (z. B. Physio-, Atemtherapie, Psychologie, Seelsorge) eingeschaltet werden. Im Rahmen einer umfassenden Vorausplanung (ACP = Advance Care Planning) können Vorsorgevollmachten und Patientenverfügungen die persönlichen Präferenzen unterstützen. Wichtig ist spätestens ab dieser Phase auch ein Notfallplan, in dem die Erreichbarkeit der Dienste nachts und am Wochenende dokumentiert ist.
- **Sterbephase:** Trotz adäquater Therapie kommt es nun zu zunehmender und nicht mehr rekompensierbarer Niereninsuffizienz, Hypotonie, Dyspnoe, Ödemen, Müdigkeit und Appetitlosigkeit. Zentral für diese Phase sind die Aufklärung über das bevorstehende Sterben mit Dokumentation und Information aller Beteiligten, die Anpassung der medikamentösen Therapien und der Verzicht auf eine kardiopulmonale Reanimation. Den Angehörigen soll Unterstützung – auch für die nachfolgende Trauerphase – angeboten werden.

Symptome

Bei 294 hospitalisierten Personen mit Herzinsuffizienz waren neben **Luftnot, Schwäche** und **Immobilität emotionale bzw. psychosoziale Belastungen** am häufigsten. Die Symptomlast war jedoch nicht mit Labor- und echokardiografischen Markern der Erkrankung oder mit der Krankenhaussterblichkeit assoziiert. Die Zunahme der Symptome während des stationären Aufenthalts bei 28 % der Patienten ging aber mit einer signifikanten Verschlechterung der Prognose einher.

Eine US-amerikanische Studie dokumentierte bei zuhause lebenden Patienten mit Herzinsuffizienz die folgenden 10 häufigsten Symptome: Energiemangel (66 %), Mundtrockenheit (62 %), Atemnot (56 %), Benommenheit (52 %), Parästhesien der Hände und Füße (49 %), Schlafstörungen (44 %), Sorgen (44 %), Traurigkeit (43 %), Husten (41 %) und nichtthorakaler Schmerz (38 %). Subjektiv am belastendsten wurden nichtthorakaler Schmerz, sexuelle Störungen, Energiemangel, Schlafstörungen und Atemnot empfunden. Die Einschränkung der Lebensqualität war signifikant mit hoher Symptomlast, psychischer Belastung und eingeschränkter Mobilität korreliert.

Bei Herz-Kreislauf-Erkrankungen treten ähnliche Probleme wie bei Malignomen auf: Die Prävalenz der Symptome ist hoch und die Belastung von Patienten und Angehörigen kann oft nicht adäquat aufgefangen werden. Spezialisierte palliativmedizinische Expertise wird erst spät eingeschaltet, obwohl ihr Nutzen belegt ist.

EVIDENZ

Eine zusätzliche interdisziplinäre palliative Care-Intervention zeigte einen positiven Effekt in Bezug auf Lebensqualität, Angst, Depressivität und spirituelles Wohlbefinden im Vergleich mit der Kontrollgruppe.

Angehörige von 524 Verstorbenen – 20 % hatten zum Zeitpunkt des Todes eine Herzinsuffizienz und 29 % eine KHK-Diagnose – beurteilten in einer Befragung die Behandlung derjenigen Patienten, die eine palliative Betreuung erhalten hatten, als signifikant besser bezüglich Gesamtqualität, Aufklärung und Kommunikation, emotionale und spirituelle Unterstützung, Betreuung am Lebensende, Würde, Schmerzen und Berücksichtigung der Patientenwünsche.

Therapie

Auch in der Palliative-Care-Phase (➤ Kap. 19.1.2) mit ihrer ausgeprägten Symptomatik spielt die fortgesetzte **(Mit-) Betreuung** durch die **Kardiologie** eine wichtige Rolle in der Adjustierung von medikamentöser oder invasiver Frequenz- bzw. Rhythmuskontrolle. **Spezialisierte Palliativversorgung** ist indiziert, wenn der Verlauf durch multiple

Faktoren wie Infekte, Nierenversagen, Depression, Immobilität und existenzielle Sorgen bestimmt wird und unabhängig vom klinischen Setting nur ein multiprofessionelles Team mit fachärztlicher, pflegerischer, sozialmedizinischer, physiotherapeutischer und psychologischer bzw. seelsorgerlicher Expertise ein optimales Outcome erzielen kann. Eine sinnvolle Feineinstellung wird vielleicht erst dann effektiv, wenn der Sozialarbeiter den Schriftverkehr mit den Kostenträgern organisiert, die gespannte familiäre Situation sich mit Hilfe der Seelsorger entspannt und dank Physiotherapie mehr Mobilität möglich ist.

Dieses **integrierte Konzept** wurde schon von der Advanced Heart Failure Group der europäischen Gesellschaft für Kardiologie beschrieben. Die Belastung der pflegenden Angehörigen ist vom Erkrankungsstadium, der sozialen Einbindung und familiären Faktoren abhängig und soll aktiv erfragt werden; ggf. müssen entsprechende Hilfen angeboten werden (Whittingham K et al. Palliat Med 2013, [5]).

19.3 Lungenerkrankungen

19.3.1 Grundlagen

Das folgende Kapitel bezieht sich auf nichtmaligne Ursachen pulmonaler Symptome und entsprechende therapeutische Ansätze. Die meisten **Beschwerden und Befunde** sind **unspezifisch** für eine bestimmte Pathologie und interindividuell zudem **sehr variabel.** Abweichungen der Lungenfunktionsparameter, Blutgase und Pulsoxymetrie sind im palliativen Setting generell begrenzt aussagekräftig, da die Korrelation mit Symptomen und der Prognose schlecht ist.

Häufigste Ursache terminaler primärer Lungenleiden in den Industrieländern ist die chronisch obstruktive Lungenerkrankung (COPD), für die auch im palliativen Setting die beste Evidenz vorliegt und die daher hier als „Modell" für Palliative Care bei terminalen Lungenerkrankungen dient. Seltener sind Lungenfibrosen und chronisch-progrediente Infekte (z. B. Tuberkulose).

19.3.2 COPD

Stadien und Verlauf

Pathophysiologisch liegt der COPD eine Kombination aus **chronischer Bronchitis und Emphysem** (irreversible Destruktion der Alveolarsepten und somit der Lungenarchitektur) zugrunde. Häufigster Risikofaktor (bei 80–90 % der COPD-Patienten) ist das **Zigarettenrauchen.**

Die Diagnose wird klinisch gestellt und spirometrisch bestätigt; maßgeblich für die **Stadieneinteilung** der Global Strategy for Diagnosis, Management, and Prevention of COPD (= GOLD) ist die Einsekundenkapazität (FEV_1) nach Bronchodilatation:

- Milde COPD (Stadium I): $FEV_1/FVC < 70\,\%$ und $FEV_1 \geq 80\,\%$
- Mittelschwere COPD (Stadium II): $FEV_1/FVC < 70\,\%$ und $FEV_1 = 50–79\,\%$
- Schwere COPD (Stadium III): $FEV_1/FVC < 70\,\%$ und $FEV_1 = 30–49\,\%$
- Sehr schwere COPD (Stadium IV): $FEV_1/FVC < 70\,\%$ und $FEV_1 < 30\,\%$ oder $FEV_1/FVC < 50\,\%$ und $PaO_2 < 60$ mmHg

Über diese spirometrische Klassifikation hinaus werden die Patienten in **4 Gruppen (A–D)** je nach Häufigkeit der Exazerbationen mit/ohne stationäre Einweisung und Symptomlast eingeteilt. Die Therapie kann so individueller angepasst werden.

Der **Verlauf** dieser Erkrankung umfasst sowohl lange, stabile Phasen als auch Exazerbationen mit akuter, i. d. R. infektgetriggerter Verschlechterung der respiratorischen Funktion. Kachexie und veränderte Thoraxanatomie beeinträchtigen zunehmend die Atemmuskulatur und verstärken die Symptomatik.

Da – ähnlich der Herzinsuffizienz – die COPD oft nicht als terminale Erkrankung wahrgenommen wird, wird eine palliative Versorgung tendenziell erst in sehr fortgeschrittenem Stadium angeboten, Fragen des Lebensendes werden nicht oder nur spät thematisiert und die Betroffenen bei Exazerbationen wiederholt stationär eingewiesen.

Symptome

Leitsymptome sind **Dyspnoe, chronischer Husten** und **Auswurf.** Die Symptome treten ähnlich häufig wie bei Tumorerkrankungen der Lunge auf (➤ Abb. 19.3), allerdings haben Patienten mit COPD in den letzten 3 Monaten ihres Lebens weniger Zugang zu Palliative Care.

Zusätzlich können Kachexie, Schwäche, Schlafstörungen, Mundtrockenheit, Inappetenz, Komplikationen durch langjährigen Steroidgebrauch oder die häufige kardiovaskuläre Multimorbidität auftreten. Über diese Beschwerden hinaus ist auch mit weiteren Belastungen zu rechnen: Insbesondere **Frauen** mit COPD haben trotz (im Vergleich zu Männern) durchschnittlich besserer Lungenfunktion häufiger eine **schlechte Lebensqualität** und leiden eher unter **Angst** und **Depression**, die oft nur unzureichend behandelt werden. Die genannten Symptome sind meist multidimensional verursacht („total dyspnea"), sodass eine Kombination von pharmakologischen und nichtpharmakologischen Therapien indiziert ist.

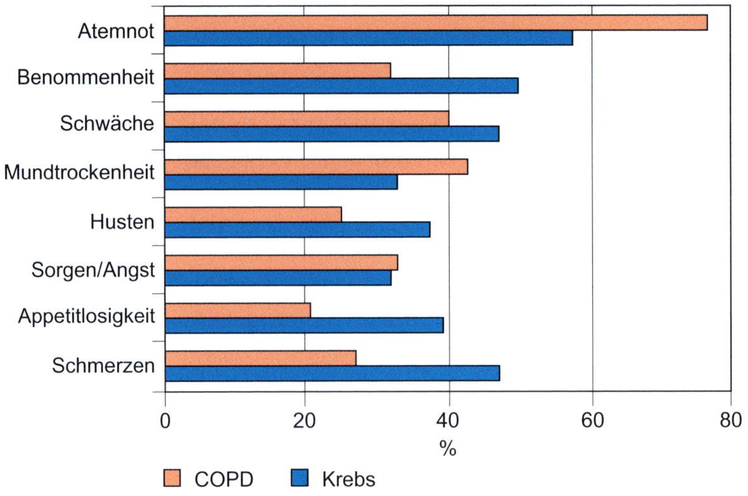

Abb. 19.3 Häufigkeit von Symptomen bei Lungentumoren und bei COPD [L143]

Therapie

Die 2010 aktualisierten Richtlinien des National Institute for Health and Clinical Excellence (NICE) für COPD (2004) empfehlen, dass Patienten mit **COPD im Endstadium** und Nichtansprechen auf andere pharmakologische Therapien eine **symptomatische Behandlung** der Luftnot mit Opioiden, Benzodiazepinen, trizyklischen Antidepressiva, ggf. weiteren Sedativa/Neuroleptika und Sauerstoff angeboten werden sollte. Außerdem sollten diese Patienten sowie ihre sie versorgenden Angehörigen Zugang zum kompletten Spektrum palliativ-hospizlicher Leistungen einschließlich rehabilitativer Ansätze haben. Weil die Symptomatik multidimensional bedingt ist, sollte die Behandlung der fortgeschrittenen COPD **multimodal** erfolgen.

CAVE

Bei Luftnot nicht automatisch O_2 verabreichen, weil die Gefahr der Hyperkapnie bzw. CO_2-Narkose durch einen verminderten Atemantrieb besteht.

Die beste pharmakologische Evidenz bei **Dyspnoe** liegt für **Opioide** vor; wichtig ist aber, eine begleitende antidepressive oder auch sedierende Medikation, eine Physiotherapie mit Lagerungstechniken und eine psychologisch-existenzielle Unterstützung zu erwägen. Der Therapieeffekt von antiobstruktiv wirkenden Substanzen ist meist ausgereizt, da das Lungenparenchym irreversibel emphysematisch umgebaut ist. **Mukolytika,** z. B. N-Acetylcystein, sollten nur eingesetzt werden, wenn der Patient noch ausreichend muskuläre Kraft zum Abhusten hat.

Antibiotika können bei **akuter Infektexazerbation** eine rasche Besserung herbeiführen, jedoch sollte – je nach Wunsch der Betroffenen – eine stationäre Behandlung nicht Voraussetzung sein, sondern primär eine orale Gabe versucht werden.

Eine kontinuierliche oder intermittierende **Sauerstoffgabe** ist nur bei hypoxischen Patienten (PaO_2 bei Raumluft < 55 mmHg) sinnvoll, allerdings korreliert das subjektive Gefühl der Dyspnoe nur wenig mit der Hypoxämie. Die häufige psychische Gewöhnung von Patient und Angehörigen an eine Sauerstoff-Langzeittherapie muss berücksichtigt werden. Die Zufuhr von **kühler Frischluft** (offenes Fenster, elektrischer Ventilator) kann über trigeminale Stimulation ebenso lindernd wirken wie Sauerstoff. Vor allem sollte die Angst vor einem qualvollen Ersticken angesprochen und entsprechende Maßnahmen (Opioide, Anwesenheit von Personen, ggf. Sedierung) sollten angeboten werden.

19.4 Lebererkrankungen

19.4.1 Grundlagen

Der akute oder allmähliche **Zusammenbruch der hepatischen Syntheseleistung** stellt die gemeinsame Endstrecke verschiedener, meist chronisch verlaufender Erkrankungen (chronischer Virushepatitis, Autoimmunerkrankung, Alkoholabhängigkeit) dar. Das histologische Korrelat bei chronischem Verlauf ist die Leberzirrhose, wobei die Organstruktur fibrotisch umgebaut ist. Komplizierend kann in der Folge das prognostisch sehr ungünstige hepatozelluläre Karzinom auftreten.

19.4.2 Leberzirrhose

Stadien und Verlauf

Die **Stadieneinteilung** bezieht sich auf die funktionelle Syntheseleistung: Aus Scores für Serumalbumin, Gerinnung, Bilirubin, Grad der Enzephalopathie und Aszites errechnet sich ein prognostisch bedeutsamer Gesamtscore, der **Child-Pugh-Score** (➤ Tab. 19.1).

Akut **lebensbedrohliche Dekompensationen** wechseln sich – ähnlich wie bei der Herzinsuffizienz – mit **stabilen Phasen** ab, manchmal beeinflusst durch Alkohol. Verglichen mit anderen palliativen Situationen sind die Patienten häufig jünger, befinden sich noch im arbeitsfähigen Alter, das soziale System ist mitbetroffen und finanzielle Schwierigkeiten sowie das Stigma einer Leberzirrhose komplizieren die Symptomatik. Nur für eine begrenzte Subgruppe dieser Patienten kommt eine Organersatztherapie (Lebertransplantation) in Frage. Die Dringlichkeit dieser Maßnahme wird durch den Model End Stage Liver Disease (MELD)-Score abgeschätzt, in den Kreatinin, Bilirubin und INR einfließen.

Der individuelle **Verlauf** einer Leberzirrhose ist aufgrund von Komplikationen wie Blutungen (Thrombopenie, Ösophagusvarizen), Sepsis (spontan bakterielle Peritonitis) und Nierenversagen (hepatorenales Syndrom) sehr **variabel,** das 2-Jahresüberleben liegt nach Auftreten von Aszites oder einer hepatischen Enzephalopathie < 50 %. Trotz dieser Prognose erfährt ein Großteil der Patienten – in Ermangelung ambulanter Angebote – eine aggressive Therapie mit wiederholten Hospitalisationen bis zum Lebensende und verstirbt im Krankenhaus. Palliativmedizinische Expertise wird meist erst bei unmittelbar bevorstehendem Lebensende eingeholt. Folgende Barrieren bestehen gegenüber einer palliativen Versorgung bei fortgeschrittener chronischer Lebererkrankung: Ärzte schätzen das Leberversagen häufig als reversibel ein, sind zurückhaltend bzgl. Prognoseeröffnung, haben Kommunikationsdefizite oder keine Kenntnis der Palliative Care-Konzepte und -Optionen und Patienten und ihre Familien haben negative Wahrnehmungen von Palliative Care.

Tab. 19.1 Child-Pugh-Klassifikation [F1030-001]

Parameter	1 Punkt je Parameter	2 Punkte je Parameter	3 Punkte je Parameter
Bilirubin (mg/dl)	< 2	2–3	> 3
Albumin (g/dl)	> 3,5	3,0–3,5	< 3
Aszites	Keiner	Leicht therapierbar	Refraktär
Enzephalopathie	Keine	Gering	Schwer
Quick (%)	> 70	40–70	< 40
Stadium: 5–7 Punkte → A; 8–10 Punkte → B; ≥ 11 Punkte → C			

Symptome

Neben unspezifischen Beschwerden wie Fatigue und Leistungsminderung können folgende **Symptome** auftreten:

- Abdominales Druck- und Spannungsgefühl, Schmerzen, Übelkeit und Luftnot bei Aszites
- Hämatemesis oder Meläna bei Ösophagusvarizen
- Kachexie
- Wechselnde Einschränkung der kognitiven Fähigkeiten und der Vigilanz bis hin zu deliranten und komatösen Episoden bei hepatischer Enzephalopathie
- Juckreiz
- Neurologischen Begleiterscheinungen (Tremor, ggf. epileptische Anfälle)

Therapie

Ausgehend von der Child-Pugh-Klassifikation (➤ Tab. 19.1) wurde ein **Screening-Instrument** für Patienten mit hoher 1-Jahres Mortalität entwickelt: Stadium C, mehr als 2 Leberzirrhose-bedingte stationäre Aufnahmen in den letzten 6 Monaten, fortgesetzter Alkoholkonsum, keine Listung für eine Transplantation und ein schlechter Performance-Status (WHO 3–4).

Die **Symptomkontrolle** hat immer Vorrang. Diuretika können zwar eine Hypotonie und ein prärenales Nierenversagen auslösen, die kognitive Funktion ist aber unter Exsikkose oft stabiler.

Bei einem **symptomatischen Aszites** (abdominales Spannungsgefühl, Dyspnoe) kann, v. a. wenn der Serum-Aszites-Albumingradient > 1,1 g/dl beträgt und eine Volumendepletion orthostatisch und renal toleriert wird, zunächst ein Versuch mit **Diuretika** (Schleifendiuretikum + Aldosteronantagonist) gemacht werden. Die **Einschränkung der Alkohol- und Salzzufuhr** kann lindernd wirken. **Portosystemische Shunts** (TIPS) können die Aszitesmenge reduzieren, gehen jedoch mit einem hohen Risiko einer hepatischen Enzephalopathie (40 %) einher. Eine großvolumige, entlastende **Aszitesdrainage** wird i. d. R. gut toleriert, bei rasch nachlaufendem Sekret kann ein Drainageschlauch ohne hohes Infektrisiko in situ belassen werden. Eine intravenöse Albuminsubstitution ist i. d. R. nicht indiziert (kurze Halbwertszeit, klinisch fraglicher Benefit).

CAVE

Indikation zur Aszitespunktion ist ein symptomatischer Aszites. Dabei muss das Blutungsrisiko berücksichtigt (Thrombopenie, Gerinnungsfaktorenmangel) und das Nutzen-Risiko-Verhältnis abgewogen werden.

Nichtsteroidale Antiphlogistika sind wegen des erhöhten Risikos von Nierenversagen und gastrointestinalen Blutungen i. d. R. kontraindiziert, jedoch können bei Bedarf **Metamizol** und **Opioide** gegeben werden.

Sind die Symptome einer **hepatischen Enzephalopathie** für den Patienten belastend, kann **Laktulose** oral oder rektal verabreicht werden (cave Diarrhö, Meteorismus); eine terminale, nicht störende Fatigue ist jedoch keine Indikation für die Behandlung der Enzephalopathie.

Bei quälendem **Juckreiz** sollten zunächst die Möglichkeit einer behandelbaren Cholestase als Ursache ausgeschlossen und **endoskopische Drainageverfahren** erwogen werden. **Antihistaminika** können unspezifisch sedierend wirken, **Cholestyramin** 2–16 g/d hemmt die Gallensäureresorption im terminalen Ileum und Off-Label-Erfahrungen existieren für Rifampicin (150–300 mg), Naltrexon (2 × 12,5–50 mg), Ondansetron (4–8 mg) sowie Sertralin (25–50 mg).

Nächtlich auftretende **Muskelkrämpfe** sprechen gelegentlich auf **Chininsulfat** (200 mg abends) an.

Bei einer akuten, lebensbedrohlichen **Blutung aus Ösophagusvarizen** kann die kontinuierliche Anwesenheit einer Person und ggf. die rasche Sedation mit parenteralem Midazolam terminale Angst lindern.

19.5 Nierenerkrankungen

19.5.1 Grundlagen

Das folgende Kapitel erläutert die spezifischen Aspekte der Symptombehandlung und Entscheidungsfindung bei Personen mit weit fortgeschrittenen (chronischen) Nierenerkrankungen, bei denen **keine kurative Option** besteht. Nicht näher eingegangen wird auf die eher chronischen Komplikationen der Niereninsuffizienz wie renale Osteodystrophie, renale Anämie oder sekundäre Hypertonie. Da zumindest in Industrieländern eine flächendeckende Versorgung mit **Organersatztherapien** (Dialyse, Nierentransplantation) besteht, sind die therapeutischen Konzepte der terminalen Niereninsuffizienz sehr stark auf diese lebenserhaltenden Optionen ausgerichtet. Ein individueller Verzicht eines Patienten auf eine solche Therapie kann daher tiefgreifende ethische Konflikte und familiäre Diskussionen auslösen – ebenso wie eine ärztliche Empfehlung, keine Dialyse zu beginnen.

Ursachen einer **chronischen Niereninsuffizienz** sind meist Glomerulonephritiden, tubulointerstitielle Nephropathien (häufig medikamentös bedingt), vaskulär bedingte Schäden (arterielle Hypertonie, Diabetes mellitus) oder maligne Erkrankungen (Myelom, Amyloidose).

19.5.2 Niereninsuffizienz

Stadien und Verlauf

Die **Stadieneinteilung** erfolgt nach dem Grad der Einschränkung der glomerulären Filtrationsrate (GFR):

- Stadium 1: > 90 ml/min/1,73m^2
- Stadium 2: 60–89 ml/min/1,73m^2
- Stadium 3: 30–59 ml/min/1,73m^2
- Stadium 4: 15–29 ml/min/1,73m^2
- Stadium 5: < 15 ml/min/1,73m^2

Bei einem Teil der Patienten mit fortgeschrittener, aber noch kompensierter Niereninsuffizienz kommt es im Verlauf zu einer progredienten Verschlechterung der exkretorischen Funktion (terminale Niereninsuffizienz = Stadium 5) mit Oligo-/Anurie, Überwässerung und Hyperkaliämie (Urämie). In Abhängigkeit von der **Prognose** der Grunderkrankung, den Komorbiditäten und den individuellen Werten und Präferenzen muss nun gemeinsam mit Patient und Familie das **Therapieziel festgelegt** und ggf. eine Organersatztherapie (Hämodialyse/-filtration, Nierentransplantation) diskutiert werden; insbesondere sollte über den zu erwartenden Verlauf (Mortalität 25 % im 1. Jahr, 60 % in 5 Jahren) und die Konsequenzen der jeweiligen Intervention bzw. Nicht-Intervention aufgeklärt werden. Die mediane Überlebenszeit ohne Dialyse beträgt laut einer systematischen Übersichtsarbeit 6,3–23,4 Monate.

Symptome

Patienten berichten bei terminaler Niereninsuffizienz häufig über Schwäche (76 %), Juckreiz (74 %), Benommenheit (65 %), Luftnot (61 %) oder Ödeme (58 %) als Folge einer pulmonalen Überwässerung, über Schmerzen (53 %), Muskelkrämpfe (50 %), Mundtrockenheit (50 %), „restless legs" (48 %) und Inappetenz (47 %). Eine Überdosierung von Medikamenten, die bei renaler Insuffizienz akkumulieren (z. B. Morphin), kann hinzukommen.

Therapie

Dem lebensverlängernden Effekt einer **Dialysebehandlung** stehen möglicherweise substanzielle Einschränkungen der Lebensqualität und Selbständigkeit sowie die Kosten gegenüber. Symptome unter Dialyse sind häufig (Schmerzen 66 %, Fatigue 44 %, Schlafstörungen 20 %) und werden ungenügend behandelt, wobei randomisierte Vergleichsdaten zu konservativ behandelten Patienten fehlen. Nach neueren retrospektiven Daten profitieren über 80-jährige Patienten sowie diejenigen

mit einem deutlich eingeschränkten Allgemeinzustand (WHO ≥ 3) nicht von einer Dialysebehandlung bezüglich der Überlebenszeit. Trotzdem hat die Dialyserate bei alten Patienten in den letzten Jahren deutlich zugenommen.

CAVE

Bei hohem Alter und/oder reduziertem Allgemeinzustand besteht kein sicherer Überlebensvorteil durch eine Dialyse.

Zunehmende Schwäche und Fatigue gehören zum natürlichen Krankheitsverlauf und können nur bedingt beeinflusst werden, wogegen beispielsweise **Schmerzen** und **Luftnot** im Allgemeinen einer Intervention gut zugänglich sind. Hier sind – wie bei Patienten mit normaler Nierenfunktion – **Opioide** Mittel der ersten Wahl, allerdings ist wegen der Akkumulation toxischer Metabolite Vorsicht geboten. Morphin-6-Glukuronid und Morphin-3-Glukuronid sind für Nebenwirkungen verantwortlich; von Hydromorphon wird zwar kein 6-Glukuronid gebildet, jedoch kann auch Hydromorphon-3-Glukuronid akkumulieren und neuroexzitatorisch wirken. Auch Oxycodon wird bei Niereninsuffizienz verzögert renal ausgeschieden. Auf die Plasmakonzentration von L-Polamidon, Fentanyl und Buprenorphin hat die Niereninsuffizienz kaum Einfluss, allerdings ist die Anwendung dieser Substanzen komplexer. Allgemein wird empfohlen, vorsichtig mit niedrigeren Dosierungen beginnend zu titrieren und schlecht steuerbare Galeniken wie transdermale Pflaster zu vermeiden. Bei **neuropathischen Schmerzen** kann **Gabapentin** 100–300 mg/d oder **Pregabalin** 25–100 mg/d gegeben werden, bei **Juckreiz Paroxetin** 5 mg oder **Mirtazapin** 7,5 mg (jeweils abends) und topische Substanzen bei trockener Haut. Eine symptomorientierte Therapie darf den Patienten nicht aus pharmakologischen Erwägungen vorenthalten werden – erste Priorität muss eine rasche Linderung sein, die Medikation sollte jedoch engmaschig kontrolliert und die Dosierung ggf. bei Akkumulation angepasst werden.

CAVE

Aus Angst vor Nebenwirkungen darf auf eine medikamentöse Symptomkontrolle trotz Niereninsuffizienz nicht verzichtet werden.

19.6 Palliative Versorgung bei nichtmalignen Erkrankungen

19.6.1 Identifikation von Indikatoren

Der entscheidende Schritt ist, auch bei nichtmalignen Erkrankungen mit ihren oft fluktuierenden Verläufen sogenannte **Warnzeichen** („red flags") zu identifizieren, ab denen eine zusätzliche **Palliativversorgung indiziert** ist. Folgender Algorithmus kombiniert allgemeine mit diagnosespezifischen Kriterien, die als „red flags" für einen rasch ansteigenden palliativmedizinischen Bedarf dienen können:

- **Screeningfragen:**
  - Liegt eine fortgeschrittene chronische Erkrankung, eine progrediente lebensbedrohende Diagnose oder beides vor? → „Ja"
  - Wären Sie überrascht, wenn der Patient in den kommenden 6–12 Monaten versterben würde? → „Nein"
- **≥ 1 allgemeiner klinischer Indikator:**
  - Schlechter Funktionszustand (Selbstversorgung eingeschränkt, im Bett oder Stuhl > 50 % des Tages) oder Verschlechterung
  - Zunehmender Gewichtsverlust (> 10 %) in den letzten 6 Monaten
  - ≥ 2 ungeplante Krankenhauseinweisungen in den letzten 6 Monaten
  - Im Pflegeheim oder zunehmender Betreuungsbedarf zuhause
- **Zusätzlich ≥ 2 krankheitsspezifische Indikatoren:**
  - **Herzinsuffizienz:**
    - NYHA IV, schwere Klappenerkrankung oder ausgeprägte KHK
    - Atemnot oder thorakale Schmerzen in Ruhe oder unter minimaler Belastung, Symptome trotz optimierter Therapie
    - Systolischer Blutdruck < 100 mmHg und/oder Herzfrequenz > 100/min
    - Niereninsuffizienz (eGFR < 30 ml/min)
    - ≥ 2 akute Verschlechterungen mit i. v.-Behandlung in den letzten 6 Monaten
    - Kachexie
  - **COPD:**
    - Schwere Obstruktion (FEV_1 < 30 %) oder Restriktion (Vitalkapazität < 60 %, transfer factor < 40 %)
    - Erfüllt Kriterien für Langzeit-Sauerstofftherapie (PaO_2 < 7,3)
    - Im Intervall zwischen Exazerbationen: Dyspnoe in Ruhe oder bei geringster Belastung
    - Schwere, therapierefraktäre Symptomatik
    - Symptomatische Herzinsuffizienz
    - Body Mass Index < 21
    - Zunahme notfallmäßiger stationärer Aufnehmen wegen Infektexazerbation und/oder respiratorischer Insuffizienz
  - **Leberzirrhose:**
    - Fortgeschrittene Zirrhose mit einer oder mehreren der folgenden Komplikationen: therapierefraktärer Aszites, hepatische Enzephalopathie, hepatorenales Syndrom, bakterielle Peritonitis, wiederholte Ösophagusvarizenblutung

   - Serumalbumin < 25 g/l, Prothrombizeit oder INR verlängert
   - Hepatozelluläres Karzinom
- **Terminale Niereninsuffizienz:**
   - Chronische Niereninsuffizienz im Stadium 5 (eGFR < 15 ml/min)
   - Wegen Multimorbidität konservatives Vorgehen
   - Verschlechterung unter Organersatztherapie: persistierende Symptome und/oder zunehmender Bedarf
   - Transplantatversagen, aber keine Dialyse indiziert
   - Zusätzliche lebensbedrohliche Erkrankung oder Nierenversagen als Folge einer anderen Erkrankung oder Therapie

19.6.2 Assessment der Symptome, Bedürfnisse und Ressourcen

So früh wie möglich (und wie von den Betroffenen gewünscht) sollten realistische **Therapieziele in Abhängigkeit vom Stadium der Erkrankung** festgelegt werden, um einerseits unrealistischen Vorstellungen vorzubeugen und andererseits die Patientenpräferenzen im akuten Notfall zu kennen. Dazu gehört eine umfassende Aufklärung über zu erwartende Symptome und die jeweilige Wahrscheinlichkeit des Ansprechens einer medikamentösen Therapie, um gemeinsam die möglichen Therapieziele festlegen zu können. Eine nicht zu unterschätzende Barriere ist jedoch die Angst, Hoffnungen zu zerstören und sich therapeutische Grenzen einzugestehen, was sowohl eine offene und ehrliche Kommunikation als auch eine adäquate, multiprofessionelle Symptomkontrolle behindert.

CAVE
Therapiezieländerungen können Angst auslösen, die als Barriere gegenüber einer palliativen Versorgung wirkt und zu einer schlechten Symptomkontrolle führt.

Ermutigend in Bezug auf eine offene Kommunikation können Ergebnisse einer retrospektiven Analyse eines großen US-amerikanischen Patientenkollektivs wirken, die ein verlängertes Überleben unter Hospizbehandlung auch für die Subgruppe der Herzinsuffizienzpatienten zeigen. Patienten erwarten von ihren Ärzten Ehrlichkeit, jedoch ist ihre Einsicht in die Bedeutung und die Folgen der Diagnose sehr variabel. Häufig liegt zusätzlich bei älteren Patienten eine beginnende kognitive Einschränkung vor.

In der Palliativversorgung sollen statt Parametern wie Blutdruck, Herzfrequenz und Sauerstoffsättigung die für die Betroffenen **im Vordergrund stehenden Symptome** engmaschig im Verlauf dokumentiert werden. Dieser Perspektivwechsel muss für sie und ihre Angehörigen klar verständlich sein, d. h., es darf trotz einer Therapiezieländerung nicht der Eindruck entstehen, es werde „nichts mehr“ getan. Gerade für Personen mit langjährigen Erkrankungen, hoher Autonomie und Eigenkompetenz kann dies schwierig sein. Darüber hinaus müssen für alle Beteiligten die **Wünsche und Bedürfnisse** von Patient und Familie bekannt sein, aber auch deren **positive Ressourcen.** Mögliche Therapiemaßnahmen sollten zunächst klar ärztlich indiziert sein und dann mit dem Patient unter Nutzen-Risiko-Gesichtspunkten diskutiert werden. Wichtig ist, dass das aktuelle Vorgehen immer wieder auf Übereinstimmung mit den aktuellen individuellen Wertvorstellungen, Zielen und Präferenzen überprüft wird. Hier können Patientenverfügung und Vorsorgevollmacht als Instrumente der Willensäußerung dienen.

Eine Planung dieses individuellen Vorgehens scheitert oft an der **Fragmentation der Dienste** nach Sektoren, sodass unklar bleibt, wer im Zweifelsfall zuständig ist. Krankenhauseinweisungen durch den Hausarzt sind beispielsweise manchmal nicht mit dem betreuenden Spezialistenteam abgestimmt, spezialisierte Palliative Care-Teams sind nicht vorhanden oder werden nicht eingeschaltet.

19.6.3 Koordination einer kontinuierlichen Versorgung

Das von einer Mehrzahl der Patienten gewünschte Sterben **zuhause** wird oft durch die Angst verhindert, dort nicht ausreichend vor bedrohlichen Symptomen geschützt zu sein, sowie durch die Überforderung des familiären Umfelds in Krisensituationen. Bei akuten Schmerzen, Verwirrtheitszuständen oder Dyspnoe beispielsweise wird der Patient vom Notarzt – oft entgegen seiner Präferenz – ins Krankenhaus eingewiesen. Hier kann die Verordnung der **Spezialisierten Ambulanten Palliativversorgung** (SAPV) durch den primär betreuenden Arzt Abhilfe schaffen: Ein auch nachts und am Wochenende erreichbares Einsatzteam koordiniert pflegerische, haus- und fachärztliche Versorgung und kann so größtmögliche Sicherheit und das Verbleiben zuhause gewährleisten.

19.7 Was ist am Lebensende zu beachten?

Der im klinischen Alltag heikelste Punkt ist, den **Beginn der Sterbephase** zu **identifizieren,** da er oft zunächst einer reversiblen Dekompensation ähnelt. Pathophysiologisch liegt ein Multiorganversagen vor, was häufig diagnostischen und therapeutischen Aktivismus auslöst – manchmal auch auf Wunsch der Angehörigen, die bisherige Episoden

dieser Art als vorübergehend und einer Therapie zugänglich wahrgenommen haben. Daher sind eine multiprofessionelle Entscheidung, dass der Sterbeprozess nun mit großer Wahrscheinlichkeit eingetreten ist, und eine offene Kommunikation mit Patient und Angehörigen von zentraler Bedeutung. Durch **Anpassung** der bisherigen **Therapieziele** (insbesondere Medikation, Ernährung, Flüssigkeit, Ort des Sterbens), Unterstützung der Angehörigen und regelmäßige Dokumentation der Bedürfnisse von Patienten und Familien kann eine ruhige, qualitativ hochwertige Betreuung am Lebensende gefördert werden, z. B. unterstützt von einem integrierten Behandlungspfad. Für die Herzinsuffizienz bedeutet dies v. a. eine Deaktivierung von implantierten Defibrillatoren, der Verzicht auf Diagnostik ohne Konsequenz und die rechtzeitige Aufklärung der Angehörigen, dass der Tod auch plötzlich, z. B. beim Lagern des Patienten, eintreten kann.

Wer Angehörige verliert, hat ein erhöhtes Risiko für pathologische Trauerreaktionen oder spätere psychiatrische Morbidität. Daher ist es wichtig, auch in eher hektischen Bereichen wie Notaufnahmen oder Intensivstationen **Raum zum Abschiednehmen** und **für Rückfragen** zu geben. Die Angehörigen erwarten ggf. Hilfe bei organisatorischen Fragen rund um die Bestattung, benötigen psychologische Unterstützung und sind oft dankbar für die Vermittlung von Trauerbegleitung.

KAPITEL

20 Palliativmedizinische Ansätze bei neurologischen Erkrankungen

Benjamin Ilse

Kernaussagen

- Fortgeschrittene und vital bedrohliche neurologische Erkrankungen bedürfen eines rechtzeitigen Beginns palliativmedizinischer Behandlungsangebote und großer Interprofessionalität, die möglichst auch ambulant durchgeführt werden.
- Palliativmedizinische Therapieansätze bei Patienten mit zerebraler Ischämie erfordern von Beginn an einen realistischen Abgleich des Therapieziels mit den Wertegefügen des Patienten. Dabei müssen die palliativmedizinischen Bedürfnisse bei Patienten mit eingeschränkter Ausdrucksfähigkeit erkannt werden. Schwer betroffene Schlaganfallpatienten zeigen Symptome wie Post-Stroke-Depression, epileptische Anfälle, zentrale oder durch Kontraktur und Spastik verursachte Schmerzen.
- Palliativmedizinische Therapieansätze bei Patienten mit amyotropher Lateralsklerose erfolgen regelhaft neben teils experimentellen Ansätzen der Neuroprotektion. Die umfassende Symptomkontrolle erfordert ein multiprofessionelles Team. Bereits frühzeitig im Krankheitsverlauf sind Therapieentscheidungen hinsichtlich der Ernährungs- und Beatmungstherapie zu diskutieren.
- Palliativmedizinische Therapieansätze bei Patienten mit Parkinson-Syndromen erfassen die Erhebung nichtmotorischer Symptome sowie der differenzierten dopaminergen Therapie auch bei zunehmender Dysphagie.
- Palliativmedizinische Therapieansätze bei Patienten mit multipler Sklerose kommen zunehmend zum Einsatz, wenn die immunmodulatorischen Therapien nicht mehr greifen und komplexe Symptome physisch, aber auch sozial, bei den überwiegend jungen Patienten zunehmen.

20.1 Besondere Bedürfnisse neurologisch-psychiatrisch erkrankter Patienten

Den neurologisch-psychiatrischen Problemstellungen entsprechend ergeben sich **besondere Bedürfnisse** bei diesen Patienten [adaptiert nach 1]:

- Häufig chronisch verlaufende und somit lang und variabel ausfallende Krankheitsverläufe erfordern einen **rechtzeitigen Beginn** palliativer Behandlungsangebote auch im Hinblick auf die Angehörigen.
- Es wird eine suffiziente **Versorgung mit Heil- und Hilfsmitteln** benötigt, um die (aktive) Teilhabe am Leben sicherzustellen.
- Es werden **spezialisierte Strukturen** benötigt, um die Patienten ambulant versorgen zu können. Dafür eignen sich u. a. die Telemedizin oder die Etablierung von Netzwerkstrukturen, die z. B. Parkinson-Nurses ermöglichen, die Patienten zu Hause zu betreuen.
- Die häufig **fehlende Einwilligungsfähigkeit** des Patienten bedarf eines erhöhten Aufwands, medizinisch realistische Therapieziele gemäß dem mutmaßlichen Willen festzulegen.
- Zur Erfassung von persönlichen Therapiezielen, Symptomen, therapeutischem Ansprechen, aber auch unerwünschten Wirkungen von Therapien besteht der Bedarf an **speziellen Erhebungsinstrumenten** bei häufig gestörter Kommunikationsfähigkeit oder eingeschränkter Ausdrucksfähigkeit neurologisch erkrankter Patienten.
- Die komplexe Symptomlast der Patienten sowie die erhöhte Belastung der Angehörigen, aber auch der Pflegenden, erfordern eine ausgeprägte **Interprofessionalität des Behandlungsteams.**

20.2 Zerebrale ischämische/hypoxische Ereignisse

20.2.1 Entscheidungsfindung und Identifizierung von palliativen Bedürfnissen

Die Fähigkeit zur selbstständigen Entscheidungsfähigkeit bezüglich möglicher Therapien ist bei vital bedrohlich neurologisch erkrankten Patienten häufig eingeschränkt. Bei zerebral ischämischen Ereignissen kann dies aufgrund einer akuten Bewusstseinsminderung wie bei einer Basilaristhrombose der Fall sein. Diese Konstellationen erfordern gesonderte Ansätze, um eine gemeinsame Entscheidungsfindung gemäß dem mutmaßlichen Willen und der ärztlichen Indikation herbeizuführen.

Insbesondere in der Schlaganfallbehandlung müssen zeitnah Therapieentscheidungen getroffen werden. Trotz der jüngsten Fortschritte mit den Möglichkeiten der mechanischen Rekanalisation bei proximalen Gefäßverschlüssen in der vorderen Zirkulation und den Möglichkeiten der modernen Intensivtherapie verbleiben weiterhin Patienten mit schweren neurologischen Defiziten als Folgeschäden des Schlaganfalls. Häufig sind die funktionellen Auswirkungen in der Akutphase nicht sicher einzuschätzen. Entsprechend ist ein simultanes Vorgehen von kurativer und palliativer Behandlung sinnvoll. Dies bedeutet ausdrücklich **keinen therapeutischen Nihilismus.**

Mit den in die Entscheidungen involvierten Bevollmächtigten sollten die absehbaren Folgen einer Fortsetzung der Intensivtherapie mit z. B. dekompressiver Hemikraniektomie offen kommuniziert werden. In den Initialgesprächen ist es von besonderer Wichtigkeit zu betonen, dass die **Indikationsstellung auf ärztlicher Seite** liegt, um zu vermeiden, dass bei den Angehörigen Schuldgefühle entstehen.

Die operative Dekompressionstherapie reduziert bei raumfordernden, auch maligne genannten, Infarkten einer Großhirnhemisphäre die Letalität. Trotzdem verbleiben viele der Überlebenden schwer behindert. In der Betreuung dieser Patienten sollte regelmäßig versucht werden, die **Bedürfnisse** zu eruieren. Um dies zu erleichtern, haben Creutzfeldt et al. [2] eine **Checkliste** für den täglichen Gebrauch für Patienten auf neurologischen Intensivstationen entwickelt. Diese beinhaltet adaptiert folgende Fragen, die so oder ähnlich möglichst bei jeder Visite gestellt werden sollten:

- Bestehen Schmerzen oder andere leidvolle Symptome?
- Benötigt der Patient oder die Familie soziale Unterstützung oder Unterstützung im Umgang mit der Erkrankung?
- Müssen die Therapieziele (neu) definiert werden oder muss die Therapie an die Patientenbedürfnisse angepasst werden?

20.2.2 Symptome

Patienten, die einen ausgedehnten Schlaganfall erlitten haben, können **diverse belastende Symptome** aufweisen.

CAVE

Häufig besteht aufgrund einer Aphasie oder Dysarthrie die erste Hürde bei der Symptomerfassung. Somit unterbleibt oft die wichtige Erhebung belastender Symptome bei den Patienten.

Es empfiehlt sich der Einsatz validierter **Skalen zur Selbst- oder Fremdeinschätzung,** z. B. das Edmonton Symptom Assessment System (ESAS).

INTERPROFESSIONELLES TEAM

Außerdem kann das Behandlungsteam zur Einschätzung der Symptombelastung beitragen. Pflegende können z. B. einschätzen, ob leidvolle Symptome bei der Körperpflege auftreten, oder Physiotherapeuten, ob die Mobilisation Schmerzen bereitet.

Als affektiv belastendes Symptom kann eine **Post-Stroke-Depression** auftreten. Es gibt zunehmend Hinweise darauf, dass der Einsatz antidepressiver Medikamente wie SSRI einen klinischen Benefit zeigt.

Nach einem Schlaganfall können **epileptische Anfälle** auftreten. Gerade ein erster generalisierter Anfall kann für die Angehörigen schockierend wirken. Mit diesen sind daher Strategien für den Fall des Auftretens eines Anfalls zu besprechen, um dem Gefühl der Hilfslosigkeit entgegenzuwirken. Gerade in der Weiterversorgung zu Hause sind unter palliativen Gesichtspunkten alternative Applikationswege, z. B. subkutan oder intranasal, für Antikonvulsiva notwendig.

Neben **Schmerzen** durch **Kontrakturen** kommen bei Patienten mit einem Schlaganfall noch die **Spastik** und **zentrale Schädigungen** als Schmerzursache in Betracht. So kann es bei einem Thalamusinfarkt zum halbseitigen Schmerzsyndrom durch Störung der Somatosensorik kommen. Regelmäßige Physiotherapie und eine medikamentöse Schmerztherapie, die auch neuropathische und muskelrelaxierende Komponenten umfasst, sind hier gefragt. Dafür besteht auch eine Zulassung für Botulinumtoxin A.

CAVE

Orale antispastische Medikamente wie Tizanidin und Baclofen verbessern die Funktion der betroffenen Extremität nicht, können aber zu einer Schmerzreduktion und Pflegeerleichterung führen.

20.2.3 Prognoseabschätzung

Die Schwierigkeiten bei der genauen Prognoseabschätzung akuter zerebraler Schädigungen stellen eine weitere Herausforderung dar. Um diesem Umstand gerecht zu werden, wurden z. B. für die hypoxisch-ischämische Enzephalopathie **Prognosealgorithmen** mit dem Einbezug einer multimodalen Diagnostik entwickelt. Damit können zwischen unwahrscheinlicher hypoxisch-ischämischer Enzephalopathie bis zu infauster Prognose unterschieden und die Therapiemaßnahmen daran ausgerichtet werden. In diesen, häufig unvermittelt auftretenden Situationen ist es wichtig, den Angehörigen die Therapieentscheidungen behutsam und plausibel zu vermitteln.

CAVE

Wird im Verlauf die Prognose neu eingeschätzt, sollte die Erhebung des mutmaßlichen Willens ein fortlaufender Prozess sein. Dabei ist einzubeziehen, dass eine initial indizierte Maßnahme bei Änderung der prognostischen Einschätzung nicht mehr indiziert sein kann.

FALLBEISPIEL

Eine 35-jährige Frau wird auf die neurologische Intensivstation bei Z. n. kardiopulmonaler Reanimation aufgenommen. An Vorerkrankungen werden durch die Angehörigen nur Episoden berichtet, die am ehesten Präsynkopen entsprachen.

Die invasiv beatmete Patientin zeigte bereits nach wenigen Stunden Myoklonien und nach reduzierter Sedierung auf Schmerzreize Strecksynergismen. Im cMRT imponierten geringe Restriktionen in den Basalganglien. Die Konzentration der neuronenspezifischen Enolase, die aus geschädigten Neuronen ins Blut freigesetzt wird, lag im leicht erhöhten Bereich. Die weitere umfangreiche klinische und apparative neurologische Diagnostik erbrachte keine weiteren Hinweise auf ein schlechte Prognose.

Obwohl einige Indikatoren auf ein schlechtes Outcome hindeuten, ist es wichtig, die Entscheidung zur Therapiezieländerung nicht vorzeitig zu treffen und damit eine „selbsterfüllende Prophezeiung" auszulösen. Es ist üblich, teilweise erst nach mehrwöchigen Rehabilitationsversuchen ohne Verbesserung des neurologischen Untersuchungsbefunds eine Therapiezieländerung vorzunehmen. Dieses Vorgehen wurde mit den Angehörigen der Patientin in mehreren Familiengesprächen eingehend besprochen und entsprach dem mutmaßlichen Patientenwillen. Für das Auftreten von Komplikationen wurden Notfallabsprachen (z. B. keine erneute Reanimation) vereinbart.

20.2.4 Invasive Schlaganfalltherapie trotz fortgeschrittener Grunderkrankung

Gerade bei Prozessen im hinteren Versorgungskreislauf des Gehirns, wie z. B. einem Thrombus der A. basilaris, muss in die Indikationsstellung der mögliche „katastrophale" Ausgang eines Vollbilds eines Basilarisverschlusses mit einem Locked-in-Syndrom oder Tod einbezogen werden. Somit kommt eine Therapie auch bei Patienten infrage, die aufgrund z. B. einer malignen Grunderkrankung nur noch eine geringe Lebenszeiterwartung haben, um für diese Zeit die Lebensqualität zu erhalten. Da dieses Patientenkollektiv meist nicht in systemischen Therapiestudien berücksichtig ist, müssen Therapiemaßnahmen individuell abgewogen werden. Die systemische Thrombolyse ist bei Patienten mit fortgeschrittenem Tumorleiden häufig kontraindiziert. Je nach Konstellation in der CT-Perfusion kann diese Therapiemaßnahme trotz der Invasität einer mechanischen Thrombektomie mit dazu notwendiger intensivmedizinischer Versorgung allerdings für den einzelnen Patienten sinnvoll sein.

FALLBEISPIEL

Ein 46-jähriger Patient mit einem bekannten multipel metastasiertem kleinzelligen Bronchialkarzinom wird mit wechselnder Vigilanz, Schwindel und Doppelbildern bei einem Nystagmus vorgestellt. In der multimodalen Schlaganfallbildgebung zeigt sich ein Basilarisspitzenthrombus. Trotz des fortgeschrittenen Tumorleidens wird die Indikation zur mechanischen Rekanalisation gestellt, um die Entstehung eines Locked-in-Syndroms zu vermeiden. Die Rekanalisation gelingt, ebenso die Extubation nach der Angiografie. Der Patient kann anschließend mit nur geringen neurologischen Funktionsausfällen in ein Hospiz verlegt werden.

20.3 Motoneuronerkrankungen

20.3.1 Symptome und Bedürfnisse

Die häufigste Erkrankung unter der ätiologisch heterogenen Gruppe der Motoneuronerkrankungen ist die **amyotrophe Lateralsklerose** (ALS). Die Degeneration des ersten und zweiten Motoneurons führt zu einem progredienten Funktionsverlust mit dem typischen Zusammenfallen von **atrophen Paresen und Spastik.** Durch neuropathologische Studien existiert die Hypothese, dass die Ursache für darüber hinausgehende Symptome im Sinne einer Multisystemdegeneration aufgrund einer Proteinopathie besteht, die sich kontinuierlich über den Kortex ausbreitet. Entlang der klassisch zur Symptomerfassung genutzten Skala (ALS Functional Rating Scale) bedeutet dies für die Patienten u. a.:

- Störung der Hirnstammfunktion mit progressiver Bulbärparalyse mit **bulbärer Sprache, erhöhtem Speichelfluss** durch Pseudohypersalivation und **Dysphagie**
- **Einschränkungen der oberen Extremitäten** mit Störungen der Handschrift, beim Nahrung schneiden und Ankleiden
- **Funktionseinschränkungen der unteren Extremitäten** und in der Folge Probleme bei der Mobilität und beim Drehen im Bett

- Progrediente Funktionsstörungen der Rumpfmuskulatur führen zu **Dyspnoe, Orthopnoe** und letztlich **respiratorischer Insuffizienz**
- **Neuropsychologische Symptome** mit exekutiven Dysfunktionen und frontotemporaler Demenz

20.3.2 Therapie

Bei der ALS gibt es zwar neuroprotektive bzw. genetische pharmakologische Therapien und Therapieansätze, allerdings steht zurzeit die symptomatische Therapie im Vordergrund.

LEITLINIEN

Sehr umfangreich geht die S1-Leitlinie der Deutschen Gesellschaft für Neurologie „amyotrophe Lateralsklerose (Motoneuronerkrankungen)" auf die symptomatische palliative Therapie ein.

INTERPROFESSIONELLES TEAM

Sowohl die Lebensqualität als auch die Lebenserwartung können bei Patienten mit ALS durch die Versorgung durch ein multidisziplinäres Behandlungsteam verbessert werden. Es gibt inzwischen Möglichkeiten, die komplexe ambulante Versorgung der Patienten mit der Vernetzung zahlreicher Berufsgruppen über digitale Portale zu realisieren. Neben verschiedenen ärztlichen Berufsgruppen gehören zu dem Team aus Behandlern u. a. auch Logopäden, Ergotherapeuten, Ernährungsberater und Sanitätshäuser. Gerade die Versorgung der Patienten mit adäquaten Hilfsmitteln für z. B. die Mobilität ist essenziell. Dabei bedarf es häufig einer Aufklärungsarbeit gegenüber den Patienten, damit diese z. B. einen elektrischen Rollstuhl nicht als Zeichen des Fortschritts ihrer Erkrankung sehen, sondern als Möglichkeit der Teilhabe am gesellschaftlichen Leben.

Kommunikationsstörungen

Die **Dysarthrie** führt regelhaft zu Kommunikationsstörungen. Um die Kommunikationsfähigkeit zu erhalten und damit auch eine aktive Entscheidungsfähigkeit des Patienten bezüglich der Therapiemaßnahmen zu ermöglichen, ist der frühzeitige Einsatz von **Kommunikationshilfen** sinnvoll. Diese können umfassen:

- Assistive Methoden wie Schreibtafeln
- Kommunikationshilfen mit Augensteuerung
- Brain-Computer-Inferface mit Aufzeichnung der elektrischen Aktivität des Gehirns und Umwandlung in Befehlsalgorithmen

PATIENTENBERATUNG

Gerade bei zu erwartender (frühzeitiger) Einschränkung der Kommunikationsfähigkeit im Krankheitsverlauf, z. B. bei einer bulbären Verlaufsform der Erkrankung, ist die rechtzeitige gemeinsame Erarbeitung einer Patientenverfügung, die gezielt die Belange der Patienten erfasst, notwendig. Viele Behandlungszentren haben für diesen Zweck spezielle Patientenverfügungen erstellt.

Respiratorische Insuffizienz

Frühzeitig im Krankheitsverlauf sollte auf die Lungenfunktion der Patienten geachtet werden. Eine **nichtinvasive Heimbeatmung** sollte erfolgen bei:

- Klinischen Symptomen einer chronischen Hypoventilation
- Reduzierter Vitalkapazität in der Spirometrie

Durch die nichtinvasive Heimbeatmung ist eine deutliche Erhöhung der Lebensqualität möglich. Um eine nächtliche Hypoventilationen bei noch asymptomatischen Patienten zu erkennen, sollte eine Polygrafie erfolgen.

Für die Patienten ist die fehlende Möglichkeit, **zähen Schleim** abzuhusten, häufig belastend. Dafür bieten sich folgende Ansätze an:

- Mukolytika wie Acetylcystein
- Mechanischer Insufflator bzw. Exsufflator als Hustenhilfe
- Palliative Trachealkanüle zum Absaugen

Auch eine **invasive Beatmung** über eine Tracheotomie ist möglich. Durch antizipierende Beratung sollte eine Notfallintubation vermieden werden.

Für die **Beendigung einer Langzeitbeatmung** auf den Patientenwunsch hin gibt es verschiedene Strategien:

- Nach Diskonnektion von dem Beatmungsgerät Symptomkontrolle mit Benzodiazepinen und Opiaten
- Sedierung mit z. B. Propofol bei fehlender Tolerierung einer beatmungsfreien Zeit

Bei der **terminalen respiratorischen Insuffizienz** sollte ein Opiatdosierschema je nach Wirkung eingesetzt werden. Bei auftretender Panik und Angst erfolgt der Einsatz von Benzodiazepinen.

Dysphagie

Bereits frühzeitig wird den Patienten eine FEES (flexible endoskopische Evaluation des Schluckens) angeboten. Um der hypermetabolen Stoffwechsellage der Patienten gerecht zu werden, erfolgen eine **Ernährungsberatung** und der Einsatz **hochkalorischer Trinknahrung.** Um die Ernährung, die Gabe von Flüssigkeit zur Vermeidung einer Dehydratation und die Medikation zur Symptomkontrolle sicherzustellen, erfolgt die Anlage einer **PEG** (perkutane endoskopische Gastrostomie).

CAVE

Bei einer deutlichen Vitalkapazitätseinschränkung (FVC $< 50\,\%$) ist die Rate an respiratorischen Komplikationen erhöht. Gerade in diesen Situationen ist vor der Anlage einer PEG mit dem Patienten zu besprechen, wie in einer Notfallsituation zu verfahren ist.

Pseudohypersalivation

Häufig führt die (Pseudo)-Sialorrhö zur Stigmatisierung. Nach Erfahrung des Autors nehmen viele Patienten aufgrund dieses Symptoms nicht mehr am sozialen Leben teil und empfinden Scham. Therapeutisch kommen zum Einsatz:

- **Anticholinergika:** Systemisch angewendet können diese zwar im Optimalfall auch gleichzeitig mögliche Schlafstörungen bessern, allerdings führen sie häufig zu Schwindel und werden nicht toleriert.
- **Sublinguale Atropintropfen**
- Injektionen mit **Botulinum-Toxin**
- **Bestrahlung der Speicheldrüsen**

Spastik und Muskelkrämpfe

Es kommen **Muskelrelaxanzien** ähnlich wie in der Schlaganfalltherapie zum Einsatz und ebenso ist eine regelmäßige **Physiotherapie** angebracht. Bei schmerzhaften Muskelkrämpfen wird die Einnahme von **Magnesium** empfohlen. Off-label kann **Chinin** Erfolg bringen.

EVIDENZ

Das Antiarrhythmikum **Mexilitin** konnte die Intensivität und Häufigkeit von Muskelkrämpfen bei Patienten mit ALS reduzieren.

Neuropsychologische Symptome

Für die Angehörigen ist das Auftreten einer **pseudobulbären Affektinstabilität** wie pathologisches Lachen oder Weinen besonders belastend. Im Vordergrund steht die **Aufklärungsarbeit** gegenüber den Angehörigen. Medikamentöse Versuche können mit **Antidepressiva** erfolgen.

20.3.3 Ansätze bei Todeswunsch

Die Vorstellung des kompletten Autonomieverlustes führt bei einigen Patienten, zumindest theoretisch, zu einem Todeswunsch. Häufig stellt bereits die Möglichkeit des offenen Ansprechens dieses oft noch als Tabubruch empfundenen Gedankens eine Entlastung für die Patienten dar. Folgend ist die tiefgreifende Herausarbeitung des **Grundes** des Todeswunsches die Aufgabe der Behandler.

Dabei sollte geklärt werden, ob der Wunsch aus der fehlenden Symptomkontrolle rührt oder ein Zeichen mangelnder Hilfsangebote ist. Teilweise wird der Todeswunsch auch angegeben, weil sich die Patienten als Belastung ihrer Angehörigen sehen. Ein Todeswunsch kann auch aus Furcht vor einem qualvollen Erstickungstod entstehen. Die Erläuterung des Pathomechanismus des Coma hyperkapnicums bei Kohlenstoffdioxid-Retention und die palliativmedizinischen Möglichkeiten bis hin zur palliativen Sedierung sind essenzielle Bestandteile der Kommunikation mit den Patienten und Angehörigen.

FALLBEISPIEL

Ein 59-jähriger Patient mit ALS mit bulbärem Verlaufstyp entscheidet sich nach einer Gewichtsabnahme von 10 kg Körpergewicht über die letzten vier Monate zur Anlage einer PEG. Diese kann bei einer FVC von 57 % unkompliziert unter Analgosedierung erfolgen. Anfangs erfolgt die Sondennahrung zusätzlich zur Dysphagiekost mittels nächtlicher Gaben. Bei morgendlichen Kopfschmerzen und progredienter Dyspnoe erfolgte die Anpassung einer nichtinvasiven Heimbeatmung. Nach Umstellung der Maske auf eine Full-Face-Maske in einem Schlaflabor profitiert der Patient auch bezüglich seiner Leistungsfähigkeit von der intermittierenden Beatmung. Zusätzlich zu den regelmäßigen Vorstellungen in der ALS-Spezialambulanz, in der die antispastische Therapie intensiviert sowie Heil- und Hilfsmittel verschrieben werden, erfolgt alle drei Monate eine Therapie mit Botulinum-Toxin als Injektion in die Speicheldrüsen. Damit lässt sich die Pseudohypersalivation gut kontrollieren.

Zunehmend kommt es zu Immobilität und Dysarthrie. Bereits rechtzeitig wurde ein Kommunikationssystem mit Augensteuerung etabliert. Dieses kann der Patient selbstständig nutzen und sich somit mit seinen Behandlern austauschen. Damit der Patient weiterhin zu Hause versorgt werden kann, kommt inzwischen 3 × täglich ein Pflegedienst zur Unterstützung der Ehefrau. Bei zunehmender respiratorischer Insuffizienz wird durch den Hausarzt eine spezialisierte ambulante palliativmedizinische Versorgung initiiert. Bereits im Vorfeld hatte der Patient verfügt, keine invasive Beatmungstherapie erhalten zu wollen. Zum aktuellen Zeitpunkt kann der Patient diese Entscheidung aufgrund einer fortgeschrittenen frontalen Demenz nicht mehr selbstständig treffen. Zur emotionalen Unterstützung der Ehefrau erfolgen 2 × wöchentlich Besuche durch einen Mitarbeiter des ambulanten Hospizdienstes. Im Rahmen einer Aspirationspneumonie verstirbt der Patient schließlich symptomkontrolliert im Beisein seiner Ehefrau und des Palliativdiensts.

20.4 Parkinson-Syndrom

20.4.1 Symptome

Neben den bekannten Kardinalsymptomen der Erkrankung, den **motorischen Symptomen** mit **Bradykinese, Tremor, Rigor** und **posturaler Instabilität,** stehen besonders in den fortgeschrittenen Stadien der Erkrankung die **nichtmotorischen Symptome** im Vordergrund. Diese können sein:

- **Kognitive Einschränkungen:** Demenz, frontale Störungen
- **Psychiatrische Symptome:** Depression, Angst
- **Schlafstörungen:** REM-Schlaf-Störungen, Restless-Legs-Syndrom
- **Autonome Dysfunktionen:** Blasen-Mastdarm-Störungen, Störung der Sexualfunktion

Da die **nichtmotorischen Symptome** die Lebensqualität der Patienten deutlich mit beeinflussen, ist es wichtig, diese auch gezielt, z. B. mittels validierter Fragebögen, zu **erheben.** Dafür eignen sich der Non-motor Symptoms Questionnaire (NMSQuest) als Patientenfragebogen und die Non-motor Symptoms Scale (NMSScale). Beide Erhebungsinstrumente sind in die deutsche Sprache adaptiert.

20.4.2 Therapie

Um Patienten mit einer eingeschränkten Lebenserwartung bei **fortgeschrittenem Morbus Parkinson** zu identifizieren, wurden verschiedene **Marker** identifiziert:

- Medikamentöse Therapie ist wenig effektiv bzw. wird zunehmend komplex
- Reduzierte Selbstständigkeit
- Zunahme von Off-Phasen
- Dyskinesie, Mobilitätseinschränkungen und Stürze
- Psychiatrische Störungen

Es sollte ein rechtzeitiger Beginn der palliativen Versorgung erfolgen, wobei dies beim Assessment typischer Symptome des fortgeschrittenen Parkinson-Syndroms beginnt, um z. B. Angst, Depression und Schlafstörungen oder auch Obstipation und Schmerzen nicht zu übersehen. Gerade bei dem Vorliegen einer Parkinson-Psychose ist auf die Auswahl der Medikation zu achten, sollte nach Reduktion der dopaminergen Therapie noch der Einsatz von Neuroleptika notwendig sein. Hier kommen entweder Clozapin nach entsprechender Aufklärung und unter Beachtung der Fachinformation (Blutbildkontrollen!) oder Quetiapin in Betracht.

Als Marker für den Beginn der **letzten Phase** der Erkrankung wurde eine ausgeprägte Zunahme der **Dysphagie** identifiziert. Neben der Aspirationspneumonie ist eines der Hauptprobleme der progredienten Schluckstörung die mangelnde Fähigkeit der oralen Medikamentenaufnahme.

Die krankheitsspezifische Therapie sollte so lange wie möglich aufrechterhalten werden. Dies gilt, in Form einer Erhaltungsdosis, auch bis in die Sterbephase hinein. Damit soll auch ein Entzugssyndrom mit dem Auftreten eines Delirs verhindert werden.

Bei der **intensivierten Therapie** für Patienten mit fortgeschrittenem idiopathischen Parkinson-Syndrom werden intrajejunale Levodopa/Carbidopa-Infusionen, subkutane Apomorphin-Infusionen oder die tiefe Hirnstimulation eingesetzt.

In der **palliativen Situation** gibt es zur Behandlung des **Rigors** verschiedene Möglichkeiten der Medikamentenapplikation:

- Amantadin (NMDA-Antagonist) intravenös
- Rotigotin (Dopaminagonist) transdermal
- Apomorphin (Dopaminagonist) subkutan

20.5 Multiple Sklerose

20.5.1 Symptome

Gerade in der **späten Krankheitsphase** der multiplen Sklerose, wenn pathophysiologisch nicht mehr entzündliche, sondern **neurodegenerative Prozesse** im Vordergrund stehen, treten zahlreiche die Patienten und das Umfeld belastende Symptome auf, die eines komplexen Therapieregimes bedürfen. Diese Symptome können sein:

- Neuropathische Schmerzen
- Fatigue
- Spastische Paresen
- Skandierende Sprache und Dysphagie
- Inkontinenz

20.5.2 Therapie

Diese Patienten können von palliativmedizinischen Ansätzen profitieren. Ein Review deutet allerdings auf die Hürden in der palliativmedizinischen Versorgung von Patienten mit dieser weit verbreiteten Autoimmunerkrankung des ZNS hin. Identifiziert wurden folgende **Hürden:**

- Neurologische Behandler sind von der Palliativversorgung nicht überzeugt, es bestehen Missverständnisse und ein Mangel an Wissen über die Möglichkeiten palliativer Versorgung
- Palliative Versorgungseinheiten nehmen keine Patienten mit multipler Sklerose an

Im Delphi-Verfahren wurden **Kriterien** für die Integration von spezialisierter **Palliativversorgung** vorgeschlagen:

- Expanded Disability Status Scale über 8 (Leistungsskala graduiert von 0–10)
- Zwei Symptome auf der Hope Skala mit 3 (Symptomerfassungsskala von 0–3)
- Einschränkungen des Aktionsradius
- Umzug in eine Pflegeeinrichtung oder Krankenhauseinweisung

FALLBEISPIEL

Eine 34-jährige Patientin mit bekannter hochaktiv schubförmig verlaufender multipler Sklerose wird mit einer neuen Halbseitenlähmung, aber auch zunehmend demenziellen Veränderungen und Wesensänderung vorgestellt. An Vortherapien besteht u. a. eine Immunmodulation mit Natalizumab seit einem Jahr. Der EDSS bei Aufnahme beträgt 8,5, d. h., die Patientin ist hauptsächlich bettlägerig. In der cMRT zeigen sich neue punktförmige Hyperintensitäten, mittels Liquor-PCR bestätigte sich die Verdachtsdiagnose einer progressiven multifokalen Leukenzephalopathie.

Therapeutisch erfolgte nach dem Therapiestopp von Natalizumab ein Plasmapheresezyklus. Schließlich war der JC-Virus im Liquor nicht mehr nachweisbar. Mit einem EDSS von 8 bedurfte die Patientin jetzt allerdings deutlich mehr Unterstützungsbedarf als vor dem Ereignis, hatte eine ausgeprägte schmerzhafte Spastik des rechten Beins, war wesensverändert und es zeigten sich fokale epileptische Anfälle. Zur Unterstützung der Versorgung der Patientin in einer Pflegeeinrichtung mit spezieller Pflege für junge Menschen wurde ein spezialisiertes ambulantes Palliativteam involviert.

KAPITEL

21 Palliativmedizinische Ansätze bei Kindern

Jens Kästner

Kernaussagen

- Die Palliativversorgung von Kindern unterscheidet sich in vielerlei Hinsicht von der Erwachsener.
- Die Anzahl von Kindern mit einer lebenslimitierenden Erkrankung ist gering, nimmt aber stetig zu.
- Die pädiatrische Palliativversorgung kann bereits ab Diagnosestellung notwendig sein. Sie umfasst den gesamten Krankheitsverlauf und schließt die Trauerbegleitung der Familie nach dem Versterben des Kindes ein.
- Die Palliativversorgung von Kindern sollte stets bedarfsgerecht erfolgen. Dieser Bedarf kann kontinuierlich über mehrere Jahre oder nur phasenweise bestehen.
- Der überwiegende Anteil der Kinder in der Palliativversorgung leidet nicht an onkologischen Erkrankungen, sondern an syndromalen Krankheitsbildern, Stoffwechselstörungen, Hirnfehlbildungen und neuromuskulären Erkrankungen.
- Die pädiatrische Palliativversorgung umfasst ein großes Spektrum zum Teil sehr seltener Erkrankungen. Viele angeborene Erkrankungen kommen aufgrund der kurzen Lebenserwartung im Erwachsenenalter nicht vor.
- Die Symptomlast in der pädiatrischen Palliativversorgung ist sehr variabel und von der Grundkrankheit, dem Alter und dem individuellen Entwicklungsstand abhängig.
- Die medikamentöse Therapie belastender Symptome erfolgt zu über 80 % im Off-Label-Einsatz. Altersgerechte Applikationsformen sind häufig nicht verfügbar.
- Die Palliativmedizin von Kindern bedarf einer breiten multidisziplinären Versorgung, die ärztliche, pflegerische und psychosoziale Professionen einbezieht.
- Die pädiatrische Palliativversorgung umfasst nicht nur das erkrankte Kind, sondern auch dessen Eltern, Geschwister und andere Familienangehörige.
- Für die Betreuung der betroffenen Familien stehen neben ambulanten Kinderhospizdiensten und stationären Kinderhospizen die spezialisierte ambulante Palliativversorgung von Kindern und Jugendlichen sowie Einrichtungen der stationären pädiatrischen Palliativversorgung zur Verfügung.

21.1 Definition

Die WHO veröffentlichte 1998 eine Definition der pädiatrischen Palliativversorgung, die von der „European Association for Palliative Care“ (EAPC) im Rahmen des „International Meeting for Palliative Care in Children, Trento“ (IMPaCCT) im Jahr 2007 übernommen wurde.

DEFINITION

- Die Palliativversorgung von Kindern umfasst die aktive und ganzheitliche körperliche, seelische und spirituelle Versorgung des Kindes und schließt die Unterstützung der betroffenen Familie ein.
- Die pädiatrische Palliativmedizin beginnt mit der Diagnosestellung und ist nicht davon abhängig, ob ein Kind eine spezifische, gegen dessen Krankheit gerichtete Therapie erhält.
- Aufgabe der einzelnen Professionen ist es, die physischen, psychischen und sozialen Belastungen des Kindes zu erkennen und zu lindern.

- Eine hilfreiche pädiatrische Palliativversorgung bedingt einen breiten multidisziplinären Ansatz, der die Familie integriert und die öffentliche Gemeinschaft miteinbezieht. Sie kann auch erfolgreich sein, wenn nur begrenzte Ressourcen zur Verfügung stehen.
- Die Palliativversorgung von Kindern kann in medizinischen Zentren, in kommunalen Gesundheitseinrichtungen und in der Häuslichkeit des Patienten erfolgen.

21.2 Epidemiologie

In Deutschland starben im Jahr 2021 etwa 4300 Kinder, Jugendliche und junge Erwachsene unter 20 Jahren, davon ca. 3000 infolge einer schweren, unheilbaren Erkrankung, die nicht durch eine äußere Ursache wie Unfall, Vergiftung oder Gewalt verursacht wurde. Zweidrittel der kindlichen Todesfälle ereignen sich im Neugeborenen- und Säuglingsalter. Jenseits des 1. Lebensjahrs stellen Krebserkrankungen die häufigste Todesursache dar, gefolgt von kardiovaskulären, neuromuskulären und anderen genetischen Erkrankungen.

Oft geht dem Tod eines Kindes eine lange palliative Krankheitsphase voraus, die durch einen intensiven Versorgungsbedarf und eine hohe emotionale Belastung der gesamten Familie geprägt ist. Es wird geschätzt, dass in Deutschland ca. 50000 Kinder und Jugendliche mit einer unheilbaren und lebenszeitverkürzenden Erkrankung leben. Die Anzahl pädiatrischer Palliativpatienten hat in den letzten 20 Jahren aufgrund sich stetig verbessernder Behandlungsmöglichkeiten und der dadurch steigenden Lebenserwartung zugenommen. Man geht davon aus, dass sich diese auch zukünftig weiter erhöhen wird.

21.3 Erkrankungsspektrum

Die pädiatrische Palliativmedizin ist von einem großen Erkrankungsspektrum geprägt. Im Vergleich zur Palliativversorgung von Erwachsenen, bei denen Krebserkrankungen im Vordergrund stehen, machen onkologische Erkrankungen in der Palliativversorgung von Kindern einen deutlich geringeren Anteil aus. Die überwiegende Anzahl der pädiatrischen **Palliativpatienten** leidet unter (➤ Abb. 21.1):

- Syndromalen Erkrankungen
- Stoffwechselstörungen
- Hirnfehlbildungen
- Muskelerkrankungen

Bei etwa 6 von 10 Patienten der pädiatrischen Palliativversorgung liegt eine **seltene Erkrankung** nach WHO-Definition vor. Dazu zählen auch Krankheitsbilder, die nur aus Einzelfallbeschreibungen bekannt oder noch gänzlich unbekannt sind.

Die **Lebenserwartung** der Kinder, die einer Palliativversorgung bedürfen, ist **sehr variabel.** Sie kann nur wenige Stunden (z. B. Neugeborenes mit einer schweren genetischen Erkrankung), aber auch mehrere Jahre betragen. Vor allem bei seltenen und unbekannten Krankheitsbildern kann die Prognose der lebenslimitierenden Erkrankung oft nicht sicher bestimmt werden, was häufig eine zusätzliche emotionale Belastung für die Familien darstellt.

Da viele Patienten mit genetischen Erkrankungen deutlich vor dem Erreichen des Erwachsenenalters versterben, sind viele Krankheitsbilder wie die Trisomie 13 und 18, schwere Formen der Leukodystrophie (z. B. Morbus Krabbe) oder der lysosomalen Speicherkrankheiten (z. B. Morbus Pompe) in der Palliativversorgung von Erwachsenen nicht präsent.

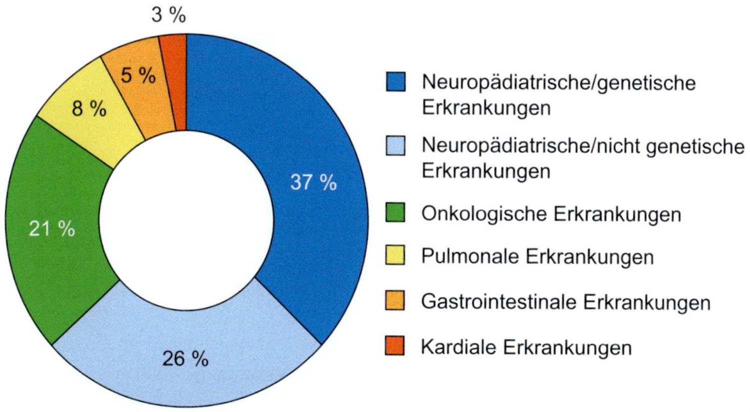

Abb. 21.1 Erkrankungsspektrum der durch das Kinderpalliativteam Jena versorgten Patienten [L143]

INTERPROFESSIONELLES TEAM

Die Palliativversorgung von Kindern erfordert ein pädiatrisch ausgebildetes Team mit speziellen Kompetenzen bei der Behandlung seltener Erkrankungen. Neben ärztlichem und pflegerischem Fachwissen und Erfahrungen im Bereich der Neuropädiatrie, pädiatrischen Onkologie, Gastroenterologie, Pulmonologie, Nephrologie und Schmerztherapie sind Expertise im Umgang mit Hilfsmitteln zur Lagerung und Mobilisation, des Sekretmanagements (Inhalationsgeräte, Sekretabsauger, Hustenassistent, Rüttelweste), der Ernährungstherapie (nasogastrale Sonden, PEG/PEJ-Sonden, Nahrungspumpen), der invasiven- und nichtinvasiven Beatmung sowie der Verwendung von zentralen Venenkathetern (Hickman/Broviac-Katheter, Port) erforderlich. Die pädiatrische Palliativmedizin profitiert daher in besonderem Maße von einer multiprofessionellen und gleichberechtigten Zusammenarbeit verschiedener Fachgebiete. Anstelle der isolierten Sichtweise einer Spezialdisziplin rückt so der ganzheitliche Versorgungsansatz der Patienten in den Mittelpunkt, bei dem jede Profession ihre spezifischen Kenntnisse und Erfahrungen einbringt. Die Palliativversorgung von Kindern sucht daher stets die enge Zusammenarbeit mit den betreuenden Kinder- oder Hausärzten, Fachärzten, sozialpädiatrischen Zentren, Pflege-, Hospizdiensten sowie anderen Kooperationspartnern und steht diesen beratend und unterstützend beiseite. So wird ein individuelles, den jeweiligen Bedürfnissen der Patienten und ihren Familien angepasstes Versorgungsnetzwerk aufgebaut, in dem bereits vorhandene Strukturen gestärkt und benötigte Hilfen organisiert werden.

21.4 Versorgungsgruppen und -phasen

Nach der „Association for Children with Life-threatening or Terminal Conditions and their Families“ (ACT) werden **lebenslimitierende Erkrankungen** in 4 Gruppen eingeteilt. Sie unterscheiden sich in ihrem prognostizierten Krankheitsverlauf und dem Versorgungsbedarf der Patienten:

1. **Gruppe 1:** Lebensbedrohliche Erkrankungen, für die kurative Therapien existieren, ein Therapieversagen jedoch wahrscheinlich ist. Die Palliativversorgung kann parallel zur kurativ ausgerichteten Therapie und/oder im Falle eines Therapieversagens erforderlich sein. Beispiele: Extreme Frühgeburtlichkeit, fortschreitende Krebserkrankungen, irreversibles Organversagen.
2. **Gruppe 2:** Erkrankungen, bei denen lang andauernde und intensive Behandlungen zum Ziel haben, das Leben zu verlängern und die Teilnahme an normalen kindlichen Aktivitäten zu ermöglichen, aber ein vorzeitiger Tod wahrscheinlich ist. Beispiele: Mukoviszidose, Muskeldystrophie Duchenne.
3. **Gruppe 3:** Progrediente Erkrankungen ohne kurative Therapieoptionen, bei denen häufig über viele Jahre eine ausschließlich palliative Versorgung durchgeführt wird. Beispiele: Zeroidlipofuszinosen, Mukopolysaccharidosen.
4. **Gruppe 4:** Erkrankungen mit schweren neurologischen Behinderungen, die Schwäche und Anfälligkeit für gesundheitliche Komplikationen verursachen und sich unvorhersehbar verschlechtern können, aber üblicherweise nicht als fortschreitend angesehen werden. Beispiele: Schwere Mehrfachbehinderungen einschließlich schwerer Formen der Zerebralparese.

Die pädiatrische Palliativversorgung ist keinesfalls auf die letzten Lebenstage beschränkt. Insbesondere bei Kindern mit einer länger prognostizierten Lebenserwartung, bei denen das Lebensende nicht absehbar ist, kann eine **Palliativversorgung** bei Bedarf auch über **mehrere Jahre** durchgängig oder phasenweise im Sinne einer Krisenintervention erfolgen. Gründe für eine **Krisenintervention** können sein:

- Erstdiagnose der lebenslimitierenden Erkrankung ohne kurative oder rehabilitative Behandlungsmöglichkeiten, auch bei noch nicht absehbarem Lebensende
- Rascher Progress der lebenslimitierenden Erkrankung mit tiefgreifenden Veränderungen bei der Behandlung
- Lebensbedrohliche Verschlechterung des Krankheitsbilds, auch mit potenziell erhaltener Hoffnung auf ein Überleben
- Realisierung des möglichen Lebensendes nach Überwindung einer lebensbedrohlichen Verschlechterung

PATIENTENBERATUNG

Pädiatrische Palliativmedizin ist weit mehr als eine todesnahe Versorgung der Patienten. Sie begleitet Kinder mit einer lebenslimitierenden Erkrankung unabhängig von der prognostizierten Lebenserwartung in Phasen, in denen ihre Lebensqualität reduziert ist. Häufig wechseln sich dabei unvorhersehbare Symptomkrisen mit Phasen relativer Normalität von jeweils unterschiedlicher Dauer ab. Im Falle einer Stabilisierung kann die Palliativmedizin in den Hintergrund treten – stets mit der Bereitschaft, bei erneuter Verschlechterung die Versorgung der Patienten wieder aufzunehmen.

Familien eines Kindes mit einer lebenslimitierenden Erkrankung haben häufig ihre Belastungsgrenze erreicht oder bereits überschritten. Starker emotionaler Stress und die Bindung familiärer Ressourcen führen nicht selten dazu, dass sich Eltern einander entfremden und Familienmitglieder vernachlässigt werden. Gründe für eine **familiäre Überforderung** können sein:

- **Emotionale Belastungen:** Krankheitsverarbeitung, Stellvertreterentscheidungen für das erkrankte Kind, Selbstzweifel, Schuldgefühle, Frage nach dem Sinn der Erkrankung, erlebtes Leid des Kindes, Angst vor dem Verlust des Kindes, Trauer
- **Finanzielle Belastungen:** Verdienstausfall, Einschränkungen bei der Wahl des Arbeitsplatzes, reduzierte Karrierechancen, unvollständige Kostenübernahme von Arzneimitteln, Hilfsmitteln und Fahrtkosten durch die Krankenkassen

- **Körperliche Belastungen:** kräftezehrende Pflege, unzureichende Erholungszeiten, Schlafmangel
- **Organisatorische Belastungen:** Interessenskonflikt zwischen den beruflichen und familiären Anforderungen sowie den Bedürfnissen des erkrankten Kindes
- **Familiäre Belastungen:** räumliche Trennung der Familien bei stationärer Versorgung des erkrankten Kindes, hohes Konfliktpotenzial aufgrund psychischer Gereiztheit, Benachteiligung von Geschwisterkindern („Schattenkinder“)
- **Psychosoziale Belastungen:** soziale Isolierung durch Unsicherheiten des Umfelds im Umgang mit der Erkrankung des Kindes bzw. der Trauer der betroffenen Familie

Die Palliativversorgung von Kindern umfasst daher immer das **gesamte familiäre Umfeld.** Neben dem Patienten bedürfen insbesondere die Eltern und Geschwister einer besonderen Unterstützung sowie einer umfassenden psychosozialen Hilfe, um die extremen Belastungen bewältigen zu können, die sich aus der Diagnose und dem Krankheitsverlauf ergeben. Mit Entlastungs- und Gesprächsangeboten sowie einem sensiblen Umgang mit den Bedürfnissen der Eltern und Geschwister sollte die gesamte Familie unterstützt werden.

FALLBEISPIEL

In Folge einer Geburtskomplikation erlitt die kleine Patientin einen schweren hypoxischen Hirnschaden, der zum Vollbild einer spastischen tetraplegischen Zerebralparese mit schwerster Mehrfachbehinderung führte. Im Alter von 10 Jahren war die Patientin bettlägerig und in allen Bereichen des Lebens auf Hilfe angewiesen. Sie konnte nicht mit ihrem Umfeld kommunizieren oder ihren Willen äußern, zeigte jedoch Reaktionen auf Umgebungsveränderungen und körperliche Nähe. Aufgrund einer Schluckstörung, die bereits mehrfach zu Aspirationspneumonien führte, erfolgte die Zufuhr von Nahrung, Flüssigkeit und Medikamenten ausschließlich über eine PEG-Sonde. Da die Patientin im Schlaf eine chronische respiratorische Insuffizienz aufwies, benötigte sie eine nichtinvasive CPAP-Beatmung.

In der Häuslichkeit waren neben dem Beatmungsgerät ein Überwachungsmonitor sowie Inhalationsgerät, Sekretabsaugung, Sauerstoffbehälter, Rüttelweste, Hustenassistent, Ernährungspumpe, Pflegebett, Lagerungssystem, Rumpf- und Handorthesen, Therapiestuhl, Rehabuggy, Badeliege, Badewannenlift, Treppenlift und ein Kraftknotensystem vorhanden. Die Patientin erhielt regelmäßig Physiotherapie, Logopädie und eine Sehfrühförderung. Zudem waren ein Intensivpflegedienst, eine Kinderärztin, ein sozialpädiatrisches Zentrum mit Fachärzten der Neuropädiatrie sowie Fachärzte für Kinderorthopädie, Kinderintensiv- und Schlafmediziner, ein Sanitätshaus und ein Home-Care-Unternehmen in die Patientenversorgung integriert.

Innerhalb von wenigen Wochen verschlechterte sich der Zustand der Patientin. Sie wurde deutlich schwächer und schlief vermehrt, die zerebralen Anfälle nahmen an Häufigkeit und Intensität zu. Die Patientin entwickelte eine erschwerte Atmung mit vermehrter Sekretbildung, sodass die CPAP-Beatmung durchgehend notwendig wurde. Da sie dennoch Zeichen der Atemnot mit Tachypnoe, Unruhe und Zittern zeigte, wurde das Team der spezialisierten ambulanten Palliativversorgung von Kindern und Jugendlichen (SAPV-KJ) zur Krisenintervention hinzugezogen. Ziel war es, die leidvolle Symptomatik zu reduzieren und so die Lebensqualität zu verbessern. Neben der Intensivierung des Sekretmanagements mit Maßnahmen zur Sekretmobilisation und -elimination wurde ein Behandlungsplan zur Symptomlinderung von Atemnot, Unruhe, Schmerzen, Fieber und zerebralen Anfällen erstellt, der allgemeine pflegerische Maßnahmen und die Verabreichung von Medikamenten umfasste.

Zudem wurde mit der Familie das Vorgehen im Falle einer lebensbedrohlichen Verschlechterung besprochen. Dabei wurde gemeinschaftlich der Verzicht auf belastende lebensverlängernde Maßnahmen vereinbart, denen aufgrund der unheilbaren Erkrankung kein erstrebenswerter Gewinn gegenübersteht. Die Therapiebeschränkungen wurden in Form einer „Vorausverfügung zum Vorgehen in Notfallsituationen" (VVN) schriftlich fixiert, damit alle im Notfall hinzugezogenen Professionen die Präferenzen der Sorgeberechtigten schnell erfassen und eine angemessene Therapieentscheidung im Sinne der Patientin treffen können.

Unter den eingeleiteten Maßnahmen stabilisierte sich der klinische Zustand der Patientin zunächst deutlich, sodass nach Überwinden der lebensbedrohlichen Krise die Versorgung durch das ambulante Kinderpalliativteam pausiert werden konnte. Einige Monate später erlitt die Patientin eine weitere Pneumonie, die wiederum zu einer schweren respiratorischen Insuffizienz führte. Unter erneuter Begleitung durch das ambulante Kinderpalliativteam verstarb sie schließlich leidarm in ihrem familiären Umfeld.

21.5 Symptome

Unheilbar erkrankte Kinder können v. a. in Erkrankungskrisen und in der Lebensendphase unter sehr **komplexen Symptomen** leiden. Die Symptomart ist dabei von der Grundkrankheit, vom Alter und dem Entwicklungsstand der Patienten abhängig und entsprechend variabel. Meist sind mehrere Symptome gleichzeitig vorhanden. Grundsätzlich können jegliche leidvollen Symptome in der palliativen Versorgung auftreten (➤ Abb. 21.2). Mitteilungsfähige Kinder beschreiben v. a. Schmerzen, Atemnot, Angst, Übelkeit und Erbrechen als besonders belastend.

CAVE

Die Symptomlast von Kindern mit einer lebenslimitierenden Erkrankung ist vielfältig. Wichtige Aufgaben der pädiatrischen Palliativversorgung sind das Erkennen und die möglichst effektive Behandlung dieser Symptome.

Patienten mit einer **neurologischen Grunderkrankung** leiden häufig unter einer spastischen Erhöhung des Muskeltonus, Bewegungsstörungen, zerebralen Anfällen, Schmerzen, Obstipation und einem gestörten Tag-Nacht-Rhythmus. In Folge von Immobilität, Thoraxdeformitäten und körperlicher Schwäche mit ineffektivem Hustenstoß ist die muko-

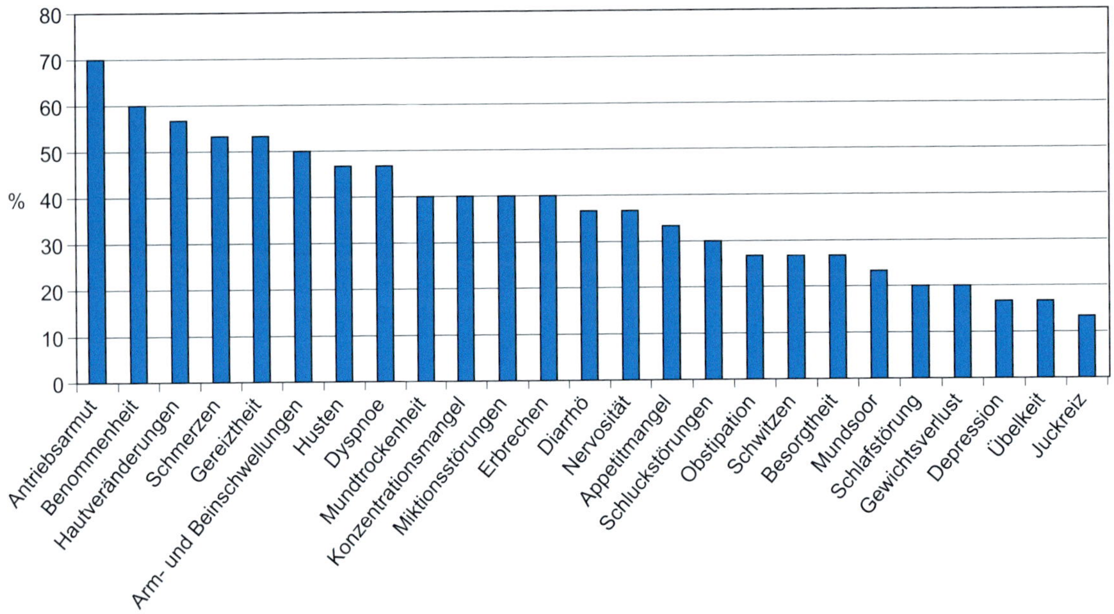

Abb. 21.2 Symptomprävalenz sterbender Kinder und Jugendlicher in der letzten Lebenswoche [L143]

ziliäre Clearance meist eingeschränkt. Eine zusätzliche Schluckstörung kann die Sekretproblematik verstärken und das Aspirationsrisiko deutlich erhöhen. All diese Faktoren begünstigen das Auftreten einer pulmonalen Infektion, die eine häufige Todesursache von schwerstbehinderten Kindern darstellt.

Entsprechend dem Alter und Entwicklungsstand des Kindes sollten Instrumente zur **Selbsteinschätzung der Symptomlast** verwendet werden (z. B. Gesichter-Skala ab etwa 4 Jahren geeignet). Bei nicht mitteilungsfähigen Patienten stellt die Beurteilung leidvoller Symptome häufig eine Herausforderung dar. Da sich die Wahrnehmung von Symptomen erheblich zwischen Familienangehörigen und professionellen Helfern unterscheiden kann, sollte die Symptomlast mittels geeigneter Erfassungsskalen **objektiviert** werden. Dafür haben sich die Kindliche Unbehagens- und Schmerzskala (KUSS) nach Büttner und das Kinderschmerzprofil (Paediatric Pain Profile) bewährt. Mit Hilfe eines 24-Stunden-Protokolls können zudem die Schwere und der zeitliche Zusammenhang von Unruhezuständen bei mehrfachbehinderten Kindern ermittelt und so mögliche Ursachen der Symptomatik identifiziert werden.

Bei der Symptomerfassung sollte immer auch die damit verbundene **Belastung für den Patienten** erfasst werden. So treten Appetitlosigkeit und Trinkverweigerung häufig in der Lebensendphase auf. Insofern sie nicht zu Unruhe, Unwohlsein, Hunger oder Durst führen, kann auf eine künstliche Ernährungstherapie verzichtet werden. Auch eine Schläfrigkeit am Lebensende kann nach einem schweren Krankheitsverlauf als erleichternd empfunden werden. Nur für den Patienten leidvolle Symptome sind behandlungsbedürftig.

21.6 Therapie belastender Symptome

Symptome können nicht nur für das erkrankte Kind leidvoll sein, sondern die gesamte Familie belasten. Eine ungenügende Symptomkontrolle in der Lebensendphase kann zudem die Trauerverarbeitung der Eltern erschweren. Bei der Entscheidung zur Therapie leidvoller Symptome gilt es stets, den zu erwartenden Nutzen gegen mögliche Nebenwirkungen und Belastungen durch die Behandlung abzuwägen. Dabei muss das **individuelle Therapieziel** für den Patienten gemeinschaftlich festgelegt werden.

Um zusätzliche Schmerzen durch die Verabreichung von Medikamenten zu vermeiden, sollte im Kindesalter auf intravenöse, subkutane und intramuskuläre Injektionen verzichtet werden. Viele Arzneimittel sind jedoch nicht in altersgerechten und sondengängigen Darreichungsformen verfügbar (z. B. als Saft, Tropfen oder Lösung). Hier stellen die intranasale, bukkale und rektale Medikamentengabe **alternative Applikationsformen** dar, die meist schnell und sicher angewandt werden können, deren Herstellung zum Teil aber aufwendiger sind. Über 80 % der in der pädiatrischen Palliativversorgung verwendeten Arzneimittel sind für Kinder nicht zugelassen und müssen **Off-Label** eingesetzt werden.

PATIENTENBERATUNG

Zur Symptomkontrolle kommen allgemeine und pflegerische Maßnahmen sowie medikamentöse Interventionen gleichermaßen zur Anwendung. Durch die Erstellung individueller Therapiepläne und die Anleitung bei der Verabreichung spezifischer Medikamente sollten die Patienten und ihre Familien befähigt werden, leidvolle Symptome eigenständig zu behandeln. Diese Hilfe zur Selbsthilfe stärken die Kompetenzen und Autonomie des Patienten und seines Betreuungsumfelds.

Die Evidenz der symptomorientierten Therapie ist in der pädiatrische Palliativversorgung oftmals auf Studien mit kleinen Patientenzahlen und einzelne Fallberichte begrenzt. Bei der Auswahl und Dosierung des Arzneimittels müssen das **Gewicht** und die **altersabhängige Stoffwechsel- und Organfunktion** des Patienten berücksichtigt werden. Zudem sind Wirkung und Nebenwirkung vieler v. a. zentral wirksamer Arzneimittel bei Kindern mit einer Hirnläsion schwer vorhersehbar. Erfahrungsgemäß benötigen sie deutlich niedrigere Dosen als Kinder ohne zerebrale Schädigung. In ➤ Tab. 21.1 sind gewichtsabhängige Dosierungsempfehlungen ausgewählter leidvoller Symptome aufgeführt. Aufgrund der Abhängigkeit von vielfältigen Faktoren wie Leber- und Nierenfunktion stellen die Angaben lediglich eine Orientierung dar und bedürfen ggf. einer individuellen Anpassung.

Tab. 21.1 Medikamentöse Therapie ausgewählter Symptome im Kindesalter (ED = Einzeldosis; ESD = Einzelstartdosis für opioidnaive Kinder mit einem Körpergewicht > 10 kg und einem Lebensalter > 6 Monate, für Kinder < 10 kg oder Säuglinge < 6 Monate oder Kinder mit einer Hirnschädigung sollte die Startdosis auf ⅓ reduziert werden; TD = maximale Tagesdosis; DTI = Dauertropfinfusion; KI = Kurzinfusion; ret. = retardiert)

Symptom	Wirkstoff	Dosierungsempfehlung	
Schmerzen	Paracetamol	Oral	• ED 15 mg/kg (max. 1 g) • TD 60 mg/kg (max. 4 g)
		Rektal	• ED 15 mg/kg (max. 1 g) • TD 60 mg/kg (max. 4 g)
		Intravenös	• < 10 kg: ED 7,5 mg/kg, TD 30 mg/kg • > 10 kg: ED 15 mg/kg (max. 1 g), TD 60 mg/kg/d (max. 4 g)
	Ibuprofen (ab 3 Monaten)	Oral	• ED 10 mg/kg (max. 800 mg) • TD 30 mg/kg (max. 2.400 mg)
		Rektal	• ED 10 mg/kg (max. 800 mg) • TD 30 mg/kg (max. 2.400 mg)
	Metamizol	Oral	• ED 15 mg/kg (max. 1 g) • TD 75 mg/kg (max. 4 g)
		Rektal	• ED 15 mg/kg (max. 1 g) • TD 75 mg/kg (max. 4 g)
		Intravenös	• ED 15 mg/kg (max. 1 g) • TD/DTI 75 mg/kg (max. 4 g)
	Tramadol	Oral	ESD 1 mg/kg (max. 50 mg) alle 4 h
		Oral ret.	ESD 2 mg/kg (max. 100 mg) alle 8 h
		Intravenös	• ESD 1 mg/kg (max. 50 mg) alle 4 h • DTI 0,3 mg/kg/h (max. 10 mg/h)
	Tilidin/Naloxon	Oral	ESD 1 mg/kg (max. 50 mg) alle 4 h
		Oral ret.	ESD 2 mg/kg (max. 100 mg) alle 8 h
	Morphin	Oral	ESD 0,2 mg/kg (max. 5 mg) alle 4 h
		Oral ret.	ESD 0,4 mg/kg (max. 10 mg) alle 8 h
		Rektal	ESD 0,2 mg/kg (max. 5 mg) alle 4 h
		Intravenös	• ESD 0,05 mg/kg (max. 2,5 mg) alle 3 h • DTI 0,02 mg/kg/h (max. 1 mg/h)
	Fentanyl	Bukkal	ESD 10–20 µg/kg (max. 200 µg)
		Intravenös	• ESD 0,5–1 µg/kg (max. 200 µg) • DTI 0,5–1 µg/kg/h (max. 200 µg/h)
		Intranasal	ESD 1–1,5 µg/kg (max. 50 µg)

Tab. 21.1 Medikamentöse Therapie ausgewählter Symptome im Kindesalter (ED = Einzeldosis; ESD = Einzelstartdosis für opioidnaive Kinder mit einem Körpergewicht > 10 kg und einem Lebensalter > 6 Monate, für Kinder < 10 kg oder Säuglinge < 6 Monate oder Kinder mit einer Hirnschädigung sollte die Startdosis auf ⅓ reduziert werden; TD = maximale Tagesdosis; DTI = Dauertropfinfusion; KI = Kurzinfusion; ret. = retardiert) *(Forts).*

Symptom	Wirkstoff	Dosierungsempfehlung	
Atemnot	Morphin	Oral	ESD 0,1 mg/kg
		Intravenös	ESD 25 µg/kg
	Fentanyl	Intranasal	ESD 0,5–1 µg/kg
	Midazolam	Bukkal	ED 0,2 mg/kg (max. 10 mg)
	Lorazepam	Oral	ED 0,05 mg/kg (max. 2,5 mg)
Angst	Midazolam	Oral	ED 0,4 mg/kg (max. 20 mg)
		Rektal	ED 0,3 mg/kg (max. 10 mg)
		Intravenös	• ED 0,1 mg/kg (max. 7,5 mg) • DTI 0,05–0,1 mg/kg/h
	Lorazepam	Oral	ED 0,03–0,05 mg/kg (max. 2,5 mg)
		Intravenös	ED 0,02–0,05 mg/kg (max. 3 mg)
	Diazepam	Oral	ED 0,2–0,5 mg/kg
		Rektal	• < 15 kg: ED 5 mg • > 10 kg: ED 10 mg
Unruhe, Agitation (s. auch Therapie der Angst)	Levomepromazin	Oral	ED 0,5 mg/kg (max. 50 mg)
		Intravenös	ED 0,25–0,5 mg/kg (max. 50 mg)
	Promethazin	Oral	ED 0,2–0,5 mg/kg (max. 25 mg)
		Intravenös	ED 0,2–0,5 mg/kg (max. 25 mg)
Übelkeit, Erbrechen	Dimenhydrinat	Oral	ED 1,25 mg/kg (max. 50 mg)
		Rektal	ED 2,5–5 mg/kg (max. 150 mg)
		Intravenös	ED 1,25 mg/kg (max. 62 mg)
	Ondansetron	Oral	ED 0,1–0,2 mg/kg (max. 8 mg)
		Intravenös	ED 0,1–0,2 mg/kg (max. 8 mg)
	Aprepitant	Oral	• Tag 1: ED 3 mg/kg/d (max. 125 mg) • Tag 2 + 3: ED 2 mg/kg/d (max. 80 mg)

Tab. 21.2 Besonderheiten in der Palliativversorgung von Kindern

	Besonderheiten bei Kindern	Folgen für die Palliativversorgung
Erkrankungshäufigkeit und -spektrum	Kleine Anzahl an Patienten mit palliativer Erkrankung, großes Erkrankungsspektrum, seltene Erkrankungen	Geringe Erfahrungen bei niedergelassenen Haus- und Kinderärzten sowie ambulanten Pflegediensten, kleiner Kreis der allgemeinen ambulanten Palliativversorgung (AAPV)
Krankheitsprognose	Oft unsicher oder unbekannt	Spätes Erkennen des palliativen Versorgungsbedarfs, vorausschauende Versorgungsplanung erschwert
Versorgungsintensität	Meist hoch durch komplexe Krankheitsbilder und starke Symptomlast	Hoher Versorgungsaufwand, Integration und Vernetzung vieler Professionen notwendig
Aufbau eines vertrauten Patientenverhältnisses	Erschwert durch Ängste des Kindes und seine natürliche Fixierung auf Eltern und andere Bezugspersonen	Zeitintensive Versorgung durch Non-Compliance und Non-Adherence der Patienten
Patientenkommunikation	Oft undifferenziert und nonverbal, großer Anteil nicht kommunikationsfähiger Patienten	Hoher Zeitaufwand, altersspezifische Fremdbeurteilungen notwendig
Ethische Fragen	Einbeziehung von Kindern in Therapieaufklärungen und -entscheidungen	Sorgfältige Prüfung der Einwilligungsfähigkeit des betroffenen Kindes
Rechtssicherheit	Patientenverfügung für einwilligungsfähige Minderjährige nicht rechtsverbindlich geregelt	Rechtsunsicherheit, Erstellung von „Vorausverfügungen zum Vorgehen in Notfallsituationen" (VVN)
Aus-, Fort- und Weiterbildung	Multidisziplinäre Weiterbildung nur an wenigen Stätten in Deutschland mit begrenzten Kapazitäten möglich	Wenig qualifiziertes Personal verfügbar

21.7 Besonderheiten in der Palliativversorgung von Kindern

CAVE

Kinder sind keine kleinen Erwachsenen. Dieser Leitsatz der Pädiatrie gilt insbesondere auch in der Palliativversorgung.

Die besonderen Belange von Kindern werden maßgeblich von deren individuellen kognitiven, emotionalen, sozialen und körperlichen Entwicklung geprägt. Die Besonderheiten im Unterschied zur Versorgung palliativ erkrankter Erwachsener sind in ➤ Tab. 21.2 dargestellt.

21.8 Versorgungsstrukturen in der pädiatrischen Palliativversorgung

Der **Ursprung** der Palliativbetreuung von Kindern liegt in Großbritannien, wo 1982 das weltweit erste Kinderhospiz „Helen House" in Oxford eröffnete. Es wurde von der Krankenschwester Frances Dominica Ritchie gegründet, nachdem sie das zwei Jahre alte Mädchen Helen kennenlernte, das durch die operative Entfernung eines Hirntumors einen schweren Hirnschaden erlitten hatte. Nachdem Helens Eltern das Mädchen nach Hause nahmen, um es in ihrem vertrauten familiären Umfeld zu pflegen, übernahm Schwester Frances phasenweise die Pflege von Helen zur Entlastung der Eltern. Dadurch entstand die Idee, Kindern mit einer unheilbaren und lebensverkürzenden Erkrankung sowie deren Eltern und Geschwistern eine vertraute, aber klinikunabhängige Einrichtung zu bieten.

In Deutschland wurde 1998 das erste **stationäre Kinderhospiz** „Balthasar" in Olpe errichtet. Seither haben weitere 18 Kinder- und Jugendhospize eröffnet (Stand 01/2023). Hier steht den Familien eine ganzheitliche Entlastungspflege ihrer erkrankten Kinder im Umfang von vier Wochen pro Jahr zur Verfügung. Darüber hinaus bieten stationäre Kinderhospize die Möglichkeit, Kinder und Jugendliche in der Lebensendphase zu betreuen und den Familien einen würdevollen Abschied zu ermöglichen. In stationären Kinderhospizen besteht häufig keine Arztpräsenz. In diesem Fall erfolgt die ärztliche Betreuung konsiliarisch durch kooperierende Kinderärzte sowie durch Teams der spezialisierten ambulanten Palliativversorgung von Kindern und Jugendlichen.

Ambulante Kinderhospizdienste begleiten betroffene Familien zu Hause mit Hilfe von geschulten ehrenamtlichen Helfern. Sie entlasten und unterstützen Eltern praktisch und emotional bei der Bewältigung des Alltags, betreuen erkrankte Kinder und ihre Geschwister und sind in der Trauerphase für die Familien da. Die Ausbildung und Leitung der ambulanten Hospizbegleitung liegt in der Hand von hauptamtlichen Koordinatoren eines öffentlichen Trägers. Sowohl die stationäre als auch die ambulante Hospizarbeit wird von

den gesetzlichen Krankenkassen finanziell getragen, ist aber zusätzlich auf Spenden angewiesen.

Im Zuge der Gesundheitsreform im Jahr 2007 wurde die spezialisierte ambulante Palliativversorgung (SAPV) eine Pflichtleistung der gesetzlichen Krankenversicherung. Da in der SAPV „die besonderen Belange von Kindern zu berücksichtigen sind" (§ 37b SGB V), haben sich deutschlandweit ein wachsende Anzahl an Teams der **spezialisierten ambulanten Palliativversorgung von Kindern und Jugendlichen (SAPV-KJ)** etabliert, die aus qualifizierten Kinderärzten und -pflegekräften bestehen und teilweise von psychosozialen Fachkräften unterstützt werden. Neben geplanten Hausbesuchen stehen SAPV-Teams für Kinder und Jugendlichen den Patienten und ihren Familie rund um die Uhr telefonisch zur Verfügung und können diese im Bedarfsfall jederzeit zu Hause unterstützen. Ziel sind der Erhalt und die Erhöhung der Lebensqualität der erkrankten Kinder. Mit Hilfe der SAPV-KJ kann es zudem gelingen, stationäre Aufenthalte zu verhindern, um den Patienten einen Verbleib in ihrem vertrauten häuslichen Umfeld zu ermöglichen. Die SAPV-KJ ist immer ein ergänzendes Angebot, ohne dass bereits bestehende Unterstützungsangebote reduziert oder ersetzt werden. Die „Empfehlungen zur Ausgestaltung der Versorgungskonzeption der SAPV von Kindern und Jugendlichen" des GKV-Spitzenverbands sehen einen Versorgungsbereich von 120 km Umkreis vor. Damit verbunden sind oft lange Fahrzeiten zum Patienten, die v. a. in Akutsituationen eine schnelle Hilfe des SAPV-Teams vor Ort erschweren. Um das Leid der Patienten in solchen Krisen zu verkürzen, ist es wichtige Aufgabe der SAPV-KJ, durch eine vorausschauende Bedarfsplanung der Entstehung von belastenden Symptomen vorzubeugen bzw. den Patienten und dessen familiäres Umfeld adäquat auf diese vorzubereiten.

In Deutschland wurde die erste **Kinderpalliativstation** „Lichtblicke" im April 2010 an der Vestischen Kinder- und Jugendklinik der Universität Witten/Herdecke in Datteln eröffnet. Mit acht Einbettzimmern werden für vornehmlich komplexe und ambulant unzureichend versorgte Patienten eine umfassende Symptomkontrolle, palliativpflegerische sowie psychosoziale Betreuung und Beratung gewährleistet. Mit der Eröffnung der Kinderpalliativstation im Dr. von Haunerschen Kinderspital des Universitätsklinikums München steht seit April 2016 ein weiteres stationäres Zentrum zur Verfügung, wenn die Unterstützung der Patienten durch das SAPV-Team für Kinder und Jugendliche in schweren Krankheitskrisen nicht ausreichend möglich ist. Diverse Kliniken für Kinder- und Jugendmedizin halten zudem ausgewiesene Palliativzimmer für die stationäre Palliativversorgung vor, deren Einrichtung auf die speziellen Bedürfnisse von Kindern mit einer palliativen Erkrankung ausgerichtet ist.

PATIENTENBERATUNG

Das Online-Portal „Wegweiser Hospiz- und Palliativversorgung in Deutschland" (www.wegweiser-hospiz-palliativmedizin.de) der „Deutschen Gesellschaft für Palliativmedizin e. V." bietet Informationen und Kontaktdaten von Palliativstationen, SAPV-Teams, Palliativmedizinern, stationären Hospizen, ambulanten Hospizdiensten und Palliativdiensten im Krankenhaus. Neben Einrichtungen für Erwachsene kann speziell nach Angeboten für Kinder und Jugendliche gesucht werden.

KAPITEL

22 Palliativmedizinische Ansätze bei hochbetagten Patienten

Mathias Pfisterer

Kernaussagen

- Ein Großteil der in Deutschland verstorbenen Menschen ist ≥ 80 Jahre alt.
- Alter Mensch ≠ alter Mensch.
- Bei hochbetagten Palliativpatienten sind meist nichtonkologische Erkrankungen lebenslimitierend.
- Für die Pharmakotherapie hochbetagter Patienten gilt: „Start low, go slow, but go!"
- Wichtige Bausteine zur Ermittlung des palliativmedizinischen Bedarfs bei hochbetagten Patienten sind Symptomlast, Versorgungsbedarf, Team-Einschätzung und Patientenwille.

22.1 Definition und Epidemiologie

Es gibt keine einheitliche Definition dessen, wann ein Mensch organisch, psychisch und sozial **hochbetagt** ist. Eine pragmatische Definition besagt, dass Menschen ab 80 oder 85 Jahren als hochbetagt gelten.

DEFINITION

Geriatrischer Patient:

- Biologisch älterer Mensch (meist ≥ 80 Jahre)
- Reduzierte Funktionsreserven
- Durch akute Erkrankungen vom Verlust der Selbständigkeit bedroht oder Fähigkeit zur selbständigen Lebensführung bereits verloren
- Neigt zur Multimorbidität und Gebrechlichkeit

Es besteht besonderer **Handlungsbedarf:**

- Rehabilitativ
- Somatopsychisch
- Psychosozial

Verglichen mit allen anderen Altersgruppen sind hochbetagte Menschen mit Abstand am häufigsten von Tod, Sterben und chronisch verlaufenden terminalen Erkrankungen betroffen. Der Anteil der über 80-Jährigen an den Verstorbenen in Deutschland nimmt zudem immer weiter zu. Bereits im Jahr 2020 waren 68 % der verstorbenen Frauen und 49 % der verstorbenen Männer in Deutschland 80 Jahre und älter.

22.2 Typische Probleme

Mit zunehmendem Alter steigen die **Häufigkeit und Komplexität von Multimorbidität,** Multimedikation und psychosozialen Problemen. Gebrechlichkeit, Komorbidität und Abhängigkeit bei den Aktivitäten des täglichen Lebens sind besonders häufige Phänomene im Alter mit wesentlichen Auswirkungen auf den Krankheitsverlauf und das Umfeld. Die Versorgung dieser vulnerablen Patientengruppe stellt eine enorme Herausforderung dar. Im letzten Lebensabschnitt alter Menschen kommt es beständig zur Überlagerung von **funktionellen Beeinträchtigungen** bei gleichzeitiger Zunahme **belastender Symptome,** sogar ohne das Vorhandensein einer lebenslimitierenden Erkrankung. Deshalb ist es im Fall einer schweren, zum Tode führenden Krankheit erforderlich, die Grundsätze der Palliativversorgung auf die Besonderheiten hochbetagter, multimorbider Menschen zu beziehen. Dabei ergänzen sich Grundsätze von **geriatrischer Medizin** (z. B. umfassendes geriatrisches Assessment, Umgang mit verwirrten Patienten) und **Palliativmedizin** (z. B. Behandlung von Atemnot).

Meist stehen bei hochbetagten Palliativpatienten weit fortgeschrittene chronische und akute **Erkrankungen** und weniger Tumorerkrankungen im Vordergrund:

- Weit fortgeschrittene Demenzerkrankung mit Schluckstörung und Kachexie
- Weit fortgeschrittene neurologische Erkrankung (z. B. schwerer Schlaganfall, Morbus Parkinson)
- Terminale Herz- oder Nierenerkrankung
- Terminale Lungenerkrankung (z. B. Pneumonie, COPD)

Hochbetagte multimorbide Patienten befinden sich in der letzten Lebensphase. Bei vielen von ihnen beträgt die Lebenserwartung oftmals weniger als sechs Monate. Dies erklärt, warum der **Übergang** von einer **kurativen** und lebensverlängernden zu einer symptomorientierten **palliativen** Behandlung bei dieser Patientengruppe **fließend** ist. Themenbereiche wie Schmerztherapie, Linderung von Dyspnoe oder Sterbebegleitung werden häufig mit der Palliativmedizin unter onkologischen Gesichtspunkten assoziiert, obwohl sie auch zentrale Bestandteile der medizinischen Versorgung hochbetagter multimorbider Menschen sind. Typische **Probleme** der Palliativversorgung alter Menschen sind:

- Schwierigkeit der prognostischen Einschätzung von nicht-onkologischen Patienten
- Unruhige Patienten
- Schmerztherapie bei kommunikativ eingeschränkten Menschen
- Schluckstörung und erforderliche Medikamenteneinnahme
- Ethische Fragestellungen
- Gefahr der Überforderung von Pflegenden

22.3 Ermittlung des Palliativbedarfs

Zur Ermittlung des palliativmedizinischen Bedarfs eines hochbetagten multimorbiden Patienten ist es ratsam, vier Kriterien besondere Aufmerksamkeit zu schenken (➤ Abb. 22.1):

- Symptomlast
- Versorgungsbedarf des Patienten

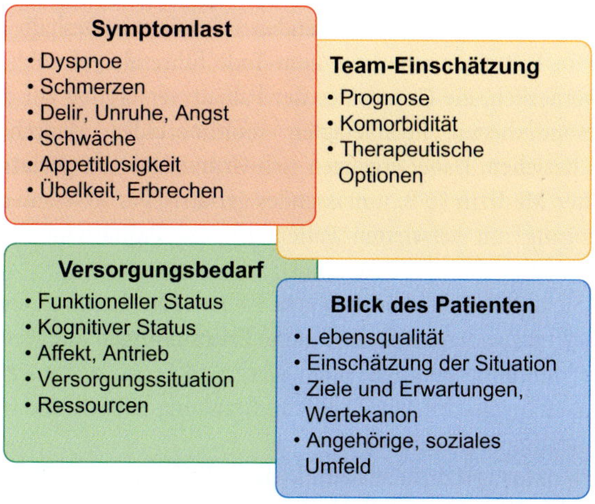

Abb. 22.1 Bausteine zur Ermittlung des palliativmedizinischen Bedarfs bei hochbetagten Patienten [L143]

- Berücksichtigung der Perspektive des Patienten
- Einschätzung des Expertenteams im Hinblick auf Prognose, Komorbidität und therapeutische Optionen für den jeweiligen Patienten

22.3.1 Ausreichende Symptomlinderung

Meist bestehen bei hochbetagten Palliativpatienten sowohl nichtonkologische chronische Erkrankungen (z. B. Herzinsuffizienz, Nieren-, Lungenerkrankungen, Parkinson-Syndrom oder Demenzen) als auch akute Erkrankungen (z. B. Pneumonie, Schlaganfall). Beide gilt es zu berücksichtigen, da diese bei den Betroffenen und deren Umfeld Beschwerden und Leid verursachen. Zu viele Hochbetagte sind am Lebensende einem hohen Leidensdruck und einer ungenügenden Symptomlinderung ausgesetzt. So klagt ein relevanter Anteil hochbetagter Patienten mit fortgeschrittener Herzinsuffizienz oder chronisch obstruktiver Lungenerkrankung beständig über schwere Dyspnoe in den letzten sechs Lebensmonaten ohne, dass diese adäquat behandelt wird.

22.3.2 Beachtung der Wertvorstellungen

Besonders wichtig ist es, die Wertvorstellungen hochbetagter Patienten und deren Haltung zu Sterben, Tod und Verlust zu berücksichtigen. Es gilt zu realisieren, dass das Behandlungsteam i. d. R. einer jüngeren Generation mit anderen Gewichtungen von Werten und Erwartungen angehört. Dabei besteht das Risiko der unbewussten Übertragung des eigenen Wertesystems auf das des Patienten („von Leid erlösen"). In jedem Fall bleibt das Erkennen von Wünschen und Bedürfnissen Hochbetagter eine Herausforderung. Dabei ist auch auf Faktoren wie Religion oder sozialer Status zu achten.

Eine Möglichkeit, die Vorstellungen hochbetagter Patienten gezielt herauszuarbeiten, stellt das international bewährte Konzept des **Advance Care Planning** (ACP) dar, dessen deutsche Adaptation „Behandlung im Voraus planen" (BVP) ist. Dabei erfolgt die gesundheitliche Vorausplanung mit dem Ziel, Wünsche betagter Patienten an ihre zukünftige medizinische Behandlung und Versorgung im Rahmen eines Beratungsprozesses zu ermitteln und zu dokumentieren.

Während bei jüngeren Palliativpatienten häufig die Krankheitsverarbeitung im Mittelpunkt der Behandlung steht, äußern sich hochbetagte Patienten oft im Sinne von: „Ich habe genug vom Leben." (➤ Abb. 22.2) Häufige **Aussagen von sterbenden Hochbetagten** sind:

- Ich will keinem zur Last fallen.
- Ich will meine Selbständigkeit behalten.
- Es ist ja keiner mehr da.

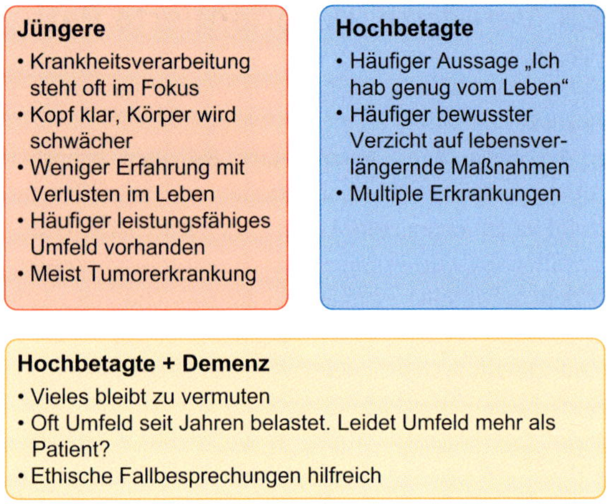

Abb. 22.2 Unterschiede am Lebensende zwischen Jüngeren und Hochbetagten [L143]

- Ich habe mein Leben gelebt.
- Ich habe genug vom Leben.

In diesem Zusammenhang wünschen hochbetagte Patienten nicht selten einen bewussten **Verzicht auf lebensverlängernde Maßnahmen.**

22.3.3 Soziales Umfeld

Bei hochbetagten Palliativpatienten besteht im Vergleich zu jüngeren meist onkologischen Palliativpatienten eine andere Konstellation des sozialen Umfelds. So sind die Angehörigen oft erwachsene Kinder mit eigener Familie und vielfältigen Verpflichtungen. Eventuell vorhandene Lebenspartner sind häufig selbst gebrechlich oder leiden unter einer beginnenden Demenz und können sich darum nur bedingt an der Pflege beteiligen.

22.4 Krankheitsverläufe am Lebensende

Die durch einen Hausarzt am Lebensende betreuten Patienten lassen sich hinsichtlich der funktionellen Selbständigkeit in vier unterschiedliche Gruppen **typischer Krankheitsverläufe** einteilen:

- Plötzlicher Tod
- Tumor
- Organversagen
- Demenz und Abbau

Das Wissen um diese Krankheitsverläufe trägt zum Verständnis der Unterschiede zwischen jungen und alten Palliativpatienten bei, da hochbetagte Patienten mit Abstand am häufigsten an nichtonkologischen Erkrankungen versterben und somit häufiger die Verläufe „Organversagen“ oder „Demenz und Abbau“ zeigen. Der plötzliche unerwartete Tod ist eher die Ausnahme (➤ Abb. 22.3).

Nur etwa ¼ der durch einen Hausarzt betreuten Patienten verstirbt an einem **Tumor.** Typisch für den Krankheitsverlauf ist eine oft jahrelange Stabilität auf relativ hohem Funktionsniveau. Der finale Funktionsverlust (mit entsprechendem Palliativbedarf) tritt häufig rasch innerhalb weniger Monate auf (➤ Abb. 22.3).

Ein ähnlich großer Anteil der Patienten verstirbt an Erkrankungen, die zu einem Krankheitsverlauf führen, der unter dem Oberbegriff **„Organversagen“** zusammengefasst werden kann. Mit Abstand am häufigsten handelt es sich dabei um chronische **Herz-** oder **Lungenerkrankungen.** Diese Patientengruppe zeigt einen oft über Jahre progredienten Verlust von Selbständigkeit mit zunehmendem Hilfebedarf bei den Aktivitäten des täglichen Lebens. Immer wieder kommt es zu einer akuten, durchaus auch lebensbedrohlichen Verschlechterung der Grundkrankheit, die zu Krankenhauseinweisungen mit teilweise intensivmedizinischer

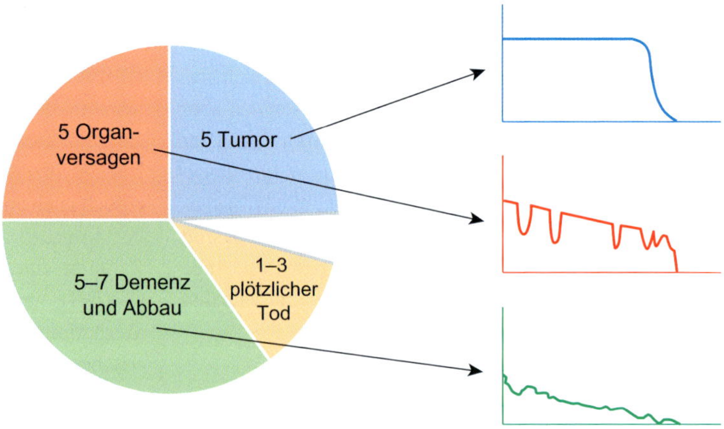

Abb. 22.3 Krankheitsverläufe am Lebensende bei 20 Verstorbenen [L143]

22

Behandlung führen (➤ Abb. 22.3). Prognostische Aussagen sind häufig nicht zuverlässig möglich. Daraus ergeben sich, gemischt mit akutmedizinischen Erfordernissen, andere palliativmedizinische Überlegungen als für Patienten mit einem Krankheitsverlauf „Tumor".

Die größte Gruppe von Patienten durchlebt vor ihrem Tod verschiedene Phasen einer **Demenzerkrankung** oder anderer **Abbauvorgänge,** die mit Gebrechlichkeit einhergehen. Es zeigt sich eine über Jahre schleichende Abnahme und ein noch niedrigeres funktionelles Niveau als in den anderen Gruppen mit Abhängigkeit bei den Aktivitäten des täglichen Lebens (ATL). Funktionsorientierte Analysen auf der Basis der ATL sind somit ungeeignet, um den nahenden Tod zu identifizieren. Die funktionelle Verschlechterung entwickelt sich über einen langen Zeitraum vor dem Tod (➤ Abb. 22.3). Unmittelbar vor dem Tod ist lediglich ein leichter Anstieg der Abhängigkeit zu verzeichnen. Deshalb sind hier Strukturen erforderlich, die eine Versorgung über einen längeren Zeitraum (> 6 Monate) gewährleisten können. Diese besonders gebrechliche Patientengruppe erfüllt i. d. R. die Kriterien der Definition eines geriatrischen Patienten und ist durch invasive Verfahren der Akutmedizin in besonderer Weise gefährdet. Sie profitiert jedoch ebenfalls von den Grundsätzen der Palliativversorgung. Mit fortschreitender Erkrankung und Einschränkung der Kommunikationsfähigkeit dieser Patientengruppe rücken zunehmend ethisch-moralische Aspekte in Bezug auf Würde und Respekt in den Vordergrund, während sich der Stellenwert der Patientenautonomie verändert. Weitere Ursachen für eine **Kommunikationseinschränkung** im Alter sind:

- Schwerhörigkeit
- Apoplex
- Parkinson-Syndrom
- Delir/akute Verwirrtheit

Dabei sind unterschiedliche Schweregrade möglich.

Die **Zuverlässigkeit prognostischer Einschätzungen** ist bei fortgeschrittenen nichtonkologischen Erkrankungen hochbetagter Patienten (Verlaufsgruppe „Organversagen" oder „Demenz und Abbau") **oft unbefriedigend.** So wurde die prognostizierte Sterblichkeit von Patienten mit fortgeschrittener Demenz beim Umzug ins Pflegeheim mit 1 % in den ersten sechs Monaten eingeschätzt. Tatsächlich verstarben aber 71 % in diesem Zeitraum. Die angemessene Einschätzung der Prognose hat jedoch eine zentrale Bedeutung, denn davon hängt maßgeblich ab, ob ein Behandlungsangebot eher palliative oder verstärkt kurative Ansätze verfolgt. Vermutlich sind die prognostischen Unsicherheiten einer der Hauptgründe für die häufig ungenügende Symptomlinderung bei betagten nichtonkologischen Palliativpatienten.

22.5 Verwirrte, desorientierte Patienten

Bei der Behandlung hochbetagter Patienten gehört die Betreuung verwirrter, desorientierter und kognitiv eingeschränkter Patienten zum Alltag. Dies hat vielfache Gründe. Zum einen steigt die Prävalenz der demenziellen Erkrankung mit dem Lebensalter exponentiell an, zum anderen ist auch das Auftreten eines akuten Delirs im Alter häufiger.

Die **Diagnose** einer **demenziellen Entwicklung** sollte erst nach ausführlicher Untersuchung des Patienten gestellt werden. Sie ist nur zulässig, wenn kognitive Defizite in mehr als einem Bereich der Hirnleistung vorliegen (z. B. Gedächtnisstörung plus Apraxie oder plus Sprachstörung) und diese mindestens über einen Zeitraum von 6 Monaten bestehen. Darüber hinaus sind andere mögliche Ursachen der beschriebenen Defizite auszuschließen (z. B. Hypothyreose, Vitaminmangel, Residualzustände nach Apoplex mit umschriebenen Defiziten). Mittels eines einmalig durchgeführten Demenz-Screenings (z. B. Mini Mental Test) ist man nicht in Lage, eine Demenz zu diagnostizieren, sondern kann lediglich aktuelle kognitive Defizite gleich welcher Ursache mit einer gewissen Sensitivität aufzeigen.

Der **akute Verwirrtheitszustand** im Rahmen eines **Delirs** zeichnet sich dagegen durch eine relativ plötzlich auftretende Symptomatik aus, die üblicherweise zum einen in ihrem Erscheinungsbild und zum anderen in ihrem Ausmaß stark variieren kann. Komplizierend kommt hinzu, dass eine bestehende **Demenz** ein **Hauptrisikofaktor** für die Entwicklung eines Delirs ist. Etwa ⅔ aller Delir-Fälle bei hochbetagten Patienten tritt auf dem Boden einer vorbestehenden Demenzerkrankung auf, zu der weitere begünstigende Faktoren (z. B. Fieber, Anämie, Umgebungswechsel) hinzugetreten sind.

Für Demenzerkrankungen gilt:

- Sie sind nicht heilbar.
- Sie sind chronisch progredient.
- Sie sind ein Hochrisikofaktor für die Entwicklung eines Delirs.
- Schluckstörungen im Spätstadium sind sehr häufig.
- Immer ist auch das Umfeld betroffen.

Differenzialdiagnostisch können tumorbedingte Krankheitsprozesse (z. B. zerebrale Metastasierung, Meningeosis carcinomatosa und paraneoplastische Syndrome wie eine NMDA-Enzephalitis) in Erwägung gezogen werden. Es ist jedoch auch an Elektrolytstörungen, z. B. eine Hyperkalzämie bei Knochenmetastasierung oder eine Hyponatriämie im Rahmen eines Syndroms der inadäquaten ADH-Sekretion (SIADH), zu denken. Auch akute Infektionen, Schmerzexazerbationen oder ein akuter Harnverhalt können bei geriatrischen Patienten ein Delir begünstigen.

22.6 Symptome

Hochbetagte Patienten zeigen im Vergleich zu jüngeren Patienten bei einer Erkrankung oft andere und eher **atypische Reaktionsmuster und Symptome.** Häufig präsentieren sich Schmerzzustände unspezifisch mit nicht genau der Krankheitsursache zuzuordnender Lokalisation, z. B. bei abdominalen entzündlichen Prozessen oder Koliken. Schwere Infektionen machen sich eher durch Vigilanz-, Antriebsminderung oder Funktionsverschlechterung bemerkbar als durch Fieber und Schüttelfrost. Das Erkennen und Zuordnen unspezifischer Symptome sollten daher mit besonderer Sorgfalt erfolgen.

Die **häufigsten belastenden Symptomen** hochbetagter Palliativpatienten sind in ➤ Tab. 22.1 aufgelistet. Ziel muss es sein, die Symptome auf ein erträgliches Maß zu **reduzieren.** Dabei spielt die verständliche und angemessene Kommunikation mit dem Patienten und seinen Angehörigen eine zentrale Rolle. Auch die Umgebungsgestaltung (Licht, Ruhe, klar zuzuordnende Außenreize) ist wichtig und insbesondere für demente bzw. verwirrte Patienten zur Minderung von Angst und Unruhe wirksam.

Tab. 22.1 Ursachen typischer Symptome hochbetagter Palliativpatienten

Symptom	Häufige Ursache
Schmerzen	Degenerative Skeletterkrankung, Knochenmetastasen, Fraktur
Atemnot	Pneumonie, COPD, Pleuraerguss, Anämie, Lungenödem, Lungenmetastasen
Unruhezustand, Verwirrtheit	Unerwünschte Arzneimittelwirkung, Elektrolytstörung, Harnverhalt, akute Infektion, Sauerstoffmangel, Hirnmetastasen
Dysphagie	Fortgeschrittene neurodegenerative Erkrankung/Demenz, Schlaganfall
Inkontinenz	Zunehmende funktionelle Abhängigkeit, Blasenentleerungsstörung, Harnwegsinfekt
Angst	Unbewältigte psychosoziale Probleme (z. B. Kriegserlebnisse), Atemnot
Obstipation	Unerwünschte Arzneimittelwirkung (meist Opiate), Elektrolytstörungen
Übelkeit, Erbrechen	Unerwünschte Arzneimittelwirkung (meist Opiate), Ileus
Geruchsbelastung	Infizierter Dekubitus, diabetischer Fuß, Nekrosen an Extremitäten, urogenitale Fistel
Juckreiz	Unerwünschte Arzneimittelwirkung, Nieren-, Leberinsuffizienz
Schlafstörung	Unerwünschte Arzneimittelwirkung, Tag-Nacht-Umkehr bei Demenz, Angststörung

22.7 Therapeutische Möglichkeiten

22.7.1 Medikamente: Start low, go slow, but go!

Grundsätzlich sind die in der Palliativmedizin gängigen medikamentösen Therapieansätze auch für Hochbetagte zur palliativen Symptomlinderung geeignet. Allerdings muss die im Alter regelhaft eingeschränkte **Nierenfunktion** besonders **beachtet** werden, weshalb nichtsteroidale Antirheumatika nur ausnahmsweise eingesetzt werden. Hochbetagte Palliativpatienten benötigen zur Symptomlinderung oftmals **niedrigere Dosen** als jüngere Patienten. Deshalb gilt für Hochbetagte der Grundsatz: „Start low, go slow." Wichtig ist es darauf zu achten, ob eine Symptomlinderung eintritt und ggf. die Dosis bei ungenügender Linderung zu **steigern** oder das Pharmakon zu **wechseln.** Darum wird der Grundsatz „Start low, go slow." ergänzt um „But go!", was die Aufforderung beinhaltet, bei fehlender Besserung nicht untätig zu sein.

22.7.2 Wundmanagement und Aromatherapie

Neben der Expertise in der Pharmakotherapie ist in der Palliativversorgung hochbetagter Menschen Kompetenz in Wundmanagement und Aromatherapie essenziell, um bei **Geruchsbelästigung** durch exulzerierende Wunden (z. B. Dekubitalulzera) lindernde Maßnahmen für den Patienten und das Umfeld zum Einsatz bringen zu können.

22.7.3 Schmerzen

Therapiebedürftige Schmerzen sind bei hochbetagten Patienten häufig zu finden und haben i. d. R. **mehrere Ursachen** (z. B. Schmerzen durch Erkrankungen des Bewegungsapparats kombiniert mit Schmerzen durch eine diabetische Polyneuropathie). Im Gegensatz zu chronischen Schmerzen gestaltet sich die adäquate medikamentöse Therapie akuter Schmerzen beim typischen hochbetagten nichtonkologischen Palliativpatienten weniger schwierig. Die häufig zu beobachtende Einschränkung der Nierenfunktion muss dabei berücksichtigt werden.

Bei **kognitiv eingeschränkten Patienten** bestehen nicht selten Probleme beim Erkennen und Quantifizieren von Schmerzen. In jedem Fall sollte auch bei Patienten mit fortgeschrittener Demenz zunächst nach Schmerzen gefragt werden. Ergänzend sind die aufmerksame **Fremdbeobachtung** unter Berücksichtigung nonverbaler Hinweise wie Gesichtsausdruck, Körpersprache und Lautäußerungen sowie das **Ansprechen auf eine Schmerztherapie** von

zentraler Bedeutung. Ein hilfreiches Instrument zur Fremdbeobachtung von Schmerzen bei Menschen mit Demenz ist die **BESD-Skala** (➤ Tab. 22.2).

22.7.4 Pneumonie

Gerade bei hochbetagten nichtonkologischen Palliativpatienten ist das Auftreten von **Schluckstörungen** und die daraus resultierende Fragestellung der Nahrungskarenz sowie der Sonden- oder parenteralen Ernährung ein sehr bedeutsames Problem. Die im fortgeschrittenen Erkrankungsstadium häufig auftretende Dysphagie dieser Patienten führt dazu, dass eine **Pneumonie** eine **gemeinsame Endstrecke** vieler zum Tode führender Erkrankungen bei hochbetagten Patienten ist. Hierin begründet sich der Spruch: „Die Lungenentzündung als der Freund des alten Menschen", bei dem der Tod durch eine Pneumonie als Erlösung bei weit fortgeschrittener Grunderkrankung interpretiert wird.

22.7.5 Flüssigkeit und Ernährung

Mit zunehmendem Alter **nimmt** bei Hochbetagten das **Durstgefühl ab** und führt dazu, dass diese wenig trinken. Ebenso ist zu beobachten, dass bei ihnen durch verschiedene Altersveränderungen das **Hungergefühl abgeschwächt** sein kann bzw. bei Nahrungsaufnahme das **Sättigungsgefühl schneller** als bei jüngeren Patienten eintritt. Dies führt dazu, dass Essen und Trinken bei hochbetagten Patienten immer wiederkehrende Diskussionsthemen sind, die gelegentlich die gesamte Kommunikation innerhalb von Familien oder zwischen Patient und medizinisch-pflegerischem Personal bestimmen. Hier sieht man sich häufig mit dem Dilemma konfrontiert, einen Patienten, der wenig Hunger und Durst verspürt, zum Trinken und Essen überreden zu wollen.

Einerseits kann ein vermindertes Durst- oder Hungergefühl als Zeichen der fortschreitenden Erkrankung und des nahenden Todes gedeutet werden, andererseits muss geprüft werden, ob dieses nicht durch eine behandelbare Ursache (z. B. unerwünschte Arzneimittelwirkung bei Opioidtherapie) bedingt ist. Wer hochbetagte Palliativpatienten am Lebensende angemessen versorgen will, braucht Kompetenz im Umgang mit **ethisch-moralischen Fragen** zu den Themen Flüssigkeit und Ernährung.

Ernährungssonden können bei Menschen mit weit fortgeschrittener Demenz weder das Überleben verbessern, noch Aspirationspneumonien vorbeugen, noch die Abheilung von Dekubitalulzera fördern. Bei dieser Patientengruppe besteht ein Zusammenhang zwischen Ernährungssonden und der Entwicklung von Dekubitalulzera, dem Einsatz von körperlichen und medikamentösen freiheitseinschränkenden Maßnahmen und der Belastung des Patienten durch die liegende Sonde. Die **perorale Ernährungsunterstützung** („careful hand-feeding") ist ein evidenzbasierter Ansatz, der die Ernährung von Patienten mit fortgeschrittener Demenz und problematischer Nahrungsaufnahme fördert. Sie ist hinsichtlich der Ergebnisse zu Sterblichkeit, Aspirationspneumonien, funktionellem Status und Wohlbefinden mindestens **so effektiv wie eine Sondenernährung.** In der finalen Phase der Demenzerkrankung sollte die Unterstützung bei der Nahrungsaufnahme mehr auf Wohlbefinden und zwischenmenschliche Interaktion als auf das Erreichen von Ernährungszielen fokussiert sein.

Tab. 22.2 BESD-Skala (**B**eurteilung von **S**chmerzen bei **D**emenz) [F1030-001]

	0	1	2	Score
Atmung (unabhängig von Lautäußerung)	Normal	• Gelegentlich angestrengtes Atmen • Kurze Phasen von Hyperventilation	• Lautstark angestrengtes Atmen • Lange Phasen von Hyperventilation • Cheyne-Stokes-Atmung	
Negative Lautäußerung	Keine	• Gelegentliches Stöhnen oder Ächzen • Sich leise negativ oder missbilligend äußern	• Wiederholtes beunruhigtes Rufen • Lautes Stöhnen oder Ächzen • Weinen	
Gesichtsausdruck	• Lächelnd • Nichtssagend	• Traurig • Ängstlich • Sorgenvoller Blick	Grimassieren	
Körpersprache	Entspannt	• Angespannt • Nervöses Hin- und Hergehen • Nesteln	• Starr • Geballte Fäuste • Angezogene Knie • Sich entziehen oder wegstoßen • Schlagen	
Trost	Ttrösten nicht notwendig	Ablenken oder Beruhigen durch Stimme oder Berührung möglich	Trösten, Ablenken, Beruhigen nicht möglich	
Summe				

Die **Bedeutung des Hydratationszustands** auf die Delirentwicklung bei Hochbetagten ist unbestritten und gibt am vermuteten Lebensende Anlass zu kontroversen Diskussionen. Einerseits ist Exsikkose sowohl ein Risikofaktor für ein Delir als auch eine mögliche Ursache für ein Nierenversagen und andererseits lehrt die klinische Erfahrung, wie angenehm die Entwicklung einer Urämie sein kann, wahrscheinlich vermittelt durch Endorphine. Außerdem kann der Verzicht auf Rehydrierung zur Reduktion von Ödemen, Bronchialsekret (Rasselatmung), Urinausscheidung und zur verminderten Bildung von Magensekret (weniger Erbrechen) führen.

Hinzu kommt, dass viele Palliativpatienten trotz ausreichender Flüssigkeitszufuhr über **Mundtrockenheit** klagen. Hier ist eine kompetente **Mundpflege** unerlässlich, da durch sie eine relevante Verbesserung der Lebensqualität wirksamer bewirkt werden kann als durch Infusionen. Außerdem kann die Anleitung von Angehörigen zu kompetenter Mundpflege zu deren Entlastung beitragen.

Das Handeln von Pflegenden und Ärzten in Bezug auf Ernährung und Flüssigkeitszufuhr bei kognitiv eingeschränkten Patienten ist häufig von **Ängsten** vor rechtlichen Konsequenzen wegen **Unterlassung einer Maßnahme** und falschen Vorstellungen bezüglich der möglichen Effekte der Behandlung geleitet. Hier ist es wichtig zwischen **Vernachlässigung** und **bewusster Therapiebegrenzung** zu differenzieren (➤ Abb. 22.4).

Im Zusammenhang mit Ernährung und Flüssigkeitszufuhr werden oft Ansichten geäußert, die gesicherten Daten der Fachliteratur entgegenstehen. Dies kann zu Konstellationen führen, in denen Pflegeheime den Einsatz von Ernährungssonden bei kognitiv eingeschränkten Patienten anregen und Ärzte diesen veranlassen, obwohl der mutmaßliche Wille des Patienten noch nicht ermittelt ist und aktuelle Leitlinien die Einleitung einer Sondenernährung bei Menschen mit schwerer Demenz nicht empfehlen. Hinzu kommen ethisch-moralische Unsicherheiten. Auf der einen Seite kann ein Weiterführen der Ernährung den Leidensweg eines Patienten verlängern, andererseits besteht die Sorge, dass der Verzicht auf Sondenernährung Komplikationen erzeugt.

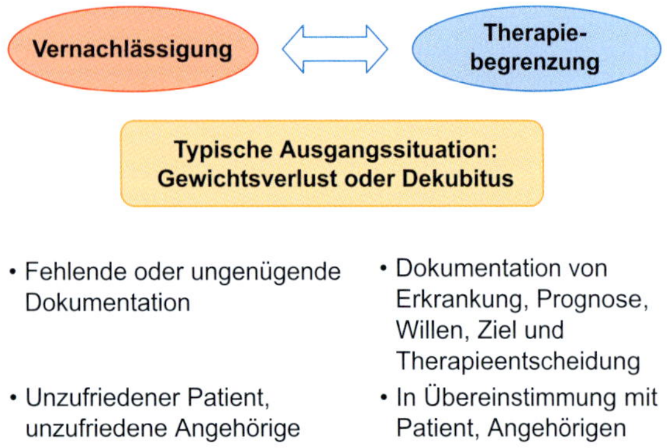

Abb. 22.4 Unterschied zwischen Vernachlässigung und Therapiebegrenzung [L143]

Typische **Entscheidungen der Therapiebegrenzung** am Lebensende Hochbetagter sind:

- „Künstliche" Ernährung nicht beginnen
- „Künstliche" Ernährung beenden
- „Künstliche" Flüssigkeitszufuhr beenden
- Medikamente reduzieren

CAVE

Bezüglich einer Therapiezieländerung muss immer das Gespräch mit Vertreter des Patienten gesucht werden.

22.7.6 Alternative Applikationswege bei Dysphagie

Die orale Medikamenteneinnahme gestaltet sich bei hochbetagten Palliativpatienten oft schwierig. Als Ursachen kommen neben möglichen **funktionellen Defizite** durch Vorerkrankungen (z. B. Z. n. ischämischem Insult mit residualer Dysphagie), **kognitive Einschränkungen** durch eine Demenz oder ein delirantes Syndrom, eine funktionelle **Schluckstörung** im Rahmen einer Kachexie oder eines Frailty-Syndroms infrage. Deshalb ist es erforderlich, bei Patienten mit Schluckstörung, Schluckverweigerung oder bei sterbenden Patienten lindernde Medikamente einsetzen zu können, die nicht geschluckt werden müssen:

- Bei den **Opioiden** haben sich die **transdermale** Applikation zur Langzeittherapie und die **nasale** Gabe mittels Nasenspray oder die **bukkale** Verabreichung von schnell löslichen Darreichungsformen zur Bedarfstherapie bewährt. Allerdings sollten nasale und bukkale Applikation nur in palliativen Situationen eingesetzt werden, da schnell resorbierte Opioide das Sturz- und Delir-Risiko hochbetagter Patienten deutlich erhöhen.
- Im Falle einer Dysphagie können ausgewählte für die intravenöse Applikation zugelassene lindernde Pharmaka (z. B. Haloperidol, Metamizol, Furosemid, Butylscopolamin) **subkutan** verabreicht werden. Dabei gilt es zu beachten, dass dieser Applikationsweg zumeist als Off-Lable-Use eingeordnet werden muss.

22.7.7 Ethische Fallbesprechung ist hilfreich

Bei hochbetagten Patienten kommt es infolge von Bewusstseinsstörungen, akuten Verwirrtheitszuständen oder schweren kognitiven Einschränkungen bei fortschreitender Demenz häufig zu Situationen, in denen der Patient nicht mehr die Behandlung steuern oder in Behandlungsinhalte einwilligen kann. Doch gerade in solchen Situationen stellt sich oftmals die Frage der Therapiezieländerung bzw. der Begrenzung lebensverlängernder Maßnahmen (z. B. Ernährung, Flüssigkeit, Dialyse, Antibiotika, Transfusion). Hier gilt es, den **mutmaßlichen Willen des Patienten** herauszuarbeiten.

Dies kann im Rahmen von **ethischen Fallbesprechungen** unter Beteiligung von Betreuer/Bevollmächtigtem und Angehörigen des Patienten und Vertretern des Behandlungsteams gelingen. Diese Fallbesprechungen dauern ca. 45–60 Minuten und führen i. d. R. zu Lösungsvorschlägen, die für die Beteiligten nachvollziehbar und entlastend sind. Ethische Fallbesprechungen können sowohl im häuslichen Bereich als auch in Pflegeheimen und Krankenhäusern sehr hilfreich sein.

22.8 Palliativversorgung

Lösungswege in der Palliativversorgung hochbetagter Patienten sind:

- Fähigkeiten und Ressourcen der Betroffenen berücksichtigen
- Gemeinsam beraten (keine Einzelentscheidung!)
- Konsens unter Beachtung der bioethischen Prinzipien finden
- Verantwortung übernehmen

In Deutschland sterben ca. 20 % der Menschen zu Hause, 45–50 % in einem Krankenhaus, 20 % in einem Alten- und Pflegeheim und etwa 4 % in einem Hospiz. Insbesondere der Anteil der in **Alten- und Pflegeheimen** sterbenden Menschen zeigt eine steigende Tendenz. Hochbetagte und Menschen mit Demenz haben eine jeweils dreifach höhere Wahrscheinlichkeit, in einem Pflegeheim zu versterben, als unter 80-Jährige bzw. Menschen ohne Demenz. Dies zeigt, dass Pflegeheime und die versorgenden Hausärzte einen sehr bedeutsamen Beitrag in der ambulanten Palliativversorgung hochbetagter Menschen leisten. Es ist unrealistisch zu erwarten, dass der besondere Bedarf an Palliativversorgung in der Altenhilfe durch den Ausbau der Kapazität von „Palliativ-Spezialisten“ erreicht werden kann. Es erscheint realistischer, dass dies durch Erweiterung des Wissens und der Kompetenzen von „Generalisten“ wie Hausärzten und Fachpflegekräften der Pflegeheime erreicht wird.

Häufig erfolgt die ambulante Palliativversorgung Hochbetagter wenig koordiniert durch Ärzte, niedergelassene Spezialisten und Pflegedienste und gelegentlich unter Beteiligung ambulanter Hospizdienste. Daraus kann zum einem eine Unterversorgung in der ambulanten Betreuung Betroffener und zum anderen eine Fehlversorgung durch vermeidbare Krankenhausaufenthalte resultieren. Das hat zur Folge, dass hochbetagte Palliativpatienten mit nichtonkologischen Erkrankungen häufig in Krankenhäusern sterben, obwohl es der überwiegende Wunsch vieler Hochbetagter ist, bis zum Tode in der vertrauten Umgebung betreut zu werden. Zur Verbesserung der Versorgung sind deshalb der **Ausbau** und die **Stärkung von Versorgungsnetzen** unter Einbeziehung von Hausärzten, ambulanten Pflegediensten, ambulanter Palliativteams, Hospizdiensten und Pflegeheimen erforderlich.

Ziel der Palliativversorgung unheilbar erkrankter alter Patienten ist es, diese unter Einbeziehung ihres sozialen Umfelds angemessen zu begleiten, auch um ein Sterben in Würde und Geborgenheit zu ermöglichen. Dabei gilt es, Wünsche und Bedürfnisse auch bei eingeschränkter Kommunikationsfähigkeit zu erkennen und sowohl körperlichen als auch seelischen Nöten kompetent zu begegnen. Übergange innerhalb und zwischen verschiedenen Versorgungsformen (häuslicher Bereich, Krankenhaus, Pflegeheim, Hospiz) bedürfen bei hochbetagten Palliativpatienten besonderer Aufmerksamkeit.

Dies kann nur durch eine adäquate **interdisziplinäre** und **multiprofessionelle Behandlung** gelingen, die symptomatische, seelische, spirituelle und soziale Inhalte berücksichtigt. Auch die Unterstützung bei schwierigen medizinischen und ethischen Entscheidungen ist unverzichtbarer Bestandteil der palliativmedizinischen Versorgung hochbetagter Menschen. Aktive Sterbehilfe wird grundsätzlich abgelehnt.

Palliativmedizin für Hochbetagte berücksichtigt in besonderem Maße die Bedeutung der Autonomie des Patienten, fördert die Einbeziehung in Entscheidungsprozesse und weiß um die Existenz ethischer Dilemmata.

KAPITEL

23 Palliativmedizinische Ansätze in der Intensivmedizin

Christiane S. Hartog, Andrej Michalsen

Kernaussagen

- Palliativmedizinische Aspekte begleiten die moderne Intensivmedizin von Anfang an.
- Palliativmedizinische Maßnahmen beinhalten Gespräche und Entscheidungen zu Therapiezielen und -umfang, ggf. auch zur Begrenzung lebenserhaltender Therapiemaßnahmen sowie bestmögliche Symptomkontrolle und spirituellen oder geistlichen Beistand.
- Palliativmedizin trägt dazu bei, eine Übertherapie zu vermeiden.

23.1 Intensivstation als Sterbeort

Auf Intensivstationen werden i. d. R. schwerkranke Menschen behandelt. Ziel der Intensivmedizin ist es, beeinträchtigte oder ausgefallene Vitalfunktionen dieser Patienten zu unterstützen und wiederherzustellen. Trotz des hohen technologischen und personellen Aufwands versterben etwa 15–30 % der Patienten auf der Intensivstation. Patienten, die im Krankenhaus versterben, sterben immer häufiger auf der Intensivstation. Eine US-amerikanische Analyse einer repräsentativen Stichprobe von über 65-jährigen Medicare-Patienten zeigte, dass zwischen 2000 und 2009 zwar die Sterberate im Krankenhaus insgesamt abnahm, die Anzahl der Patienten jedoch, die vor ihrem Tod intensivmedizinisch behandelt wurden, anstieg. Eine ähnliche Entwicklung ist aktuell in Deutschland zu beobachten. Damit wird die Intensivstation zunehmend zum Sterbeort im Krankenhaus.

23.2 Folgen intensivmedizinischer Behandlungsmaßnahmen

Viele im Hinblick auf das Überleben erfolgreich behandelte Intensivpatienten leiden nach ihrer Entlassung noch lange unter körperlichen und seelischen Folgen der Intensivtherapie, dem **Post-Intensive-Care-Syndrome** (PICS). Mögliche Probleme sind u. a. eine Demenz oder andere kognitive Beeinträchtigungen, eine neuromuskuläre Schwäche mit Lähmung der Extremitäten oder Störung der Atemfunktion, ein starker Gewichtsverlust, Depressivität oder eine posttraumatische Belastungsstörung. Paradoxerweise hat die gesteigerte Leistungsfähigkeit der modernen Intensivmedizin außerdem zu einem neuen Krankheitsbild geführt: der **chronisch kritischen Krankheit** mit fortdauernder **Abhängigkeit von lebenserhaltenden Maßnahmen,** v. a. einer **Langzeitbeatmung.**

Die Festlegung von intensivmedizinischen Therapiezielen und -maßnahmen sollte deshalb stets auch die Frage nach der Wahrscheinlichkeit beinhalten, dass eine für den Patienten **akzeptable Lebensqualität** nach der Behandlung auf der Intensivstation zu erreichen ist. Diese Frage wird zunehmend aktueller, da intensivmedizinische Behandlungsmaßnahmen immer häufiger in Anspruch genommen werden und zugleich immer häufiger für ältere und multimorbide Patienten. Als Beispiel seien hier Zahlen aus der Herzchirurgie genannt: In der Altersgruppe der 70–79-Jährigen erhöhte sich die Anzahlt der herzchirurgisch operierten Patienten zwischen 1990 und 2007 auf das 7-Fache und in der Altersgruppe der über 80-Jährigen sogar um das 24-Fache an. Ähnlich besorgniserregend ist die wachsende Anzahl älterer Menschen, die einem mit hohen Risiken behafteten Therapieverfahren unterzogen werden, der extrakorporalen Membranoxygenierung (ECMO), d. h. einer künstlichen Herz-Kreislauf-Pumpe zur Überbrückung eines Herzstillstands oder eines Lungenversagens: Zwischen 2010 und 2014 verzehnfachte sich ihre Anzahl, 2014 war ca. ⅓ der Patienten mit ECMO über 70 Jahre alt.

23.3 Palliativmedizin auf der Intensivstation

Palliativmedizin ist deshalb eine wichtige Ergänzung oder Komplettierung des intensivmedizinischen Therapieansatzes. Von manchen Ärzten wird Palliativmedizin fälschlicherweise

als eine Alternative zur prinzipiell kurativen Intensivmedizin verstanden, als negatives „Sterbenlassen" im Gegensatz zum „Lebenserhalt". Richtig ist dagegen, dass **Palliativmedizin** die **Intensivmedizin** von Anfang an sinnvoll **ergänzt.** Wichtig ist der Erhalt von **Lebensqualität** in der verbleibenden Lebenszeit. Komfortmaßnahmen, Symptomkontrolle oder narrative Medizin, d. h. Gespräche mit dem Patienten selbst, den Angehörigen oder mit dem interprofessionellen Behandlungsteam, sind wesentliche Elemente eines palliativmedizinischen Ansatzes. Am Lebensende, wenn lebenserhaltende Maßnahmen begrenzt werden, tritt Palliativmedizin in den Vordergrund und kann in Form von Angehörigenbetreuung sogar bis über den Tod des Patienten hinaus wirken.

CAVE

Palliativmedizin wird fälschlicherweise oft als „Sterbenlassen" verstanden. Richtig ist dagegen, dass Palliativmedizin auf der Intensivstation die kurative Therapie begleitet oder ablöst. Der Schwerpunkt liegt auf der Erhöhung des Patientenkomforts und einer bestmöglichen Symptomkontrolle.

Wenn das palliativmedizinische gegenüber dem kurativen Therapieziel in den Vordergrund tritt und es schließlich ablöst, erscheint es ausgesprochen wichtig, einen solchen **Therapiezielwechsel** einerseits innerhalb des Behandlungsteams, andererseits aber v. a. mit dem Patienten – soweit möglich – und seinen Angehörigen bzw. Nahestehenden zu besprechen. Das prinzipiell berufsgruppen- und oft auch fachübergreifende (also interprofessionelle) Behandlungsteam auf der Intensivstation muss geschult, v. a. aber auch seitens der Leitungsebenen darin unterstützt und wertgeschätzt werden, diese oft komplexen kommunikativen Aufgaben zu übernehmen. Die Sicherstellung einer ausreichenden Personalbesetzung und die Etablierung eines „ethisches Arbeitsklimas" sowie interprofessionelle Visiten und Angehörigengespräche erscheinen dafür ausgesprochen hilfreich.

Die **Begrenzung lebenserhaltender Therapiemaßnahmen** führt nicht zum Behandlungsabbruch. Vielmehr sollen eine adäquate Symptomkontrolle und – sofern gewünscht – spiritueller und geistlicher Beistand dazu führen, dass sich der Patient trotz aller seiner Schwäche und Leiden umsorgt, angenommen und wertgeschätzt fühlen kann. Ziel muss es sein, dem Patienten einen **guten Abschied** zu ermöglichen.

Elemente der Palliativmedizin auf der Intensivstation sind somit:
- Gespräche zu Therapiezielen und -umfang, v. a. mit den Patienten, Angehörigen und Nahestehenden
- Begrenzung lebenserhaltender Therapiemaßnahmen
- Bestmögliche Symptomkontrolle, insbesondere Linderung von Schmerz, Unruhe und Angst
- Sofern gewünscht, spiritueller oder geistlicher Beistand

INTERPROFESSIONELLES TEAM

- Entscheidungsfindungen werden als partizipativer Prozess verstanden, an dem sich alle Mitglieder des Behandlungsteams in freiem Gedankenaustausch beteiligen können und sollen.
- Es wird ein „ethisches Arbeitsklima" geschaffen, in dem der offene Diskurs u. a. bezüglich Therapieziel und -umfang gefördert wird, unabhängig von Hierarchiestufen und Berufsgruppenzugehörigkeit.
- Interprofessionelle Visiten und Fallbesprechungen werden etabliert.

23.4 Umgang mit Angehörigen

Angehörige sind auf der Intensivstation nicht nur Besucher, sondern erfüllen **wichtige Rollen.** Sie geben Auskunft über den Patienten, der dazu oft nicht mehr in der Lage ist. Sie haben die Aufgabe, einer schriftlichen Vorausverfügung (Vollmacht oder Patientenverfügung) oder dem mutmaßlichen Willen des Patienten Geltung zu verschaffen. Als Partner der Ärzte nehmen sie an Gesprächen zur Festlegung oder Änderung des Therapieziels und der Therapiemaßnahmen teil, v. a. wenn der Patient dies selbst nicht mehr kann. Zu diesen Anforderungen kommt noch die akute Belastung durch Angst, Sorge oder Trauer um den geliebten Menschen. Schließlich sichern Angehörige auch die Versorgung, indem sie nach Entlassung des Patienten von der Intensivstation bzw. aus dem Krankenhaus die weitere Pflege koordinieren oder übernehmen. Allerdings können Angehörige noch lange psychisch an Folgen dieser Erlebnisse leiden, insbesondere an posttraumatischer Belastungsstörung, Angst und Depressivität – zusammengefasst als **Post-Intensive-Care-Syndrome-Family** bezeichnet.

Vor diesem Hintergrund wurde das **Konzept der angehörigenzentrierten Versorgung** („family-centered care") entwickelt. Die internationalen Leitlinien geben einen Überblick über bislang evaluierte **Maßnahmen:**
- Offene Besuchszeiten
- Strukturierte Angehörigenkommunikation durch geschultes Personal
- Führen eines Intensivtagebuchs
- Nutzung von Kommunikationsstrategien zur emotionalen Unterstützung der Angehörigen
- Informationsmaterial über die Intensivstation, die Zeit nach der Intensivstation oder eine Trauerbroschüre
- Einbeziehung von ausgebildeten Spezialisten (klinische Psychologen, Seelsorger, Palliativmediziner) oder Freistellung von geschultem stationseigenem Personal

Angehörige werden partnerschaftlich, sozusagen auf Augenhöhe einbezogen. Besondere Maßnahmen sollen Angehörige stärken und in die Lage versetzen, die intensivmedizinische Erkrankung des Patienten gut zu begleiten und zu ver-

arbeiten. Zu den familienzentrierten Maßnahmen zählen die Kommunikation mit Angehörigen während der Visite, eine uneingeschränkte Besuchszeit sowie geeignete Aufenthalts- und Besprechungsräume, Schlaf- und Übernachtungsmöglichkeiten. Eine strukturierte Angehörigenkommunikation, die durch eine spezielle Gesprächstechniken wie VALUE oder die PARTNER-Strategie, auf die emotionale Bedeutung der Gespräche eingeht, kann die gemeinsame Therapiezielfindung erleichtern und beschleunigen.

Zur **Verstärkung und Entlastung des Teams** ist es darüber hinaus wünschenswert, weitere Spezialisten bei Bedarf zur Betreuung von Angehörigen oder Patienten hinzuziehen zu können. Dazu zählen ausgebildete klinische Psychologen, Palliativmediziner, -pflegekräfte, Seelsorger oder Sozialarbeiter. Ärzte oder Pflegekräfte des Teams haben oft nicht die Zeit und es mangelt ihnen vielerorts an Kompetenz, um Angehörige in einem umfassenden Sinn sinnvoll zu betreuen. Das Team um Douglas White hat in einer randomisierten kontrollierten Studie gezeigt, dass die tägliche und proaktive Unterstützung von Angehörigen durch eigens dafür freigestellte und geschulte Intensiv-Pflegekräfte auf den beteiligten Stationen die empfundene Patientenzentrierung der Arztgespräche erhöht und die Intensivstationsliegedauer um etwa 1 Tag verkürzt.

23.5 Therapiebegrenzung und Symptomkontrolle

Wenn lebensverlängernde Therapiemaßnahmen einem (veränderten) Therapieziel nicht (mehr) dienen und damit auch nicht (mehr) indiziert sind oder wenn ein Patient (bzw. sein gesetzlicher Vertreter) ihnen nicht (mehr) zustimmt, müssen sie entweder gar nicht erst durchgeführt oder aber beendet werden (withholding bzw. withdrawing). Folgerichtig kann die Gabe der meisten „typischen" Intensivmedikamente, z. B. Katecholamine, Vasopressoren, Antiarrhythmika, Antibiotika und Blutprodukte, bzw. die Durchführung spezieller Behandlungsmaßnahmen, z. B. Beatmung, kardiopulmonale Reanimation oder Dialyse, unterlassen oder eingestellt werden.

Hinsichtlich der Reduktion der **Beatmungsintensität** sind mehrere Vorgehensweisen möglich. Die Parameter der künstlichen Beatmung können, so weit wie möglich, den normalen Umgebungsbedingungen angepasst werden, die Patienten können aber auch endgültig extubiert werden. Medikamentös sind im wesentlichen noch Medikamente zur Anxiolyse, zur Analgesie und zur weiteren Symptomkontrolle erforderlich. Nahrung und Flüssigkeit sollen nur auf Nachfrage des Patienten und nur auf natürlichem Weg verabreicht werden. Eine parenterale Ernährung ist nicht (mehr) indiziert; die intravenöse Gabe von Flüssigkeit folgt i. d. R. eher einem „anthropologischen Reflex" denn einer tatsächlichen Notwendigkeit.

Diese komplexen Aufgaben können entweder palliativmedizinisch ausgebildete Intensivmediziner („integratives Modell") oder konsiliarisch hinzugezogene Palliativmediziner übernehmen („konsultatives Modell"), wobei letzteres Modell eine entsprechende Infrastruktur voraussetzt. Im Wesentlichen geht es darum, den **palliativmedizinischen Behandlungsansatz** umzusetzen. Unseres Erachtens ist die Durchführung der Therapiebegrenzung mindestens im Grundsatz eine ärztliche Aufgabe, wobei gerade der Beistand für Patienten und Angehörige – im Sinne des tatsächlichen Dabei-Stehens –, die Klärung von Fragen und Unsicherheiten sowie die Symptomkontrolle eine wichtige Unterstützung aller Betroffenen darstellen.

23.6 Ermittlung des Patientenwillens

Eine der größten Herausforderungen ist es, bei komplexen Verläufen den mutmaßlichen Willen des Patienten festzustellen. Auch wenn inzwischen immer mehr Patienten eine **Vorausverfügung** im Sinne einer Vollmacht oder einer Patientenverfügung erstellt haben, sind diese **in vielen Fällen zu allgemein** gehalten und damit für das Behandlungsteam nicht oder nur eingeschränkt verwertbar. Oft können Patientenvorausverfügungen in der intensivmedizinischen Wirklichkeit nur als einer von mehreren Bausteinen zur Ermittlung des Patientenwilles angesehen werden. Angehörigen- bzw. Bevollmächtigtengespräche tragen dazu bei, den **mutmaßlichen Patientenwillen** zu ermitteln und Maßnahmen zur Umsetzung zu vereinbaren. Für die Ermittlung des Patientenwillens ist auch eine Abschätzung darüber nötig, welche Folgen von Intensivmedizin zu erwarten sind **(Prognosegespräch)** und ob der Patient diese zu tragen bereit wäre. Angehörige sind oft gänzlich unvorbereitet für solche Überlegungen.

Ein neues, vielversprechendes Konzept zur Realisierung wirksamer Vorausverfügungen ist die Entwicklung von **Advance Care Planning** (➤ Kap. 11). Mit Hilfe von geschulten Gesprächsbegleitern und idealerweise unter Einbeziehung eines Angehörigen wird eine schriftliche Vorausverfügung erstellt. Bisher ist dies neue Format für Pflegeheime und Behinderteneinrichtungen konzipiert. Eine breite Umsetzung und Implementierung könnte vermutlich auch für den stationären Bereich nützlich sein und die Defizite der bisherigen Vorausverfügungen überwinden. In dieser Hinsicht kommt gerade Hausärzten eine besondere Bedeutung zu: Sie können darauf einwirken, dass ihre Patienten sich entsprechend ihres Gesundheitsstatus rechtzeitig um die Erstellung einer tatsächlich hilfreichen Vorausverfügung kümmern – ggf. mit hausärztlicher Unterstützung.

23.7 Vermeidung einer nicht angemessenen intensivmedizinischen Therapie

Grundsätzlich ruht auch die intensivmedizinische Therapie auf den beiden Grundpfeilern **Indikation** und (rechtswirksame) **Einwilligung.** Gerade (intensivmedizinische) Notfälle sind allerdings regelhaft gekennzeichnet durch Informationskargheit oder -pleonasmen, durch rasche Handlungsnotwendigkeit aufgrund vitaler Bedrohung und erschwerte Prognostizierung bei nicht (mehr) auskunfts- oder einwilligungsfähigen Patienten. Daher erscheint häufig ein zeitlich begrenzter Behandlungsversuch gerechtfertigt. Allerdings soll in möglichst kurzer Zeit sowohl innerhalb des interprofessionellen Teams als auch mit dem Patienten – soweit möglich –, seinem gesetzlichen Vertreter und der Familie Klarheit über Therapieziel(e), Indikationen und Patientenwillen gewonnen werden, damit das therapeutische Vorgehen reevaluiert werden kann, bei Bedarf auch mehrfach im Verlauf.

Wenn Patienten hinsichtlich ihrer Prognose fehlerhaft zugeordnet werden, schlimmstenfalls also zu rasch „aufgegeben" werden – häufig aufgrund dafür unbrauchbarer Kenngrößen, wie z. B. allein das Alter –, droht eine unverhältnismäßige **Unterversorgung.** Wenn andererseits Entscheidungen zur Festlegung des Therapieziels und -umfangs verschleppt werden, gerade wenn lebensverlängernde Maßnahmen nicht (mehr) greifen, droht eine unverhältnismäßige **Überversorgung.** Entsprechend mehrerer Beobachtungsstudien auf Intensivstationen kommt es allerdings nach übereinstimmender Einschätzung der befragten Mitarbeiter eher zur Überversorgung, wofür insbesondere Kommunikationsmängel innerhalb des Behandlungsteams oder zwischen Behandlungsteam und Familie sowie ein unzureichend ausgeprägtes ethisches Klima auf der Intensivstation verantwortlich gemacht werden. In einer amerikanischen Fallstudie zeigte sich, dass bei Patienten auf einer eher palliativmedizinisch orientierten Intensivstation eine Anpassung der Therapieziele und Therapiemaßnahmen früher erfolgte als bei Patienten auf einer kurativ ausgerichteten Intensivstation.

23.8 Zusammenfassung und Ausblick

Aus der heutigen Intensivmedizin ist Palliativmedizin nicht mehr wegzudenken. Bisher sind allerdings palliativmedizinische Aspekte noch kein regelhafter Bestandteil der intensivmedizinischen ärztlichen oder pflegerischen Ausbildung; die formale Qualifizierung „Palliativmedizin" macht zusätzliche Weiterbildungen erforderlich. Jedoch ist für die Umsetzung entscheidend, ob die auf der Intensivstation gepflegte Kultur palliativmedizinische Aspekte im Sinne einer **berufsgruppenübergreifenden Zusammenarbeit** im Team sowie einer guten **Patienten- und Angehörigenkommunikation** berücksichtigt. Zur palliativmedizinischen Orientierung gehört auch das **„ethische Klima"** mit hoher Aufmerksamkeit für ethische Probleme, Förderung der Patientenzentriertheit und eines respektvollen Umgangs miteinander.

KAPITEL 24

Bernd Alt-Epping

Palliativmedizin im Jahre 2030 – was sind die Herausforderungen?

24.1 Kultur des Angewiesenseins

Wohl wenige Bereiche der Medizin haben eine solch deutliche, eigene gesellschaftliche Dimension wie die Palliativmedizin. Wie wir mit Schwerkranken, Bedürftigen und Sterbenden umgehen, ist nicht nur eine medizinische Frage (wobei hier „Medizin" im weitesten Sinne verstanden werden soll und nicht nur ärztliches Handeln umfasst), sondern auch eine Frage an unsere Gesellschaft. Daher ist die Frage nach dem zukünftigen Stellenwert und der Ausrichtung von Palliativmedizin immer auch eine Frage nach den **zukünftigen Werten** unserer Gesellschaft.

Trotz aller Impulse, die Themen des Lebensendes im Allgemeinen und die Belange von Schwerkranken und Sterbenden im Besonderen konkret zu machen, wie es z. B. 2015 durch das Hospiz- und Palliativgesetz bewirkt wurde, bestehen vielerlei Signale fort, die darauf hindeuten, wie wenig eine **„Kultur der verstehenden Sorge"** und des **„Angewiesenseins"** in der Gesellschaft tatsächlich verankert ist. Neben soziodemografischen Aspekten wie die Partikularisierung von Familie tragen hierzu auch gesellschaftliche Ideale von absolut (und nicht relational) verstandener Autonomie, von physischer und psychischer Unversehrtheit, von Leidfreiheit und von einer wunscherfüllenden Erwartungshaltung bei.

24.2 Beeinflussung des Todeszeitpunkts

Ein absolut verstandenes Begriffskonzept von Autonomie umfasst auch den Wunsch, den Zeitpunkt des Todes beeinflussen oder gar selbst bestimmen zu können. Die Diskussion um den von 2015–2020 existierenden § 217 StGB und um die Bereitstellung lebensbeendender Wirkstoffe im Sinne einer Suizidassistenz verdeutlicht, dass der Wunsch, das **Leben selbst beenden** zu dürfen, bereits als Anspruch mitten in der Gesellschaft angekommen ist, und die Diskussion der kommenden Jahre sich weniger auf das „ob", als vielmehr auf das „wie" im Sinne der Ausgestaltung konkret lebensbeendender Maßnahmen beziehen wird – und auf den Versuch, aus dem Anspruch, den Todeszeitpunkt selbst bestimmen zu *können,* keine Norm entstehen zu lassen, dies tun zu *müssen.*

Die **Palliativmedizin** als institutionalisierter Fachbereich hatte sich zunächst lange in der Rolle gesehen (bzw. wurde von außen in der Rolle gesehen), dem Sterbewunsch schwerkranker Menschen ein **Unterstützungskonzept** entgegenzusetzen, das diesen Wunsch nach Lebensbeendigung zurückdrängt oder gar verhindert: „Wenn man todkranken Menschen die Angst vor dem Sterben nimmt und ihnen Schmerzfreiheit garantiert, dann ist bei den meisten Menschen innerhalb von 24 Stunden der Todeswunsch verschwunden.". Die Palliativmedizin der Zukunft wird sich daran bemessen lassen müssen, ob sie als Gegenkonzept in Abgrenzung zur oben skizzierten gesellschaftlichen Entwicklung auftritt oder sich als bedingungsloses Unterstützungskonzept auch in einem Umfeld, das den verschiedenen Ausgestaltungsformen von „Sterbehilfe" zunehmend aufgeschlossen gegenüber steht, einzubringen vermag.

Gleichzeitig ist eine Aufweitung bzw. **Aufweichung des Suizidbegriffs** zu beobachten, die sich z. B. in der Diskussion um die normative Bewertung des Phänomens des „freiwilligen Verzichts auf Nahrung und Flüssigkeit" (FVNF) niederschlägt: Das Nichtmehressen*wollen* (bei schwerer Grunderkrankung i. d. R. erheblich überlagert von einem Nichtmehressen*können*) nicht als Begrenzungshandlung, sondern als Suizid zu etikettieren, wie dies Stimmen aus der Medizinethik fordern, lässt die Grenzziehung des Suizids zu anderen Therapiebegrenzungshandlungen verschwimmen, wie zur Einstellung einer Hämodialyse oder Intensivtherapie in einer sterbenahen Erkrankungssituation. Ein solch erweitertes Begriffsverständnis des Suizids vermag möglicherweise dazu beizutragen, dass die Aufgeschlossenheit gegenüber dem Begriff „Suizid" steigt („sanfter Suizid") und tatsächliche suizidale Handlungen als zunehmend selbstverständlich wahrgenommen werden.

24.3 Double Awareness

Die Palliativmedizin der Zukunft wird sich ebenfalls daran bemessen lassen müssen, inwieweit es ihr gelingt, sich in den Behandlungskontext zunehmend **prognostisch unklarer Erkrankungsverläufe** zu **integrieren.** Die zielgerichteten, zunehmend risikostratifizierten Therapiekonzepte in der Onkologie, die z. B. auf Immuntherapien beruhen, die sich für einen Teil der Patienten als hochwirksam heraus stellen, aber auch die wirksamen Therapieoptionen in nichtonkologischen Fachbereichen, die zu einer weiteren Chronifizierung von Erkrankungsverläufen beitragen, erlauben es nicht mehr, palliativmedizinische Mitbehandlung als absehbaren Bestandteil einer linear-progredient zum Tode führenden Erkrankung zu verstehen. Dennoch bedarf es neben der Hoffnung auf ein gutes Therapieansprechen (mit entsprechend verlängerter Lebenszeit und gebesserter Lebensqualität) auch eines Blicks auf das potenzielle Scheitern kausaler Therapien: Was wäre, wenn die Erkrankung voranschreitet? Wo erhalte ich Unterstützung, auch für meine Versorgungssituation? Was soll geschehen, wenn es zu einer schweren Krisensituation im Rahmen der Grunderkrankung kommt? Wer soll meine Vorstellungen und meinen Willen bekunden, wenn ich selbst nicht mehr ansprechbar bin? Was ist der Ort, an dem ich meine letzte Lebensphase verbringen will?

Diese **vorausschauenden Fragen in Richtung Lebensende** trotz vorhandener, wirksamer Therapieoptionen zu stellen, wird u. a. mit dem Begriff **„Double Awareness"** umschrieben. In diesem Sinne werden moderne (Tumor-) Therapieoptionen sehr unmittelbare Auswirkungen auf palliativmedizinische Handlungs- und Strukturkonzepte haben, insbesondere wenn es um deren frühzeitige Integration in die kausale Behandlung geht. Die Palliativmedizin der Zukunft wird in diesem Sinne entsprechende inhaltliche als auch strukturelle Angebote zu machen haben.

24.4 Partikularisierung der Medizin

In struktureller Hinsicht wird die Palliativmedizin der Zukunft von den gleichen Problemen betroffen sein wie andere medizinische Fachbereiche auch. Einerseits erfordert das zunehmende Wissen aus der palliativmedizinischen Forschung über die Komplexität der Begleitungssituationen am Lebensende, denen sich Patienten und deren Angehörige ausgesetzt sehen, eine **spezialisierte Fachexpertise** und entsprechende **Unterstützungsressourcen.** Dies treibt (möglicherweise unbeabsichtigt) die Aufdifferenzierung und Fragmentierung der Medizin insgesamt weiter voran und könnte zu einer **Partikularisierung der komplexen Aufgaben** bei der Begleitung am Lebensende führen. Dem gegenüber steht andererseits der absehbare **Mangel an Allgemein- und Fachärzten** insbesondere in ländlichen Regionen der Implementierung zusätzlicher Unterstützungsstrukturen entgegen. Auch mit dem Anspruch eines breit gefächerten Unterstützungsangebots wird die Palliativmedizin vor die Aufgabe gestellt werden, Überversorgung innerhalb der Palliativmedizin selbst zu vermeiden und einen eher breiten- und gesellschaftsorientierten Unterstützungsansatz zu verfolgen, anstatt eine „Fünf-Sterne-Betreuung" von Wenigen zu betreiben.

So bleibt es ein Phänomen, dass gerade diese erforderlichen Anpassungsschritte an die Moderne – eine frühzeitigere, niederschwelligere Integration palliativmedizinischen Mit-Denkens, ein gesellschaftsorientierter Breitenansatz, das Einbringen in den gesellschaftsethischen Diskurs – ausgerechnet von der ursprünglichen Keimzelle der Palliativmedizin und Hospizarbeit, dem St. Christopher's Hospice, ausgehen, und ähnlich wie vor über 50 Jahren auf unser Tun in der Palliativmedizin einzuwirken vermögen.

Literatur

Kapitel 1

[1] Stolberg M. Die Geschichte der Palliativmedizin. Medizinische Sterbebegleitung von 1500 bis heute. Frankfurt: Mabuse; 2011

[2] Alt-Epping B. Palliativmedizin: Das Heidelberger Skript für Studierende der Medizin. Heidelberg: Heidelberg University; 2022

[3] Wedding U, Alt-Epping B. Prinzipien der Palliativmedizin in der Onkologie. In: Schmoll HJ. Kompendium Internistische Onkologie. 5. Aufl. Heidelberg: Springer; 2021

[4] Leitlinienprogramm Onkologie (Deutsche Krebsgesellschaft, Deutsche Krebshilfe, AWMF): Palliativmedizin für Patienten mit einer nicht-heilbaren Krebserkrankung, Langversion 2.2, 2020, AWMF-Registernummer: 128/001OL. www.leitlinienprogramm-onkologie.de/leitlinien/palliativmedizin/ (letzter Zugriff: 13.12.2022)

Kapitel 2

[1] Brinkman-Stoppelenburg A, Rietjens JA, van der Heide A. The effects of advance care planning on end-of-life care: a systematic review. Palliat Med 2014; 28 (8): 1000–1025

[2] Coyne E, Heynsbergh N, Dieperink KB. Acknowledging cancer as a family disease: A systematic review of family care in the cancer setting. Eur J Oncol Nurs 2020; 49: 101841

[3] Ferrell BR, Temel JS, Temin S et al. Integration of Palliative Care Into Standard Oncology Care: American Society of Clinical Oncology Clinical Practice Guideline Update. J Clin Oncol 2017; 35 (1): 96–112

[4] Haun MW, Estel S, Rucker G et al. Early palliative care for adults with advanced cancer. Cochrane Database Syst Rev 2017; 6: CD011129

[5] Hudson P, Payne S. Family caregivers and palliative care: current status and agenda for the future. J Palliat Med 2011; 14 (7): 864–869

[6] Hui D, Kim YJ, Park JC et al. Integration of oncology and palliative care: a systematic review. Oncologist 2015; 20 (1): 77–83

[7] Hui D, Meng YC, Bruera S et al. Referral Criteria for Outpatient Palliative Cancer Care: A Systematic Review. Oncologist 2016; 21 (7): 895–901

[8] Kaasa S, Loge JH, Aapro M et al. Integration of oncology and palliative care: a Lancet Oncology Commission. Lancet Oncol 2018; 19 (11): e588-e653

[9] Lehmann E, Hodiamont F, Landmesser M et al. Adaptation of the Australian Palliative Care Phase concept to the German palliative care context: a mixed-methods approach using cognitive interviews and cross-sectional data. BMC Palliat Care 2021; 20 (1): 128

Kapitel 3

[1] Leitlinienprogramm Onkologie, Psychoonkologische Diagnostik, Beratung und Behandlung von erwachsenen Krebspatienten. Langversion 1.1, AWMF-Registernummer: 032/051OL. Dtsch. Krebsgesellschaft, Dtsch. Krebshilfe; 2014. http://leitlinienprogramm-onkologie.de/ (letzter Zugriff: 23.7.2022)

[2] S3-Leitlinie Palliativmedizin für Patienten mit einer nicht heilbaren Krebserkrankung. Langversion 1.0, AWMF-Registernummer: 128/001OL. Stuttgart: Kohlhammer; 2015

[3] Saunders C. The evolution of palliative care. J R Soc Med 2001; 94: 430–432

[4] Steins MB, Eschbach C, Villalobos M, Thomas M. Schmerztherapie in der Palliativmedizin. Z Palliativmed 2018; 19: 47–56

Kapitel 4

[1] Antunes B, Harding R, Higginson IJ. Implementing patient-reported outcome measures in palliative care clinical practice: a systematic review of facilitators and barriers. Palliat Med 2014; 28 (2): 158–175

[2] Antunes B, Rodrigues PP, Higginson IJ et al. Outcome measurement-a scoping review of the literature and future developments in palliative care clinical practice. Ann Palliat Med 2018; 7 (3): 196–206

[3] Aslakson RA, Dy SM, Wilson RF et al. Patient- and Caregiver-Reported Assessment Tools for Palliative Care: Summary of the 2017 Agency for Healthcare Research and Quality Technical Brief. J Pain Symptom Manage 2017; 54 (6): 961–972

[4] Bausewein C, Daveson BA, Currow DC et al. EAPC White Paper on outcome measurement in palliative care: Improving practice, attaining outcomes and delivering quality services – Recommendations from the European Association for Palliative Care (EAPC) Task Force on Outcome Measurement. Palliat Med 2016; 30 (1): 6–22

[5] Beynon T, Radcliffe E, Child F et al. What are the supportive and palliative care needs of patients with cutaneous T-cell lymphoma and their caregivers? A systematic review of the evidence. Br J Dermatol 2014; 170 (3): 599–608

[6] Bullinger M. Zur Messbarkeit in der Medizin. In: Kovács L, Kipke R, Lutz R. Lebensqualität in der Medizin. Wiesbaden: Springer; 2016: 175–188

[7] Bullinger M. Psychosoziale Gesundheit älterer Patientinnen und Patienten in der Onkologie. In: Mehnert A, Koch U. Handbuch Psychoonkologie. Bern: Hogrefe; 2016: 424–443

[8] Bullinger-Naber M. Das Konzept der Lebensqualität in der Medizin – Entwicklung und heutiger Stellenwert. ZEFQ 2014; 108 (2–3): 97–103

[9] Bullinger M, Blome C, Sommer R et al. Gesundheitsbezogene Lebensqualität – ein zentraler patientenrelevanter Endpunkt in der Nutzenbewertung medizinischer Maßnahmen. Bundesgesundheitsblatt – Gesundheitsforschung – Gesundheitsschutz 2015; 58 (3): 283–290

[10] Bullinger M, Mehnert A, Bergelt C. Lebensqualitätsmessung in der Onkologie. In: Siewert R, Rothmund M, Schumpelick V. Onkologische Chirurgie. Heidelberg: Springer: 2010: 397–408

[11] Choi JY, Kong KA, Chang YJ et al. Effect of the duration of hospice and palliative care on the quality of dying and death in patients with terminal cancer: A nationwide multicentre study. Eur J Cancer Care 2018; 27 (2): e12771

[12] Engelmann D, Scheffold K, Friedrich M et al. Death-Related Anxiety in Patients With Advanced Cancer: Validation of the German Version of the Death and Dying Distress Scale. J Pain Symptom Manage 2016; 52 (4): 582–587

[13] Eskildsen NB, Joergensen CR, Thomsen TG et al. Patient empowerment: a systematic review of questionnaires measuring empowerment in cancer patients. Acta Oncol 2017; 56 (2): 156–165

[14] Friedel M, Aujoulat I, Dubois AC et al. Instruments to Measure Outcomes in Pediatric Palliative Care: A Systematic Review. Pediatrics 2019; 143 (1): e20182379

[15] Garcia SF, Cella D, Clauser et al. Standardizing patient-reported outcomes assessment in cancer clinical trials: a patient-reported outcomes measurement information system initiative. J Clin Oncol 2007; 25 (32): 5106–5112

[16] Heckel M, Bussmann S, Stiel S et al. Validation of the German Version of the Quality of Dying and Death Questionnaire for Informal Caregivers (QODD-D-Ang). J Pain Symptom Manage 2015; 50 (3): 402–413

[17] Heppner HJ, Nitschmann S. CAREFul – Verbesserung der Lebensqualität am Lebensende. Der Internist 2018; 59 (1): 102–104

[18] Hofmeister M, Memedovich A, Dowsett LE et al. Palliative care in the home: a scoping review of study quality, primary outcomes, and thematic component analysis. Bmc Palliative Care 2018; 17 (1): 41
[19] Johnston B, Flemming K, Narayanasamy MJ et al. Patient reported outcome measures for measuring dignity in palliative and end of life care: a scoping review. BMC Health Serv Res 2017; 17 (1): 574
[20] Kaasa S, Bjordal K, Aaronson N et al. The EORTC core quality of life questionnaire (QLQ-C30): Validity and reliability when analysed with patients treated with palliative radiotherapy. Eur J Cancer 1995; 31 (13–14): 2260–2263
[21] Kavalieratos D, Corbelli J, Zhang D et al. Association Between Palliative Care and Patient and Caregiver Outcomes: A Systematic Review and Meta-analysis. JAMA 2016; 316 (20): 2104–2114
[22] Martinez M, Arantzamendi M, Belar A et al. 'Dignity therapy', a promising intervention in palliative care: A comprehensive systematic literature review. Palliat Med 2017; 31 (6): 492–509
[23] Michels CT, Boulton M, Adams A et al. Psychometric properties of carer-reported outcome measures in palliative care: A systematic review. Palliat Med 2016; 30 (1): 23–44
[24] Morfeld M, Kirchberger I, Bullinger M. SF-36 Fragebogen zum Gesundheitszustand: Deutsche Version des Short Form-36 Health Survey. Göttingen: Hogrefe; 2011
[25] Morgans AK, van Bommel AC, Stowell C et al. Development of a Standardized Set of Patient-centered Outcomes for Advanced Prostate Cancer: An International Effort for a Unified Approach. Eur Urol 2015; 68 (5): 891–898
[26] Pan-Weisz TM, Kryza-Lacombe M, Burkeen J et al. Patient-reported health-related quality of life outcomes in supportive-care interventions for adults with brain tumors: A systematic review. Psychooncology 2019; 28 (1): 11–21
[27] Rodriguez-Prat A, Monforte-Royo C, Porta-Sales J. Patient Perspectives of Dignity, Autonomy and Control at the End of Life: Systematic Review and Meta-Ethnography. PLoS One 2016; 11 (3): e0151435
[28] Selman LE, Brighton LJ, Hawkins A et al. The Effect of Communication Skills Training for Generalist Palliative Care Providers on Patient-Reported Outcomes and Clinician Behaviors: A Systematic Review and Meta-analysis. J Pain Symptom Manage 2017; 54 (3): 404–416
[29] Sinclair S, Norris JM, McConnell SJ et al. Compassion: a scoping review of the healthcare literature. Bmc Palliative Care 2016; 15 (6): 1–16
[30] Snaman JM, Kaye EC, Baker JN et al. Pediatric palliative oncology: the state of the science and art of caring for children with cancer. Curr Opin Pediatr 2018; 30 (1): 40–48
[31] Wang CW, Chow AY, Chan CL. The effects of life review interventions on spiritual well-being, psychological distress, and quality of life in patients with terminal or advanced cancer: A systematic review and meta-analysis of randomized controlled trials. Palliat Med 2017; 31 (10): 883–894
[32] Weingartner V, Dargatz N, Weber C et al. Patient reported outcomes in randomized controlled cancer trials in advanced disease: a structured literature review. Expert Rev Clin Pharmacol 2016; 9 (6): 821–829
[33] Wilkening K, Martin M. Lebensqualität am Lebensende: Erfahrungen, Modelle und Perspektiven. Zeitschrift für Gerontologie und Geriatrie 2003; 36 (5): 333–338

Kapitel 5

[1] S3-Leitlinie Palliativmedizin für Patienten mit einer nicht heilbaren Krebserkrankung. Kapitel 9.5 und 11.5.7. Langversion 1.1, AWMF-Registernummer: 128/001OL. Stuttgart: Kohlhammer; 2015
[2] Candy B et al. Interventions for supporting informal caregivers of patients in the terminal phase of a disease. Cochrane Database Syst Rev 2011, CD007617
[3] Dionne-Odom JN et al. Coaching Family Caregivers to Become Better Problem Solvers When Caring for Persons with Advanced Cancer. J Soc Work End Life Palliat Care 2016; 12: 63–81
[4] Gottschalk-Fleischer A et al. Aftermath of death of a seriously ill family member: Online survey of psychological distress and care satisfaction of relatives. Gesundheitswesen 2017 [Epub ahead of print]
[5] Götze H et al. Anxiety, depression and quality of life in family caregivers of palliative cancer patients during home care and after the patient's death. Eur J Cancer Care 2018; 27: e12606
[6] Götze H et al Exhaustion and overload of family caregivers of palliative cancer patients. Psychother Psychosom Med Psychol 2015; 65: 66–72
[7] Hashemi M, Irajpour A, Taleghani F. Caregivers needing care: the unmet needs of the family caregivers of end-of-life cancer patients. Support Care Cancer 2018; 26: 759–766
[8] Hudson P, Payne S. Family Carers in Palliative Care. Oxford: Oxford University; 2009
[9] Hudson P, Payne S. Family caregivers and palliative care: current status and agenda for the future. J Palliat Med 2011; 14: 864–869
[10] Mohammed S et al. "I didn't want to be in charge and yet I was": Bereaved caregivers' accounts of providing home care for family members with advanced cancer. Psychooncology 2018; 27: 1229–1236
[11] Nipp RD et al. Factors associated with depression and anxiety symptoms in family caregivers of patients with incurable cancer. Ann Oncol 2016; 27: 1607–1612
[12] Oechsle K et al. Anxiety and depression in caregivers of terminally ill cancer patients: impact on their perspective of the patients' symptom burden. J Palliat Med 2013; 16: 1095–1101
[13] Rosenberger C et al. Outpatient psycho-oncological care for family members and patients: access, psychological distress and supportive care needs. Psychother Psychosom Med Psychol 2012; 62: 185–194
[14] Rumpold T et al. Informal caregivers of advanced-stage cancer patients: Every second is at risk for psychiatric morbidity. Support Care Cancer 2016; 24: 1975–1982
[15] Ullrich A et al. Quality of life, psychological burden, needs, and satisfaction during specialized inpatient palliative care in family caregivers of advanced cancer patients. BMC Palliat Care 2017; 16: 31
[16] Wang T et al. Unmet care needs of advanced cancer patients and their informal caregivers: a systematic review. BMC Palliat Care 2018; 17: 96

Kapitel 6

[1] Canadian Interprofessional Health Collaborative. A National Interprofessional Competency Framework. 2010. www.cihc.ca/files/CIHC_IPCompetencies_Feb1210.pdf (letzter Zugriff: 20.7.2022)
[2] Frick E et al. A clinical interview assessing cancer patients' spiritual needs and preferences. Eur J Cancer Care 2006; 15 (3): 238–243
[3] Jackson VA et al. The cultivation of prognostic awareness through the provision of early palliative care in the ambulatory setting: a communication guide. J Palliat Med 2013; 16 (8): 894–900
[4] Schmacke N, Richter P, Stamer MH. Der schwierige Weg zur Partizipation: Kommunikation in der ärztlichen Praxis. Bern: Hogrefe; 2016
[5] Tessmer G, Zaba O, Grohé C. Konzept einer vorausschauenden Kommunikation in der palliativen Behandlung von Patienten mit pneumologisch-onkologischen Erkrankung. Pneumologie 2011; 65: 503–509

Kapitel 7

[1] Beauftragte der Bundesregierung für Migration, Flüchtlinge und Integration. Das kultursensible Krankenhaus. Ansätze zur interkulturellen Öffnung. 2015. www.bundesregierung.de/Content/Infomaterial/BPA/IB/Das_kultursensible_Krankenhaus_09-02-2015.html?nn=670290 (letzter Zugriff: 11.2.2022)
[2] Grammatico D. Mit welchen Patientengruppen müssen wir zukünftig rechnen? Menschen mit Migrationshintergrund in der Hospiz- und Palliativarbeit. Palliativmedizin 2012; 13: A24
[3] Jansky M, Nauck F. Palliativ- und Hospizversorgung von Menschen mit Migrationshintergrund. Aktueller Stand und Handlungsempfehlungen für

Hospiz- und Palliativversorger. Niedersächsisches Landesamt für Soziales, Jugend und Familie/Universitätsmedizin Göttingen. 2015. www.palliativmedizin.med.uni-goettingen.de/de/content/forschung.html (letzter Zugriff: 11.2.2022)
[4] Lalouschek J. Medizinische und kulturelle Perspektiven von Schmerz. Work in Progress Version 2008; 8: 31–32 www.univie.ac.at/.../Schmerzprojekt/.../Arbeitspapier_2008_SchmerzMedizinK (letzter Zugriff: 11.2.2022)
[5] Migration und Gesundheit: Kulturelle Vielfalt als Herausforderung für die medizinische Versorgung. Vorträge der Jahrestagung des Deutschen Ethikrates 2010. Herausgegeben vom Deutschen Ethikrat. www.ethikrat.org (letzter Zugriff: 11.2.2022)
[6] Ministerium für Soziales und Integration Baden-Württemberg. Trauer und Bestattung in verschiedenen Glaubenskontexten (Christliche, jüdische und islamische Religionsexperten beschreiben die jeweiligen Glaubensinhalte Bestattungsrituale und -traditionen). 2014 https://sozialministerium.baden-wuerttemberg.de/de/service/publikation/did/trauer-und-bestattung-in-verschiedenen-glaubenskontexten/ (letzter Zugriff: 11.2.2022)
[7] Ozgadan M et al. "Do not tell": what factors affect relatives' attitudes to honest disclosures of diagnosis to cancer patients. www.ncbi.nlm.nih.gov/pubmed/15088138 (letzter Zugriff: 11.2.2022)
[8] Peintinger M. Interkulturell kompetent. Wien: Fakultas; 2011
[9] Sarovic A. Beerdigungen in Ghana. Der Tod ist ein Fest. Spiegel online; 10.10.2017
[10] Statistisches Bundesamt: www.destatis.de/DE/Themen/Gesellschaft-Umwelt/Bevoelkerung/Bevoelkerungsvorausberechnung/_inhalt.html (letzter Zugriff: 11.2.2022)
[11] Urban E. Transkulturelle Pflege am Lebensende. Umgang mit Sterbenden und Verstorbenen unterschiedlicher Religionen und Kulturen. Stuttgart: Kohlhammer; 2014
[12] van Oorschot B, Ritterbusch U. Umgang mit Sterben und Tod. Spielt die Kultur eine Rolle? Forum 2017; 32: 336–341
[13] Zielke-Nadkarni A. Forschungsbericht zu den Empfehlungen zur Hospiz- und Palliativbetreuung von Menschen mit Migrationshintergrund. Akademie am Johannes-Hospiz und DRK, Landesverband Westfalen-Lippe e. V. Münster; 2013 https://drkwestfalen.de/fileadmin/user_upload/Service/03_Forschungsbericht_webversion.pdf (letzter Zugriff: 11.2.2022)

Kapitel 8

[1] www.leitlinienprogramm-onkologie.de/leitlinien/palliativmedizin/ (letzter Zugriff: 10.1.2022)
[2] www.ccc-netzwerk.de/fileadmin/Inhalte/Bilder_und_pdf/Arbeitsgruppen/Palliativmedizin/SOP_Behandlung_in_Sterbephase.pdf (letzter Zugriff: 28.1.2022)
[3] www.gbe-bund.de/gbe/pkg_olap_tables.prc_sort_ind?p_uid=gast&p_aid=92100784&p_sprache=D&p_help=2&p_indnr=6&p_ansnr=46562468&p_version=11&p_sortorder=d&p_dim_1=D.100&p_dw_1=10101 (letzter Zugriff: 4.2.2022)
[4] www.bundesaerztekammer.de/fileadmin/user_upload/downloads/pdf-Ordner/Recht/_Bek_BAEK_MBO-AE_Online_final.pdf (letzter Zugriff: 4.2.2022)
[5] https://pallpan.de/ (letzter Zugriff: 4.2.2022)
[6] www.leitlinienprogramm-onkologie.de/leitlinien/palliativmedizin/ (letzter Zugriff: 4.2.2022)
[7] www.bestcareforthedying.org/ (letzter Zugriff: 22.2.2022)
[8] www.dgpalliativmedizin.de/images/210422_Broschuere_SedPall_Gesamt.pdf (letzter Zugriff: 7.2.2022)
[9] www.google.com/url?sa=t&rct=j&q=&esrc=s&source=web&cd=&ved=2ahUKEwjf6_be3u31AhUNNuwKHRTBCosQFnoECAYQAQ&url=https%3A%2F%2Fwww.palliativmedizin.uk-erlangen.de%2Ffileadmin%2Feinrichtungen%2Fpalliativmedizin%2Fdateien%2FForschung%2FDokumentationsbogen_Palliative_Sedierung_Version_Erlangen.docx&usg=AOvVaw1EOPRQyuyzbYyUFQwHtloI (letzter Zugriff: 7.2.2022)

Kapitel 9

[1] https://www.bundesaerztekammer.de/fileadmin/user_upload/_old-files/downloads/Sterbebegleitung_17022011.pdf (letzter Zugriff: 21.12.22)
[2] www.bundesaerztekammer.de/fileadmin/user_upload/downloads/pdf-Ordner/Recht/Hinweise_der_BAEK_zum_aerztlichen_Umgang_mit_Suizidalitaet_und_Todeswuenschen_nach_dem_Urteil_des_Bundesverfassungsgerichts_zu_Paragraf_217_StGB_Stand_25.06.2021.pdf (letzter Zugriff: 21.12.22)
[3] www.ethikrat.org/fileadmin/Publikationen/Stellungnahmen/Archiv/Stellungnahme_Selbstbestimmung_und_Fuersorge_am_Lebensende.pdf (letzter Zugriff: 21.12.22)
[4] https://eref.thieme.de/ejournals/1615-293X_2018_01#/10.1055-s-0043-124169 (letzter Zugriff: 21.12.22)
[5] https://eref.thieme.de/ejournals/1615-293X_2018_01#/10.1055-s-0043-124167 (letzter Zugriff: 21.12.22)
[6] Wolfersdorf M. Suicidality. Nervenarzt 2008; 79 (11): 1319–1336
[7] Lindner R, Foerster R, von Renteln-Kruse W. Idealtypische Interaktionsmuster psychosomatischer Patienten in stationär-geriatrischer Behandlung. Z Gerontol Geriat 2013; 46: 441–448
[8] Wilson KG et al. Mental disorders and the desire for death in patients receiving palliative care for cancer. BMJ Support Palliat Care 2016; 6 (2): 170–177
[9] Strupp J, Ehmann C, Galushko M et al. Risk Factors for Suicidal Ideation in Patients Feeling Severely Affected by Multiple Sclerosis. J Palliat Med 2016; 19: 523–528
[10] Alt-Epping B. Der freiwillige Verzicht auf Nahrung und Flüssigkeit ist keine Form des Suizids. Zeitschrift für Palliativmedizin 2018; 19 (1): 12–15
[11] Simon A. Freiwilliger Verzicht auf Nahrung und Flüssigkeit als Suizid? Zeitschrift für Palliativmedizin 2018; 19 (1): 10–11

Kapitel 10

[1] Ansohn E. Die Wahrheit am Krankenbett, Grundfragen einer ärztlichen Sterbehilfe. Hamburg: Furche; 1975
[2] Horstmann U. Portrait Bert van der Post. https://st-paulus-gemeinde.de/wp-content/upload/2011/12/Portrait-BvP.pdf (letzter Zugriff: 5.12.2022)
[3] Sporken P. Hast du denn bejaht, dass ich sterben muss? Eine Handreichung für den Umgang mit Sterbenden. Düsseldorf: Patmos; 1985
[4] Sporken P. Menschlich sterben. Düsseldorf: Patmos; 1972
[5] Titulaer PT. Trauer ist keine Krankheit, nicht durchlebte Trauer kann aber krank machen. Psychotherapie im Dialog 2019; 20: 89-92

Kapitel 11

[1] Bozzaro C, Schildmann J. „Suffering" in Palliative Sedation: Conceptual Analysis and Implications for Decision Making in Clinical Practice. Journal of Pain and Symptom Management 2018; 56 (2): 288–294
[2] Bundesärztekammer. Stellungnahme der Zentralen Kommission zur Wahrung ethischer Grundsätze in der Medizin und ihren Grenzgebieten (Zentrale Ethikkommission) bei der Bundesärztekammer zur Ethikberatung in der klinischen Medizin. Deutsches Ärzteblatt 2006; 103: A1703–1705
[3] Emanuel E, Emanuel L. Four Models of the Physican-Patient Relationship. Journal of the American Medical Association 1992; 16: 2221–2226
[4] in der Schmitten J, Lex K, Mellert C et al. Patientenverfügungsprogramm – Implementierung in Senioreneinrichtungen: Eine interregionale kontrollierte Interventionsstudie. Deutsches Ärzteblatt International 2014; 111: 50–57
[5] Wiesemann C, Simon A. Patientenautonomie. Theoretische Grundlagen, praktische Anwendungen. Mentis: Münster; 2013
[6] Schildmann J, Krones T. Advance Care Planning in der Onkologie. Ein Überblick aus klinisch-ethischer Perspektive. Der Onkologe 2015; 21: 840–884

[7] Richter-Kuhlmann E. Advance Care Planning – Bislang wenig gelebtes Konzept. Deutsches Ärzteblatt 2019; 50: A2342–A2344
[8] www.zentrale-ethikkommission.de/stellungnahmen/ausserklinische-ethikberatung-2019 (letzter Zugriff: 2.3.2022)

Kapitel 12

[1] Saunders CM. The symptomatic treatment of incurable malignant disease. Prescribers' Journal 1964; 4: 68–73
[2] S3-Leitlinie Palliativmedizin, Kapitel „Tumorschmerz". https://register.awmf.org/de/leitlinien/detail/128-001OL (letzter Zugriff: 18.12.2022)
[3] S3-Leitlinie „Langzeittherapie mit Opioiden bei Nichttumorschmerzen" (LONTS) https://register.awmf.org/de/leitlinien/detail/145-003 (letzter Zugriff: 18.12.2022)
[4] King S et al. A systematic review of the use of opioid medication for those with moderate to severe cancer pain and renal impairment: a European Palliative Care Research Collaborative opioid guidelines project. Palliat Med 2011; 25 (5): 525–552

Kapitel 13

[1] Leitlinienprogramm Onkologie (Deutsche Krebsgesellschaft, Deutsche Krebshilfe, AWMF): Palliativmedizin für Patienten mit einer nicht heilbaren Krebserkrankung, Langversion 1.1, 2015, AWMF-Registernummer: 128/001OL. www.leitlinienprogramm-onkologie.de/fileadmin/user_upload/Downloads/Leitlinien/Palliativmedizin/Version_2/LL_Palliativmedizin_Langversion_2.2.pdf (letzter Zugriff: 25.12.2022)
[2] Bausewein C, Simon ST. Atemnot und Husten bei Palliativpatienten. Deutsches Ärzteblatt 2013; 110 (33–34): 563–572
[3] Karthaus M, Pohlmann H. Palliativmedizinische Aspekte: Atemnot. www.onkodin.de/e6/e98490/e98524/ (letzter Zugriff: 26.12.2022)
[4] Rémi C, Bausewein C, Twycross R et al. Arzneimitteltherapie in der Palliativmedizin. 4. Aufl. München: Elsevier; 2022
[5] Stiel S, Matthes ME, Bertram L et al. Validierung der neuen Fassung des Minimalen Dokumentationssystems (/MIDOS2) für Patienten in der Palliativmedizin. Schmerz 2010; 24: 596–604

Kapitel 14

[1] www.awmf.org/leitlinien/detail/ll/128-001OL.html (letzter Zugriff: 25.12.2022)
[2] www.leitlinienprogramm-onkologie.de/leitlinien/supportive-therapie/ (letzter Zugriff: 25.12.2022)
[3] www.ccc-netzwerk.de/netzwerk-sops/palliative-netzwerk-sops.html (letzter Zugriff: 25.12.2022)
[4] Aulbert E, Nauck F, Radbruch L. Lehrbuch der Palliativmedizin. 3. Aufl. Stuttgart: Schattauer; 2012
[5] Bausewein C, Roller S, Voltz R. Leitfaden Palliative Care. 7. Aufl. München: Elsevier; 2021
[6] Leitlinienprogramm Onkologie (Deutsche Krebsgesellschaft, Deutsche Krebshilfe, AWMF): Palliativmedizin für Patienten mit einer nicht-heilbaren Krebserkrankung. www.leitlinienprogramm-onkologie.de/leitlinien/palliativmedizin/ (letzter Zugriff: 25.12.2022)
[7] Rémi C, Bausewein C, Twycross R et al. Arzneimitteltherapie in der Palliativmedizin. 4. Aufl. München: Elsevier; 2022
[8] Watson M, Lucas C, Hoy A, Wells J. Oxford Handbook of Palliative Care. 2. Aufl. New York: Oxford University Press; 2009

Kapitel 15

[1] Armes J et al. Fatigue in Cancer. Oxford: University Press; 2004
[2] Bennett S, Pigott A, Beller EM et al. Educational interventions for the management of cancer-related fatigue in adults. Cochrane database of systematic reviews 2016; 11: CD008144
[3] Cella D, Davis K, Breitbart W, Curt G. Cancer-related fatigue: prevalence of proposed diagnostic criteria in a United States sample of cancer survivors. Journal of clinical oncology 2001; 19 (14): 3385–3391
[4] Erweiterte S3-Leitlinie Palliativmedizin für Patienten mit einer nicht-heilbaren Krebserkrankung Langversion 2.0 – August 2019, AWMF-Registernummer: 128/001-OL
[5] Glaus A, Crow R, Hammond S. Fatigue in healthy and cancer patients. A qualitative study on conceptual analysis. Pflege 1999; 12 (1): 11–19
[6] Kayser H, Kieseritzky K, Melching H, Sittig H-B. Kursbuch Palliative Care. Angewandte Palliativmedizin und -pflege. 3. Auf. Bremen: Uni-med; 2018
[7] Leitlinienprogramm Onkologie (Deutsche Krebsgesellschaft – Deutsche Krebshilfe – AWMF). Supportive Therapie bei onkologischen PatientInnen – Langversion 1.1, 2017, AWMF Registernummer: 032/054OL. 2017; http://leitlinienprogramm-onkologie.de/Supportive-Therapie.95.0.html (letzter Zugriff: 15.01.2023)
[8] Mücke M, Mochamat Cuhls Henning, Peuckmann-Post Vera et al. Pharmacological treatments for fatigue associated with palliative care: executive summary of a Cochrane Collaboration systematic review. Journal of cachexia, sarcopenia and muscle 2016; 7 (1): 23–27

Kapitel 16

[1] Arends J, Bertz H, Bischoff SC et al. Klinische Ernährung in der Onkologie. S3-Leitline der Deutschen Gesellschaft für Ernährungsmedizin e. V. (DGEM) in Kooperation mit der Deutschen Gesellschaft für Hämatologie und Onkologie e. V. (DGHO), der Arbeitsgemeinschaft „Supportive Maßnahmen in der Onkologie, Rehabilitation und Sozialmedizin" der Deutschen Krebsgesellschaft (ASORS) und der Österreichischen Arbeitsgemeinschaft für klinische Ernährung (AKE). Aktuelle Ernährungsmedizin 2015; 40: e1–e74
[2] Arends J, Strasser F, Gonella S et al. Cancer cachexia in adult patients: ESMO Clinical Practice Guidelines. ESMO Open 2021; 6 (3): 100092
[3] Arends J, Weimann A. Bedeutung des Ernährungsstatus beim Tumorpatienten. Onkol 2021; 27 (2): 120–128
[4] Böhm A, Stickel A, Krüger S et al. Tumorkachexie (TuKa) – Erleben und Interaktion in Paarbeziehungen. Onkol 2021; 27 (2): 162–167
[5] Cederholm T, Jensen GL, Correia MITD et al. GLIM criteria for the diagnosis of malnutrition – A consensus report from the global clinical nutrition community. Clin Nutr Edinb Scotl 2019; 38 (1): 1–9
[6] Hersberger L, Bargetzi L, Bargetzi A et al. Nutritional risk screening (NRS 2002) is a strong and modifiable predictor risk score for short-term and long-term clinical outcomes: secondary analysis of a prospective randomised trial. Clin Nutr Edinb Scotl 2020; 39 (9): 2720–2729
[7] McMillan DC. The systemic inflammation-based Glasgow Prognostic Score: a decade of experience in patients with cancer. Cancer Treat Rev 2013; 39 (5): 534–540
[8] Weimann A. Ethische Aspekte in der Ernährungsmedizin. Aktuelle Ernährungsmedizin 2022; 47 (4): 309–323

Kapitel 17

[1] Huttner H et al. Intrakranieller Druck (ICP), S1-Leitlinie, 2018. Deutsche Gesellschaft für Neurologie. Leitlinien für Diagnostik und Therapie in der Neurologie. https://dgn.org/leitlinien (letzter Zugriff: 27.12.2022)
[2] Wallesch C-W. Neurologie. Diagnostik und Therapie in Klinik und Praxis. München: Elsevier; 2005
[3] Giammalva GR et al. End-of-Life Care in High-Grade Glioma Patients. The Palliative and Supportive Perspective. Brain Sci 2018; 8: 125
[4] Pace A et al. European Association for Neuro-Oncology (EANO) guidelines for palliative care in adults with glioma. Lancet Oncol 2017; 18: 330–340
[5] Koekkoek J et al. End of life care in high-grade glioma patients in three European countries: A comparative study. J Neurooncol 2014; 120: 589–595

[6] Murakami Y et al. Palliative Shunt-Chirurgie bei Patienten mit leptomeningealen Metastasen. Klinische Neurologie und Neurochirurgie 2018; 168: 175–178
[7] Featherstone I et al. Risk factors for delirium in adult patients receiving specialist palliative care: A systematic review and meta-analysis. Palliat Med 2022; 36 (2): 254–267
[8] European Delirium Association and American Delirium Society. The DSM-5 criteria, level of arousal and delirium diagnosis: inclusiveness is safer. BMC Medicine 2014. 12: 141
[9] Jentschke E et al. SOP – Akuter Verwirrtheitszustand. Onkologe 2018; 24 (Suppl 1): 55–59
[10] Grassi L et al. Management of Delirium in Palliative Care: a Review. Curr Psychiatry Rep 2015; 17: 13
[11] Wallesch C-W, Förstl H. Demenzen. Stuttgart: Thieme; 2012
[12] Gärtner J et al. Das Delirante Syndrom in der Palliative Care: Frische Evidenz und alte Weisheiten. Therapeutische Umschau 2018; 75 (2): 91–100
[13] Lutz A, Radtke FM et al. Die Nursing Delirium Screening Scale (Nu-DESC). Anasthesiol Intensivmed Notfallmed Schmerzther 2008; 2: 98–102
[14] Hestermann U et al. Validation of a German Version of the Confusion Assessment Method for Delirium Detection in a Sample of Acute Geriatric Patients with a High Prevalence of Dementia. Psychopathology 2009; 42: 270–276
[15] Inouye SK et al. Clarifying Confusion: the confusion assessment method. A new method for detection of delirium. Ann Intern Med 1990; 113: 745–764
[16] Mitchell AJ et al. Prevalence of depression, anxiety, and adjustment disorder in oncological, haematological, and palliative-care settings: a meta-analysis of 94 interview-based studies. Lancet Oncol 2011; 12: 160–174
[17] Leitlinien der Deutschen Gesellschaft für Psychiatrie und Psychotherapie, Psychosomatik und Nervenheilkunde. Nationale Versorgungsleitlinie Unipolare Depression 2022. www.leitlinien.de/themen/depression (letzter Zugriff: 27.12.2022)
[18] Leitlinienprogramm Onkologie, S3-Leitlinie Palliativmedizin, Kapitel 17. 2019. S3-Leitlinie Palliativmedizin. www.leitlinienprogramm-onkologie.de (letzter Zugriff: 27.12.2022)
[19] Mitchell AJ et al. Diagnostic validity of the Hospital Anxiety and Depression Scale (HADS) in cancer and palliative settings: a meta-analysis. J Affect Disord 2010; 126: 335–348
[20] Prescott AT et al. The role of a palliative care intervention in moderating the relationship between depression and survival among individuals with advanced cancer. Health Psychol 2017; 36 (12): 1140–1146
[21] Rémi C, Bausewein C et al. Arzneimitteltherapie in der Palliativmedizin. 4. Aufl. München: Elsevier; 2022
[22] Maio G. Mittelpunkt Mensch: Ethik in der Medizin. Stuttgart: Schattauer; 2012
[23] Feddersen B et al. Epileptische Anfälle und Status epilepticus bei Palliativpatienten. Der Neurologe und Psychiater 2017; 18 (3): 50–57
[24] Commission on Classification and Terminology of the International League Against Epilepsy. Proposal for revised classification of epilepsies and epileptic syndromes. Epilepsia 1989; 30: 389–399
[25] Scheffer IE et al. ILAE Classification of the Epilepsies Position Paper of the ILAE Commission for Classification and Terminology. Epilepsia 2017; 58 (4): 512–521
[26] Elger CE et al. First Epileptic Seizure and Epilepsy in Adulthood (German). Akt Neurol 2017; 44: 603–636
[27] Grönheit W et al. Practical Management of Epileptic Seizures and Status Epilepticus in Adult Palliative Care Patients. Frontiers in Neurology 2018; 9: 595
[28] Trinka E et al. Pharmacotherapy for Status Epilepticus. Drugs 2015; 75 (13): 1499–1521

Kapitel 18

[1] Izzo F, Granata V, Grassi R et al. Radiofrequency Ablation and Microwave Ablation in Liver Tumors: An Update. Oncologist 2019; 24 (10): e990–e1005
[2] Parikh RB et al. Trend in Checkpoint Inhibitor Therapy for advanced urothelial cell carcinoma at the end of life: Insights from Real- World Practice. Oncologist 2019; 24: e397–e399
[3] Buchtele N, Schellongowski P. Nebenwirkungen nach Immuntherapie in der Hämatologie und Onkologie. Wiener klinische Wochenschrift Education 2019; 14: 49–63
[4] Haanen J et al. Management of Toxicities from Immunotherapy: ESMO Clinical Practice Guidelines. Ann Oncol 2017; 28 (suppl 4): iv119–iv142
[5] Lenzen-Schulte M. Radioligandentherapie: Die Ultima Ratio beim Prostatakrebs. Dtsch Arztebl 2017; 114 (44): A2036
[6] Lee YT, Tan YJ, Oon CE. Molecular targeted therapy: Treating cancer with specificity. Eur J Pharmacol 2018; 834: 188–196
[7] Gutzmer R, Strumberg D. Risiko und Management von Nebenwirkungen zielgerichteter Therapien. Onkologe 2013; 19: 863–869
[8] Halpern AL, McCarter MD. Palliative Management of Gastric and Esophageal Cancer. Surg Clin North Am 2019; 99 (3): 555–569
[9] Cohen JT, Miner TJ. Who Should Decide When Palliative Surgery Is Justifiable? AMA J Ethics 2021; 23 (10): E761–E765
[10] Temel JS, Greer JA, Muzikansky A et al. Early palliative care for patients with metastatic care workshop of the Heart Failure Association of the European Society of Cardiology. Eur J Heart Fail 2009; 11 (5): 433–443

Kapitel 19

[1] Hamatani Y et al. Comprehensive symptom assessment using Integrated Palliative care Outcome Scale in hospitalized heart failure patients. ESC Heart Failure 2022; 9 (3): 1963–1975
[2] Blinderman CD et al. Symptom distress and quality of life in patients with advanced congestive heart failure. J Pain Symptom Manage 2008: 35 (6): 594–603
[3] Rogers JG et al. Palliative Care in Heart Failure: The PAL-HF Randomized, Controlled Clinical Trial. J Am Coll Cardiol 2017; 70 (3): 331–341
[4] Casarett D et al. Do palliative consultations improve patient outcomes? J Am Geriatr Soc 2008; 56 (4): 593–599
[5] Whittingham K et al. Tools to measure quality of life and career burden in informal carers of heart failure patients: a narrative review. Palliat Med 2013; 27 (7): 596–607
[6] Strang P et al. Chronic obstructive pulmonary disease and lung cancer: access to palliative care, emergency room visits and hospital deaths. BMC Pulm Med 2021; 21 (1): 170
[7] Naberan K et al. Impairment of quality of life in women with chronic obstructive pulmonary disease. Respir Med 2012; 106 (3): 367–373
[8] Booth S. Science supporting the art of medicine: improving the management of breathlessness. Palliat Med 2013; 27 (6): 483–485
[9] Neo HY et al. Palliative Rehabilitation Improves Health Care Utilization and Function in Frail Older Adults with Chronic Lung Diseases. J Am Med Dir Assoc 2021; 22 (12): 2478–2485
[10] Abernethy AP et al. Randomised, double blind, placebo-controlled crossover trial of sustained release morphine for the management of refractory dyspnoea. BMJ 2003; 327 (7414): 523–528
[11] Abernethy AP et al. Effect of palliative oxygen versus room air in relief of breathlessness in patients with refractory dyspnoea: a double-blind, randomised controlled trial. Lancet 2010; 376 (9743): 784–793
[12] Boyd K et al. Living and dying well with end-stage liver disease: time for palliative care? Hepatology 2012; 55 (6): 1650–1651

[13] Sanchez W et al. Palliative care for patients with end-stage liver disease ineligible for liver transplantation. Gastroenterol Clin North Am 2006; 35 (1): 201–219

[14] Hudson B et al. Cirrhosis with ascites in the last year of life: a nationwide analysis of factors shaping costs, health-care use, and place of death in England. Lancet Gastroenterol Hepatol 2018; 3 (2): 95–103

[15] Low J et al. Advanced chronic liver disease in the last year of life: a mixed methods study to understand how care in a specialist liver unit could be improvedBMJ Open 2017; 7 (8): e016887

[16] Hudson BE et al. Integration of palliative and supportive care in the management of advanced liver disease: development and evaluation of a prognostic screening tool and supportive care intervention. Frontline Gastroenterology 2017; 8 (1): 45–52

[17] Becker G et al. Malignant ascites: systematic review and guideline for treatment. Eur J Cancer 2006; 42 (5): 589–597

[18] Davison SN et al. Integrating palliative care for patients with advanced chronic kidney disease: recent advances, remaining challenges. J Palliat Care 2011; 27 (1): 53–61

[19] O'Connor NR et al. Conservative management of end-stage renal disease without dialysis: a systematic review. J Palliat Med 2012; 15 (2): 228–235

[20] Murthag FE. Symptoms in advanced renal disease: a cross-sectional survey of symptom prevalence in stage 5 chronic kidney disease managed without dialysis. J Palliat Med 2007; 10 (6): 1266–1276

[21] Gamondi C et al. Frequency and severity of pain and symptom distress among patients with chronic kidney disease receiving dialysis. Swiss Med Wkly 2013; 143: w13750

[22] Hussain JA et al. Comparison of survival analysis and palliative care involvement in patients aged over 70 years choosing conservative management or renal replacement therapy in advanced chronic kidney disease. Palliat Med 2013; 27 (9): 829–839

[23] King S et al. A systematic review of the use of opioid medication for those with moderate to severe cancer pain and renal impairment: a European Palliative Care Research Collaborative opioid guidelines projectPalliative Med 2011; 25 (5): 525–552

[24] Seccareccia D et al. 'Should I go on dialysis, Doc?': initiating dialysis in elderly patients with end-stage renal disease. Can Fam Physician 2012; 58 (12): 1353–1356

[25] Boyd K et al. Recognising and managing key transitions in end of life careBMJ 2010; 341: c4863

[26] Connor SR et al. Comparing hospice and nonhospice patient survival among patients who die within a three-year window. J Pain Symptom Manage 2007; 33 (3): 238–246

[27] Bradley EH et al. Depression among surviving caregivers: does length of hospice enrollment matter? Am J Psychiatry 2004; 161 (12): 2257–2262

Kapitel 20

[1] Golla H, Fink GR, Rolke R et al. Palliativmedizinische Versorgung neurologischer Patienten. Akt Neurol 2017; 44 (06): 388–399

[2] Creutzfeldt CJ, Holloway RG, Curtis JR. Palliative Care: A Core Competency for Stroke Neurologists. Stroke; a journal of cerebral circulation 2015; 46: 2714–2719

[3] DEGAM-Leitlinie Nr. 8 Schlaganfall AWMF-Register-Nr. 053–011. https://register.awmf.org/de/leitlinien/detail/053-011 (letzter Zugriff: 12.12.2022)

[4] Kettemann D, Funke A, Maier A et al. Clinical characteristics and course of dying in patients with amyotrophic lateral sclerosis withdrawing from long-term ventilation. Amyotrophic lateral sclerosis & frontotemporal degeneration 2017; 18: 53–59

[5] Linse K, Ruger W, Joos M et al. Usability of eyetracking computer systems and impact on psychological wellbeing in patients with advanced amyotrophic lateral sclerosis. Amyotrophic lateral sclerosis and frontotemporal degeneration 2018; 19: 212–219

[6] Ng JSC: Palliative care for Parkinson's disease. Annals of palliative medicine 2018; 7: 296–303

[7] Prell T, Ringer TM, Wullenkord K et al. Assessment of pulmonary function in amyotrophic lateral sclerosis: when can polygraphy help evaluate the need for non-invasive ventilation? Journal of neurology, neurosurgery, and psychiatry 2016; 87: 1022–1026

[8] Strupp J, Romotzky V, Galushko M et al. Palliative Care for Severely Affected Patients with Multiple Sclerosis: When and Why? Results of a Delphi Survey of Health Care Professionals. Journal of palliative medicine 2014; 17: 1128–1136

[9] Weck C, Lorenzl S. Palliativmedizin bei Patienten mit Parkinson-Erkrankungen. DNP – Der Neurologe & Psychiater 2017; 18 36–42

[10] Bender A et al. S1-Leitlinie Hypoxisch-ischämische Enzephalopathie im Erwachsenenalter. 2018. In: Deutsche Gesellschaft für Neurologie, Hrsg. Leitlinien für Diagnostik und Therapie in der Neurologie. www.dgn.org/leitlinien (letzter Zugriff: 24.11.2022)

[11] S1-Leitlinie der Deutschen Gesellschaft für Neurologie „Amyotrophe Lateralsklerose (Motoneuronerkrankungen)". https://register.awmf.org/de/leitlinien/detail/030-001 (letzter Zugriff: 12.12.2022)

[12] Weiss MD, Macklin EA, Simmons Z et al. A randomized trial of mexiletine in ALS. Safety and effects on muscle cramps and progression 2016; 86: 1474–1481

[13] Gold Standard Framework (GSF) Proactive Identification Guidance, The Gold Standards Framework Centre in End of Life Care. www.goldstandardsframework.org.uk/cd-content/uploads/files/PIG/NEW%20PIG%20-%20%20%2020.1.17%20KT%20vs17.pdf (letzter Zugriff: 12.12.2022)

[14] Sabatowski R, Ostgathe C, Maier BO, Rolke R. Palliativmedizin – 1000 Fragen. Stuttgart: Thieme; 2013[14] Strupp J, Voltz R, Golla H. Opening locked doors: Integrating a palliative care approach into the management of patients with severe multiple sclerosis. Mult Scler 2016; 22 (1): 13–18

[15] Strupp J, Romotzky V, Galushko M et al. Palliative care for severely affected patients with multiple sclerosis: when and why? Results of a Delphi survey of health care professionals. J Palliat Med 2014; 17 (10): 1128–1136

Kapitel 21

[1] APPM. The Association of Paediatric Palliative Medicine Master Formulary. 5. Aufl. www.appm.org.uk (letzter Zugriff: 21.11.2022)

[2] Together for Short Lives. A Guide to Children's Palliative Care. www.togetherforshortlives.org.uk (letzter Zugriff: 17.01.2023)

[3] Craig F, Abu-Saad HH, Benini F et al. IMPaCCT: standards for paediatric palliative care in Europe. Eur J PallCare 2007; 14: 109–114

[4] World Health Organization (WHO). Cancer pain relief and palliative care in children. Genf: WHO; 1998

[5] Zernikow B. Palliativversorgung von Kindern, Jugendlichen und jungen Erwachsenen. 2. Aufl. Berlin: Springer; 2013

Kapitel 22

[1] Davies E, Higginson IJ. Better palliative care for older people. Kopenhagen: WHO Regional Office for Europe; 2004

[2] Genz H, Jenetzky E, Hauer K et al. Palliative Geriatrie: Wie unterscheiden sich onkologische von nichtonkologischen geriatrischen Palliativpatienten im Krankenhaus? Z Gerontol Geriat 2010; 43 (6): 369–375

[3] Hall S, Petkova H, Tsouros AD et al. Palliative care for older people: better practices. Kopenhagen: WHO Regional Office for Europe; 2011

[4] Murray SA, Kendall M, Boyd K, Sheikh A. Illness trajectories and palliative care. BMJ 2005; 330 (7498): 1007–1011

[5] Volkert D, Chourdakis M, Faxen-Irving G et al. ESPEN guidelines on nutrition in dementia. Clin Nutr 2015; 34 (6): 1052–1073

Kapitel 23

[1] Teno JM, Gozalo PL, Bynum JP et al. Change in end-of-life care for Medicare beneficiaries: site of death, place of care, and health care transitions in 2000, 2005, and 2009. JAMA 2013; 309 (5): 470–477

[2] Prescott HC, Angus DC. Enhancing Recovery From Sepsis: A Review. JAMA 2018; 319 (1): 62–75
[3] Friedrich I, Simm A, Kotting J et al. Cardiac surgery in the elderly patient. Deutsches Ärzteblatt international 2009; 106 (25): 416–422
[4] Karagiannidis C, Windisch W. Epidemiology and mortality of extracorporeal life support in Germany between 2007 and 2014. Medizinische Klinik, Intensivmedizin und Notfallmedizin 2016; 111 (6): 556–559
[5] Michalsen A, Hartog C. End-of-Life Care in der Intensivmedizin. Heidelberg: Springer; 2013
[6] Davidson JE, Aslakson RA, Long AC et al. Guidelines for Family-Centered Care in the Neonatal, Pediatric, and Adult ICU. Crit Care Med 2017; 45 (1): 103–128
[7] White DB, Angus DC, Shields AM et al. A Randomized Trial of a Family-Support Intervention in Intensive Care Units. The New England journal of medicine 2018; 378 (25): 2365–2375
[8] Neitzke G, Burchardi H, Duttge G et al. Grenzen der Sinnhaftigkeit von Intensivmedizin. Positionspapier Sektion Ethik der DIVI. Medizinische Klinik, Intensivmedizin und Notfallmedizin 2016; 111 (6): 486–492
[9] Benoit DD, Jensen HI, Malmgren J et al. Outcome in patients perceived as receiving excessive care across different ethical climates: a prospective study in 68 intensive care units in Europe and the USA. Intensive Care Med 2018; 44 (7): 1039–1049
[10] Michalsen A, Long AC, Ganz FD et al. Interprofessional Shared Decision-Making in the ICU: A Systematic Review and Recommendations From an Expert Panel. Critical Care Medicine 2019; 47 (9): 1258–1266
[11] Van den Bulcke B, Piers R, Jensen HI et al. Ethical decision-making climate in the ICU: theoretical framework and validation of a self-assessment tool. BMJ Qual Saf 2018; 27 (10): 781–789
[12] Curtis JR, White DB. Practical guidance for evidence-based ICU family conferences. Chest 2008; 134 (4): 835–843
[13] White DB, Angus DC,Shields AM et al. A Randomized Trial of a Family-Support Intervention in Intensive Care Units. N Engl J Med 2018; 378 (25): 2365–2375

Kapitel 24

[1] Maio G. Heilen als Management. Z Allg Med 2011; 87 (12): 36–42
[2] Klinkhammer G. Sterben ist Teil des Lebens. Dt Ärzteblatt 2014; 11 (5): A161
[3] Birnbacher D. Ist Sterbefasten eine Form von Suizid? Ethik Med 2015. doi:https://doi.org/10.1007/s00481-015-0337-9
[4] Colosimo K, Nissim R, Pos AE et al. „Double Awareness“ in Psychotherapy for Patients Living With Advanced Cancer. Journal of Psychotherapy Integration 2018; 28 (2): 125–140
[5] Oliviere D. Persönliche Kommunikation. 2013
[6] Alt-Epping B. Umbau für die Zukunft im St. Christopher's: „The story continues …“. Z Palliativmed 2014; 15: 8

Register